临床胰腺病学

——供胃肠科、外科医师学习

Clinical Pancreatology

for Practising Gastroenterologists and Surgeons

（第二版）

Second Edition

主　编　[西]胡安·恩里克·多明格斯·穆尼奥斯
（J. Enrique Domínguez-Muñoz）

主　审　刘　宝　王锦权

主　译　孙　昀　郭　丰　周树生

科学技术文献出版社
SCIENTIFIC AND TECHNICAL DOCUMENTATION PRESS
·北京·

图书在版编目（CIP）数据

临床胰腺病学：供胃肠科、外科医师学习：第二版 /（西）胡安·恩里克·多明格斯·穆尼奥斯主编；孙昀，郭丰，周树生主译. —北京：科学技术文献出版社，2024. 3
书名原文：Clinical Pancreatology for Practising Gastroenterologists and Surgeons Second Edition
ISBN 978-7-5235-1164-0

Ⅰ. ①临…　Ⅱ. ①胡…　②孙…　③郭…　④周…　Ⅲ. ①胰腺疾病—诊疗　Ⅳ. ① R576

中国国家版本馆 CIP 数据核字（2024）第 023963 号

著作权合同登记号 图字：01-2023-5224

临床胰腺病学——供胃肠科、外科医师学习（第二版）

策划编辑：张　蓉　责任编辑：崔凌蕊　郑　鹏　责任校对：张吲哚　责任出版：张志平

出 版 者	科学技术文献出版社
地　　址	北京市复兴路15号　邮编　100038
编 务 部	（010）58882938，58882087（传真）
发 行 部	（010）58882868，58882870（传真）
邮 购 部	（010）58882873
官方网址	www.stdp.com.cn
发 行 者	科学技术文献出版社发行 全国各地新华书店经销
印 刷 者	北京地大彩印有限公司
版　　次	2024 年 3 月第 1 版　2024 年 3 月第 1 次印刷
开　　本	889 × 1194　1/16
字　　数	826千
印　　张	35.25　彩插30面
书　　号	ISBN 978-7-5235-1164-0
定　　价	260.00元

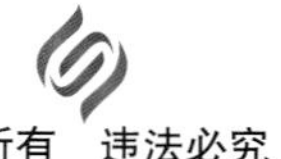

主审简介

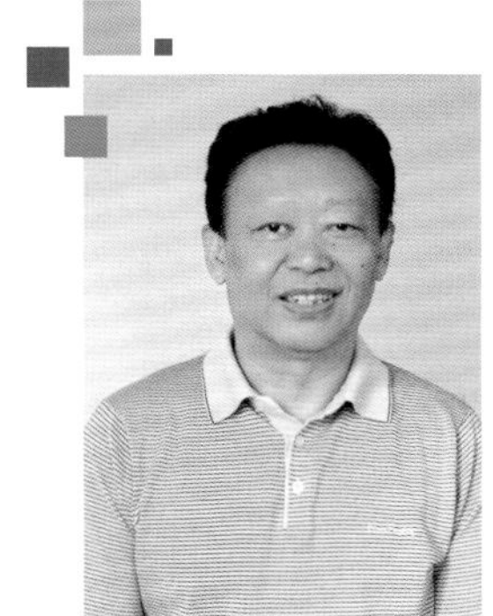

刘宝

主任医师，教授，博士研究生导师，中国科学技术大学附属第一医院重症医学科学术主任，安徽省重症医学医疗质量控制中心主任。

· 荣誉成果

安徽省首批及第二批“江淮名医”，安徽省重症医学（国家临床重点专科）的创始人之一；近年来发表 SCI 收录论文 30 余篇；主持省级科研课题 8 项；荣获安徽省科学技术厅科研成果和安徽省科技成果三等奖各 1 项。

· 学术任职

现任安徽省医学会重症医学分会第一、第二届主任委员，安徽省医师协会重症医学医师分会名誉主任委员，《中华急诊医学杂志》《中国急救复苏与灾害医学杂志》等期刊编委。

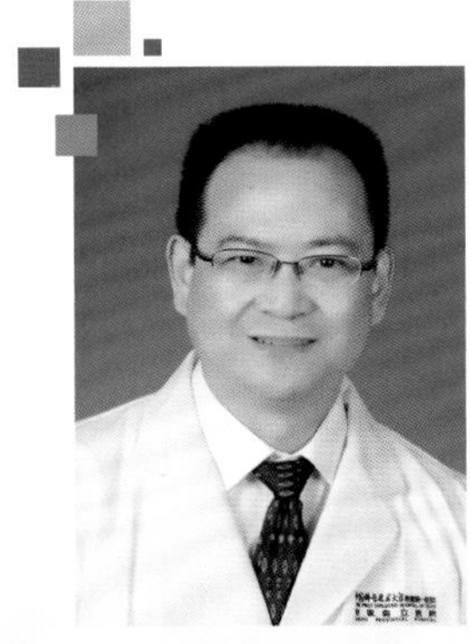

王锦权

主任医师，教授，医学博士，安徽省“江淮名医”，安徽省脑科研究所副所长。

· 学术任职

现任安徽省医学会重症医学分会主任委员，中国医师协会重症医学医师分会第五届委员会常务委员，中国病理生理学会危重病医学专业委员会委员，中国医师协会体外生命支持专业委员会第一届委员，中华医学会行为医学分会第七届常务委员，国家卫生健康委员会脑卒中防治专家委员会重症脑血管病专业委员会常务委员。

主译简介

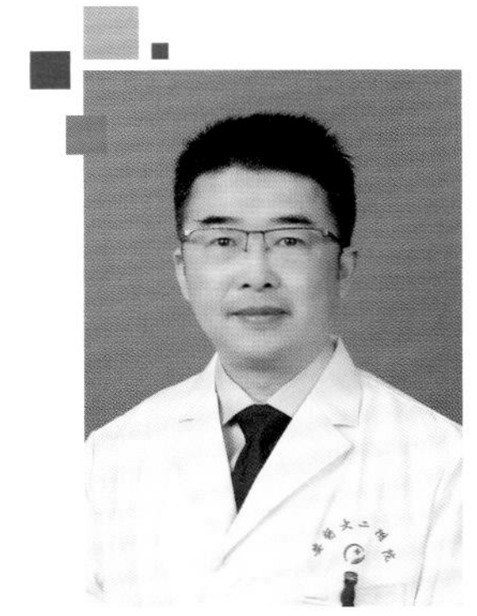
孙昀

主任医师，副教授，医学博士，博士研究生导师，安徽医科大学博士后一类合作导师，安徽医科大学第二附属医院重症医学一科主任。

· 荣誉成果

安徽省卫生系统青年领军人才（第五批次学科技术带头人），安徽省首届“卫生健康杰出人才”；以第一作者或通信作者身份发表急性胰腺炎相关中英文论文 60 余篇；获安徽省科技进步二等奖 1 项，国家发明专利 2 项。

· 学术任职

现任中国医师协会重症医学医师分会青年委员，中国医师协会心脏重症专家委员会重症感染学组委员，安徽省医学会重症医学分会副主任委员，安徽省医师协会重症医学医师分会副主任委员，“安徽省重症急性胰腺炎与腹腔感染诊治联盟”理事长。

· 专业特长

长期致力于重症急性胰腺炎的临床与基础研究。

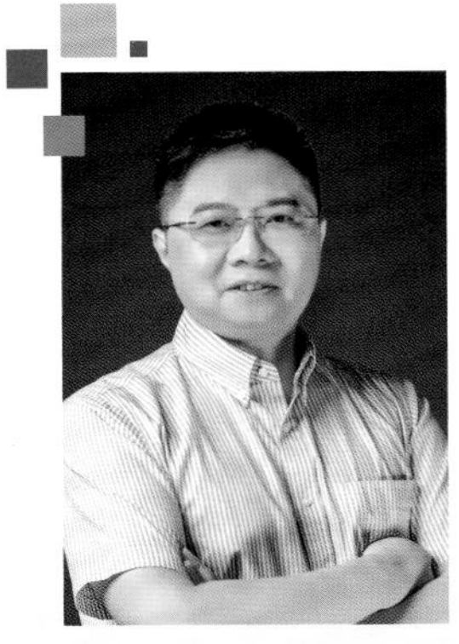
郭丰

主任医师，医学硕士，浙江大学医学院附属邵逸夫医院重症医学科第二党支部书记、常务副主任，重症胰腺炎诊治中心副主任。

· 学术任职

现任中国医药教育协会重症康复专业委员会副主任委员，中国医师协会胰腺病专业委员会委员，中国腹腔重症协作组常务主席，中国人体健康科技促进会重症医学与器官支持专业委员会党小组组长、常务委员，中国研究型医院学会肠内肠外营养学专业委员会常务委员，浙江省医疗数据产业研究会重症医学研究会主任委员，浙江省医学会重症医学分会常务委员，浙江省医师协会重症医学医师分会常务委员，浙江省医师协会营养医师专业委员会常务委员。

· 专业特长

擅长重症胰腺炎和复杂腹腔感染、多发伤、急性呼吸窘迫综合征、多器官功能障碍综合征和感染性休克的临床救治和实验研究。

主译简介

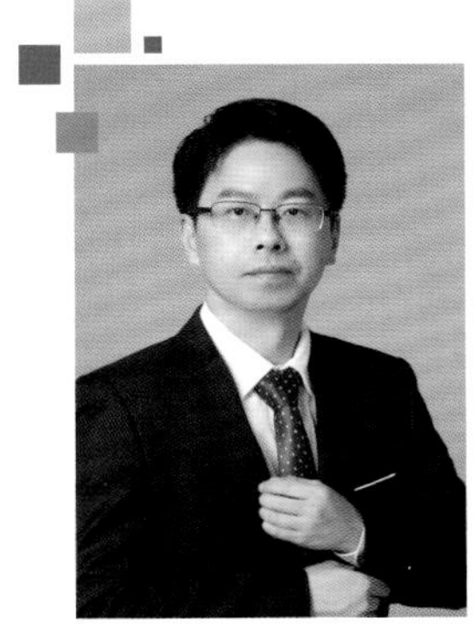

周树生

主任医师，副教授，医学博士，硕士研究生导师，中国科学技术大学附属第一医院急救医学中心主任、急诊教研室主任，安徽省重症医学科及急诊医学科质量控制中心副主任。

· 荣誉成果

安徽省卫生系统青年领军人才（第五批次学科技术带头人），安徽省首届“卫生健康杰出人才”，荣获安徽省科技进步三等奖 1 项。

· 学术任职

现任安徽省医师协会重症医学医师分会主任委员，安徽省中西医结合分会重症医学分会副主任委员，中国医师协会重症医学医师分会第一届青年委员，中国医师协会急诊医师分会急诊医疗质量控制学组委员，中国急诊体外膜肺氧合联盟第一届专家委员会委员，中国医学救援协会重症医学分会理事。

· 专业特长

擅长重症感染、重症呼吸衰竭及重症心脏衰竭的体外膜肺氧合治疗，以及床旁重症超声等临床技术的应用。

译者名单

主审

刘　宝　中国科学技术大学附属第一医院 重症医学科
王锦权　中国科学技术大学附属第一医院 重症医学科

主译

孙　昀　安徽医科大学第二附属医院 重症医学一科
郭　丰　浙江大学医学院附属邵逸夫医院 重症医学科
周树生　中国科学技术大学附属第一医院 急诊医学科

副主译

陈　熙　安徽医科大学第一附属医院 消化内科
鹿中华　安徽医科大学第二附属医院 重症医学一科
余维丽　安徽医科大学第二附属医院 重症医学一科
曹利军　安徽医科大学第二附属医院 重症医学一科

译者（以姓氏笔画为序）

王　楠　安徽医科大学第一附属医院北区 重症医学科
王年飞　安徽医科大学第二附属医院 肿瘤科
王笑薇　安徽医科大学第一附属医院 血液净化中心
方　余　无锡市第二人民医院 重症医学科
方长太　安庆市立医院 重症医学科
邓晰明　蚌埠医科大学第一附属医院 重症医学科
付　路　安徽医科大学第二附属医院 重症医学一科
朱　熙　安徽医科大学第二附属医院 药学部
伍银银　合肥市第二人民医院 重症医学科
刘　昂　济宁市第一人民医院 急诊内科
刘　梅　安徽医科大学第二附属医院 重症医学一科

译者名单

刘正东　六安市人民医院 重症医学科
刘付宝　安徽医科大学第一附属医院 普外科
孙　昀　安徽医科大学第二附属医院 重症医学一科
孙雅妮　安徽医科大学第二附属医院 重症医学一科
李　贺　安徽医科大学第二附属医院 急诊外科
李壮丽　中国人民解放军联勤保障部队第九〇一医院 重症医学科
李跃东　中国人民解放军联勤保障部队第九〇一医院 重症医学科
杨　翔　安徽医科大学第二附属医院 重症医学一科
吴丽颖　淮北市人民医院 消化内科
余维丽　安徽医科大学第二附属医院 重症医学一科
汪先凯　安徽医科大学第二附属医院 重症医学一科
张　琳　合肥市第一人民医院 重症医学科
张牧城　黄山市人民医院 重症医学科
张星城　阜阳市第二人民医院 重症医学科（外科病区）
张频捷　安徽医科大学第二附属医院 重症医学一科
陈　虎　安徽医科大学第二附属医院 重症医学一科
陈　熙　安徽医科大学第一附属医院 消化内科
陈江明　安徽医科大学第一附属医院 普外科
周大臣　安徽医科大学第二附属医院 普外科
周树生　中国科学技术大学附属第一医院 急诊医学科
郑　云　安徽医科大学第一附属医院高新院区 急诊重症监护室
郑绍鹏　黄山市人民医院 重症医学科
赵　红　安徽医科大学第二附属医院 放射科
胡秋源　安徽医科大学第二附属医院 重症医学一科
胡祥鹏　安徽医科大学第二附属医院 消化内科
侯　辉　安徽医科大学第二附属医院 普外科
姚　莉　合肥市第二人民医院 重症医学科
徐芳媛　黄山市人民医院 重症医学科
高　明　安徽医科大学第二附属医院 急诊外科

译者名单

郭　丰　浙江大学医学院附属邵逸夫医院 重症医学科
陶小根　中国科学技术大学附属第一医院 重症医学科
黄　帆　安徽医科大学第一附属医院 普外科
黄　耀　中国科学技术大学附属第一医院 重症医学科
曹利军　安徽医科大学第二附属医院 重症医学一科
鹿中华　安徽医科大学第二附属医院 重症医学一科
梁胜男　淮北市人民医院 消化内科
蒋　东　安徽医科大学第一附属医院 普外科
鲁厚清　铜陵市人民医院 重症医学科
黎命娟　安徽医科大学第二附属医院 重症医学一科
颜秀侠　亳州市人民医院 重症医学科
濮　天　安徽医科大学第一附属医院 普外科

审校

孙　昀　安徽医科大学第二附属医院 重症医学一科
曹利军　安徽医科大学第二附属医院 重症医学一科
鹿中华　安徽医科大学第二附属医院 重症医学一科
余维丽　安徽医科大学第二附属医院 重症医学一科
张频捷　安徽医科大学第二附属医院 重症医学一科
杨　翔　安徽医科大学第二附属医院 重症医学一科
付　路　安徽医科大学第二附属医院 重症医学一科
胡秋源　安徽医科大学第二附属医院 重症医学一科
陈　虎　安徽医科大学第二附属医院 重症医学一科
黎命娟　安徽医科大学第二附属医院 重症医学一科

学术秘书

黎命娟　安徽医科大学第二附属医院 重症医学一科

原书序言

自16年前 *Clinical Pancreatology for Practising Gastroenterologists and Surgeons* 首次出版以来，胰腺疾病的知识和临床管理有了显著的进展。这些进展得益于转化研究的发展和“从实验室到床边”概念的提出，实验室的许多进展已经应用到临床实践中。此外，过去几年发表的几个高度相关的临床试验推动了临床指南的更新和优化。一种新的、经过验证的关于急性胰腺炎严重程度和并发症的分类方法牢牢扎根于临床实践，并已成为微创治疗胰腺坏死方法发展的基础。慢性胰腺炎和其他胰腺疾病的病因学知识，如与糖尿病相关的内容，已经有了显著的发展。尤其重要的是囊性胰腺肿瘤领域的研究进展，已经在过去几年出版的一些指南和共识报告中有所体现。当前大多数研究工作集中在胰腺癌上，这将进一步促使针对治疗这一可怕疾病的手段显著增加。最后，许多新发表的研究改变了胰腺外分泌功能不全的概念、病因、临床相关性及其诊断和治疗。

本书第二版由临床胰腺病学各个领域的世界顶尖专家合作出版，旨在促进胃肠病学家、外科专家、肿瘤学家、内科专家、营养学家、糖尿病学家、儿科医师、放射科医师、病理学专家和其他专家在日常临床实践中面对胰腺疾病患者时制定决策。总之，本书提供了临床胰腺病学相关方面不可或缺的最新内容。

J. Enrique Domínguez-Muñoz

原书前言

胰腺疾病对许多临床医师甚至包括胃肠病学家和外科医师而言，都充满了困惑。然而，它又包含了多种会对我们每一个人都产生严重影响的疾病。因此，全面掌握关于胰腺疾病的相关知识，以便更好的为患者提供救治是至关重要的。长期以来，胰腺病专家一直稀缺[1]，这促使我们在研究生的教育上要付出更多的努力[2]。

J. Enrique Domínguez-Muñoz 教授是一位受人尊敬且经验丰富的胃肠病学和胰腺病学专家，在业界有着崇高的地位。他为这部著作倾注了大量心血。作为主编，他邀请了许多国际知名的专家参与这部著作的编写。这些专家在学术界都曾作出里程碑式的贡献，对胃肠病学、胰腺病学和胰腺外科领域的发展产生了深远影响。有人可能会问，在这个时代还需要教科书吗？第二版的《临床胰腺病学——供胃肠科、外科医师学习》证明了答案是肯定的！本书的内容涵盖了胰腺及其疾病、功能障碍和产生的影响，以及与临床实践相关的其他方面。其面向的读者不仅包括胃肠病学家及外科医师，还有胰腺病学方面的研究人员和任何对胰腺疾病感兴趣的人。我相信，本书第二版将同第一版一样受到欢迎和珍爱。

J. Enrique Domínguez-Matthias Löhr

Karolinska Institutet

European Pancreas Club，EPC

参考文献：

[1] Schmid R.. Pancreatologists：an endangered species? [J]. Gastroenterology，2010（138）：1236.

[2] Gasslander T.，Holmberg B.，Permert J.. Pancreas 2000：a newconcept foreducation and development in pancreatology[J].Pancreatology，2005（5）：545–546.

致谢

致我的妻子 Beatriz，尽管我无法自拔地将业余时间都用在了像编著本书一样的工作中，但是她依然爱着我。

献给我的父亲，是他让我爱上了医学。

感谢我的导师 Fernando Carballo 和 Peter Malfertheiner，是他们让我对胰腺产生了兴趣。

中文版序言

2006 年，北京协和医院赵玉沛教授带领的翻译团队首次将《临床胰腺病学》展现给中国的广大读者，这部译著受到了消化内科、普通外科及重症医学等专业同仁的欢迎。其丰富的内容为临床治疗急慢性胰腺炎、胰腺肿瘤等疾病，以及从事相关基础科研工作提供了良好指导。

如今，胰腺相关疾病的诊治及基础研究在多个领域均有了长足的发展。急性胰腺炎的严重程度分级、胰腺坏死灶继发感染的干预时机与方式、自身免疫性胰腺炎的诊治、胰腺癌术后并发症的处理等一系列临床问题受到了国内外同行的广泛关注。J. Enrique Domínguez-Muñoz 教授组织了在胰腺疾病领域的国际知名专家再次为大家带来了本书第二版，该著作的内容吸收了当前国际上胰腺疾病的最新研究进展，无论是其涉及的疾病种类还是有关胰腺疾病的研究内容都较第一版更加深入与全面。

为了使中国的临床医师能及时地从本著作中获益，安徽医科大学第二附属医院重症医学科孙昀主任邀请了多位中青年学者，历时半年将本书第二版译成了中文。有理由相信，该部译著一定会和第一版一样得到国内外从事胰腺疾病临床和科研工作的广大同仁的认可和欢迎。

感谢译者的辛勤工作，在此，我热忱地向同仁推荐此部专业译著，相信它会为大家的临床和基础研究提供十分有益的帮助。

耿小平

安徽医科大学第一附属医院

中文版前言

2022 年，西班牙的 J. Enrique Domínguez-Muñoz 教授主编的 *Clinical Pancreatology for Practising Gastroenterologists and Surgeons Second Edition* 面世了。该著作共分为急性胰腺炎、慢性胰腺炎、自身免疫性胰腺炎、囊性纤维化相关胰腺疾病、胰腺癌、胰腺囊性肿瘤、胰腺的神经内分泌和其他肿瘤、其他临床情况下胰腺功能的改变 8 个部分。几乎涵盖了当前有关胰腺疾病的所有问题。

较之 16 年前该书的第一版，第二版的内容不仅更加全面、深入，而且与学术前沿紧密联系。书中更详细地阐述了急性胰腺炎系统性并发症的监测和治疗、营养方式和途径，进一步阐明了针对急性胰腺炎发病机制的药物治疗前景；比较了针对急性胰腺炎继发胰腺坏死灶的外科与内镜清除方式；描述了重症急性胰腺炎的胰管、血管并发症、慢性胰腺炎的基因异常，以及快速发展的影像技术在慢性胰腺炎诊断、分型等方面的作用，对慢性胰腺炎的内镜止痛也给出了明确的证据解答。第二版还增加了自身免疫性胰腺炎的详细介绍，并对囊性纤维化进行了更深入的阐述。针对胰腺癌术后并发症、胰腺癌的营养支持治疗，以及胰腺囊性肿瘤的知识，较上一版的内容都有了明显的扩展。此外，第二版还囊括神经的内分泌和其他肿瘤、胃和胰腺外科手术后胰腺外分泌功能不全的诊治，以及 1 型和 2 型糖尿病中的胰腺外分泌功能不全、胰源性糖尿病等临床热点问题。

作为该部著作的主译之一，在过去的 6 个月里要真诚地感谢我们的翻译团队，他们在繁忙的临床和科研工作之余，付出了极大心血。同时也要感谢刘宝教授和王锦权教授的指导，两位教授还担任主审工作。国内著名的肝胆胰外科专家耿小平教授，同时也是安徽省重症医学的开拓者之一，在接到我们的邀请后欣然为这部译著作序，在此也真诚致谢。

由于首次承担这部近百万字著作的翻译任务，加之时间紧迫，书中不当之处恐在所难免，还请读者批评指正。

刘昀

2023 年 4 月 10 日

目 录

第一部分

急性胰腺炎

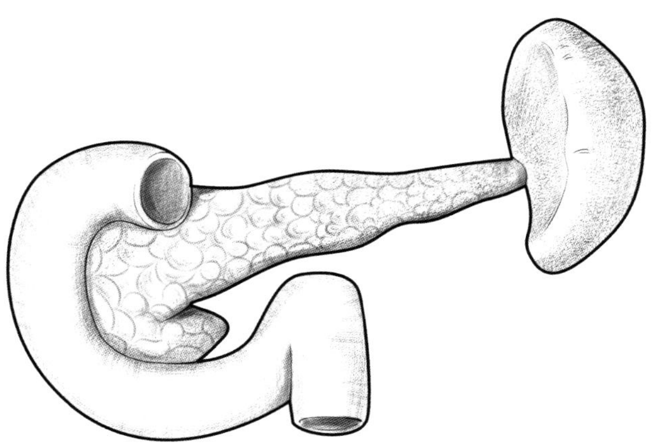

第 1 章　急性胰腺炎：概述

Jodie A. Barkin，*Jamie S. Barkin*

1.1　引言

急性胰腺炎是一个世界范围内常见的疾病。其疾病谱包括从轻症，即急性间质性胰腺炎，到重症，即坏死性胰腺炎。总体来说，年龄＞65 岁患者的病死率明显升高 [1]。同时急性胰腺炎是消化系统疾病中最常导致患者住院的病因之一 [2]。Roberts 等调查了整个欧洲各地区及国家的急性胰腺炎发病率和病因，发现急性胰腺炎的发病率为（4.6 ~ 10）/100 000。总的来说，随着时间的推移，发病率平均每年增长 3.4%；东欧或北欧的发病率最高。同样，在美国，从 2002 年到 2013 年急性胰腺炎相关的住院率也是逐年增加的 [3-4]，但总体病死率呈下降趋势 [5]。美国 2012 年的消化系统疾病中，急性胰腺炎是最常见的住院原因 [6]。

1.2　病因

表 1.1 列出了急性胰腺炎的病因。其中胆道疾病和酒精是最常见的两个原因，二者约占全部病例的 2/3[7]。胆道疾病包括胆石症、胆总管结石、微小结石（结石＜5 mm）和胆汁淤积，这些可能是急性胰腺炎最常见的病因。超声内镜（endoscopic ultrasound，EUS）比经腹超声更容易检测到微小结石 [8]。在特发性急性胰腺炎患者中，通过 EUS 发现微小结石也是最常见的急性胰腺炎病因诊断 [9]。

所有急性胰腺炎患者都应检查胆道情况。初始检查可选择经腹超声，它可以很好地发现胆囊病变，但检查胆总管和胰腺的价值有限，特别是对于肥胖和肠梗阻患者。

胆石症是急性胰腺炎最常见的病因。我们的目标是尽可能减少为了明确诊断而导致的患者死亡。如今内镜逆行胰胆管造影（endoscopic retrograde cholangiopancreatography，ERCP）的作用已从诊断转变为治疗，这种转变的原因有两个，一是其相关的并发症发病率（4% ~ 7%）和病死率（0.06% ~ 0.33%）（尽管这些数字包括治疗性而非简单的诊断性 ERCP）[10-11]；二是磁共振胰胆管成像（magnetic resonance cholangiopancreatography，MRCP）和 EUS 作为诊断方式的发展和广泛使用。在急性胰腺炎患者中，早期 ERCP（＜48 h）的主要作用是解除急性胆管炎患者的胆道梗阻，ERCP 联合内镜下括约肌切开术（endoscopic sphincterotomy，ES）可降低急性胆管炎患者的病死率及全身和局部并发症的发生率 [12]。

对于胆总管扩张和肝功能指标异常的急性胰腺炎患者，临床常考虑存在胆道梗阻，MRCP 或 EUS 检查可证实梗阻是否存在从而明确诊断 [12]。在这方面 EUS 或 MRCP 与 ERCP 的诊断价值相当，因此阴性结果就不需要再进行 ERCP 检查。De Lisi 等 [13] 根据对随机对照试验和临床试验所做的一项系统性综述发现，EUS 的失败率低于 ERCP，71% 的患者可以避免 ERCP。对于怀疑胆源性急性胰腺炎并且经腹超声阴性的患者，下一步的问题是应该选择 MRCP 还是 EUS。MRCP 的优点是不需要造影剂，也不需要麻醉或放射线。Makary 等 [14] 的一项研究显示磁共振胆管造影在 62 例胆石症患者中准确地识别出 57 例（94%），在胆总管结石患者中诊断的正确率也达到了 94%。在一项荟萃分析中，Wan 等 [15] 比较了 EUS 和 MRCP 在特发性急性胰腺炎患者中的诊断价值，结果提示 EUS 和 MRCP 的诊断率分别为 64% 和 34%。

表 1.1　急性胰腺炎的病因

序号	病因
A	酒精性，自身免疫性
B	胆源性：包括胆结石、微小结石和胆汁淤积
C	先天性：胰腺分裂症；克罗恩病导致的炎症或壶腹部 / 十二指肠梗阻
D	药物、毒物：包括吸烟、烟草和大麻
E	ERCP 后胰腺炎、嗜酸性胰腺炎
F	占位：原发性肿瘤（胰腺导管腺癌，特别是＞50 岁的患者）、淋巴瘤、类癌、转移性癌症、小细胞肺癌、肾癌、黑色素瘤
G	基因突变和多态性：*CFTR*、阳离子胰蛋白酶原（*PRSS1*）、*SPINK1* 和 *CTRC*
H	HTG 和高钙血症：HTG 可能与代谢性胰腺炎（即血糖升高、肥胖）有关；高钙血症与甲状腺机能亢进或医源性输液相关
I	感染：巨细胞病毒、腮腺炎病毒和 EB 病毒等病毒；蛔虫病和华支睾吸虫；结核分枝杆菌
J	壶腹旁憩室：可能因梗阻导致急性胰腺炎
K	外伤或其他创伤：包括安全带损伤

资料来源：摘自 Barkin 等[7]。

注：ERCP，内镜逆行胰胆管造影；SPINK1，丝氨酸蛋白酶抑制剂 Kayal-1 型；CTRC，糜蛋白酶 C；CFTR，囊性纤维化跨膜转导调节因子；HTG：高甘油三酯血症。

EUS 的检出率比 MRCP 更高，这并不让人意外，因为 EUS 可以精确到 0.1 mm，这也是它能够检测出微小结石（＜ 5 mm）的原因，这些微小结石是 MRCP 难以识别的[13]。这些小结石是导致约 75% 胆囊无异常患者不明原因胰腺炎。对于肝功能异常的急性胰腺炎患者，是否存在胆总管结石是临床中需要关注的问题。Kondo 等[17]比较了 EUS、MRCP 和 CT 对胆总管结石的检查结果，EUS 的检出率为 100%，MRCP 或 CT 的检出率为 88%。MRCP 和 CT 对于识别＜ 5 mm 的结石存在假阴性的可能，而 EUS 能检测到[17]。总之，我们应首先使用低风险检查手段，来帮助明确伴有不明原因胆道梗阻急性胰腺炎患者的病因。如果 MRCP 结果阴性，则应用 EUS 来观察胆道的解剖结构，如果发现结石[18]，则需要同时进行 ERCP 检查。

代谢相关性胰腺炎越来越多地被认识和描述，它反映了高脂血症、肥胖和糖尿病的相关性[19]。与身材纤细的受试者相比，肥胖导致重症急性胰腺炎的风险明显升高，并且发生局部和全身并发症的风险及院内病死率都更高[20]。BMI ＞ 25 会增加患严重急性胰腺炎的风险，而 BMI ＞ 30 则会增加死亡风险[21]。较高的内脏脂肪是严重胰腺炎[22]强有力的预测因子。较高的 BMI 会增加胆源性及非胆源性急性胰腺炎[23]的风险。

2 型糖尿病与肥胖有关。大约 2/3 的非胰岛素依赖型糖尿病（non insulin-dependent diabetes mellitus，NIDDM）患者是肥胖的，这增加了他们患急性胰腺炎[24]的风险。此外，高甘油三酯血症（hypertriglyceridemia，HTG）被发现是 2 型糖尿病[25]患者发生急性胰腺炎的独立危险因素。甘油三酯（triglyceride，TG）水平是 HTG 诱发急性胰腺炎的最直接证据，应在急性胰腺炎患者入院时进行测量，因为 TG 水平会随着禁食而迅速下降。HTG 未被看作急性胰腺炎的病因，是因为 TG 水平是在疾病过程的后期测量的。高 TG 浓度（＞ 500 mg/dL）[26]会导致急性胰腺炎患者血淀粉酶水平假性正常，因此应测量血脂肪酶水平，因为它不受 TG 水平[27]的影响。

HTG 可能是原发性的，也可能继发于药物或疾病，如酗酒、怀孕和甲状腺功能亢进。有一些药物通过升高血清 TG 引起急性胰腺炎。Elkouly 等[28]对这些药物进行了总结归纳，通常包括克罗米芬、雌激素衍生物、纳多洛尔、他莫西芬、呋塞米和异丙酚等[28]。此外，HTG 是代谢性胰腺炎的一部分，它还包括肥胖、糖尿病和HTG，肥胖易引发胆结石，因此HTG患者必须评估胆道系统。通常认为能够引起急性胰腺炎的TG水平为1000 mg/dL或更高。然而，Pedersen等[29]的一项前瞻性队列研究显示，非空腹轻度至中度HTG（TG177 mg/dL或2 mmol/L）与急性胰腺炎的高风险相关。HTG不仅与急性胰腺炎[30]风险增加有关，而且与急性胰腺炎预后恶化相关，肾衰竭、呼吸衰竭和休克[31]显著增加。这些作者还发现TG相关急性胰腺炎中全身炎症反应综合征（systemic inflammatory response syndrome，SIRS）的发生率有所增加；发生器官衰竭患者最初的TG水平远高于未出现器官衰竭的患者[32]；伴有其他病因（如酒精中毒）的HTG-AP发生持续性器官衰竭的频率明显高于单纯HTG-AP。因此，其他因素可能诱发并加重急性胰腺炎的严重程度。此外，持续性器官衰竭的发生率随着HTG水平的升高成比例增加[33]。

约1/3的HTG-急性胰腺炎患者出现复发性急性胰腺炎。治疗的目标有以下两个方面：①降低TG水平；②消除诱发事件或合并症。诱发因素包括酗酒、肥胖、未受控制的糖尿病和妊娠。应该停止可能诱发TG水平增加的相关药物（如避孕药）。Vipperla等[30]发现，78%的HTG-急性胰腺炎患者存在诱发因素。TG峰值大于3000 mg/dL可独立预测急性胰腺炎复发，而较低的急性胰腺炎复发率与血清TG水平[34]降低有关。应尝试使所有HTG患者TG水平正常化，以降低急性胰腺炎复发的风险。他汀类药物可降低TG水平正常或轻度升高患者发生急性胰腺炎的风险[35]。

基因突变，无论有无环境因素的存在，都可以引起急性胰腺炎。最常见的突变包括*PRSS-1*、*CFTR*、*SPINK-1*和*CTRC*，它们参与胰腺胰蛋白酶活性的调控。我们仍在寻找可能导致急性胰腺炎的新的基因突变，并了解到一些突变需要环境因素参与才会导致急性胰腺炎[36]。对于35岁以下急性复发性特发性胰腺炎（acute recurrent idiopathicpan creatitis，ARIP）的患者，应考虑遗传因素为特发性（不明原因）急性胰腺炎的病因[37]。过去，基因检测仅用于有胰腺炎家族史的患者，但Jalaly等[37]发现，有胰腺炎家族史并不能预测致病基因突变。这可能是因为本研究纳入的患者家庭成员的胰腺炎是由常见因素（即酒精、胆道疾病）引起的。确定急性胰腺炎的遗传病因很重要，以便建议患者避免急性胰腺炎的其他诱因（如吸烟），并开始监测患者胰腺外分泌和内分泌功能不全及是否会发生胰腺癌[36]，同时需要考虑计划生育问题（表1.2）。

北欧后裔发生囊性纤维化的概率为1/2500[38]。*CFTR*基因突变是囊性纤维化的原因，与其他类型胰腺炎相比，特发性急、慢性胰腺炎患者及复发性急性胰腺炎患者的*CFTR*基因突变明显增加。胃肠病学研究人员观察到一些被称为非典型囊性纤维化的成年患者，其表现为原因不明的急性或慢性胰腺炎和（或）胰腺外分泌功能不全（exocrine pancreatic insufficiency，EPI）。患者存在哮喘、不育（由于先天性输精管缺失）和（或）慢性鼻窦炎时，可为考虑非典型囊性纤维化提供线索。囊性纤维化导致慢性胰腺炎的危险因素包括其他容易引起胰腺炎和胰腺分裂症的遗传异常。进入21世纪，成年患者的基因检测谱在不断扩大，与急性胰腺炎相关的新的基因突变也不断被发现[39]。

表1.2　急性胰腺炎患者基因检测的适应证

序号	适应证
1	年龄＜35岁特发性急性胰腺炎患者
2	急性复发性特发性胰腺炎
3	特发性慢性胰腺炎或RAP家族史
4	家族中有明确与HP相关基因突变的个体

资料来源：摘自Hasan等[38]。

注：HP，遗传性胰腺炎；RAP，复发性急性胰腺炎。

经过全面细致的检查后，仍有高达22%的急性胰腺炎患者病因不明。对于这些被称为特发性胰腺炎的患者，我们必须探究所有可能的原因，因为这部分患者更容易发生复发性胰腺炎、慢性胰腺炎，甚至胰腺癌。此外，一旦确定了一种病因，用于诊断的侵入性检查就可以避免。在这些患者中，通常不存在基因异常。Jalaly等[37]分析了197名ARIP患者，其中134人进行了基因检测，在64例（48%）中发现了88种遗传致病基因突变。在58%的ARIP患者和63%的年龄＜35岁且原因不明的首发急性胰腺炎患者中发现了遗传致病基因突变。在他们的调查分析中，这些遗传致病基因突变独立存在。此外，作者还发现，有胰腺炎家族史不能预测基因检测中的致病性变异，因为这些患者可能是由于常见原因导致了急性胰腺炎。

在调整年龄、性别、BMI和酒精摄入量后，与终身不吸烟相比，吸烟与急性胰腺炎存在相关性（相对危险度，*RR*：2.14）。在重度吸烟者（20 ~ 30支/天）中，这种关联更明显（*RR*：3.19）。然而这种联系与酒精摄入量无关[40]。Barkin等[7]指出大麻的使用可能是急性胰腺炎的一个原因，而且戒烟可以避免急性胰腺炎反复发作。

所有特发性急性胰腺炎患者都必须考虑药物诱发因素。我们只掌握极少数使用后会使患者发生急性胰腺炎的药物信息，而对于具有持续潜伏期的药物则更是如此。其大部分信息来自系列病例和个案报告[41]。据估计，高达5%的急性胰腺炎是由药物引起的[42]。药物可能是单一病因或作为辅助因素（与基因或另一种药物作用）发挥作用。不幸的是，除了病史外，没有任何线索表明药物可以引起急性胰腺炎，因为患者不伴有药物反应[如皮疹、淋巴结肿大和（或）嗜酸性粒细胞增多症]的任何证据[42]。表1.3列出了最可能引起急性胰腺炎的药物，但是，还有多种其他的药物也与急性胰腺炎[43]相关。

表1.3　常见与急性胰腺炎相关的药物

序号	药物
1	6-巯基嘌呤
2	硫唑嘌呤
3	丙戊酸盐
4	去羟肌苷（地达诺辛）
5	血管紧张素转换酶抑制剂
6	呋塞米
7	异烟肼
8	甲硝唑
9	舒林酸
10	四环素
11	胺碘酮
12	炔雌醇/甲氧基乙炔雌醇
13	炔诺酮/美沙酮
14	全反式维甲酸
15	α-干扰素

资料来源：摘自Tenner[42]。

胰腺肿瘤，包括原发性肿瘤和转移性肿瘤，均可表现为急性胰腺炎。普遍认为潜在胰腺癌与急性胰腺炎之间存在关联[44]。这种关联在东、西方人群中均有发现[45]。潜在胰腺癌的风险在急性胰腺炎发生后的第一年最大，然后逐年降低；年龄＞40岁且患有急性胰腺炎的患者应警惕胰腺癌[44]。影像学上呈现急性胰腺炎的表现时可能会掩盖小的潜在的胰腺癌，或者检查方法本身可能不够敏感。胰管扩张是可能存在胰腺癌的线索。在一项系统回顾中，Wan等[15]对特发性急性胰腺炎患者中进行的EUS和MRCP检查的比较显示，通过EUS发现阳性结果的比例为64%，而MRCP为34%。因此，在对年龄＞50岁的患者筛查胰腺肿瘤时，推荐使用EUS，即使已知患者存在其他导致急性胰腺炎的病因（如酒精和胆石症）。Munigala等曾指出[44]："对于初次发生的急性胰腺炎，将任何代谢紊乱或药物因素归结为其病因通常是不恰当的。"将伴有潜在胰腺癌的急性胰腺炎归咎于酒精或胆结石，会导致诊断延迟。这同样也适用于出现假性囊肿的患者[46]。

1.3 实验室诊断

急性胰腺炎的诊断是基于有急性胰腺炎病因倾向且主诉为上腹部疼痛，以及实验室检查结果大于正常值上限 3 倍以上。只有在诊断标准不满足或发现急性胰腺炎的诊断存在疑问时，才需要在入院时或在急诊室使用 CT 进行早期成像。不幸的是，上腹部疼痛和压痛是许多疾病的常见表现。由急性胰腺炎引起的腹部压痛，位置除了上腹部外，也可能出现在右上腹。腹部压痛有可能是急腹症，行 CT 检查可明确诊断。急性胰腺炎导致的疼痛可能放射到背部，并伴有恶心、呕吐和发热[47]。其次要考虑的是患者有无潜在的急性胰腺炎病因（如胆道疾病、酒精、外伤，见表 1.1）。潜在病因的存在增加了我们诊断的确定性。

急性胰腺炎的实验室诊断已从淀粉酶检测变为脂肪酶检测，但诊断标准仍是大于正常值上限的 3 倍。与血清淀粉酶相比，脂肪酶的优势：灵敏度更高（82% ~ 100%*vs*.67% ~ 100% 的总淀粉酶），特异性稍好（82% ~ 100%*vs*.85% ~ 98% 的淀粉酶）。此外，脂肪酶比淀粉酶有更大的诊断窗口，因为它持续升高的时间更长：淀粉酶升高仅持续 3 ~ 5 天[48]，而脂肪酶持续升高可达两周。腹痛患者脂肪酶升高的其他原因包括外伤、阑尾炎、糖尿病酮症酸中毒、小肠疾病、炎症性肠病、缺血、梗阻、肝硬化、肾衰竭和上消化道（食管、胃）恶性肿瘤。HTG 是否可能产生假阴性较低的脂酶水平值得怀疑[27]。淀粉酶和脂肪酶一起检测并无优势。不幸的是，实验室检测不能诊断急性胰腺炎，且脂肪酶 / 淀粉酶水平不能预测急性胰腺炎的严重程度。在急性胰腺炎[48]病程中监测实验室诊断结果（淀粉酶 / 脂肪酶）没有任何好处。

1.4 影像学

对于怀疑急性胰腺炎患者，最初的影像学检查应包括胸部 X 片、平卧位腹部 X 片和直立位腹部 X 片。这些检查可以用来排除其他原因引起的腹痛，并偶尔可以观察到提示急性胰腺炎的结果（哨兵袢、结肠截断征和左侧胸腔积液）[47]。经腹超声应在影像学检查后进行，其最佳作用是对胆囊进行观察，以确定是否存在胆石症。大约 2/3 的患者可以看到胰腺，显示胰腺周围炎症的变化，然而，当患者肥胖或存在肠梗阻时，超声检查效果明显下降。

CT 是胰腺影像学检查的金标准。然而，应尽可能在患者补液后再进行检查。这有助于避免造影剂对肾脏的损伤，同时可以让临床医师决定是否需要 CT。早期 CT 扫描（＜ 72 h）的主要原因是诊断不确定。早期 CT 不能改善临床结果或对下一步治疗产生影响，也不能改善临床评分对疾病严重程度的预测。初始 CT 评估的最佳时间是症状出现后 72 ~ 96 h[49]，这也为坏死的发生留出了时间。CT 相对于磁共振成像（magnetic resonance imaging，MRI）的优势在于更加实用，同时费用低。它对定义为胰腺内小气泡和钙化的敏感度较高[50]。

MRI 在评估急性胰腺炎的严重程度方面和 CT 价值相当。MRCP 对于发现 3 ~ 5 mm 的胆总管结石特别敏感。如果 MRCP 检查后仍不能排除有胆道结石疾病的，则下一步可以行 EUS 检查，其成功率高达 80%。此外，MRCP 可以显示主胰管的破坏（部分或完全）[51]。

1.5 危险分层

使用严重程度指数可以预测小部分将发展成重症胰腺炎的患者，其特征是器官系统衰竭，伴或不伴感染的胰腺坏死，以及病死率增加。急性胰腺炎的总病死率为 2%，但重症患者的总病死率可上升至 30%[52-53]。然而，Di 等 [53] 认为这些急性胰腺炎严重程度评分的测试特征和临床应用价值仍不确定。他们没有发现直接评估这些预测模型对患者管理产生影响的相关研究。

预测急性胰腺炎严重程度的工具应该尽量简单，并能在患者病程早期进行预测。急性胰腺炎严重程度床旁指数（bedside index for severity in acute pancreatitis，BISAP）或 SIRS 是最符合这一要求的方法，它可以在发病最初的 24 h 内预测疾病的严重程度。BISAP 包括血尿素氮（blood urea nitrogen，BUN）> 25mg/dL、精神状态受损（格拉斯哥昏迷量表评分 < 15）、SIRS 评分 ≥ 2 分、年龄 > 60 岁和胸腔积液。每一项得分为 1 分，得分超过 3 分表明死亡风险增加 [54]。Singh 等 [55] 针对 BISAP 评分的后续评估显示，评分 ≥ 3 分与发生器官衰竭、持续性器官衰竭及胰腺坏死的风险增加有关。

SIRS 是指以下指标出现两项或两项以上：心率 > 90 次 /min；呼吸频率 > 20 次 /min 或 PaCO2 < 32 mmHg（4.3 kPa）；体温 < 36 ℃或 > 38 ℃，白细胞计数 < 4×10^9/L 或 > 12×10^9/L。在入院前 24 h 内出现 SIRS 对预测疾病的严重程度具有较高敏感度（85%）。然而，持续性 SIRS 仅在少数患者中预示着发生持续性器官衰竭 [56]。

入院时患者红细胞压积 > 44% 和 24 h BUN 的升高可能也是可供选择的预测工具。在发病最初的 12 ~ 24 h，可以通过观察尿素氮和红细胞压积是否下降来指导液体复苏，同时这些指标也可以精准地预测死亡 [57]。我们同意 Forsmark 和 Yadav[58] 的观点，在前 48 h 内监测患者 BUN、红细胞压积及 SIRS，是预测急性胰腺炎严重程度简单而有效的评分系统。

1.6 分类

修订后的亚特兰大急性胰腺炎分类系统使用临床和影像学指标将急性胰腺炎严重程度分为轻型、中重型和重型（表 1.4）[59]。通常在支持治疗（液体复苏）下轻型急性胰腺炎患者病情会得到迅速改善，病死率极低，但有严重合并症的患者除外 [60]。根据定义，急性轻型胰腺炎患者没有局部并发症，如胰周液体聚集、无菌性胰腺坏死和合并症加重，改良的 Marshall 评分 < 2 分。如改良的 Marshall 评分 ≥ 2 分，则定义为存在器官功能衰竭（呼吸、肾脏、心血管）[59]。

中重度急性胰腺炎被定义为出现一过性器官系统衰竭（< 48 h）和（或）局部或全身并发症恶化，但无持续性器官衰竭 [59]。重症急性胰腺炎的特征是单个或多个器官功能持续衰竭超过 48 h，通过使用改良的 Marshall 评分系统确定呼吸、肾脏和（或）心血管系统功能是否衰竭。持续 SIRS 状态超过 48 h 或存在感染性坏死的患者通常属于这一类，尽管感染性坏死可以不发生器官衰竭（表 1.5）。

表 1.4 急性胰腺炎的分类

并发症	轻型	中重型	重型
器官衰竭	无	一过性（< 48h）	一个或多个器官功能持续衰竭（> 48h）
局部并发症	无	有，不伴持续的器官衰竭	
全身并发症	无	有，不伴持续的器官衰竭	

资料来源：摘自 Banks 等 [59]。

表 1.5　重症急性胰腺炎的预测因素

患者	年龄、肥胖（BMI ＞ 30）、精神状态改变、一些严重的合并症，包括冠心病、充血性心力衰竭、慢性阻塞性肺疾病、糖尿病、慢性肝病、长期酗酒
SIRS	持续存在＞ 48 h
实验室指标	红细胞压积＞ 44%，液体复苏后仍无下降 尿素氮＞ 20 mg/dL（＞ 7.1 mmol/L），液体复苏后呈上升趋势和（或）未下降，肌酐升高＞ 1.8 mg/dL（＞ 159 mmol/L）。
影像学检查	胸腔积液或炎症浸润

资料来源：摘自 Forsmark 等 [52]。

1.7　治疗

急性胰腺炎患者的治疗基础是液体复苏，因为胰腺炎症主要的影响是液体丢失。液体治疗的目的是补充丢失的循环容量，以维持包括胰腺在内的器官及系统的灌注和氧合。遗憾的是，我们的建议并未基于结论性的科学信息 [61]。Sinha 等 [62] 报告了一组变量，它们可独立预测患者入院后 48 h 内液体渗漏的增加，这些因素包括年龄＜ 40 岁、酒精性病因、血液浓缩和 SIRS。液体渗漏的增加与住院时间延长、SIRS 持续状态和持续的器官系统衰竭相关 [63]。Buxbaum 等 [64] 报道了一项随机试验，对非重症急性胰腺炎患者使用乳酸林格液进行液体复苏，并随机分为积极组 [先以 20 mL/kg 快速输注，然后以 3 mL/（kg · h）维持] 和标准组 [先以 10 mL/kg 快速输注，然后以 1.5 mL/（kg · h）维持]。结果发现，与标准组相比，积极液体复苏治疗患者预后改善的比例明显更高。除了高容量液体复苏外，早期液体复苏还能降低急性胰腺炎患者的发病率。Warndorf 等 [65] 的研究表明，早期液体复苏是指在发病最初的 24 h 内输注 72 h 总液体量的 1/3 或以上，早期液体复苏与降低 SIRS、减少器官衰竭、降低重症监护室（intensive care unit，ICU）的入院率和缩短住院时间有关，通常选择的液体是乳酸林格液 [65]。液体复苏治疗的临床目标是达到血流动力学的稳定。在临床上，我们关注心率、尿量和血压等参数，此外，我们还关注 BUN 和血细胞比容等实验室指标。因此，输注液体的量需参考患者的生命体征，包括血压、脉搏、呼吸频率、年龄、是否合并心脏和肾脏疾病、实验室检查结果（BUN、肌酐和红细胞压积），以及是否存在 SIRS。这种被称为目标导向性的液体管理方法是指将反映灌注的临床和生化特殊指标作为目标值，通过滴定确定静脉输液量 [66]。

在急性胰腺炎病程早期给予液体复苏治疗是最有效的。一项全球多中心研究证明了该观点，该研究发现，在急诊室早期适度（＞ 500 ~ 1000 mL）补液与不积极（＜ 500 mL）补液相比，局部并发症的发生率较低。事实上，接受积极补液治疗（＞ 1000 mL）的患者需要进行其他治疗干预的概率也明显降低 [67]。我们在发病早期采用快速推注与大容量输注相结合的方式快速补液，并且通过观察患者的生命体征、每小时尿量，以及每隔 6 ~ 8 h 复测的尿素氮、肌酐和红细胞压积等评估目标导向治疗的效果。当血液动力学趋于稳定且实验室指标降至正常（BUN＜ 20 mg/dL，红细胞压积＜ 35%）时，再减慢输液速度（表 1.6）。

表 1.6　中重度或重度急性胰腺炎患者的液体治疗

序号	液体治疗
1	乳酸林格液：在急诊室立即予以输注 1L
2	以每小时 5 ~ 10 mL/kg 的速度输注乳酸林格液，直到临床血流动力学稳定和达成相应的实验室目标
3	一旦达成目标，将静脉输液速度改为每小时 3 mL/kg

资料来源：DiMagno MJ. Clinical update on fluid therapy and nutritional support in acute pancreatitis[J].Pancreatology，2015，15（6）：583 - 588。

1.7.1　预防性使用抗生素

预防性使用抗生素的依据是防止那些发展为坏死性胰腺炎的患者继发感染。坏死性急性胰腺炎患者的病死率高达 20%，而水肿型或间质性急性胰腺炎的病死率仅为 5%[68]。一旦坏死并发感染，病死率将增加到 30% ~ 40%。因此，预防性使用抗生素似乎是一种合理的治疗方法。然而，Villatoro 等 [69] 在 Cochrane 数据库系统综述中发现，抗生素在预防胰腺坏死感染或降低病死率方面没有任何益处。

使用亚胺培南治疗的亚组分析显示，胰腺感染显著减少，但病死率没有明显降低。在急性胰腺炎病程的早期，只有怀疑存在胆源性感染导致的败血症或有明确胰外感染证据 [尿路感染和（或）血培养阳性] 的患者才应使用抗生素。此外，在发病后期（1 ~ 2 周），怀疑或确诊胰腺或胰周感染才应使用抗生素。在这一阶段使用抗生素的目的是争取让坏死组织能延期进行手术清除，通常会推迟到 4 周以后，因为与早期干预相比，延期手术可以降低患者病死率。同时，延期手术和使用抗生素利于患者选用微创引流的手术方式。此外，单独使用抗生素对感染性坏死亚组患者的治疗也是有效的 [70，71]。Runzi 等 [71] 对 16 例感染性胰腺坏死（infectious pancreatic necrosis，IPN）重症急性胰腺炎患者的非手术治疗进行了初步汇报，根据病原学结果选取恰当的抗生素和非手术治疗后，病死率为 12%（16 例患者中有 2 例）。6 例患者痊愈，无并发症发生；10 例患者出现单器官或多器官功能衰竭。这项研究打破了所有的感染性胰腺坏死患者都需要立即进行外科手术引流的传统观念。目前普遍接受的治疗感染性胰腺坏死的观点是，在病程初始阶段通常可以使用抗生素进行非手术治疗，而单独使用抗生素也可以作为决定性的治疗方法。第二个观点是手术可以推迟，以便手术干预方式可以有更多选择，使手术创伤更小。

1.7.2　营养支持

我们治疗急性胰腺炎的目标之一是让患者尽早经口进食。如果患者感到饥饿，且无明显呕吐、恶心和腹痛等症状，即可考虑开始经口进食。经口进食是整体治疗方案的关键基础。它可以维持肠道黏膜屏障的完整性，从而减少细菌易位。与 72 h 后开始经口进食相比，早期经鼻胃管肠内营养并不能减少感染或死亡。Bakker 等 [72] 和 Cote[73] 的研究发现，在随机分组 72 h 后，超过 2/3 的患者可耐受经口进食，表明急性胰腺炎发病 72 h 后开始经口进食对患者并无伤害。在中重度或重度急性胰腺炎患者中，与传统经口进食相比，早期经口进食（定义为当患者感到饥饿，且临床症状及实验室指标较前改善后开始进行）是安全的，并可缩短住院时间 [74]。Vaughn 等 [75] 在关于急性胰腺炎患者早期（＜ 48 h）与延迟（＞ 48 h）进食对比的系统综述中发现，早期进食导致的不良事件并没有增加，反而可能缩短这些轻度至中度急性胰腺炎患者的住院时间 [75]，他们早期营养支持的方式包括口服和鼻饲。

经口进食不耐受是指经口进食后症状复发，通常每 6 例急性胰腺炎患者中会出现 1 例 [76]，这些不耐受经口进食的患者常有胸腔积液和（或）

胰周液体聚集等反映疾病复杂或严重的并发症。如果患者经口进食不耐受，可以通过鼻胃管或鼻空肠营养管开始肠内营养，因为它们具有同等的安全性和有效性。重症急性胰腺炎患者应尽早（＜48 h）开始肠内营养支持；但对于轻中症急性胰腺炎的患者，肠内营养支持应推迟至 72 h 后，以确定他们是否能耐受经口进食。肠内营养多采用聚合物配方制剂，缓慢输注可能降低肠黏膜的通透性，但我们的目标是满足患者的能量需求。对于重症胰腺炎患者，尤其是行气管插管患者，应在 48 h 内开始肠内营养。Khalid 等 [77] 的研究表明，对于入住 ICU 处在病情最严重阶段（须使用多种血管活性药物）的患者早期营养支持的益处更为明显。

Bakker 等 [78] 对总共纳入 165 名患者的 8 项随机试验进行了荟萃分析。根据给予肠内营养的时机分为入院 24 h 内接受肠内营养治疗组和入院 24 h 后接受肠内营养治疗组。入院 24 h 内接受肠内营养治疗患者的器官衰竭发生比例较少（42% 比 16%；优势比 0.42），发生感染性胰腺坏死和（或）器官衰竭的并发症也较少，两组病死率无差异。因此越早进行肠内营养对重症急性胰腺炎患者越好。还有研究显示在发病 3 天内开始进行肠内营养可以降低继发感染的风险，改善急性胰腺炎患者的营养状况 [78]。

综上所述，急性胰腺炎患者应用肠内营养比肠外营养更有效。肠内营养与肠外营养相比有很多优点，包括避免导管相关的败血症、成本低、可维持肠道黏膜屏障功能的完整性、可减少细菌易位。肠道细菌易位是急性胰腺炎患者发生感染的关键机制。与肠外营养相比，肠内营养可降低总的感染并发症和胰腺感染的风险及死亡风险 [79-80]。

1.7.3 出院后胆囊切除术

除了治疗胰腺炎的急性发作外，我们还需要关注降低患者再入院的可能性，Munigala 等的研究 [81] 显示再入院率为 14%。表 1.7 列出了与再入院率增加相关的因素。出院时的症状已被证明与再入院率增加有关，包括无法正常饮食和需要止痛药 [82]。对因急性胆源性胰腺炎入院的患者行胆囊切除术可降低其再入院率 [82]。

表 1.7　与再入院率增加相关的因素

序号	因素
1	患者：酗酒和药物滥用
2	合并症增加（Charlson 共病指数上升）
3	重症胰腺炎：伴有假性囊肿、胰腺坏死
4	出院后仍需进入护理机构（而不是出院回家）
5	初次入院时未行胆囊切除术的胆源性胰腺炎：急性胆源性胰腺炎入院后行胆囊切除术可降低再入院率

资料来源：摘自 Munigala 等 [81]。

荷兰胰腺炎研究小组随访了 600 多名曾患有急性胰腺炎的患者，发现 117 人（17%）发生了复发性胰腺炎。与胆源性急性胰腺炎相比，酒精性、特发性及其他病因的急性胰腺炎患者更容易复发。除此之外，吸烟者和有过坏死性胰腺炎病史的患者也更容易复发。研究表明，吸烟是 RAP 最重要的影响因素 [83]。Lee 等 [84] 和 Mallick 等 [85] 比较了复发性急性胰腺炎与首发性急性胰腺炎的严重程度，Lee 等发现 RAP 为零病死率，而在首次急性胰腺炎发作时的病死率为 4.7%。既往急性胰腺炎发作可降低发生严重疾病（多系统器官衰竭）的风险 [84]。导致这一结果的可能原因是腺泡细胞被破坏后由胰腺纤维化取代。Mallick 等对一组 632 名初次发病急性胰腺炎患者的研究中证实了该结果，与首发急性胰腺炎相比，R 急性胰腺炎患者胰腺炎的重症概率、手术干预和病死率较低 [85]。

在西方国家，胆道系统疾病是导致急性胰腺炎的主要病因，因此胆囊切除术是最佳的治疗方法。然而，急性胆源性胰腺炎患者行腹腔镜下胆囊切除术的时机一直是一个有争议的问题。在同次住院期间进行所谓的早期胆囊切除术，主要的顾虑是安全性和住院时间延长。相反，延迟行腹腔镜胆囊切除术相关的问题包括急性胰腺炎后何时进行手术，以及等待手术期间存在急性胰腺炎复发的风险和在此期间发生胆道事件（胆绞痛、胆囊炎）。此外，这个时间问题只适用于轻中度急性胰腺炎患者，普遍认为，重症急性胰腺炎患者一旦从器官衰竭中恢复，就应立即行胆囊切除术。对于伴有或不伴有感染的胰腺坏死患者何时进行胆囊切除术，目前尚无共识。Da Costa 等 [86] 进行了一项随机对照试验，对比了轻症胆源性胰腺炎患者的同次住院时与延期（所谓出院间隔一段时间）行胆囊切除术，发现后者复发性胆结石相关并发症的发生率更高（延迟组为 17%，早期组为 5%）。Lyu 等 [87] 对 1833 例患者的系统回顾发现，在延迟胆囊切除术组中，25% 的患者在等待手术期间发生了胆结石相关并发症。

胆囊切除术的目的是预防复发性急性胰腺炎和胆道事件。多个协会建议在首次入院时而不是出院后再进行胆囊切除术，以防止这些不良事件的发生 [61]。Bilal 等 [88] 报告了在美国同期入院行胆囊切除术的趋势，发现行胆囊切除术的手术比例从 2004 年的 48.7% 下降到了 2014 年的 45%。延迟胆囊切除术在重症胰腺炎、败血症、存在三种或三种以上 Elixhauser 合并症，以及入住小型或农村医院 [89] 和老年患者 [90] 中更为常见。这些患者延迟行胆囊切除术可能与存在严重胰腺炎和严重的合并症有关。在这些患者中，我们必须一如既往地平衡早期胆囊切除术的风险和益处。

早期行胆囊切除术的一个争议点在于是否会增加手术并发症（由腹腔镜胆囊切除术转为开腹胆囊切除术）。来自荷兰胰腺炎研究小组的 Van Baal 等 [91] 发表了一项系统综述，发现早期行胆囊切除术和延迟胆囊切除术在手术并发症、中转行开腹胆囊切除术，以及病死率方面没有差异。对于没有接受早期胆囊切除术的轻症急性胆源性胰腺炎患者，后续问题是他们是否应该接受 ERCP 与 ES 治疗，以避免因 RAP 和胆道事件再入院。Ridtitid 等 [92] 发现，在延迟行胆囊切除术的急性胰腺炎患者中进行 ERCP/ES 治疗可显著降低急性胆源性胰腺炎的复发率 [4%*vs*.36%（未接受 ERCP/ES 的患者）]。ERCP/ES 的并发症包括轻度胰腺炎（4%）和括约肌切开术后出血（5%）。Bakker 等 [93] 报道了类似的研究结果：在未行胆囊切除术但行 ERCP/ES 的轻度胆源性胰腺炎患者中，胰腺炎恢复和胆囊切除术之间的间隔期内胆道事件的发生率显著降低至 7.4%（相比之下，未行 ERCP/ES 的患者为 18.4%）。这主要是由于胆源性胰腺炎的发生风险降低。因此，ES 是对不适合行手术治疗的患者的一种暂时性治疗措施。ES 不能完全预防胆道绞痛或急性胆囊炎 [93]。下一个难题是，接受 ERCP/ES 的患者是否应该随后进行胆囊切除术，从而进一步降低这 7.4% 的胆道事件发生率。Zargar 等 [94] 进行了一项针对胆源性急性胰腺炎行 ERCP/ES 治疗后患者的随机试验，将其分为胆囊切除术组与保守治疗组，发现胆囊切除术组患者的胆道并发症显著减少。Khan 等 [95] 在一项系统综述和荟萃分析中也得出了类似的结论，他们比较了 ES 术后高危患者早期行胆囊切除术与行“等待和观察”策略保守治疗两种方式。给出的建议是患者应接受腹腔镜胆囊切除术，因为可以明显降低胆囊炎、胆管炎和胆绞痛等的复发率。

1.8 远期并发症

部分患者康复后，其胰腺炎相关的一些病症仍然持续存在。长期评估见表 1.8。急性胰腺炎会导致患者发生糖尿病的风险增加、进展为慢性胰腺炎并伴有胰腺外分泌功能不全，同时也与发生或发展为胰腺癌的风险增高有关。Ventre 等[96]报道称需要重症监护治疗的重症急性胰腺炎患者新发糖尿病的风险很高。此外，正如预期的那样，院前合并症较多，即 Charlson 评分较高，与生存率呈负相关。Das 等[97]对急性胰腺炎后糖尿病的发病率进行了系统回顾，发现 16% 的患者处于糖尿病前期，这很重要，因为 40% 的糖尿病前期患者在未来 5 ~ 10 年内会发展为糖尿病。23% 的患者发现有糖尿病，其中 15% 需要胰岛素治疗。在首次急性胰腺炎发作后的 12 个月内，15% 的人新诊断糖尿病（所谓的 3c 型糖尿病）。有趣的是，他们发现疾病的严重程度对患糖尿病的风险没有影响。相反，在一项对重症胰腺炎患者的研究中，其中将近 3/4 接受了开放性胰腺坏死组织切除术，其中 45% 出现了新发糖尿病，25% 出现了胰腺分泌功能不全，并需要胰腺酶替代治疗[98]。

Shen 等[99]报道了一项队列研究，其中包括近 3000 名首发急性胰腺炎的患者和约 12 000 名单独匹配的对照组。急性胰腺炎组，在胰腺炎发生后的 3 个月内糖尿病的发生率为每年 60.8/1000 人，对照组为每年 8.0/1000 人（*HR*：5.9）。3 个月后发生糖尿病的比例，调整后 HR 为 2.54。与其他研究相似，轻症急性胰腺炎患者的结果与所有急性胰腺炎组的结果相似。因此，我们应该意识到，任何程度的急性胰腺炎发生后，发展为糖尿病的风险都将会增加，即所谓的“外分泌胰腺糖尿病”[100]。

表 1.8　急性胰腺炎缓解后的远期并发症

序号	并发症
1	慢性胰腺炎
2	胰腺外分泌功能不全
3	糖尿病
4	胰腺导管腺癌
5	生活质量下降

Hollemans 等[101]对 1500 名急性胰腺炎患者进行为期 36 个月的随访，发现 EPI（胰腺外分泌功能不全）的总患病率为 27%，通过测定粪便弹性蛋白酶水平，发现 EPI 在酒精性胰腺炎患者中发生的概率明显高于其他类型的患者。EPI 在重症急性胰腺炎患者中比轻症急性胰腺炎患者更常见[101]。发生急性胰腺炎后的患者中，如果符合糖尿病前期和（或）糖尿病诊断，就有可能合并 EPI。Das 等[102]发现急性胰腺炎后新诊断的糖尿病前期或糖尿病患者中，合并 EPI 的发生率为 40%。

Machicado 等[103]通过躯体 - 精神健康相关生活质量电话调查的研究，表明急性胰腺炎对躯体健康相关的生活质量有长期负面影响。发生过急性胰腺炎的患者的身体成分调查（physical component survey，PCS）评分明显低于对照组，这与患者住院期间存在多系统器官衰竭有关，在 ICU 其他疾病存活者中也有类似的现象。此外，随访时 PCS 评分较低与腹痛、止痛剂使用、残疾和吸烟有关。因此，戒烟、戒酒及控制出院时的疼痛应该是持续护理的重点。

Nikkola 等对首次急性酒精性胰腺炎发作后患者胰腺功能进行了长期随访（中位时间为 10.5 年）[104]。正如预期的那样，35% 的患者在最长为 13 年的随访期间，胰腺炎有一次或多次复发。19% 的患者出现了新发的胰源性糖尿病，其均为急性复发性胰腺炎。77 例（24%）患者发生外分泌胰腺功能障碍，与内分泌功能异常相关[104]。Lankisch 等[105]报道，在患有酒精性相关的急性复发性胰腺炎患者中，进展为慢性胰腺炎者占 19%[104]，38% 主要发生在酗酒者中。

Rijkers 等[106]对 731 例首发急性胰腺炎患者进行了随访，中位随访时间为 55 个月。进展为慢性胰腺炎组的胰腺癌发病率为每年 9.0/1000 人，而未进展为慢性胰腺炎组的发病率为 1.1%。患慢性胰腺炎者发生胰腺癌的中位时间为 47 个月，未患慢性胰腺炎的患者为 12 个月。我们想知道在这些未患慢性胰腺炎组的患者中，急性胰腺炎发生是否与患者之前已经有潜在的胰腺癌相关。但该研究未设对照组 [106]。

Sadr-Azodi 等 [107] 开展了一项基于人群的队列研究，包括所有确诊急性胰腺炎的瑞典居民，以确定急性胰腺炎与胰腺癌之间的关系。大约 70% 的胰腺癌患者有急性胰腺炎病史。在急性胰腺炎发作后的最初几年里，胰腺癌的风险增加，然后逐年下降。年龄 ≥ 60 岁非胆源性胰腺炎但合并糖尿病的患者在因急性胰腺炎住院后 2 个月至 2 年内发生胰腺癌的风险最高。急性胰腺炎发生后 6 个月内诊断出的癌症更可能是局限性的 [107]。

Kirkegard 等 [108] 在丹麦全国范围内进行了一项随访匹配队列研究，发现急性胰腺炎患者患胰腺癌的风险增加。且风险随着时间的推移而降低，但在急性胰腺炎发作后的 2 年和 5 年仍然升高，这包括一个 3 年的洗脱期，以降低包括胰腺癌流行病例的可能性。因此，我们必须继续随访并在年龄 > 40 岁的急性胰腺炎患者中寻找潜在肿瘤，无论其急性胰腺炎的可能病因是什么。这种肿瘤与急性胰腺炎之间的关联可能与包括酒精、吸烟、饮食、糖尿病和肥胖等在内的其他病因相类似 [109]。

因此，无论什么原因，有急性胰腺炎病史的患者都应该在首发后的 5 年内进行胰腺癌筛查。

（孙雅妮译，孙昀审校）

参考文献

第 2 章　临床实践中如何对急性胰腺炎进行病因诊断？

Soumya Jagannath，Pramod Kumar Garg

2.1　引言

急性胰腺炎是胰腺的一种急性炎症性疾病，具有较高的发病率和病死率。全球急性胰腺炎发病率为 34/10 万，病死率为 1.6/10 万[1]。大多数急性胰腺炎病例属于轻症，但其中 10% ~ 20% 的病例可发展为重症胰腺炎，表现为器官功能衰竭且病死率可升至 40% 以上[2-3]。约 25% 的急性胰腺炎患者出现胰腺炎反复发作，随着病程的进展，其中部分病例会发展为慢性胰腺炎[4]。

急性胰腺炎发病有多种原因，明确急性胰腺炎的病因学诊断非常重要，在大多数病例中是可以做到的。急性胰腺炎最常见的两个原因是胆源性（40% ~ 70%）和酒精性（25% ~ 35%）[3，5-6]。尽管病因对急性胰腺炎的预后没有重大影响，但大多数病因是可改变或治疗的，因此确定病因对于预防胰腺炎的复发和进展为慢性胰腺炎非常重要[7]。酒精性胰腺炎首次发作急性胰腺炎后的年复发率为 5.3%，胆源性胰腺炎患者年复发率为 1.5%[5]。因此，急性胰腺炎的病因需要在急性发作缓解后进一步明确。本章我们将讨论急性胰腺炎的各种病因（表 2.1）和急性胰腺炎病因学的诊断方法。

表 2.1　急性胰腺炎的病因

序号	原因
1	梗阻性 胆结石[a] 肿瘤 良性：壶腹腺瘤，壶腹 GIST 恶性：壶腹周围癌、胰腺导管腺癌、其他胰腺肿瘤 胆道寄生虫 壶腹部狭窄
2	毒素和药物 酒精 a 蝎毒 有机磷中毒 烟草（吸烟）b 药物（列举一部分）[8] 明确的：左旋天冬酰胺酶、硫唑嘌呤、可待因、卡马西平、顺铂、复方新诺明、阿糖胞苷、氨苯砜、地达诺新、依那普利、红霉素、雌激素、呋塞米、氢氯噻嗪、干扰素 α-2b、伊曲康唑、拉米夫定、巯基嘌呤、美沙拉嗪、甲基多巴、奥氮平、阿片类药物、喷他脒、辛伐他汀、糖皮质激素、柳氮磺胺吡啶、舒林酸、他莫昔芬、四环素、丙戊酸 可能的：地达诺新、多西环素、异环磷酰胺、伊马替尼、利拉鲁肽、奥利司他、奥沙利铂、利福平、塞克硝唑、西格列汀、索拉非尼、替加环素、维格列汀
3	代谢性的[a] HTG、高钙血症、糖尿病[b]
4	创伤性[a]
5	ERCP 术后[a]
6	气囊小肠镜检查
7	遗传性 / 家族性 / 基因性[b] 感染 病毒：如腮腺炎病毒、乙型和戊型肝炎病毒、柯萨奇病毒、巨细胞病毒、水痘 - 带状疱疹病毒、SARS-CoV2

续表

序号	原因
8	细菌：如沙门菌、肺炎支原体、军团菌
9	寄生虫：蛔虫病、华支睾吸虫
10	血管疾病
11	血管炎：显微镜下的多血管炎、韦格氏肉芽肿病 低血压 / 缺血 栓塞性闭塞
12	先天性异常[b] 环状胰腺 胆总管囊肿 胰腺分裂症 胰胆管合流异常
13	原因不确定：奥迪括约肌功能障碍
14	特发性的[a]

注：[a]急性胰腺炎的常见病因；[b]可能是一个辅助因素，而非病因。ERCP：内镜逆行胰胆管造影；GIST：胃肠道间质瘤。

2.2 病因诊断

2.2.1 胆结石诱发的胰腺炎

自 17 世纪以来，胆结石一直被怀疑是胰腺炎的病因[9]。1856 年，Claude Bernard 首次在实验模型中证明了注射胆汁到胰管中可导致胰腺炎[10]。1901 年，Eugene Opie 通过一个尸检病例推测其胰腺炎是由于胆结石堵塞了胰腺流出道而导致了胰腺炎（导管阻塞假说）[11]。同年，他还提出了“共同通道假说”，即胆结石在 Vater 乳头的嵌塞，使胆汁通过胆管和胰管开口之间形成的一个共同通道逆流到胰管[12]。然而，解剖学研究表明共同通道小于 6 mm 时，由于通道太短不足以使胆汁回流到胰腺，并且 Vater 乳头处的结石可能同时阻塞两个导管[13]。此外，由于胰管内的压力高于胆管内的压力，因此会阻止胆汁回流到胰腺[14]。在测试共同通道假说的美国负鼠动物模型上，也表明胰腺炎是胰管阻塞而不是胆汁反流导致的[15]。在一项设计精巧的研究中，Acosta 和 Ledesm 研究表明，通过筛选胆源性胰腺炎患者的粪便样本，可以发现其中的小结石[16]。这一观察结果表明，从胆囊迁移到胆道的小结石，在继续迁移到十二指肠的过程中，会短暂地阻塞乳头，从而导致胰腺炎。

急性胰腺炎发病后 24 h 内肝酶升高提示病因可能为胆源性，其敏感度为 85% ~ 90%[17-18]。一项荟萃分析显示，单独谷丙转氨酶（glutamic-pyruvic transaminase，GPT）水平升高到 3 倍或 3 倍以上的阳性预测值为 95%，如果联合腹部超声，则可提高到 100%[19-20]。然而，GPT 的升高也会发生在酒精中毒、非酒精性脂肪性肝炎和病毒性肝炎中。因此，我们建议动态监测肝转氨酶水平，并记录其在几天内下降到基线水平，可预测胆源性胰腺炎。

所有急性胰腺炎患者均应进行腹部超声检查以确定是否存在胆结石[21]。腹部超声检查显示有胆结石和胆管扩张，不管伴或不伴胆总管结石，都应考虑胆源性胰腺炎。超声检查对胆囊结石具有非常高的敏感度和特异度，但对胆总管结石的敏感度较低[22-24]。MRCP 和 EUS 对胆总管结石的检测具有相似的高灵敏度（91% ~ 100%）和特异度（85% ~ 98%）[23，25-26]。在一项前瞻性研究中，认为内镜下取出胆道结石是诊断胆源性胰腺炎的金标准，腹部超声检查、CT、MRCP、ERCP 和导管内 EUS 检测胆管结石的灵敏度分别为 20%、40%、80%、90% 和 95%[24]。胆结石本身可能提示胆源性的病因，但也不是绝对的，为了与其他病因相鉴别，还需要进行生化和放射学检查。如果因存在持续的肝功能障碍而怀疑有胆总管结石，则应行 MRCP 或 EUS 检查来寻找胆管结石。如果没有发现结石而胆源性胰腺炎仍不能排除，建议在此次急性胰腺炎恢复后再次行超声检查[27-28]。

微结石

微结石是指小于 3 mm 的胆结石，腹部超声检查不能发现。由于致石性胆汁的原因，微结石通常会逐渐增大。腹部超声检查随访发现疑似微结石的患者中，有高达75%的病例发展为胆结石[29-30]。微结石不同于胆泥。胆囊内胆泥在超声检查上显示小幅低回声，且不伴有声影，可出现重力依赖性分层。EUS对微结石的诊断最灵敏，灵敏度为96%[35]。

早期研究表明，特发性急性胰腺炎患者中微结石的患病率很高；然而，最近的研究显示，患病率要低得多（表2.2）。其中一个原因可能是早期的研究依赖十二指肠胆道显微镜来检测胆道晶体，这是一种间接诊断微结石的方法。现在绝大部分已被直接检测微石的EUS所取代。如上所述的胆结石中，在急性胰腺炎发病的24 ~ 48 h发现肝功能检查异常，微结石可能为胰腺炎的病因[36]。

一旦患者发生胆石性胰腺炎，应建议行胆囊切除术。内镜下单纯的括约肌切开术可以防止小结石阻塞Vater壶腹部，从而防止胰腺炎复发。一项纳入5079名患者的研究显示实施了内镜下括约肌切开术患者的胆源性胰腺炎复发率为6.7%；胆囊切除术能够将这一比例降低到4.4%，而胆囊切除术后的内镜下括约肌切开术将这一比例进一步降低到1.2%[37]。

表2.2 复发性急性胰腺炎中胆道微结石的发生率

研究	微结石的发生率
早年的研究	
Ros等.1991[29]	37/51（73%）
Lee等.1992[30]	21/29（72%）
Sherman等.1993[31]	7/13（54%）
Kaw等.1996[32]	15/25（60%）
近年的研究	
Garg等.2007[33]	10/75（13%）
Wilcox等.2016[34]	20/200（10%）

2.2.2 酒精性胰腺炎

1878年，Cawley首次使用“酒鬼胰腺炎”一词来描述酒精和胰腺炎两者的联系[38]。一项来自日本的病例对照研究表明，每天饮酒超过20 g，胰腺炎发病的优势比增加。随着酒精摄入量的增加，超过100g/d时，饮酒与胰腺炎发病的优势比进一步增加到6.4[39]。最近的一项Meta分析和系统综述显示，饮酒与胰腺炎（包括急性和慢性胰腺炎）的发生风险之间存在剂量-反应关系。尽管有这些证据，但酒精性胰腺炎在重度饮酒者中的发病率仍不足10%[40]。酒精性胰腺炎与无症状重度饮酒患者的饮酒模式和终身酒精摄入量相似[41]。这些观察结果表明，还有其他因素影响胰腺炎的发生（如遗传倾向性）或作为胰腺炎发病的辅助因素（如吸烟）[40，42]。

2.2.3 药物诱导性胰腺炎

药物诱导性胰腺炎的病因学诊断是困难的，因为它是一种罕见的独立因素，在诊断前应排除导致胰腺炎的其他原因。从药物暴露到胰腺炎发病之间的持续时间是不等的，提示在大多数病例中存在特异质反应[43]。药物诱导的胰腺炎的诊断应考虑与责任药物存在时间相关性（见表2.1）、血钙和甘油三酯水平正常，以及没有常见的病因（如胆结石、酗酒）。

2.2.4 急性胰腺炎的其他病因诊断

2.2.4.1 高钙血症

这是急性胰腺炎的一个不常见但可治疗的病因。高钙血症必须在发病初期排查，并在急性胰腺炎治愈后再次排查，因为在胰腺炎急性发作期血钙水平可能较低。高钙血症最常见的原因是甲状旁腺功能亢进。许多患者可能有甲状旁腺激素水平升高，但在诊断甲状旁腺功能亢进之前应排除维生素D缺乏。

2.2.4.2 高甘油三酯血症

HTG是另外一种不常见但重要的代谢性相关的急性胰腺炎病因。血清TG水平高于1000 mg/dL

可引起胰腺炎，甚至较低的水平也可能与急性胰腺炎的高发生风险有关。由 HTG 引起的胰腺炎的发病机制尚不完全清楚。大多数严重 HTG 患者有潜在的家族性脂代谢障碍，需要进一步评估。由于只有一部分 HTG 患者发展为急性胰腺炎，可能还有其他因素共同参与导致了胰腺炎。在 HTG 诱导的胰腺炎中，*CFTR* 突变的频率较高 [44]。在酒精性胰腺炎中，血清 TG 水平可在急性发作期间升高。胰岛素联合肝素和血浆置换已被证明有助于降低血脂水平和改善胰腺炎的病程 [45-46]。最近有报道通过应用反义核酸药物 volanesorsen 降低患者血脂水平的新治疗方法 [47]。

2.2.4.3　吸烟

吸烟会增加患急性胰腺炎的风险。瑞典的一项基于人群的研究表明，在吸烟量超过 20 包 / 年的吸烟者中，非胆源相关胰腺炎的风险是从不吸烟者的两倍多（相对风险 2.29，95% *CI*：1.63 ～ 3.22）。在每月饮酒量超过 400 g 的酗酒者中，吸烟者患胰腺炎的风险比从不吸烟者高 4 倍 [48]。一项 Meta 分析显示，有吸烟史者患急性胰腺炎的风险同样会增加 [49]。在戒烟至少 20 年后，急性胰腺炎的风险可下降到正常水平（类似于非吸烟人群）[48]。

2.2.4.4　2 型糖尿病

在一项回顾性队列研究中，2 型糖尿病患者发生急性胰腺炎的风险增加了 2.83 倍（95% *CI*：2.61 ～ 3.06），发生胆道疾病的风险增加了 1.91 倍（95% *CI*：1.84 ～ 1.99）[50]。这一发现已在其他研究中得到证实 [51-52]。服用降糖药的患者发生急性胰腺炎的风险降低，调整后的风险比从 1.89 降至 0.31[53]。

2.2.4.5　胰胆管肿瘤

胰胆管肿瘤是一种不常见的病因，但在 50 岁以上的患者中，如果没有明确的病因，应予以考虑。无论是良性还是恶性病变，如壶腹周围肿瘤、胰腺腺癌、神经内分泌肿瘤和导管内胰腺黏液瘤等，其中 2% ～ 7% 的患者可伴有胰腺炎 [54]。这些肿瘤可以通过 CT、MRI 和（或）EUS 进行诊断。对于小肿瘤，EUS 优于横断面成像 [55]。

2.2.4.6　ERCP 术后胰腺炎

急性胰腺炎是 ERCP 最常见的并发症。ERCP 后高达 75% 的患者可出现短暂性高淀粉酶血症，且无腹痛。因此，对于有以下临床情况者因考虑急性胰腺炎：ERCP 术后 24 h 血清淀粉酶 / 脂肪酶水平升高（至少是正常上限的 3 倍），且需要住院或延长住院时间至 2 ～ 3 天 [56]。基于这一定义，一些系统综述中统计的 ERCP 术后胰腺炎的发生率为 3% ～ 10%[57-59]。4 ～ 6 h 淀粉酶 / 脂肪酶水平超过正常上限的 4 ～ 5 倍也可以预测 ERCP 术后胰腺炎，具有较高的敏感度和特异性 [60]。穿孔也是重要的鉴别诊断，如果怀疑穿孔，应给予口服造影剂后行低阈值腹部 CT 检查，该检查的敏感度和特异性都是最高的 [61-62]。

患者本身和手术相关的危险因素在 ERCP 术后胰腺炎的发生有协同作用（表 2.3）。

表 2.3　ERCP 术后胰腺炎的独立危险因素

危险因素	优势比（95%*CI*）
患者相关危险因素	
既往发生 ERCP 术后胰腺炎	8.7（3.2 ～ 23.8）
女性	3.5（1.1 ～ 10.6）
既往复发性胰腺炎	2.5（1.9 ～ 3.1）
疑似奥迪括约肌功能障碍	1.9（1.4 ～ 2.6）
年轻患者（＜ 40 岁）	1.8（1.3 ～ 2.6）
无慢性胰腺炎	1.9（1 ～ 3.48）
血清胆红素正常	1.9（1.2 ～ 2.9）
操作相关的危险因素	
困难插管（＞ 10 min）	1.8（1.1 ～ 2.7）
反复胰腺导管内置管	2.8（1.8 ～ 4.3）
胰管注射	2.2（1.6 ～ 3.0）
胰腺括约肌切开术	3.1（1.6 ～ 5.7）
内镜下完整括约肌乳头大球囊扩张术	4.5（1.5 ～ 13.5）

资料来源：摘自 Dumonceau 等 [63]。

2.2.4.7 单、双气囊小肠镜检查

单、双气囊小肠镜检查可能导致 16% ~ 17% 的患者出现高淀粉酶血症，可能是由于近端肠管的牵拉和摩擦所致。然而，接受气囊肠镜检查的患者中只有一小部分（0.7%）会发生急性胰腺炎 [64-65]。

2.2.4.8 先天性异常

2.2.4.8.1 胰腺分裂症

胰腺分裂症是胰腺最常见的先天性异常，可见于 5% ~ 14% 的普通人群。胰腺分裂症一直被认为可能与胰腺炎的发生存在因果关系。一项大宗的对接受 ERCP 的患者调查发现，胰腺炎组和非胰腺炎组 [66] 中胰腺分裂症的患病率没有差异。在特发性急性复发性胰腺炎和胰腺分裂症的患者中，丝氨酸蛋白酶抑制剂 Kazall 型和囊性纤维化跨膜传导调节蛋白的基因多态性 / 突变已被证明是导致胰腺炎的重要辅助因素 [67]。目前正在进行一项随机对照试验（SHARP），以评估小乳头括约肌切开术对复发性急性胰腺炎和胰腺分裂症患者的疗效。

2.2.4.8.2 胰胆管合流异常

胰胆管合流异常（anomalous pancreatobiliary ductal union，APBDU）是一种先天性胰腺解剖异常，表现为胆管末端和胰管末端之间存在着一个异常（> 1.5 cm）的共同通道。推测其导致胰腺炎的机制可能是胆汁反流入胰管。胰胆管合流异常可通过 MRCP 或 ERCP 进行诊断。胰胆管合流异常与胰腺炎之间的因果关系尚未得到证实。

2.2.4.8.3 胆总管扩张

胆总管十二指肠段呈囊性扩张从而导致胰液流出受阻。治疗包括通过内镜下括约肌切开术去除扩张的胆总管囊肿。

2.2.4.8.4 环状胰腺

这是一种罕见的先天性畸形，由于胚胎发育时腹侧芽的旋转失败造成。由此导致了一条胰腺组织带包围着十二指肠的第二段。这种结构可能导致急性胰腺炎，但两者相关性较弱。成人的环状胰腺通常没有症状。在一项对 198 例影像学和（或）手术证实的环状胰腺患者 [平均年龄（55.1 ± 18.3）岁] 的回顾性研究中，60% 的患者无症状。在有症状的患者中，只有 16% 患有急性胰腺炎（约 7% 的成人环状胰腺患者发生急性胰腺炎）[68]。

2.2.4.8.5 特发性急性胰腺炎

如果患者经临床评估、生化检查（包括血清钙和 TG 水平），以及腹部超声和 CT 检查后未发现病因，则被诊断为特发性急性胰腺炎 [21]。

2.3 调查工作

所有急性胰腺炎患者必须进行诊断检查，以确定胰腺炎的病因。图 2.1 为调查急性胰腺炎患者病因的流程图。仔细询问患者的饮酒史、吸烟史、用药史、胰腺炎家族史，完善基础检查，包括腹部超声、血清钙和 TG 水平，这些都是初始检查必不可少的。对于原因不明的患者，应进行 EUS 和 MRCP 检查以确定病因诊断。在初步诊断阴性后的 3 ~ 6 个月，进行重复评估可能会发现原因（如胆结石和隐匿性肿瘤）。真正的特发性急性胰腺炎患者应加强随访，因为他或她存在胰腺炎复发的风险，甚至经过一段时间后可能发展为慢性胰腺炎，因此需要定期仔细评估。

2.4 结论

酒精和胆道疾病是引起急性胰腺炎最常见的病因。如果患有胆结石和（或）胆管扩张的患者在急性胰腺炎发生的第一天即出现肝转氨酶升高，并在几天内恢复正常，则可诊断为胆源性胰腺炎。对于怀疑有胆道病因但无明显胆结石的患者，恢复后经腹 / 内镜超声检查随访

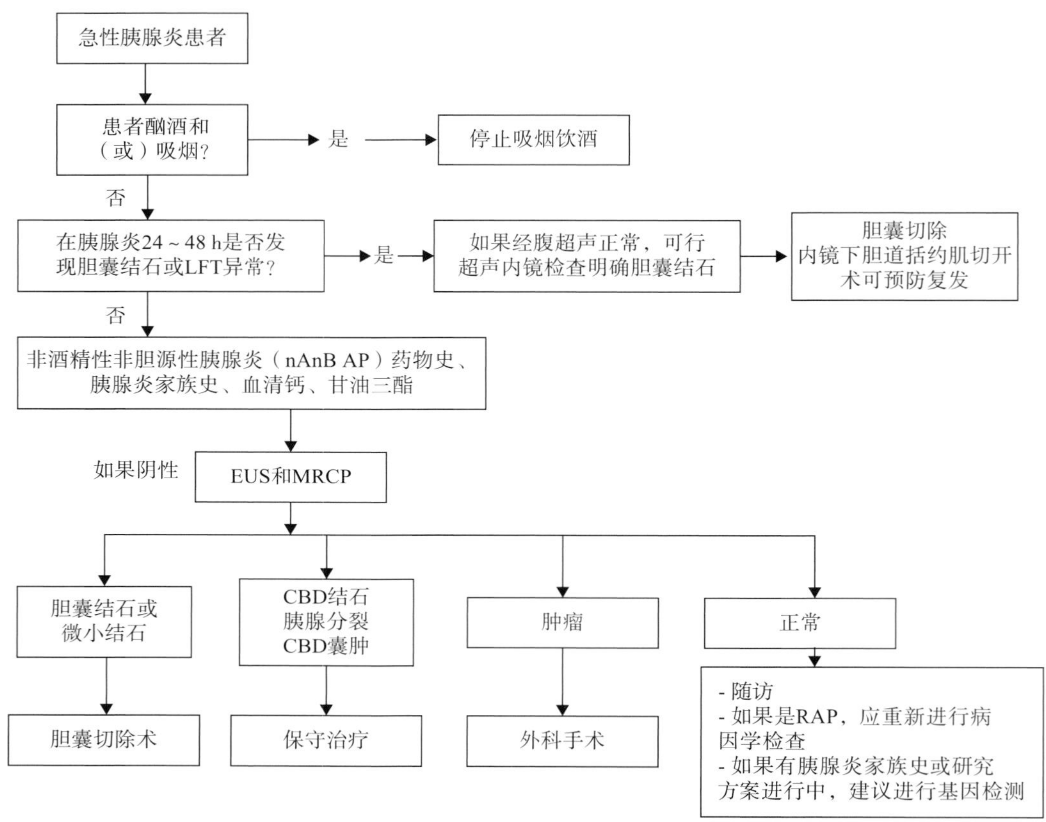

CBD：胆总管；EUS：内镜超声检查；LFT：肝功能检查；MRCP：磁共振胰胆管成像；RAP：复发性急性胰腺炎。

图 2.1　急性胰腺炎患者预防复发的检查和治疗流程

（资料来源：摘自 Jagannath 和 Garg[69]，经 Springer Nature 许可）

可能会显示有胆结石。大量饮酒（＞60 g/d）至少 5 年可能会导致酒精性胰腺炎。高钙血症和 HTG 是引起急性胰腺炎的重要代谢原因。吸烟是发生急性胰腺炎的一个危险因素。50 岁以上的特发性胰腺炎患者，如果没有其他明显的急性胰腺炎原因，应评估是否存在隐匿性胰胆恶性肿瘤。急性胰腺炎患者应根据流程图推荐路径进行诊治。

（颜秀侠译，孙昀审校）

参考文献

第 3 章　临床实践中急性胰腺炎并发症和严重程度的定义

David X. Jin，Peter A. Banks，Julia McNabb-Baltar

3.1　背景

急性胰腺炎的临床严重程度和并发症发生情况各不相同。大多数患者病情较轻，5% ~ 15% 可发展为重症急性胰腺炎，部分病例病死率接近 50%[1-8]。这种临床差异导致需要对其严重性和并发症给出一个能被普遍接受的定义，以帮助研究和指导治疗。

3.2　1992年亚特兰大分类

1992 年亚特兰大分类（Atlanta Classification，AC）提供了第一套公认的关于急性胰腺炎的定义（表 3.1）[9]。急性胰腺炎是指胰腺的急性炎症过程，也可能累及胰腺周围组织，甚至远处脏器。重症急性胰腺炎被广泛定义为存在器官衰竭（休克、肺功能不全、肾衰竭、胃肠道出血）和（或）局部并发症（尤其是胰腺坏死，但也包括脓肿或假性囊肿）的急性胰腺炎。严重程度的早期预测因子包括 Ranson 评分≥ 3 分或急性生理学、年龄与慢性健康评估（APACHE-II）≥ 8 分。亚特兰大分类还定义了其他术语，包括轻症亚特兰大分类、急性液体积聚、胰腺坏死、急性假性囊肿和胰腺脓肿。

表 3.1　亚特兰大分类、修订版亚特兰大分类与基于决定因素分类方法的比较

亚特兰大分类	轻症	没有器官衰竭，也没有局部并发症
	重症	器官衰竭和（或）局部并发症
修订版亚特兰大分类	轻症	没有器官衰竭，没有局部或全身并发症
	中度重症	短暂性器官衰竭和（或）局部、全身并发症
	重症	持续的器官衰竭
基于决定因素分类	轻度	没有器官衰竭和坏死
	中度	短暂性器官衰竭和（或）无菌性坏死
	重度	持续性器官衰竭或感染性坏死
	危重	持续性器官衰竭和感染性坏死

资料来源：摘自 Bradley[9]。

亚特兰大分类是第一个基于临床的分类系统，为今天如何定义急性胰腺炎提供了框架。然而，其中一些定义模糊不清并且使用不规范，如没有确立统一的血清脂肪酶和（或）淀粉酶诊断阈值；未区分短暂性和持续性器官衰竭；将不同严重程度和病死率的异质患者合并为一个重症急性胰腺炎类别[10]。这些局限性导致对器官功能衰竭和局部并发症的解释存在很大的差异[10-11]。

随着对器官衰竭与胰腺坏死的病理生理机制有了更好的理解，随后衍生出了两种被广泛采用的分类系统：修订版亚特兰大分类和基于决定因素分类[12-13]。

2012 年修订版亚特兰大分类

修订版亚特兰大分类是经过反复磋商，最终产生了由 11 个国际胰腺协会的成员一致推荐的建议[12]。修订版亚特兰大分类提供了急性胰腺炎的全面分类，包括诊断、类型（间质水肿性与坏死性胰腺炎）、临床分期（早期与晚期）、并发症（局部和全身）和严重程度（轻度、中度或重度）的定义。本章节主要关注个体并发症和严重程度的定义。

3.3 急性胰腺炎中器官衰竭与并发症的定义

3.3.1 器官功能衰竭

持续性器官功能衰竭是急性胰腺炎预后的主要决定因素，也几乎是导致所有急性胰腺炎死亡的原因[14-16]。已知的风险因素包括高龄、合并症、肥胖、TG 水平升高和某些病因（酒精）[17-20]。根据修订版亚特兰大分类的定义，器官衰竭是指使用改良的 Marshall 评分系统（表 3.2），3 个器官系统中至少有 1 个系统评分≥ 2 分[21]。持续性器官衰竭是指器官衰竭持续时间超过 48 h，而短暂性器官衰竭是指持续时间少于 48 h。

表 3.2 改良的 Marshall 评分系统

评分项目	分数				
器官系统	0	1	2	3	4
呼吸（PaO_2/FiO_2）	> 400	301 ~ 400	201 ~ 300	101 ~ 200	< 101
肾脏（血清肌酐，mg/dL）	< 1.4	1.4 ~ 1.8	1.9 ~ 3.6	3.6 ~ 4.9	> 4.9
肾脏（血清肌酐，μmol/L）	< 134	134 ~ 169	170 ~ 310	311 ~ 439	> 439
心血管（收缩压，mmHg）	> 90	< 90，液体复苏有效	< 90，液体复苏无效	< 90，pH < 7.3	< 90，pH < 7.2

资料来源：Banks 等[12]。©2013 BMJ。转载获英国医学杂志出版集团的许可。

注：急性胰腺炎存在器官功能衰竭指任何一个器官系统评分≥ 2 分。

3.3.2 局部并发症

典型的局部并发症通常是指各种胰腺和胰周液体积聚，其形成部位和时间都不同。其他局部并发症包括胃排空功能不全（胃输出道梗阻）、内脏静脉血栓形成和结肠坏死。当出现疼痛持续存在或反复发作、器官功能障碍、发热或白细胞增多时，应警惕局部并发症。高分辨率增强计算机体层成像（contrast-enhanced computed tomogrhy，CECT）常用于诊断局部并发症。在修订版亚特兰大分类的定义中，局部并发症本身并不是构成重症急性胰腺炎的条件。

在（胰周）胰腺液体积聚的几种类型中，有一个重要的鉴别点，那就是液体积聚是单独由液体组成[急性胰周液体积聚（acute peripancreatic fluid collection，APFC）和胰腺假性囊肿]还是由坏死物质引起并包含固体成分的积聚（急性坏死性液体积聚和包裹性坏死）。对于修订版亚特兰大分类定义的（胰周）胰腺液体积聚类型，观察者之间有很好的共识，特别是对于经验丰富的放射科医师[22]。

3.3.2.1 急性胰周液体积聚

急性胰周液体积聚是发生在间质水肿性胰腺炎的早期阶段（不到 4 周）。在 CECT 图像上（图 3.1）可见均质的、无包膜的液体积聚，局限于腹膜后正常筋膜平面。大多数急性胰周液体积聚会自行消退，但少数会在持续 4 周后演变为胰腺假性囊肿。大多数急性胰周液体积聚可自发吸收并始终无任何症状，不需要干预。

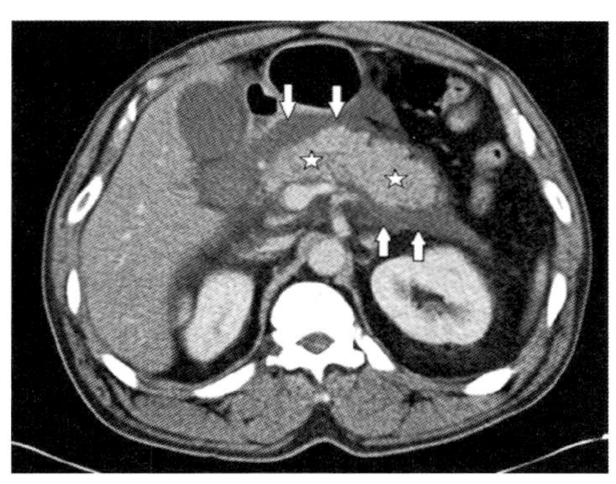

左前肾旁前间隙急性胰周积液（箭头所指为 APFC 边界）；胰腺实质（星形）完全强化，显示实质无坏死。

图 3.1　CECT 显示急性间质水肿性胰腺炎伴小网膜囊和左前肾旁前间隙急性胰周积液

（资料来源：Peter A. Banks 提供）

3.3.2.2　胰腺假性囊肿

当 APFC 持续时间超过 4 周后，可能发展为由一层囊壁包裹的均质液体积聚（图 3.2）。这些假性囊肿是由富含淀粉酶的胰液从主胰管或其侧支漏出所致的，急性胰腺炎罕见形成胰腺假性囊肿。大多数边界清晰的积聚不只由胰液组成，而是由坏死的固体或液体组织的混合物组成，称为“包裹性坏死”（在后续章节中定义）。保持无菌和无症状的假性囊肿不需要治疗。

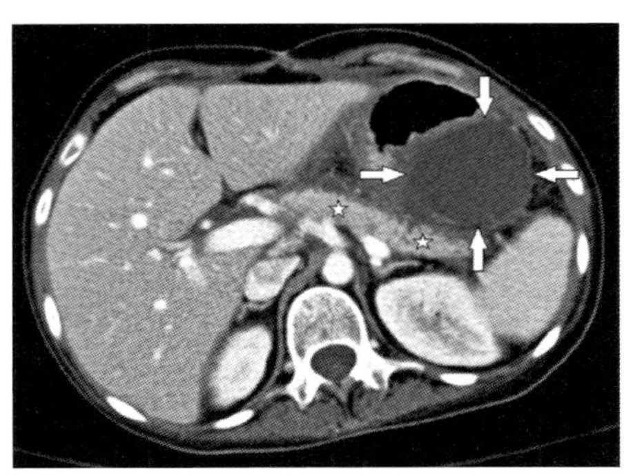

注意圆形均质液体积聚，周围有一个完整的囊壁（箭头所指为假性囊肿边界）。胰腺实质（星形）完全强化，显示实质无坏死。

图 3.2　CECT 显示急性间质水肿性胰腺炎发作 4 周后出现胰腺假性囊肿

（资料来源：Peter A. Banks 提供）

3.3.2.3　急性坏死性液体积聚

急性坏死性液体积聚是指坏死性胰腺炎发病 4 周内出现的含有量不等的液体和固体组织的积聚。50% 以上的病例中，坏死仅累及胰腺周围组织，相较于同时累及胰腺实质和胰周组织者，此类患者预后更好 [23]。急性坏死性液体积聚可能表现为组织结构不清或分隔，破坏筋膜平面，并继发感染。在 CECT（图 3.3）上，急性坏死性液体积聚包含不同数量的固体坏死组织，尽管这可能在急性胰腺炎发病后 5 ~ 7 天才明显。出现气体高度提示感染性坏死。诊断不确定时，MRI 可能有助于确认固体物质的存在。病程超过 4 周后，急性坏死性液体积聚通常会发展为包裹性坏死积聚。

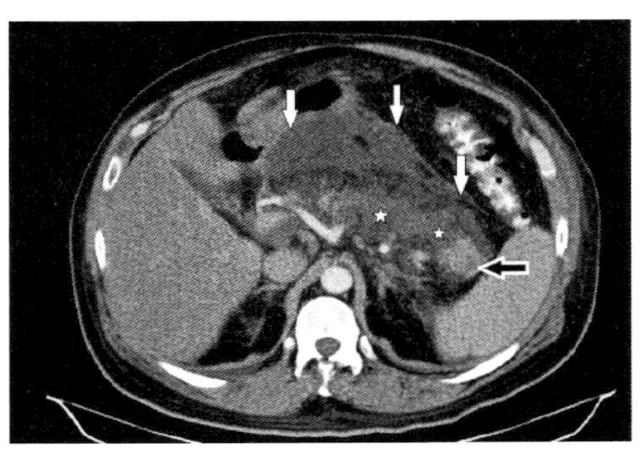

CECT 显示急性坏死性胰腺炎伴急性坏死性液体累及胰腺实质和胰周组织（白色箭头指向急性坏死性液体积聚边界）。注意 ANC 中液体和固体内容物的不均质表现。胰腺广泛坏死（星形），同时胰腺尾部可见少量正常强化组织（黑色箭头）。

图 3.3　急性坏死性液体积聚 CECT

（资料来源：Peter A. Banks 提供）

3.3.2.4　包裹性坏死

包裹性坏死是（胰周）胰腺坏死灶发展到一定阶段由炎症囊壁包裹而成的，通常在坏死性胰腺炎发病 4 周后形成。在 CECT 上（图 3.4），包裹性坏死表现为一个不均匀的液体和固体坏死组织积聚，周围有清晰的边界。与其他局部液体积聚一样，包裹性坏死灶也可能继发感染。

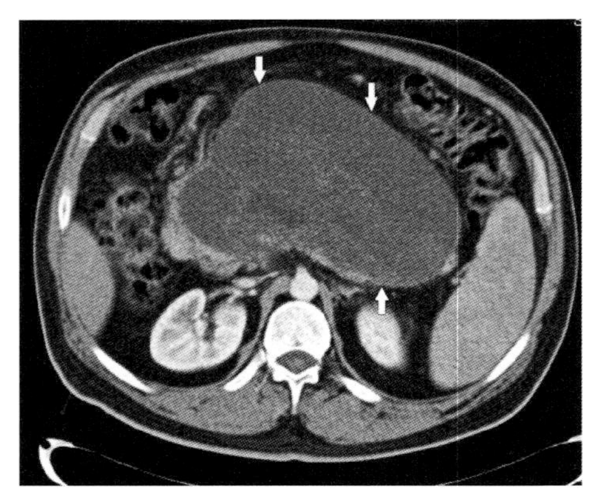

CECT 显示坏死性胰腺炎发作 4 周后形成包裹性坏死。不均质的物质积聚已经取代了大部分胰腺实质，有一个薄的边缘清晰的完整包裹的囊壁（白色箭头指向包裹性坏死的边界）。

图 3.4　包裹性坏死 CECT

（资料来源：Peter A. Banks 提供）

3.3.3　全身并发症

修订版亚特兰大分类将急性胰腺炎的全身并发症定义为患者先前已存在的伴发疾病加重，如冠状动脉疾病、充血性心力衰竭或慢性肺部疾病。

3.4　急性胰腺炎严重程度的定义

RAC 将急性胰腺炎严重程度定义了三种级别：轻度、中重度和重度（见表 3.1）。急性胰腺炎严重程度的分级在临床管理中起着重要作用，因为它可能有助于识别需要早期积极治疗、在重症监护环境中进行监测或转到专科治疗的患者。

3.4.1　轻度急性胰腺炎

轻度急性胰腺炎的特点是没有器官衰竭和局部、全身并发症。60% ~ 70% 的急性胰腺炎患者病情呈轻度，在 1 周内恢复，发病率和病死率最低（< 1%）。

3.4.2　中重度急性胰腺炎

中重度急性胰腺炎的特征是出现短暂（<48 h）器官衰竭和（或）局部、全身并发症。20% ~ 30% 的急性胰腺炎患者发展为中重度急性胰腺炎。虽然那些短暂性器官衰竭或急性液体积聚的患者症状可能会迅速缓解，但持续性液体积聚或坏死性液体积聚的患者可能会经历住院时间延长、经口进食困难和病程延长。与轻度急性胰腺炎一样，中重度急性胰腺炎的病死率也较低（1% ~ 3%）。

3.4.3　重度急性胰腺炎

重度急性胰腺炎定义为持续性器官功能衰竭（> 48 h）。原发性器官功能衰竭发生在急性胰腺炎的早期，细胞因子级联反应导致 SIRS。继发性器官衰竭可能在病程后期（超过 2 周）发生，这是胰腺感染坏死的结果。5% ~ 15% 的急性胰腺炎患者会发展为重度急性胰腺炎，在三级医疗转诊中心这一比例可能高达 40%[24-25]。重度急性胰腺炎与高发病率和病死率（40% ~ 50%）相关。

3.5　修订后的亚特兰大分类的局限性

虽然有研究证明修订版亚特兰大分类是一种优于原有亚特兰大分类的分类系统，但也存在局限性[1-2，4，6]。值得注意的是，修订版亚特兰大分类没有区分器官衰竭的几种特征，这些特征已被证明会影响预后。

首先，与持续性单系统器官功能衰竭相比，持续性多系统器官功能衰竭的病死率要高得多[4，24，26]。其次，持续性器官功能衰竭的级别越高（如需要机械通气的患者改良 Marshall 评分 3 分或 4 分），预后越差[27]。其他可能影响预后的因素，如持续性器官功能衰竭的时间（早发与晚发）、持续性器官功能衰竭的持续时间，以及受影响的器官系统（心血管、肾脏与呼吸系统），需要进一步证实[24-25，27-28]。

修订版亚特兰大分类没有提及影响急性胰腺炎病死率的其他几个因素。首先，与再发的急性胰腺炎相比，初发的急性胰腺炎可能会经历更严重的过程，初发急性胰腺炎占病死率的近100%[29]。其次，需要转院的急性胰腺炎患者有较高的多系统器官衰竭率，需要重症监护的比例和病死率也较高[30]。最后，仅累及胰腺周围组织的坏死性胰腺炎的病死率低于同时影响胰腺和胰周组织的病例（8% ~ 9%*vs*20%）[23]。

3.6 基于决定因素的分类

基于决定因素分类是由来自 49 个国家的专家达成的共识[13]。基于决定因素分类应用决定病死率的局部因素（感染坏死）和（或）全身因素（如器官衰竭）将急性胰腺炎分为四个严重级别：轻度、中度、重度和危重度（见表 3.1）[31]。

轻度急性胰腺炎定义为无胰腺或胰周坏死，无器官衰竭；中度急性胰腺炎定义为无菌性坏死和（或）短暂性器官功能衰竭；重度急性胰腺炎定义为感染性坏死或持续性器官衰竭；第四类被称为“危重急性胰腺炎”，其定义为存在持续性器官衰竭合并感染性坏死。

器官功能衰竭的定义是脓毒症相关器官功能衰竭评分（sepsis-related organ failure assessment，SOFA）得分≥ 2 分，或满足以下阈值。①心血管：使用正性肌力药；②肾：肌酐≥ 171 μmol/L（≥ 2.0 mg/dL）；③呼吸：PaO_2/FiO_2 ≤ 300 mmHg（≤ 40 kPa）。

与修订版亚特兰大分类的定义一样，持续性器官功能衰竭指持续 48 h 或更长时间。短暂性器官功能衰竭指持续时间少于 48 h。修订版亚特兰大分类和基于决定因素分类有许多相似之处，多个独立的验证研究发现，两个分类系统之间的作用没有显著差异[1-8]。

两种分类系统的主要区别在于基于决定因素分类强调感染性坏死是预后的决定因素，然而，感染性坏死对病死率的作用可能是有限的。虽然先前的研究表明感染性坏死是独立于持续性器官功能衰竭以外的死亡风险因素，但这些研究主要是在感染性坏死患者接受早期外科清创术的时代进行的[31]。在内镜下坏死组织清除术（direct endoscopicnecrosectomy，DEN）出现后进行的多个最新研究表明，在没有器官功能衰竭的情况下，发生感染性坏死的患者病死率要低得多（< 5%）[3，4，8，24]。相反，在持续性器官功能衰竭的情况下，无论是否存在感染性坏死都不会影响整体的高病死率[3，8，24]。如果这些报道在未来的研究中得到证实，基于决定因素分类的修订不应再将无持续性器官功能衰竭和感染性坏死归为重度急性胰腺炎，也不应将同时存在感染性坏死和持续性器官功能衰竭单独归为“危重”类别。

3.7 结论

不同的急性胰腺炎患者临床严重程度和并发症发生情况存在较大差异。修订版亚特兰大分类和基于决定因素分类在原有亚特兰大分类基础上都取得了重大进展，增加了局部并发症的标准化定义，并强调了持续性器官功能衰竭是病死率的决定因素。这两种分类都需要根据最新的信息进行修订，包括持续性单系统器官衰竭与持续性多系统器官衰竭患者病死率的显著差异。

（张星城译，孙昀审校）

参考文献

第 4 章 急性胰腺炎严重程度的早期预测：在临床实践中可以做些什么？

Peter J. Lee，Georgios I. Papachristou

4.1 引言

急性胰腺炎是胰腺的一种炎症性疾病，可导致腺体坏死，高达 20% 的患者出现终末期器官衰竭[1]。根据严重程度分为三类：轻症胰腺炎、中度重症胰腺炎和重症胰腺炎[2]。轻症胰腺炎不伴有器官衰竭或局部并发症，如液体集聚或坏死集聚。中度重症胰腺炎伴一过性器官衰竭（持续时间＜ 48 h），急性液体积聚或坏死集聚，和（或）由急性胰腺炎引起的合并症失代偿。当器官衰竭持续时间超过 48 h，就会发生重症胰腺炎[2]。轻型胰腺炎的发病率和病死率低；中度重症胰腺炎患者住院率高，但病死率低；重症预示着高发病率和高病死率[2]。鉴于急性胰腺炎严重程度对预后的影响，早期预测急性胰腺炎严重程度一直是研究重点关注的话题[3-4]。

在过去几十年里，研究人员利用各种临床参数（包括检查结果、影像学特征、实验室指标和患者相关特征）开发了十几种预测工具[5-11]。这些工具的发展与我们对重症胰腺炎的一些关键病理生理标志物和介质的理解的进展一致。例如，在动物模型和人体中，早期血管内容量不足长期以来一直被认为是可以介导胰腺实质损伤向坏死进展的[12-13]。这一认识为探索反映血管内容量的标志物作为急性胰腺炎严重程度的预测指标提供了依据，如 BUN 和红细胞压积[5, 14]。众所周知，宿主炎症反应的严重程度与终末器官损伤有关，特别是在疾病发病的前两周内[1, 15]。因此，学者通过研究证实白细胞增多、C- 反应蛋白（C-reactive protein，CRP）升高和是否存在 SIRS 可作为胰腺炎严重程度的预测因子[10, 11]。细胞因子如白细胞介素 -1β（interleukin-1β，IL-1β）、IL-6、IL-8 和肿瘤坏死因子 -α（tumor necrosis factor-α，TNF-α）也被证实可作为反映疾病严重程度的潜在生物标志物[16-17]。脂肪皂化及其与钙结合对预后的意义使钙水平被纳入一些评分系统[18]。与在其他疾病中一样，已有证据表明重要器官的基础功能储备状况会影响急性胰腺炎患者的生存率[19]。

现有的预测工具（表 4.1）试图评估以下至少一种情况：①存在容量不足；②宿主炎症反应的严重程度；③年龄和合并症；④脂肪皂化的风险；⑤早期器官功能障碍。在本章中，我们将讨论这些病理生理机制，以及试图在疾病早期评估病情的预测工具。并讨论其优点、缺点和前景。

表 4.1 当前临床应用的重症胰腺炎预测评分系统

评分名称[a]	项目得分	评论	重症胰腺炎的 AUC
Ranson	入院时指标：年龄（＞55 岁）、WBC(＞16×10^9/L)、血糖（＞200 mg/dL）、LDH（＞350U/L）、GOT（＞250 IU/mL） 入院后 48 h 指标：红细胞压积（降低＞10%）、BUN（增加＞5 mg/dL）、血钙（＜8 mg/dL）、PaO_2（＜60 mmHg）、碱剩余（＞4 mEq/L）、体液丢失（＞6 L）	需要 48 h 的临床数据，需要血气和精细的液体平衡数据：不是每个患者都可使用	0.69 ～ 0.72[6, 8]

续表

评分名称[a]	项目得分	评论	重症胰腺炎的 AUC
Glasgow	年龄（> 55 岁）、WBC（> 15 × 10^9/L）、血糖（> 180 mg/dL）、BUN（> 45 mg/dL）、PaO_2（< 60 mmHg）、血钙（< 8 mg/dL）、白蛋白（< 3.2g/dL）、LDH（> 600 IU/L）	已验证和常用于试验，包括预测重症急性胰腺炎[20-21]；并非所有患者都常规检查 PaO_2（< 60 mmHg）、LDH（> 600 IU/L）	0.73 ~ 0.84[6，10，22]
APACHE-Ⅱ	年龄、体温、MAP、心率、呼吸频率、A-aPaO_2 或 PaO_2、动脉血 pH 或 HCO_3^-、钠、钾、肌酐、红细胞压积、WBC、GCS 评分、慢性健康状况[b]	计算起来很烦琐，与其他模型相比缺乏明显的优势	0.77 ~ 0.80[6，8-9]
SIRS	体温（< 36 ℃或> 38 ℃）、心率（> 90 次 /min）、呼吸频率（> 20 次 /min 或 $PaCO_2$ < 32 mmHg）、WBC（< 4 × 10^9/L，或> 12 × 10^9/L 或未成熟粒细胞> 10%）	非常容易计算，所有项目广泛可用；只反映了严重程度的一种病理生理机制（即宿主的炎症反应）	0.70 ~ 0.88[6，10，23]
Panc 3	红细胞压积（> 44%）、BMI（> 30kg/m^2）、胸腔积液	评分简单，但需要胸部 X 线检查；准确性和灵敏度较差	0.64 ~ 0.76[6，11]
POP	年龄、MAP、PaO_2/FiO_2、动脉血 pH、BUN、钙	来自 ICU 的急性胰腺炎患者；可能不适用于普通护理病房患者需要动脉血气分析结果	0.67 ~ 0.83[6，24]
BISAP	BUN（> 25 mg/dL）、精神状态受损（GCS 评分< 15）、SIRS（≥ 2）、年龄（> 60 岁）、胸腔积液	评分简单；需要胸部 X 线；在所有评分中，应用最广泛；敏感度差，因此，阴性预测价值较低	0.72 ~ 0.90[6，8，10]
JSS	碱剩余（≤ -3mEq/L）、PaO_2（≤ 60 mmHg 或呼吸衰竭）、BUN（≥ 40 mg/dL）或肌酐（≥ 2 mg/dL）、LDH（≥正常值上限的 2 倍）、血小板（≤ 100 × 10^9/L）、钙（≤ 7.5 mg/dL）、CRP（≥ 15 mg/dL）、SIRS（≥ 3 分）、年龄（≥ 70 岁）	比计算 BISAP 评分更复杂，没有提供明显的性能优势；需要动脉血气样本	0.76 ~ 0.83[6，9]
HAPS	腹部压痛、红细胞压积（男性> 43% 或女性> 39.6%、肌酐（> 2 mg/dL）	非常简单；更适用于在急诊室患者；设计用来识别“非重症”胰腺炎	0.62 ~ 0.85[6，25]
PASS	器官衰竭（100 分）、SIRS（每项指标 25 分）、腹痛（5 分）、吗啡当量剂量（每 mg 评 5 分）、耐受固体食物（是 = 0 分，否 =1 ~ 40 分）	设计用来测量和随访；易于计算和测量；需要验证研究	0.7[26-27]

资料来源：摘自 Mounzer 等[6]。

注：[a] SIRS，全身炎症反应综合征；Panc，胰腺炎；POP，胰腺炎预后预测；BISAP，急性胰腺炎严重程度床旁指数；JSS，日本严重程度评分；HAPS，无害性急性胰腺炎评分；PASS，胰腺炎活动度评分系统；[b] 慢性健康状况，肝硬化伴门脉高压、纽约心脏协会 IV 级心力衰竭、慢性呼吸衰竭、透析依赖的肾衰竭或免疫功能低下状态；GOT，谷草转氨酶；AUC，反应曲线下面积；BMI（body mass index），体重指数；BUN（blood urea nitrogen），血尿素氮；CRP，C- 反应蛋白；GCS，格拉斯哥昏迷评分；LDH，乳酸脱氢酶；MAP，平均动脉压；WBC，白细胞计数。

4.2 可用的预测工具

4.2.1 容量不足

动物研究早已证明胰腺实质易受缺血损伤[28-29]。这一认识是所有人普遍建议早期积极的液体复苏以防止微循环损伤的基础[18，30-32]。因此，学者们一直在积极寻找能反映疾病过程早期血管内容量不足的替代参数。最著名的标志物是BUN和血液浓度（红细胞压积）。在一项使用大量管理数据的具有里程碑意义的观察性研究中，Wu和同事们的研究表明，BUN的升高及其入院24 h内的上升与病死率的增加有关，这一发现已在随后多个基于患者水平数据的前瞻性研究中得到验证[8，33]。同样，多项研究表明，血液浓缩和补液不足与胰腺坏死相关[34]。

虽然这些参数可以很容易预测胰腺炎的严重程度，但它们也有局限性。尿素氮水平也与患者肌肉质量有关，并随着年龄的增长而下降。此外，慢性肾脏病患者BUN的基础值是偏高的。红细胞压积受贫血和年龄的影响，因此，在这些人群中上述指标不是一个可靠的标志物。然而，这些指标容易获得且与胰腺炎坏死及病死率相关性很强，导致一些研究在讨论降低BUN和补液对急性胰腺炎预后的影响时，得出的结果并不一致[35-37]。

有趣的是，现有的液体复苏研究不能让人信服降低BUN和红细胞压积可以改善急性胰腺炎预后[38]。这可能暗示血液浓缩和BUN升高只是简单地表明已经发生疾病的严重程度，而不是早期标志物，不幸的是，它们并不能代表容量复苏的目标终点。此外，血管内容量不足是复杂的病理生理的最终结果，如毛细血管渗漏、全身炎症和血管分流。这强调了需要一种更敏感和特异性的生物标志物在急性胰腺炎早期阶段检测血管内容量不足。虽然已经开发了新的无创工具来动态测量其他临床状态下的容量不足，但还没有一种工具被用于推断急性胰腺炎患者的容量状况[39-40]。

液体丢失和腹腔高压是与急性胰腺炎严重程度相关的重要现象。患者常伴有全身毛细血管渗漏综合征，导致严重的“第三间隙”液体丢失。年龄＜40岁，酒精病因、血液浓缩、存在SIRS是液体丢失和预测急性胰腺炎严重程度的危险因素[41-42]。在这部分人群中，激进的液体复苏最终会导致腹腔高压和腹腔间室综合征，常预示预后不良[43]。因此，通过导尿管监测腹内压（intra-abdominal pressure，IAP）被认为是一种很有价值的预测胰腺炎严重程度的指标[44]。在生物标志物水平上，血管生成素-2是一种毛细血管通透性的调节因子，已被证明可以预测重症胰腺炎[45-46]。

4.2.2 炎症反应

从各种毒素引起的胰腺腺泡细胞损伤开始，全身炎症反应早在胰腺实质受刺激损伤的最初几个小时就发生了[15]。SIRS是由宿主对局部器官损伤的过度免疫反应而形成的一组临床特征显著的综合征。继发于无菌性胰腺炎症的SIRS是急性胰腺炎发病前两周的主要事件，其严重程度和器官衰竭的进展程度决定了患者预后[2]。长期以来，SIRS一直被认为是预示疾病严重的前兆。一些研究表明，SIRS，特别是当其持续48 h或更长时间时，与患者的死亡风险增加相关[23]。在生物标志物水平上，白细胞计数、CRP、降钙素原和多种促炎细胞因子已被纳入到不同的预测模型中[47-51]。没有一种细胞因子、趋化因子、损伤相关分子模式水平或脂肪因子在临床中可常规监测。因此，CRP作为一种临床广泛应用的急性期炎症反应产物，其水平在200 mg/L以上是预测重症胰腺炎的纳入标准中常用的指标[20-21]。白细胞增多是另一项指标，其包含在SIRS，Imrie评分，急性生理学、年龄和慢性健康评估（Acute Physiology，Age，and Chronic Health Evaluation，APACHE）-Ⅱ评分的标准中。降钙素原已多次被证明与感染性坏死和器官衰竭有关[52-54]。IL-6 是一种临床研究最广泛的强效促炎细胞因子，与重症胰腺炎有很强的相关性，准确性良好（表 4.2）。TNF-α 是另一种强效促炎细胞因子，但由于其本身测量存在误差，所以将其作为胰腺炎严重程度预测指标的研究很少[65]。

表 4.2 预测重症胰腺炎和病死率的细胞因子、趋化因子和脂肪因子

细胞因子、趋化因子或脂肪因子	功能	重症胰腺炎或病死率的 AUC
Il-1β	促炎细胞因子：刺激巨噬细胞，导致淋巴细胞成熟；诱导产生急性期蛋白；促进白细胞的运输	74% ~ 82%[55]
Il-6	促炎细胞因子：调节 T 淋巴细胞的活化和分化，促淋巴细胞成熟；诱导产生急性期蛋白；促进中性粒细胞运输到损伤部位；与急性胰腺炎的急性肺损伤密切相关	75% ~ 88%[55-57]
Il-8	促炎细胞因子	73% ~ 76%[55, 57]
TNF-α	促炎细胞因子：诱导产生急性期蛋白；激活中性粒细胞和巨噬细胞	81%[58]
血管生成素 -2	血管通透性自分泌肽调节剂	74% ~ 81%[46, 59]
抵抗素	脂肪因子：诱导产生 IL-1β、IL-6 和 TNF-α	76% ~ 80%[60-61]
内脂素	脂肪因子：诱导产生 IL-1β、IL-6 和 TNF-α	74%[62-63]
单核细胞趋化蛋白 -1	在疾病进程的早期分泌的趋化因子，募集单核细胞、淋巴细胞、肥大细胞和嗜酸性粒细胞	88%[64]

4.3 宿主相关特征

4.3.1 年龄和合并症

年龄增加和合并症并不直接导致胰腺炎严重程度的增加，而是降低了患者在严重生理应激条件下的各项机能储备[19]。与 35 岁及以下的患者相比，年龄大于 75 岁的患者在发病 1 个月和 3 个月时的死亡风险显著增加。同样，高的查尔森合并症指数与病死率的增加相关。虽然合并症通常不包括在评分系统中，但年龄是大多数评分系统的一部分（见表 4.1）。

4.3.2 肥胖和高甘油三酯血症

长期以来，肥胖已经被认为是胰腺坏死、器官衰竭和死亡的危险因素，但其确切的调节机制直到现在也不清楚[66-67]。已有多项研究阐明了脂肪在内脏、胰内和胰周分布差异的意义[68-69]。包含在胰腺实质脂肪组织内部和周围的 TG 通过脂解作用释放不饱和游离脂肪酸，引起线粒体衰竭介导器官损伤[67, 69-70]。BMI 已被纳入现有的预测系统中，如 APACHE-II 评分，其预测性能略有提高[71]。游离脂肪酸也能与钙结合，这解释了在严重的坏死性胰腺炎中经常出现的钙水平下降，而钙水平是现有的评分系统的一部分，如 Ranson 评分系统。类似的机制可能解释了 HTG 患者发生重症胰腺炎的风险增加的原因[72]。

4.3.3 胰腺实质和实质外损伤的程度

1985 年，Balthazar 等[73]首次阐明了胰腺实质损伤和实质外损伤对预后的意义。作者研究了 83 例急性胰腺炎患者，证实胰腺水肿程度和胰周液体积聚的量决定了胰周液体积聚感染和患者死亡的风险。随后，是否存在胰腺实质坏死和坏死程度被认为是胰腺炎发病率和病死率的重要预测因素[74]。最常见的横断面成像预测工具是计算机断层扫描严重程度指数（computed tomography severity index，CTSI）和改良的 CTSI。这取决于 CECT 是否有条件做。该方法是通过判断胰腺水肿和胰周液体积聚的程度，以及是否存在胰腺实质坏死和坏死程度，评估其严重程度（见表 4.3）。值得注意的是，胰腺液体积聚（坏死的和非坏死的）不是死亡的独立影响因子，除非它们继发感染[4]。另外，胰腺实质和实质外损伤的程度与住院和门诊发病率密切相关[75-76]。这不难理解，因为急性胰腺炎的发病率取决于液体积聚对周围器官的压缩效应或积聚液体是否继发感染。

4.4 评分系统

目前可用的评分系统见表 4.1。其中 SIRS 和 BISAP 是最常用和最容易计算的指标。采用 SIRS 标准进行风险分层比 BISAP 评分有优势，因为它不需要纳入胸部 X 线检查结果，而且其预测性能与 BISAP 相似。在一项对 252 名急性胰腺炎患者进行的前瞻性研究中，每两名在入院时符合全部 4 条 SIRS 标准的患者就有一名需要在 1 周内转移到 ICU[23]。其他预测系统计算起来更麻烦（APACHE-II 评分）或需要依赖于超过 48 h 数据（Ranson 评分）。无害性急性胰腺炎评分旨在识别预测病情轻的患者，具有较高的敏感度和特异度[77-78]。PASS 评分是最新开发的评分系统[26]。虽然最初的设计和开发为了评估急性胰腺炎的“活动度”，但作者最近还测试了其预测功能[27]。

表 4.3 CTSI 和改良的 CTSI 的构成内容

续表

CTSI	分值
CT 分级	
正常	0
局灶性或弥漫性肿大	1 分
胰腺实质或胰周脂肪炎症	2 分
一处胰周液体积聚	3 分
多处胰周积液或积气	4 分
坏死评分	
无	0
胰腺坏死 1/3	2 分
胰腺坏死 1/2	4 分
胰腺坏死 1/2 以上	8 分
CTSI	重症＞ 6 分（CT 得分 + 坏死得分）
改良的 CTSI	**分值**
CT 分级	
正常	0
胰腺实质异常，伴或不伴胰周脂肪组织炎症改变	2 分
胰腺、胰周液体积聚或胰周脂肪坏死	4 分
坏死评分	
无	0
＜ 30%	2 分
≥ 30%	4 分
胰腺外并发症（一项或多项：胸腔积液、腹水、血管并发症、实质并发症或胃肠道受累）	2 分
改良 CTSI	0 ～ 2 分为轻度；4 ～ 6 分为中度；8 ～ 10 分为重度

4.5 当前评分系统和预测标志的局限性与未来方向

虽然许多评分系统和标志物已经被认识和通过验证，但大多数预测的准确性并不太高（表 4.1）[6]。对于临床医师来说，理想的疾病严重程度预测工具应能通过给出的预测结果帮助改变对患者的管理。实用预测工具的一个很好的例子是肝硬化患者的终末期肝病模型（the Model for End-Stage Liver Disease，MELD）评分[79-80]。长期以来，MELD 评分一直被用作确定肝移植优先等级，并对接受手术和经颈静脉肝内门体分流术的肝硬化患者进行适当的风险分层[79-80]。相比之下，目前尚不清楚现有的急性胰腺炎严重程度预测工具会对临床管理产生影响。

鉴于当前评分系统众多，接下来需要考虑的是优先检测哪些系统会直接影响真实临床环境下的患者管理。虽然 SIRS 评分代表了实际应用中最有前景的候选者，但目前还缺乏在临床实践层面上最有用的数据。即使是根据修订的亚特兰大分类定义的重症胰腺炎患者，如果不需要血管活性药物、机械通气或肾脏替代治疗，许多患者可以在常规护理病房进行治疗。在一项大型多中心前瞻性队列研究中[81]，28% 的重症急性胰腺炎患者是在常规护理单元进行治疗的。在这种情况下，一些实际的研究终点可能应包括“迫切”需要入 ICU 或器官支持，需要从急诊室直接入院，进展为多系统器官衰竭和早期死亡。几乎所有现有的评分系统都能预测住院病死率。虽然与病死率相关，但它们都没有考虑死亡是发生在疾病过程中的哪一个时期。

4.6 人工智能和生物标记物：未来发展方向？

虽然已经检测了大量的细胞因子、脂肪因子和趋化因子，但没有一种标志物可常规使用，也没有一种基于生物标志物的评分。最令人关注的细胞因子是 IL-1β、IL-6、TNF-α、抵抗素、内脂素、血管生成素 - 2 和单核细胞趋化因子 - 1。表 4.2 列出了最有前景的生物标志物，这些标志物在急性胰腺炎患者中都进行了预测性能的测试，但表 4.2 中所列并不全面，因为还有许多其他与急性胰腺炎严重程度相关的标志物[82-83]。未来，我们可以将生物标志物与临床评分系统相结合，看是否可以提高预测性能。

机器学习算法得到越来越多的测试，以帮助制定临床决策[84-87]。类似地，在胰腺病学中，深度学习可以集成到患者的电子病历中，以建立更准确的模型，随着时间的推移，这些模型会继续自我完善。例如，使用机器学习模型对急诊室患者进行分诊，“分诊不足”的风险明显低于人工分诊系统[85]。深度学习还可用于整合细胞因子、趋化因子、脂肪因子数据及临床数据，以开发更好的预测工具，供临床医师使用。

（陈虎译，孙昀审校）

参考文献

第 5 章　CT 在急性胰腺炎中的角色：何时进行，以及可获得哪些信息？

Elham Afghani, *Mahya Faghih*, *Vikesh K. Singh*

5.1　急性胰腺炎的CT

由于大多数急性胰腺炎是轻型和无并发症的，没有必要常规使用 CT[1]。在急性胰腺炎的发病初期，影像学的主要作用是明确诊断，以及发现胰腺和（或）胰腺外并发症 [1]。CECT 是诊断急性胰腺炎的金标准。它在诊断急性胰腺炎方面的灵敏度为 92%[2]，特异性高达 100%[3-4]。

多排螺旋 CT（multidetector row CT，MDCT）增强扫描是严重程度分期、评估并发症和排除其他类似急性胰腺炎疾病的金标准 [1，5]。它在短暂的屏气过程中提供高质量的胰腺多相成像。MDCT 可获取体积信息，并具有二维和三维模式来提供复杂的图像。它也有两个阶段，包括动脉期和门静脉期。在胰腺静脉期和（或）门静脉期以 3 mL/s 的速率给予静脉造影剂。MDCT 具有薄的准直和层厚 [6]。如果担心血管并发症，在快速静脉推注造影剂后可在方案中额外添加动脉期扫描 [7]。MDCT 结合灌注成像可通过缺血改变早期发现胰腺坏死 [8]。然而，灌注并不广泛可用，也不清楚它是否比 MDCT 有真正的优势。与双相 MDCT 相比，单相增强 CT 使用的辐射剂量更低 [7]。它能满足大多数急性胰腺炎病例的需要，但其局限性之一是无法检测血管并发症。

5.1.1　确定急性胰腺炎的诊断

当患者出现以下情况中的两种时诊断为急性胰腺炎：上腹痛、淀粉酶和（或）脂肪酶升高超过正常值上限的 3 倍以上和（或）影像学表现符合急性胰腺炎 [1]。然而，上腹痛对急性胰腺炎来说不是特异性的，胰酶升高对急性胰腺炎的诊断价值尚不清楚。有许多腹腔内疾病也可导致脂肪酶和淀粉酶升高，可能被误诊为急性胰腺炎，包括炎症性肠病、肠系膜缺血、消化性溃疡穿孔、主动脉夹层动脉瘤、肠梗阻、胆绞痛和急性阑尾炎 [9]。因此，影像学有助于排除腹痛的其他原因，并确认急性胰腺炎的诊断，尤其是在根据危险因素和临床表现高度怀疑急性胰腺炎的患者。

5.1.2　评估急性胰腺炎的病因

胆总管结石占急性胰腺炎病因的 40% ~ 70%，尽管腹部超声和 MRCP 是首选的检测方法，但 CT 检查也可以发现 [5]。CT 可评估急性胰腺炎的梗阻性原因，包括肿块、囊性肿瘤或慢性胰腺炎引起的胰腺结石。5% ~ 14% 的胰腺良性或恶性肿瘤患者可表现为急性胰腺炎 [4，10-12]。与周围的实质相比，胰腺肿瘤表现为高或低衰减的局灶性区域。在 CT 成像上提示胰腺肿瘤的其他表现包括胰管狭窄或扩张、胰腺轮廓变形、肿块效应、动脉包裹、静脉阻塞、胆管扩张、转移、远端腺体实质萎缩和（或）淋巴结肿大 [13]。其他可通过 CT 检查获得的急性胰腺炎病因还包括十二指肠腔内憩室。当 CT 提示十二指肠肿大，以及呈现一种被低密度组织包围的有薄壁的液体密度病灶时，应该怀疑这种病因 [14-15]。

5.1.3　评估急性胰腺炎的预后

CT 影像已被纳入若干急性胰腺炎预后评分系

统。表 5.1 描述了最常见的 CT 评分系统。最早的 CT 评分系统按从 A 到 E 的顺序分级。D 级和 E 级与临床重症急性胰腺炎相关，相应的病死率为 14%，发病率为 54%；而 A ~ C 级的发病率为 2%，病死率为 0[16]。研究表明，CT 分级系统预测发病率的敏感度和特异度分别为 100% 和 61.6%，预测病死率的敏感度和特异度分别为 100% 和 56.9%[17]。CT 分级系统的优点是易于执行并且不需要使用静脉造影剂。然而，局限性在于它与器官衰竭、胰腺和胰腺外坏死，以及胰周血管并发症的发生没有显著相关性。另一个局限性是观察者之间的一致性一般[3]。CTSI 是一个对胰腺和胰腺外炎症及坏死程度进行量化的评分系统，它有助于区分轻度、中度和重度胰腺炎。CTSI 评分 0 ~ 3 分与轻度急性胰腺炎相关，4 ~ 6 分与中度急性胰腺炎相关，7 ~ 10 分与重度急性胰腺炎相关[16]。CTSI 已成为临床和研究中最广泛使用的形态学严重程度指数。这种评分系统的局限性在于它与器官衰竭、胰腺外实质[18]和胰周血管并发症的发生不相关[19]。类似于 CT 分级系统，CTSI 在观察者间的一致性也一般[20]。改良 CTSI 将胰腺外并发症和胰腺坏死程度（无，30%，＞ 30%）与是否存在胰周炎症相结合。改良 CTSI 与患者预后、住院时间和器官衰竭的进展有更好的相关性，并且与 CTSI 有相似的观察者之间的一致性[21]。然而，在一项大样本临床重症急性胰腺炎患者的研究中，两种 CT 评分系统之间没有显著差异[22]。还有学者提出其他评分系统，如胰腺大小指数[23]、MOP（肠系膜水肿和腹水）评分[24]、腹膜后扩散范围分级[25]和 EPIC（CT 胰外炎症）[26]等。然而，这些评分并未用于临床。一项大型回顾性研究将不同 CT 评分系统的准确性与临床评分系统进行了比较，发现 CT 评分系统在预测病死率和持续性器官衰竭方面并无优势[27]。

表 5.1　CT 预后评分系统

CT 分级系统		CT 严重程度指数				改良 CT 严重程度指数			
分级	CT 表现	CT 分值	胰腺坏死比例	坏死分值	严重程度指数	CT 分值	坏死分值	胰腺外并发症[a]	严重程度指数
A	正常胰腺	0	0	0	0	0	0	0	0
B	胰腺肿大	1	0	0	1	2	0	0	2
C	胰腺炎症和（或）胰腺周围脂肪水肿	2	＜ 30%	2	4	2	2	0	4
D	胰周单个区域积液	3	30% ~ 50%	4	7	4	4	0	8
E	两个或两个以上区域积液和（或）腹膜后积气	4	＞ 50%	6	10	4	4	2	10

[a] 胸膜腔积液、腹水、血管并发症、实质并发症、胃肠道受累。

5.1.4　识别与急性胰腺炎相关的局部并发症

5.1.4.1　胰腺坏死和胰周积液

CECT 可用于诊断胰腺坏死，胰腺坏死与较高的病死率和发病率相关，因为胰腺坏死患者最常出现持续性器官衰竭。识别坏死最好的方法是看是否发生液化，通常在出现临床症状后 2 ~ 3 天发生[28]。CECT 也可见到胰腺外坏死，这可能是胰酶外渗到胰腺周围组织的结果。其在 CECT 表现为超过脂肪密度的胰腺外形态学变化，胰腺实质完全增强，无胰腺坏死迹象[29]。图 5.1 显示了胰腺外坏死和胰腺坏死之间的影像学差异。区分急性坏死性胰腺炎（acute necrotizing pancreatitis，ANP）和单独的胰腺外坏死非常重

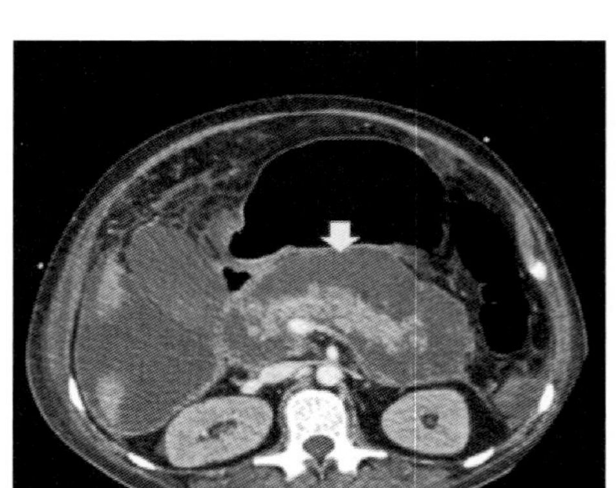

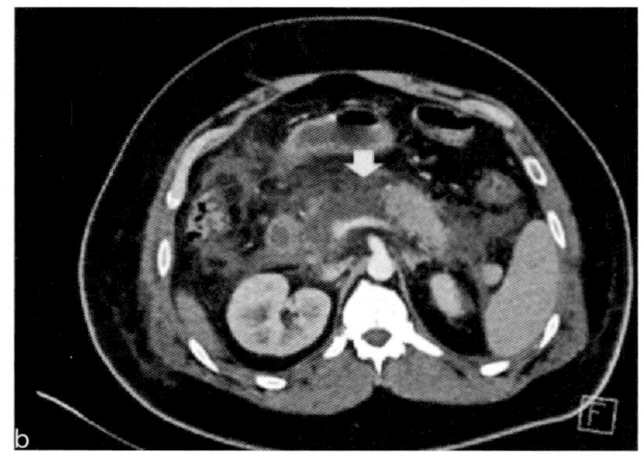

a. 胰腺周围的形态学改变和坏死（箭头），胰腺正常强化；b. 胰腺头颈部低强化（箭头）符合胰腺实质坏死，无胰腺外坏死。

图 5.1　胰腺外坏死和胰腺实质坏死的 CT
（资料来源：Elham Afghani 提供）

要，因为后者预后更好，包括发生感染性坏死的风险更低，需要的干预更少和病死率更低，住院时间更短[29-31]。胰腺外坏死患者也不太可能发生糖尿病和外分泌不全，因为胰腺实质没有损害。

CT 成像可以区分急性胰周液体积聚和急性坏死性积聚。急性胰周液体积聚是与无坏死的间质性水肿性胰腺炎相关的积液，通常在发病 4 周内发生。CECT 上急性胰周液体积聚表现为液体密度局限于胰周筋膜平面的均匀聚集。急性胰周液体积聚没有壁包裹，这一点不同于假性囊肿。假性囊肿是指间质性胰腺炎发病后超过 4 周发生的包裹性液体聚集（图 5.2）。假性囊肿在 CECT 上显示边界清楚的均匀液体密度，只有液体成分和轮廓分明的壁[32]。急性坏死性液体积聚与 ANP 相关，在 CECT 上，表现为不均匀的非液体密度，它没有确定的壁，在急性胰腺炎症状出现后不到 4 周出现。症状出现后的第一周，可能很难区分急性胰周液体积聚和急性坏死性液体积聚。另外，包裹性坏死是发病后 4 周以上，发生胰腺或胰腺周围成熟的包裹性坏死（图 5.3）。在 CECT 上，不均质物质分布在胰腺周围和（或）胰腺外间隙[32]。CECT 还可以通过积聚物中气体的存在情况，来帮助区分感染性与无菌性的急性坏死性液体积聚或包裹性坏死[1]。

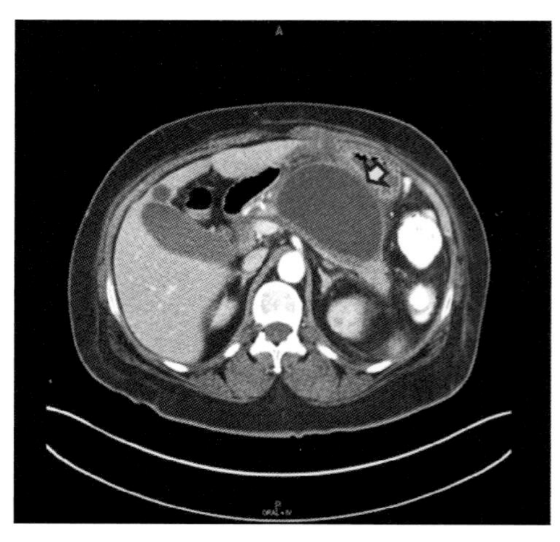

显示完整包裹性积液（箭头）。

图 5.2　胰腺假性囊肿的 CT
（资料来源：Elham Afghani 提供）

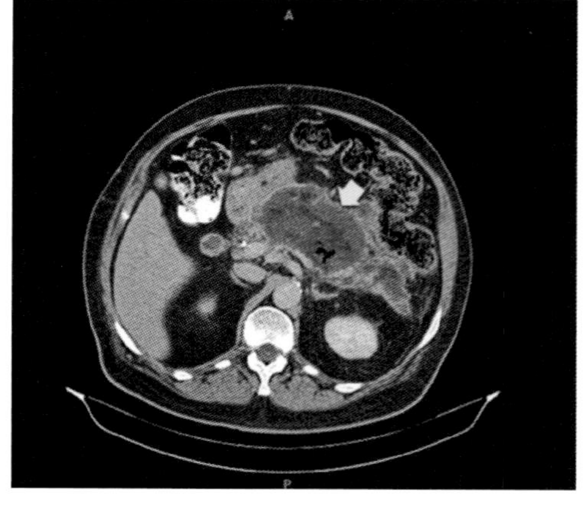

箭头显示包裹的不均质性坏死物质积聚伴重力依赖区的气体。

图 5.3　继发感染的包裹性坏死灶
（资料来源：Elham Afghani 提供）

5.1.4.2 血管并发症

MDCT是鉴别急性胰腺炎相关血管并发症最常见的影像学方式。它可以识别胰腺周围血管结构和受累情况。胰周脾静脉、门静脉和（或）肠系膜上静脉等静脉血栓形成，是由于胰腺炎症引起的血管痉挛和占位效应导致的血液淤滞。脾静脉血栓形成是急性胰腺炎最常见的血管并发症，因为脾静脉位于胰腺的后部并邻近胰腺的体尾部。它在所有接受腹部增强横断面成像的患者中，其发病率有1.7%[33]，在急性胰腺炎患者中发病率为22.6%[34]，在ANP患者中发病率为50%[35]。它通常是偶然被发现的，并可能导致严重的并发症，如肠系膜缺血、非肝硬化性门脉高压和（或）消化道出血。脾静脉血栓形成可导致胃短血管淤血，胃静脉曲张，其中12%的患者可能发生胃肠道出血[34]。在CT成像上，静脉血栓形成表现为静脉扩张及血管中心衰减较低，且注射静脉造影剂后不会增强。门静脉或脾静脉周围也可能有广泛的不规则增强血管，提示侧支形成。在肝实质外周区域也可见到衰减较低的局灶节段性病灶，且不会随静脉造影剂而增强，这表明门静脉血栓形成导致了缺血性改变[36-37]。

动脉假性动脉瘤是急性胰腺炎的晚期并发症。发病率为1.3% ~ 10%，可在急性胰腺炎发病后数周至数月发生[36]。如果未及早发现，出血并发症的病死率高达90%[37]。动脉假性动脉瘤是由于蛋白水解酶的自身消化作用对血管壁的侵蚀而导致的。在CT成像上，假性动脉瘤可能表现为囊状结构，部分增强，并且可能存在血栓。假性动脉瘤会在动脉期增强，但不会在静脉期增强。未增强的图像可能提示假性动脉瘤病变由于血栓形成而衰减所致。假性动脉瘤最常见于脾动脉，其他部位包括胃十二指肠动脉、肠系膜上动脉、胰十二指肠动脉和肝动脉[36]。假性囊肿可通过肿块效应和侵蚀周围动脉而转变为假性动脉瘤。在CT成像上，假性囊肿或假性动脉瘤不表现为囊性，但在非增强图像上密度较高，并在动脉和静脉期增强[36, 38]。

5.1.4.3 其他并发症

胆管和（或）胆囊管梗阻、并发的急性胆囊炎、肝外胆管坏死、胆管狭窄和胰腺胆总管瘘可能是与急性胰腺炎相关的胆道并发症[39-41]。胆总管梗阻通常表现为胆总管或胆囊管的扩张。胆囊炎的CT成像显示胆囊肿大，壁不规则，可能有胆汁淤积和（或）胆囊周围积液[40]。胰腺胆总管瘘是因为炎症直接侵蚀了胰腺和胆总管这两种结构的结果，腹部CT平扫或增强扫描显示胰腺区域有低密度、黏稠的积液和气体[39]。

急性胰腺炎也可能导致胃、十二指肠、空肠和结肠瘘[42]。这是由于假性囊肿破溃或类似蜂窝组织样改变的囊壁坏死等导致蛋白水解酶自身消化了邻近肠道而形成的。CT成像上存在气体可能表明瘘的发生[43]。

5.2 急性胰腺炎的CT诊断时机

实践指南建议早期不要进行CT扫描[1, 5, 44]。尽管如此，40% ~ 70%的病例早期还是做了CT[45-47]。急性胰腺炎诊断预测模型旨在减少影像学使用，模型包括以下预测因子：既往急性胰腺炎发作次数，胆石症病史，（前两个月）没有腹部手术，症状出现的时间，局限于上腹部的疼痛，病情逐渐加重，发病时的严重程度，脂肪酶水平是正常上限的5倍或更高[48]。同时具有8个预测因子的患者诊断急性胰腺炎的敏感度为45%，特异度和阳性预测值为100%[46]。研究表明，早期CT成像不能预测胰腺坏死的发展，改善临床结果或缩短住院时间[27, 45-46, 49-52]。CT成像对于保守治疗没有改善或疾病恶化（包括器官衰竭）的重型急性胰腺炎患者有益。有证据表明，进行CT检查的最佳时间是发病后48 ~ 72 h[1, 53]。

5.3 CT的局限性

CT 存在多种风险。虽然使用静脉造影剂对评估急性胰腺炎的并发症和严重程度有很大价值，但它也有一定的不良反应。与注射造影剂相关的急性反应可能是轻微的、中度的或严重的。轻微反应包括面色潮红、轻度荨麻疹、恶心、头痛和呕吐，这些反应是自限性的。中度反应可能包括支气管痉挛和低血压，这些反应可以通过治疗纠正。严重反应可能包括喉部水肿、惊厥、意识丧失、心律失常和（或）骤停及肺水肿[54]。

另一个风险是造影剂诱发的肾毒性（contrast-induced induced nephrotoxicity，CIN）。CIN 的定义是使用碘化造影剂后 48 ~ 72 h，血清肌酐绝对值升高超过 0.5 mg/dL 或 25%[55]。然而，最近的研究表明，造影后 CIN 的风险远低于以前的报道，特别是在肾功能正常的患者中[56]。尽管如此，肾小球滤过率低于 30 mL/min、之前存在肾功能不全（肌酐＞ 1.5 mg/mL）、糖尿病、脓毒症和使用利尿剂的患者发生 CIN 的风险高达 25%[57]，对此类患者仍建议采取液体水化等预防措施[55]。

一个常常被忽视的 CT 风险是电离辐射暴露。这会破坏细胞 DNA 并增加患癌症的风险。在美国，由于 CT 扫描期间暴露于电离辐射所致的患者大约占所有癌症患者的 2%，这可能是因为过去 20 年的 CT 成像辐射剂量增加了 600 倍[58]。腹部、盆腔 CT 的电离辐射是常规 X 线的 100 倍。ANP 和重度急性胰腺炎患者的平均放射剂量为 31 ~ 40 mSv[59-60]。据报道，每位急性胰腺炎患者每次住院的腹部 CT 扫描平均次数为 1.9 次（范围 1 ~ 12）[59]。重症急性胰腺炎患者在住院期间接受更多次的 CT 扫描，因此接受更高剂量的辐射[61]。只有 CT 检查结果会对患者的下一步治疗产生影响时，才应进行 CT 扫描，因为这有助于减少不必要的电离辐射暴露。

5.4 总结

CT 的广泛应用和重复检查减少了急性胰腺炎的误诊。病程早期 CT 成像只有在临床诊断有疑问时才有作用。它也可用于判断预后，尽管它并不优于临床评分系统。对于那些在发病 48 ~ 72 h 后保守治疗未能改善的患者，以及那些有持续发热、恶心、口服喂养不耐受、持续 SIRS 或器官衰竭的患者，CT 成像用于确认他们是否存在局部并发症是最有益的。应使用 CT 来确定胰腺坏死的程度和范围，并且检查其他可疑的并发症，如静脉血栓形成和假性动脉瘤。正确使用 CT 并将影像结果传达至其他内科医师、胰腺科医师、消化内科医师和外科医师对于急性胰腺炎患者的多学科管理是必不可少的。

（刘正东译，孙昀审校）

5.5 声明

Vikesh Singh 是 Orgenesis 公司、Abbvie 公司、Ariel Precision 医疗和 Akcea 治疗公司的顾问。

参考文献

第 6 章　MRI 在急性胰腺炎中的应用：应用时机及可以获得哪些信息？

Fatih Akisik

6.1　引言

急性胰腺炎是胰腺的急性炎症过程，分为两种不同的亚型，即间质水肿性胰腺炎和坏死性胰腺炎。该分型是基于 2012 年修订的亚特兰大分类法，是一种国际化模式，用于改善从业者之间的沟通，提高放射学报告的标准化[1]。

MRI 是诊断急性胰腺炎、对其进行分级和识别并发症的可靠且可重复的工具。MRI 技术的进步，如应用表面相控阵列线圈和平行成像、新型快速序列，如三维梯度回波技术（gradient echo technique，GRE）、Dixon 脂肪抑制、三维呼吸触发[2]及补偿序列，显著提高了空间分辨率并缩短了总扫描时间[3]。静脉注射钆造影剂后的动态多相成像提供了有关炎症和实质坏死严重程度的重要信息。

MRI 是一种非侵入性检查方式，可准确显示实质和胰管异常，结合 MRCP 可对急性胰腺炎和其他胰腺疾病的病因进行全面评估。MRCP 序列可提供胰腺和胆管的高分辨率成像，能显示直径为 2 mm 的导管结石，也能识别可能导致 RAP 的先天性异常，如胰腺分裂症和环状胰腺[4]。

静脉注射合成促胰液素后对胰腺进行 MRI 扫描可提供极有用的信息。促胰液素刺激胰腺外分泌功能，胰腺腺泡细胞分泌富含碳酸氢盐的液体，使之进入十二指肠，可以使用对液体敏感的 T_2 加权 MRCP 序列进行成像。促胰液素增强可改善主胰管和相关异常的可视化，如胰腺分裂症、细微导管狭窄及腺体外分泌功能[5]。

与 CT 相比，MRI 在急性胰腺炎诊断中具有多种优势。MRI 在鉴别胰腺炎方面比 CT 更为敏感，因为轻度或早期急性疾病[6]可能不会改变胰腺的形态，但可表现为间质水肿，在 MRI 上可表现为腺体周围 T_2 加权信号增强。这一点与其他支持性临床表现一起，可能足以诊断急性胰腺炎。

MRI 卓越的软组织对比能力不依赖于静脉造影剂的使用，这尤其适用于肾衰竭患者，该类患者通常在 MRI 或 CT 检查期间不能使用静脉造影剂。非 CECT 对急性胰腺炎的评估作用非常有限，而 CECT 一直是评估坏死和血管并发症的首选，MRI 对胰腺水肿和周围液体积聚的识别具有良好的灵敏度。此外，胆结石是急性胰腺炎最常见的原因之一，可以经 MRCP 诊断，其准确度与 ERCP 相似。MRCP 还能显示胆管和胰管，以评估有无导管阻塞、解剖异常及狭窄。

6.2　胰腺的MRI和MRCP检查方案

在我们机构，我们会使用一种标准化 MRI 和 MRCP 检查方案对胰腺进行检查，即使用基于钆的静脉造影剂进行强力注射，除非患者存在肾功能受损或对造影剂过敏。MRI 检查前，禁食 4 ~ 6 h 以减少胃内液体和降低肠道蠕动，这两种情况都会导致 T_2 加权像信号的过度增加，从而使胰管变得模糊。可以在检查前口服 由 100 ~ 150 mL 超顺磁性氧化铁颗粒组成的负造影剂，以消除胃和近端小肠段的积液信号。

我们使用 1.5 T 或 3T 的 MRI 扫描仪进行标准胰腺成像。获得定位序列后，可得到层厚为 6 mm 的轴向双回波 T_1 加权 GRE 图像，以识别脂肪变化、出血和炎症。然后使用 4 mm 层厚轴向和冠状 T_2 加权非脂肪抑制屏气序列识别胆道和胰腺导管解剖结构、胆囊和胰腺液体积聚。轴向脂肪抑制 T_2 加权像用于评估胰腺炎症、液体积聚和坏死。

MRCP 序列包括三维呼吸或导航触发序列，可提供胰腺和胆管、侧支及导管异常的高分辨率图像。对于促胰泌素增强图像，使用 40 mm 板以主胰管最长轴定向，可获得二维 MRCP 图像。

我们经常在对胰腺炎患者成像时使用合成促胰泌素，尽管我们避免在早期急性胰腺炎患者应用促胰泌素 [7]。促胰泌素增强改善了主胰管及其异常（如胰腺分裂症和细微导管狭窄）的可视性，并可对胰腺外分泌功能进行定性评估。静脉注射 0.2 μ g/kg 促胰泌素 1 min 后获得冠状厚板 MRCP 图像，MRCP 图像每 30 s 采集 1 次，持续 10 min。促胰泌素在给药后 4 ～ 5 min 达到峰值 [5]（表 6.1）。

表 6.1　MRI 评估急性或慢性胰腺炎的方案

MRI 序列	靶器官	MRI 表现
T_1 加权梯度回波 2D 或 3D 模式；Dixon，非脂肪抑制，轴向，屏气；轴向层厚 6 mm	实质	胰腺炎症：低信号
T_2 加权单次快速自旋回波；2D，非脂肪抑制，轴向和冠状，屏气；轴向和冠状层厚 4 mm	胰管和胆管	胰腺炎症：信号增强； 液体聚集和囊性病变：高信号； 胆管结石、异常侧枝
T_2 加权涡轮自旋回波 2D；脂肪抑制呼吸或导航触发；轴向层厚 6 mm	实质和腹膜后	实质和胰周脂肪炎症：信号增强
T_2 加权 3D MRCP 呼吸或导航触发高分辨率；冠状 40 mm 3D 板	导管评估	3D MRCP 提供类似 ERCP 的高分辨率导管图像。导管断裂、瘘管、侧支异常、导管异常，胰腺分裂症
T_2 加权 2D MRCP，屏气，冠状面 40 mm 单发	导管评估和促胰泌素增强	胰腺异常、导管断裂或中断、胰腺外分泌能力
T_1 加权梯度回波 3D，脂肪抑制，屏气；轴向，2 mm 重建	实质器官和血管	胰腺炎症：增强程度降低； 胰腺坏死：无强化； 血管、活动性出血、假性动脉瘤

6.3　间质水肿性胰腺炎

急性间质水肿性胰腺炎是最常见的急性胰腺炎类型，可见于 75% 的患者。急性间质水肿性胰腺炎主要表现为腺体水肿和炎症，是一种自限性疾病，通常预后较好。急性胰腺炎的实质信号强度与正常胰腺组织略有不同，也可出现局灶性或弥漫性腺体肿大，T_1 加权像显示腺体信号降低，T_2 加权像抑制脂肪信号，对水肿最为敏感，在中低信号胰腺和低信号脂肪背景下显示出高信号液体，见图 6.1a。MRI 的敏感度高于 CT，提示 MRI 可用于检查疑似急性胰腺炎和 CT 检查结果为阴性的患者 [6]。胰周脂肪滞留通常在 T_1 加权像上表现为低信号，在 T_2 加权像中表现为高信号。在更严重的急性间质水肿性胰腺炎中，胰周积液可表现为增强的 T_2 信号区域。急性间质水肿性胰腺炎会显示对比后 T_1 加权像增强减弱，见图 6.1b[7]。急性间质水肿性胰腺炎的 MRCP 图像通常显示主胰腺不扩张，大多数病例显示由于胰腺实质水肿而导致胰管直径缩小。

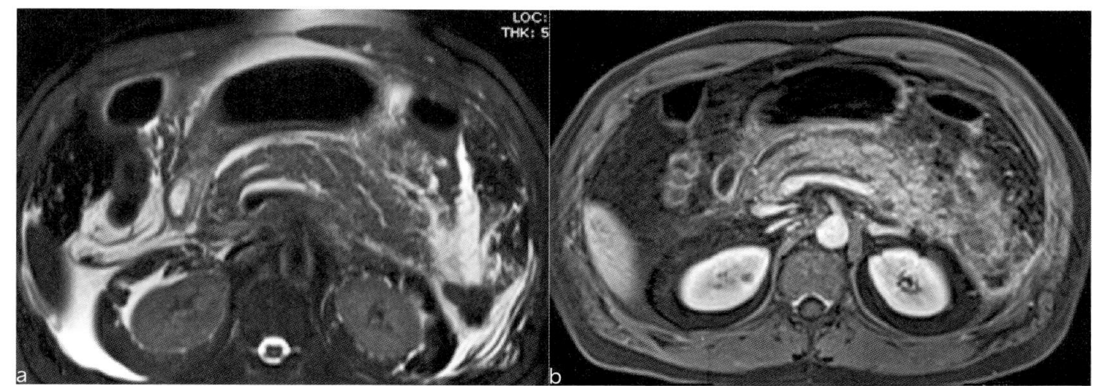

a. 轴向 T_2 加权脂肪抑制图像显示，由于间质水肿，急性胰腺炎胰周积液和胰腺实质呈高信号；b. 增强后 T_1 加权图像显示实质增强减弱。

图 6.1　一名 44 岁男性患者突发急性严重腹痛和脂肪酶升高

（资料来源：图 a 由 Fatih Akisik 提供；图 b 由 Sandrasegaran 等 [7] 提供。经美国放射科杂志许可转载）

6.4　坏死性胰腺炎

急性坏死性胰腺炎发生在约 10% 的急性胰腺炎患者中，与急性间质水肿性胰腺炎患者相比，其病死率和发病率明显更高。胰腺坏死是指没有活性的实质，可以是局灶性或弥漫性的。修订后的亚特兰大分类系统根据解剖位置将胰腺坏死分为 3 个亚型，即胰腺实质、胰周脂肪和胰周脂肪。可以使用 CECT 或 MRI 检查早期诊断胰腺坏死 [8]，当超过 30% 的腺体坏死时，临床诊断为坏死性胰腺炎 [9]。

胰腺实质坏死在 T_1 加权增强前序列显示为界限清楚的低信号区域，对应增强后序列的非强化区域 [10]。然而，在急性胰腺炎发病后的第 1 周，对胰腺坏死的评估并不准确。在胰腺炎的超急性期，实质水肿可能导致存活的胰腺组织强化降低，从而限制了坏死评估的可靠性。1 周或更长的时间后，这种急性实质性水肿的消退将提高存活组织的强化，使真正的非活组织能够得到更准确的诊断和量化。

MRI 也可用于检测出血，因为 MRI 对沉积于出血部位的高铁血红蛋白的顺磁效应非常敏感。出血在 MRI 上脂肪抑制的 T_1 和 T_2 加权像上显示为高信号强度。相反，由于高铁血红蛋白转化为含铁血黄素，慢性血肿在 T_1 和 T_2 加权像上均呈低信号 [11]。

大约 40% 的胰管断裂是由胰腺坏死导致的，如果在断裂胰管上游存在功能残存的胰腺实质，则会进展为液体积聚或胰周腹水。T_2 加权 MRCP 图像将显示与邻近积液相连的断裂胰腺导管。在某些情况下，胰管可能未完全断裂，但局灶性破裂可能导致渗漏或瘘管形成。在这两种情况中都可能看到增多的积液。对胰管破裂病例的回顾性分析表明，MRCP 识别能力明显高于 ERCP（91% *vs*.74%）[12]。

6.5　急性胰腺炎并发症

6.5.1　液体积聚

亚特兰大分类系统对讨论急性胰腺炎相关液体积聚的相关术语进行了标准化。

6.5.1.1　急性胰周液体积聚

APFC 是急性急性间质水肿性胰腺炎的早期并发症，外周没有任何可见的壁。这种液体富含淀粉酶和脂肪酶，30% ~ 50% 的急性胰腺炎患者在最初的 48 h 内就会出现，大多数病例在 2 ~ 4 周内自行消退 [13]。MRI 显示 T_1 加权像上为低信号，而 T_2 加权像为高信号。

6.5.1.2 急性坏死物积聚

急性坏死性液体积聚包含液化和非液化坏死物质。在胰腺炎早期，APFC 和急性坏死性液体积聚都有相似的影像学表现，但胰腺坏死的存在可作为诊断急性坏死性液体积聚的证据。胰腺炎发病一周后诊断急性坏死性液体积聚更可靠，因为此时胰腺周围脂肪坏死更容易形成。急性坏死性液体积聚的 MRI 表现为 T_1 加权像中不均一的低信号和 T_2 加权像中不均一的高信号。出血在胰腺坏死中并不少见，在 T_1 加权像上表现为高信号区域。在增强后动态成像中，活动性出血血管表现为坏死物积聚处造影剂填充或信号逐渐增强。

6.5.1.3 假性囊肿

假性囊肿发生在未吸收的APFC形成4周后，此时液体包裹得更完整。在 MRI 上表现为完整的 T_2 加权像高信号的液体积聚，增强后图像上可能显示周围薄壁包绕。应该注意的是，假性囊肿的积液内不应出现即使是很小面积的脂肪或软组织衰减的情况，一旦出现这些变化则称为包裹性坏死。假性囊肿可能与胰腺导管相通，MRCP 检查可发现这种现象。促胰泌素增强 MRCP 更有助于显示假性囊肿和胰管之间的相通。

6.5.1.4 包裹性坏死

包裹性坏死类似于假性囊肿，出现在发病 4 周后，但它是由急性坏死性液体积聚而非 APFC 进展而来。包裹性坏死有厚的成熟壁，内含坏死脂肪和（或）胰腺组织及液体。与假性囊肿不同，在T_2加权像上积液中存在非液化的碎片（图6.2a）。增强后 T_1 加权像将显示强化的壁（图 6.2c）。

MRI 在诊断这些液体聚集、评估其与胰管系统的可能连接方面具有高度准确性和可靠性（图 6.2b）[14]。

胰管断裂或破裂通常与腺体坏死有关。虽然 ERCP 是最有效的诊断工具，但它毕竟是一种侵入性技术。MRI 和 MRCP 是非侵入性的，在有些病例，如上游胰管破裂的诊断方面优于 ERCP，研究表明，MRI/MRCP 检测胰管破裂准确率达 95%[12, 15]。

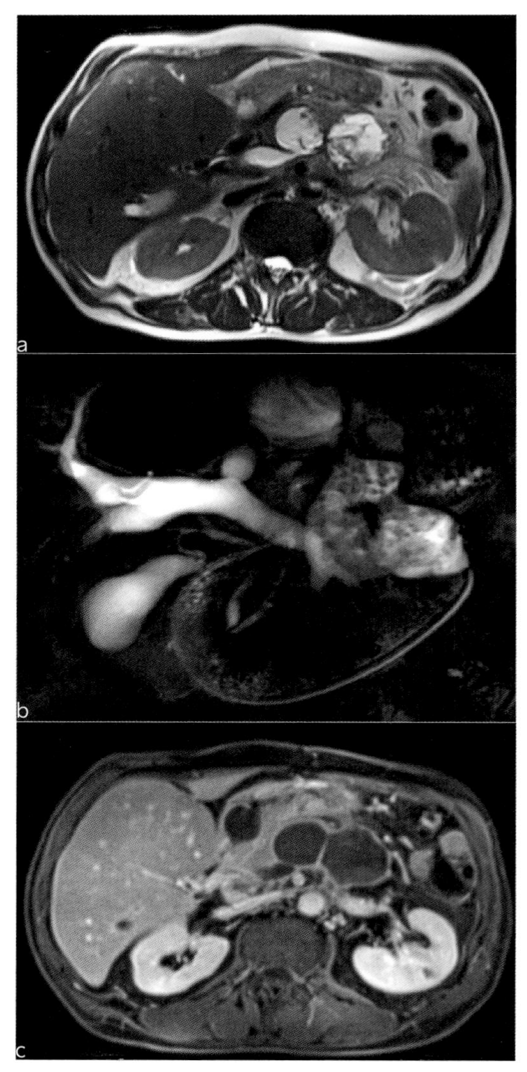

a. 轴向 T_2 加权像显示一混杂区域与门静脉瘘管相连；b. 冠状位 MRCP 图像显示瘘管和整个门静脉系统充满胰液；c. 增强后 T_1 加权像显示胰腺实质被包裹性坏死灶取代。

图 6.2 一名 61 岁男性因腹痛一个月从外地机构转诊而来，CT 检查提示急性胰腺炎和门静脉血栓形成

（资料来源：J.E.Dom í nguez Muñoz 提供图 a、图 c；Morgan[14] 提供图 b。经 Elsevier 许可转载）

6.5.2 血管并发症

25% 的重症急性胰腺炎可发生血管并发症。最常见的并发症是静脉血栓，其中脾静脉血栓最常见，见于 10% ~ 40% 的病例[16-17]。血栓可以在非增强图像上看到，因为与血液相比，血栓表现为高信号。增强后图像诊断准确性更高，可显示血管中的非强化填充缺陷。

假性动脉瘤是由严重炎症和胰酶侵蚀血管壁形成的。最常累及的动脉是脾动脉（40%）、胰十二指肠动脉（20%），胃和肝脏动脉很少累及[18-19]。放射科医师审查重症急性胰腺炎的病例时，应留心观察动脉是否存在假性动脉瘤或出血。增强后动态序列显示假性动脉瘤为血管壁上的隆起结构。造影前 T_1 加权图像上显示出血为高密度区域，而活动性出血在造影后图像上显示为造影剂从血管中外渗。

（伍银银译，孙昀审校）

参考文献

第 7 章　急性胰腺炎在急诊室的治疗：在发病初期的数小时内我们应该做什么？

Thiruvengadam Muniraj，Santhi Swaroop Vege

7.1　引言

在美国，急性胰腺炎是因消化系统疾病住院的最常见病因之一，每年有近 25 万人次住院，费用达 26 亿美元 [1]。急性胰腺炎的发病率在持续上升，尽管医疗手段不断进步，但该病总病死率仍高达 2%[1-3]。目前，还没有针对急性胰腺炎的特效药物。本章的重点是关注急性胰腺炎患者在发病最初几小时内在急诊室的处理，包括诊断及时准确、评估可能的病因、预防性应用抗生素、急诊 ERCP、营养支持和液体复苏，这些对患者的预后都至关重要。

7.2　急诊早期诊断

急性腹痛是患者来急诊就诊常见的主诉之一。作出准确的诊断和进行合适的治疗可能是一个挑战。急性胰腺炎的诊断至少符合以下两点：①典型的腹痛症状；②淀粉酶或脂肪酶升高，超过正常上限的 3 倍；③特征性的影像学改变 [4]。一般来说，急性胰腺炎患者表现为典型的中腹和（或）上腹疼痛，有时会放射到背部。腹痛的强度与疾病的严重程度没有相关性 [5]。然而，在发病最初的 24 h 内出现系统性炎症反应综合征中的两项或两项以上时则可能预示患者存在重症急性胰腺炎的风险 [6]。体格检查患者常出现上腹部的压痛。近年来研究发现，腹膜后出血引起的脐周皮肤颜色改变（Cullen 征）和侧腹皮肤颜色改变（Grey Turner 征）并不常见，只见于不到 1% 的患者 [7]。当考虑诊断急性胰腺炎时，急诊科医师应对患者进行基本的实验室检查，包括全血细胞计数、脂肪酶、淀粉酶、肝功能、BUN、肌酐、LDH 和 TG。

急性胰腺炎的诊断往往容易被忽视 [8]。虽然大多数患者存在腹痛，但也有一小部分患者可能没有任何疼痛 [9-10]。到急诊就诊的重症患者可能会由于注射镇静剂、插管或因医疗条件受限而失去意识，因此往往无法获得有关腹痛的病史或进行有效的腹部查体。在少数患者中，疼痛可能只存在于右上腹或甚至在下腹。除非常规血液检查显示淀粉酶和（或）脂肪酶水平升高，否则真正的胰腺炎患者可能在多日内未被确诊，而被当作其他可能导致的 SIRS 的疾病进行相关治疗 [11]。血清淀粉酶水平的检测存在一定的局限性：它在非胰腺疾病中可能会升高，而且会迅速恢复正常。因此，血清脂肪酶的检测，无论是单独应用还是与淀粉酶的检测结合应用，都是诊断急性胰腺炎的首选 [12]。然而，临床医师应牢记，在一些不伴胰腺炎的危重患者中，淀粉酶和脂肪酶都可能升高 [11]。初次就诊的患者，只有在通过临床和实验室评估不能确定诊断时，或初步评估提示有重症胰腺炎风险时才应进行胰腺对比 CECT 和（或）MRI 检查，以便发现坏死等局部并发症 [13]。

7.3　病因初步筛查

在考虑急性胰腺炎的诊断时，急诊室医

师应安排基本的实验室检查，包括全血细胞计数、脂肪酶、淀粉酶、肝功能检查、BUN、肌酐、LDH 和 TG。胆结石和饮酒是导致急性胰腺炎发生的两个最常见的原因。据统计，胆结石是导致 40% ~ 70% 的急性胰腺炎患者发病的罪魁祸首[14]。因此，所有到急诊就诊的急性胰腺炎患者都应进行腹部超声检查[15]。然而，如果患者在诊断急性胰腺炎时肝功能检查正常，但合并胆结石，那么胆结石可能不是急性胰腺炎的原因，因为仍有约 34% 的病例在胆囊切除后复发急性胰腺炎[16]。摄入酒精是急性胰腺炎的第二大常见原因，可见于 25% ~ 40% 的患者[14, 17]。对于酒精引起的急性胰腺炎，通常认为患者应有长期酗酒史，每天饮酒超过 50 g 且持续 5 年以上。这类患者在终止饮酒一段时间后再次酗酒可诱发急性胰腺炎[18-19]。然而，值得注意的是，只有一小部分这样的酗酒者（< 5%）会发生胰腺炎。*Claudin-2*（*CLDN2*）基因的异常表达可能与胰腺疾病有关[20]。应对所有的急性胰腺炎患者详细询问饮酒史。

在没有胆结石或大量饮酒的情况下，应考虑其他不太常见的病因。HTG（TG 水平> 1000 mg/dL）可引起急性胰腺炎[21]。急性胰腺炎作为手术并发症，最近接受过 ERCP 手术的患者可能会出现 ERCP 后急性胰腺炎[22-23]。许多药物被认为可能会引起胰腺炎。常见的被大家公认的药物有 6- 巯基嘌呤或硫唑嘌呤、L- 天冬酰胺酶、异烟肼、袢利尿剂和地达诺辛[24]。罕见的胰腺肿瘤或囊肿（导管内乳头状黏液瘤）也可以表现为急性胰腺炎。如果经过抽血和经腹超声初步检查，没有发现明显的病因，应咨询专家进一步完善相关检查。

7.4 严重程度评估、分诊和处置

目前很少有数据可被用于评估哪些急性胰腺炎患者可以从急诊好转出院。Whitlock 等[25]制定了预测患者 30 天内再入院的评分系统，并确定了以下特征作为危险因素：不能耐受固体食物、任何胃肠道症状（恶心、呕吐、腹泻）、疼痛、胰腺坏死和使用抗生素治疗。虽然这主要是针对住院患者，同时也适用于急诊患者。及时识别需要住院重症监护的患者，以及需要亚专科医师会诊的患者至关重要。虽然有许多评分系统可用来评估急性胰腺炎的严重程度，但这些评分系统大多受到指责，因为它们纳入的参数需要 48 ~ 72 h 才可获取，因此并不适合在急诊室应用[26-27]。最易使用且有效的评估策略包括 SIRS[6]。在疾病管理的早期阶段，以下几点至关重要：①确定患者的相关特征，如年龄和 BMI；②仔细完善相关临床检查；③利用现有的实验室结果来评估患者早期液体丢失（如 BUN、肌酐、红细胞比容的升高）、低血容量休克和器官功能障碍征象（表 7.1）。

表 7.1　与疾病严重程度相关的临床表现，用于初始风险评估[a]

患者特征	系统性炎症反应综合征	化验室检查	影像学检查
年龄大于 55 岁； 肥胖（BMI > 30 kg/m^2）； 精神状态改变； 存在基础疾病；	符合以下两项或两项以上的标准： 脉搏> 90 次 /min； 呼吸> 20 次 /min 或 $PaCO_2$ > 32 mmHg； 体温> 38℃或< 36℃； WBC > 12 × 10^9/L 或< 4 × 10^9/L 或未成熟的中性粒细胞> 10%	BUN > 20 mg/dL； BUN 升高； 红细胞比容> 44%； 红细胞比容升高； 肌酐升高	胸腔积液； 肺叶浸润； 多部位或广泛的胰外积液

资料来源：Tenner 等[5]。经 Wolters Kluwer Health，Inc. 许可转载

注：BMI：体重指数；WBC：白细胞计数。

[a] 出现器官衰竭和（或）胰腺坏死定义为重症急性胰腺炎。

7.5 专科会诊

对急性胰腺炎患者应及时邀请专科会诊。所有急性胰腺炎患者都应常规接受胃肠外科或胰腺专科会诊。美国胃肠病学协会（American Gastroenterological Association，AGA）指南建议，当怀疑患者存在胆囊结石时，应在入院第一时间请外科会诊，尽可能早期进行胆囊切除术[28-29]。由于胆结石阻塞胆总管，一部分胆源性胰腺炎患者可能伴有急性胆管炎和（或）胆石症。与那些没有并发急性胰腺炎的患者一样，胆管炎也是急诊行 ERCP 的一个指征[29]。如果存在肝功能异常和（或）超声检查发现胆管扩张，建议咨询内镜介入专家，可能需要行 ERCP。

7.6 治疗方案

7.6.1 一线治疗方案：液体复苏

治疗急性胰腺炎的关键是不能延误时机。目前没有针对急性胰腺炎的特效药物。液体复苏是急性胰腺炎治疗的关键，由于呕吐、饮水不足和隐性失水，患者往往处于容量不足的状态。炎症介质瀑布样释放会导致血管通透性增加，以及第三间隙液体的增多[30]。早期进行充分的液体复苏以防止低血容量和器官灌注不足在急性胰腺炎的治疗中至关重要。AGA 最近一项内容详尽的综述表明，尽管有多个指南和出版物发表，但并没有明确的证据来推荐输液的数量、类型、持续时间或速度[28]。目前的临床指南推荐以目标为导向的液体复苏，重点是进行静脉输液管理和监测心率、平均动脉压、中心静脉压、尿量、BUN 和红细胞比容[29]。通过监测患者血红蛋白浓度发现，首个 24 h 内液体复苏不充分，与胰腺坏死率增加有关[31-32]。最初几小时内积极的静脉液体复苏可提供微循环和大血管容量支持，防止胰腺坏死的发生[33]。虽然在急性胰腺炎治疗中支持目标导向的积极液体复苏的证据相对有限，无法证明其可以改善病死率和器官衰竭等重要结果，但目标导向性液体复苏在脓毒症中已被证明可以改善患者的预后[34-35]，而急性胰腺炎和脓毒症有着相似的状况。另外，使用这种目标导向的液体复苏可以避免过度的液体治疗，否则可能会导致相关并发症，如容量超负荷和腹腔间室综合征[36-37]。最近的研究数据表明，如果在最初的 24 h 内进行适中到积极的液体治疗是最有益的[38]，并且对患者几乎没有什么不良影响[37, 39-40]。排除心血管、肾脏或其他内科合并症后，患者最初 24 h 的最佳输液速度应控制在 250 ~ 500 mL/h[5]。

7.6.2 静脉输液类型

最近的随机对照试验将生理盐水和乳酸林格液作为急性胰腺炎复苏的最佳液体进行了比较[41-42]。这些试验采用急性胰腺炎严重程度的替代指标作为监测终点，而不是更突出的临床结果，如病死率和器官衰竭。然而，与普通生理盐水相比，乳酸林格液似乎更有益处，它可使患者 SIRS 的发生率有所减少[42-43]。尽管数据有限，但目前的临床指南（美国胃肠病学院，IAP/APA）多建议使用乳酸林格液作为首选的静脉补液类型，而非普通生理盐水[5, 29, 44]。AGA 技术性审核分析了两项在急性胰腺炎患者中使用羟乙基淀粉（hydroxyethyl starch，HES）的研究，并发现使用 HES 时多器官衰竭的情况明显增加[28]。AGA 临床指南并不推荐在急性胰腺炎患者中使用 HES[29]。

7.6.3 抗生素使用

目前不建议对急性胰腺炎患者常规使用抗生素。过去，预防性使用抗生素是为了降低胰腺坏死的感染风险。一些非盲研究显示，亚胺培南有利于预防胰腺坏死继发感染[45]。然而，更权威的研究表明，预防性使用抗生素并不能降低坏死性胰腺炎的感染风险[46-47]。AGA回顾性观察到最近的临床试验显示，预防性使用抗生素并不能降低患者发生胰腺感染、胰周坏死或死亡的风险[28]。对于存在胆管炎或合并其他感染的患者应在急诊时就接受抗生素治疗。而其他急性胰腺炎患者，无论轻度和重度胰腺炎，不推荐常规预防性使用抗生素[29]。

在许多情况下，重症急性胰腺炎与脓毒症或合并胆管炎的患者难以区分。在这种情况下，当怀疑有感染时，应在抽取血样进行培养后再及时使用抗生素。一旦血培养结果为阴性，且未发现其他感染证据，应及时停用抗生素[5, 29]。

7.6.4 控制疼痛

急性胰腺炎可导致严重的腹痛，在急诊就应得到治疗。腹痛通常是在病程早期因进食诱发，当疼痛严重时，患者应在最初的几小时内保持禁食[48]。轻度腹痛可以通过静脉注射对乙酰氨基酚或曲马多治疗，但大多数患者需要使用阿片类镇痛药来更好地控制疼痛。

7.6.5 营养支持

让肠道休息已不再是急性胰腺炎的标准治疗。过去人们认为允许患者口服任何东西在理论上都有刺激胰腺的风险，从而使胰腺炎恶化。然而，一些研究表明，在急性胰腺炎早期开始肠内营养的患者可以缩短住院时间，减少感染风险，降低病死率[28, 49-52]。目前建议尽早开始经口进食，因为肠内营养可能起到保护肠道黏膜屏障和减少细菌移位的作用，从而降低在胰腺坏死中发生感染的风险[29]。与肠外营养相比，早期给予肠内营养与总感染率及并发症风险降低有关[28, 49, 53-54]。不能耐受早期经口进食的患者可根据需要放置鼻胃管以获得营养支持。与留置胃管相比，留置鼻空肠管（幽门后）无明显优势[54-55]。

7.7 结论

急诊科医师在急性胰腺炎的管理中扮演了关键角色。通过体格检查、实验室检查（包括脂肪酶和肝功能检查）和右上腹超声检查，往往可以做出及时、准确的诊断。某些特殊情况下可能需要急诊进行CT或MRI检查。快速风险分层有助于对患者进行适当的分诊及会诊。早期积极正确地进行液体复苏是管理急性胰腺炎的基础。在充分控制疼痛后，应鼓励患者早期经口进食。胰腺炎是一种潜在的致命性疾病，但可以在其发病的最初几小时内，经过有效的处理，改变疾病的自然进程，使患者获得更好的预后。

（张琳译，孙昀审校）

参考文献

第 8 章　急性胰腺炎：全身性并发症监测与治疗的一项实用指南

Enrique de Madaria，Felix Zubia-Olaskoaga

8.1　引言

急性胰腺炎是一种非常复杂的疾病，以一个全局的视角来看待患者，对于改善预后至关重要。虽然急性水肿性胰腺炎通常很少或没有全身性症状，但是局部并发症常诱发 SIRS，并可能演变为器官衰竭[1]。急性胰腺炎发生器官衰竭有两个高峰期：第一个是在发病后的第 1 周内，最常见的是由无菌性胰腺炎症本身导致的（在这种情况下，临床医师应排除胆源性胰腺炎患者是否合并急性胆管炎和胆囊炎）；第二个是在发病第 1 周以后，通常由感染引起[2]。急性胰腺炎中最常见的感染是菌血症，其次是胰腺坏死感染和肺部感染[2]。其他相对常见的器官衰竭源自于肺血栓栓塞、肠缺血（结肠坏死是急性胰腺炎的并发症）、基础疾病的恶化及医源性消化道穿孔。器官衰竭与死亡风险增加有关，因此通过监测患者从而早期发现异常和有效治疗极为重要。在此背景下，针对每个中心的特点，制定一套完整的、多学科协作的急性胰腺炎管理方案，可以更好地在临床实践中帮助我们。最近的一项研究结果表明，在 ICU 一系列的急性胰腺炎患者中应用这样的管理方案，可以改善患者预后[3]。

8.2　急性胰腺炎及全身性并发症：定义、重要性和发生率

修订的亚特兰大分类标准[4]提供了全身性并发症和器官衰竭的定义（见第 3 章）。器官衰竭的定义为在三个器官系统（呼吸、肾脏和心血管）中至少有一个器官系统的改良 Marshall 评分≥ 2 分（表 8.1）[4]。器官衰竭持续 48 h 或更短时间称之为短暂性器官衰竭。持续性器官衰竭被定义为持续时间超过 48 h 的器官衰竭。虽然短暂性器官衰竭与发病率增加有关，但持续性器官衰竭的特点是发病率最高，死亡风险非常高，根据一项全国性前瞻性研究[5]，其死亡风险为 50%。因此，持续性器官衰竭是疾病重症化的标志（在修订的亚特兰大分类中，这是其定义的核心）。全身性并发症是指由急性胰腺炎发作导致既往基础疾病的加重，如冠状动脉疾病或慢性肺部疾病。遵循这一定义，全身性并发症与预后较差相关[5]。当原有的基础疾病加重导致持续性器官衰竭时，它同样被认为是持续性器官衰竭[4]。

器官衰竭的总发生率取决于医院的类型。在接收从其他中心转诊患者的三级医院，器官衰竭患者的比例会虚高（高达 40%）[1]。相反，根据基于人群的研究，8% ~ 20% 的患者出现器官衰竭[1]。在前面提到的全国性前瞻性研究中，14% 的患者有器官衰竭，其中 7% 为短暂性器官衰竭，7% 为持续性器官衰竭；8.5% 为单器官衰竭，5.6% 为多器官受累[5]；短暂性器官衰竭患者病死率为 7%，持续性器官衰竭患者病死率为 52%。多器官衰竭也与 54% 的死亡风险相关，高于单个器官衰竭的死亡风险（13%）。根据对前瞻性数据库进行因果分析发现，38% 的坏死性急性胰腺炎患者发展为器官衰竭；其中 92% 的患者发生呼吸衰竭，其病死率为 37%；82%

表 8.1　改良的 Marshall 器官衰竭评分系统

器官系统	分值				
	0	1	2	3	4
呼吸系统（PaO_2/FiO_2）	＞ 400	301 ～ 400	201 ～ 300	101 ～ 200	≤ 101
肾脏（血清肌酐，μmol/L）	≤ 134	134 ～ 169	170 ～ 310	311 ～ 439	＞ 439
肾脏（血清肌酐，mg/dL）	＜ 1.4	1.4 ～ 1.8	1.9 ～ 3.6	3.6 ～ 4.9	＞ 4.9
心血管系统（收缩压，mmHg）	＞ 90	＜ 90，有液体反应性	＜ 90，无液体反应性	＜ 90，pH ＜ 7.3	＜ 90，pH ＜ 7.2

资料来源：Banks，et al.[4]©2013 BMJ。经英国医学杂志出版集团许可转载。

发生心血管系统衰竭，其病死率为 40%；44% 发生肾衰竭，其病死率为 47%[6]。

8.3　呼吸功能监测与呼吸衰竭的管理

呼吸衰竭可能是急性胰腺炎患者最常见的器官衰竭类型[6]。胸腔积液、肺不张和肺浸润是中至重度急性胰腺炎患者常见的影像学表现，但这些与低氧血症的存在并没有直接的关联[7-8]。此外，也有一些低氧血症病例没有这些表现，因此有人提出了其他肺损伤机制[4]。在急性肺损伤和急性呼吸窘迫综合征的不同阶段，涉及多种介质和病理生理途径。初始渗出期以弥漫性肺泡损伤、微血管损伤和炎症细胞侵入为特征[4，7]。随后是纤维增殖期，包括肺修复、Ⅱ型肺泡细胞发育不全和成纤维细胞增殖[4，7]。来自多形核中性粒细胞的蛋白酶、各种促炎介质，以及磷脂酶可能参与其中[4，7]。促发胰腺炎相关急性肺损伤的因素可能存在于肠道和肠系膜淋巴管中[4，7]。

导致呼吸衰竭发展的另一个重要因素可能是 IAP 增高，以及随后发展为腹腔间室综合征，其呼吸力学的主要影响机制是对呼吸的限制效应[9-10]。

所有因急性胰腺炎住院的患者都应得到仔细监护，特别是在最初 48 h 内[11]。低氧血症可能是发病后 48 h 内的早期事件[12]，但也可能出现在病程后期[7]。老年患者、吸烟者或既往有肺部疾病的患者发生呼吸衰竭的风险增加[8]。已有文献描述了腹部 CT 显示的胰腺坏死范围与呼吸系统并发症之间的直接关系[7]。如果患者出现呼吸衰竭，应进行完整的评估，包括动脉血气检测、胸部影像学检查和 IAP 监测。腹部 CT 也可能是有用的，因为呼吸衰竭可能是局部或全身并发症的结果，如肠缺血、坏死继发感染或肠穿孔。

对呼吸衰竭和低氧血症患者的处理包括充分的镇痛和针对腹腔高压的内科或外科治疗[13]。应定期监测呼吸力学和氧饱和度，如果没有改善，患者应转到 ICU 进行治疗[14]。氧气输送很重要，首先使用的是无创设备[15]。经鼻高流量氧疗可以缓解患者呼吸急促[16]。无创通气可作为治疗急性呼吸窘迫综合征的一种选择，但在重度急性呼吸窘迫综合征时应慎用，特别是在和腹胀相关的情况下[17-18]。如果需要有创机械通气，则保护性机械通气是非常必要的，应避免平台压力过高。在腹腔间室综合征的情况下，可能需要设置比推荐的 30 cmH_2O 平台压更高的压力。考虑到正常 IAP 为 10 mmHg，腹胸间传导约 50%，

23+（0.7 × IAP）（mmHg）可能是较为合适的平台压上限[10，19]。

8.4　休克：容量管理和血流动力学监测

急性胰腺炎患者的血流动力学衰竭是指在给予足够容量的情况下收缩压仍低于 90 mmHg[4]。在临床实践中，急性胰腺炎患者的休克通常是两种不同情况并存的结果，即低血容量状态（低血容量性休克）和全身小动脉血管扩张（分布性休克）。心脏损伤和功能障碍见于最严重的急性胰腺炎患者[20-21]，但并不常见，如果出现了严重的血流动力学障碍，那么就要考虑到这一点。

（1）低血容量休克。低血容量状态在急性胰腺炎患者中很常见，特别是在中重度急性胰腺炎患者中[22]。有几个因素导致了低血容量：口服摄入量减少、液体向第三间隙转移（间质性水肿、腹膜后液体积聚、胸腔积液、麻痹性肠梗阻），以及液体丢失量增加（呕吐、出汗、呼吸急促）[22]。毛细血管渗漏综合征，即由于血管生成素 -2 等介质引起的血管通透性增加，可能在这方面起重要作用[23]。更少见的情况是，有局部并发症的患者可能出现腹膜后或消化道出血，这可能会危及生命。

（2）分布性休克。由于促炎介质的过度释放，小动脉的张力可能会降低。如前所述，它可能由胰腺初始的无菌性炎症引起，也可能由感染引起。

据推测，早期、精准的液体复苏可以稳定毛细血管膜的通透性，改善大循环和微循环，防止导致胰腺坏死的级联反应，维持肠道屏障的功能，并调节炎症反应[24]，但是目前还缺乏关于液体复苏最佳容量和速率的随机对照试验证据[25]。关于重症急性胰腺炎患者液体复苏的研究很少，而且大部分是小样本量的回顾性研究。来自同一组的两项随机对照研究调查了更积极的液体复苏与适度液体复苏的影响，两项研究均显示接受更积极策略的患者生存率降低[26-27]。因此，除非非常必要，否则应避免对已确诊重症急性胰腺炎患者实施过于激进的液体复苏策略。根据两项随机对照试验，乳酸林格液有抗感染作用[28-29]，但在证实提高生存率或降低器官衰竭发生率方面，这些研究并不具有说服力。

考虑到文献证据有限，我们建议使用乳酸林格液进行液体复苏时，初始剂量为 10 ~ 20 mL/kg，随后以每小时 1.5 ~ 3 mL/kg 的速率输注，同时要监测红细胞比容（维持在 35% ~ 44%）、血浆尿素氮水平（连续血检呈增加趋势可能表明需要采取更积极的补液策略）和尿量（每小时＞ 1 mL/kg）[26-27，30]，这些参数应每 8 ~ 12 h 监测 1 次。虽然 Wu 等[28]的研究没有证明标准液体复苏和目标导向性液体复苏之间存在显著差异，但是该研究说服力不强。当出现器官衰竭时，患者应到 ICU 接受治疗。在 Sun 等[31]的文章中，使用脉搏指示连续心排血量（pulse indicator continuous cardiac output，PICCO）监测的患者接受了更多的液体输注，对肾脏替代治疗的需求较低，ICU 住院时间更短，但病死率没有差异。在缺乏高质量研究的情况下，建议使用热稀释和（或）超声技术对休克或肾衰竭患者进行严格的血流动力学监测似乎是合乎逻辑的[32]。

一旦完成了足够的液体复苏，如果血流动力学仍然不稳定，应开始输注去甲肾上腺素，以恢复外周血管阻力。在对这些病例的管理中，同样建议进行严格的血流动力学监测。使用皮质类固醇治疗已经在几个小样本量的随机试验中进行了测试。根据一项荟萃分析，在伴有休克和使用高剂量去甲肾上腺素的急性胰腺炎患者中，使用皮质类固醇治疗可能与缩短住院时间、降低手术干预率和降低病死率有关[33]，但在推荐这种治疗前还需要进一步的研究。

8.5 急性肾衰竭：早期发现与处理

急性肾衰竭是与重症急性胰腺炎相关的另一种常见的器官衰竭。根据一项倾向性评分匹配分析的研究结果[34]，发生急性肾损伤（acute kidney injury，AKI）的相关因素包括男性、脓毒症和脓毒症休克、呼吸衰竭、年龄、腹腔间室综合征及基础疾病。在一项试图制定 ICU 内至少有一个器官衰竭的急性胰腺炎患者病死率预测工具的研究中[35]，肾衰竭的存在不是病死率的独立预测因素，但需要连续性肾脏替代治疗（continuous renal replacement therapy，CRRT）是一个重要的病死率预测因素。

急性胰腺炎患者发生急性肾衰竭的机制尚未研究透彻，发生肾损伤可能是多种因素导致的。其机制包括低血容量（肾前性因素，见前面章节）、低氧血症导致肾小管上皮细胞损伤、胰淀粉酶释放导致肾脏微循环障碍、胰腺炎症时释放包括细胞因子在内的凋亡分子导致肾细胞损伤，以及重症急性胰腺炎患者可能发生腹腔间室综合征，导致肾灌注压降低，引起缺血性损伤[36]。

如果急性胰腺炎患者出现肾衰竭，应进行全面评估，并开始大量补液，以纠正低血容量状态和导致肾损伤的肾前性因素。急性胰腺炎合并肾衰竭的患者应持续监测 IAP。值得注意的是，血清氯离子增量和氯离子输入量也可能与 AKI 有关[37]，因此，除补液量以外，输注液体的成分也可能很重要。与平衡液，如乳酸林格液相比，生理盐水的氯离子浓度更高[29]。

当肾衰竭更严重时，就需要血液净化治疗。常规透析的净化机制是弥散，透析时间较短（3 ~ 4 h），对血流动力学不稳定的患者可能有害。与常规透析相比，CRRT 治疗有以下两个优点：①持续血液净化时间可以超过 24 h，血流动力学更平稳；②利用弥散、对流和吸附机制去除内毒素和炎症介质，纠正酸碱平衡紊乱，调节免疫稳定，维持内环境稳定。对容量负荷过重、高分解代谢的患者，CRRT 具有良好的血流动力学稳定性，能够改善预后[38]。

在合并 AKI 的 ICU 患者中，开始 CRRT 治疗的最佳时机目前仍不确定。普遍接受的适应证包括容量负荷过重、高钾血症、代谢性酸中毒、严重尿毒症，以及甚至无特殊症状的进行性氮质血症，然而目前对这些适应证尚缺乏精确的定义[39]。对于非危及生命的 AKI 患者，启动肾脏替代治疗的最佳时机也仍有待确定。对于启动肾脏替代治疗的不同策略（早期或延迟）是否会带来生存获益，目前存在争议[40]。

在急性胰腺炎中使用 CRRT 进行免疫调节的概念是非常令人兴奋的，但研究结果尚不明确。高通量血液滤过治疗可以降低 TNF-α、IL-4、IL-6、IL-8 和 IL-10 的水平，但对病死率或其他相关结果的临床影响尚无数据[41-42]。

最近一项针对急性胰腺炎患者和连续性血液净化的荟萃分析[43]显示，与常规治疗相比，连续性血液净化治疗可以降低器官衰竭发生率、缩短 ICU 住院时间和降低病死率，但这项研究纳入的文献质量较低，尚需相关多中心随机对照试验予以证实。

8.6 与急性胰腺炎相关的其他全身性并发症

8.6.1 低钙血症

血清钙包括游离钙和与蛋白结合的非游离

钙。因为该疾病的高分解代谢障碍及钙与坏死脂肪组织结合而导致体内总钙减少。但在中到重度急性胰腺炎中由于血浆白蛋白水平下降而导致游离钙正常的低钙血症很常见[44]。这种“假的”低钙血症不应治疗，但它却是疾病重症化的一个典型标志[45]。因此，在低钙血症的情况下，应通过补充血清白蛋白或蛋白质校正钙或测量离子钙。在游离钙水平低的情况下，应测量血镁水平，以排除低血镁导致的低钙血症。低钙血症已经被定义为游离钙低于 1.12 mmol/L，重度低钙血症被定义为游离钙低于 0.8 mmol/L（3 mg/dL）[46]。低钙血症可导致神经肌肉兴奋、痉挛、感觉异常、麻木、反射亢进、癫痫、幻觉、心动过缓和低血压[46]。经典的 Trousseau 征（手足痉挛）和 Chvostek 征（面部肌肉反射亢进）及 QT 间期延长是低钙血症的典型表现。有症状、QT 间期延长或严重的低钙血症应进行治疗。

8.6.2 弥散性血管内凝血

弥散性血管内凝血（disseminated intravascular coagulation，DIC）是全身凝血通路激活的结果，导致纤维蛋白凝块的产生，消耗血小板和凝血因子，进而导致器官功能衰竭，易诱发出血[47]。DIC 的治疗包括急性胰腺炎的处理，以及在出血的情况下输注血小板或血浆[48]。入院时急性胰腺炎合并 DIC 的患者病死率增加（回顾性数据显示为 16%）[49]。

8.6.3 消化道出血

与其他危重疾病一样，重症急性胰腺炎也容易发生上消化道出血。根据一项回顾性研究，重症急性胰腺炎发生上消化道出血的概率是 18%，主要是由急性胃黏膜病变和消化道溃疡导致的[50]。当合并这种并发症时，病死率会更高（44% *vs*.11%）。一项基于人群的研究得出结论，存在器官衰竭的情况下，消化道出血仅略微增加死亡风险[51]。质子泵抑制剂或组胺 H_2 受体拮抗剂已被指南推荐用于治疗其他急性危重疾病，如脓毒症，以预防消化道出血[52]。

8.6.4 胰性脑病及可逆性后部白质脑综合征

胰性脑病是主要发生于重症急性胰腺炎的一系列神经精神症状，包括定向障碍、躁动、妄想、意识丧失或反应迟钝、情感淡漠及精神抑郁等[53]。它的发病机制是多因素的[53]，但在慢性酒精中毒患者中必须排除维生素 B1 缺乏导致的韦尼克脑病。胰性脑病没有特殊的治疗方法。可逆性后部白质脑综合征以头痛、精神改变、视觉改变、癫痫等症状为特征，偶尔伴有其他局灶性神经体征，并伴有典型的影像学表现，包括大脑后部半球对称性白质水肿，特别是顶枕区，在 MRI 中最常见到[54-55]。可逆性后部白质脑综合征的治疗方法是对症治疗，预后通常良好，症状完全可逆[54]。

8.7 腹腔间室综合征

IAP（通常为 5 ~ 7 mmHg）可以通过留置导尿管（经膀胱置管）测定[56]。急性胰腺炎有以下几种情况和并发症可能会导致 IAP 增高：腹膜后积液、麻痹性肠梗阻、内脏水肿、腹腔积液及出血。IAP 的显著升高可能与缺血引起的腹部器官损伤有关，IAP 升高限制了肺舒张，最终会导致器官功能衰竭，因此必须对所有急性胰腺炎合并器官衰竭的患者监测 IAP。腹腔间室综合征的定义是指 IAP 持续超过 20 mmHg，并与新发生的器官功能障碍或衰竭相关[56]。

如果急性胰腺炎患者出现腹腔间室综合征，应尝试几种保守措施来降低 IAP，以改善器官衰竭。经鼻胃肠减压和（或）经结肠减压及机械通气情况下应用神经肌肉阻滞，这可能是治疗的第一步[57]。如果器官衰竭 / 功能障碍持续存在，而 IAP 仍然很高，经皮引流积液可能会有所帮助[58]。在 IAP 持续升高和器官衰竭的情况下，可以尝试经腹手术减压（例如腹正中切口开放）[57]，但目前缺乏对这种激进策略与保守策略比较的随机对照研究。

（黄耀译，孙昀审校）

参考文献

第 9 章 急性胰腺炎疼痛治疗指南

László Czakó

9.1 引言

腹痛是急性胰腺炎患者最常见的症状和最严重的主诉。而当前急性胰腺炎的管理仅限于支持监护和发生并发症时的治疗。有效镇痛是急性胰腺炎患者治疗的主要临床目标之一，虽然其不影响诊断或改变疾病进程。但镇痛治疗可以提高患者舒适度及患者报告的结局指标。

用于急性胰腺炎的镇痛剂可分为 3 类，即非甾体抗炎药（nonsteroidal anti-inflammatory drug，NSAID）、阿片类镇痛剂和局麻药。目前，镇痛剂的选择并不容易，关于用于治疗急性胰腺炎疼痛的各种药物疗效程度的证据非常有限，且总体质量较低[1]。

9.2 非甾体抗炎药

NSAID 是治疗疼痛的一线用药，一般在急性胰腺炎患者入院时使用。NSAID 除了镇痛外，也具有消炎和解热作用，还能防止血栓形成。NSAID 通过抑制环氧化酶 [COX-1 和（或）COX-2] 的活性发挥作用。这些酶参与关键生物介质的合成，如参与炎症反应的前列腺素和参与血液凝固的血栓素[2]。目前有两种类型的 NSAID：非选择性和 COX-2 选择性。大多数 NSAID 是非选择性的，对 COX-1 和 COX-2 的活性都有抑制作用。NSAID 在减轻炎症的同时，抑制血小板聚集（尤其是阿司匹林），并增加胃肠道溃疡 / 出血的风险。COX-2 选择性抑制剂的胃肠道不良反应较小，但会促进血栓形成，显著增加心脏病的发作风险。因此，COX-2 选择性抑制剂对于存在未确诊的血管疾病高风险患者通常禁忌使用。NSAID 通过抑制生理 COX 活性，增加肾脏疾病风险，并通过相关机制增加心脏病的发作风险。

静脉注射安乃近（每 8 h 静脉注射 2 g，缓慢输注）对急性胰腺炎的疗效与吗啡（每 4 h 10 mg）相似[3]。最重要的是，这种药物在控制急性胰腺炎疼痛方面似乎具有与阿片类药物相同的疗效。因此，有人建议将异咪唑作为急性胰腺炎镇痛的一线用药，在异咪唑无效的情况下可以将阿片类药物作为第二选择使用[4]。

因对乙酰氨基酚只有轻微的抗炎活性，故一般不将其视为 NSAID。它主要通过阻断中枢神经系统中的 COX-2 治疗疼痛。在一项随机试验中，静脉注射对乙酰氨基酚 1 g 与右旋酮洛芬 50 mg 或曲马多 1 mg/kg 在减轻急性胰腺炎疼痛方面效果相同[5]。对乙酰氨基酚的主要不良反应是潜在的肝脏毒性，因此建议有肝功能障碍的患者慎用。

关于应用 NSAID 发生急性胰腺炎的相关病例报道很多。基于大规模人群的病例对照研究表明，服用 NSAID 的患者存在急性胰腺炎的风险，调整后的优势比（*OR*）为 2.7。风险最高的是双氯芬酸（*OR*：5.0），最低的是萘普生（*OR*：1.1）。因此，萘普生对于降低急性胰腺炎发生风险而言应是首选镇痛药。与大多数其他 NSAID 相比，COX-2 选择性抑制剂发生急性胰腺炎风险（*OR*：1.4）较低[6]。

患者自控镇痛（patient-controlled analgesia，PCA）是一种给药系统，患者可自行使用预定剂量的镇痛药物来缓解其疼痛。患者自控镇痛提供小剂量的按需镇痛药物，使患者能够安全地滴定到他们的目标镇痛药物血浆浓度水平。患者自控镇痛改善了镇痛效果，提升了患者的满意度。除了按需给药外，还可以连续输注镇痛剂。它可以在睡眠中提供更有效的镇痛，并减少患者使用负荷剂量的频次（表 9.1）。

9.3 阿片类镇痛药

阿片类药物是治疗胰腺疼痛第二阶段的代表性药物。可按其作用分类：激动剂（如吗啡、氢吗啡酮、芬太尼）、部分激动剂（如丁丙诺啡）、激动剂 / 拮抗剂（如戊唑醇）和拮抗剂（如纳洛酮）。纯阿片类药物激动剂是最有效的镇痛剂，比非阿片类镇痛药效果更强。

阿片类药物通过与中枢、外周和自主神经系统中的阿片类受体（μ1 和 μ2，κ 和 δ）结合而发挥作用。它们通过抑制脊髓突触前神经元终端的神经递质释放，以及抑制突触后神经元阻止疼痛信号的上行传递来诱导镇痛。曲马多具有弱的阿片受体激动剂活性和抑制血清素、去甲肾上腺素的摄取。这种双重作用机制是其在某些对其他治疗方法反应不佳的疼痛模式中有效的基础。曲马多已被证明优于吗啡，在相同的镇痛水平下胃肠道不良反应更少。

表 9.1　镇痛剂的静脉注射

药物	浓度	输液速度	剂量（静脉注射）
安乃近	500 mg/mL	—	3 × 1000 mg iv 每日
对乙酰氨基酚	—	—	（2 ～ 4）× 1000 mg iv 每日
双氯芬酸	25 mg/mL	—	2 × 75 mg iv 每日
布洛芬	4 mg/mL	—	3 × 400 mg iv 每日
	6 mg/mL	—	2 × 600 mg iv 每日
曲马多	50 mg/mL	10 ～ 15 mg/h	4 ×（50 ～ 100）mg iv 每日
纳布啡	10 mg/mL	—	4 × 20 mg iv 每日
哌替啶	50 mg/mL	—	4 ×（15 ～ 50）mg iv 每日
吗啡	10 mg/mL	1 ～ 2 mg/h	2 mg iv
	20 mg/mL	—	6 ×（5 ～ 10）mg im 每日
芬太尼	50 μg/mL	25 ～ 100 μg/h	50 ～ 100 μg iv
舒芬太尼	5 μg/mL	5 ～ 10 μg/h	5 ～ 10 μg iv

传统上，由于担心阿片类药物可能会掩盖疾病的表现和临床过程，并因其致痉挛作用增加奥迪括约肌的腔内压力而加剧疼痛，所以一直避免将阿片类药物应用于急性胰腺炎的疼痛治疗。然而，这种压力增加的临床意义不确定，因为许多研究都是轶事式观察，参与者中只有少数人没有已知的胰腺疾病。在测压研究中，只有大剂量的吗啡能够显著增加奥迪括约肌的基础压力，并可能影响胆管排空。然而，没有证据表明吗啡对奥迪括约肌这种可能的痉挛会

诱发更糟糕的临床演变或引起急性胰腺炎的并发症。总之，没有足够的证据支持吗啡在急性胰腺炎疼痛治疗中的禁忌或限制。

基于传统认识为了避免吗啡对奥迪括约肌的致痉挛作用，通常选择哌替啶而不是吗啡进行镇痛治疗。然而，没有研究直接比较它们对急性胰腺炎中奥迪括约肌测压的影响，也没有比较吗啡和哌替啶治疗急性胰腺炎的随机对照试验。另外，据报道，哌替啶的代谢物去甲哌替啶会增加癫痫发作的风险，特别是在肾衰竭这一众所周知的急性胰腺炎并发症中。此外，尽管哌替啶的半衰期很短，只有 3 ~ 4 h，但其毒性代谢物在健康人中的半衰期却长达 20 h。由于这些原因，不建议连续输注哌替啶。相比之下，吗啡的血浆消除半衰期约为2 h，其代谢物半衰期为2.4 ~ 6.7 h，因此毒性可能较小。最后，哌替啶的药物 - 药物相互作用可能会产生问题。例如，服用单胺氧化酶抑制剂的患者禁用哌替啶，因为可能出现过度兴奋、抽搐、心动过速、高热和高血压。此外，在服用某些抗逆转录病毒药物（如利托那韦）的患者中，血浆中哌替啶的水平可能很快达到毒性水平。吗啡的药物相互作用较少，主要是与三环类抗抑郁药同时使用时的作用延长效应。因此，美国疼痛协会建议，只有在对所有其他阿片类药物不耐受和（或）需要非常短暂的镇痛时，肠外哌替啶才是合理选择。

舒芬太尼是芬太尼的类似物，和芬太尼一样，没有活性代谢物。它的镇痛效力比芬太尼强 10 倍，比吗啡强 100 倍，治疗指数最高。这种高治疗指数可能与临床相关，因为与吗啡相比，舒芬太尼呼吸抑制的发生率较低。

急性胰腺炎患者建议静脉注射阿片类药物。但由于阿片类药物的半衰期短（小于 4 h），如果需要持续的镇痛效果，最好是连续输注（表 9.1）。

阿片类药物有可能产生不良反应，包括恶心、便秘、尿潴留、瘙痒、瞳孔收缩、认知障碍和呼吸抑制。长期使用可能会产生耐受性及身体和心理上的依赖。呼吸抑制是最严重的不良反应，特别是在重型急性胰腺炎中，阿片类药物可能导致呼吸衰竭，或者使已出现的呼吸衰竭加重。在肠道，阿片类药物作用于肠神经系统，与肌层神经丛和黏膜下神经丛结合，导致肠道运动障碍、肠液分泌减少和括约肌功能障碍，所有这些都会导致阿片类药物引起肠道功能紊乱。在临床上，患者可出现恶心、呕吐、胃食管反流相关症状和便秘。运动功能受损不仅是重症胰腺炎的标志，更被认为在并发症的发病机制中起着关键作用，特别是容易诱发细菌易位和坏死组织继发感染。阿片类药物可能会诱发或加重肠道运动障碍，在存在此类问题的患者中不推荐使用 [7]。

然而，阿片类药物已被证明是有效和安全的镇痛药。与安慰剂组或非阿片类药物组相比，没有一项随机对照试验报告阿片类药物不良事件发生率增加。阿片类药物和其他镇痛治疗在胰腺炎并发症发生风险方面没有差异 [8]。

目前仅获得 5 家单中心的随机临床试验资料，共涉及 227 名患者，接受了阿片类药物治疗急性胰腺炎疼痛的有效性评估。肌内注射丁丙诺啡（0.3 mg）与肌内注射哌替啶（100 mg）效果相同 [9]，而静脉内持续输注丁丙诺啡（每 24 h 2.4 mg）比静脉注射普鲁卡因（每 24 h 2 g）更能有效缓解急性胰腺炎的疼痛 [10]。静脉注射喷他唑辛（每 6 h 30 mg）比静脉输注普鲁卡因（每 24 h 2 g）更能有效降低疼痛评分 [11]。与安慰剂相比，芬太尼透皮贴显著降低了应用后 36 h 和 45 h 的疼痛强度 [12]。在急性胰腺炎中，皮下注射吗啡（每 4 h 10 mg）与静脉注射吗啡（每 8 h 2 g，缓慢输注）相比，疼痛强度没有降低 [3]。

总的来说，阿片类药物可能是缓解急性胰腺炎中度或重度疼痛的适当治疗选择。建议使用最低有效剂量的阿片类药物来控制胰腺炎疼痛，建议将对乙酰氨基酚和 NSAID 作为阿片类药物治疗的辅助手段，以降低疼痛强度和阿片类药物消耗。全身给药的患者自控镇痛方式与医师根据患者需要时再给药相比，前者能更好地缓解疼痛和提高患者满意度。然而，基础输注阿片类药物会增加呼吸抑制的风险[13]。阿片类药物拮抗剂纳洛酮是阿片类药物过量的有效解毒剂。

9.4 硬膜外镇痛

硬膜外镇痛是对急性胰腺炎患者进行疼痛管理的一种有效方法，此外，对急性胰腺炎有额外的益处。越来越多的证据表明，微循环在急性胰腺炎胰腺坏死的发展中起关键作用。胰腺组织已被证明对低氧血症和缺血非常敏感，如果局部循环受到损害，会迅速发展为坏死。肠黏膜也很容易受到由低灌注和缺氧造成的损害，需要大量的氧气来维持功能的完整性。在重型急性胰腺炎中，微循环灌注失代偿会破坏肠道黏膜屏障，导致细菌转移和继发胰腺感染。动物和人体研究表明，胸椎硬膜外镇痛可改善内脏血流和胰腺灌注。这些影响归因于交感神经阻断后血流重新分配到了缺血区域。此外，动物实验发现，硬膜外镇痛增加了回肠和肾脏的灌注，保护了肠道屏障功能，减少了肝脏损伤和炎症反应，并降低了急性胰腺炎胰腺坏死程度和病死率。此外，与静脉注射吗啡相比，硬膜外镇痛可以改善胃肠道的运动能力。所有这些因素在急性胰腺炎并发症的发展中都至关重要[14]。

与接受控制性静脉镇痛（芬太尼 10 μg/mL，以 10 ～ 20 μg/h 的速度输注）的患者相比，硬膜外镇痛（含有 0.1% 的丁哌卡因和 2 μg/mL 的混合液以 6 ～ 15 mL/h 的速度持续输注）已被证明可以减少疼痛，改善胰腺的灌注[15]。胰腺血流量增加提示，硬膜外镇痛可以减缓腺体早期缺血引起的水肿性胰腺炎向严重坏死性胰腺炎的进展，从而降低疾病的严重程度。硬膜外镇痛可减少急性胰腺炎重症患者并发急性肠系膜缺血和 30 天的病死率[16]。这些发现支持将硬膜外镇痛作为急性胰腺炎的干预措施。

硬膜外镇痛相关的并发症很少见，但可能会很严重，包括低血压、感染、神经损伤或硬膜外血肿。低血压是硬膜外镇痛交感神经阻滞的不良反应之一，发生率为 8%，可以通过静脉输液和应用血管收缩剂获得较好的疗效。

胰腺的交感传入神经起源于 T_6 ～ L_2。儿茶酚胺的释放是维持血压的主要因素之一，通过刺激 T_5 ～ L_1 支配的肾上腺髓质而发生。因此，应采用低位胸段阻滞（T_8 ～ T_{10}），以尽量减少阻滞延伸，降低低血压的风险。

20% 的患者可能发生导管脱位，但在没有局部感染迹象的患者中，可以安全地更换导管。

硬膜外镇痛的最佳时间尚不明确。据观察，临床耐受性良好者持续时间可达 11 天。如果导管停留时间较长，应考虑更换导管，以避免感染风险增加。需要密切随访未经治疗的感染者的局部和全身感染征象，一旦发现严重感染风险，应立即拔除导管。硬膜外局部麻醉可充分缓解疼痛。

硬膜外镇痛配合使用局麻药可以实现充分的镇痛。在前瞻性随机试验中，以硬膜外镇痛为主，辅以局麻药的联合镇痛，以较小的药物剂量获得更好的镇痛效果，并降低低血压的发生率。因此，推荐使用联合硬膜外镇痛。

硬膜外镇痛可使用患者自控的硬膜外镇痛装置，持续输注速度为 5 ～ 15 mL/h。如有需求，每 30 ～ 60 min 可追加 5 ～ 10 mL（表 9.2）。

目前，硬膜外镇痛在急性胰腺炎中的应用有限。因此，硬膜外镇痛的临床应用和管理，例如硬膜外导管置入胸椎的准确位置、导管留置时间、局部麻醉剂的类型和剂量及使用的阿片剂种类，都应该标准化。一项关于硬膜外镇痛治疗急

表 9.2　镇痛剂的静脉注射

药物	浓度	输液速度	注射速度（Bolus/h）
罗哌卡因	2 mg/mL	5 ～ 15 mL/h	5 ～ 10 mL/h
丁哌卡因	1 mg/mL	5 ～ 15 mL/h	5 ～ 10 mL/h
罗哌卡因 + 芬太尼	2 mg/mL+ 2 μg/mL	5 ～ 15 mL/h	5 ～ 10 mL/h
丁哌卡因 + 芬太尼	1 mg/mL+ 2 μg/mL	5 ～ 15 mL/h	5 ～ 10 mL/h
罗哌卡因 + 舒芬太尼	2 mg/mL+ 0.5 μg/mL	5 ～ 15 mL/h	5 ～ 10 mL/h

性胰腺炎的多中心随机对照试验正在进行，这将有助于进一步评估该操作的疗效[17]。在此之前，硬膜外镇痛是一种治疗重度急性胰腺炎的可行、安全、有效的方法，在 ICU 的麻醉专家管理下被应用于临床。硬膜外镇痛对急性胰腺炎患者的微循环和器官功能障碍有良好的改善作用。当传统镇痛方法不能有效避免主要镇痛药的潜在不良反应时，应尽早应用硬膜外镇痛。此外，它可以通过静脉注射 NSAID 补充。

9.5　局部麻醉剂

普鲁卡因等局麻药在急性胰腺炎患者中的应用主要在德语国家。局麻药具有膜稳定作用并可逆地阻止神经刺激的产生和传递。此外，它们对炎症级联反应的几乎每一个层次都有强大的抗炎作用，在不损害宿主防御机制的情况下防止过度的免疫反应，并能调节胃肠道的运动功能。此外，它们还显示出强大的神经保护作用并抑制磷脂酶 A2。在 2011 年发表的一项随机双盲研究中，与安慰剂相比，静脉注射普鲁卡因（每 24 h 2 g）可以改善疼痛的严重程度，并减少对其他止痛药的需求[18]。然而，此后还没有关于普鲁卡因对胰腺疼痛影响的临床试验发表。普鲁卡因的不良反应是虚弱、头晕、高血压，以及过敏患者出现皮疹。

9.6　总结

减轻疼痛是治疗急性胰腺炎的重要步骤。然而，鉴于目前证据的局限性，没有指南提出推荐的药物。

建议对急性胰腺炎治疗中应用的镇痛药物采用阶梯式多模式方法（图 9.1）。这种多模式治疗至少有两个理想的效果：①它可以减少阿片类药物的使用和相关的不良反应；②它可能是一种更有效的疼痛控制策略，有可能减少与不理想的镇痛措施有关的并发症。

NSAID 是首选的镇痛药。对于持续和（或）严重疼痛不能用非阿片类镇痛药控制的患者，应考虑使用阿片类药物。最初选择的阿片类药物应该是较弱的混合激动剂 / 拮抗剂或部分激动剂（如曲马多），然后再使用较强的阿片类药物（如吗啡、哌替啶、舒芬太尼）。舒芬太尼是一种具有高治疗指数的强效阿片类药物，可推荐使用。如果传统的镇痛疗法在一定时间内不能缓解疼痛，则可采用硬膜外镇痛。硬膜外镇痛是一种控制疼痛的有效途径，可降低促炎反应并改善急性胰腺炎预后。

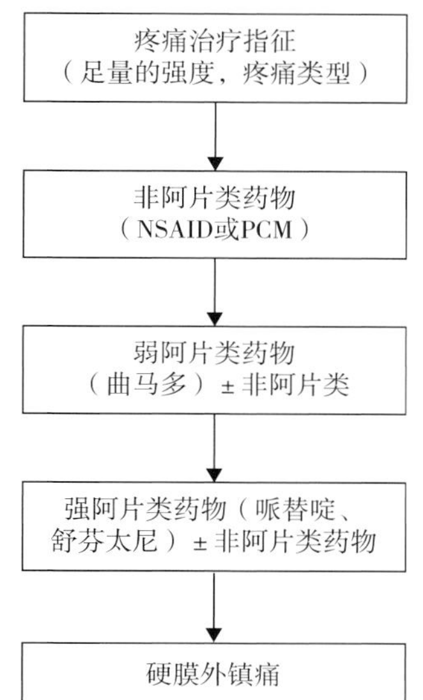

非阿片类药物（如 NSAID）或 PCM（对乙酰氨基酚）建议在第一步开始使用。如果疼痛持续和（或）用非阿片类镇痛药不能控制，应考虑使用弱阿片类药物（如曲马多），联用或不联用非阿片类药物。如果疼痛仍然持续或加重，可以使用强阿片类药物，联用或不联用非阿片类药物。如果疼痛不能在一定时间内通过常规的镇痛治疗得到缓解，则应采用硬膜外镇痛。

图 9.1　急性胰腺炎疼痛的阶梯化管理

（鹿中华译，孙昀审校）

参考文献

第 10 章　急性胰腺炎的营养干预：为什么需要营养干预，干预的时机、方式、疗程？

Angela Pham，*Chris E. Forsmark*

10.1　为什么要实施营养干预

营养干预在急性胰腺炎治疗中的作用是一个不断发展的话题。显然炎症的触发损伤和前哨事件直接与胰腺有关，而腺体内的炎症和坏死过程是 SIRS 的关键来源。然而，其下游效应包括第三间隙的大量液体损失，血液在内脏循环中的再分配，自我调节异常，以及供应胰腺的肠系膜小动脉血管收缩并导致典型的缺血 / 再灌注损伤[1-2]。随后的缺血可损伤肠黏膜[2]，氧化应激、炎症细胞因子的激活和溶酶体的释放导致肠通透性增加[1]。此外，肠缺血 / 再灌注损伤引起的肠道运动减缓可导致小肠细菌过度繁殖、肠道菌群失调和细菌易位[1]。

虽然最初的炎症前哨征象很重要，但随后对肠道黏膜的损害会导致肠道损伤和黏膜屏障防御系统的破坏，这可能会对整个疾病的严重程度产生重大影响[3]。维持肠黏膜屏障对急性胰腺炎的治疗很重要，可视为其治疗策略的合理组成部分。营养支持是维持肠黏膜屏障完整性的必要步骤，并且已经成为急性胰腺炎治疗的重点内容。营养管理不仅在维持黏膜免疫方面很重要，其重要性还体现在因为急性胰腺炎是一种高代谢的疾病过程，伴随炎症级联反应的激活，进而导致分解代谢应激，活性氧的形成，以及免疫反应的激活，从而迅速抑制先天免疫调节和固有抗氧化能力[4-6]。急性胰腺炎与 SIRS 的经典代谢模式有关，表现为蛋白质分解代谢升高、明显的炎症状态和糖代谢紊乱[7-8]。如果急性胰腺炎并发脓毒症，蛋白质分解代谢进一步增强，净氮损失高，负氮平衡与病死率增加相关[7, 9]。在重症坏死性胰腺炎中，80% 的患者呈分解代谢[10]，能量消耗高，且蛋白质分解代谢能力强[11]。此外，急性胰腺炎期间营养物质的消化和吸收可能会受到损害，如果缺乏营养支持，患者可能会迅速出现严重的营养不良、水潴留和肌肉功能下降[12-13]。由于能量消耗增加，所有胰腺炎患者都应该被归类为中到高营养风险人群[14-15]。需要在入院 24 ～ 48 h 内对这些患者进行营养评估，以制订适当的营养干预计划[16]。

尽管营养在急性胰腺炎治疗中的作用显而易见，但历史上急性胰腺炎期间营养支持和喂养途径的焦点旨在通过禁止经口进食使“胰腺休息”，从而消除食物对胰腺外分泌的刺激。这种方法可能会减少消化酶引起的炎症和（或）通过禁食或进行全肠外营养（total parenteral nutrition，TPN）来解决口服摄取食物的不耐受问题。在过去的 20 年里，包括急性胰腺炎患者在内的所有重症患者的营养管理已经向早期进食转变，要么通过口服，要么当患者出现腹痛或恶心而无法口服时通过胃管或肠内营养管喂养。与常规治疗（无肠内 / 肠外营养）或延迟肠内营养相比，早期进食（入院 24 ～ 36 h 内开始）的急性胰腺炎患者多器官功能衰竭、手术干预、全身感染、脓毒性并发症和病死率的风险较低[17]。随机临床试验和荟萃分析[18]已经证明，在预测为重症和坏死性急性胰腺炎中，肠内营养在减少并发症、治疗费用和病死率方面优于 TPN，在轻型急性胰腺炎中可能也出现类似的结果。与 TPN 相比，肠内营养降低了全身性感染、多器官功能衰竭、需要手术干预等发生率及病死率[4, 19]。目前，总体研究重点已经转向通过口服或经管饲启动肠内营养，来保护肠道黏膜屏障。与 TPN 对照组相比，肠道喂养维持了小肠绒毛高度及肠系膜淋巴结、脾和外周血中的 CD4/CD8 比率[20]。TPN 会导致肠道相关淋巴组织迅速而严重的萎缩，并增加细菌易位的发生率[21]。因此，随着人们对诸如导管相关的败血症、高昂的治疗成本、电解质和代谢紊乱、绒毛萎缩，以及促进细菌易位的肠道屏障衰竭、全身性脓毒症和多器官功能衰竭[22]等认识的增加，对 TPN 的依赖也随之减少。

10.2 何时开始营养干预

上一节内容明确了为什么营养干预在急性胰腺炎治疗中非常重要。急性胰腺炎管理中的下一个关键问题是在治疗过程中何时开始营养干预。正如许多指南推荐的那样，通常是等到胰酶水平恢复正常，腹痛和恶心等症状消失后，再开始经口喂养[23]。传统上，遵循常规再进食方案的患者一开始先进食低卡路里的透明流质饮食，如果第一餐耐受性良好，则逐步过渡到清淡饮食（改变食物质地）和完全饮食（热卡和脂肪正常或较低的固体食物），直到患者能够耐受完整的口服饮食[24]。尽管该方案得到了广泛应用，但事实上，许多随机对照试验表明，预测为轻型的胰腺炎患者直接经口进食正常饮食是安全的，甚至可能缩短住院时间。Teich 等[25]的一项大型多中心研究将 143 名患有轻症急性胰腺炎的患者随机分为脂肪酶导向再喂养组（当脂肪酶降至正常上限的两倍以下时）和患者导向再喂养组（当不再需要阿片类止痛药时），结果显示两组患者的住院时间没有差异，疼痛程度相似。需要指出的是，本研究的招募工作由于较差的入组率而提前终止，这可能影响了研究结果。也有研究根据患者主观征象指导再进食，Larino-Noia 等[26]随机分配两组患者接受口服营养，一组依据标准程序，另一组根据肠鸣音是否恢复进行早期再进食。研究者发现不仅基于症状改善的早期进食是安全的，而且当早期进食的患者立即获得全热量饮食时，住院时间缩短，显示了早期进食明显的临床益处。Eckerwall 等[27]将 60 例患者随机分为两个治疗组，即空腹组和直接经口进食组，发现两组患者的淀粉酶或 SIRS 无显著差异，然而，直接经口进食组住院时间比空腹组短（4 天 *vs.* 6 天）。因此，轻症急性胰腺炎患者直接经口进食是安全可行的，还可能会加速患者康复，且不会出现胃肠道不良反应。Moraes 等[28]在他们的随机对照双盲试验中重复了这一结论，该试验为 210 例患者随机提供 3 种饮食（透明流质、软食或全固体饮食）中的一种作为经口进食期间的初始膳食，并监测疼痛复发、饮食摄入和住院时间。结果显示，在进食期间，3 种饮食患者疼痛复发率无差异，实际上，接受完全固体饮食患者的住院时间更短（中位数为 1.5 天），并且腹痛无复发。最近的一项荟萃分析汇集了 17 项研究中的经口喂养不耐受情况，发现发生经口喂养不耐受的患者与未发生经口喂养不耐受的患者之间血清脂肪酶、胸腔积液和胰周积液有显著差异[29]。特别是，发生经口进食不耐受患者的脂肪酶水平至少是未发生经口喂养不耐受者的 2.5 倍。有必要开展一项随机对照试验，对脂肪酶导向进食组和常规逐步进食组进行比较，并确定血清脂肪酶阈值是否可以作为开始进食的最佳时间信号。然而，一般来说，轻症急性胰腺炎患者一且能够耐受，就可以进食固体饮食（通常是低脂饮食）。

10.3 如何实施营养干预

为了解决如何给急性胰腺炎患者实施肠内营养的问题，本节介绍了喂养模式（经口进食和经肠道置管），并比较鼻胃管和鼻空肠管喂养途径的不同。

重新经口进食对肠道黏膜屏障至关重要，也是急性胰腺炎治疗的基石，下一步是确定如何重新引入营养。初始膳食对于确定急性胰腺炎患者能否耐受重新经口进食非常关键[30]。在重新给予营养时需考虑的目标之一是尽量减少经口进食不耐受和肠道废用问题，因为这些问题会加速小肠绒毛萎缩，并可能使住院时间延长。为了实现这一目标，及时采用低速率的肠内喂养方式得到了广泛支持。Pupelis 等[31]纳入了 129 例重症急性胰腺炎患者（肠道动力无严重受损），接受早期经口进食，通常在入院后 48 ~ 72 h 内口服小剂量标准肠内配方营养。患者经过两天的适应，肠内营养配方中添加清淡的食物，然后逐渐推进到普通饮食。根据每个患者的耐受情况增加肠内营养输注量和频率。随后进行了一项更大规模的研究，给予 129 例患者每日早期口服低容量（early low-volume oral，ELVO）肠内营养，含 248 ~ 330 kcal，以帮助刺激胃肠功能。入院 72 h 内接受 ELVO 的患者被分配到Ⅰ组，而 72 h 后接受 ELVO 的患者被分配到Ⅱ组。研究得出结论，ELVO 提供了生理刺激，促进肠道功能恢复。在Ⅰ组中 CRP 水平在 7 天时显著降低；两组在 14 天时 CRP 水平都已恢复正常。Ⅱ组的感染率和需要手术干预的比例显著较高，以及住院时间也较长[31]。这些学者认为，肠道营养物质的供应对患者恢复很重要，而不是食物的量或营养状况。在 MIMOSA 的试验[32]中，根据常规方案，将 35 例轻至中度急性胰腺炎患者分为 24 h 内接受鼻胃管管饲组和在经口进食前不得进食组两组。早期接受管饲的患者发生经口喂养不耐受的风险显著降低，对阿片类药物的需求减少，同时腹痛也减轻。然而，PYTHON 研究似乎反驳了这些结果。在这项多中心随机对照试验中，患者被随机分为两组，一组在 24 h 内通过鼻空肠导管接受肠内营养，另一组在前 4 天接受按需口服饮食（只有在经口进食不耐受的情况下才开始肠内营养）。这项荷兰的研究没有发现两组之间的显著差异，并根据结果认为入院后 3 ~ 4 天进食是同样有效的营养策略。在这项研究中，大约 20% 的患者住进了 ICU，大约 8% 的患者有持续性多器官功能衰竭（> 48 h）。因此，就综合主要终点（病死率和感染并发症）而言，本研究的患者从管饲中获得的益处可能有限。有趣的是，在这项关于早期和晚期管饲的研究中，对照组中只有不到 1/3 的患者最终需要管饲。预测为重症急性胰腺炎患者初始早期管饲的潜在益处，得到了包括早期和晚期管饲直接正面随机比较[33]，随机对照试验的间接荟萃分析，以及回溯性队列研究等研究证据的支持。国际胰腺病学会（International Association of Pancreatology，IAP）/ 美国胰腺病协会（American Pancreatic Association，APA）指南并未对早期肠内营养提出建议，但指出，肠道营养应成为需要营养支持的、预测为重症急性胰腺炎患者的主要治疗方法，能够经口进食的患者不需要通过鼻饲管进行额外的肠内营养。显然，营养治疗对患者预后产生影响的最有力证据应是重症急性胰腺炎[5]。其他指南也建议，如果耐受性良好就尽早开始经口进食，如果不能耐受就进行管饲，但在开始的时间上有所不同[23，34-36]。

IAP/APA 指南指出，由于胃排空延迟，患者可能不能耐受鼻饲[23]。从理论上讲，鼻饲也可以刺激更多的胰腺分泌。然而，放置鼻胃管是一个简单的常规程序，但鼻空肠管必须在放射学或内镜下放置，这可能会导致早期肠道喂养的延迟。随着包括电磁 GPS 成像系统在内的商业导管的出现，经幽门后放置鼻肠管已变得不那么费力，尽管必须由受过专门培训的技术人员进行放置。Eatock 等 [37] 率先在一项前瞻性预实验研究中考虑到这些问题，并发现鼻胃管管饲总体上是安全的，且耐受性良好。随后进行了两个随机对照试验比较了鼻胃管管饲和鼻空肠管管饲，得出的结论是两组在住院时间、需手术比例和病死率方面没有差异 [38-39]。随后一项涉及 157 例患者的荟萃分析得出结论，鼻胃管管饲和鼻空肠管管饲在病死率、误吸事件、腹泻、疼痛加剧或满足热量需求方面没有显著差异 [40]。因此，将鼻肠管末端放置在幽门后或空肠不再被认为是急性胰腺炎患者肠内营养所必需的 [41-43]。总的来说，在临床实践中，由技术人员放置鼻胃管或鼻十二指肠喂养管似乎是最可行的选择，因为这样做最不可能延迟肠内营养的启动。

所有国际指南 [24，41-44] 都指出，重症急性胰腺炎患者应通过肠内喂养给予营养支持。即使出现肠瘘、腹腔积液和假性囊肿等并发症，肠内营养仍优于 TPN[42-43]。即使在胰腺炎手术后（通过术中空肠造瘘术），甚至在胃出口梗阻的情况下（营养管末端应放置在梗阻的远端），肠内营养也是可行并值得推荐的。长期麻痹性肠梗阻是肠内营养的相对禁忌证，然而，即使在这种情况下，欧洲临床营养与代谢学会（European Society for Clinical Nutrition and Metabolism，ESPEN）指南也建议肠外营养同时联合经空肠少量肠内营养（10 ~ 30 mL/h）[42]。

10.4 选用什么营养制剂

既然已经确定在所有急性胰腺炎病例中都应避免（如果可能的话）长期禁食，接下来的问题是应给予何种形式的营养。根据美国胃肠病学院 [15]、美国胃肠病学会（American Gastroenterology Association，AGA）[36] 和 IAP/APA[23] 的指南，对于需要营养支持的重症急性胰腺炎患者，应首选肠内管饲。应避免肠外营养，除非肠内途径不可用、不耐受或满足不了热量需求 [15，23，36]。可以进食的患者不需要通过鼻饲管给予额外的肠内营养。

一项包括 20 项随机对照试验的荟萃分析确定，没有特定类型的肠内营养或免疫营养可以改善急性胰腺炎的预后 [45-46]。同样，2015 年的一项 Cochrane 综述 [47] 显示，没有一种特定的肠内营养配方优于另一种配方的有益作用。Cochrane 还特别研究了应用免疫营养配方与对照组的区别，发现免疫营养配方组全因病死率降低。然而，当分析仅针对将其与其他肠内营养配方进行比较的研究进行分层时，这种影响无法得到证实，并且研究者指出，所有这些发现都是基于低质量证据。关于向重症患者提供益生菌的安全性问题，已有关于 ICU 患者使用布氏酵母菌相关的真菌血症病例及重症胰腺炎的临床预后恶化的报道 [48-49]。POPATRIA，一项关于急性胰腺炎患者使用含有双歧杆菌的多种益生菌的随机对照试验，由于肠缺血和多器官功能衰竭发生率增加而提前停止 [48]。基于存在不良事件的风险，目前不推荐常规使用益生菌治疗急性胰腺炎 [42]。

一项针对急性胰腺炎的肠内营养配方的系统综述和文献荟萃分析发现，与半要素配方肠内营养相比，整蛋白配方肠内营养并未明显增加急性胰腺炎患者喂养不耐受、感染并发症或死亡的风险 [45]。无论是补充益生菌的肠内营养，还是使用免疫营养，都不能显著改善临床预后 [45]。一项单独的荟萃分析仅调查了免疫营养的效果，也证实其缺乏有效性 [46]。一项小型随机前瞻性试验研究比较了急性胰腺炎中半要素配方和整蛋白配方，尽管证据等级不高，但发现两种配方的耐受性相似（在疼痛、腹胀或镇痛剂用量方面无差异）。然而，半要素配方与患者体重减轻和住院时间减少相关[50]。这项研究的人群由中重症胰腺炎患者组成，研究者指出，预计这些患者不会出现胰腺外分泌功能不全，也不会有任何不耐受整蛋白配方的状况。理论上讲，有望从要素配方中获益的是那些患有重症胰腺炎的患者。一项利用日本国家行政数据库的回顾性队列研究，将接受要素配方的患者与作为对照组接受半要素配方或整蛋白配方的患者进行了比较。研究发现，两组患者在院内病死率和所有次要结局（包括脓毒症、再入院率和治疗费用）方面，未观察到显著差异[51]。美国肠外肠内营养学会和危重症学会建议ICU患者开始肠内营养时使用标准整蛋白配方[52]。ESPEN[42]和国际共识指南[43]建议使用肽基中链TG粉配方来提高耐受性，这与大多数人体研究是利用基于多肽的配方进行的事实相一致[53-59]。在临床实践中，考虑到后者的费用较高，开始使用标准配方的肠内营养是合理的，如果不耐受，则改用基于多肽的配方。

关于患者何时可以停止肠内营养，大多数接受肠内营养的急性胰腺炎患者胰腺炎程度较重，并可能有持续的多器官功能衰竭和（或）胰周液体积聚，更可能发生经口喂养不耐受问题。一旦胃出口梗阻的问题得到解决，只要不引起疼痛，并且并发症得到控制，就可以逐步尝试经口喂养[42]。随着进食量的增加，可以逐渐停用管饲营养。

（方余译，孙昀审校）

参考文献

第 11 章　急性胰腺炎经口再喂养：何时应该开始且怎么开始？

José Lariño-Noia，Daniel de la Iglesia-García

11.1　引言

传统经验认为，当急性胰腺炎患者在血清胰酶水平下降，且肠道恢复蠕动，患者无腹痛和发热时开始再喂养。经口喂养通常从清淡的流质食物开始，然后是固体低脂肪膳食，在 3 ~ 6 天内增加热量含量，以尽量减少胰腺刺激及腹痛和急性胰腺炎复发的风险 [1]。再喂养会导致胆囊收缩素（cholecystokinin，CCK）释放，刺激胰腺外分泌，加重胰腺炎，这一直是急性胰腺炎早期经典的“完全禁食”管理的理论基础。然而，这一概念在最近发表的一些研究中受到挑战，这些研究调查了再喂养的最佳时间 [2-3] 或最佳进度表 [4-7]。

最新的指南和综述建议在轻症（间质水肿性）急性胰腺炎中早期经口喂养 [8-10]。预测为重症或坏死性急性胰腺炎的患者住院时间通常会延长，并且在较长时间内不能耐受经口喂养。预测为重症或坏死性急性胰腺炎的患者，通常在初次就诊后 3 ~ 5 天，即可明确诊断，此时建议经鼻 - 胃或鼻 - 空肠喂养以维持肠黏膜屏障并防止坏死感染。

在本章中，将讨论以下几点：急性胰腺炎经口再喂养的最佳时机是什么，如何安排重新引入经口喂养，以及急性胰腺炎患者经口喂养不耐受的预测因素是什么？如前所述，预计患有重症急性胰腺炎的患者住院时间更长、多器官衰竭对重症监护的需要也延长，因此在这组患者中经口再喂养并不构成主要问题，因为营养需求主要通过鼻 - 胃或鼻 - 空肠途径补充肠内营养。

11.2　急性胰腺炎再喂养的最佳时间是什么？

多年以来，多项临床试验中研究了急性胰腺炎再喂养的最佳时间。传统的方法是在腹痛缓解并且血清胰酶水平恢复正常后开始经口再喂养。有一些研究对这种方法提出了质疑。在一项前瞻性随机试验中，我们小组比较了两种不同的再喂养方案和两种不同的再喂养时间表 [11]。根据再喂养方案分成了 4 组急性胰腺炎患者（表 11.1）。研究的主要结局是住院时长（length of hospital stay，LOHS），此外，还评估了再喂养后的胃肠道症状。在比较早期（一旦出现肠鸣音）开始再喂养或在标准时间开始再喂养时，我们没有发现耐受性或胃肠道症状有任何显著差异；标准时间即有肠鸣音时，无腹痛、无发热、血清脂肪酶水平下降，血液白细胞计数降至 15×10^9/L 以下。然而，我们观察到早期再喂养组的 LOHS 显著降低了两天。因此，在出现肠鸣音后重新进食似乎是一种安全的方法，并且对于轻症急性胰腺炎患者具有良好的耐受性。一项中国随机临床试验报告了类似的结果，与在常规时间开始的再喂养相比，一旦患者感到饥饿就开始再喂养会导致更短的 LOHS，在不良胃肠道事件方面没有任何显著差异 [12]。一项德国多中心试验在比较轻症急性胰腺炎患者自选时间或血清脂肪酶水平低于正常值上限两倍开始再喂养时，未发现 LOHS 有任何差异 [3]。Eckerwall 等 [2] 比较了轻症急性胰腺炎中的两种经口再喂养方案：即刻经口随意喂食和传统管理，即先禁食，然后逐步重新引入经口摄入。早期再喂养组的

LOHS 显著缩短（4 天 *vs*.6 天；$P < 0.05$）。然而，这项研究未能区分早期重新引入再喂养和快速递进方案中个体的重要性。所有研究清楚地表明，胰酶水平的正常化不是重新开始喂养的先决条件。早期再喂养可能会缩短 LOHS，但并非在所有研究中都观察到这一点。早期再喂养和标准时间再喂养的不同定义可以在一定程度上解释这种差异。

在我们中心，一旦出现肠鸣音，且非阿片类镇痛药物控制住腹痛后就即刻开始经口再喂养。

表 11.1　急性胰腺炎后的经口再喂养方案

方案	经口再喂养的时间	再喂养步骤
标准时间和逐步增加热量	标准[a]	在至少 3 天内逐步从 1200 cal/ 天的流质饮食增加到 1500 cal/ 天的软质饮食和 1800 cal/ 天的固体饮食
早期和逐步增加热量	早期[b]	
标准时间和直接进食低脂固体	标准[a]	初始固体饮食含 1800 cal/ 天
早期和直接进食低脂固体	早期[b]	

注：[a] 一旦满足以下标准：存在肠鸣音、无腹痛、无发热、无白细胞增多、血清胰酶水平降低；[b] 一旦出现肠鸣音并且非阿片类镇痛药控制疼痛。

11.3　如何安排经口再喂养？

急性胰腺炎患者的初始膳食被认为是确定可否耐受重新经口喂养的重要因素。遵循传统逐步再喂养方案的患者，传统上是从低热量的流质饮食开始的，如果第一餐耐受性良好，则引入软饮食（改变质地、热量和脂肪含量）和固体低脂饮食。循序渐进，直到患者能够耐受正常的经口饮食[13]。

在我们团队进行的研究[11]中，比较了在 3 天内用固体低脂饮食（约 1800 kcal，19 g 脂肪）与标准逐步增加热量摄入饮食的再喂养方案（表 11.1）。我们发现逐步增加热量摄入饮食与从一开始就进行固体低脂饮食的耐受性相似，并且如果可以早期再喂养，则会有较短的 LOHS。

在之前的 5 项随机临床试验中，已经研究了对轻症急性胰腺炎受试者重新喂养的不同方案[2，4-7]。Jacobson 等[5]在轻症急性胰腺炎患者中比较了清流质饮食（588 kcal，每天 2 g 脂肪）与低热量、低脂饮食（1200 kcal，每天 35 g 脂肪），结果显示耐受性和 LOHS 无差异。Moraes 等[6]对 3 个治疗组进行了一项研究，在轻症急性胰腺炎患者中比较了低热量的清流质饮食、中等低热量软食（分别约为 250 kcal、2 g 脂肪和 250 kcal、4 g 脂肪）和全固体饮食（约 1200 kcal、每天 30 g 脂肪）。3 个治疗组之间的疼痛复发率或 LOHS 没有发现差异。Sathiaraj 等[7]比较了轻症急性胰腺炎患者重新喂食清流质饮食（458 kcal，11 g 脂肪）与软饮食（1040 kcal，每天 20 g 脂肪），结果显示软食组的 LOHS 显著降低。最后，Rajkumar 等[4]研究了清流质饮食与软食的比较。软食组的总 LOHS 和再喂养后的 LOHS 均较短。之前发表的随机临床试验均未观察到与更积极的再喂养方案相关的再喂养不耐受或其他不良事件的风险增加[2，4，6-7]。

11.4　急性胰腺炎患者经口再喂养不耐受的预测因素是什么？

急性胰腺炎经口再喂食后胃肠道症状和胰腺炎的复发值得关注，因为经口喂养不耐受的负担可能很高。一些研究表明，经口喂养不耐受的患者住院时间显著延长[14-16]；而另一些研究表明住院期间的生活质量下降[17]。还有证据表明，这些患者如果出院时出现持续的胃肠道症状，或者出院时仍无法耐受全面饮食，那么早期再入院的风险增加[18]。

最近的一项系统综述分析了当前的证据体系及经口喂养不耐受的发生率和预测因素[19]。通过评估 22 项研究中的 2024 名患者，显示全球经口喂养不耐受的发生率为 16%（表 11.2）[2-6，11-12，14-17，20-29]。该研究发现，发生经口喂养不耐受的风险与年龄、性别、入院前症状持续时间或急性胰腺炎病因之间没有关系。然而，再喂养前血清脂肪酶水平超过正常上限2.5倍的患者及有（周围）胰腺积液和胸腔积液的患者发生经口喂养不耐受的风险增加[19]。

然而，目前在临床实践中不推荐每日监测血清脂肪酶水平，因为这会增加额外的时间和经济成本。此外，监测血清脂肪酶水平对发生经口喂养不耐受风险的影响尚无其他研究支持[11]。另外，（周围）胰腺积液作为经口喂养不耐受的潜在预测因子的实际意义是有限的（鉴于需要早期CT，这在经口再喂养之前并不常规进行），并且它的存在会导致根据修订的亚特兰大分类[30]将急性胰腺炎发作分类为中度重症（而非轻症）。

此外，重要的是要记住，许多患者在再喂食后会出现胃肠道症状。在我们团队发表的研究中，高达53%的患者在再喂食后出现胃肠道症状。主要是轻度的胃胀和餐后饱胀，仅导致3例停止再喂食。72例（29%）患者中有21例出现腹痛，但在72例（5.6%）患者中只有4例（其中2例有急性胰腺炎复发迹象）腹痛严重到足以中断再喂食[11]。

表11.2 纳入系统评价的研究特征

作者	年份	国家	研究设计	研究纳入胰腺炎患者总例数	Meta分析纳入的胰腺炎患者例数	平均年龄	性别，例数（%）		病因，例数（%）		
							男性	女性	胆道	酒精	其他
Bakker 等[21]	2014	荷兰	多中心随机对照研究	205	104	65	59（57）	45（43）	56（54）	23（22）	25（24）
Chebl 等[15]	2005	巴西	多中心前瞻性观察研究	130	130	47	67（52）	63（48）	60（46）	42（32）	28（22）
Ciok 等[27]	2003	波兰	前瞻性研究	214	214	46	102（48）	112（52）	106（50）	62（29）	46（21）
Eckerwall 等[28]	2006	瑞典	回顾性研究	99	99	60	64（65）	35（35）	31（31）	30（30）	38（38）
Eckerwall 等[2]	2007	瑞典	随机对照研究	60	30	52	14（47）	16（53）	14（47）	5（17）	11（37）
Francisco 等[14]	2012	西班牙	回顾性观察研究	232	232	74	122（53）	110（47）	150（65）	25（11）	57（24）
Jacobson 等[5]	2007	美国	随机对照研究	121	66	47	34（52）	32（48）	15（23）	19（29）	32（48）
Lariño-Noia 等[14]	2014	西班牙	随机对照研究	72	17	69	8（47）	9（53）	9（53）	3（18）	5（29）
Levy 等[16]	1997	法国	多中心前瞻性观察研究	116	116	51	74（64）	42（36）	54（47）	36（31）	26（22）
Levy 等[26]	2004	法国	多中心非随机试验	23	—	51	15（65）	8（35）	7（30）	11（48）	5（22）
Li 等[12]	2013	中国	随机对照试验	149	74	49	47（64）	27（36）	37（50）	19（26）	18（24）
Moraes 等[6]	2010	巴西	随机对照试验	210	70	48	33（47）	37（53）	32（46）	16（23）	22（31）
Pandey 等[20]	2004	印度	随机对照试验	28	15	45	6（40）	9（60）	5（33）	7（47）	3（20）

续表

作者	年份	国家	研究设计	研究纳入胰腺炎患者总例数	Meta 分析纳入的胰腺炎患者例数	平均年龄	性别，例数（%）		病因，例数（%）		
							男性	女性	胆道	酒精	其他
Pendharkar 等 [17]	2015	新西兰	前瞻性观察研究	131	131	51	62（47）	69（53）	61（46）	39（30）	31（24）
Petrov 等 [24]	2013	新西兰	前瞻性观察研究	35	—	54	18（51）	17（49）	20（57）	8（23）	7（20）
Pupelis 等 [25]	2006	拉脱维亚	非随机试验	29	—	52	21（72）	8（28）	11（38）	18（62）	—
Qin&Qiu[22]	2002	中国	随机对照试验	204	99	57	65（66）	34（34）	—	—	—
Rajkumar 等 [4]	2013	印度	随机对照试验	60	30	36	28（93）	2（7）	2（7）	27（90）	1（3）
Ren 等 [29]	2015	中国	回顾性观察研究	323	—	—	—	—	—	—	—
Sathiaraj 等 [7]	2008	印度	随机对照试验	101	52	39	44（85）	8（15）	9（17）	25（48）	18（35）
Teich 等 [3]	2010	德国	多中心随机对照试验	143	—	47	50（35）	93（65）	43（30）	64（45）	36（25）
Zhao 等 [23]	2015	中国	随机对照试验	138	71	48	43（61）	28（39）	16（22）	14（20）	41（58）

11.5 总结和建议

最新有力的证据支持轻症急性胰腺炎的早期经口再喂养。建议急性胰腺炎患者入院后最初应保持禁止经口进食，同时进行初始液体复苏和静脉镇痛。一旦肠蠕动恢复，如肠鸣音出现，开始再喂食是安全的并且通常耐受性良好。通常不需要逐步增加热量和脂肪含量，但应在某些患者中考虑，主要是中度重症或重症急性胰腺炎的患者。

（刘昂译，黎命娟审校）

参考文献

第 12 章　急性胰腺炎的药物治疗：隧道尽头的曙光？

Rajarshi Mukherjee，Muhammad Awais，Wenhao Cai，
Wei Huang，Peter Szatmary，and Robert Sutton

12.1　引言

尽管全球急性胰腺炎的负担日益加重，临床前研究范围广泛且临床试验也为数众多，但针对急性胰腺炎靶向治疗仍然缺乏基本的管理工具包。虽然在确定关键药物靶点及在实验模型中证明具有显著影响的化合物，在临床前研究阶段展现出诸多临床应用前景，但多数并未能成功进入临床试验阶段。即使有些已进入临床试验，在设计或实施上也存在诸多不足，使急性胰腺炎的药物治疗仍处于发展的早期阶段[1]。然而，如今不足与机会并存，众多国际研究人员正为了实现急性胰腺炎药物治疗的共同目标而紧密合作，在漫长隧道的尽头展现曙光[2]。

在过去数十年中，重症急性胰腺炎患者的重症监护支持取得了长足进步，使得急性胰腺炎的临床管理发生了重大变化[3]。鉴于此，人们可能会问，为什么我们仍然需要对急性胰腺炎进行药物治疗？如果我们考虑以下几个关键点，就会发现强力支持的理由。首先，急性胰腺炎仍然是最常见的胃肠道急症，严重者平均住院时间常超过 1 个月，通常需要高依赖支持或重症监护[4]。这给患者和医疗机构带来了巨大的经济负担。其次，感染性胰腺坏死通常需要反复进行手术清创，并且病死率居高不下。即使康复，远期后遗症也很严重，且总体寿命下降[4]。最后，尽管临床仍存在诸多需求，但某些国家的总体研究投资出现了大幅下降，在过去 50 年中，美国胃肠道炎症性疾病的研究经费下降了 50% 以上[2]。但是，胰腺炎靶向药物治疗的需求始终存在。

任何疾病药物治疗的成功主要取决于：①使用相关且可重复的体外和体内疾病模型识别关键药物靶点以了解疾病的基本病理学；②为既定疗法寻找新的靶点，或为确定的主要靶点开发新的药物发掘渠道；③具有充分有力和精心设计的临床试验，具有相关和明确定义的终点，以评估任何可能的药物治疗。

临床前研究已经明确了与一系列细胞类型相关的急性胰腺炎发病的关键机制。胰腺腺泡细胞是损伤的初始部位，通常由胆源性或过度饮酒引起[5-6]，研究腺泡细胞对诱导急性胰腺炎的毒素反应，对于研究急性胰腺炎关键机制和确定新的药物靶点至关重要。从生理的角度而言，钙信号在正常刺激 - 分泌和刺激 - 代谢耦合中起着关键作用，人们很早便知道，细胞内的钙病理性升高具有毒性作用[7]。这是 20 多年前假设的理论基础，即持续的胞浆钙离子升高是急性胰腺炎的关键触发因素[8]。大量证据显示，胞浆钙（$[Ca^{2+}]c$）的持续升高是胰腺腺泡细胞损伤和坏死的重要诱因[9-11]，并可导致线粒体功能障碍[12-13]、消化酶过早激活和全身炎症反应启动。严重疾病中随之而来的强烈炎症反应主要是因为关键免疫细胞（尤其是中性粒细胞和单核细胞 / 巨噬细胞）的激活，伴随着腺泡细胞释放损伤相关分子模式[14]，这些细胞协同作用，形成破坏性细胞因子风暴[15]。本章后续部分将讨论前沿候选药物及与之相关的疾病机制，随后将对试验设计和资金投向提出合理化建议，为未来药物治疗的成功铺平道路。

12.2 钙毒性

生理性钙信号在细胞生命的各个方面都起着关键作用，是细胞死亡的关键决定因素[16]。在胰腺腺泡细胞内，随着对胰腺毒素的反应，胞浆钙持续上升，破坏了钙稳态机制[7]。钙的持续升高导致一系列继发现象：胰蛋白酶原激活、空泡形成、线粒体功能障碍和细胞死亡（主要是坏死，而非凋亡）的启动，这些都是急性胰腺炎发病的原因[7，11，13，17]。胞浆钙的持续升高依赖于内质网（endoplasmic reticulum，ER）钙储存的持续排空和通过位于质膜的钙释放激活钙通道（calcium-release activated calcium，CRAC），激活钙离子内源储存量介导的钙离子内流（store-operated calcium entry，SOCE），从而补充内质网储存。钙释放激活钙通道蛋白 1（calcium release-activated calcium channel protein 1，ORAI1）是胰腺腺泡细胞中的主要 CRAC 通道，在内质网管腔内钙浓度降低后，其开放由内质网膜表达的基质相互作用分子（stromal interaction molecules，STIM）中的 STIM1 和 STIM2 协调[18-21]。

近年来，数种人类疾病与 CRAC 通道活动异常有关，包括严重的重叠免疫缺陷疾病、过敏、炎症性肠病、血栓形成、脑损伤、乳腺癌和急性胰腺炎[22-23]。因此，制药公司的研究人员投入了大量的时间和精力来开发有效的CRAC抑制剂[24-26]。GlaxoSmithKline（GSK，Stevenage，UK）和 CalciMedica（La Jolla，CA）分别独立开发了两种 ORAI1 通道抑制剂，即 GSK-7975A（含吡唑核心结构）和 CM4620（也称为 CM-128，含吡嗪核心结构）[18，27]。目前已证实 GSK-7975A 能够抑制小鼠胰腺腺泡细胞中由毒胡萝卜内酯诱导的 SOCE，IC 50 约为 3.4 μM，从而抑制胞内空泡形成并减少能够促发急性胰腺炎的毒素诱导的坏死[19]。利物浦胰腺炎研究小组使用 3 种临床相关模型，对 GSK-7975A 和 CalciMedica 的 CM4620 在体外和体内实验性急性胰腺炎中的作用进行了充分的临床前验证研究[26]。GSK-7975A 和 CM4620 均显示出浓度依赖性的抑制作用，可抑制牛磺胆酸 3- 硫酸盐（TLCS）或 CCK-8 诱导的小鼠和人胰腺腺泡细胞的 SOCE 和坏死。CM4620 和 ORAI1 的作用是通过检测其对 ORAI1/STIM1 转染的 HEK 293 细胞中 CRAC 电流的影响来证实。体外的研究为体内药代动力学分析提供了信息。在用 TLCS（TLCS-AP）或 7 次注射铃蟾素（CER-AP）或乙醇和棕榈油酸（FAEE-AP）诱导 AP 建立模型后，按选定剂量给予 GSK-7975A[26，28]。由于 GSK-7975A 可剂量依赖性地显著降低所有病理参数，因此在疾病诱导后的两个不同时间点分别开始给予高剂量 GSK-7975A 与 CM4620，以确定早期和晚期给药的效果。在所有模型中，疾病诱导后 1 h 开始给药，能非常高效地降低所有病理学参数，显著优于疾病诱导后 6 h 开始给药。

基于这些强有力的临床前数据，CM4620 的静脉注射制剂已通过临床前毒性评估进入临床开发阶段。在 2017 年年初的 Ⅰ 期研究（NCT03709342）取得成功后，该药物于 2018 年年初被美国食品和药物管理局（Food and Drug Administration，FDA）通过快速通道审批，并被纳入预测中重症胰腺炎的Ⅱ A 期试验（NCT04401190）。由于抑制钙毒性是一种可能在急性胰腺炎治疗中成功的策略，因此结果备受期待。

12.3 线粒体功能障碍

线粒体是第一个与钙处理相关的胞内细胞器[29]，2004年，有学者证实位于线粒体内膜的线粒体钙单向转运体是调节线粒体基质中钙摄取和积累的关键环节[30]（图12.1）。病理状态下，线粒体基质中的钙超载引发线粒体通透性转运孔道（mitochondrial permeability transition pore，MPTP）打开，允许高达1.5 kDa的颗粒不受控地在线粒体基质内外跨膜转运[13]。结果导致线粒体内膜电位丧失，三磷酸腺苷（adenosine triphosphate，ATP）生成减少，线粒体肿胀，线粒体外膜破裂，继而细胞坏死[31-34]。由胆汁酸和乙醇代谢物等毒素诱导的细胞内钙超载导致的线粒体功能失调已被证实为急性胰腺炎的关键致病机制[9，13，35-36]。MPTP低电导模式下生理性开放，从而释放钙和氧自由基以匹配代谢和工作负荷，但在高电导模式中开放则是病理性的，可损害ATP生成并诱导细胞死亡[33-34]；这两种功能都由位于小鼠14号染色体上的线粒体基质蛋白肽酰脯氨酰顺反异构酶（peptidyl-prolyl cis-trans isomerase，PPI）亲环蛋白D[CypD，也称为亲环蛋白F（ppif）]调节[37]。关于CypD的生理作用知之甚少，虽然CypD基因敲除（ppif–/–）小鼠出生健康率符合孟德尔比率的预期[37]，但焦虑和成年肥胖增加[38]。除了行为特征外，缺乏其他的显著表型能够表明CypD抑制剂具有较低毒性风险。CypD和MPTP开放在疾病中的作用机制来源于对心脏、脑、肺和肾缺血再灌注损伤及肌营养不良、神经变性、骨质疏松和急性胰腺炎的研究[13，31，33-34，39-42]。

环孢素A（Cyclosporin A，CsA）是一种非特异性抑制亲环蛋白的大环寡肽，在不同疾病的体外和体内实验模型研究MPTP中发挥了重要作用。CsA体积大、可溶性差和免疫抑制特性（与钙调神经磷酸酶相互作用[43]）阻碍了其在急性胰腺炎中的使用。作为最初有希望的临床前研究结果，还合成了一些CsA的非免疫抑制类似物，包括Debiopharm公司的DEB025（alisporovir）和Novartis公司的NIM-811[39]。我们的研究已经证明，MPTP能够抑制CypD基因表达（ppif–/–），并能够使CsA、DEB025和TRO40303（Trophos）达到药理学上的应用条件，是急性胰腺炎治疗的有效靶点[13]。已经证明DEB025在暴露于胰腺炎毒素的离体小鼠和人胰腺腺泡细胞中能有效维持膜电位和抑制坏死。此外，DEB025显著降低了5种不同急性胰腺炎实验模型的所有生化和组织学参数。DEB025与迄今合成的所有环孢素类似物一样，也抑制其他亲环蛋白，由于其对亲环蛋白A的抑制作用，Novartis公司曾在临床开发其作为丙型肝炎的治疗药物。然而，这一开发已被放弃，直至今日，DEB025未再进入临床开发阶段。目前尚不清楚非特异性亲环蛋白抑制剂是否对急性胰腺炎治疗有益，但亲环蛋白之间的高氨基酸序列同源性意味着开发针对CypD的新型分子抑制剂仍然是一个挑战[44]。非免疫抑制性萨菲菌素类似物也已被开发出来[45]，其口服生物利用度尚可，并且分子量比CsA更小，但尚未在实验性急性胰腺炎中进行测试。我们也在开发CypD抑制剂，因为从早期试验结果来看，这一方向的未来发展可能具有远大前景[41，46-48]。我们和其他学者已经证实线粒体功能障碍导致的ATP减少是急性胰腺炎发病的重要因素[9，13，36]，我们期待着正在进行的GOULASH试验的结果，该试验比较了急性胰腺炎早期阶段高能量与低能量营养的影响[49]。

12.4 自噬

自噬是一种由溶酶体途径驱动的细胞降解过程，也是细胞清除功能失调部分，使细胞器循环利用的重要机制。尽管自噬受损（主要是巨自噬）已确定是急性胰腺炎早期的一个关键病理变化[13，51-53]，但自噬在急性胰腺炎发病机制中的确切作用尚不清楚[50]，最近利用体外和体内胰腺炎模型识别自噬结构和测量自噬通量的方法得到了全面论证，这大大有助于这一研究[54]。对急性胰腺炎自噬的研究始于10年前，当时Yamamura及其同事[55-56]在胰腺腺泡细胞中构建了一个缺乏自噬相关基因*Atg5*的条件基因敲除小鼠，体内实验发现铃蟾素诱导的这类小鼠急性胰腺炎的严重程度得到了显著缓解。此外，从这些小鼠中分离的腺泡细胞显示，雨蛙素诱导的胰蛋白酶原激活水平显著降低。维生素K3可通过抑制微管相关蛋白1A/1B轻链3（LC3-II）的表达及胰腺组织中自噬体和溶酶体的协同作用显著减轻雨蛙素诱导的急性胰腺炎[57]。用特异性抑制剂3-甲基腺嘌呤阻断自噬进程，可显著防止CCK过度刺激小鼠胰腺腺泡细胞引起的细胞空泡化和胰蛋白酶原激活[53]，并减轻雨蛙素和脂多糖诱导的胰腺损伤及多器官衰竭[58]。用TBK1介导的自噬抑制剂CYT387治疗可显著抑制由铃蟾素诱导的小鼠急性胰腺炎中的细胞因子活化和胰腺炎性细胞浸润[59]。最近，有研究发现海藻糖（一种mTOR非依赖性自噬增强剂）可以通过减少LC3-Ⅱ、P62和其他泛素化蛋白的积累缓解左旋精氨酸和铃蟾素急性胰腺炎模型中的实验性急性胰腺炎，这些蛋白的积累是自噬进程受损的结果[60-61]（图12.1）。辛伐他汀也可能通过

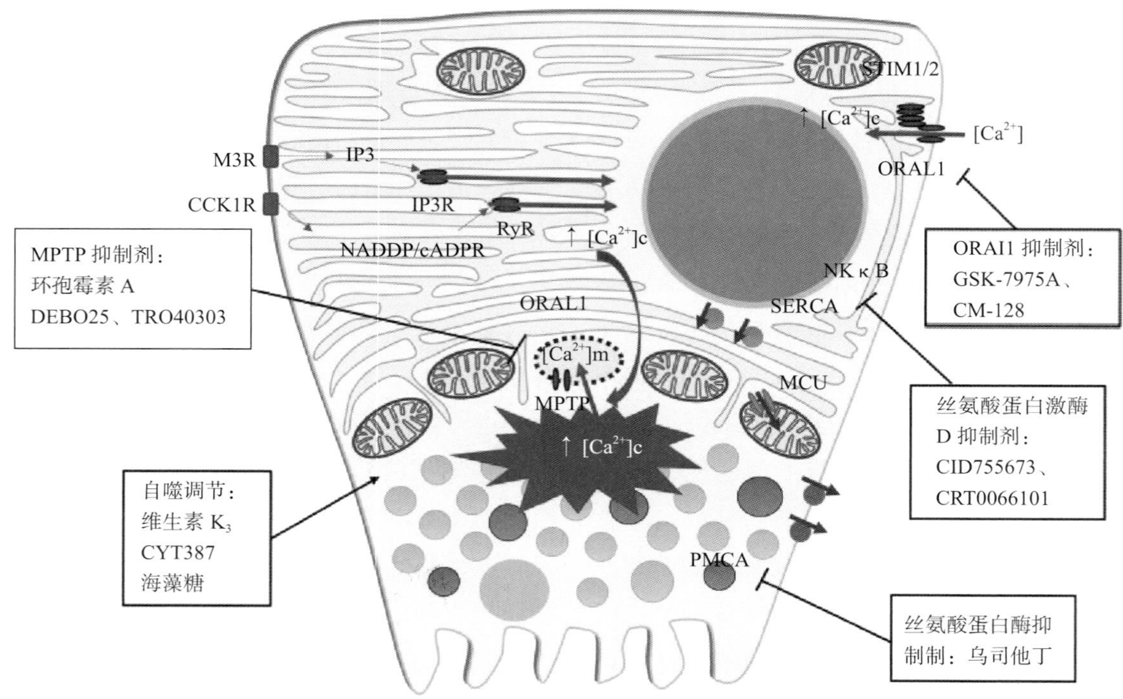

生理性腺泡细胞钙（Ca^{2+}）信号通过毒蕈碱（muscarinic，M3R）或CCK1R受体与第二信使肌醇三磷酸（IP3）和烟酸腺嘌呤二核苷酸磷酸（nicotinic acid adenine dinucleotide phosphate，NAADP）偶联，分别作用于基于内质网的IP3受体（IP3R）和ryanodine受体（RyR），导致库操纵性钙内流（SOCE）。胰腺腺泡细胞中由胰腺毒素（例如胆汁酸、脂肪酸乙酯、过度刺激）引发的异常Ca^{2+}信号传导导致依赖于钙释放激活钙通道的持续SOCE的损伤。因此，普遍认为线粒体是通过线粒体钙单转运蛋白（mitochondrial calcium uniporter，MCU）超载的Ca^{2+}，诱导线粒体通透性转运孔道（mitochondrial permeability transition pore，MPTP）活化，允许＜1500 kDa的溶质通过线粒体膜，随后线粒体膜电位丧失，ATP生成减少，需要通过肌浆/内质网Ca^{2+}-ATPase（SERCA）和质膜Ca^{2+}-ATPase（PMCA）泵清除Ca^{2+}，从而保护细胞。这种集中于预防钙超载、减少线粒体损伤、调节自噬和丝氨酸蛋白酶或丝氨酸蛋白激酶抑制的腺泡细胞保护策略，在多种实验性胰腺炎模型中有明显获益。

图12.1 以胰腺腺泡细胞为主的急性胰腺炎治疗策略

调节自噬在急性胰腺炎中发挥保护作用[62]。未来将重点放在那些能够维持胰腺腺泡细胞高效健康的自噬功能的特定“清洁”药物上，其可能对急性胰腺炎的治疗有潜在用途。

12.5 腺泡细胞分泌、丝氨酸蛋白酶和丝氨酸蛋白激酶

生长抑素或其类似物奥曲肽在减少胰腺外分泌方面有着剂量依赖性，这一现象引起了人们将其作为急性胰腺炎治疗方案的兴趣[63]（图 12.2）。尽管在临床试验中观察到两种药物均能减少器官衰竭，但详细评估发现，这两种药物的研究设计存在缺陷，无益于降低总体病死率[64]。通过抑制组织蛋白酶 B[65] 或去除组织蛋白酶 B 基因[66] 阻止胰蛋白酶原活化，减少了实验性急性胰腺炎中的胰腺损伤，从而证实了胰蛋白酶原激活对胰腺损伤的重要性。在进一步的研究中，诱导基因修饰小鼠在胰腺腺泡细胞内表达内源性激活的胰蛋白酶原，发现胰蛋白酶原在腺泡内激活，可通过凋亡快速诱导腺泡细胞死亡，从而启动急性胰腺炎，但也促进炎症的消退。然而，乌司他丁（一种多功能丝氨酸蛋白酶抑制剂）对丝氨酸蛋白酶的抑制作用在临床试验前和小型临床观察性研究中展现了一些前景[67]（图 12.1）。然而，大规模的乌司他丁临床试验并未显现疗效[64]，这可能是由于试验设计的问题。未来设计更加良好的试验仍有待实施。

蛋白激酶 D（蛋白激酶 D/ 蛋白激酶 D1）活化是体外胰腺腺泡细胞（NF）-κ B 活化的必要因素[68]，这也是急性胰腺炎炎症和细胞死亡的关键早期调节因子（图 12.1）。新型小分子蛋白激酶 D 抑制剂 CID755673 和 CRT0066101 在实验性急性胰腺炎的体外和体内模型中均显示有效，其机制可能是通过显著减弱 NF-κ B 活化[69]，这也为研发新的药物带来希望。

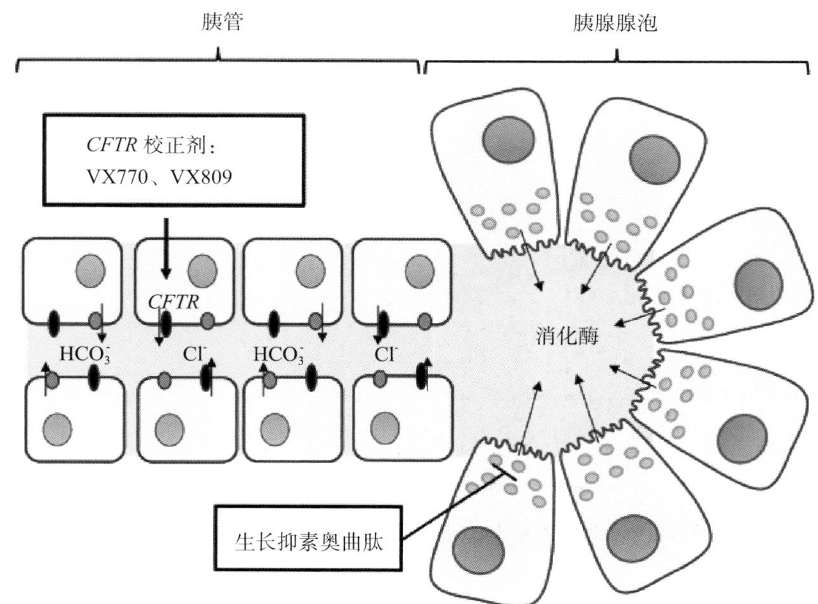

CFTR 存在于胰腺导管细胞的管腔表面，促进氯化物和水的分泌；*CFTR* 基因突变导致的缺陷与复发性胰腺炎相关。*CFTR* 校正剂（VX770 和 VX809）可显著减少囊性纤维化患者的急性胰腺炎发作次数，如果其应用范围能扩大到其他适应证，可能会有临床应用前景。生长抑素及其合成类似物奥曲肽抑制腺泡细胞分泌酶，尽管在临床试验中无益于降低病死率，但可减少器官功能衰竭，并可能从改进的未来试验设计中获益。

图 12.2 调节胰腺分泌的策略

12.6　免疫细胞/炎症反应

腺泡细胞损伤诱导促炎性细胞因子[70-71]和促炎性损伤相关分子模式的合成与释放，包括组蛋白、高迁移率族蛋白B1（high mobility group box 1 protein，HMGB1）、细胞核和线粒体DNA、亲环蛋白A、热休克蛋白和ATP[14，72]，它们具有协同作用，启动主要由中性粒细胞和单核细胞参与的细胞炎症反应（图12.3）。核损伤相关分子模式最早可在实验性急性胰腺炎诱导后4 h测得[73-74]，并通过作用于常见的免疫传递元件，包括TLR（toll-like receptor，TLR）、核苷酸结合域样受体（nucleotide-binding domain-like receptors，NLRs）和晚期糖基化终产物受体（receptors for advanced glycation end-products，RAGE），引发无菌性炎症反应[75]。针对这些受体的靶向治疗可改善实验性急性胰腺炎。研究证实TLR4[76]或TLR9[77]的基因缺失可以降低疾病的严重程度，用TLR9特异性拮抗剂IRS-954[77]进行预处理有同样效果。RAGE配体S100A9直接影响胰腺白细胞浸润，从而限制了雨蛙素诱导的急性胰腺炎中胰腺胰蛋白酶激活和组织损伤的程度[78]。HMGB1或组蛋白H3的中和抗体对两种模型中的实验性急性胰腺炎均有改善[79]。虽然目前还没有针对这些机制的人体试验，但核损伤相关分子模式的释放和聚集与人类急性胰腺炎的严重程度直接相关[80-81]。

另一种针对急性胰腺炎炎症反应通路的方法源自爱丁堡大学的Mole小组与GSK公司合作对色氨酸代谢的犬尿氨酸途径的研究[82-83]。犬

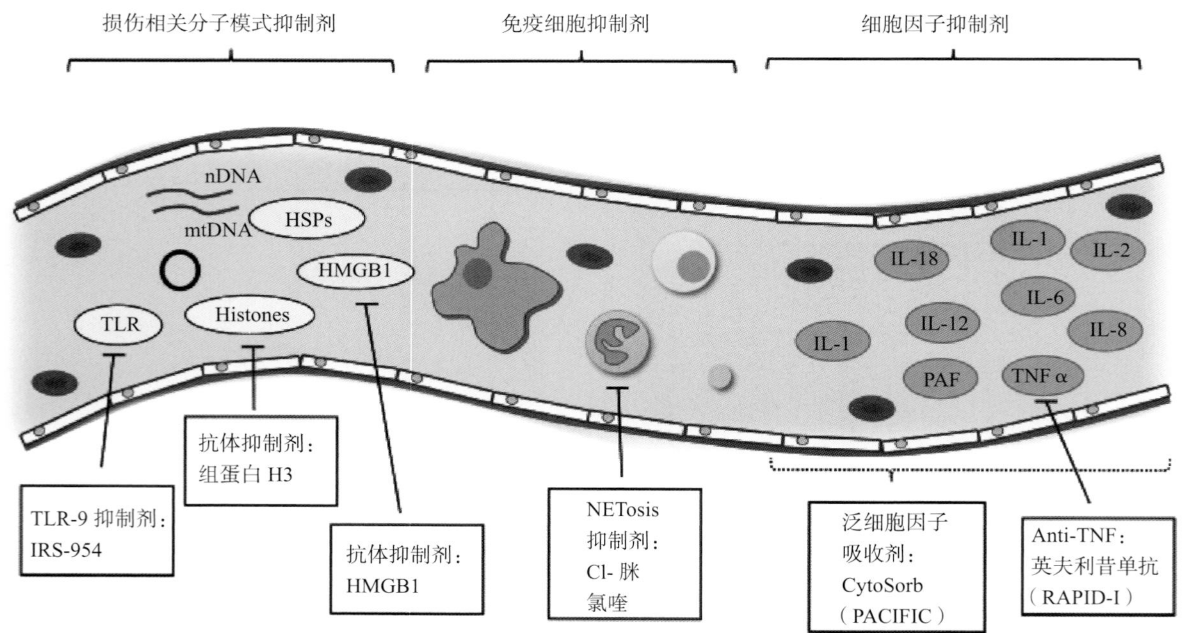

急性胰腺炎中的炎症反应可能直接由细胞死亡依赖性或非依赖性途径引起。腺泡细胞损伤可导致细胞因子和趋化因子的直接释放，然后由免疫细胞放大：IL-1、IL-2、IL-6、IL-8、IL-12、IL-18；PAF；TNF-α。细胞死亡途径导致腺泡细胞的细胞膜通透性增加或破裂（主要是坏死），但也可能是NETosis，随后线粒体和核损伤相关分子模式的释放也会诱发炎症反应。抑制损伤相关分子模式的策略（TLR-9与IRS-954，针对HMGB1和组蛋白的单克隆抗体），免疫细胞调节，如通过抑制NETosis（Cl-脒、氯喹）或直接细胞因子抑制剂（英夫利昔单抗、CytoSorb），都为急性胰腺炎带来了希望。mtDNA：线粒体DNA；nDNA：核DNA；TLR：Toll样受体；Histones：组蛋白；HSPs：热休克蛋白；HMGB1：高迁移率族蛋白1；PAF：血小板活化因子；WF-α：肿瘤坏死因子α；NETosis：中性粒细胞。

图12.3　免疫系统/抗炎策略

尿氨酸被犬尿氨酸-3-单加氧酶（kynurenine-3-monooxygenase，KMO）转化为3-羟基犬尿氨酸和其他下游有毒代谢物而损害器官，这种途径在急性胰腺炎中上调，并启动全身炎症反应[50]。研究证实，GSK的KMO抑制剂针对该途径的靶向处理[83]可预防实验性急性胰腺炎中的多器官功能障碍综合征[82]。这项工作目前已进入第一阶段试验，但目前已因故暂停。希望出现的任何问题都可以通过调整策略来克服，以便这一有希望的发现能够在急性胰腺炎的治疗中取得成果。

尽管目前认为损伤相关分子模式的释放主要是个被动过程，但胰腺腺泡细胞也主动合成和释放细胞因子[70]及趋化因子[84]，并上调细胞间黏附分子-1（intercellular adhesion molecule-1，ICAM-1）[85]，以促进中性粒细胞和单核细胞浸润[86-87]。浸润性炎性细胞与活化的腹腔巨噬细胞和肝脏库普弗（Kupffer）细胞共同作用，在全身循环中增强促炎细胞因子效应[88-90]，临床表现为SIRS。早期干预以减少局部和全身急性胰腺炎损伤是正在进行的英夫利昔单抗（一种单克隆抗TNF-α抗体）随机临床试验（RAPID-I，ISRCTN16935761）和泛细胞因子吸收试验（pan-cytokine absorption tria，PACIFIC[91]）的基础。除了使用非甾体消炎药预防ERCP后胰腺炎[92-93]外，这是自20世纪90年代早期的来昔帕泛（Lexipafant，血小板活化因子阻滞剂）试验以来[94]，首次针对炎症反应瀑布进行靶向治疗的试验，尽管临床前研究结果似乎很有希望，但未能证明对人类急性胰腺炎有益。

中性粒细胞是对腺泡细胞损伤最早的细胞应答者之一，早在实验性急性胰腺炎开始后1 h，就可以在胰腺内观察到中性粒细胞[95]，而在实验性急性胰腺炎开始3 h后，亦可在肺内发现。抗体介导的中性粒细胞减少可改善实验模型中的疾病严重程度[96-98]，尤其是疾病相关肺损伤。趋化因子或其受体的基因敲除和（或）抑制可减少炎性细胞迁移，并已有研究证实可以通过多种方式改善急性胰腺炎，包括通过抑制CXCR2[99-101]、CXCR4[102]、CXCL4[103]和CXCL16[104]，但迄今尚未发表人体试验。最近，有学者发现一种新的中性粒细胞毒性机制，中性粒细胞主动释放带有蛋白酶的核染色质，其形态为网状结构，称为中性粒细胞胞外捕获网（neutrophil extracellular traps，NETs）。在研究中证实NETs能促进急性胰腺炎发病[105-106]，已经发现通过阻止NET释放（NETosis）去除Ⅳ型精氨酸脱氨酶（protein arginine deiminase type Ⅳ，PAD4）蛋白或通过用Cl-脒[107]或氯喹[108]进行药理抑制来改善急性胰腺炎。由于NETs高度可控及其对胰腺和肺的影响，NETs为开发新的治疗药物提供了极好的机遇。

基于免疫机制的靶向治疗对人类急性胰腺炎的治疗效果尚未获得证实，但正在进行的试验，特别是RAPID-I和PACIFIC的结果仍值得期待。我们仍然面临免疫系统复杂相互作用和过度等问题，但新机制的不断发现、新研究技术的可用性及个性化医疗的推动，为这一关键领域尚未验证的设想提供了机会。

12.7 囊性纤维化跨膜转导调节因子

*CFTR*是脊椎动物的一种膜蛋白和氯离子通道，对胰腺导管细胞分泌液体和HCO_3^-至关重要[109]（图12.2）。越来越多的学者认为，由于表达减少或活性降低导致的*CFTR*功能障碍是急性胰腺炎和慢性胰腺炎的关键危险因素，并且与遗传性胰腺炎相关[110-112]。据报道，在儿科队列研究中，*CFTR*基因缺陷在复发性急性胰腺炎中高达34%[113]。胰腺炎时，胰液和碳酸氢盐分泌似乎有保护作用，因为在*CFTR*−/−小鼠模型中胰腺炎更为严重[114]。此外，常见的胰腺毒素不仅会损伤腺泡细胞，还会减少胰腺导管细胞分泌

液体和 HCO_3^-[111]。最近，有研究证实，在自身免疫性胰腺炎（autoimmune pancreatitis，ATP）小鼠模型中 *CFTR* 水平降低[115]，而 *CFTR* 校正剂 C18 和增强剂 VX770 及 VX-809（鲁玛卡托）可纠正胰腺炎模型中 *CFTR* 的表达和分布，减少炎症和组织损伤[116]。这些研究表明，FDA 已经批准的 *CFTR* 校正剂可能会用于治疗复发性胰腺炎、遗传性胰腺炎和慢性胰腺炎。

12.8 未来临床试验的设计

过去对急性胰腺炎临床试验的系统性回顾结果令人失望[64]。最初不佳的危险分层和不恰当的终点指标阻碍了研究进展。以前使用的常见主要终点指标是病死率、器官衰竭、胰腺感染和 SIRS[1]。放眼未来，应根据拟定干预措施的具体情况确定急性胰腺炎的研究终点。研发急性胰腺炎新疗法的传统研究侧重于预防或减少疾病的严重类型，期望值可能过高。这些研究纳入了初始危险分层，以确定高风险患者亚组，但要获得理想结果则需要一定时间，比如持续性器官衰竭或病死率。尽管疾病的性质紧急，但这些研究方法仍要求在入院后 72 ~ 96 h 招募研究对象。其实也可以选择另一种方法，即在疾病发作后尽早纳入所有急性胰腺炎患者。与此同时，与疼痛、营养不足和生存质量相关的临床结局评价的改善（正如监管机构的目标），以及能反应严重程度的其他实验室结果（如 CRP、白蛋白和中性粒细胞计数）的纳入，为更优、更快且结果更具普适性的招募提供了可能。然而，重要的是，所有实验室结果都必须与严重结局密切相关，而这些实验室结果本身至少作为次要结果被纳入试验。然而，这种方法尚未进入实用阶段[1-2]。实际上，由于急性胰腺炎是一种很难用任何药物治疗来解决的疾病，因此我们希望能够建立一种干预性试验的途径，以使任何能够改善急性胰腺炎结果的治疗方法获得监管部门的批准。这需要主要资助机构的更多投入，以及制药公司的投资和贡献。即使目标实现，探索也不会停止，因为这将继续推动通过有效的个体化治疗以进一步改善急性胰腺炎结局。

12.9 结论

由于目前没有任何药物可供利用，因此对急性胰腺炎的靶向药物治疗的需求仍然是一个高度优先事项。最近逐步明确的关键致病机制，将继续支持有效药物靶点的研究。抑制钙毒性的新分子实体和重新定位阻断炎性反应的药物已进入临床试验，其结果非常令人期待。此外，针对线粒体功能障碍的研究也具有重要的前景。临床试验设计中需要改进的关键领域已经确定，包括更广泛的急性胰腺炎病例和更短的入院到干预的时间。尽管在急性胰腺炎的实验医学进展中存在许多障碍，但现在隧道的尽头已现曙光，其足以促进急性胰腺炎研究的这一重要方面迅速发展。

（郭丰译，曹利军审校）

参考文献

第 13 章 急性胰腺炎中内镜逆行胰胆管造影术的适应证和最佳治疗时间

Theodor Voiosu, Ivo Boškoski, Guido Costamagna

13.1 引言

急性胰腺炎是一种胰腺炎症性疾病，可引起局部损伤，有时伴有严重的全身性炎症反应，可导致多器官功能障碍。胰腺炎通常由过量酒精摄入或胆石症（80%）引起，少数病例由其它各种原因引起，如创伤、药物、遗传易感性因素、自身免疫性疾病或胰腺肿瘤等 [1]。在过去的几十年里，随着对急性胰腺炎病理生理机制的理解不断完善，治疗手段也在不断改进。然而，尽管取得了这些进展，急性胰腺炎的相关病死率仍高达 5% 左右 [2]，严重患者由于局部或全身并发症导致住院治疗时间延长。急性胰腺炎治疗模式最显著的转变是我们认识到，在大多数情况下，药物的保守治疗应该是主要的治疗手段，而侵入性治疗，特别是手术，应该尽可能避免 [3]。

13.2 内镜逆行胰胆管造影术在急性胆源性胰腺炎中的作用

ERCP 在治疗急性胆源性胰腺炎中的作用一直是近年来研究的热点。有两个主要问题被广泛讨论：哪些急性胆源性胰腺炎患者有 ERCP 的适应证及何时应该进行内镜检查？最近的一项研究显示，在进行任何侵入性干预之前，在急性发作期间，经保守治疗，约 15% 的结石会自行排出 [4]。考虑到这一发现及 ERCP 与手术相关并发症的巨大风险（包括约 1% 的病死率），准确选择合适的介入治疗对象及内镜检查的最佳时机是非常重要的。虽然这些问题仍有待讨论，但在急性胰腺炎患者的个体化治疗方式方面已经取得了重大进展。Opie[5] 在一个多世纪前报道了首例因乳头水平嵌顿性胆道结石并发严重性胆源性胰腺炎患者，随后的许多病例系列探讨了胆源性胰腺炎的病理生理机制 [6-7]。动物模型研究表明，结扎胰腺导管，从而模拟乳头水平上嵌顿性结石引起的梗阻，导致胰腺损伤，然后是全身性炎症；此外，组织学损伤的程度与梗阻的持续时间有关，而胆管减压与改善预后有关 [8]。目前认为，胰腺导管的持续梗阻与更严重的病程和广泛的胰腺损伤有关，这种梗阻是由奥迪括约肌痉挛引起的，或者是由胆胰共同通道（图 13.1，文后彩图 13.1）患者的乳头水平的结石嵌塞引起的 [9]。此外，副胰管不畅通和小乳头的患者更易受这种胰腺损伤机制的影响 [10]。这个简单的机械模型鼓舞了一些研究，探讨手术 [11] 或内镜 [12] 缓解胰腺导管梗阻能否改变性胆源性胰腺炎的进程。通过外科括约肌成形术或内镜下括约肌切开术是这些研究中采用的主要治疗方式，这些研究还探讨了干预的最佳时机。这些早期努力的结果未被后来的研究证实，这些研究显示性胆源性胰腺炎早期内镜干预的结果相互矛盾 [13-15]。早期内镜研究数据冲突的主要原因是：①纳入标准（特别是从症状开始到纳入持续性胆管炎患者的时间）；②干预时机（通常在入院后 24 ～ 72 h）；③内镜干预类型（特别是在无胆管结石的影像学证据的情况下使用括约肌切开术）

在对照试验上存在异质性。尽管方法不同，大多数涉及紧急（＜24 h）或早期（＜72 h）ERCP的试验[16-17]表明，只有约1/3的患者因持续存在的胆总管结石而接受胆道括约肌切开术。事实上，合并性胆源性胰腺炎的急性胆管炎患者是唯一显示受益于早期内镜干预的患者亚组[16]。然而，没有发展成胆管炎但在性胆源性胰腺炎初次发作后存在持续胆总管结石的患者也是内镜治疗的候选者，干预的时机取决于几个因素，如需要胆囊切除术和当地专业的医疗团队。因此，性胆源性胰腺炎患者进行ERCP的时机是管理这些患者的关键点之一。

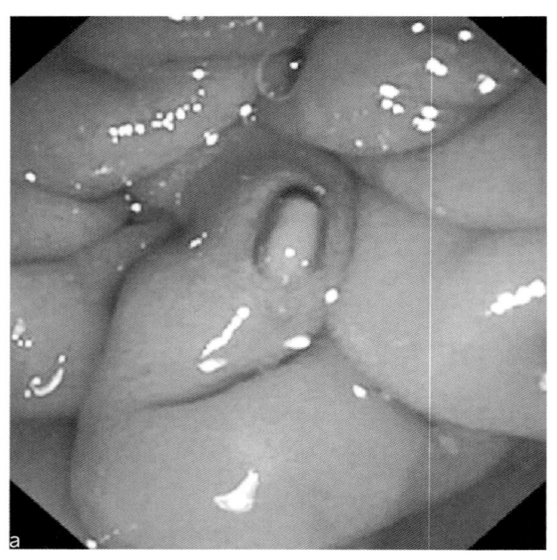

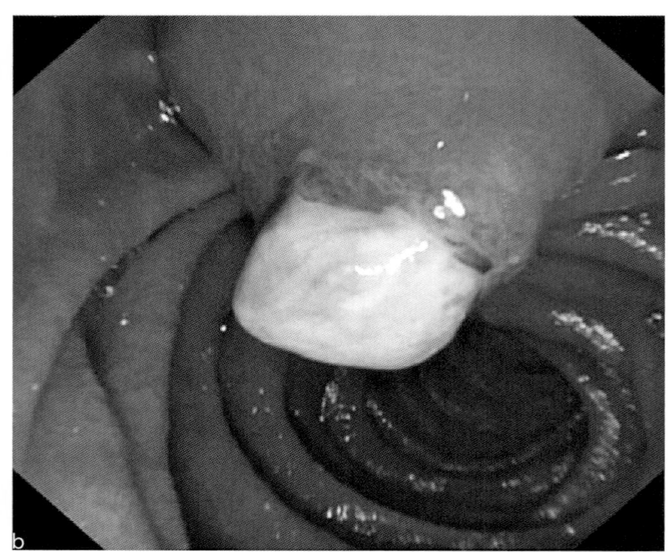

图 13.1　乳头水平处嵌石
（资料来源：Guido Costamagna 提供）

13.2.1　紧急内镜逆行胰胆管造影术

急性胆源性胰腺炎患者持续胆道梗阻的诊断依据是临床症状，如腹痛和黄疸加重，再加上肝功能检查的异常[18]。而在这种临床情况下，发热通常指向急性胆管炎。最近的一项研究表明，在急性胆源性胰腺炎的情况下，在入院后48 h内进行EUS检查对胆总管结石的诊断具有潜在作用[19]。目前的指南强烈推荐在持续胆道梗阻的情况下，特别是有证据表明在合并胆管炎的情况下，进行紧急ERCP，通常在入院后48 h内进行，但对于伴有脓毒性休克的严重病例，12 h内有减压指征[20-21]（图13.2）。技术上，可能是由于局部水肿导致胆总管选择性插管困难，ERCP在急性胰腺炎情况下似乎更具技术挑战性。最近一项大型多中心试验报告了ERCP在真实世界中的结果，显示急性胆源性胰腺炎中胆总管插管的成功率只有84%[22]，远远低于目前建议的95%的标准[23]。有趣的是，还有一些数据表明，即使在无法进行胆总管插管和（或）括约肌切开术的情况下，胰腺支架也能降低总体并发症发生率，即使在预测急性胆源性胰腺炎严重发作的患者中也是如此[24]。然而，紧急ERCP目前只用于有明确梗阻证据的患者，AGA指南明确不支持在此适应证之外进行紧急ERCP，同时承认该领域的现有证据质量不高[1]。

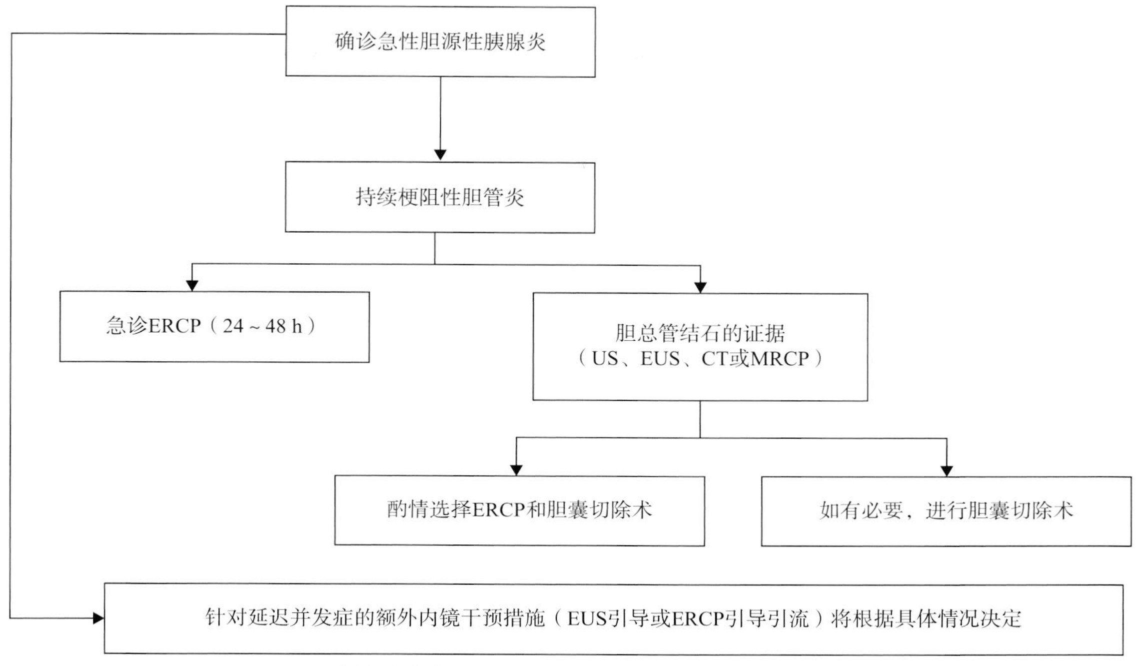

图 13.2　内镜治疗在急性胆源性胰腺炎中的作用（缩略语见正文）

13.2.2　选择性内镜逆行胰胆管造影术

在没有持续胆道梗阻的急性胆源性胰腺炎病例中，主要的挑战仍然是如何识别那些有胆总管结石残留的患者，ERCP 是这些患者初次发作得到解决后的明确选择。腹部超声和 CT 是急性胆源性胰腺炎最常用的诊断手段，但其检测胆总管结石的诊断准确性有限，与假阴性结果明显相关 [25]。传统上，ERCP 是诊断胆总管结石的金标准，但其诊断能力必须与手术相关不良事件的不可忽视的比率相平衡。新型成像方法的出现，如 MRCP 和 EUS，几乎使胆总管结石的诊断不再需要 ERCP。最近的数据表明，在急性胆源性胰腺炎首次发生后的第 7 天进行 MRCP 在检测胆总管结石方面有很高的阳性预测值（＞ 93%）[4]。EUS 在检测胆总管结石方面有很高的准确性，这对于避免对胆总管结石中等风险的患者进行不必要的 ERCP 特别有用 [26]。实际上，EUS 比单纯的内镜胆道造影显示出更高的敏感度，可能是因为 ERCP 期间的影像学评估会错过微小的结石，而这些结石在 EUS 上很容易显示出来。EUS 在检测小结石（＜ 5 mm）方面也比 MRCP 更敏感 [27]。当决定采取选择性干预清除胆总管结石时，医师应该考虑到患者的情况（急性胆源性胰腺炎初次发作时正在发生的局部或全身并发症）及是否需要额外的干预，如胆囊切除术或假性囊肿引流术。在大多数临床情况没有明确的指导方针时，尤其是在患者从严重的胰腺炎发作中恢复的情况下，关于 ERCP 的时机通常是由一个多学科小组根据具体情况得出的 [28]。AGA 目前建议将胆囊切除术作为所有被认为适合手术的急性胆源性胰腺炎患者的标准治疗 [1]。合并的胆囊结石和胆总管结石可以通过各种手段来处理，包括术前、术中或术后的 ERCP，以及腹腔镜辅助的胆总管探查（从而避免了 ERCP）。没有证据表明一种方法优于另一种方法 [29]，选择这些手段中任何一种的主要因素通常是每个中心的基础设施和专业知识。在急性胆源性胰腺炎患者同时显示胆囊和胆总管结石的特殊情况下，有证据支持在入院时进行外科和内镜联合干预[30]，以及两步走的策略，即在入院时进行ERCP，随后再进行胆囊切除[31]。除了病情严重的患者，在入院时进行ERCP加括约肌切开术以避免急性胆源性胰腺炎的反复发作似乎是合理的[30]。

13.3 ERCP在急性胰腺炎中的其他应用

尽管到目前为止，胆源性胰腺炎伴胆总管结石嵌顿仍然是ERCP最常见的适应证，但是近年来在急性胰腺炎患者中也出现了ERCP的其他潜在适应证。胰腺分裂症引起急性胰腺炎反复发作的患者从ERCP和副乳头括约肌切开术中获益，在大多数情况下可以显著降低反复发作率并改善生活质量[32]。此外，对于那些急性胰腺炎初次发作后出现晚期并发症的患者，无论这次发作的病因为何，都应考虑ERCP。尽管EUS引导下的引流方法现在已经成为大多数病例的首选，但ERCP仍然是治疗主胰管和囊腔相通的、大型的、有症状的胰腺假性囊肿的有效选择[33]。

13.4 结论

虽然有明确的证据表明，对于存在持续梗阻证据的急性胰腺炎病例（急性胆管炎），需要紧急进行ERCP，但目前对于持续性胆总管结石的选择性干预时机还没有明确的共识。考虑到伴随的医疗条件和潜在的风险因素，如与胰腺炎有关的局部和全身并发症（图13.2），我们建议对每个病例采取个体化的方法。因为多学科的方法对胰腺炎严重病例的成功治疗非常重要，所以当地的专业知识，包括有无先进的手术和放射技术，也是决定最佳治疗方式的一个非常重要的因素。

声明

Guido Costamagna 教授是Olympus、Cook Medical和Boston Scientific公司的顾问。Ivo Boškoski博士是Apollo Endosurgery公司的研究基金持有人，也是Apollo Endosurgery、Cook Medical和Boston Scientific公司的顾问。

（梁胜男、吴丽颖译，曹利军审校）

参考文献

第 14 章　如何处理感染性胰腺坏死？

J. Enrique Domínguez-Muñoz

14.1 引言

急性胰腺炎通常是一种不严重的疾病。然而，大约每 5 个患者就会有 1 个发展为更严重的胰腺或胰周坏死。由于 SIRS，患者通常会在发病第 1 周内出现早期器官衰竭或多器官衰竭。晚期器官衰竭通常是由胰腺或胰周组织坏死继发感染的脓毒症所致。因此，感染性坏死性胰腺炎是急性胰腺炎最严重的并发症之一，也是该疾病治疗中最大的挑战之一。

感染性胰腺（胰周）坏死历来是早期开放坏死组织清除术 [1] 的指征。然而，这种方法有较高的并发症发生率和病死率。因此，预防胰腺坏死继发感染成为急性坏死性胰腺炎的主要治疗目标，预防性使用抗生素（主要是亚胺培南）被纳入这些患者 [2-3] 的监护标准的一部分。在过去 15 年里几项具有里程碑意义的研究和出版物中，急性坏死性胰腺炎患者的管理方式发生了巨大的变化。

（1）几项双盲随机对照试验和荟萃分析表明，预防性使用抗生素不能预防急性坏死性胰腺炎 [4-9] 的严重并发症且不能降低病死率。

（2）根据科学证据和专家共识，急性胰腺炎的局部并发症被重新定义为所谓的修订亚特兰大分类 [10]。急性胰周液体积聚和胰腺假性囊肿，急性坏死物积聚和包裹性坏死被明确定义为急性水肿性间质性胰腺炎和急性坏死性胰腺炎的局部并发症。

（3）已经证明经皮穿刺引流和腹腔镜或视频辅助的腹膜后清创的微创渐进式手术方法治疗感染性胰腺（胰周）坏死优于开放式坏死组织清除术 [11-12]。

（4）与早期方法 [13-14] 相比，延迟干预 IPN 可能有更好的结果。因此，干预应尽可能延迟，至少在发病 4 周包裹性坏死的壁已经成熟后。

（5）对于感染性胰腺（胰周）坏死患者的渐进式治疗，内镜方法是一种有效且可能更安全的微创手术方法 [15-17]。

14.2 胰腺（胰周）坏死感染的预防

普遍认为肠道细菌易位是胰腺坏死继发感染的主要来源 [18]。重症急性胰腺炎患者的肠道通透性增加、内脏灌注受损导致肠道细菌易位 [19-20]。此外，IPN 的细菌主要来源于肠道 [21]。由于抗生素预防对急性坏死性胰腺炎没有任何益处 [4-9]，而且在临床实践中绝对不推荐使用，因此避免肠道细菌易位是预防胰腺坏死感染的主要目的。肠内营养是治疗重症急性胰腺炎的支柱之一，不仅可以为重症患者提供营养，还可以维持肠道屏障功能。肠内营养改善肠腔内黏膜营养，增强内脏血流量，并可能刺激肠道运动，从而降低肠道细菌过度生长和细菌易位的风险 [22-23]。这至少解释了为什么肠内营养在降低重症急性胰腺炎患者胰腺坏死感染、脓毒性并发症发生率和病死率方面优于肠外营养 [24-25]。肠内营养可以通过鼻 - 胃管或鼻 - 空肠管提供 [26-27]，基于这两种途径相似的疗效和安全性，鼻 - 胃管喂养通常是临床实践中的首选。鼻 - 空肠喂养主要用于胃流出道梗阻和对鼻 - 胃喂养不耐受的患者。对于预测的重症急性胰腺炎患者，在临床实践中通常建议早期开始肠内喂养。然而，最近的临床试验表明，早期喂养与减少感染、持续器官衰竭或病死率无关[28-29]。基于此，对急性胰腺炎发作 72 h 后不能忍受口服再喂养的患者，可延迟并按需给予肠内喂养。

14.3 胰腺（胰周）坏死感染的诊断

在急性胰腺炎中，早期出现的发热通常是继发于炎症介质的释放。随后，在没有任何胰腺外感染（呼吸道、泌尿系统、静脉导管）存在的情况下，脓毒症的临床和实验室标志物是诊断 IPN 的基础。CT 扫描显示胰腺周围区域存在气体能够证实感染诊断（图 14.1）。高达 60% 的患者 CT 扫描上未能显示胰腺气泡，对此可能需要细针穿刺（fine needle aspiration，FNA）来确认胰腺坏死内感染的诊断[30]。然而，FNA 样本的培养约有 25% 的假阴性率，且通常不能改变脓毒症患者的治疗方法[30]。在我们的中心，根据临床、实验室和影像数据引流积聚坏死物后，才会进行 FNA 培养和抗生素耐药性检测。

最后，血清降钙素原的测定在急性坏死性胰腺炎和无胰外感染的 IPN 的诊断方面，可能是一种有价值的工具[31-32]。

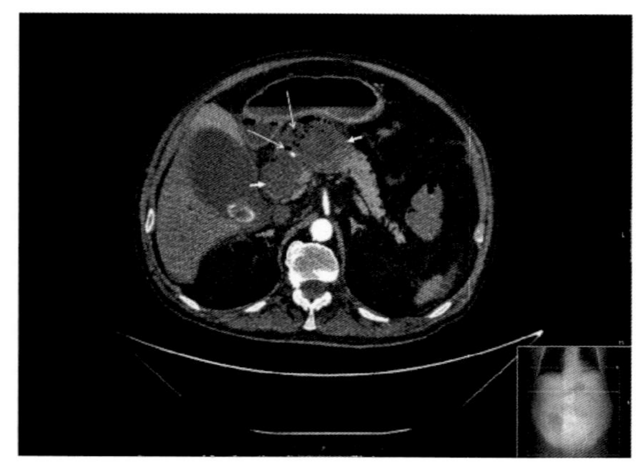

图 14.1　包裹性坏死患者 CT 扫描（短箭头）。气泡的存在表明胰腺（胰周）坏死（长箭头）感染

14.4 如何应对胰腺（胰周）坏死感染

IPN 与高并发症发生率和高病死率相关。最佳的管理需要多学科协作的方法，至少包括胃肠病学家、外科医师、介入放射科医师和危重症医学专家。基于这种考量，严重的患者应转移到大型的专科中心。IPN 目前采用渐进式微创方法进行处理。该方法基于下述步骤的逐步使用：①全身抗生素；②内镜下或经皮穿刺引流术；③内镜下或经皮坏死组织清除术。

14.4.1 全身抗生素

静脉注射抗生素，通常是碳青霉烯类抗生素，是治疗 IPN 的第一步。不建议始终使用抗真菌药物。15% ~ 30% 的患者对这种保守方法反应良好，不需要任何侵入性干预措施[33-34]。抗生素治疗的疗程应该遵循个体化原则。如果脓毒症的临床和实验室标志物在抗生素治疗 48 ~ 72 h 后没有改善，则应引流感染的包裹性坏死。

14.4.2 内镜下或经皮穿刺引流术

在疾病的早期阶段（前 2 周）应避免进行胰腺引流，延迟到 4 周以后，当已经形成成熟的壁后才进行引流。感染性包裹性坏死引流在 35% ~ 70% 的病例中是有效的，不需要额外的坏死组织清除术[11, 17]。感染性坏死的引流可采用内镜下（内镜超声引导）或经皮穿刺（CT 引导）引流。如果内镜下或经皮引流治疗失败，可分别选择内镜坏死组织清除术或腹膜后腔镜下坏死组织清除术。尽管内镜治疗导致胰瘘的发生率更低、住院时间更短，但这两种方法在主要并发症或病死率方面没有差异[17]。

基于先前报道的局部注射抗生素治疗 IPN 的理论方法，我们最近设计了一种方案，该方案将通过 7 ~ 8.5 Fr 单尾鼻囊管进行局部抗生素治疗与全身抗生素治疗相结合及内镜引流用于感染包裹性坏死的治疗（图 14.2，文后彩图 14.2），这种方法可以通过增加坏死组织中的抗生素浓度降低坏死组织清除术的需求。这种方法的有效性应该在随机对照试验中进行测试。

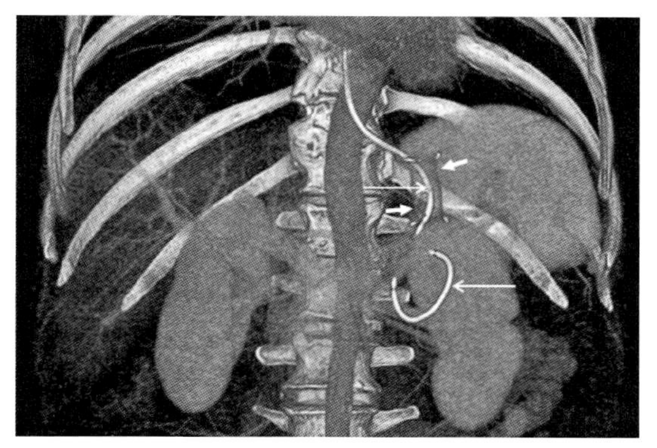

图 14.2 感染包裹性坏死患者经胃腔植入金属支架（短箭头）和 7 Fr 管深入进行局部抗生素输注（长箭头）后 CT 扫描

虽然目前尚无证据支持金属或塑料支架用于 EUS 引导下感染性包裹性坏死的内镜引流[35]，但如果需要，为了便于内镜下坏死组织清除术，通常首选腔内金属支架（lumen apposing metal stents，LAMS）引流[36]。一旦引流完成，应立即取出 LAMS，以减少并发症（主要是出血、移位和支架堵塞）[37]。结合解剖因素（坏死的位置和范围），应基于临床专业知识决定包裹性坏死继发感染是在内镜下还是经皮引流。此外，对于延伸到结肠旁沟和盆腔的包裹性坏死患者，应考虑经皮和内镜引流[36]。

14.4.3 内镜下或经皮坏死组织清除术

即使对高危患者，内镜下或经皮坏死组织清除术也是安全的方法，而且明显比开放式坏死组织清除术更安全[15]。如前所述，内镜下或微创手术入路的选择取决于包裹性坏死的解剖特征和临床专业知识。在这本书的以下两章将广泛讨论内镜和微创手术程序。除此之外，需要任何侵入性干预的感染性包裹性坏死患者应在经过多学科评估后在大型专科中心进行管理。图 14.3 总结了 IPN 患者的渐进式治疗方法。

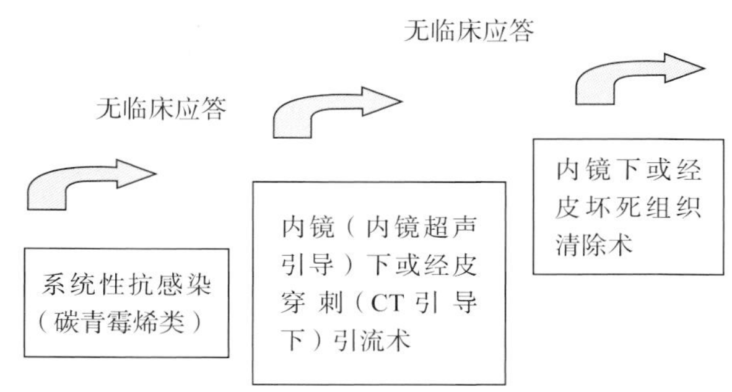

图 14.3 IPN 的渐进式治疗方法

（方长太译，曹利军审校）

参考文献

第 15 章 微创坏死组织清除术在临床中的应用：指征、技术问题和最佳时机

Patricia Sánchez-Velázquez, Fernando Burdío, Ignasi Poves†

15.1 引言

ANP 仍然是一种威胁生命的疾病，发病率高，病死率高（达 60%）[1]。FNA 坏死物培养阳性是证实 IPN 的金标准 [2]，也是急诊手术清创的绝对指征 [3]，尤其是在多器官功能衰竭的情况下 [4]。但是，现在仅凭 IPN 的诊断似乎已不再是直接手术干预的绝对指征，至少在决定最佳的干预时机方面，甚至手术是否为最佳选择方面是极具争议的。在这方面，近几年我们已从积极主动的干预转向一种更保守的策略 [5]。20 世纪 90 年代末关于这方面的第一个临床随机对照试验表明，延迟至发病 12 天后手术可以显著减少并发症的发生 [6]。事实上，相比在发病后 14 天内干预，延迟到发病后第 3 周和第 4 周的干预在病死率方面有下降趋势 [7]。这种延迟的理由是基于这样一个事实：这些已经危重的患者承受新的“打击”可能会对预后产生不良影响。目前，国际指南建议只要患者对现有的治疗措施反应良好，就不在发病 2 周内对 ANP 进行手术 [8-9]。

近年来，外科治疗 IPN 的技术迅速发展。既往传统手术的金标准是开放式坏死组织清除术 [10-11]，大多数患者会接受手术探查，通过胃结肠路径清除坏死组织，并放置多根引流管。这种危险的手术方式会导致高比例的术后并发症、再手术率和病死率，也常与术后糖尿病和胰腺外分泌功能不足相关 [1，12]。但是，新的替代的微创技术已经被证实可以降低并发症的发生率和病死率 [13]。在 2010 年发表的一项标志性的研究中，Van Santvoor 等 [14] 建立所谓的“阶梯式处理”方法成为新的 ANP 手术干预的金标准，涵盖了创伤递升式的分阶段治疗策略。因为在这种情况下手术的成功取决于感染源的控制，而不是完全清除感染性坏死病灶 [15]。事实上，胰腺炎的严重情况更可能与胰腺外器官衰竭相关，而不仅仅是局部的并发症 [16]。

因此，本章介绍几种不同的微创入路，可分为四大类，即经皮穿刺、经腹膜后、腹腔镜（经腹腔）和内镜（腔内）。

15.2 经皮穿刺引流

经皮穿刺引流的目的是改善患者的病情，推迟手术，直到 IPN 包裹完好，形成包裹性坏死。坏死界限明确有利于坏死物清除，减少引流和清创手术的相关并发症。虽然有一些证据表明在没有形成包裹性坏死的情况下放置引流管是安全的，但任何干预措施最好放在坏死物形成后再进行，这已经成为多年来的标准做法。

1998 年，Freeny 等 [17] 首次报告了在影像学引导下经皮穿刺引流用于 IPN 的初始治疗。他们发现 47% 的病例避免了接下来的手术，74% 的脓毒症得到控制。之后一系列的研究介绍了类似的技术，即使用 8 ~ 28 Fr 的导管，在 CT

或超声引导下经皮穿刺，引流感染性胰周坏死积聚并联合抗生素治疗。引流管的粗细和数目似乎并不影响患者的预后[18]。为了增加置入的导管直径和进行盐水冲洗（通常每隔 8 h 进行 1 次），可能需要多根引流管来替换之前的引流管。最近一项针对 286 例患者的系统性回顾研究发现，44% 的患者通过经皮穿刺引流而无需坏死组织清除术就获得治愈[18]，但在 PANTER 试验中，只有 35% 的患者穿刺后不需要进一步干预[14]。临床效果应在首次放置引流管 72 h 后进行评估，以决定是否需要第 2 次放置引流管[14]。同样，对于放置引流管的时机并没有明确的共识，但大多数研究建议在发病后的第 2 周或第 3 周，即包裹性坏死形成之前[19]。但问题是疾病早期阶段的充分引流能否阻止晚期并发症的发生，如胰瘘或出血。在这方面，一项随机对照临床试验（POINTER）正在进行，以确定即刻引流是否比延迟引流更有益[20]。

该策略的另一目的是当保守治疗失败时，可以通过已建立的路径，引导定位需要引流的解剖位置，作为进一步干预的初始步骤（见接下来的内容）[21]。

15.3 经窦道内镜治疗

经窦道内镜治疗（图 15.1，文后彩图 15.1）是经皮穿刺引流的一种特殊升级，也是“阶梯式处理”的一部分。这项技术最早由 Carter 等描述[22]，他假定通过减少由开放的胰腺坏死组织清除术引起的大量炎症“打击”来减少并发症的发生和多器官衰竭的出现。事实上，经窦道内镜治疗是随后开放坏死组织清除术前，避免再手术的一个阶段。而最初的适应证也已被扩展到腹膜后胰周感染的初步管理措施，因为这类患者较少发生器官功能障碍，术后恢复较快。

这一技术路径理想地适用于治疗位于侧面的包裹性坏死（即距胃和十二指肠壁 1 ~ 2 cm 以上[23]），而不适用于位于胰头和其周围的坏死积聚，这类坏死积聚更适用于透壁引流（见下一章）。

这项手术操作需在全身麻醉和视频引导下进行，患者取右侧卧位，将先前的引流导管处作为入口。用一个 30 Fr 的球囊扩张引流窦道，以便 Amplatz 扩张器和鞘管的插入（图 15.1a）。

建立一个直径 5 mm 的肾镜工作通道（图 15.1b），用于清洗残腔[24]。大量生理盐水冲洗配合抓钳和取石网篮可以清除许多松散的云雾状脓液和疏松的坏死组织。之后，一个 32 Fr 内拉顿引流管沿着窦道重新插入以保证术后的持续清理。引流管应保持在位且通畅，直到引流量小于每天 10 mL 再考虑拔除。该方法的主要优点是可以根据需要多次进行坏死组织清除，而不是正式手术。在整个引流过程中，通常需要一直使用抗生素。

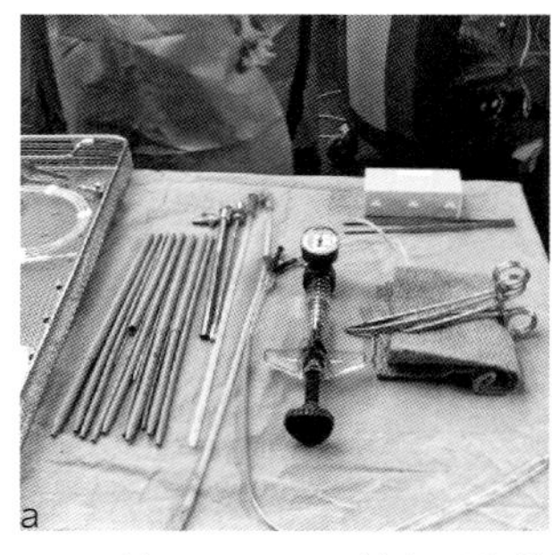

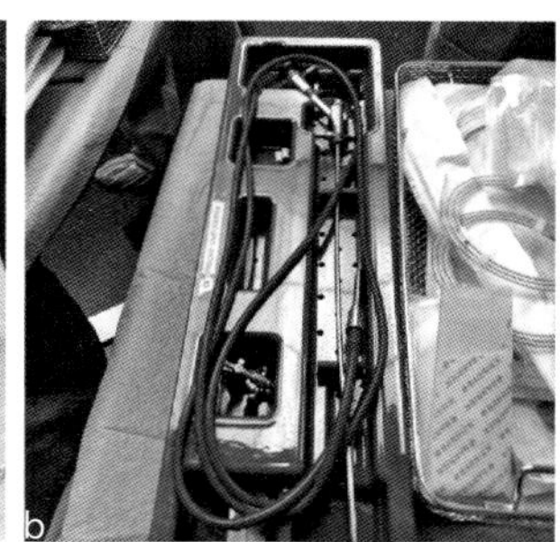

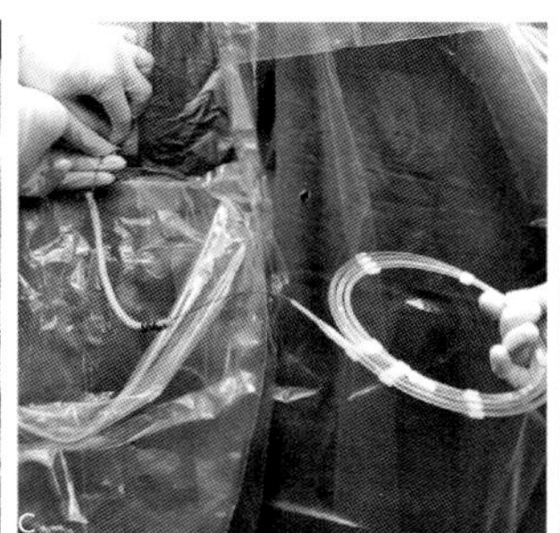

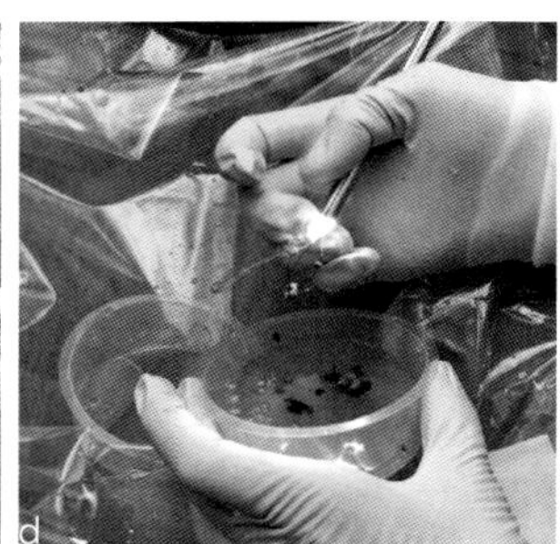

a、b. 使用 Amplatz 扩张器和鞘管扩张原引流管窦道，以便肾镜插入；c. 在 X 光引导下沿原引流管插入导丝；d. 在视频引导下运用取石网篮直接取出坏死组织和碎屑。

图 15.1 经窦道内镜治疗

（资料来源：Patricia Sánchez-Velázquez 提供）

15.4 内镜（腔内）入路

内镜是一种损伤较小的侵入性操作，可通过自然腔道取出坏死物，目前已成为治疗感染性胰腺坏死患者的一种有前途的选择。这项技术最初是由 Baron 等于 1996 年描述 [25]，从那时起，一系列不同文献报道的结果表明，患者的病死率降低到 5.6%，总体并发症发生率为 28%。最近，一项关于内镜和手术治疗的随机对照试验显示，内镜组的并发症和胰瘘发生率明显降低 [24]。与其他技术一样，严重的特殊并发症也有报道，如出血、穿孔和腹膜炎 [18]。虽然内镜下经十二指肠的入路也已被报道，但在临床实践中经胃的入路通常是首选，因为它可以用来评估胰管的完整性，同时更多的优势在于提供一个诊断和治疗胰腺及胆道相关病理学改变的选择。内镜一般在全身麻醉下进行，但也可在咪达唑仑和芬太尼的辅助下进行。通过对胃后壁后方的胰腺坏死定位并穿刺，经过连续的球囊扩张，可以获得一个用于直接灌洗的长达 2 cm 的窗口，胃镜可通过该窗口用钳子抓取坏死物，也可插入额外的经胃的猪尾巴引流管，以促进引流并保证后续可重复操作 [26]。

该技术的一个缺点是由于胃壁上的窗口过小，且用于抓取坏死物的装置能力有限，通常至少需要 3 次治疗。此外，由于这是一个相当复杂的手术，它只在几个中心进行，包括三级转诊中心，并严重依赖内镜医师的经验。虽然公布的结果似乎令人满意，病死率也很低，但仍有高达 40% 的患者需要额外经皮穿刺引流以清除新发的坏死或积聚，并有 20% ~ 28% 的患者需要进一步手术治疗，但是，它仍具有巨大优势，包括创伤较小，可提供进一步内镜治疗的选择。此外，由于胰液直接引流入胃 / 十二指肠肠腔，因此胰瘘的发生率降低到 10% 以下，这方面已被一项已发表的随机对照试验所证实 [27]。

15.5 腹膜后入路

随着微创技术的发展，经腹膜后胰腺坏死组织清除比开放坏死组织清除和经腹腔镜入路的应用更为广泛。理想情况下，它适用于位于胰腺左侧、小网膜囊和左侧结肠旁沟的胰腺坏死或胰周坏死（图 15.2a，图 15.2b）。

这项技术最初是由 Gambiez 等于 1998 年描述 [28]，随后由 Horvath 等定义 [29]，之后作为视频辅助腹膜后清创（video-assisted retroperitoneal debridement，VARD）由 Van Santvoort 等推广 [14]。这种方法被认为是继经皮穿刺引流失败之后的一种治疗措施，最重要的是能够深入到达胰腺坏死腔内。需要注意的是，该方法的目的是加快经皮引流，而不是完全排尽腔内的坏死积液。外科医师发现如果已经放置胰头或胰尾引流管，腔内坏死位置会更容易定位，但这并不是必需的。

患者取改良的侧卧位（图 15.2c）。消毒整个腹部和侧腹部，铺盖为无菌区，以便允许有足够合适的路径进入腹膜后。在第 12 肋骨下面原引流管处做一个小切口，沿左侧腹膜后通道，而不进入腹腔，从结肠脾曲和脾脏后方到达胰腺区。这一解剖路径在数码图像引导下显得更为直接，一旦进入胰腺区，腹腔镜摄像头就可以通过小切口插入以观察该区域。操作过程必须非常小心以避免血管损伤，粘连或不能被轻易取下的坏死组织应留在原位，抓取、移除坏死组织一般采用抽吸和钳夹的方式。手术结束后，应插入一根较大的引流管，以便术后冲洗（图 15.2d）。

尽管这种方法是位于胰腺左侧包裹性坏死的标准做法，但关于患者预后的真实数据很少，仅限于一些病例报道 [14，30-31]，而这些报道仍有高达 40% 的病死率。这项技术并不能减少一些并发症的发生，如结肠瘘、胃十二指肠穿孔、肠瘘、胰瘘和腹膜后出血。因此，这项技术应限定在拥有相当丰富经验的多学科团队中心开展。

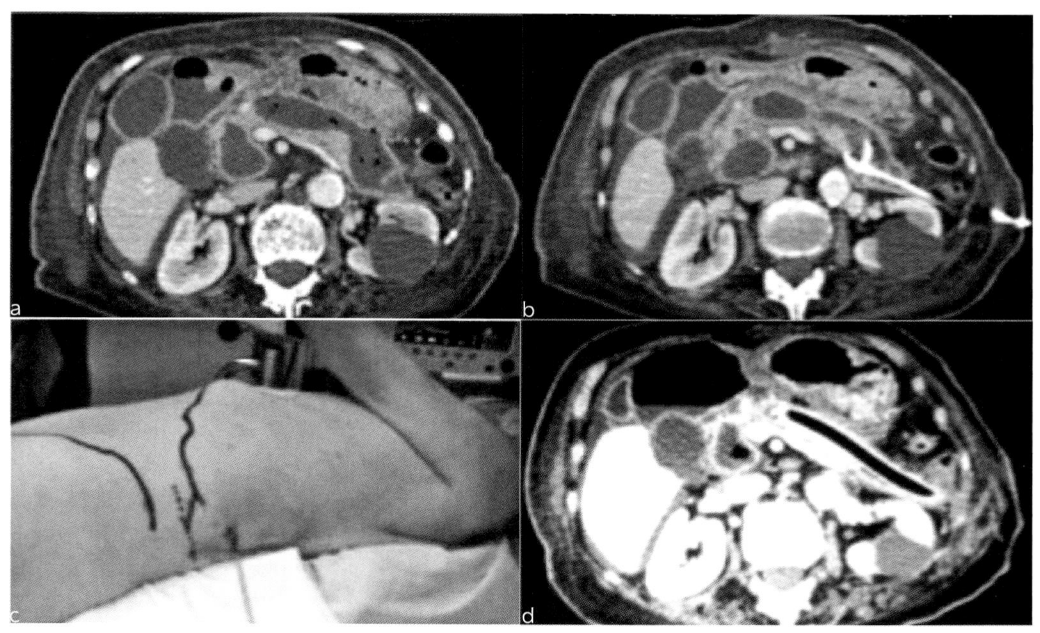

a. 腹部 CT 提示感染性胰腺坏死；b. 经皮穿刺腹膜后置管进入胰腺核心区；c. 行 VARD 患者的体位；d.VARD 术后，在胰腺核心区放置 32 Fr 的引流管以便持续冲洗。

图 15.2　腹膜后入路

（资料来源：Patricia Sánchez-Velázquez 提供）

15.6　腹腔镜下经腹腔入路

此术式是最少使用的微创入路。它的主要缺点是患者必须临床状况稳定，能够耐受足够的气腹。而且，大量炎性大网膜组织和肠系膜脂肪可能会妨碍进入小网囊和腹膜后，影响胰腺区域的确切引流。

腹腔镜下经腹腔入路相比传统的开放坏死组织清除术总的并发症发生率要低（特别是胰瘘方面），伤口感染更少，术后恢复时间更短。根据文献报道，80% 的病例不再需要额外的手术。中途转为开放的比例低于 20%[32]，病死率接近 10%。但是，大多数已发表的研究包括一些回顾性研究纳入的患者少于 10 位，还有许多研究缺乏相关数据。因此，他们的结果需谨慎评估 [33-34]。

这项技术通常是在全麻下进行。它包括 1 个常规的观察孔和 3 个或 4 个操作孔，到达胰腺区域后完成坏死组织清除，并插入大口径引流管以便术后继续灌洗。进入胰腺区域最常选择的路径是经胃结肠韧带和大网膜（图 15.3，文后彩图 15.3）。在该技术的一种应用形式中，可采用一种用手辅助手术的装置 Gelport，通过手指钝性分离来实现坏死物清除。

腹腔镜下经胃坏死组织清除术（图 15.4，文后彩图 15.4）是该技术的一种特殊形式。该技术遵循与内镜下坏死组织清除相同的原则，但使用腹腔镜的技术。位于胃后的包裹性坏死被认为是适用于该入路的理想位置，因为包裹性坏死与胃后壁紧密相接 [35]。

患者取平卧位，全麻下手术。进入腹腔和建立操作孔与前面所述一致，经术中超声定位在坏死积聚的地方切开胃壁（图 15.4b）。通过针刺抽吸确认解剖位置并留取术中培养（图 15.4c）。用电刀切开后壁，进入坏死腔，给予大范围坏死组织清除。钝性分离坏死组织（图 15.4d）并尽

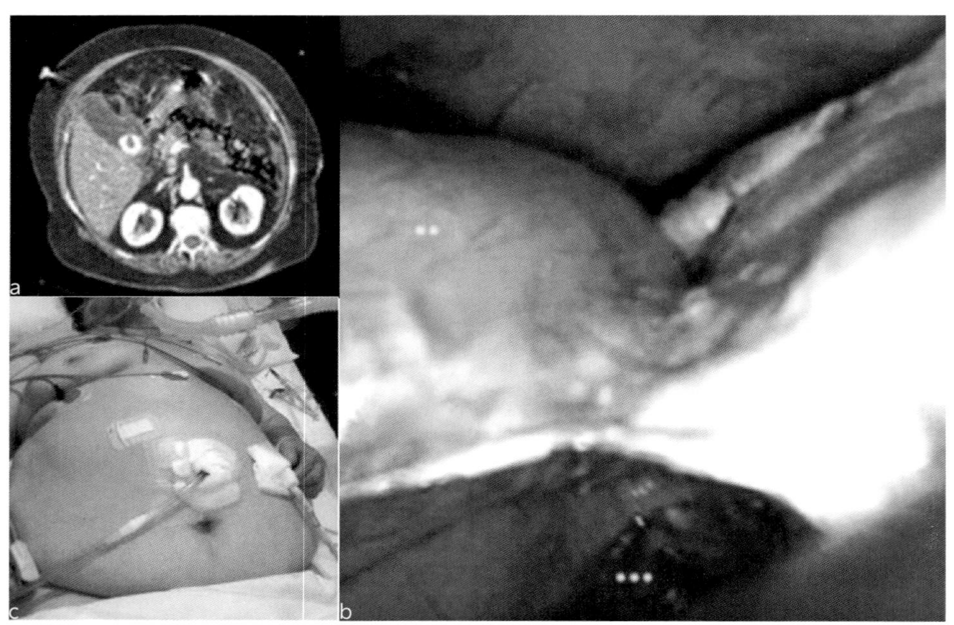

a. 通过 CT 扫描定位胰腺坏死位置；b. 经胃结肠韧带和大网膜到达坏死区；c. 如图所示放置引流管于“胰周腹膜后”“胃大弯”“胰腺坏死组织积聚”处。

图 15.3　腹腔镜下经腹腔入路

（资料来源：Patricia S á nchez-Vel á zquez 提供）

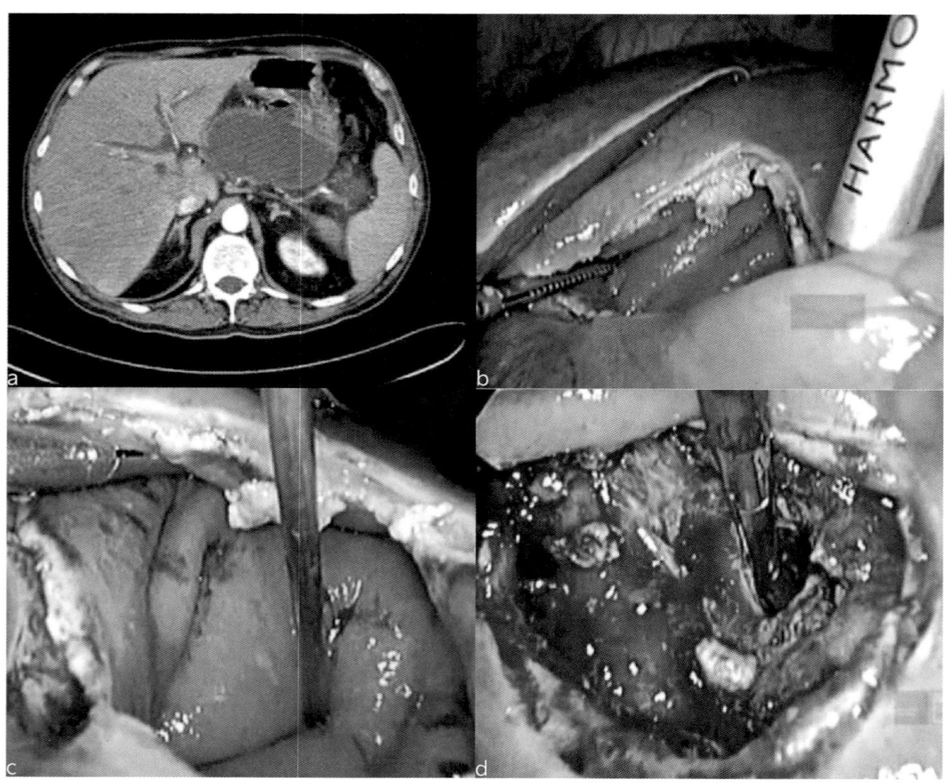

a.CT 扫描确定包裹性坏死位于胃后；b. 用超声刀切开胃；c. 穿刺定位坏死物位置；d. 经胃后壁引流坏死物。

图 15.4　腹腔镜下经胃坏死组织清除术

（资料来源：Patricia S á nchez-Vel á zquez 提供）

可能多地移除固态的坏死物。胃后壁切口持续敞开以引流坏死物，而胃前壁切口通过腔内缝合予以关闭。

虽然没有足够可靠的数据支持这项技术优于其他技术，但它确实有一些优点比如它克服了内镜下坏死组织清除的一些局限性，相比内镜需要反复干预导致的漫长治疗，它的花费更少。

（张频捷译，曹利军审校）

参考文献

第 16 章　内镜下坏死组织清除术的临床应用：适应证、技术问题和最佳时机

Jodie A. Barkin，*Andres Gelrud*

16.1　引言

急性胰腺炎是美国胃肠相关疾病住院的第三大原因，每年住院人次约有 28 万，年医疗费用超过 20 亿美元[1-2]。尽管随着时间的推移，急性胰腺炎的治疗也取得了一定的进展。普通急性胰腺炎的相关病死率约为 5%，若伴有多器官衰竭的严重急性胰腺炎患者，病死率进一步上升至 15% 以上[3]。间质水肿性胰腺炎占急性胰腺炎患者的大多数，仅有不到 10% 的急性胰腺炎患者会发展成坏死性胰腺炎，并伴有胰腺和（或）胰腺周围组织坏死。虽然在发病时或病程早期可在影像学上看到坏死，但坏死亦可在症状出现后数天内缓慢演变，故即使最初无坏死后期也可能进展为坏死性胰腺炎[4-5]。如果在先前成像后的几天到几周内存在临床状况恶化的可能，建议重复成像来评估并发症的进展，包括液体和（或）坏死积聚。在 2012 年修订的亚特兰大分类法中，通过依据积聚液体中是否存在组织碎片、积聚形成界限清楚及形成成熟壁的时程[6]，来描述局部并发症。与急性胰腺炎相关的局部积聚有 4 种类型，包括急性胰周液体积聚、胰腺假性囊肿、急性坏死性液体积聚和包裹性坏死。在间质水肿性急性胰腺炎中，AFCs 出现较早（急性胰腺炎发作后 4 周以内），只含有液体，无固体碎片，典型的横断面增强成像表现均匀，可能缺乏清晰的壁或包膜。AFCs 持续超过 4 周的急性胰腺炎被重新归类为胰腺假性囊肿，包含液体，但不含固体碎片，关键是有界限清晰的包膜。相比之下，根据急性胰腺炎发病后的时间进程、是否存在清晰的壁、固体碎片的积聚等被分为 ANCs 和包裹性坏死。坏死性急性胰腺炎发生 4 周内形成 ANCs，内部包含液体和固体碎片，缺乏清晰的壁。通常是在 4 周之后形成包裹，这些积聚液体被重新归类为包裹性坏死。40% ~ 70% 的坏死性急性胰腺炎患者伴随感染，病死率显著增加；无菌性坏死患者的病死率为 15%，而感染性坏死患者的病死率约为 40%[7]。由于急性胰周液体积聚和急性坏死性液体积聚在影像学上均表现为液体均一性，所以在早期急性胰周液体积聚和急性坏死性液体积聚的鉴别较为困难。如果临床情况稳定，建议将后续影像学检查推迟 1 ~ 2 周，以最大限度地提高后续扫描在鉴别急性胰周液体积聚和急性坏死性液体积聚方面的信息价值。

大多数急性胰周液体积聚和急性坏死性液体积聚会自动消退，只有一部分会持续 4 周以上，并继续形成清晰可辨的包膜，成为胰腺假性囊肿或包裹性坏死。有趣的是，大多数急性坏死性液体积聚会随时间自行消退，即使是出现了包裹性坏死，也有大约一半会在 6 个月内自行消退[8]。急性胰周液体积聚和急性坏死性液体积聚的干预应该推迟到囊壁明显成熟，届时我们需要决定哪些患有胰腺假性囊肿或包裹性坏死的患者需要干预。干预的主要标准是有

临床症状。对无症状患者，无论积聚大小均采取保守治疗并密切观察。在过去，开放手术干预是主要选择，特别是对于包裹性坏死较大的患者。然而，即使让手术技能精湛的外科医师进行手术干预，也常会导致患者住院时间延长，且出现较高的发病率和病死率。目前应用的引流和清创方法包括内镜、经皮、手术及联合治疗，但一般不应轻易做出干预的决定。胰腺假性囊肿或包裹性坏死的一些最常见的干预指征包括邻近脏器梗阻（胃出口阻塞、胰胆道阻塞）、腹痛、恶心 / 呕吐或早饱感、感染、很少破裂或出血（通常手术处理）。在急性胰周液体积聚或急性坏死性液体积聚形成明显成熟的囊壁之前，不应进行引流；由于内镜干预成功与否与包裹程度直接相关，而早期干预（4 周内）与次优结果相关[9-10]，如果可能的话，经皮和手术干预应推迟（4 周后）直到囊腔充分包裹。

16.2 症状性胰腺假性囊肿的处理

胰腺假性囊肿的内镜下透壁引流于 1985 年首次被描述，并随后演变发展[11]。内镜引流已成为症状性胰腺假性囊肿的首选治疗标准。Varadarajulu 等对 40 名胰腺假性囊肿患者进行了单中心随机对照试验。内镜下经胃 - 胰周囊肿引流术（$n = 20$）与外科胃 - 胰周囊肿引流术（$n = 20$）效果等同，但内镜引流术与缩短住院时间、降低相关住院费用等相关，在内镜组的这两个参数降低均超过 50%[12]。胰腺假性囊肿和包裹性坏死后续的治疗策略显著不同，故通过各种影像学准确区分胰腺假性囊肿和包裹性坏死至关重要。CT 可能会遗漏积聚物内固体碎片的组成部分，但在 MRI 或 EUS 上可以看到。此外，EUS 不仅可以实时评估积聚物的特征，还可以在需要时提供干预。胰腺假性囊肿应与潜在的囊性肿瘤区分开来，有胰腺炎既往史会增加病变为胰腺假性囊肿的可能性，而无胰腺炎病史则倾向于囊性肿瘤的可能性，因此，通过仔细核查胰腺炎病史有助于鉴别。胰腺假性囊肿的引流方法将根据其大小、位置、解剖结构和任何可能出现的胰管破坏成分来决定。在导管破裂的情况下，除了其他治疗方式引流胰腺假性囊肿外，可选择 ERCP 通过经乳头引流纠正潜在的病因。现在绝大多数胰腺假性囊肿在 EUS 的引导下进行透壁引流，可以使用塑料双猪尾支架或 LAMS 来完成该操作。

16.3 症状性包裹性坏死的处理

16.3.1 干预的适应证和时机

在包裹性坏死进行引流和清创之前，组织多学科形式的仔细检查至关重要。无论单个患者的初始方法是什么，适当的跨学科讨论至关重要，团队应包括胃肠病医师、介入放射科医师、胰胆科医师和营养科医师。无论积聚物大小，无症状患者都不应接受干预，这只会导致并发症。干预的指征包括腹痛、恶心、呕吐、早饱、经口进食不足、管腔梗阻（包括胃出口梗阻或胰胆梗阻），或者尽管使用了广谱抗生素仍存在持续感染。重要的是，对于担心感染坏死的患者，在考虑清创之前，应该经验性应用广谱抗生素。保守治疗、支持性护理和静脉注射抗生素往往可以有效避免行坏死物质清除术[13-14]。过去，包裹性坏死是通过外科手术解决，需要多次手术操作并伴随显著并发症发生率。1985 年首次报道了内镜引流胰腺假性囊肿，但直到 1996 年才首次有关于内镜干预包裹性坏死的描述，其报道了内镜引流和坏死清创。随后，德国 Siefert[15-16] 等在 2000 年报道了内镜下腹膜后坏死组织清除术。引流和清创的成功率与包膜的存在有关，内镜下的坏死组织清除术必须推迟到有清晰的囊壁形成，传统上约需要 4 周[17-18]。Besselink 等在 53 例感染性坏死患者中证实（83% 为感染性坏死，55% 有术前器官衰竭），延迟清除手术的病死率显著降低，该手术获益随着首次入院日期间隔时间的延长而增加（如果在 1 ~ 14 天进行干预，病死率为 75%，15 ~ 29 天病死率为 45%，30 天病死率为 8%；$P < 0.001$）[19]。

16.3.2 选择最好的干预方案：渐进法

过去，外科清创是治疗有或无感染性坏死的传统治疗策略，该方案通过开放腹腔，放置多个腹部引流管进行广泛的区域引流完成，通常需要在较长时间内重复手术。在欧洲和美国多个大型研究中，再干预率为 30% ~ 70%，而在一些系列研究中，相关发病率和病死率估计为 11% ~ 50%[20-22]。在 167 例坏死性胰腺炎患者中，72% 存在感染性坏死，评估单次清创关腹的手术结果显示，12.6% 的患者存在再手术风险，29.9% 的患者后续需要影像学引导下的经皮穿刺引流，总手术病死率为 11.4%。其他并发症包括术后胰瘘（41%）、肠瘘（15%）、胰腺内分泌功能不全（16%）和外分泌功能不全（20%），57% 的患者需要长时间住进 ICU[21]。虽然有时需要手术干预，但寻求其他干预途径改变结局要以改善发病率和病死率为基础。

除了开放手术清创外，还有多种介入治疗方法可用于胰腺坏死的治疗。这些选择包括内镜介入、经皮介入、微创手术、VARD 等。在经皮入路中，在影像引导下将多个直径较大的导管放入积聚物中，并定期冲洗腔体、促进液化和引流。经皮方法相对安全，并发症发生率和病死率低，可以通过提供通道来指导后续的坏死组织清除术，也可以让那些本不适合接受内镜或微创手术的患者接受内镜或微创手术。由于经皮入路主要是冲洗和引流，而不是直接清创，这可能导致其疗效受到限制。在系统综述中，经皮引流在治疗坏死和避免后续手术需要方面的功效为 44% ~ 55%，这吸引临床医师把经皮引流作为潜在选择，既可以作为不适合手术候选的其他介入选择的桥梁，还可以让 50% 的患者达到治疗目的[23-24]。

随着新方法的不断发展，越来越多的证据支持使用内镜坏死组织清除术、腹腔镜治疗或 VARD 和经皮引流。1996 年首次报道了经胃造口冲洗引流术治疗包裹性坏死，2000 年又报道了直接内镜下的坏死组织清除术[15-16]。随后，人们做了大量的工作来进一步研究最优治疗策略和每种治疗策略的特征。多项研究证实了经胃进入腹膜后对坏死组织进行清创，然后在积聚物中放置支架以保持持续引流的有效性[25-27]。当使用内镜检查这些积聚物时，当前的“标准治疗”是使用 EUS 来确认积聚物的位置、描述积聚物的特征，以确保在穿刺部位和积聚物之间的中间区域没有血管结构[28]。

Bakker 等在 PENGUIN 随机试验中首次将内镜下经胃坏死组织清除术与外科坏死组织清除术进行了比较。这个来自荷兰的胰腺炎研究组表明，内镜下坏死组织清除术导致促炎反应降低，主要并发症或死亡的发生率降低显著（20% *vs.* 80%）[25]。在 PENGUIN 试验中，内镜方法包括最初的经胃穿刺，然后球囊扩张，随后引流和坏死组织清除，而手术方法首先侧重于 VARD 或腹腔镜清创术，而不是在 VARD 不可能的情况下进行开放坏死组织清除术。随后，提出了一种渐进式的治疗方法，其主要目的是控制任何继发感染，并以微创治疗策略为目标，而不是开放的坏死组织清除术，逐步从经皮、内镜到 VARD 或腹腔镜引流和清创。van Santvoort 等在 PANTER 试验中对渐进法进行了比较，在该试验中证明了将死亡或主要并发症作为研究终点，渐进法研究终点发生率显著降低，其中这种研究终点在接受微创渐进法的患者中为 40%，而在初次即接受开放坏死组织清除术的患者中为 69%

（*RR*：0.57，95%*CI*：0.38 ～ 0.87；*P* = 0.006）[29]。有趣的是，在最初的研究中，腹腔镜坏死组织清除术不是治疗方法的一部分，在渐进式方法中，只有一小部分患者接受了内镜下坏死组织清除术，而大多数患者接受了经皮穿刺引流，然后进行了 VARD。

两项大型研究为多学科诊疗的混合管理策略奠定了基础，该方法包括接受过治疗性内镜训练的胃肠病医师、介入放射科医师和外科医师。没有一种方法适用于所有的情况，多种策略的结合可能会让复杂且病情严重的患者获得最好的结果。最近，有一些大型随机试验和荟萃分析来分析渐进法的细微差别及其疗效。Hollemans 等最近重新评估了 PANTER 试验中最初出现的患者的长期预后和管理情况。最初 88 例患者中有 73 例仍活着，在入院后平均 86 个月仍能接受研究，主要终点为死亡或主要并发症，以及长期进展的胰腺外分泌功能不全、内分泌功能不全、生活质量和疼痛评分[30]。从入院指标到长期随访，开放性坏死组织清除术组的病死率或主要并发症的发生率明显高于手术渐进式组（73% *vs.*44%；*P* = 0.05）。

van Brunschot 等在一项涉及荷兰 19 家医院的多中心随机优势试验中，比较了 EUS 引导内镜下经腔内坏死组织清除引流术与渐进式手术方法[31]。共纳入 98 例患者并进行随机分组，病死率无显著差异（内镜组 18%，手术组 13%），其他主要并发症无显著差异，但内镜组胰瘘发生率较低且住院时间较短。Bang 等开展了一项单中心随机试验，对 66 例确诊或疑似感染性胰腺坏死的患者进行干预，随机分为微创手术（腹腔镜或 VARD）和内镜渐进式方法（包括腔内引流伴或不伴坏死组织清除术），主要并发症的综合终点，包括新发多器官衰竭、新发全身功能障碍、肠瘘或胰瘘、出血、穿孔或死亡[32]。在接受内镜手术的患者中，11.8% 的患者出现了并发症，而接受手术干预的 40.6% 的患者出现了并发症（*RR* 0.29，95% *CI* 0.11 ～ 0.80；*P* = 0.007）。组间病死率无显著差异，但接受内镜入路的患者无一发生瘘，而接受手术的患者有 28.1% 发生瘘（*P* = 0.001），手术组的并发症平均数量也显著高于内镜组。内镜组的平均花费也明显低于手术组（75 830 美元 *vs.* 117 492 美元；*P* = 0.039）[32]。Khan 等[33]进行了一项 Meta 分析，评估内镜引流与微创手术坏死组织清除治疗包裹性坏死的安全性，其中纳入了两项随机对照试验和四项观察性研究，共 641 例患者，内镜引流组总病死率为 8.5%，而微创手术坏死组织清除组总病死率为 14.2%。合并优势比（*OR*）为 0.59，支持内镜引流（95% *CI* 0.35 ～ 0.98）。此外，治疗后新发主要器官衰竭的发生率在内镜组为 12%，而在手术组为 54%；内镜引流组的总 *OR* 为 0.12（95% *CI* 0.06 ～ 0.31）；内镜组不良事件发生率较低（合并 *OR* 0.25，95% *CI* 0.10 ～ 0.67）；内镜组住院时间较短，总平均差异为 –21.07 天（95% *CI*：–36.97 ～ –5.18 天）。

16.3.3 内镜下坏死组织清除的方法和支架的选择

自从几年前内镜下坏死组织清除术出现以来，LAMS 从根本上改变了内镜下对实性和囊性积聚物的治疗方法。这些支架允许持续进入积聚物且降低了迁移的风险，可以在内镜下轻松安全地放置，能够引流更多的组织，并允许内镜下直接进入积聚物进行清创。内镜医师可选择的内镜通路包括放置塑料支架或 LAMS。Adler 等在一项多中心（全美四家三级护理中心）的回顾性研究中，对 80 例用 LAMS 引流胰液的患者进行了回顾性研究，结果显示，总体技术成功率为 98.7%，住院组和门诊组之间的技术成功率无统计学差异。尽管与门诊组相比，住院组解决问题所需的操作次数明显较低（2.3 ∶ 3.1；

$P = 0.025$），且住院患者不良事件发生率明显低于门诊组（$P < 0.01$）[34]。虽然危重患者需要住院治疗，但这项研究表明，积聚物即使有临床症状但其他方面稳定的患者，可以作为门诊患者进行管理，密切定期随访。已有多项研究对使用 LAMS 或全覆盖金属支架与塑料支架治疗包裹性坏死进行了比较。Abu Dayyeh 等对梅奥诊所 94 例包裹性坏死患者进行了回顾性研究，其中 36 例患者植入双尾塑料支架，58 例患者植入大口径全覆盖自扩张金属支架[35]，两组之间的救治率没有显著差异，有趣的是，80% 的患者成功地接受内镜方法治疗，不需要经皮穿刺引流，近一半（49%）只需要经皮穿刺引流，而不需要后续的坏死组织清除术。与双猪尾塑料支架组相比，自膨式金属支架组在不需要内镜坏死组织清除术的情况下，包裹性坏死明显更有可能消退（60.4% *vs*. 30.8%；$P = 0.01$），在调整了年龄、坏死物的位置和大小等因素后，这种可能性仍然更大（*OR*：4.5，95% *CI*：1.5 ~ 15.5）。与金属支架组相比，塑料支架组需要内镜介入的出血的风险显著高于金属支架组（14% *vs*. 2%；$P = 0.02$）。LAMS 在引流方面的结果仍然有些复杂，Bang 等最近将 60 名患者随机分为接受 LAMS（$n = 31$）或塑料支架（$n = 29$）治疗，两组患者手术总次数没有显著差异 [LAMS 中位数（范围）：2（2 ~ 7）*vs*. 塑料支架中位数（范围）：3（2 ~ 7）][36]，使用 LAMS 持续时间显著缩短（15 min *vs*. 40 min，$P < 0.001$）；然而，LAMS 的支架相关不良事件发生率明显较高（32.3% *vs*. 6.9%，$P = 0.01$），LAMS 的成本更高（12 155 美元 *vs*. 6609 美元，$P < 0.001$）。重要的是，放置支架后 3 周的随访成像是最大限度减少其不良事件的关键因素，如果发现包裹性坏死已经消退就应取出支架，可以防止积聚物塌陷引起的并发症。通过近距离成像发现并移除接近积聚物塌陷壁的支架，可以防止支架对积聚物后壁的侵蚀导致出血。Mohan 等对包裹性坏死中的 LAMS 和塑料支架进行了系统性回顾和荟萃分析，其中对 737 例 LAMS 患者的 9 项研究与 527 例塑料支架患者的 6 项研究进行了比较[37]。在总成功率上两组无显著差别（LAMS：88.5%，95% *CI* 为 82.5 ~ 92.6；塑料支架：88.1%，95% *CI* 为 80.5 ~ 93.0；$P = 0.93$）。此外，所有不良事件的汇总率无显著差异（LAMS：11.2%，95% *CI* 为 6.8 ~ 17.9，塑料支架：15.9%，95% *CI* 为 8.4 ~ 27.8；$P = 0.38$）。研究者得出结论，尽管在所有纳入的研究和终点中都存在显著的异质性，但两种支架类型的临床结果和不良事件相同。同时，在一项多中心、国际性的回顾性研究中，对 14 个中心的 189 名患者分别使用 LAMS 和塑料支架治疗包裹性坏死进行了比较，结果显示使用 LAMS 组临床成功率明显较高（80.4% *vs*. 57.5%；$P = 0.001$），两组需要经皮引流的比率相似，塑料支架组需要手术的比率更高。值得注意的是，与 LAMS 相比，塑料支架组在初次临床成功后的包裹性坏死复发率明显更高（22.9% *vs*. 5.6%；$P = 0.04$），这就得出一个结论：LAMS 与较高的临床成功率、较短的手术时间、较低的手术需求和较低的总复发率相关[38]。有趣的是，在一项比较 LAMS 和塑料支架治疗包裹性坏死的成本 - 效果分析中，发现 LAMS 比塑料支架更有效（92% *vs*. 84%），尽管 LAMS 明显更贵（20 029 美元 *vs*. 15 941 美元）。该成本 - 效益模型更青睐于 LAMS，与塑料支架相比，使用 LAMS 进行一次额外的成功引流，增加的成本 - 效益比为 49 214 美元，这在敏感度分析中得到了证实[39]。

最后，一旦内镜进入积聚物内，有多种工具可供内镜医师使用以进行清创术和坏死组织清除术。一些最常用的工具包括鼠牙钳、圈套器和罗思网来移除碎片，胆道提取篮也经常用于这一目的。目前可用的工具已经过调整以适应新的适应证，因此该领域仍然存在重大的创新机会。

16.4 结论

急性胰腺炎并发包裹性坏死的患者可能无症状，也可能有显著的症状。过去，这些患者在出现症状和危重症时，特别是在考虑到感染坏死的情况下接受了开放的坏死组织清除术。然而，长期来看，开放手术与显著的并发症发生率和病死率及总体不良预后相关。经过 20 年探索，治疗理念发生了变化，现有大量的数据支持使用渐进式方法，侧重于内镜和经皮穿刺引流，避免早期的手术清创，只有在上述治疗失败后使用微创手术方法。随着对这些积聚物进行内镜探查能力的提高，内镜医师也有了更多的方式检查和清除这些病变，大量数据支持使用微创方法。最近，LAMS 的出现再次显著地改变了治疗策略，它能够进入积聚物中更广泛的区域，并降低毒素扩散的风险。虽然 LAMS 比塑料支架更昂贵，但这些成本通常被各种其他因素所抵消，故临床医师倾向于使用 LAMS 作为内镜下的首选通路选项。最后，无论采用何种干预策略，多学科团队管理都能让包裹性坏死患者有更多获益。

（曹利军译，鹿中华审校）

参考文献

第 17 章　急性胰腺假性囊肿的治疗：何时选择观察、何时引流，以及如何引流？

Muhammad F. Dawwas，Kofi W. Oppong

17.1　引言

胰腺液体积聚可能由各种形式的胰腺疾病导致，包括急性胰腺炎、慢性胰腺炎、腹部手术或钝性创伤造成的胰管损伤，甚至胰腺恶性肿瘤。修订后的亚特兰大分类标准（表 17.1）根据胰腺损伤发生后的时间长度、是否存在成熟囊壁及固体坏死成分的量级将胰周液体积聚分为 4 个亚组[1]。胰腺假性囊肿是一种有囊壁包裹的液体聚集物，没有或只有很少的固体成分，通常在慢性胰腺炎发生时，也可能在急性胰腺炎或其他胰管损伤发生至少 4 周后形成。病理学上，胰腺假性囊肿由纤维或炎性组织囊壁包裹，但囊壁缺乏上皮细胞。内容物成分取决于是否与胰管交通。如果有交通，囊肿将含有富含淀粉酶、脂肪酶和酶原的胰液；如果没有交通，液体则是浆液，不含蛋白酶。胰腺假性囊肿在慢性胰腺炎中比在急性胰腺炎中更常见，在慢性胰腺炎中的发病率为 20% ~ 40%，而在急性胰腺炎中的发病率为 5% ~ 16%。本章重点介绍胰腺假性囊肿的治疗；第 16 章讨论了其他类型胰腺液体积聚的处理。

表 17.1　急性胰腺炎形态学特征修订后的定义

间质水肿性胰腺炎
胰腺实质和胰周组织的急性炎症，但无可识别的组织坏死： ● 静脉注射造影剂可见胰腺实质强化； ● 无胰周坏死
坏死性胰腺炎
与胰腺实质坏死和（或）胰周坏死相关的炎症： ● 静脉注射造影剂显示胰腺实质缺乏强化； ● 存在胰周坏死
急性胰周液体积聚
与间质水肿性胰腺炎相关的胰周积液，无胰周坏死。该术语仅指间质水肿性胰腺炎发病后 4 周内出现胰周积液的区域，并且无假性囊肿的特征： ● 在间质水肿性胰腺炎的情况下产生； ● 液体密度均匀； ● 受正常的胰周筋膜层面限制； ● 液体积聚无明显外壁包裹； ● 邻近胰腺（无胰腺内延伸）

续表

胰腺假性囊肿
通常在胰腺外具有界限清楚的炎性壁包裹的液体积聚，包含很少或无坏死物。这种情况通常发生在间质水肿性胰腺炎发病 4 周以上，直至成熟： ● 界限清楚，通常为圆形或椭圆形； ● 液体密度均匀； ● 无非液体成分； ● 有界限清楚的外壁，即完全包裹； ● 成熟通常需要急性胰腺炎发作后 4 周以上；发生在间质水肿性胰腺炎之后
急性坏死物积聚
含有坏死性胰腺炎相关的液体和坏死物积聚；坏死可涉及胰腺实质和（或）胰周组织： ● 仅发生于急性坏死性胰腺炎； ● 不同位置、不同程度的不均质非液体密度（有些在病程早期看起来是均匀的）； ● 没有界限清楚的壁包裹； ● 位置：胰腺内和（或）胰腺外
包裹性坏死
胰腺和（或）胰周坏死的成熟包裹积聚，具有界限清楚的炎性外壁。常发生于坏死性胰腺炎发病后 4 周以上： ● 不均质的液体和非液体密度，可有分隔（部分可呈均质状）； ● 界限清楚的外壁，即完全包裹； ● 位置：胰腺内和（或）胰腺外； ● 成熟常需要在急性坏死性胰腺炎发病后 4 周

17.2 评估

对患者病史、体格检查结果、实验室特征和影像学异常的严格评估是正确处理胰腺假性囊肿和排除假性囊肿的基本前提。在评估这一复杂的患者群体时，非常需要综合内镜介入医师、介入放射科医师和胰胆管外科医师等多学科团队协作。由于传统的介入治疗方法并非无风险，而且很大比例的假性囊肿可以自行萎缩，甚至消退，因此只有较大（直径> 6 cm）的假性囊肿引发明显症状或并发症时才需要引流，如顽固性腹痛、恶心、呕吐、营养不良、胃流出道梗阻、败血症、胃肠道出血、胆道梗阻、胰周主要血管受压和（或）腹腔间室综合征[2-7]（图 17.1）。相比之下，对于无症状或症状轻微的胰腺假性囊肿，干预无法使患者在临床获益，因而有理由否决或延迟干预，而代之以连续横断面成像进行随访，况且干预的风险可能超过假性囊肿引发并发症的风险。在这种情况下，患者的其他共存疾病就显得尤其重要。在诊断不确定的情况下，不管较小的假性囊肿是否有症状，医师都可以在 EUS 引导下将假性囊肿穿刺吸除，并评估之后的临床变化。一般来说，假性囊肿越大，压迫性症状的发生率越高，而且根据我们的经验，不仅自发消退的概率越低，介入干预相关并发症的可能性也越低。相反，直径小于 6 cm 的液体积聚经腔内支架辅助引流可能会增加穿孔和假性囊肿壁破裂的风险，因此不建议进行手术干预。继发于急性胰腺炎的假性囊肿，自行消退更为常见。与自行消退可能性降低相关的因素包括与主胰管相通、存在多个囊肿、随访期间体积增加，以及存在胰管狭窄。此外，在慢性胰腺炎中出现的假性囊肿，如果有钙化的影像学证据，则不太可能自行消退。

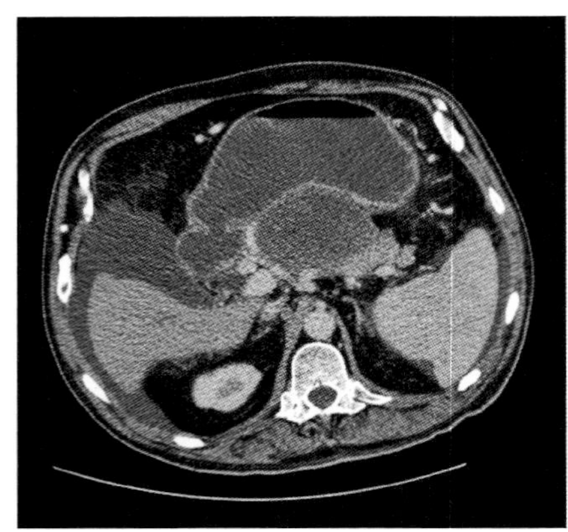

图 17.1　直径达 12 cm 的液体积聚导致一定程度的胃流出道梗阻，合并门静脉闭塞和胃壁静脉曲张
（资料来源：Muhammad F. Dawwas 和 Kofi W. Oppong 提供）

胰腺假性囊肿的影像学检查，如增强 CECT、MRI 或 EUS，在评估胰腺假性囊肿中有几个重要的检查作用[2-7]。首先，它提供了关于假性囊肿的尺寸、壁成熟度、固体含量、位置及与胃壁和十二指肠壁的接近程度的解剖学信息。这些信息对于引流治疗的适当性和时机、引流路径的选择和引流装置的选择等决策至关重要。其次，它有助于确认诊断并排除其他具有类似影像学表现的囊性病变，如胰腺囊性肿瘤和双腔囊肿，对于这些囊性病变而言，引流不仅非必要，而且可能会使原本可切除的肿瘤变得无法切除。再次，它可以检查出由脾动脉或其他胰周血管引起的假性动脉瘤，以避免引流可能导致的致命出血风险。最后，它可能有助于评估胰管的结构完整性及其与假性囊肿的交通性，为后续治疗提供重要信息。

与 CT 相比，MRI 和内镜超声检查在检测坏死内容物和分隔方面具有更高的诊断准确性，从而有助于区分假性囊肿与包裹坏死性积聚和胰腺囊性肿瘤。对于有经验者，促胰泌素刺激的磁共振胰胆管成像或者 EUS 和 ERCP 可用于评估主胰管的完整性并指导内镜治疗，这样，没有导管破损迹象的患者可仅进行腔内引流，而不必行经乳头支架置入治疗；那些胰管不完全中断的患者可能会从经腔内或经乳头引流获益（或两者兼而有之）；而胰管完全断裂（也称为胰管离断综合征，见后文）的患者需要长期在腔内放置一个或多个塑料支架[3-4]。在疑似胰周假性动脉瘤时，CT 和磁共振血管造影提供了更优异的诊断效能，有助于在进行其他风险较高的引流干预之前，先进行血管造影栓塞。EUS 或放射影像导下的经皮 FNA 可以预先确定假性囊肿是否被感染，并且还可以避免将黏液瘤误作假性囊肿。然而，鉴于假阴性和假阳性率均较高，以及有污染其他无菌性假性囊肿的风险[2-7]，一般不建议使用该方法。

17.3　引流

从概念上讲，胰腺假性囊肿的引流可以通过外科手术、经皮或内镜完成。传统上，有手术适应证的患者一般选择开放式手术引流，这就需要行囊肿 - 胃吻合术、囊肿 - 十二指肠吻合术或囊肿 - 空肠 Roux-en-Y 吻合术，术式的选择取决于假性囊肿的位置及其与胃和十二指肠的解剖关系。近年来，腹腔镜手术越来越多，也可以与胰腺切除术相结合，以解决并发的胰腺导管疾病。一项比较内镜和外科囊肿 - 胃吻合术治疗胰腺假性囊肿的随机对照试验显示，两组疗效和复发率相当，但内镜引流组的住院时间更短，生活质量改善，而且费用更低[8]。

经皮穿刺引流可在具有介入放射学专业能力的中心进行，通常选择经腹膜后路径，经超声或 CT 引导将塑料导管置入假性囊肿。虽然创伤小于外科手术引流，但依赖这种方法处理胰头和胰颈部附近的假性囊肿，可能需要经腹腔（甚至经肝）引流，这就需要提供多学科技术保障。此外，该手术有发生胰瘘的风险，而导管移位和感染等局部并发症也不少见。

近年来，经内镜行腔内引流已成为绝大多数胰腺假性囊肿的主要治疗手段。经乳头引流是内镜治疗的另一种形式，本章后面将对此进行讨论，并描述结合两种内镜引流模式的混合方法。

腔内支架辅助引流需要在假性囊肿和胃或十二指肠肠腔之间造瘘，然后利用电灼辅助（或不利用）和（或）导丝引导球囊扩张瘘管，放置一个或多个支架穿过瘘管。在该手术操作的早期阶段，一般是用十二指肠镜或有治疗功能的胃镜，选择胃或十二指肠的隆起部位，使用电灼辅助行腔内造瘘和支架置入来完成引流。最近，EUS 引导下的腔内引流已成为胰腺假性囊肿引流的标准治疗方法，该方法有助于通过安全、无伤血管的开窗引流非隆起性假性囊肿。两项随机对照试验报道，与传统的“盲法”相比，EUS 引导下胰腺假性囊肿引流的成功率显著提高[9-10]。EUS 引导下引流的先决条件包括 EUS 尖端经胃或十二指肠壁到成熟假性囊肿壁的距离小于 1 cm，且路径中无血管，通常选择塑料支架。在放置塑料支架之前建立腔内瘘管的两种主要技术都已有报道，两者都使用连续的 EUS 引导。在第一种技术中，首先用 19 号针穿刺假性囊肿。然后将 0.035 英寸或 0.025 英寸（0.889 mm 或 0.635 mm）的导丝穿过针芯并置入假性囊肿，尽管该过程可完全在 EUS 控制下进行，但通常也以透视引导。再根据假性囊壁的厚度，使用最大可至 10 mm 的球囊扩张器扩张管道。在球囊扩张之前可能需要用胆管扩张器（4-5-7 Fr）进行逐级扩张。第二种技术是使用 10 Fr 囊肿切开刀而不是 19 号针。囊肿切开装置（印第安纳州布卢明顿库克医疗中心）包括针尖、远端 5 Fr 内导管和远端配备有透热环的 10 Fr 外导管。使用针状切开刀穿刺假性囊肿，并将 5 Fr 内导管推进腔内，然后使用环形透热疗法将 10 Fr 导管沿 5 Fr 内导管推进以进入假性囊肿，再取出内部 5 Fr 导管，置入两根 0.035 英寸的导丝，并沿其中一根导丝进行球囊扩张。放置两根导丝有助于在球囊扩张后快速放置第二根支架（如果需要），球囊扩张后，由于管道的扩张，囊内液体快速流出，内镜视野通常会受影响。无论使用哪种方法，最终都会在造瘘处置入一个或多个塑料猪尾巴支架。虽然许多专家赞成放置两个塑料双猪尾支架，但没有随机研究显示多支架优于单支架。在一项回顾性研究中，多支架比较单支架，或者支架的型号大小（7 Fr *vs*.10 Fr）都未能使患者有更多获益。体积较大和感染性的液体积聚可能受益于放置鼻囊引流管和定期灌洗。鉴于误吸的重大风险，特别是对于更可能快速减压的较大液体积聚，建议引流手术前进行气管插管。另外，CO_2 充气优于空气，以最大限度降低空气栓塞的风险。多支架的用途是促进支架周围和支架之间的液体流动。若需移除支架，一般应在至少 6 周后。有证据表明复发率与留置时间呈负相关。如果在促胰泌素刺激的 MRCP 或 ERCP 上发现断裂的胰管，则可以无限期留置支架，也可以使用完全覆盖瘘管的自膨胀金属支架。起初，这些胆道金属支架是重复使用的，但最近，通过专门为 EUS 引导部署而设计的电灼头输送平台输送 LAMS 的交付极大地简化了内镜下胰腺液体积聚的引流过程。LAMS 的放置显著缩短了手术时间，降低了对助手熟练程度的要求，并且不再需要使用射线。此外，至少在理论上，大直径、双蘑菇头、宽翼缘支架设计不仅增强了装置的引流功能，而且增强了手术的整体安全性，能最大限度地降低假性囊肿与胃十二指肠壁粘连不确定的情况下穿孔和囊肿裂开的风险。然而，与塑料支架相比，LAMS 有几个缺点，包括成本高得多、迟发性出血的风险更大（特别是当留置超过 3 周时），以及之后在胰管离断综合征的患者亚组中需更换长期塑料支架，否则这些患者将有假性囊肿复发的风险。目前还没有比较

LAMS 和塑料支架治疗假性囊肿的随机对照试验。现有数据在总体临床成功率和不良事件发生率方面存在矛盾[11-13]。然而，塑料支架似乎更具成本效益，而 LAMS 与更高的出血风险相关[12]（图 17.2）。

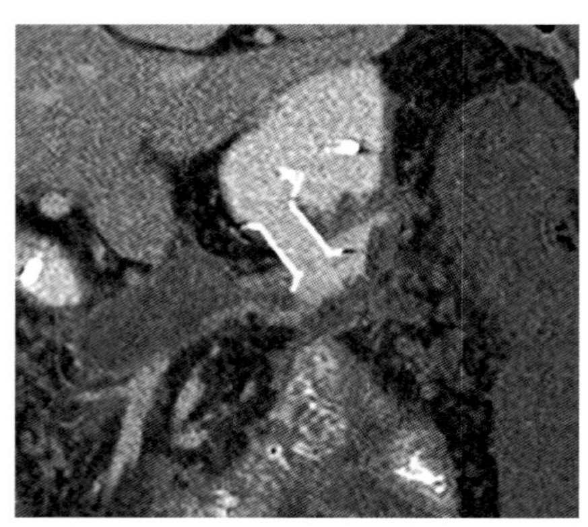

图 17.2　CT 扫描显示 LAMS 在原位
（资料来源：Muhammad F. Dawwas 和 Kofi W. Oppong 提供）

通过在胰管置入支架对假性囊肿行经乳头引流，在与主胰管有明显交通的中小型假性囊肿患者亚组中可能是可行的。在这种情况下，可通过主乳头或副乳头以标准方式行胰管插管，在进行胰管括约肌切开术后，用一个或最好是两个塑料支架桥接中断的胰管段。如果不可行，则将支架头端放置在泄漏内侧或假性囊肿内也可能是有效的。然而，在实践中，出于多种原因，不建议将经乳头引流作为大多数胰腺假性囊肿的唯一引流方式。首先，鉴于至少有 50% 的胰腺假性囊肿没有主胰管破裂的证据，预计在这种情况下经乳头支架置入无助于有效引流。其次，在胃十二指肠肠腔存在外源性压迫和十二指肠黏膜炎症严重的情况下进行 ERCP，在技术上可能面临挑战，正如试图在有结石阻塞或高度狭窄的导管内侧置入支架一样。再次，由于无法获得高质量的促胰泌素刺激的 MRCP 影像，因此无法对主胰管完整性进行术前评估。最后，与腔内支架和瘘管的直径相比，胰腺支架和胰管的直径较小，可能导致引流不畅，增加了对其他无菌假性囊肿的污染进而感染的风险。

尽管支持这种做法的证据基础不那么令人信服，但许多专家都赞成腔内和经乳头联合引流。实施 ERCP 的时机也存在争议。如前所述，一方面，经腔内假性囊肿引流之前进行 ERCP 可能伴随着多种技术挑战；另一方面，延迟 ERCP 可能会导致错过用支架桥接破裂胰管的宝贵机会窗口，若不经干预，可能发展成无法通过的高度狭窄，甚至胰管断裂。

17.4　胰管离断综合征

胰管离断综合征是一种以胰腺炎反复发作和胰管完全横断导致胰腺分泌物从断开的胰尾持续向胰管外渗漏为特征的临床疾病，通常发生在急性胰腺炎的严重阶段[14]。该综合征使近 2/3 的胰腺坏死积聚和 1/3 的其他胰腺液体积聚复杂化。通过促胰泌素刺激的 MRCP、ERCP、EUS 和 CECT 可以不同程度地准确诊断。成功的治疗需要有效引流断裂的胰腺段。如果对假性囊肿行腔内支架辅助引流，最常见的方法是通过无限期地保留腔内支架的位置维持囊肿造口通畅。这是建议使用塑料支架而非金属支架进行胰腺假性囊肿腔内引流的最有说服力的证据之一。经乳头支架置入断裂的胰管段在技术上具有挑战性，但并非不可能，无疑是值得尝试的。还有报道在 EUS 引导下将塑料支架经腔内置入断裂的胰管段中。最终，如果所有内镜下支架置入均未成功，则手术切除断裂的胰管段，甚至实施全胰切除加胰岛细胞自体移植可能是唯一的治疗方法。

17.5　并发症

内镜引流相关的并发症发生率为 5% ~ 25%。腔内引流可能并发出血、感染和穿孔。囊肿感染的发生与所用支架的大小无关，甚至可能在支架置入时，囊肿腔体近乎完全排空时发生，因此，尽管没有随机对照试验证据支持，也提倡在围手术期和术后几天使用抗生素[3-7]。如果支架置入后感染发生或持续一段时间，需要重复成像以评估支架功能障碍，这可能需要进一步的内镜干预。

支架置入时发生明显出血的情况并不常见，因为使用 EUS 引导可防止重要血管损伤。支架置入时的出血通常是短暂的、来自静脉且来自腔内。罕见支架置入时大量出血，这可能是由于先前存在假性动脉瘤，腹腔内静脉曲张或脾、门静脉损伤，这种大量出血通常不适合内镜治疗，并且当出血发生时，需要液体复苏和介入放射科医师或有经验的外科医师的紧急协同处理。迟发性出血似乎更常见于 LAMS[12]。LAMS 可诱导新生血管形成和相邻腹膜后组织过度生长，导致移除时出血，因此 LAMS 需要比塑料支架更早取出。另外，囊腔的塌陷可使血管与金属边缘接触，导致磨损和迟发性出血。

在 EUS 专家引导下由支架错位导致的穿孔并不常见。然而，大量聚积物的快速减压（特别是如果囊壁未完全成熟和黏附时）可能导致囊壁从胃或十二指肠撕裂，从而导致临床显著的渗漏，这种事件在使用 LAMS 时发生的可能性较小。ERCP 和经乳头引流与胰腺炎的额外风险有关。

17.6 结论

内镜已被公认为多学科团队管理胰腺液体积聚的一个重要工具。尽管针对疾病过程的复杂性，内镜技术和设备有所改进，但内镜引流仍然与显著的发病率和可能的病死率相关，并且必须严格选择和评估患者。

（郭丰译，曹利军审校）

参考文献

第 18 章　主胰管离断综合征的临床诊疗

Mario Peláez-Luna, Andrea Soriano-Ríos, Luis Uscanga-Dominguez

18.1　引言

胰管的损伤可继发于急性胰腺炎、慢性胰腺炎、胰腺切除术、恶性肿瘤或外伤，可导致胰腺假性囊肿、胰周积液、胸腔积液或胰瘘[1]。胰管损伤既可以是主胰管（main pancreatic duct，MPD）损伤，也可以是胰管侧支损伤，既可以是部分损伤，也可以是完全损伤。不同类型的胰管损伤有着不同的临床特点，从而导致不同的治疗策略和预后[2]。在本章中，我们重点讨论胰管离断综合征，该综合征由 Richard Kozarek 于 1998 年首次提出[3]，定义为：主胰管完全离断导致胰管和胃肠道连续性中断，使得胰尾侧胰腺组织分泌的胰液不能正常排入消化道。临床上常表现为持续腹痛、反复发作的胰腺炎、持续或反复胰周积液、难治性胰瘘。胰管离断综合征的特点包括：①在内镜下胰腺造影时无法进入胰管的末端；②影像学证据显示离断处的上游有存活的胰腺组织，伴有持续不愈的胰瘘或积液[4-5]。

18.2　流行病学

有关胰管离断综合征的资料很少，大部分来自于急性胰腺炎的系列报告。在这种情况下，胰管离断综合征几乎只出现在 ANP 发作后。高达 44% 的严重急性胰腺炎患者会出现胰管离断综合征。但如果把积液或胰瘘作为胰管离断综合征的必备诊断依据，那么其发病率为 16% ~ 23%[2，6-7]。相反，如果仅考虑 包裹性坏死，那么发病率显著增加（35% ~ 70%）[8-9]。

18.3　胰管离断综合征的危险因素和预测指标

由急性胰腺炎导致的胰管离断综合征主要发生于 ANP 或胰腺包裹性坏死病例中。对于存在全身性疾病的重症患者，或美国麻醉医师协会（American Society of Anesthesiologists，ASA）评分属于Ⅲ级的患者，在胰腺炎急性期或恢复期容易出现各种形式的胰管离断，发生率为 73% ~ 90%。此外，肥胖和胰腺坏死组织切除术也是胰管离断综合征的危险因素[10]。如果出现以下 3 种情况，胰管离断综合征发生的可能性将显著增加：①积液 / 胸腔积液 / 腹水中淀粉酶水平高达 6800 ~ 80 000 U/L[11]；②持续或反复的胰周液体积聚；③存在胰瘘。

Jang 等[11]研究了急性胰腺炎急性发作直至发作后数月的病例，发现坏死范围＞50% 的病例中，主胰管损伤（部分或完全）的发生率高达 72%；即使在坏死＜50% 的病例中，也有 46% ~ 87% 的患者出现主胰管损伤。Jang 等研究发现主胰管完全损伤的患者中，100% 的患者胰腺坏死范围＞50%，86% 的患者存在胰腺全层坏死；主胰管部分损伤的患者中，仅有 50% 的患者胰腺坏死范围＞50%，28% 的患者存在胰腺全层坏死。“胰腺坏死范围＞50%”和“胰腺全层坏死”与胰管离断综合征的发生显著相关。

18.4 临床意义

诊断胰管离断综合征需要足够的临床意识和猜疑。常见的干预措施对胰管离断综合征无效，因此胰管离断综合征的有效治疗依赖于正确的早期诊断，误诊、漏诊将引起错误的临床决策，从而导致预后不良。主胰管完全离断时内镜下经十二指肠大乳头支架置入的成功率仅有20%，相比而言，主胰管部分离断时经乳头支架置入成功率达到92%[11]。一些专家强调经乳头支架置入术对胰管离断综合征不能取得可靠疗效[12]。另有报道指出，胰管离断综合征患者经过初次治疗后，难治性胰瘘或胰腺炎的发病率达到50% ~ 71%，并且有30% ~ 43%的患者需要外科手术治疗[4，7，11]。

18.5 临床表现

当主胰管发生离断时，残余的胰腺（体/尾）继续分泌胰液。因此，胰管离断综合征被认为是一种Ⅲ型胰腺损伤，可以是包裹性Ⅲ A型，也可以是胰液流至腹膜后或其他地方的Ⅲ B型。胰管离断综合征可导致持续性或反复发作的胰腺坏死、胰周坏死、假性囊肿、腹水、胸腔积液或胰瘘。胰腺导管损伤的分布似乎可以用特定的胰腺循环特征来解释，胰腺颈部是ANP期间缺血再灌注损伤的分水岭区域，这就解释了为什么大多数与胰管离断综合征相关的积液或坏死位于胰颈/胰体（高达58%），其次是胰体（26%）、胰尾（10%）和胰头（6%）[4]。

Fischer等[10]将胰管离断综合征分为4型：①并发型（ANP发生时并发胰管离断）；②迟发型（急性胰腺炎发作数周后发生胰管离断）；③假性囊肿型；④慢性胰腺炎相关型。胰管离断综合征的诊断分型最重要的是依靠敏锐的临床意识和胰腺炎发作期间及发作后的高质量影像资料。有研究报道[10]，胆源性胰腺炎和有手术指征的胰腺炎有更高的迟发型胰管离断综合征发病率。关于治疗和并发症，急性胰腺炎发病的前60天内并发胰管离断综合征时需要行坏死组织清除术，B/C级胰瘘发生率高；迟发型胰管离断综合征需要进行胰腺体尾部切除术，胰瘘发生率较低（7%）。然而，该研究样本存在偏差，因为大多数患者是从其他中心转来的，而这些中心的首次微创治疗（如内镜）都失败了。

18.6 诊断

胰管离断综合征的诊断依赖于以下几个特征：①胰腺坏死（＞2 cm）；②胰管离断的上游有存活的胰腺组织；③在内镜下胰腺造影时造影剂外渗到主胰管以外；④持续/反复发作的胰周积液或胰瘘（图18.1）。CECT或MRI是胰管离断综合征的首选检查，可以很容易地显示胰管离断综合征的3个影像学标志：①胰腺内/胰周大量积液；②胰腺坏死（表现为CECT时胰腺组织不强化）；③在离断处的上游（远端胰体或胰尾）有存活的胰腺组织（表现为CECT时胰腺实质发生强化）。此外，CECT和MRI还能提供主胰管的基本信息，如断裂的部位、大小及其与积液、坏死、邻近器官（如胃、十二指肠）的关系[13-14]。

胰管离断综合征通常出现在ANP或包裹性坏死的后期，这主要是由于临床上缺乏对该疾病的认识，其次是影像资料质量不佳。胰管离断综合征的中位诊断时间从3天到36个月不等[4-5]。如果患者出现不断进展的胰腺坏死，那么应高度怀疑胰管离断综合征的存在。胰管离断综合征的影像学特征在急性胰腺炎晚期才会变得明显，因此临床上早期诊断胰管离断综合征比较困难[1]。

目前，CECT在评估胰管解剖方面有很多局限性，但最近有些研究将64排CECT与磁共振胰胆管成像和内镜逆行胰胆管造影进行了比较，这些技术对导管检查结果（如狭窄、结石、导管相关的囊肿）均表现出良好的诊断率，并能预测持续性胰瘘的发生（图 18.1）。尽管新的 128 排螺旋 CT 可能提高胰管离断综合征的诊断率和准确性[15]，但 MRCP，特别是促胰泌素动态增强 MRCP，被认为是评估导管完整性、积液和胰瘘的首选。MRCP 能更好地进行导管成像，有时还能准确地指出渗漏或积液的液体入口[16]，为选择最佳治疗方法提供相关信息。有研究指出，与 ERCP 相比，促胰泌素动态增强 MRCP 检出主胰管损伤的敏感度为 80% ~ 88%[11]。然而，CECT 和促胰泌素动态增强 MRCP 都有局限性：检查的同时无法进行治疗干预，另外即使使用促胰泌素动态增强 MRCP，也难以准确评估胰管离断的确切部位。

ERCP 通过造影剂直接显影，可以很容易地描绘出胰管的解剖结构，通过显示主胰管的突然破坏、造影剂外渗和无法填充上游导管，可以准确诊断胰管离断综合征（图 18.1）。目前，ERCP 是诊断胰管离断综合征的金标准，但 ERCP 属于有创操作，存在并发症风险（如急性胰腺炎、无菌积液继发感染），因此不适合作为首选检查，仅限于治疗目的。EUS 已成为研究胰腺的首选工具。与其他成像方式相比，EUS 能提供高分辨率的图像，尤其在胰腺炎的早期阶段可以显著提升检出率。据报道，EUS 有时能准确定位胰管离断综合征。胰管离断综合征 EUS 的常见表现：①在主胰管的路径上存在明确的积液；②有存活的胰腺实质；③上游主胰管扩张；④主胰管终止于积液。胰管离断综合征的 EUS 表现与 CECT、ERCP 和手术病理的结果高度吻合。综上所述，EUS 有利于胰管离断综合征的早期发现，有助于及时制定治疗决策[17]。CECT、MRCP 和 EUS 是互补的检查方法。

18.7 治疗

胰管离断综合征治疗最重要的是早期诊断，及时的诊断和治疗会显著改善预后和降低费用。有研究发现，与并发型或早期胰管离断综合征相比，晚期胰管离断综合征的预后更好、住院时间更短、胰瘘发生率更低[10]。并发型胰管离断综合征与晚期胰管离断综合征的预后可能与是否存在广泛坏死、是否存在明显的离断和是否行坏死组织清除术有关。目前，手术已不是胰管离断综

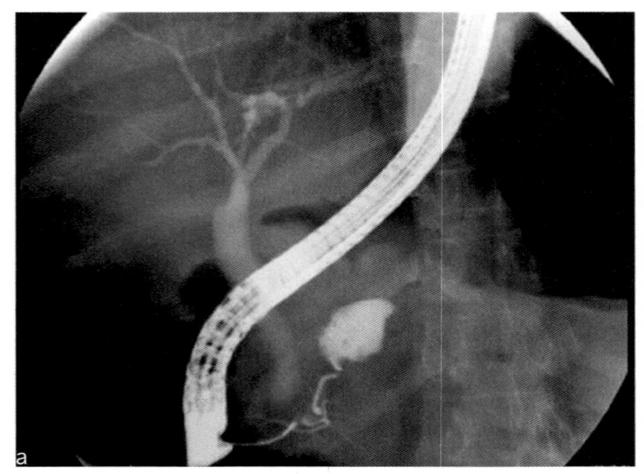

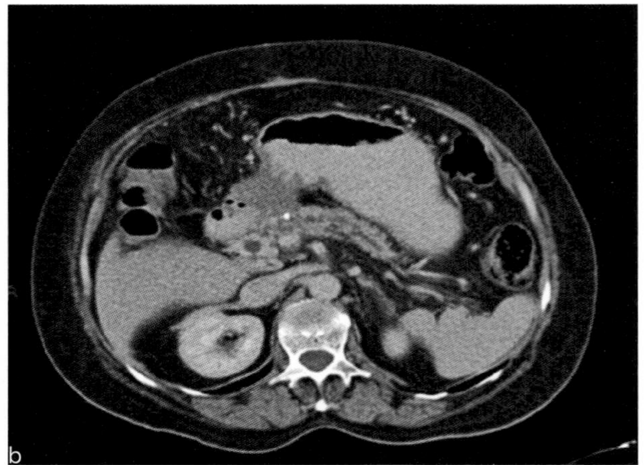

注意主胰管完全破裂，并与积液处相通。在这个病例中，术者进行了 EUS 引导下的内引流术，并留置了支架。

图 18.1　一例急性胆源性胰腺炎患者的 ERCP（图 a）和 CT（图 b）

（资料来源：感谢 Mario Pelaez-Luna、Andrea Soriano-Rios 和 Luis Uscanga-Dominguez 提供素材）

合征唯一的治疗选择。随着微创技术的发展，内镜治疗和介入治疗逐渐成为主流，微创可以取得更好的疗效。

目前，外科手术是胰管离断综合征最后才使用的手段。如果胰管离断综合征未得到及时诊断，患者往往表现为持续的疼痛、不断增加或反复出现的积液。一旦确诊积液是胰管离断综合征引起的，通常只需要一次干预，对这种不断增多或反复出现的积液疗效显著。一旦胰管离断综合征诊断成立，医疗团队决定进行临床干预时，就要面临多种问题，不仅要解决管道中断和相关的并发症，而且要避免外科手术，正确处理胰瘘（倾向于内引流），并保护胰腺功能。那么，如何选择引流策略变得非常重要（经皮、内镜或手术）。胰管离断综合征的治疗应遵循渐进式处理流程。现有的随访结果表明，与开放性坏死组织清除术相比，渐进式处理流程的效果更好[18-19]。在 ANP 的情况下，胰管离断综合征患者应接受肠内营养、合理使用抗生素、适当镇痛，并等待积聚物完全变成液体或转变为包裹性坏死。

荷兰胰腺炎研究小组在一项多中心随机试验中对感染性坏死性胰腺炎的标准手术阶梯式处理流程与内镜下阶梯式处理流程进行了比较[20]。其中比较了 EUS 引导下的经皮引流和内镜下坏死组织清除术，两种方法在主要并发症和死亡发生率方面类似，但内镜下阶梯式处理流程表现出较低的胰瘘发生率和更短的住院时间。这一证据可能足以让我们考虑在胰管离断综合征中采用内镜下阶梯式处理流程。

（1）我们不鼓励采用外科阶梯式处理流程或使用经皮穿刺引流作为唯一的治疗。经皮穿刺引流会使积液塌陷或明显缩小，从而不利于内镜引流。此外，在仅用经皮穿刺引流的包裹性坏死患者中，有高达 30% 的患者继发主胰管离断而形成外瘘，导致引流管无法拔除[21]。如果在 EUS 期间积液或坏死腔太小而无法显影，可以通过已经存在的经皮导管注入放射性对比剂或水填充积液腔，使其更加明显并便于内镜引流。若没有经皮引流管，可以尝试采用由外向内经皮穿刺入路[22]。经皮引流应作为内镜（首选）或外科手术的补充，这种双重治疗取得了良好的疗效，减少了胰瘘及其他与外科操作有关的不良事件[23-24]。

（2）支架的类型、数量、耐久度或可更换性一直是争论不休的话题。内引流可以将积液或坏死部位连通到肠道，这模拟了正常的胰腺分泌物进入肠腔，避免了外瘘引发的脱水和内环境紊乱。经胃壁或肠壁内镜引流的疗效存在不少争议。在早期的系列报道中[4, 7]，因为有不少患者出现积液复发和胰瘘或其他并发症，所以有相当比例的患者在内镜治疗后需要外科手术，但这些早期研究的结论存在很大的局限性，主要表现为随访时间短、缺乏统一的治疗规范 / 策略及患者自身特征，以及支架置入的数量、类型和时间各有不同。在这些研究之后，又有许多关于安全性、技术性及临床成功案例的报道，这些报道涉及长期或永久置入经壁引流治疗胰管离断综合征或包裹性坏死[25-26]。

（3）支架的数量和大小仍存在争议。有研究表明，如果支架保留 6 个月以上，单根与多根跨膜支架在预防包裹性坏死或胰管离断综合征的复发方面具有类似效果。保持长时间内瘘管的通畅，可以让离断的组织将其分泌物充分排入消化道内，从而防止复发。虽然目前支架保留时间值得商榷，但如果要保留单个支架，放置一个 10 Fr 的塑料支架似乎更安全。长期支架治疗的技术成功率为 100%，临床成功率为 80% ~ 100%（症状缓解或消失，外瘘或积液持续减少）。导致复发和治疗失败的主要因素是支架移位[27-30]。

（4）尽管经乳头引流似乎是可行和安全的，但不应作为胰管离断综合征的治疗方法。对现有结果的详细分析表明，经乳突引流临床成功率低、复发率高，大多数成功的病例对应于部分导管断裂和那些接受联合引流手术的病例[31-32]。

（5）新型 LAMS 的出现被寄予厚望。LAMS 在国内通常称为“哑铃样金属支架”或“双蘑菇头金属支架”。现有的研究证明了它们的安全性和可行性，在治疗胰腺积液和包裹性坏死方面表现出良好的技术成功率和临床成功率[33-34]。但放置 LAMS 后，后期出血率较高（30%）[35-36]，这限制了它们的长期留置，应该在积液解决后取出 LAMS，尽管如此，LAMS 仍然是内镜下经壁引流的一个很好的选择，因为与塑料支架放置相比，它的运用更容易、更快。此外，由于 LAMS 建立的通道更宽，如果需要，可以更容易再次进入腔内干预或放置多个塑料支架。

所有这些微创手术都大大改善了胰管离断综合征的预后，只有极少数病例（5% ~ 10%）需要外科手术，外科手术在今天被视为最后的手段。

18.8 结论

胰管离断综合征是 ANP、慢性胰腺炎、胰腺创伤、胰腺手术、胰腺肿瘤的并发症，其罕见、复杂、具有挑战性。内镜技术和经皮穿刺引流的结合避免了外科手术治疗。为了提高成功率和改善预后，胰管离断综合征患者应尽量早期诊断，并应在高度专业和经验丰富的多学科治疗中心进行治疗。

英中文词汇对照

词汇	缩写	中译
acute necrotizing pancreatitis	ANP	急性坏死性胰腺炎
acute pancreatitis	AP	急性胰腺炎

续表

词汇	缩写	中译
American Society of Anesthesiologists	ASA	美国麻醉医师协会
chronic pancreatitis	CP	慢性胰腺炎
contrast-enhanced computed tomography	CECT	增强计算机体层成像
disconnected pancreatic duct syndrome	DPDS	胰管离断综合征
endoscopic retrograde cholangiopancreatography	ERCP	内镜逆行胰胆管造影
endoscopic ultrasound	EUS	超声内镜
lumen-apposing metal stent	LAMS	腔内金属支架（哑铃样金属支架、双蘑菇头金属支架）
magnetic resonance cholangiopancreatography	MRCP	磁共振胰胆管成像
magnetic resonance imaging	MRI	磁共振成像
main pancreatic duct	MPD	主胰管
walled-off necrosis	WON	包裹性坏死

（鲁厚清译，曹利军审校）

参考文献

第 19 章　胰腺炎血管并发症：如何应对与处理？

Daniel G. McCall，*imothy B. Gardner*

19.1　静脉并发症

早在 1920 年，胰腺炎相关的内脏静脉系统血栓形成就已经有所记载，是胰腺炎的一种罕见并发症[1-2]。因为其非特异性的临床表现通常与胰腺炎难以区分，主要依赖于尸检，因此，可以认为它的形成是一个与恶性肿瘤相关的过程。由于放射诊断学技术的提高和广泛使用，急性和慢性胰腺炎相关的内脏静脉血栓检出率也逐渐提高。尽管人们对该病的认识逐渐加深，但是内脏静脉血栓形成的自然病程仍是未知的。目前已知的是，内脏静脉血栓形成后，后续并发症是否发生很大程度上取决于是否存在侧支循环。如果没有侧支循环，腹腔内器官能发生急性出血或缺血；当存在侧支循环时，对不同的孤立性静脉曲张，手术及出血并发症的干预模式不同。因此，了解危险因素、预后和潜在并发症对于胰腺炎相关血栓形成的正确处理至关重要。

19.1.1　内脏血栓形成率

来自大型医疗中心的调查数据表明，1.8%、14% 和 23% 的急性胰腺炎患者都经历了内脏静脉血管系统血栓形成[3-6]。慢性胰腺炎患者并发内脏静脉血管系统血栓的数据和差异程度也与急性胰腺炎相似。绝大多数情况下，血栓形成最常见的部位为脾静脉（67.0% ~ 84.6%），其次为门静脉（42.3%）和肠系膜上静脉（15.3%）[3，7]。此外，累及两个或两个以上内脏血管也并不罕见。血栓延伸的位置和程度则直接关系到其临床表现、体征和并发症。

19.1.2　血栓形成的危险因素

虽然目前已确定了一些血栓形成的危险因素，但都难以在研究中模拟。Easler 等[4]证实，在 22 例伴有内脏静脉血栓形成的胰腺炎患者中，有 21 例为坏死性胰腺炎，提示静脉血栓形成率与胰腺炎的坏死程度及胰周积液密切相关。有趣的是，与脾静脉和肠系膜上静脉血栓形成不同，门静脉血栓形成可能与胰腺炎的严重程度相关[8]。过去，人们普遍认为因为压迫、侵蚀和酶降解在很大程度上是有时间依赖性的，所以内脏静脉血栓形成在慢性胰腺炎中更常见。但也有资料表明，一些病例内脏血栓形成可以发生在胰腺炎的急性期，其中 17.86% 的病例在胰腺炎发病 10 天以内即可确诊，平均时间为 6 天[9]。众所周知，在急性胰腺炎发病过程中，继发于炎症反应引起的肝功能异常可导致获得性蛋白 C、蛋白 S 及抗凝血酶Ⅲ缺乏。尽管内脏静脉血栓形成与其他原因有关，但几乎没有证据显示这类血栓形成疾病在急性胰腺炎的病程进展中发挥作用[3]。有研究表明，不同性别和药物的使用可能对急性胰腺炎患者静脉血栓形成造成不同影响，例如，男性或抽烟、酗酒的患者更容易形成内脏静脉血栓[10]。较高的 CT 严重程度评分和低蛋白血症也被认为是评估血栓形成风险的临床指标，但这些评估指标并不总是可靠的。从生理学角度来说，低蛋白血症会增加胰周积液和腹水的风险，从而导致腹腔内压力的增加[9]。

19.1.3 临床表现

临床上，绝大多数患者在诊断出内脏静脉血栓时是无症状的。几乎所有患者都存在腹部隐痛，但这一症状在胰腺炎发作时可能会被掩盖。即使患者仅存在左侧胸腔积液，也表明可能存在脾静脉血栓形成，但尚不清楚胸腔积液仅是由于局部炎症反应还是与脾静脉血栓之间存在一定联系 [11]。此外，腹部可触及的肿块也与脾血栓形成有关，可能由胰腺积液或炎症导致血管受压从而引起血栓形成 [12]。脾大是另一个常见的临床表现，42% ~ 54% 的脾静脉梗死患者中会出现脾大 [13-15]。胰腺假性囊肿及坏死性胰腺炎亦与脾静脉血栓形成有关 [16]。虽然已有记载表明肝衰竭也是内脏血栓形成的临床表现之一，但由于肝脏的双重血供并且能迅速形成侧支循环，因此孤立性门静脉血栓导致肝衰竭的病例非常罕见。结合以往病例，静脉曲张破裂出血可能是脾静脉血栓形成的首发且唯一的临床表现。因此，坏死性胰腺炎患者如果出现黑便，应考虑是否合并内脏血栓形成。

19.1.4 排查

为了发现及确诊内脏血栓形成，放射性检查必不可少，其中最常用的是超声检查和 CECT。然而，在急性胰腺炎患者中，超声检查往往受胰周积液的限制，而 CECT 具有无创且快捷的优势，因此被多数人推荐使用。但在急性 / 亚急性静脉血栓形成时，CT 通常会表现为受累静脉扩大，滋养血管造成的明显环状强化影包围着未强化的低衰减中心 [17]。尽管 CT 具有较高的敏感度和特异度，但静脉血管造影仍是内脏血栓形成确诊的金标准。然而，可行性和整体实用性限制了该模式在筛查中的应用。

19.1.5 脾静脉血栓形成

脾静脉血栓形成的高倾向性（占已报道胰腺炎病例的 14.1%）是由其在解剖位置上靠近胰腺的背面导致的 [15]。因此，胰腺炎已被证明是脾静脉血栓形成最常见的原因（图 19.1）。临床上，绝大多数患者无症状。有些患者会出现腹部隐痛，可能与脾包膜下压力升高有关。也有相关文

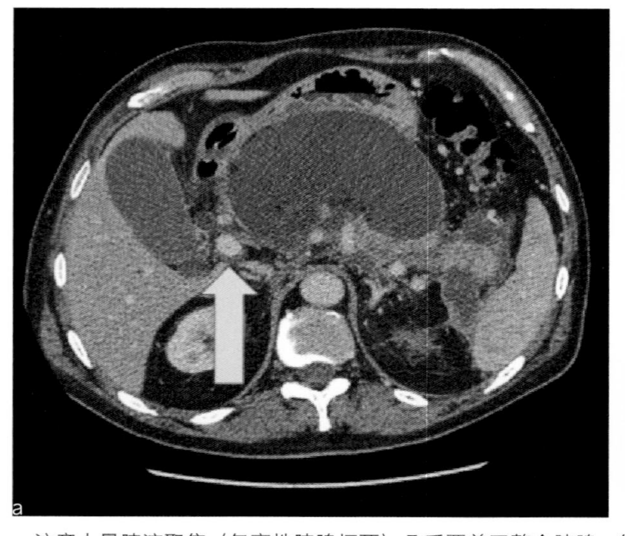

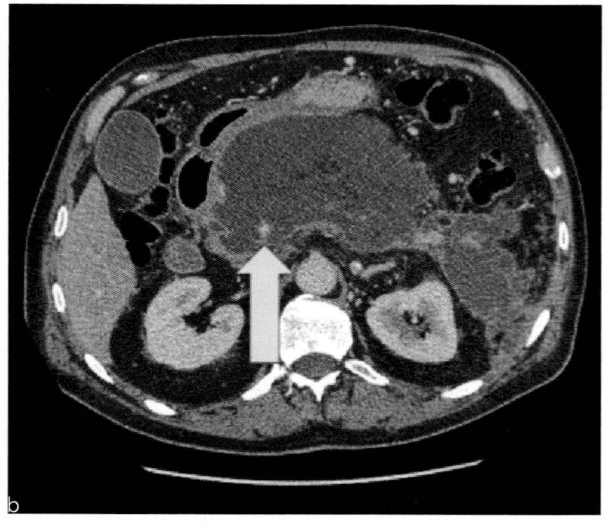

a. 注意大量胰液聚集（包裹性胰腺坏死）几乎覆盖了整个胰腺，箭头为完整的肝外门静脉，从与肠系膜上静脉和脾静脉的汇合处开始；b. 脾静脉血栓形成（箭头）是指其穿过包裹性胰腺坏死区域。

图 19.1 一例坏死性胆源性胰腺炎、6 周后出现腹痛的患者的轴向位静脉期 CT 扫描

（资料来源：由 Daniel G. McCall and Timothy B. Gardner 提供）

献表明，脾静脉血栓形成可能增加患者脾破裂的风险。目前已证实，脾静脉血栓形成可能与侧支循环的压力较低、血流淤滞有关。随着时间的推移，脾静脉血栓形成会进一步引起（左侧）门静脉高压，可表现为孤立的胃底静脉曲张、食管或结肠静脉曲张[18-20]。从以往的经验看，此类静脉曲张可被认为是脾静脉血栓形成的特征，同时也是胃肠道出血的高风险因素。1985 年，Moossa 和 Gadd 的一项研究[21]也证实了这一观点，该研究发现，几乎半数的脾静脉血栓患者发生了胃肠道出血。由于脾静脉血栓形成的患者常常无症状，因此临床上不易被发现，直到出现了静脉曲张破裂出血。脾切除术可缓解静脉侧支血液流出、降低胃底静脉曲张压力，从而降低复发性出血的风险。随着脾静脉血栓形成的检出率逐渐增高，胃肠道出血的总体发病率迅速下降。现阶段静脉曲张出血被认为是急性胰腺炎的并发症之一，且很少直接导致患者死亡[15，18]。

19.1.6　门静脉血栓形成

由于肝脏的双重血液供应，急性门静脉血栓形成表现出一种独特的生理现象，可以通过 X 线检查观察到，称为肝实质短暂性强化差异。在肝动脉期的 CT 中，可以看到一个清晰的肝实质区域，并在门静脉期恢复正常。理论上，这是通过阻塞 / 血栓形成的门静脉与通过肝动脉的代偿性血流之间的相对流量差造成的。门静脉血栓形成的另一个独特表现是形成孤立性胆囊壁静脉曲张。据调查，在门静脉血栓形成和随后的门静脉高压症患者中，30% 会出现这种情况。这类患者通常没有临床症状，只在胆道手术前的超声评估中偶然被发现，典型的表现是胆囊表面静脉血流迂曲。这一现象与胆囊切除术中出血的风险增加有关，因此对于外科医师来说意义重大。鉴于食管 - 胃底静脉曲张与门静脉血栓形成关系密切（30%），对任何食管 - 胃底静脉曲张的患者都应该评估是否存在门静脉血栓[22]。

在门静脉血栓形成或门静脉受到外在压迫的情况下，为减轻门静脉高压，在门静脉周围形成侧支循环或阻塞后再通的血管（门静脉海绵样变）。这一改变通常发生在门静脉急性血栓形成后的 6 ~ 20 天，且仅在可形成侧支循环的患者中出现。

19.1.7　内脏静脉血栓形成的处理

由于内脏静脉血栓形成通常是在影像学检查中偶然被发现的，因此，其处理方法是相当主观且常有争议的。内脏血栓形成的治疗方法一般是限制血栓进展并诱导血管再通，但由于存在手术干预的可能性，临床经常会迟疑是否开始抗凝治疗，尤其是在急性胰腺炎伴随广泛胰腺坏死和胰周积液的早期治疗阶段，但同时这也是血栓形成风险最高的阶段。

19.1.7.1　抗凝

目前，对急性胰腺炎相关的内脏静脉血栓形成患者是否应给予抗凝治疗，尚无统一共识。由于血栓形成通常是由压迫和侵蚀等外在因素引起的，因此抗凝在预防胰腺炎相关血栓形成方面似乎作用不大。欧洲肝脏血管性疾病网络给出建议：对非肝硬化引起的门静脉血栓形成，应早期开始抗凝治疗。有研究表明，这可以防止血栓进展并能够提高血管的再通率，但鉴于胰腺炎患者仅出现短暂的高凝状态，抗凝治疗不应无限期使用。同时，胸部抗凝治疗指南主张采用更保守的方法进行抗凝治疗，仅在有症状的血栓形成患者中，才进行抗凝治疗。

然而，以上两种说法均未明确提及与胰腺炎相关的血栓形成应该如何处理。自发性血管再通事件并不常见，仅发生在约 1/3 的病例中[6，23]。此外，即使在疾病早期就开始抗凝治疗，对提高自发性血管再通率也影响不大[3，15]。因此，可以认为，除非存在其他适应证，否则总体风险效益比似乎并不支持在内脏血栓形成的患者中采用抗凝治疗，且抗凝治疗对提高此类患者的10年生存率也无明显作用[24]。在大多数接受抗凝治疗的病例中，对出血风险和死亡风险均没有显著影响，表明抗凝治疗是相对安全的。然而，有研究数据表明，在因内脏血栓接受抗凝治疗的患者中，胃肠道大出血和假性囊肿出血的发生率有所升高。在抗凝药物的选择方面，华法林和肝素对患者的预后影响不大[23]。因此，在没有其他临床指征时，对内脏血栓形成的患者通常不建议采用抗凝治疗。

19.1.7.2 手术管理

一直以来，静脉曲张出血都是脾静脉血栓形成不可避免的并发症。因此，胰源性门静脉高压患者常选择脾切除术来降低静脉曲张的出血风险。考虑到无症状患者的静脉曲张出血风险较低，在没有持续或复发出血的情况下，不推荐常规行脾切除术。在已知脾静脉血栓形成时，若胃底静脉曲张反复引起出血，应行脾切除术。脾静脉无创性血管内再通是治疗脾静脉血栓的新选择。经颈静脉途径的无创治疗手段在出血性胃底静脉曲张的患者中应用前景广阔。相比开放脾切除术，这类手术的安全性更高，且允许患者保留脾功能，从长远来看，这对免疫系统有显著益处[25]。

19.1.8 其他静脉并发症

19.1.8.1 肠壁缺血

胰腺炎相关的血栓形成通常影响肠系膜上静脉的主干。肠道缺血通常由间接因素引起，例如，心排血量减少和医源性血管活性药物引起的内脏血管收缩。在出现肠道缺血的情况下，早期诊断和干预对降低患者的发病率和病死率至关重要。

19.1.8.2 胰腺假性囊肿 - 门静脉瘘

一例关于胰腺炎并发症的病例报道中描述了胰腺假性囊肿 - 门静脉瘘，这是一种罕见且能危及患者生命的并发症，通常发生在急性 / 慢性胰腺炎假性囊肿形成后[26]。在该病例报道中，瘘管位于假性囊肿和门静脉之间，由于假性囊肿内压力较高，门静脉血流很难流入假性囊肿内，相反，囊肿内容物会进入门静脉内。这类患者的临床表现多样，但所有患者都会存在不同程度的腹痛。血栓形成是这类患者常见的临床表现之一。但目前尚不清楚血栓形成是否先于瘘的形成，也可能是假性囊肿内容物进入门静脉导致了血栓形成。这些患者还可表现为全身脂肪分解，这可能是胰液快速释放到门静脉的结果[27]。据推测，胰腺假性囊肿 - 门静脉瘘可能引发肝脏假性囊肿的形成[28]。这类患者的治疗方式因人而异，外科手术通常用于治疗血流动力学不稳定的患者。

19.2 动脉并发症

与静脉相比，动脉血流速度较快，不容易形成血栓。然而，动脉血管壁的结构完整性使其易形成假性动脉瘤，这是胰腺炎中动脉相关并发症的主要特征。假性动脉瘤通常是通过蛋白水解酶 / 脂肪分解酶直接破坏动脉解剖结构而产生的。有时，假性动脉瘤会毫无预兆地破裂，一旦破裂出血可危及患者生命。众所周知，动脉瘤破裂出血的病死率极高（34% ~ 54%）[29]。若在发病7天后发生动脉瘤破裂，则患者的病死率可高达80%以上[30]。

19.2.1 假性动脉瘤

虽然假性动脉瘤的形成主要与慢性胰腺炎相关，但在急性胰腺炎中也并不少见，尤其是在慢性胰腺炎急性发作的病例中（3.5% ~ 14.6%）[31-32]。理论上，这种假性动脉瘤的形成需要数周甚至数年的时间。这种差异性可能与炎症的严重程度及血管壁完整性有关。与由大体正常的血管组成部分所包含的真正动脉瘤不同，假性动脉瘤由一层极薄的、紊乱的结缔组织和纤维组织包围[33]。与静脉血栓形成一样，与胰腺炎有关的假性动脉瘤最常累及毗邻胰腺的腹腔干的动脉，首先是脾动脉（60% ~ 65%），其次是胃十二指肠动脉和胰十二指肠动脉（20% ~ 25%），也有部分累及主动脉和肝动脉的病例[34]（图 19.2）。与此同时，有学者提议假性动脉瘤也可以根据受累动脉的类型、是否存在肠瘘及出血部位以及是否有胰液渗出来进行分类[35]。

假性动脉瘤的形成最常发生于假性囊肿附近。常受累的动脉包括胰腺动脉和胰周动脉，这些动脉常穿过假性囊肿或并入囊肿壁。这些病例一般以囊肿内出血为主要特点。该亚型的假性动脉瘤给需要进行内镜引流的患者带来了一个难题：在此类假性动脉瘤未成功栓塞的情况下，内镜引流是绝对禁忌的。假性囊肿的占位效应也起着重要作用，因为持续的外部压迫可导致邻近动脉的进展性侵蚀。总的来说，有近 10% 存在胰液聚集的患者会发生这一过程。另外，假性动脉瘤也可能在没有假性囊肿的前提下形成，这通常是由激活蛋白水解酶直接损伤血管导致的。也有慢性脓肿转化为假性动脉瘤的报道，其病程相对较短，从数周到数月不等。

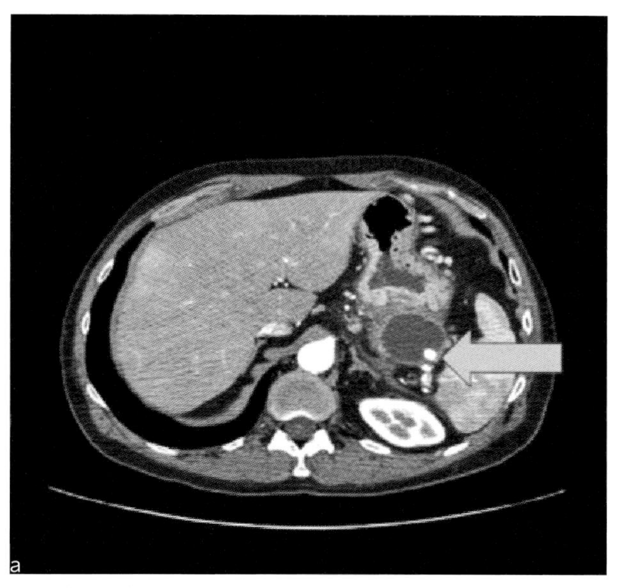

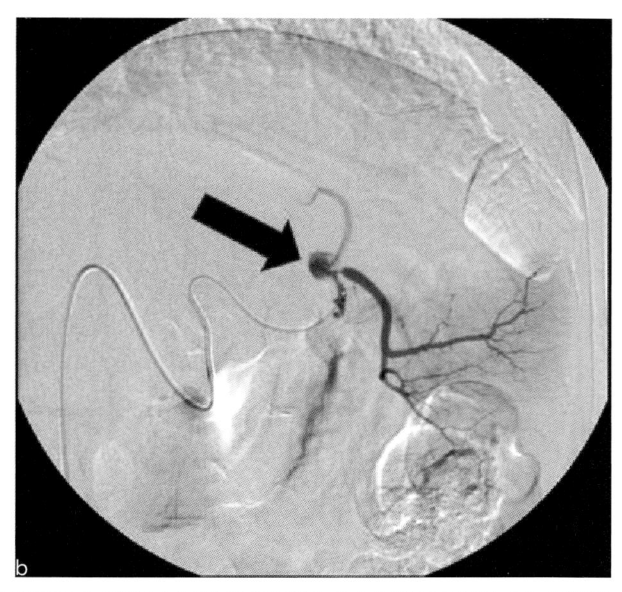

a. 胰腺假性囊肿中的假性动脉瘤（箭头），该假性动脉瘤导致 6 个月前急性酒精性坏死性胰腺炎发作的患者出现间歇性上消化道出血，患者出现上消化道出血发作，经上消化道内镜检查诊断为胰管出血；b. 随后，患者接受了血管造影术和假性动脉瘤弹簧圈栓塞术（箭头），出血完全消退。

图 19.2 胰腺假性动脉瘤血管造影弹簧圈栓塞术

（资料来源：由 Daniel G. McCall and Timothy B. Gardner 提供）

19.2.2 假性动脉瘤和破裂风险

大多数假性动脉瘤患者无临床症状，即使出现症状，也通常是非特异性的，因此常被误诊。在绝大多数病例中，假性动脉瘤是在破裂期间或之后被发现的。假性动脉瘤破裂是造成胰腺炎相关动脉出血的主要原因（60%），假性囊肿破裂出血（未诊断假性动脉瘤）也在胰腺炎导致的出血中占有显著比例（20%），其余为静脉、毛细血管或小血管出血所致[29]。因为非特异性表现下假性动脉瘤破裂会出现快速失血（7.5% 的患者），所以假性动脉瘤破裂可能是胰腺炎最危险的并发症之一[16]。假性动脉瘤破裂在很大程度上是无法预测的，60% 发生在急性坏死性胰腺炎患者中，这也在一定程度上表明，炎症反应可能是出血风险的一个重要预测因素 [29]。手术引流管的存在是假性动脉瘤的一个危险因素 [23，36-37]，这些经皮穿刺装置可能会引起一定程度的侵蚀和压迫，从而进一步破坏了动脉壁的完整性 [29，36]。此类病例常以前哨性出血为特征，表现为在大出血前可观察到少量血性引流液。在很多情况下，前哨性出血可能是假性动脉瘤即将破裂出血的最早且唯一的临床表现，应该引起足够的重视并立即展开检查 [33]。此外，也有慢性脓肿在胰腺炎发病数周至数月后转化为假性动脉瘤的报道，出现这种情况应考虑既往有腹腔感染 [30]。

假性动脉瘤破裂的表现通常由胃肠道出血（低血压、心动过速和苍白）和腹痛的基本临床症状来定义，这些症状可能难以与胰腺炎急性发作区分开来。此外，由于假性动脉瘤的大小似乎与破裂的风险无关，因此很难预测出血的确切位置，这可能是由于假性动脉瘤的壁很薄。根据所涉及的动脉，出血可导致孤立的靶器官损伤。在某些情况下，假性动脉瘤破裂会影响肠系膜血流，从而导致肠缺血等并发症。虽然出血最常发生在腹膜腔内，但理论上可发生在任何潜在的间隙内。如果假性动脉瘤破裂出血进入邻近假性囊肿中，出血可能得到控制，最终形成血肿。假性动脉瘤破裂出血进入腹膜后、肠道和胰管在临床案例中也有大量详细报道。

19.2.3 胰管出血

尽管早在 1931 年就有人发现胰管出血的现象 [38]，但“胰管出血”这个术语最早由 Sandbolm 在 1970 年报道 3 例出血性假性动脉瘤患者时提出 [39]。时至今日，它仍是导致上消化道出血极其罕见的病因，大约 1500 例中就有 1 例 [40]。尽管典型胰管出血具有高淀粉酶血症、消化道出血和递增 - 递减型腹痛三联征，但其表现往往也有差异 [41]。理论上认为这种类型腹痛的加重与凝块阻塞导致胰管扩张从而引起胰管内压力增加相关，腹痛缓解则与凝块破裂和再次出血有关 [42]。由于其发病罕见及不可预测性，诊断往往延误。结合以往的病例，有长期酗酒史的男性似乎发病率更高（7：1）[43]。胰管出血通常是间歇性的，但由于凝块的形成 / 破裂而反复出血，不过很少直接导致血流动力学不稳定 [44-45]，但是，如果对胰管出血不加干预，则病死率非常高。通常采用内镜、CECT 和血管造影相结合的直接可视化方法进行评估。由于出血呈间歇性，内镜对胰管出血患者的诊断能力有限，仅能诊断出 30% 的病例，但是内镜在排除其他原因导致的消化道出血方面发挥着更重要的作用 [43]。由于出血起源于导管内，侧视镜可能比正视镜更实用 [41，43，46]。虽然因血管造影术不能识别胰管假性动脉瘤的瘘管形成而限制了其应用，但与它在其他假性动脉瘤诊疗中一样，可以有效诊断和治疗胰管出血 [47]。因此，初步建议采用其他形式的影像学检查，如 CECT，可以识别胰周假性囊肿、恶性肿瘤和血管病变引起的出血。由于 CT 无法显示前哨性血凝块的存在，而前哨性血凝块是胰管出血的典型特征，故 CT 检查不应作为确诊的检查方法 [40]，而计算机体层血管成像是诊断的金标准。治疗可以采用 X 线引导下的栓塞术或传统外科手术，后者适用于血流动力学不稳定或血管造影方法失败的患者。与血管造影术相比，外科手术治疗的再出血率明显更低。

19.2.4 假性动脉瘤或潜在动脉瘤的影像学表现

假性动脉瘤是急性胰腺炎的晚期并发症，发病率较低，早期无明显影像学表现，很难快速明确诊断。一般而言，由于计算机体层血管成像具有较高的敏感度和特异度（分别为 0.947 和 0.900），因此适合将其作为鉴别假性动脉瘤或潜在动脉瘤的早期检查 [48-49]，如果需要手术干预，CT 还能提供重要的信息。在胰腺炎患者中，由于胰腺周围炎症和液体积聚，超声检查对假性动脉瘤的诊断作用很有限，这一点与静脉血栓诊断相似。为了评估假性动脉瘤是否破裂，可通过彩色多普勒超声显示假性囊肿或腹膜腔内的血流。局限坏死区域或假性囊肿的快速扩张也可作为静脉曲张出血的标志。若假性囊肿内发现高密度影，应关注有无血凝块的形成。此外，当计算机体层血管成像存在禁忌时（如碘过敏），应考虑超声检查。然而，计算机体层血管成像和超声检查都无法检测到较小的假性动脉瘤，无论体积大小，动脉瘤出血概率是相同的，为了弥补这一不足，可采用门静脉 CT 双期增强扫描，以更好地评估体积较小的假性动脉瘤或颈部狭窄的动脉瘤，否则这些动脉瘤可能会被漏诊 [50]。增加的静脉相检查带来的额外益处是可以筛查静脉系统中的潜在血栓形成。一直以来，数字减影血管造影术都是筛查假性动脉瘤和确定活动性出血部位的金标准。除直接可视化外，如果假性动脉瘤发生破裂，患者血流动力学不稳定时，血管造影术可立即进行治疗干预。

19.2.5　假性动脉瘤破裂的处理

与传统内脏动脉瘤相比，假性动脉瘤的破裂率更高，并且目前尚无针对无症状或偶发的假性动脉瘤的治疗指南。因为其破裂趋势无法预测，通常的做法是在无明显禁忌证的情况下对所有假性动脉瘤进行干预。假性动脉瘤破裂的传统治疗手段包括手术结扎腹腔干、剖腹探查术和部分胰腺切除术 [50]。由于腹腔粘连和潜在炎症，此类侵入性操作技术难度非常大，因此，病死率非常高 [51]。目前，微创技术被认为是治疗假性动脉瘤的最佳选择。微创技术治疗的目的是通过阻滞血流（通过支架和线圈）并产生炎症（线圈和胶水 / 凝血酶），从而诱发血栓。从以往经验来看，微创治疗主要通过血管造影确定动脉瘤的位置，然后对其进行结扎。血管造影栓塞的成功率较高，病死率远低于外科手术干预，这个结论可能与大多数血流动力学不稳定患者选择直接接受外科手术相关，而且手术成功率在很大程度上取决于医师的经验。尽管成功率较高，但再出血风险依然高达 11% ~ 37%[51]。经皮注射凝血酶的早期成功率也很高，但再出血的风险更大。在血管造影术无法识别载瘤动脉的情况下，可在超声引导下直接经皮注射凝血酶。然而，这种治疗手段有其局限性，例如，它在血流速度较快或较粗大的血管中治疗效果欠佳 [48]。

内镜引导下治疗胰腺假性动脉瘤是一种创伤小但已迅速普及的治疗方法。尽管目前该技术仍处于初始阶段，但已被证明是一种可与血管造影术相媲美的有效方法。也有文献表明 EUS 引导的栓塞术对传统血管造影治疗效果不佳的假性动脉瘤具有治疗作用。有文献报道，EUS 引导的血管栓塞术甚至是治疗胰腺出血的有效手段。这些非侵入性治疗非常重要，它们有效减少了侵入性手术相关的显著病死率和发病率 [52-53]。如果初次血管造影未能找到假性动脉瘤或栓塞受累动脉，或是患者反复出血，应积极进行手术干预。病死率往往与患者的整体状况相关，最高可达 50%[54]。

19.3　总结

胰腺炎的血管并发症很复杂，需要多学科协作达到更好的治疗效果。由于血管并发症较为罕见及非特异性的临床表现，它们往往被忽视，导致诊断和拯救生命的治疗出现延误。当评估内脏静脉有血栓形成时，无症状患者可接受保守治疗，无须抗凝；对于没有出血或无明显症状的假性动脉瘤患者，谨慎做法是仍需早期进行干预治疗。幸运的是，目前的血管造影术和外科手术治疗效果显著，而且，作为新型治疗手段，内镜技术前景广阔。然而，对于血管造影无法确定出血部位或者通过非侵入性操作无法控制出血的患者，外科手术仍然在治疗中发挥关键作用。

（郑云译，曹利军审校）

参考文献

第 20 章 急性复发性胰腺炎：如何预防复发？

Jorge D. Machicado，Dhiraj Yadav

20.1 引言

流行病学和实验研究结果表明，急性胰腺炎、急性复发性胰腺炎和慢性胰腺炎是一种疾病的连续状态 [1]。约 1/5 的急性胰腺炎患者发展为急性复发性胰腺炎，1/3 的急性复发性胰腺炎患者随后发展为慢性胰腺炎 [2]。急性胰腺炎和急性复发性胰腺炎进展为慢性胰腺炎的风险由几个与患者和疾病相关的因素决定，其中某个因素可以被干预而改变，这为临床医师提供了机会，可以采用一级预防和二级预防的策略来改善自然病程并减轻疾病负担。在本章，我们将回顾复发性急性胰腺炎的定义、流行病学、病因学框架、诊断工作、自然病程和进展风险及预防复发和疾病进展的方法。

20.2 定义

“复发性急性胰腺炎”一词在 70 多年前首次使用，泛指至少两次单独记录的急性胰腺炎发作，两次发作之间有一段时间的缓解 [3]。最近，一个国际专家组 [4] 提出了复发性急性胰腺炎的机械性定义：遗传、环境、创伤、形态学、代谢、生物学和（或）其他危险因素致多次胰腺内急性炎症反应的临床综合征，患者经历了两次或两次以上有记录的急性胰腺炎发作，间隔至少 3 个月。

这些定义中没有强调的是，部分复发性急性胰腺炎患者可能具有慢性胰腺炎的形态学和（或）组织学特征。当复发性急性胰腺炎患者表现出胰腺形态学异常，如钙化和（或）导管异常时，慢性胰腺炎即可以确诊 [1]。这些患者通常有一个或多个慢性胰腺炎特征，如腹痛、器官功能障碍（糖尿病、外分泌功能不全）和生活质量受损。一部分没有明显形态学改变的患者可能仍有慢性胰腺炎的组织学改变（纤维化、萎缩）。这些患者患有早期慢性胰腺炎，但用目前可用的诊断方法来确诊通常很困难 [5]。术语“慢性复发性胰腺炎（chronic relapsing pancreatitis，CRP）”用于描述具有慢性胰腺炎组织学改变的复发性急性胰腺炎患者的亚组，这些患者最终将表现为慢性胰腺炎 [6]。这些患者在其出现慢性胰腺炎的典型特征之前，可以表现为急性胰腺炎的反复发作。与之相对，术语“急性复发性胰腺炎（acute relapsing pancreatitis，ARP）”用于描述由明确胰腺炎病因（如胆结石或药物）导致的复发性急性胰腺炎，这些患者通常不会发展为慢性胰腺炎 [7]。应用这些定义的核心问题是对胰腺组织学的依赖，但这在复发性急性胰腺炎的诊断过程中却很难得到。此外，现在已经很好地证实，并非所有急性胰腺炎和复发性急性胰腺炎患者与慢性胰腺炎相关（如酒精、特发性）都表现出形态学进展。由于这些不确定性，临床实践中不再使用 CRP 和 ARP 等术语，但这些概念有助于回顾描述急性复发性胰腺炎的自然过程。因此，在本章中，我们优先使用术语复发性急性胰腺炎，而不区分 ARP 和 CRP。

20.3 负担

最近发表的一项基于人群的研究显示，美国慢性胰腺炎的病例数约为 235 000 例[8]。假设大约 50% 的慢性胰腺炎患者在临床过程中曾经历复发性急性胰腺炎[9]，这将约等于 117 000 例。在一项荟萃分析中，估计 36% 的复发性急性胰腺炎患者会进展为慢性胰腺炎[2]，这意味着美国至少有 45 万 ~ 50 万例复发性急性胰腺炎病例。由于没有直接报告复发性急性胰腺炎患病率的研究，且仅少数人群可承受慢性胰腺炎负担，因此可以将类似的方法应用于其他人群，以生成复发性急性胰腺炎患病的估计值。

20.4 人口学特征

复发性急性胰腺炎患者的年龄和性别分布可以反映出急性胰腺炎和慢性胰腺炎患者的情况。酒精性胰腺炎患者更有可能是男性，而胆结石性胰腺炎患者则更有可能是女性[10]。复发性急性胰腺炎患者的中位年龄通常介于急性胰腺炎患者和慢性胰腺炎患者之间[10-11]。有其他病因的患者通常在两性之间无差异。特发性胰腺炎患者的年龄呈双峰分布，而有遗传病因的患者在出现临床表现时通常更年轻[10，12-13]。

20.5 病因学

表 20.1 显示了复发性急性胰腺炎的常见病因。酗酒和胆结石是 60% ~ 70% 复发性急性胰腺炎的发病原因[14-15]。单次胆结石相关急性胰腺炎发作后发生复发性急性胰腺炎的风险与是否进行胆囊切除术及发作后多久进行此类手术直接相关。急性胰腺炎患者入院期间或 30 天内进行胆囊切除术可有效消除后续发作的风险[16]，但也有例外情况，包括结石无意间被遗留在胆管中，或随着时间推移，胆管内又出现新的结石，或者坏死性胰腺炎导致胰管狭窄或中断。

饮酒导致胰腺炎的风险与饮酒量、持续时间和累计饮酒量直接相关[17]。几项流行病学研究一致报告，在调整了潜在混杂因素后，与戒酒者和轻度饮酒者相比，酗酒者（每天超过 4 ~ 5 杯）患胰腺炎的风险增加了 2.5 ~ 3 倍[18]。然而，只有大约 5% 的酗酒者会患上各类胰腺炎[19]。个体易感性的差异可能与遗传因素（如 *CLDN2* 中的多态性、酒精或醛脱氢酶基因）[20-21] 或非遗传因素有关。其中一个非遗传因素是吸烟，它对患胰腺炎的风险具有剂量依赖性影响[22]。

表 20.1 复发性急性胰腺炎的病因[a]

病因	发生复发性急性胰腺炎的大致概率（%）
酒精	25 ~ 50
胆结石	10 ~ 30
特发性	10 ~ 30
基因（*CFTR*、*SPINK1*、*PRSS1*、*CTRC*、*CPA*）	5 ~ 10
高脂血症	3 ~ 5
自身免疫性胰腺炎	2
腹腔疾病	1
其他自身免疫性疾病	1
阻塞性原因（如狭窄、肿瘤、壶腹腺瘤、IPMN）	＜ 5
胰腺分裂症	有争议
奥迪括约肌功能障碍	有争议
甲状旁腺功能亢进症和高钙血症	罕见
药物	罕见
坏死性胰腺炎后	未知
ERCP 后胰腺炎	未知

注：IPMN：导管内乳头状黏液瘤；CPA：羧肽酶；[a] 这不是一个详尽的清单。

其他公认的复发性急性胰腺炎发病原因在临床中相对少见。HTG 诱发的胰腺炎通常出现在合并糖尿病控制不良、酗酒、使用某些药物（如异丙酚、雌激素、蛋白酶抑制剂）及妊娠晚期的患者中[23]。这些人有潜在的脂质异常，在这些次要因素存在下，会增加 HTG 的风险。丹麦的一项大型前瞻性研究表明，与正常 TG 水平（< 89 mg/dL）相比，血清 TG 水平为 177 ~ 265 mg/dL 的个体患胰腺炎的风险增加 2.3 倍，高于 443 mg/dL 时则风险会增加 8.7 倍[24]。这些数据表明，增加胰腺炎风险的临界值可能远低于 1000 mg/dL，而后者被认为是与胰腺炎相关的标准水平。

有超过 100 种药物与急性胰腺炎发生相关。药物引起胰腺炎的机制各不相同，如不停药可能导致复发。在最近一项瑞典人群研究中，近半数初发急性胰腺炎的患者使用过一种或多种与胰腺炎相关的药物，不过，药物性胰腺炎仅占急性胰腺炎病例的 2%[25]。腹腔疾病通过使胰腺对自身调节性肠道激素水平变化和十二指肠乳头炎症更加敏感，使胰腺炎的患病风险加倍[26]。AIP 患者，尤其是特发性导管中央型胰腺炎（2 型）患者，也可能发生急性复发性胰腺炎[27]。由包括环状胰腺、3 型胆总管囊肿、坏死后狭窄、主要或混合导管内乳头状黏液性肿瘤、壶腹肿瘤和胰腺肿瘤在内的各种疾病引起的胰管阻塞也可能是复发性急性胰腺炎的发病原因[28]。

遗传性胰腺炎是一种罕见的常染色体显性遗传性疾病，由阳离子胰蛋白酶原（*PRSS1*）基因的功能增益突变引起[29]。与对照组或单次急性胰腺炎患者相比，这些患者 *SPINK1* 和 *CFTR* 基因发生的致病性变异与急性复发性胰腺炎密切相关[30-31]。胰腺功能正常的囊性纤维化患者临床发生胰腺炎的风险与残余 *CFTR* 功能的量有关，高达 13% 的患者可能发生复发性急性胰腺炎[32]。其他基因的突变，如 *CTRC*、钙敏感受体（calcium-sensing receptor，*CASR*）和 CPA 也会增加胰腺炎的风险[33]。

胰腺分裂症和奥迪括约肌功能障碍与复发性急性胰腺炎的因果关系存在争议。胰腺分裂症的支持者认为，通过小乳头的胰腺导管引流受损会导致流出道阻塞和复发性急性胰腺炎。几项回顾性研究表明，与对照组相比，复发性急性胰腺炎患者中胰腺分裂症的患病率更高[34]。反对的理由包括胰腺分裂症在普通人群中很常见（高达 5% ~ 10%）[35]，因此可能需要与其他因素共同促使复发性急性胰腺炎发生发展。其中一个因素可能是 *CFTR* 突变，与对照组和其他病因的胰腺炎患者相比，复发性急性胰腺炎患者中 *CFTR* 基因突变的比例更高[36]。关于奥迪括约肌功能障碍，特发性复发性急性胰腺炎患者的括约肌压力升高非常普遍，这可能是先前发作的结果，而不是病因[37]。

尽管进行了彻底的病因学评估，但仍有 10% ~ 30% 的复发性急性胰腺炎患者缺乏明确病因[38]。诊断为特发性复发性急性胰腺炎的患者比例取决于病史和诊断检查的完全性。EUS 和磁共振成像 / 磁共振胰胆管成像（优选使用促胰液素增强的）的性能及代谢原因（如 HTG、高钙血症）、自身免疫原因（如腹腔疾病）和遗传突变（*PRSS1*、*CFTR*、*SPINK1*、*CTRC*）的测试可以揭示先前描述的病因，从而减少真正特发性病例的比例。高质量影像学研究也可能发现最初提示慢性胰腺炎不明显的变化。

20.6　诊断工作

图 20.1 显示了复发性急性胰腺炎患者的诊断程序。第一步是获得详细的病史和体格检查。急性胰腺炎的既往发作史与准确诊断复发性急性胰腺炎相关，包括记录每次发作、严重程度和处置（如果可能）。这需要对医疗记录进行广泛复核，以排除腹痛、高淀粉酶血症、高脂血症和隐匿性胰腺炎等其他问题，以避免过度诊断复发性

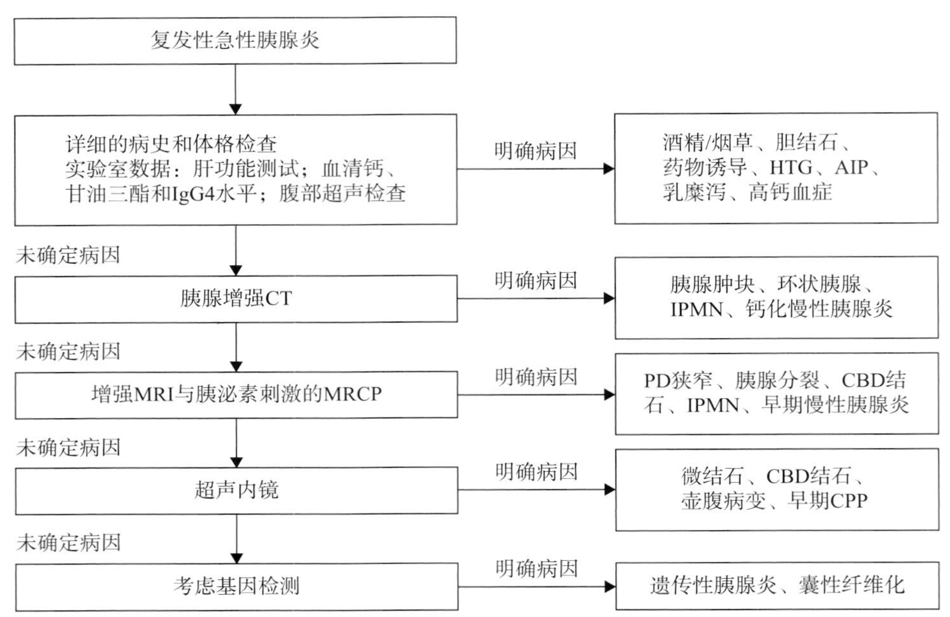

AIP：自身免疫性胰腺炎；CBD：胆总管；HTG：高甘油三酯血症；IPMN：导管内乳头状黏液瘤；PD：胰管。

图 20.1　复发性急性胰腺炎的病原学评估方法

急性胰腺炎。

复发性急性胰腺炎确诊后，下一步是调查病因。必须仔细评估酒精和烟草的暴露量、持续时间和累积暴露量。发作期间出现黄疸或肝脏检查异常可指向酒精性胰腺炎、胆结石性胰腺炎、AIP或梗阻性胰胆管病变引起的胰腺炎。因胰腺癌或慢性胰腺炎发生的复发性急性胰腺炎可能出现新发糖尿病或体重显著减轻的情况。检出男性不育、高脂血症、炎症性肠病、腹腔疾病或腹部创伤的个人病史可以为相关病因提供线索。所有处方药和非处方药都需要审查，包括手术期间使用的麻醉药和抗生素。还要获取胰腺疾病、囊性纤维化、腹腔疾病、高脂血症和早期动脉粥样硬化的相关家族史。手术史需要包括既往的内镜、放射学和外科胰胆管介入治疗等。

经腹部超声被广泛使用，是胆囊完整患者评估胆囊结石或淤积物的第一步。肝脏检查无异常和未发现胆囊淤积物会降低胆道病因的可能性，因此胆囊切除术在减少这些患者未来发作方面的作用有限[39]。在排除酒精和胆结石病因后，需要考虑评估其他潜在病因，如高钙血症、HTG、腹腔疾病和AIP。胰腺增强断层扫描通常是下一个要完善的检查。如果是正常的，则使用促胰泌素增强的MRCP有助于进一步评估胰腺实质、导管系统及局部并发症的存在和类型。评估遗传异常（*CFTR*、*PRSS1*、*SPINK1* 和 *CTRC* 基因的多态性）尤其有助于发现年轻患者的病因。

在初步病因诊断不明的患者中，EUS可用于评估微小结石、胆总管结石、壶腹病变、慢性胰腺炎和其他实质性或导管性胰腺异常，这些异常可能无法通过横断面成像识别[40]。在一项对34项研究的荟萃分析中，当其他检查无阳性发现时，EUS的诊断率优于MRCP（64% *vs.* 31%）[41]。MRCP在鉴别胰腺导管狭窄和胰腺分裂症方面具有优势，而EUS在检测胆道结石、微结石和淤积物方面表现更好[41-42]。正常或轻微异常的EUS不能排除或诊断慢性胰腺炎，需要考虑几种因素（如年龄、酒精、烟草和糖尿病）

对实质和导管变化的混杂影响[43-44]。复发性急性胰腺炎检查中不再建议使用诊断性内镜逆行胰胆管造影或显微镜下胆汁晶体分析[4, 45]。

20.7 自然病程和进展风险

复发性急性胰腺炎的自然病程通常处于以下3个临床阶段之一：①患者可能会经历进一步的急性胰腺炎发作或根本没有急性胰腺炎发作；②无论曾经有无急性胰腺炎发作，患者会出现腹痛和功能紊乱相交织的症状，但不会出现慢性胰腺炎的典型形态学改变；③慢性胰腺炎阶段。

在14项队列研究的荟萃分析中，从单次急性胰腺炎发作进展到复发性急性胰腺炎的风险为22%，从急性复发性胰腺炎到慢性胰腺炎的风险为36%（图20.2）[2]。与疾病进展相关的风险因素包括病因、持续饮酒和吸烟及急性胰腺炎发作的次数和严重程度[46-49]。对这些风险因素的干预为预防急性复发性胰腺炎和进展为慢性胰腺炎提供了一个机会窗口。可根据风险因素将急性胰腺炎或复发性急性胰腺炎患者分为疾病进展的低、中或高风险类别（表20.2）。

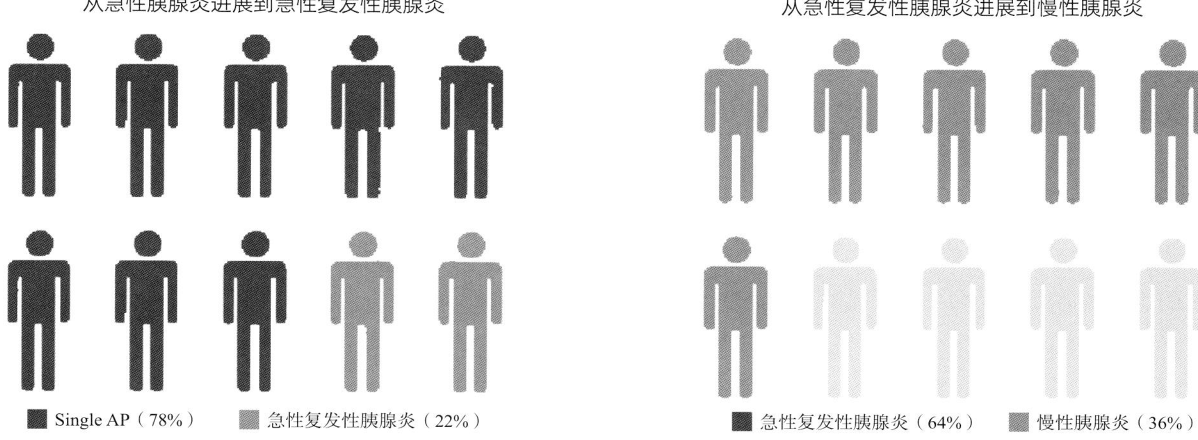

图20.2 从急性胰腺炎发展为复发性急性胰腺炎和慢性胰腺炎的风险

表20.2 基于进展为慢性胰腺炎风险的复发性急性胰腺炎分层

高风险（>40%）	中风险（10%～40%）	低风险（<10%）	其他因素
酒精相关[a]； 急性坏死性胰腺炎[b]； 遗传性（*PRSS1*）[c]	HTG[a] 特发性疾病[b]	胆石症； 药物诱导剂； ERCP后[a]	吸烟[a]； 发病次数[b]； 急性胰腺炎的严重程度[b]； 遗传变异[c]

注：a可调整；b可能调整；c无法调整。

遗传性胰腺炎（和其他遗传异常）、酒精性胰腺炎和坏死性胰腺炎患者易进展成高危患者。与*PRSS1*突变相关的遗传性胰腺炎从急性胰腺炎转变为复发性急性胰腺炎和慢性胰腺炎的风险最大。总体而言，约80%携带突变基因的受试者有一次或多次急性胰腺炎发作，且约50%进展为慢性胰腺炎[50-51]。酒精性胰腺炎第一次发作后，25%～50%进展为复发性急性胰腺炎，40%～80%酒精性复发性急性胰腺炎患者进展为慢性胰腺炎[17]。进展的风险与个人的饮酒和吸烟习惯有关。相比完全戒酒的患者，维持相同饮酒水平的患者随后复发和发展为慢性胰腺炎的风险会增加 3 ~ 4 倍[52]。此外，与不吸烟者相比，持续吸烟会使复发风险加倍[49]。关于胰腺坏死，在一个多中心丹麦队列中，有 669 名患者首次急性胰腺炎发作后存活，研究表明坏死性胰腺炎与更高的复发风险（*OR*：2.5，95%*CI*：1.5 ~ 4.3）和更高的进展为慢性胰腺炎的风险（*OR*：8.8，95%*CI*：4.1 ~ 18.9）独立相关[49]。

特发性和 HTG 性属于易进展的中等风险类别。特发性胰腺炎第一次发作后，18% ~ 26% 的患者后续会发展为复发性急性腺炎，这部分患者中的 20% ~ 50% 会发展为慢性胰腺炎[17]。在丹麦队列研究中，特发性病因导致的发作频次是复发性急性胰腺炎的 2.5 倍，进展为慢性胰腺炎的概率是复发性急性胰腺炎的 4 倍[49]。特发性复发性急性胰腺炎进展的风险可能取决于其他可干预因素和遗传因素。最近在一项单中心回顾性研究中对 HTG 性胰腺炎的疾病进展进行了评估，该研究表明这些患者复发的风险为 32%，17% 最终发展为慢性胰腺炎[53]。复发风险与血清 TG 控制不良、糖尿病控制不良和酒精摄入量直接相关。

胆结石、药物诱导或 ERCP 后胰腺炎的疾病进展风险通常较低。如果不进行胆囊切除术或内镜括约肌切开术，第一次胆石性胰腺炎发作后再次发生急性胰腺炎的风险可高达 20% ~ 30%；然而，给予干预措施后复发的风险可降至最小[54-55]。胆石性胰腺炎发生慢性胰腺炎的情况很少见，仅为 2% ~ 6%，可能与坏死后机制或其他因素有关[49, 52]。未来的研究还需要进一步评估急性复发性胰腺炎其他病因导致的进展风险。

预测单个患者的复发性急性胰腺炎病程是困难的。发作频次的差异性极大，从每 5 年少于 1 次到每月超过 1 次不等[56]。与前哨发作相比，复发性急性胰腺炎患者的院内存活率更高[57]。复发性急性胰腺炎的每一次额外发作会使患者进展为慢性胰腺炎的风险增加 3 倍[49]。那些没有发生慢性胰腺炎形态学改变的复发性急性胰腺炎患者，其疼痛和胰腺功能紊乱的患病率和模式尚不清楚。复发性急性胰腺炎患者的生活质量明显低于健康对照组，这一点最近在美国多中心队列的 508 名复发性急性胰腺炎患者的研究中得到了证明[11]。目前尚无复发性急性胰腺炎患者长期存活的数据。

20.8　预防复发和疾病进展

急性胰腺炎康复后，预防复发性急性胰腺炎和进一步进展为慢性胰腺炎至关重要。最近，基于一级、二级和三级预防的经典框架提出了一种整体预防模型[58]。在一级预防中，干预措施适用于普通人群中的个体或单次急性胰腺炎发作的患者，以降低复发性急性胰腺炎的发生率；二级预防包括早期发现复发性急性胰腺炎患者，采取可降低发病率和延缓疾病进展的干预措施；三级预防旨在尽量减少复发性急性胰腺炎的后遗症。图 20.3 显示了生活方式、医疗、内镜和手术干预的方法。

复发性急性胰腺炎的初级预防可以针对普通人群和既往急性胰腺炎患者。方法是减少环境因素的暴露，推荐健康饮食，并解决急性胰腺炎的可改变病因，如胆结石、药物和高 HTG[58-59]。合理选择出适合 ERCP 的患者可以降低 ERCP 后胰腺炎风险。对于接受 ERCP 的患者，使用 NSAID（如吲哚美辛）纳肛可将 ERCP 后胰腺炎的风险降低 40% ~ 60%[60-61]。关于他汀类药物对降低急性胰腺炎发病率、病死率和延缓病情进展的有益影响，有令人鼓舞的数据[62]。

对于酒精和（或）烟草相关的胰腺炎，咨询、行为治疗和药物干预是有帮助的。如果可行，应向患者提供结构化程序的酒精康复和戒烟计划。129 名酒精性急性胰腺炎患者的随机对照试验表明，与急性胰腺炎时的单次咨询相比，每 6 个月进行一次频繁咨询可降低复发性急性胰腺炎的发生率和复发总次数[63]。及时

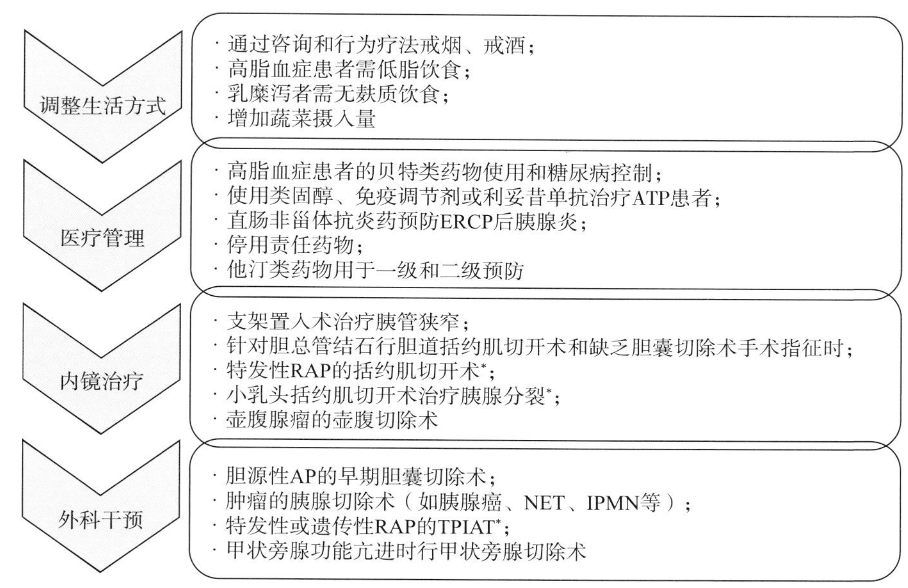

AIP：自身免疫性胰腺炎；AP：急性胰腺炎；IPMN：导管内乳头状黏液性肿瘤；TPIAT：全胰切除术加自体胰岛移植；NET：神经内分泌肿瘤。* 在观察性研究中是有益的，但需要进一步的研究。

图 20.3　预防复发性急性胰腺炎和慢性胰腺炎进展的干预措施

的胆囊切除术可以降低胆源性胰腺炎复发的风险。根据胆源性胰腺炎最佳胆囊切除术时机的试验结果，有手术适应证的轻症胰腺炎患者应首选同一次住院期间行胆囊切除术[64]。中度和重度急性胰腺炎患者可等待局部炎症改善再行胆囊切除术[65]。对于不适合胆囊切除术的患者，ERCP 加胆总管括约肌切开术可以降低胰腺炎复发的风险[54]。在高 HTG 诱导的胰腺炎中，复发风险与血清 TG 控制严格与否直接相关[66]，因此，针对饮食和生活方式调整、糖尿病控制和药物治疗的咨询可以预防疾病进展[67]。

目前尚无有效的干预措施来降低特发性胰腺炎复发和疾病进展的风险。对于特发性胰腺炎发作风险较低的患者，可以推荐调整为更健康的生活方式。胆道或胰腺括约肌切开术在特发性复发性急性胰腺炎患者中的疗效尚未得到证实，并且没有证据表明奥迪括约肌测压法可以预测任何类型括约肌切除术的疗效[68-69]。目前，对特发性复发性急性胰腺炎患者行伴胆管括约肌切开的 ERCP 只能在专业中心进行，尤其适用于没有遗传异常且复发性急性胰腺炎发作频次高（每年发作 3 次以上）的患者[4]。内镜治疗在与胰腺分裂症相关的急性复发性胰腺炎中的作用也不清楚，数据仅限于非对照研究和一项小型随机对照试验[70]。一项多中心假性对照随机试验目前正在招募患者，以评估在特发性复发性急性胰腺炎和胰腺分裂症患者中行小乳头括约肌切开术的作用[71]。对那些尽管采取了各种干预措施，但仍有顽固性症状的特发性复发性急性胰腺炎患者，严格筛选后可能会受益于伴胰岛自体移植的全胰腺切除术，随后疼痛和生活质量也会得到改善[72]。

20.9　结论

复发性急性胰腺炎患者进展为慢性胰腺炎，医疗措施依赖和生活质量受损的风险增加。根据疾病病因、持续饮酒和吸烟、急性胰腺炎发作次数和严重程度及遗传因素，疾病进展的风险可分为低、中、高。预防复发和疾病进展的基础在于合理、有序的诊断工作。针对性的生活方式、医疗、内镜和手术干预可以在不同的预防水平上减轻复发性急性胰腺炎患者的负担。

20.10 致谢

本工作得到了美国国立卫生研究院U01 DK108306（DY）的部分支持。其内容仅由作者负责，不一定代表美国国立卫生研究院的官方观点。

（王楠译，曹利军审校）

参考文献

第 21 章　急性胰腺炎继发胰腺外分泌不足的诊治进展

Hester C. Timmerhuis，*Christa J. Sperna Weiland*，*Hjalmar C. van Santvoort*

21.1　引言

约 20% 的急性胰腺炎患者临床病程严重，可进展为胰腺或胰周组织的坏死 [1-3]。在这些患者中，约 30% 需要接受经皮穿刺引流或内镜导管引流，甚至坏死灶切除的方式治疗继发性感染性坏死 [4-5]。胰腺组织外分泌功能不足（pancreatic exocrine insufficiency，PEI）可能是这些患者的远期并发症。

PEI 被定义为胰酶分泌减少或肠腔内胰酶活力下降至低于维持正常食物消化阈值的水平 [6]。胰液在消化和营养的吸收过程中起到重要作用。胰液由水及胰腺导管上皮细胞分泌的碳酸氢盐组成，此外，胰液里还含有数种消化酶（具有消化功能的蛋白质）、血清蛋白质，以及由胰腺腺泡细胞释放的非消化功能的蛋白质 [7]。消化酶的功能是消化蛋白质、碳水化合物及脂肪 [8]。PEI 的主要后果是消化不良导致脂溶性维生素、数种蛋白质及微量元素的缺乏，进而造成营养不良 [9]。胰腺具有强大的储备能力，只有当十二指肠内脂肪酶水平下降至基线的 5% ~ 10% 以下时，临床才会出现症状 [10]。

推测胰腺组织坏死导致具备分泌功能的组织细胞丧失，从而使得胰腺腺泡细胞释放消化酶减少是急性胰腺炎继发 PEI 的原因之一 [7，11]。腺泡细胞与浸润的白细胞，特别是巨噬细胞和树突状细胞的相互作用造成了腺泡细胞的损伤，这种相互作用决定了炎症损伤的初始严重程度和炎症过程的消退 [12]。对于急性胰腺炎发病后 PEI 的持续时间一直存在争论，有人认为这是暂时的损伤，PEI 会很快改善 [13]，但也有报道称，胰腺损伤是持续存在的 [14-15]。

PEI 的发生率与急性胰腺炎的严重程度相关 [16]。然而，PEI 的严重程度与急性胰腺炎发病的严重程度没有直接关系 [17]。最近一项基于测定粪便弹性蛋白酶 1 进行的荟萃分析显示，轻症急性胰腺炎合并 PEI 的患病率为 19%，重症是 33%[16]。对纳入的 1495 例急性胰腺炎患者进行平均 36 个月的检测发现，PEI 的总患病率为 27%（95%*CI*：20.3 ~ 35.1）[16]，这表明近 1/3 的急性胰腺炎患者存在持续的 PEI。此外，与胆源性胰腺炎患者相比，酒精性胰腺炎患者 PEI 的发生率更高（23% *vs*.10%）[16，18]。

21.2　症状

未经治疗的 PEI 患者可能出现消化不良的症状，如胃肠胀气、腹泻、腹痛或痉挛等，严重时可能会进展到营养不良和脂肪泻。严重的 PEI 将导致体重下降、脂溶性维生素（A、D、E、K）及矿物质缺乏，进而导致代谢性骨病。

21.3　诊断

PEI 的拟诊通常基于临床评估，这表明急性胰腺炎发病后，几乎 1/3 的患者持续存在 PEI。因此，尽管缺乏证据，但仍推荐对所有患过中 - 重度急性胰腺炎的患者，在出院后 3 ~ 6 个月内进行粪便弹性蛋白酶检测。对于轻症胰腺炎患者，建议根据患者第一次门诊就诊时的临床评估情况判断是否进行粪便弹性蛋白酶检测。

PEI 的症状因人而异，还常常与临床日常工作中的其他疾病相关 [6，19]。轻症 PEI 可能没有症状，因此很难发现，这可能导致误诊或患者随后得不到治疗。若 PEI 继续进展，临床征象最终会显现出来，主要临床表现为脂肪消化吸收不良导致脂肪泻 [19-20]。早期诊断 PEI 以指导早期、适当的治疗，从而可以阻止吸收不良相关的并发症及营养不良的发生 [19]。

多年来，学者们针对 PEI 进行了各种各样的试验，总体可以被分成直接功能试验和间接功能试验（表 21.1）[20-23]。然而，许多试验的敏感度和特异度不高，可操作性有限，有侵入性且耗时 [20-23]。

直接胰腺功能试验包括直接测定胰酶含量和测定刺激胰腺后获得的十二指肠液中碳酸氢盐的输出量，比如肠促胰液素 - 胆囊收缩素刺激试验和内镜下胰腺功能检测 [6，21]。直接试验对评估胰腺分泌功能具有最高的精确度，但同时具有侵入性，患者体验不愉快，价格昂贵，且没有完全标准化 [6，19，24-25]。间接试验是各种粪便内物质含量的测定，比如 72 h 粪便脂肪和粪便弹性蛋白酶 -1 检测（fecal elastase-1，FE-1），以及 13C 呼气试验等。在间接胰腺功能试验中，通过检测胰腺的消化能力或测定粪便中的胰酶水平来评估胰腺外分泌功能 [19-20]。相较于直接试验，间接试验的敏感度和特异性较低且变异度大，但侵入性小、价格相对低廉，且易于临床常规使用 [19，26]。

包括 ^{13}C- 混合甘油三酯（mixed triglyceride，MTG）呼气试验（^{13}C-mixed triglyceride breath test，^{13}C-MTG-BT）在内的几种 13C 呼气试验被用于临床，这是一种简单、非侵入性、可以精确诊断 PEI 的方法，其敏感度高达 90%[21，27-30]。^{13}C-MTG-BT 的不足之处在于，当患者存在肠吸收障碍、严重肝脏疾病或呼吸功能不全时，试验结果不可靠。同时，完成 ^{13}C-MTG-BT 较 FE-1 更加费时（将近 8 h）[19-21]。

采用特异性酶联免疫吸附法测定 FE-1 水平，通常超过 200 mg/g 视为正常。如果实际测定值低于这个水平，诊断 PEI 的可能性增加 [20，31-32]，浓度测定低于 50 mg/g 与 PEI 具有相关性。一般情况下，胰腺功能试验需要中断胰酶替代治疗。然而，由于 FE-1 水平不会被胰酶替代治疗所影响，因此，测定 FE-1 不建议中止胰酶替代治疗，这是一个很重要的优势 [19，33]。

FE-1 试验在轻 - 中度 PEI 的病例中不够敏感（54%），而在重度 PEI 的情况下，其敏感度很高，接近 100%[20，33-37]。FE-1 试验特异度也很高，诊断轻 - 中度 PEI 的特异度为 79%[34]，但当患者有腹泻（因为被稀释）、糖尿病、单独的酶缺乏时，诊断特异度有限 [31，34，38]。

概括来说，FE-1 试验因具有可靠性、操作简单、易于获得及成本效益高而被推荐作为胰腺外分泌功能的一线检测方法 [19]。

表 21.1　直接和间接胰腺功能试验概况

检测方法	优势	劣势
直接试验； 肠促胰液素 - 胆囊收缩素测定； 肠促胰液素 - 铃蟾肽测定； 内镜下胰腺功能检测	胰腺分泌定量的金标准； 提供胰酶及碳酸氢盐产量的信息	侵入性； 需要专业的中心； 可获得性受限； 没有标准化； 患者体验不佳； 价格昂贵

续表

检测方法	优势	劣势
间接试验； 粪便分析； 粪便弹性蛋白酶 1 测定	诊断中 - 重度 PEI 敏感度高； 不受胰酶替代治疗影响； 不需要改变饮食； 可以对许多患者进行筛查； 易于使用； 应用广泛； 成本效益高	诊断轻度 PEI 敏感度受限； 受腹泻影响
糜蛋白酶测定	不需要改变饮食 成本效益高	敏感度低； 不适用于诊断轻 - 中度 PEI； 受胰酶替代治疗影响； 糜蛋白酶在肠道运输中会被灭活； 受腹泻影响
72 h 粪便脂肪含量测定	脂肪泻定量诊断金标准	不适用于诊断轻 - 中度 PEI； 受胰酶替代治疗影响； 对胰腺相关性疾病无特异性； 需要患者依从性高； 耗时长； 患者体验不佳； 可用性有限；
呼吸试验； ^{13}C-MTG-BT	诊断中 - 重度 PEI 敏感度高	诊断轻度 PEI 敏感度有限； 需要进一步验证； 耗时长

资料来源：Lindkvist[6]，Dom í nguez–Muñoz，et al.[19]，Laterza，et al.[55]and Chowdhury and Forsmark[56] 提供的数据。

21.4 处理

如果在临床工作中没有认识到 PEI 且 PEI 没有得到有效处理，PEI 可能导致严重并发症 [39]，如体重下降、营养不良、营养元素缺乏（骨质疏松、骨质缺乏）、病死率增加 [40]、生活质量下降等 [26，40–45]。因此，胰酶替代疗法的目标不仅是改善消化不良相关的症状，更主要的是达到正常营养状态。

文献报道中对于急性胰腺炎发病后继发 PEI 的诊断阈值没有共识。有几个随机试验结果证实了胰酶替代治疗后粪便中脂肪水平得到改善 [46–48]。在每日饮食中脂肪含量 100 g 的情况下，每日粪便脂肪含量超过 15 g 且体重下降，以及那些有明确消化不良相关症状的患者，都需要胰酶替代治疗 [40]。对于每日粪便脂肪排泄低于 15 g 和无症状脂肪泄患者，胰酶替代治疗的指征尚不明确，然而，最近有文献表明，在营养指数低循环水平的患者中，胰酶替代治疗是有益的 [49]。关于慢性胰腺炎患者中 PEI 的诊断，HaPanEu 指南推荐 FE-1 的阈值为低于 200 μg/g[50]。因此，我们决定将 FE-1 小于 200 μg/g 作为确定诊断 PEI 的临界值依据，并建议对这些患者进行胰酶替代治疗。FE-1 值为 200 ~ 500 μg/g，且有 PEI 症状或血检提示营养不良的患者，也可以诊断为 PEI，也推荐患者接受胰酶替代治疗。FE-1 高于

500 μg/g 者可排除 PEI 的诊断，因而也不推荐胰酶替代治疗。

PEI 的治疗是在饮食调整基础上配合口服外源性胰酶 [20，22-23，26]。

经口进食后，胰岛分泌胰酶迅速增加，在 20 ~ 60 min 到达顶峰。在恢复到消化开始的水平前，胰酶产量下降到维持基础值 3 ~ 4 倍的水平，这一过程持续 3 ~ 4 h。在健康人群摄入正常混合餐（300 ~ 600 kcal）后，脂肪酶的最大产量为 3000 ~ 6000 IU/min，平均 2000 ~ 4000 IU/min[7]。胰酶替代疗法应模拟内源性胰酶的作用机制，因此胰酶应随餐服用或餐后服用 [22-23，51]。

通过口服胰酶，胶囊包裹的微颗粒将脂肪酶、淀粉酶和蛋白酶的复合物输送到十二指肠肠腔内，在那里提供足够的酶活性，从而恢复对营养物质的消化，防止吸收不良 [49]。肠溶性微粒胶囊耐酸，pH 敏感的外包裹层在十二指肠的碱性环境中溶解 [7]。所有的胰酶制剂都是从猪胰腺组织中制得，且有不同的形式（肠溶衣、大小等）。所有这些制剂都不能将健康人群胰腺所分泌的超过 360 000 IU 的活性脂肪酶输送到十二指肠腔内。然而，接受胰酶替代治疗的患者，在胃脂肪酶和残留的胰腺外分泌功能的共同作用下，脂肪的消化和吸收显著提高。酶制剂可以向十二指肠肠腔内输送至少 30 000 IU 活性脂肪酶，以防止消化不良相关症状的发生，如脂肪泻 [10，52]。推荐用法为每餐最小剂量 40 000 ~ 500 000 Ph.Eur.U 的脂肪酶制剂 [40，49]，每餐 72 000 Ph.Eur.U 脂肪酶用量时，腹痛、腹胀、腹泻等并发症的发生率为 8% ~ 13%[47]。

如前所述，饮食改善在 PEI 的治疗中非常重要。之前，对有 PEI 症状的患者推荐低脂饮食，但是一项犬类 PEI 的实验性研究结果显示，相对于低脂饮食而言，高脂饮食同时补充胰酶制剂，脂肪的消化和吸收率更高，因此，不再推荐低脂饮食 [22，53]。建议饮食应根据个人需要进行调整，微量营养素的摄入量应足够，以提高能量和蛋白质的摄入量。建议少吃多餐，避免摄入难以消化的食物，建议戒酒。为了给体重下降明显的患者提供更多的热卡及减少脂肪泻，摄入可以被肠黏膜直接吸收的中链 TG 可能有用。另外，患者可能需要补充脂溶性维生素 [20，23]。

几乎半数的 PEI 患者，尽管接受了肠溶胰酶制剂替代治疗，脂肪消化仍不正常 [54]。胰酶制剂用药剂量低、酸性肠道 pH 环境、肠道菌群过度生长、患者依从性差等都是导致消化不良相关症状没有改善的因素 [51]。首先，确认合适的胰酶给药处方（时机、剂量等）是保证口服胰酶最佳疗效的第一步（图 21.1）；其次，在疗效不佳的案例中，应考虑使用质子泵抑制剂抑制胃酸分泌；再次，如果症状仍持续，要及时发现有无肠道菌群过度生长并进行干预；最后，如果对足量的胰酶替代治疗仍没有反应，需考虑存在胃肠道共生疾病 [20，22-23]。

从长远来看，监测和随访胰腺外分泌功能不全的患者，以确保对胰酶替代疗法和饮食建议有足够的反应，以防止并发症进一步发生非常重要 [26]。随访 PEI 患者对于监测胰腺外分泌功能潜在的恢复，以及进一步重新制定胰酶替代疗法的方案很重要。目前尚无标准化随访指南，但我们建议在诊断 PEI 后进行至少一年的随访。治疗有效性的评估、脂肪消化的正常化及正常的营养状态需要通过标准化脂肪吸收系数、^{13}C-MTG-BT 或特殊的营养参数等客观试验方法显示。评估仅基于已显示异常的临床指标进行 [9，28，49]。

21.5 总结

急性（坏死性）胰腺炎患者约 1/3 会发生 PEI，但往往会因漏诊而未给予治疗。推荐粪便

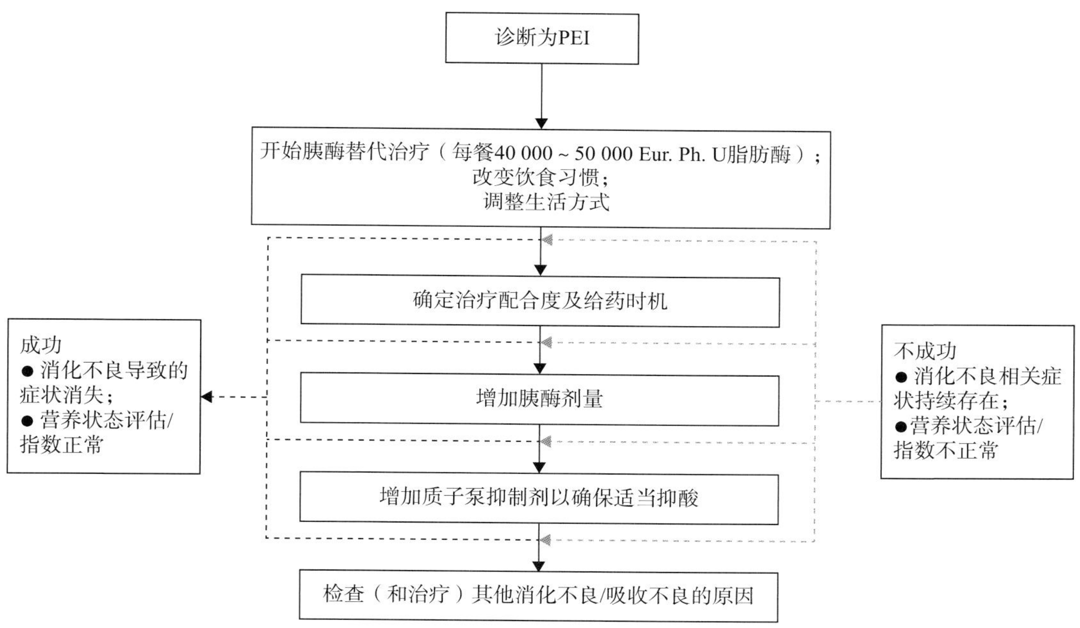

图 21.1　胰酶替代治疗管理和当前建议

（资料来源：改编自 Gheorghe 等 [20] 和 Domínguez-Muñoz [23]）

FE-1 作为胰腺外分泌功能的一线检测手段，因为该试验具有可靠性、可操作性，且容易应用。早期诊断 PEI，从而进行早期、恰当的治疗，可能有利于减少消化不良和营养不良相关性并发症。胰酶替代治疗的目标不仅是减轻消化不良相关症状，更主要的是要达到正常营养状态。

（王笑薇译，曹利军审校）

参考文献

第 22 章　无症状的慢性血清胰酶升高：如何应对？

Giuseppe Vanella, Paolo Giorgio Arcidiacono, and Gabriele Capurso

22.1　引言

慢性无症状性胰腺高酶血症（chronic asymptomatic pancreatic hyperenzymemia，CAPH）定义为在没有胰腺疾病的体征和症状的情况下，血清淀粉酶和脂肪酶高于正常参考上限（upper reference limit，URL），并在两次以上的检测中得到证实。CAPH 可能与不同的临床情况有关，包括胰腺本身和胰腺以外的情况，从没有临床意义的实验室异常到罕见的肿瘤性病变。尽管有大量关于可能导致胰酶升高的文献，但目前还没有关于 CAPH 的指南或经过验证的工作。这种不确定性导致患者（和医师）焦虑，并且最终导致不恰当的、昂贵的，甚至有时是侵入性的诊断。

在本章中，我们总结了可引起 CAPH 的临床情况（表 22.1），并为临床管理提供了规律。

表 22.1　慢性无症状高淀粉酶血症的原因

原因	流行同种型	高脂血症
胰腺异常		
慢性胰腺炎（根据疾病进展，酶水平正常、升高或降低）；	胰腺	典型或可能的
胰腺癌；		
胰腺囊肿（尤其是 IPMN）；		
导管变异（如胰腺分裂）		
胰胆管疾病		
胆总管结石；	胰腺	典型或可能的
胰胆功能障碍；		
壶腹周围憩室；		
壶腹肿瘤；		
奥迪括约肌功能障碍		
唾液腺疾病		
结石、放射性唾液腺炎、腮腺炎	唾液	不典型
巨淀粉酶血症	唾液 / 胰腺	巨脂肪酶血症（罕见）
其他器官疾病		
肾功能不全；	唾液 / 胰腺	典型或可能的疾病

续表

原因	流行同种型	高脂血症
肝脏；		
乙型肝炎 / 丙型肝炎；		
肝硬化或慢性肝病；	胰腺	典型或可能的疾病
腹部；	唾液 / 胰腺	典型或可能的疾病
炎症性肠病；	胰腺	典型或可能的疾病
乳糜泻；	唾液 / 胰腺	典型或可能的疾病
肠缺血；	胰腺	典型或可能的疾病
肺部疾病（如肺炎、肺梗死）；	唾液 / 胰腺	典型或可能的疾病
妇科（如输卵管炎、异位妊娠、子宫内膜异位症）	唾液	不典型
癌症		
肺；	唾液	罕见、不典型
卵巢；		
多发性骨髓瘤（和其他血液系统恶性肿瘤）；		
其他：嗜铬细胞瘤、HCC、乳腺、肾脏、结肠（仅病例报告）		
药物		
硫嘌呤类；	胰腺	典型或可能的疾病
胰岛素类似物；	胰腺	典型或可能的疾病
酪氨酸激酶抑制剂；	胰腺	典型或可能的疾病
丙泊酚；	胰腺	典型或可能的疾病
其他：抗人类免疫缺陷病毒药物、皮质类固醇、 新斯的明 - 吗啡、环孢素、β 受体激动剂（仅病例报告）		
混杂因素		
酒精中毒（酒精性胰腺病）；	唾液＞胰腺	典型或可能的疾病
厌食 / 暴食 / 呕吐；	唾液	不典型
人类免疫缺陷病毒感染；		
风湿性疾病；		
系统性结节病		

注：HCC，肝细胞癌；IPMN，胰腺导管内乳头状黏液瘤。

22.2 胰酶的生理学

在正常人中，总的有活性血清淀粉酶包括唾液淀粉酶（约 60%）和胰淀粉酶（约 40%）的混合物[1]。虽然只有胰腺含有大量有活性的脂肪酶和胰淀粉酶，但在非胰腺组织（如肺和气管上皮、甲状腺、女性生殖道、消化器官）中亦发现了低水平有活性的唾液淀粉酶和胰淀粉酶混合物。这解释了过去在唾液腺切除和胰腺切除的大鼠中发现淀粉酶水平不会消失并且淀粉酶消化能力持续存在的原因。

胰酶在腺泡细胞中产生，在激素和胆碱能控制下通常通过酶原和胞吐分泌的方式转运。约 25% 的胰酶依赖于肾脏清除，而其余的胰酶主要由存在于肝脏的网状内皮系统清除[2]。尿中淀粉酶的排泄取决于肾小球的滤过和肾小管的重吸收，除了急性胰腺炎期间可能发生可逆性的肾小管功能障碍以外，脂肪酶则完全被近端肾小管重吸收。

所有这些过程都有助于解释为什么胰酶在许多胰腺和非胰腺（由于器官特异性或系统性）的疾病中增加。

22.3 胰腺高酶血症患者的胰腺异常

胰腺高酶血症（pancreatic hyperenzymemia，PH）可在整个胰腺和胰胆疾病谱中发现[3]，例如，在胰腺癌或胰腺囊肿（pancreatic cyst，PCNs）、慢性胰腺炎和十二指肠憩室中可发现，但没有较高的特异度和敏感度（例如，在严重慢性胰腺炎中甚至有降低的描述）[3]。所有产生 Wirsung 梗阻的疾病都会导致胰腺内原酶的过早激活，并伴随基底外侧 - 间质酶释放而导致的正常胞吐紊乱。PH 也可在不同的先天性疾病中发现（如胰胆管连接不良、环状胰腺、胰腺分裂症、圣托里尼管畸形）。

在高达 40% 的酒精中毒患者中，高淀粉酶血症[4]值得进一步讨论。由于对唾液腺的伤害性影响，唾液中的同位素酶普遍存在，但也发现了胰腺同位素酶和脂肪酶升高、淀粉酶清除率降低和巨淀粉酶血症，甚至可能存在胃炎或十二指肠炎期间黏膜破裂导致的重吸收。一些学者提出了“酒精性胰腺病”这一术语，当 PH 与每日饮酒量超过 80 g 有关时，被认为是酒精引起胰腺损伤的早期阶段[5]。

PH 被描述为血脂异常的结果，而超声诊断的胰腺脂肪变性可能干扰正常胰酶分泌。然而，在使用 MRI 的研究中，关于胰腺脂肪变性的诊断，甚至其存在都受到了批判。

22.3.1 胰腺高酶血症：恶性肿瘤的线索？

一组关于 203 例导管内乳头状黏液瘤手术患者的研究描述了 PH 与侵袭性的潜在关联[6]；然而，在包括 PCNs、慢性胰腺炎和导管腺癌患者在内的队列中，对这些酶的系统评价表明，尽管 PH 发病率很高，但与较高的恶性肿瘤风险没有关系，无论是胰腺导管腺癌（pancreatic ductal adenocarcinoma，PDAC）还是更具侵略性的黏液囊性肿瘤（mucinous cystic neoplasms，MCNs）[7]。

22.3.2 二级成像的胰腺异常情况

我们审查 CAPH 相关证据项目的一部分包括一项关于胰腺异常诊断的荟萃分析，该荟萃分析指出当考虑胰腺异常时使用二级成像，如 MRCP 和 EUS，可以提供对预期结果的估计和不采用这些方式的风险的估计[8]。

将描述 521 名患者的 8 篇文章（大多数患者见于门诊评估，并已通过一级成像筛查）汇总起来，其中超过一半的患者（56.6%）的成像完全正常（图 22.1）。肿瘤的检出率很低（2.2%，包括 1 例 PDAC、5 例神经内分泌肿瘤和 1 例主胰管 IPMN）；17.5% 的患者有不明显的良性异常成像（如胰腺分裂症），而 1/3 的患者有值得谨慎随访的异常成像（16.2% 的早期慢性胰腺炎和 12.8% 的小 PCNs，此比例低于接受相同检测的普通人群的预期百分比[9]）。

在一项亚分析中，EUS 和分泌素刺激的 MRCP 较不常见，并分别诊断为早期慢性胰腺炎和良性异常，而肿瘤性病变仍然罕见。这证实了尽管 EUS 和 MRCP 在选择随访患者和诊断为良性胰腺高酶血症（benign pancreatic hyperenzymemia，BPH）患者时显示特异度降低，但敏感度较高。

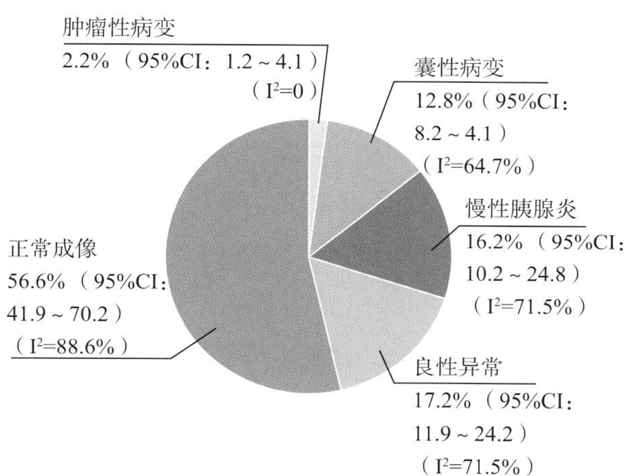

图 22.1　慢性无症状高酶血症患者在胰腺检查后胰腺异常的发生率
（资料来源：改编自 Vanella 等[8]）

22.4　胃肠道疾病和胰腺高酶血症

22.4.1　炎症性肠病

据报道，高达20%的炎症性肠病（inflammatory bowel disease，IBD）患者在无明显胰腺疾病的情况下出现 PH。这些胰酶升高可以通过胰腺的亚临床肠外受累和药物诱导的高酶血症（尤其是硫嘌呤）来解释，但一些学者提出胰酶升高是因发炎“渗漏”的胃肠道增加了淀粉酶或脂肪酶的重吸收[10]的普遍机制。一项针对 237 名从未接受硫唑嘌呤治疗的 IBD 患者的研究指出，高淀粉酶血症与回肠及结肠受累范围、组织学活动、既往手术切除和硬化性胆管炎相关[11]。

22.4.2　乳糜病

2006 年，Carrocio 等[12]描述了在 202 名确诊的乳糜泻（celiac disease，CD）患者中，轻度 PH 的患病率为 27.2%。所有患者的肾功能和超声均正常，并且没有发现与转氨酶升高或巨淀粉酶血症相关。发生 CD 的患者胰酶水平明显高于对照组，并且在 12 个月后，只有 5 名没有严格遵守无麸质饮食（gluten-free diet，GFD）的患者仍然持续存在 PH。已有人假设了不同假说和机制：亚临床胰腺炎症（可能与自身免疫相关）、由黏膜损伤引起激素释放缺陷而导致的胰腺刺激缺失、乳头狭窄的测压证据及蛋白质营养不良在决定结构（腺泡萎缩和胰腺纤维化）和功能变化中的作用[13]。所有这些数据都提示在不明原因的 CAPH 情况下需要进行 CD 筛查，相反，需要进行 CD 筛查的至少是那些对 GFD 没有反应的胰腺功能不全的患者。

然而，在随后的一系列研究中，0 ~ 3.84% 系统筛查的 CAPH 患者报道了 CD，这些事件之间的因果关系仍存在争议（这也是由于 GFD 后症状的持续性和 BPH 典型的波动特征）。在最近的一项研究[14]中，在自身免疫性胰腺炎、慢性胰腺炎、CAPH 患者和正常受试者中筛查 CD 的结果分别为 1.4%、2.4%、0 和 1.1%。然而，由于 CD 患病率相对较高，CD 的血清学筛查通常被包括在 CAPH 患者的评估中。

与 GFD（7%）和健康对照（3.4%）相比，活动性疾病（16.8%）发生 CD 的概率更高[15]，甚至巨淀粉酶血症也与 CD 相关，这也进一步增加了这种不确定性。靶向淀粉酶和外分泌胰腺的自身抗体的关联已经被描述。

22.4.3 肝脏疾病

在一项研究中，PH 在高达 20% 的慢性活动性肝炎患者和 40% 的肝硬化患者中得到证实，并且这些患者临床或超声没有提示胰腺相关疾病[16]。即使在人类胰腺疾病中已经描述了乙型肝炎病毒（hepatitis B virus，HBV）和丙型肝炎病毒（hepatitis C virus，HCV）的定位[17]，但 PH 的机制似乎与胰腺损伤无关，而与酶在肝脏的代谢降低有关。

22.4.4 其他情况

最近的一项研究[14]观察到，IgE 介导的食物过敏患者在口服食物激发后呈阳性（有症状），并且出现了显著的高淀粉酶血症（33.3%）（与阴性激发者相比，为 3%，$P < 0.001$），怀疑这种升高是由胰腺引起的。这些数据，加上之前偶尔出现急性胰腺炎的报告，表明亚临床胰腺炎可能参与食物过敏。

22.5 巨酶血症

当面临单独的血清淀粉酶升高时，首先要排除的情况是巨淀粉酶血症，这种情况下淀粉酶具有异常大的分子量（由于与免疫复合物、多糖或糖蛋白结合或自聚合），因此很难被肾小球滤过。巨淀粉酶血症在脐带血样本中没有报道（新生儿中没有），仅在 0.4% ~ 2% 的普通人群中发现[18]，但在接受 CAPH 调查的患者中发现，巨淀粉酶血症的患病率上升到 9.6%[19]。一个典型的标志是在没有肾功能损害的患者中发现淀粉酶 / 肌酐清除率低于 1%（可进行的确认性测试参见“CAPH 诊疗”相关章节）。

即使巨淀粉酶血症是一种没有临床意义的疾病，也有报道称其与一些系统性疾病有关，包括 CD、自身免疫性疾病、IBD、肝病、糖尿病和其他罕见的疾病。很少有关于巨脂肪酶血症的报道和描述。

22.6 胰腺高酶血症相关的系统性疾病

从历史的观点上说，PH 与人类免疫缺陷病毒（human immunodeficiency virus，HIV）感染有关，与机会性感染、抗菌剂、抗肿瘤或抗反转录病毒化疗或治疗相关的 HTG 有关[20]。高活性抗反转录病毒疗法（highly active antiretroviral therapy，HAART）的引入降低了免疫缺陷相关并发症的发生率，但潜在增加了长期药物毒性的风险。然而，在最近的一项研究中，1456 名 HIV 患者轻度 PH 的发生率为 14%，且服用或不服用 HAART 的患者之间没有差异[20]。

PH 被描述为自身免疫性风湿性疾病，并且影响外分泌腺（如干燥综合征、系统性红斑狼疮），PH 的发生率比对照组更常见，且不是由巨淀粉酶血症引起，其发生可能归因于胰腺或唾液腺损伤，甚至是亚临床损伤。

家族聚集与遗传学

我们之前描述过一个家族，其成员患有 CAPH，并携带杂合子 *CFTR* 突变[21]。然而，PH 与家族性慢性胰腺炎基因（*CFTR*、*SPINK1* 和 *PRSS1*）的多态性之间没有相关性，其发病率与普通人群中报道的相似[22]。

22.7 药物诱导的高酶血症

这里不讨论药物诱导的急性胰腺炎，重点是那些被报道与 PH 相关但无明显胰腺炎症的药物。

硫嘌呤（硫唑嘌呤、6- 巯基嘌呤）被归类为 Ib 类胰毒性药物，因为有几篇报道称这些药物会导致急性胰腺炎，但药物导致的急性胰腺炎很少经过 CT 确认和复查阳性 [23]，故一些报道建议在使用硫唑嘌呤治疗的前两个月进行每周一次的酶学评估，以便预防性地提前停用该药物。然而，经常会在 IBD 患者中发现 PH 与硫唑嘌呤无关（见“炎症性肠病”部分）。因此，对无症状患者进行的系统性评估可能会导致不合理地暂停治疗这些疾病的基本药物。

胰岛素类似物目前常用于糖尿病的治疗。除了对内分泌功能的影响外，外分泌细胞也表达胰高血糖素样肽 -1（glucagon-like peptide-1，GLP-1）受体，并有多形性效应的描述 [24]。尽管一项荟萃分析显示急性胰腺炎的风险没有增加 [25]，但在治疗期间可以观察到血浆淀粉酶和脂肪酶的增加，建议对其保持警惕。

在使用酪氨酸激酶抑制剂治疗期间，CAPH 经常发生，其中，索拉非尼发生 CAPH 的概率较高，尼洛替尼的发生概率相对较低。关于 CAPH 的发生，不同的机制已经被提出，包括细胞调节和黏附的干扰、钙介导的胞吐、胰腺缺血及奥迪括约肌运动的改变。然而，这些机制导致急性胰腺炎的发病率较为罕见，但有报道的证据足以将索拉非尼归类为 Ia 类胰毒性药物 [26]。在一项研究中，21.6% 经过尼洛替尼治疗的患者出现了持续时间短且具有自限性的偶发性高酶血症，但停药、减药和治疗反应与酶学指标未升高的患者无差异 [27]。一般认为，如果患者无症状，则不需要停药。

22.8 高酶血症患者的胰腺外异常

22.8.1 唾液腺疾病

在涉及唾液腺的疾病中，如流行性腮腺炎、外伤、辐射或唾液管阻塞时，可发现唾液淀粉酶升高。

22.8.2 肾脏功能不全

与对照组相比，在 92% ~ 100% 的肾功能不全患者中，在血液透析（术前取样）和持续不间断腹膜透析的患者中，以及在肾移植受者中都发现了 PH[28]。当尿毒症患者可能出现恶心、呕吐和其他腹部症状时，这些数据就显得尤为重要。在血液透析前和透析后的水平之间没有发现差异，而少量的淀粉酶会通过间歇性腹膜透析消除（腹膜透析可以消除较大的分子）。肾衰竭患者的尿淀粉酶水平降低，而淀粉酶清除率高于肌酐清除率，这可能是肾小管重吸收减少的结果 [28]。此外，胰腺淀粉酶似乎比唾液淀粉酶升高更多，其清除率更接近肌酐清除率。

22.8.3 高酶血症与癌症

高淀粉酶血症在肺癌和卵巢癌病例中经常被报道，但主要与唾液中的亚型有关，而在其他肿瘤中罕见报道。在某些情况下，通过组织学样品的免疫组化可证实酶的表达，副肿瘤血清释放可被视为与治疗反应和疾病复发相关的肿瘤标志物 [29]。

29% 的血液恶性肿瘤患者也有高淀粉酶血症的报道 [30]，特别是在多发性骨髓瘤患者中，它与肿瘤的进展或反应有关 [31]。即使血液系统恶性肿瘤已经描述了恶性浆细胞的分泌 [31]，但在这种情况下，肾衰竭、放疗或免疫球蛋白结合引起的巨淀粉酶血症也必须被视为混杂因素。

22.8.4 饮食失调

1990 年，一例疑似复发性胰腺炎的患者接受了多种侵入性手术，包括内镜逆行胰胆管造影和胆囊切除术，并经异淀粉酶评估后被诊断为饮食失调 [32]。高达 62% 的神经性贪食症患者出现了唾液高淀粉酶血症 [33]。住院期间酶的水平降低和患者被允许出院后的水平升高表明高酶血症与呕吐频率相关 [34]。进一步的研究，包括妊娠剧吐患者和不呕吐的暴食肥胖患者的队列，已经建立了唾液高淀粉血症和呕吐频率之间的直接联系（值得注意的是神经性贪食症患者的唾液腺炎的报告）。因此即便阴性预测值不高[34]，仍建议将连续淀粉酶的测定作为患者对治疗方案反应的标志。

22.8.5 其他情况

除了肺癌，由于激活和释放的肺组织中通常含有淀粉酶，因此可以在不同的肺部疾病中检测到血清淀粉酶水平的升高[35]。

28% 的胰岛素依赖型糖尿病患者的胰酶活性异常，并与该疾病的某些自身抗体相关[36]。这些胰酶升高可能是由炎症反应期间的组织变化和功能干扰、岛叶激素对外分泌的营养和调节影响（通过胰岛素门系统），以及其他生理（如自主调节、肠胰反射）和病理因素（如交叉反应性自身免疫、糖尿病微血管病）造成的[24]。

高淀粉酶血症在不同的妇科疾病中被报道，如盆腔炎、慢性输卵管炎、异位妊娠、卵巢囊肿破裂和卵巢癌[37]。

22.9 良性胰腺高酶血症（Gullo 综合征）

1978 年，不同的作者开始报道血清胰酶慢性升高的患者群体[38]。很快，人们意识到这种升高常常是非胰腺性的，而且当同工酶分析推测为胰腺性的时候，胰腺本身通常没有任何异常。一个转折点是在 1996 年 Lucio Gullo 首次描述了良性胰腺高酶血症[39]。这种情况被定义为排除胰腺外原因引起的胰酶升高、胰腺实质和导管系统的器质性改变引起的胰酶升高这两种原因后的 PH。

CAPH 患者可能是无症状的，但仍有亚临床胰腺异常或胰腺外原因用于解释发生的 PH，而最近影像学模式的发展，发现了以前影像学阴性结果的进一步异常。所有已发表的研究都反对观望策略（因为在检查这些患者时可以发现临床意义重大的疾病），现在 CAPH 和 BPH 分别是诊断过程的起点和终点。然而，经过一系列排除阴性结果的细致检查后，BPH 的诊断对于让患者确信该疾病的良性性质及没有胰腺疾病至关重要。

对第一批报告的患者群体进行长期随访证实了 BPH 的良性本质[40]。1 ～ 2 年的临床、实验室和影像学随访被认为是确认胰腺无异常的必需措施，尤其是对于 50 岁以上的患者[41]。然而，非常敏感的成像模式用于现代综合性筛查，有望挑战这一延迟，并使 BPH 的“初步”诊断成为可能。

22.9.1 临床特征

该综合征的特征：无症状；酶水平轻度升高，比 URL 高 2 ～ 4 倍（但也有更高值的报道）；随时间的持续性出现每日波动，包括有规律的时间间隔；家族聚集的可能性。

22.9.2 病理生理学

据推测，这种酶学升高的原因是一种组成性非病理途径中的缺陷，该途径驱动酶从跨高尔基体网络到基底细胞膜，这可能是酶直接进入循环的原因，而不是将酶包装成酶原颗粒并通过胞吐分泌[41]。具有标准化且典型的周期波动行为[42]进一步证实没有潜在的解剖学异常。即使经常发现家族聚集的现象，也没有证明 PH 与慢性胰腺炎相关突变基因（如 *CFTR*、*PRSS1* 和 *SPINK1*）之间的关联[22]。

22.10 慢性无症状性胰腺高酶血症管理

CAPH 管理见图 22.2。

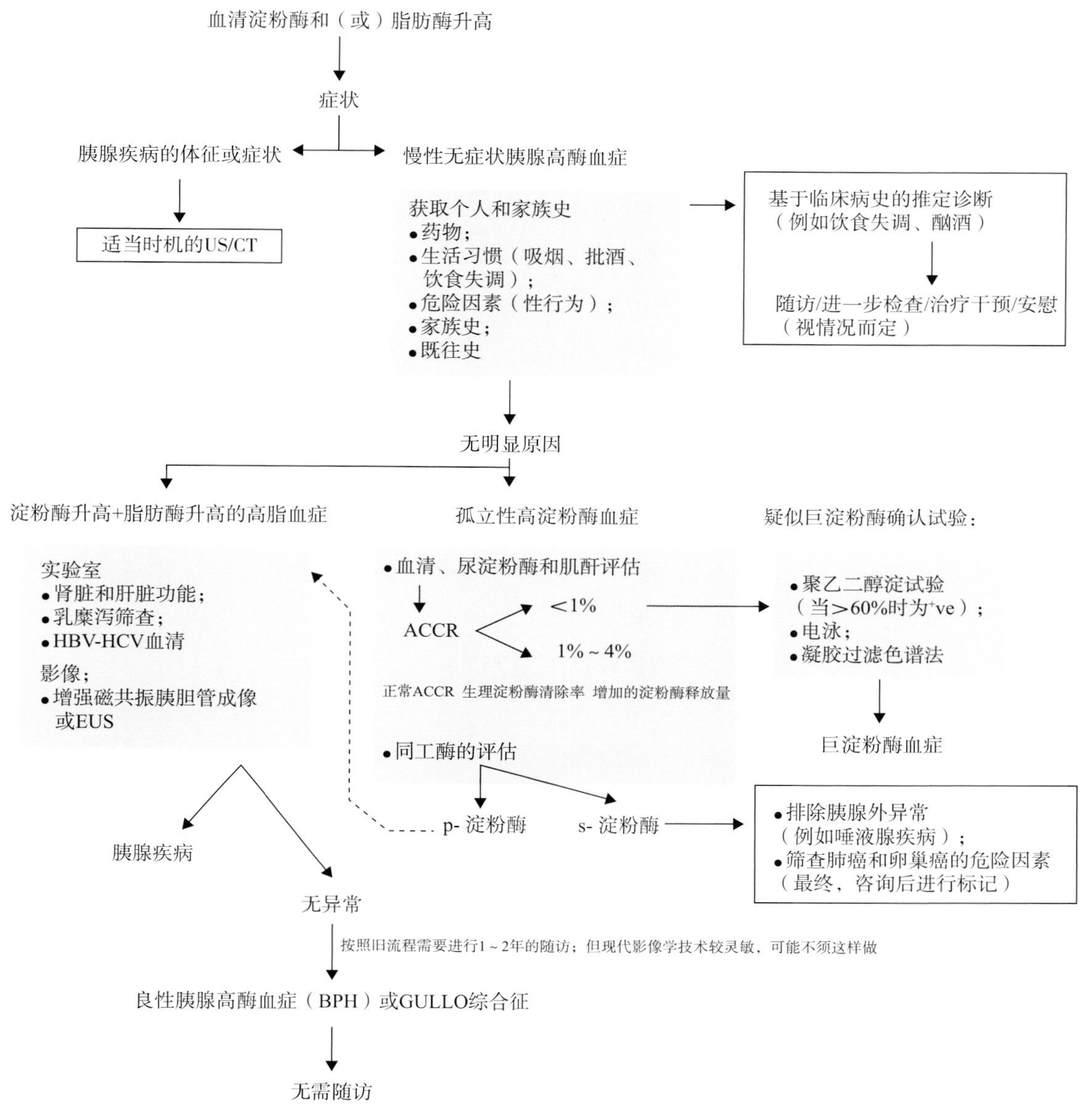

图 22.2　推荐的慢性无症状高酶血症患者诊断流程

22.10.1　临床病史和实验室评估

即使患者将自己定义为“无症状”，当存在其他危险因素时，也必须努力排除可能与胰腺疾病相关的细微迹象，如脂肪泻、近期发作或恶化的糖尿病，或轻度黄疸。然而，一名真正无症状的标准门诊患者，在初级保健医师要求其进行专家咨询之前，他已经接受了多次淀粉酶和脂肪酶评估，因此这类患者属于 CAPH 的范围。

必须获得准确的个人史和家族史，尤其要注意药物、生活方式和饮食习惯、危险因素等。对 PH 的解释可能只需通过访谈（如神经性贪食症、酗酒）就显而易见，并且进一步的干预或建议也会随之产生。在没有明显解释的情况下，可以通过酶变化的分析来指导诊断检查。

22.10.2　孤立性高淀粉酶血症

在孤立性高淀粉酶血症的情况下，淀粉酶的评估可能会影响诊断结果。如果胰腺淀粉酶和脂肪酶没有升高，则没有理由对患者进行胰腺异常筛查。

有助于理解孤立性高淀粉酶血症的一个参数是淀粉酶清除率（Cam）和肌酐清除率（Ccr）之间的比值，称为淀粉酶-肌酐清除比（amylase creatinine clearance ratio，ACCR）或 Cam/Ccr。简单地说，这个比值可以简化为仅包括血清和尿液浓度的方程式：[(尿淀粉酶/血淀粉酶)×(尿肌酐/血肌酐)]×100。

由于这与尿量无关，因此也可使用现场尿样进行评估。ACCR 的正常范围为 1% ~ 4%[43]。可使用在线计算器。

ACCR 可能有助于区分巨淀粉酶血症（ACCR < 1%，即在无肾功能不全的情况下淀粉酶清除率明显降低）和急性胰腺炎的增强释放（由于肾小管重吸收受损，急性胰腺炎最初几天的 ACCR > 4%，范围为 7% ~ 15%[43]）。然而，在肾功能不全的情况下，即使淀粉酶清除率绝对值降低，ACCR 也是无用的，因为它与肌酐清除率成比例下降[43]。

当怀疑有巨淀粉酶血症（ACCR < 1%）时，可通过聚乙二醇沉淀法（大于 60% 的淀粉酶沉淀时可出现巨淀粉酶血症）或通过电泳或凝胶过滤色谱法[44]进行确认。如果证实存在巨淀粉酶血症，则无须进行其他检查（可根据具体情况进行 CD 或自身免疫性疾病等相关疾病的评估筛查）。

当只有唾液淀粉酶升高时，一旦排除了巨淀粉血症或唾液腺疾病（包括呕吐、酗酒等），即使没有证据，至少对肺癌或卵巢癌的危险因素进行筛查（如果没有肿瘤标志物）也是合理的。

22.10.3 胰腺高淀粉酶血症和(或)高脂肪酶血症

如果脂肪酶和（或）胰腺异淀粉酶升高，首先需要进行生化评估，以排除参与酶清除的器官（肾和肝功能）的功能损害。一旦排除分解代谢，则必须考虑到释放增加。

筛查胰腺外原因必须以个人和家族史、并发症和体格检查为指导。然而，PH 的生化评估通常包括两个因素（至少在高流行地区或存在危险因素的情况下），即 CD 和 HBV/HCV 感染。

然而，最终对具有胰腺特征的 PH 的评估必须包括胰腺实质和导管系统的成像，而且几乎所有的系列都反对等待和观察策略。基于上述数据，对比度增强的 MRI+MRCP 似乎足以在这种情况下排除临床相关的异常（见胰腺异常相关章节的备选影像学检查）。

22.11 结论

尽管淀粉酶和脂肪酶水平只应用于临床怀疑急性胰腺炎时，但这些值经常被纳入健康人的常规筛查中或住院患者的实验室检查中。这种“筛查”习惯产生了相对较新的 CAPH 问题，并“创造”了新的患者，在这些患者身上需要进一步努力，探寻该问题的意义和预后相关性。

参与胃肠道病理学的临床医师不能依靠循证工具来指导这些患者的治疗，因为这通常会产生一个诊断“旋转木马”，即包括昂贵的、费力的、有时不合适的仪器使用和生化检查。我们提出了一种算法（图 22.2），该算法综合了 CAPH 管理的最佳可用证据。建议的调查必须针对特定患者、其个人和家族史、其行为及已经进行的调查，但最终如怀疑胰腺源性高酶血症的存在，则须表明胰腺实质和导管系统存在详细的可视化改变。

迄今为止发表的研究证据均支持 EUS 是检测 CAPH 胰腺异常最敏感的方法，其次是促胰液素刺激的 MRCP。然而，“更多”并不总是意味着“更好”，这种更高的敏感度通常与亚临床实质或导管异常（胰腺分裂症或慢性胰腺炎的最小征兆）的检测有关，其对没有风险因素的无症状个体的意义值得商榷。

此外，正如日常波动所表明的，形态异常和酶升高之间的联系可能只是巧合。不幸的是，这种不确定性可能会成为目前关于胰腺疾病人群筛查最佳成像方式的争论的一部分，这一问题目前仅针对临床试验中的高危人群进行讨论。

根据上述数据，造影剂增强 MRI+MRCP 似乎是临床实用性、准确性、成本、安全性和可用性之间的最佳折中方案，它可以结束（但也可能启动）大多数患者的检查。这一结论可能会因为当地的医疗设施而改变，比如在某医疗中心，经验丰富的内镜医师可能比经验丰富的放射科医师更容易获得影像结果。

经过仔细和个体化的排查，胃肠科医师可以确定 BPH 的诊断，并充分、明确地向患者保证这种异常为一种良性过程，以便他们能够恢复到与普通人群相当的生活质量[45]。

（黎命娟译，鹿中华审校）

参考文献

第二部分

慢性胰腺炎

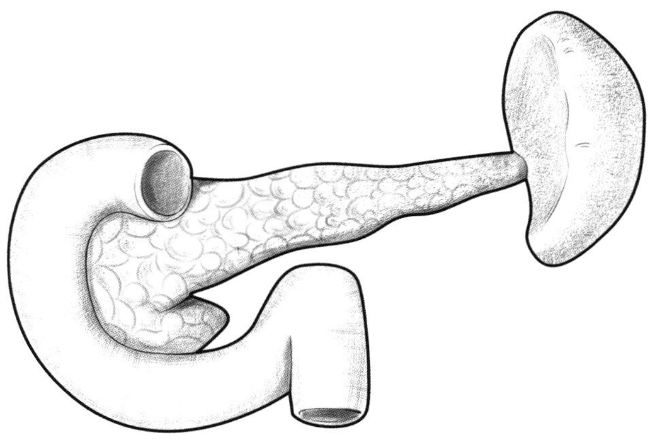

第 23 章 慢性胰腺炎的定义和病因：哪些与临床实践相关？

David C. Whitcomb

23.1 关键术语及概念的定义

晚期慢性胰腺炎是一种复杂的、不可逆的疾病，预后差，诊断及治疗费用昂贵。它与急性胰腺炎和急性复发性胰腺炎的区别在于不可逆转的形态学特征和腺体功能的丧失。治疗的重点是用药物、内镜和（或）手术的方法替代失去的外分泌和内分泌功能并控制疼痛。尽管 PDAC 仍然是一个主要并发症，但由于其解剖结构的改变，使得影像学技术的监测价值不大。因此，医师的重点应该放在疾病发展的早期阶段，这时的临床干预可能是最有益的 [1]。

在遗传学、大数据“组学”技术和新的疾病模型的推动下，慢性胰腺炎的诊断和治疗正在发生根本性的变化。精准医学促进了这些变化，精准医学是一种基于分子机制自下而上的复杂疾病诊断和管理方法，与现代西方医学基于人群的战略自上而下的方法是相反的，也是相辅相成的 [2]。精准医学方法可以在临床综合征开始时就诊断潜在疾病，并确定有效的治疗靶点，以防止慢性胰腺炎的发生 [2]。要理解这些变化，并使不同病例间的概念同步，必须定义一些关键术语。

23.1.1 功能障碍

功能障碍指偏离正常的事物行为的变化，通常以一种消极的方式，例如，蛋白质的功能障碍可能是由 DNA 序列变异导致一个或多个氨基酸改变，或在其他区域破坏细胞通过正确的时间、以正确的过程产生正确数量蛋白质的能力。在大多数情况下，细胞对功能失调的蛋白质有保护机制、替代途径、代偿机制等，因此，一些潜在的功能失调不会引起疾病。这种具有症状前遗传危险因素的个体情况，存在于所有婴儿期后发病的患者中。

23.1.2 功能紊乱

功能紊乱是指由特殊细胞或系统的正常功能被破坏而导致出现异常的体征、症状、生物标志物或反应，因此，它们代表了机体对分子、细胞或系统功能紊乱的代偿失败。在某些情况下功能紊乱具有致病性后果，最终导致疾病的发展，例如，*CFTR* 相关的疾病 [3-4]，患者存在如急性复发性胰腺炎等胰腺功能障碍的临床体征，但并未达到慢性胰腺炎的诊断标准 [5-6]。

23.1.3 疾病

疾病是指活体动物或其某一部分正常功能被损害，通常会表现为典型的体征和症状。在现代西方医学中，疾病的诊断是由专家共识来定义的，共识中确定了诊断疾病的具体标准，并依据病理及疾病的体征和症状确定了必须达到的最低诊断条件。进展顺序为：功能障碍（典型无症状）→功能紊乱（典型有临床体征）→疾病（符合严重程度的临床病理标准）（图 23.1）。因此，慢性胰腺炎是从潜在功能紊乱逐渐进展为满足影像学诊断标准的一种疾病，诊断早期慢性胰腺炎是不可能的 [1]（目前将这种到达诊断标准前的阶段称为“疑似慢性胰腺炎”或“边缘性慢性胰腺炎”）。

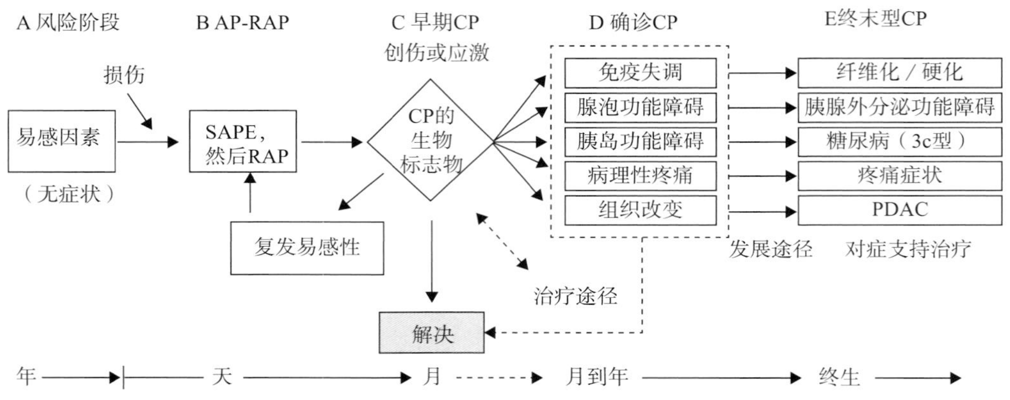

该模型基于 SAPE 假设，从急性胰腺炎（B 期）开始。遗传和环境风险因素在所有阶段都存在，但在 A 阶段得到代偿，在 B 至 E 阶段促进临床疾病，并在 D 和 E 阶段明确了慢性胰腺炎的病因。最佳治疗应从 B 阶段（预防急性复发性胰腺炎）或 C 阶段（预防慢性胰腺炎）开始，在该阶段定义和管理潜在的疾病。在某些病例中，患者可能直到 D 期或 E 期才会诊断为急性胰腺炎，尤其是老年患者。PDAC：胰腺导管腺癌；SAPE：前哨急性胰腺炎事件；AP-RAP：急性胰腺炎 - 复发性急性胰腺炎；CP：慢性胰腺炎。

图 23.1　慢性胰腺炎进展模型

（资料来源：Whitcomb et al. [22]. © 2016 Elsevier. Reproduced with permission of Elsevier）

23.1.4　综合征

综合征是对一组同时出现描述性的临床症状和体征，以某一特殊异常或状况为特征。一种疾病可以在不知道病因、致病成分或机制的情况下被定义为综合征。急性胰腺炎、急性复发性胰腺炎和慢性胰腺炎均为临床综合征。

23.1.5　诊断

诊断是一种通过患者的症状和体征识别疾病的技术或行为，诊断一种疾病或功能紊乱需要符合预定诊断标准。

23.1.6　鉴别诊断

鉴别诊断是将一种疾病或状况与其他出现类似症状的疾病或状况区分开来。慢性胰腺炎鉴别诊断包括自身免疫性炎症、与长期糖尿病相关的胰岛炎症和纤维化、继发于肾脏疾病的胰腺改变、免疫抑制药物的影响（如环孢素）、年龄相关的萎缩或纤维化、导管内乳头状黏液瘤、腺泡细胞囊腺瘤、胰腺肿瘤的粘连增生反应，以及导管阻塞引起的上游炎症 [1]。

23.1.7　危险因素

世界卫生组织将可以增加患病或者受伤概率的任何个人属性、特征或特定的暴露都称为“危险因素”[7]。作为一种复杂的疾病，急性胰腺炎可能有多种危险因素，如胰腺炎症的严重程度、急性复发性胰腺炎、外分泌胰腺功能不全、糖尿病、疼痛、生活质量、钙化、纤维化、胰腺肿瘤等。

23.1.8　病因学

病因学定义了疾病的起因或起源。胰腺炎症性疾病的病因包括功能障碍、紊乱、疾病或综合征的所有病因。危险因素和病因之间的区别在于，是否存在一种与该因素异常活动相关的生物标志物，通过这种标志物可以诊断某种障碍或疾病。这份 TIGAR-O 列表，总结了急性复发性胰腺炎和慢性胰腺炎的已知的风险 / 病因 [8]，最近相关人员对这个列表进行了更新，现为 TIGAR-O 版本 2（表 23.1）[9]。

23.1.9 生物标志物

生物标志物是客观测量和评估的一种特征，可以成为对正常生物过程、致病过程及治疗干预药物反应的一种评价指标[10-11]。由于大多数复杂的慢性疾病并不是由感染或毒素引起的，因此大多数生物标志物是位置或数量错误的正常生物分子。值得注意的是，大多数临床生物标志物为受疾病影响所产生的二级或三级衍生物，并可能与潜在的疾病机制没有直接联系，例如，我们能检测到的异常免疫反应，可能是由各种特殊细胞或系统中任何数量简单或复杂的紊乱引起的。

表 23.1 TIGAR-O 版本 2 风险 / 病因分类：简表[a]

毒性代谢相关
酒精相关 [易感性和（或）进展]
一天 3 ～ 4 杯酒
一天 5 杯及以上酒
吸烟（如果有，记录年限）
不吸烟（一生＜ 100 支）
既往抽烟 现在抽烟 　　其他未详细说明的情况（一氧化氮合酶） 高钙血症（离子钙水平＞ 12 mg/dL 或 3 mmol/L） 高甘油三酯血症 　　高甘油三酯血症高风险（空腹＞ 300 mg/dL；非空腹＞ 500 mg/dL） 　　高甘油三酯型胰腺炎，任何一次结果（在开始的 72 h 内＞ 500 mg/dL） 药物（名字） 毒素等 　　慢性肾病：5 期，终末期肾病 　　其他未详细说明的情况（一氧化氮合酶） 新陈代谢等 　　糖尿病（如有，请注明诊断日期） 　　其他未详细说明的情况（一氧化氮合酶）
自发性
早发型（＜ 35 岁） 迟发性（＞ 35 岁）
遗传学
可疑：没有或少量的基因分型 常染色体显性遗传（孟德尔遗传、单基因综合征） 　　*PRSS1* 突变（遗传性胰腺炎） 常染色体隐性遗传（孟德尔遗传、单基因综合征） 　　*CFTR*，翻译过程中存在两种严重变异（囊性纤维化） 　　*CFTR*，翻译过程中少于两种严重变异（*CFTR-DR*）

续表

SPINK1，翻译过程中两种致病变异（*SPINK1* 相关性家族性胰腺炎） 复杂性基因遗传（非孟德尔，复杂基因型 ± 环境） 修饰基因（列出致病性遗传变异） *PRSS1–PRSS2* 位点 *CLDN2* 位点 其他 HTG（列出致病性遗传变异） 其他未详细说明的情况（NOS）
自身免疫性胰腺炎 / 激素反应性胰腺炎
1 型 AIP（IgG4 相关性） 2 型 AIP
复发性急性胰腺炎与重症急性胰腺炎
急性胰腺炎（单次发作，记录事件日期） 急性胰腺炎病因学：胰腺外（排除酒精、HTG、高钙血症、遗传） 胆源性胰腺炎 ERCP 术后 创伤的 未确定或者其他未详细说明的情况（NOS） 复发性急性胰腺炎（记录发作的次数、频率和日期）
梗阻性
胰腺分裂症 壶腹部狭窄 主胰管结石 广泛的胰腺钙化 主胰管狭窄 局部肿块导致导管阻塞

资料来源：Whitcomb[9]。

[a] 该列表总结了与急性复发性胰腺炎和慢性胰腺炎相关的常见因素。它作为一个清单，系统地记录导致患者胰腺功能紊乱和疾病的所有因素，从而突出治疗靶点。详细的表格能以开放性手稿的方式被获得[9]。

23.1.10 现代医学

现代医学最初是基于细菌致病理论，以及由一种主要或强烈的致病因素造成疾病的前提下而建立的框架[2，12]。在现代医学中，疾病病因的证据常常是对一个或多个可能的致病因素进行的假设显著性检验而获得。治疗方案的有效性常通过对照试验证明。疾病的诊断和治疗依赖于传统的临床病理定义和疾病分类，以及标准的临床生物标志物，因此常导致诊断的延迟，复杂的病因无法解决，并且治疗也仅限于控制症状和功能替代。

23.1.11 精准医学

精准医学又称个性化或个体化医疗，是现代西方医学的替代框架，采用自下而上的方法来管理人类疾病。这种管理方式建立的前提是，认为疾病是由多种致病因子导致一个或多个特殊细胞的异常而造成的[2]。精准医学试图在疾病发展为临床病理学定义的疾病之前，破译潜在致病的分子、机制起源。尽早了解发病机制，有利于靶向治疗的使用，进而可以减轻功能障碍，最大限度地增进健康。最理想的情况是，自上而下和自下而上的治疗方法在中间相遇，对人群中的所有患者都是有利的。在临床实践中，胰腺疾病的精准医学在技术上是可行的，但许多障碍阻碍了其实施和广泛应用[13]。

23.2　传统的慢性胰腺炎的定义

Henry Sarles 在 1963—1988 年期间，通过三次“马赛”研讨会的初步工作，制定了慢性胰腺炎的共识定义，并将其与急性胰腺炎和急性复发性胰腺炎区分开来[14-16]。尽管该共识标准满足了基于临床、病理和功能的标准，但该标准复杂，依赖于组织的组织学，未能将急性复发性胰腺炎和慢性胰腺炎准确区分为独立存在的个体，临床实用性不强。

1983 年，一个国际医疗小组在英国剑桥召开会议，制定了更实用的、可适合临床的基于影像学的标准。剑桥会议成员将慢性胰腺炎定义为“一种持续的胰腺炎症性疾病，以不可逆的形态学变化为特征，通常引起疼痛和（或）永久性功能丧失”[17]。这些影像学标准多年来一直作为金标准，其他的标准都是对影像学标准的补充，或者存在一些细微的差别。

人们已经做出了重大努力，利用回顾性文献和共识性语言来定义慢性胰腺炎，以更新这一定义。最值得关注的是 S3 指南，它是在回顾了超过 1 9500 份出版物和牛津循证医学标准后制定的[18-19]。这些指南一致认为：“慢性胰腺炎是一种持续的胰腺炎症性疾病，其特征是不可逆的形态学变化，通常会引起疼痛和（或）永久性功能丧失”。它们还包括“可能的慢性胰腺炎”，即有慢性胰腺炎的临床症状但没有达到影像学标准的情况。S3 指南指出了慢性胰腺炎的进展过程，即“炎症的反复发作导致纤维化结缔组织取代胰腺实质”。在诊断方面，它提出“慢性胰腺炎的诊断是基于临床、形态学和功能证据”（遵循马赛方法），但同时也指出，如果临床怀疑慢性胰腺炎，“诊断主要是通过胰腺超声检查”，因此影像学诊断仍是主要的诊断标准。

2017 年欧洲联合胃肠病学组织为慢性胰腺炎的诊断和治疗制定了循证指南[20]。尽管它总体上与 S3 指南相似，但它对“有典型症状提示胰腺疾病的患者”，以及“对所有已知风险因素进行了全面调查的患者”增加了影像学诊断标准。

23.3　慢性胰腺炎的机制定义

由于慢性胰腺炎是一种复杂、不可逆且预后差的疾病，因此治疗患者的主要目标应是预防。这需要对早期疾病阶段进行识别，查明致病过程并使其减缓或逆转。这对慢性胰腺炎传统定义的使用具有挑战性，2015 年日本临床指南在强调“潜在慢性胰腺炎”“早期慢性胰腺炎”的特征方面取得了重大进展，在影像学发现的基础上增加了具体的功能和临床特征[21]。然而，该方法严重偏重于酒精性胰腺炎，对早期慢性胰腺炎的 EUS 及其他影像学的特征仍未达成国际共识，并且关于早期影像学表现是否为可逆性也没有给出定论[1]。

传统的慢性胰腺炎定义需要证明胰腺实质病变的不可逆性，尤其是在影像学表现上，这对于临床医师而言是具有挑战性的[17，19-20]。此外，如前所述，最近的一份国际共识报告指出“早期慢性胰腺炎”无法诊断，因为早期慢性胰腺炎的体征和症状没有特异性且不可预测[1]。因此唯一的方法是改变慢性胰腺炎的定义，使得可以在早期的临床过程中更有效地管理患者。

一个好的定义应该包括两部分。首先，它应该定义事物的本质——它是什么？其次，它应该定义事物的特征——它是什么样子的，或者它的表现如何？之前定义的局限在于没有明确慢性胰腺炎的本质，只明确了慢性胰腺炎的特征。

2016 年，一个新的慢性胰腺炎机制定义被提出[22]，随后被主要的胰腺学会和协会采用[1]。这个定义的两部分具体如下。

（1）慢性胰腺炎是胰腺的一种病理性纤维炎性综合征，发生在有遗传、环境和（或）其他危险因素的个体中，这些个体对实质损伤或应激产生了持续病理反应。

（2）已确诊和晚期慢性胰腺炎的常见特征包括胰腺萎缩、纤维化、疼痛综合征、导管扭曲和狭窄、钙化、胰腺外分泌功能障碍、胰腺内分泌功能障碍及发育不良。

这一定义认识到了慢性胰腺炎的复杂性，将危险因素与疾病活动标志物和疾病终点分开，为找到早期诊断、分类和预后的合理方法提供了可能性[22]。

23.4 渐进性的慢性胰腺炎模型

慢性胰腺炎是一个长期的、进展的临床过程，根据定义，慢性胰腺炎基本只能在病程的晚期才能被诊断。为了阐明慢性胰腺炎病情进展过程的阶段和特征，一个渐进性的慢性胰腺炎模型被提出（图 23.1）[22]。该模型将慢性胰腺炎进展分为如下 5 个阶段。

（1）风险阶段：这一阶段提出了一些常见和罕见的遗传、环境、代谢或其他因素，与不具有该因素的人相比，有该因素的人患慢性胰腺炎的概率可能增大。这个阶段很重要，因为它不仅指出了启动慢性胰腺炎进程的敏感因素，还指出影响了慢性胰腺炎进展及并发症的危险因素，并提出了对疾病机制的见解。在 TIGAR-O 系统中列出了已知的风险和病因因素（见表 23.1）[9]。

（2）急性胰腺炎 - 急性复发性胰腺炎阶段：定义了一个重要的阶段，既有直接的后果，也有从急性胰腺炎发展到急性复发性胰腺炎，以及从急性复发性胰腺炎发展到慢性胰腺炎的非常高的风险[23-24]。急性胰腺炎患者有明确的胰腺炎症表现，是一种或多种危险因素和应激源，足以引起炎症反应。这个阶段是对将危险因素作为全面和整体管理疾病的方法进行评价的最好时机[25]。

（3）早期慢性胰腺炎阶段：这一阶段只有在回顾分析时做出的诊断，因为该阶段的生物标志物是非特异性的，使用传统的定义和影像学方法来诊断慢性胰腺炎的进展是不确定的[1，26]，因此这一阶段又被称为“可能的慢性胰腺炎”或“很可能的慢性胰腺炎”。相比之下，精准医学可以定义基础过程的本质，并诊断出一种临床疾病，如果不加以治疗，将发展为一种疾病。

（4）确诊慢性胰腺炎阶段：这是临床病理学定义慢性胰腺炎的第一阶段，具有不可逆的结构损伤，其典型的变化有实质钙化、纤维化和导管扭曲（遵循剑桥标准[17]），以及胰腺外分泌、内分泌功能障碍或病理性疼痛。

（5）终末慢性胰腺炎阶段：这一最终阶段代表了它们的实质性损害，剑桥成像标准[17]的晚期阶段，以及功能丧失到需要替代治疗（如胰酶替代治疗或胰岛素）的程度。

慢性胰腺炎的机制定义旨在实现现代西方医学与精准医学同步（遗传特征、急性复发性胰腺炎和慢性胰腺炎）。

23.5 危险因素和病因

毒性代谢、特发性、遗传性、自身免疫性、复发性、重症急性胰腺炎及梗阻性（TIGAR-O）

胰腺炎风险 / 病因检查表是一个宽泛的分类系统，逐项列出了急性复发性胰腺炎和慢性胰腺炎的主要危险因素和病因[8-9]。TIGAR-O 检查表被广泛使用，被 1250 多篇文献引用，并被权威专家和主要学会推荐使用[1，9，20，27-33]。TIGAR-O 的修改版将其分类重组为 M-ANNHEIM[34]，也被纳入一个更广泛的疾病严重程度分类系统，并以类似的方式使用[35-38]。2019 年，TIGAR-O 系统进行了更新（TIGAR-O 版本 2），反映了该系统自最初开发的 20 年以来的发现和进步[9]。TIGAR-O 第二版简表见表 23.1。

TIGAR-O 第二版的主要优点是因素的定义更加精确，并且对关键因素（如饮酒和吸烟）进行了量化。TIGAR-O 第二版有两个列表，即一个长表和一个简表。简表是为临床使用而设计的，长表则是为研究而设计的。

患者通常会同时拥有多个列表中导致急性复发性胰腺炎和慢性胰腺炎的危险因素。每个患者的所有致病原因都应该记录在案。清单应注明日期并随着新信息的出现（如基因检测结果）或新特征的发展（如糖尿病）而不断更新。详细的讨论超出了本章的范围（请参阅 Whitcomb[9]），然而，这里提供了一些关于遗传风险 / 病因学的信息。

23.5.1 致病性的基因突变

孟德尔遗传病是医学遗传学研究的重点，通常表现为单基因显性或隐性遗传病。DNA 序列的变异是常见的，但有些会导致关键蛋白质的严重损伤，从而破坏其功能。足以引起单基因障碍或疾病的基因变异称为“致病性”变异，而其他变异称为“良性”变异[39]，例如可引起遗传性胰腺炎的 *PRSS1* p.R122H 基因片段的变异，或导致囊性纤维化（cystic fibrosis，CF）的纯合子 *CFTR* F508del 的变异。然而，尽管这些遗传因素在胰腺疾病的发病中起主要作用，但只有少数急性复发性胰腺炎 / 慢性胰腺炎患者可被诊断为 HP 或 CF。

23.5.2 遗传危险因素

遗传危险因素（或保护因素）是指在统计学上与某种疾病相关的序列变异，但不符合美国医学遗传学与基因组学学会（American College of Medical Genetics and Genomics，ACMG）的独立引起孟德尔疾病的标准。遗传风险因素经常在全基因组关联研究（genome-wide association studies，GWAS）中被检测到，但经过进一步评估，它们既不是导致疾病的必要因素，也不是充分因素。因此，它们既不符合科赫关于疾病因果关系的假设，也不符合传统的西方医学模式。

虽然致病性遗传变异可以被理解，但遗传风险变异却需要在明确定义的背景下才能理解。致病性变异通常会破坏或严重损害关键蛋白质，而风险变异则会以多种方式改变蛋白质的表达和功能，并跨越多种功能和调节途径。

遗传危险因素可能存在于 10% ~ 50% 的人群中，由于太常见而且不一定会引起疾病，因此其重要性也受到了质疑。在临床 - 病理疾病定义的人群研究中，与疾病相关的独立危险因素的统计优势比（*OR*）往往显得很小（如 GWAS）。然而，在生理或病理定义的条件下，在一个特定的细胞和特定的途径中，对生物学的具体影响可能是深远的。然而，如果环境或代谢驱动对系统造成的压力很小，或者如果系统能够补偿功能障碍，就不会出现任何紊乱或疾病。只有在附加协同风险因素的背景下，疾病的症状才会出现。

值得注意的是，*OR* 是由“病例”人群与“对照”人群中某一因素的患病率来定义的。由于慢性胰腺炎是高度异质性的，任何途径特定的风险变异 *OR* 将被稀释，但当更同质性的亚群被定义为特定的疾病机制时，*OR* 的值可能会增加或减少。这一原则在复杂的疾病中得到了强调，即两个或更多的因素在独立的情况下，既不需要也不足够导致疾病的发生，但在一起发现时却成为致病因素。在这种情况下，第一个因素的 *OR* 值在第二个因素存在时就会变大（如吸烟背景下的 *CTRC* p.G60G 风险单倍型 [40]）。

遗传危险因素对精准医疗非常重要。遗传变异直接或间接地决定基因表达和蛋白质损伤的改变。了解基因表达的细胞及其在细胞和系统生物学中所起的作用，为有关功能障碍的可能机制提供了信息，从而提供了潜在疾病的病因学。因此，需要了解遗传变异对疾病及疾病易感系统的影响 [41]。

23.6 胰腺炎症疾病的亚型

23.6.1 急性胰腺炎

急性胰腺炎是由突然的胰腺损伤促发的一系列炎症反应。急性胰腺炎的临床诊断需要以下 3 个特征中的 2 个：①典型的急性胰腺炎相关的腹痛（急性发作的持续性、严重的上腹痛，常放射到背部）；②血清脂肪酶活性（或淀粉酶活性）至少大于正常上限 3 倍；③急性胰腺炎在 CECT、MRI 或经腹部超声检查中的特异性表现 [42]。正如前哨急性胰腺炎事件模型所述，急性胰腺炎可触发导致慢性胰腺炎的过程（图 23.1，B 阶段）[43-45]。因此，对任何急性胰腺炎患者都应进行慢性胰腺炎危险因素的评估。

23.6.2 急性复发性胰腺炎

急性复发性胰腺炎被定义为具有遗传、环境、创伤、形态、代谢、生物和（或）其他风险因素的个体，经历过两次或更多次有记录的急性胰腺炎发作，间隔至少 3 个月的多种不同的急性炎症反应的综合征 [46]。急性复发性胰腺炎是慢性胰腺炎的一个非常强的危险因素和驱动因素 [23，47]。

23.6.3 遗传性胰腺炎

遗传性胰腺炎是指来自某些家族中的急性复发性胰腺炎或慢性胰腺炎个体，其中胰腺炎的表型似乎是通过常染色体显性模式表达的致病基因突变来遗传的 [48]。携带导致胰腺炎常染色体显性遗传的突变基因（如 *PRSS1* p.N29I，p.R122H），但无明确家族史的胰腺炎患者也可以诊断 HP。

23.6.4 家族性胰腺炎

家族性胰腺炎是指在一个家族中发生的任何原因引起的胰腺炎，考虑家族的规模及人群中胰腺炎的发病率，该家族的胰腺炎发病率高于单纯的机会预期。家族性胰腺炎可能是由遗传缺陷引起的。

23.6.5 热带胰腺炎

热带胰腺炎之前是指发生在热带地区的一种早期发病的非酒精性慢性胰腺炎，通常在家庭成员中聚集，也可能有复杂的遗传基础。随着复杂遗传学知识的增长，术语“热带胰腺炎”可能会过时。

23.6.6 胰腺相关的孟德尔综合征

这是遵循典型孟德尔遗传模式的胰腺疾病，可以是常染色体显性（如遗传性胰腺炎）或常染色体隐性（如 CF）遗传病。它们通常累及胰腺以外的多个器官，如 CF[6，49-50]、施瓦赫曼 - 戴蒙德综合征 [51-52] 和约翰松 - 布利泽德综合征 [53-54]。

23.6.7 复杂的胰腺疾病

这些胰腺疾病不遵循孟德尔单基因遗传学的模式。根据定义，当遗传和（或）环境风险因素的特定组合共同存在，导致典型的表型出现，就可以认为是复杂的胰腺疾病。这些因素的组合可能为两个或两个以上基因（多基因疾病）的组合，基因 - 环境相互作用，或因素之间的组合。

复杂遗传疾病与相加遗传效应不同，在相加遗传效应中，两个位点上的遗传效应等于它们个体效应的和。在多基因疾病中，当两个单独的遗传风险等位基因都不是致病基因时，来自多个基因的致病等位基因（包含一个或多个遗传风险因素）以共同的作用引起疾病。修饰基因不致病，但它们会改变疾病过程的特定方面，或赋予遗传病独特的表型特征。

23.6.8 微小病变型慢性胰腺炎

微小病变型慢性胰腺炎是在1992年的16例患者中首次被提出的，这些患者的胰腺影像学阳性检查结果很少或不确定，但切除标本的组织学检查显示慢性炎症性改变伴有微小的非炎症性改变[55]。微小病变型慢性胰腺炎，即小导管型慢性胰腺炎，是一种良性的临床疾病，但由于不能满足慢性胰腺炎的典型影像学标准，所以诊断起来很困难。该病的特点是具有慢性胰腺炎临床症状的患者在影像学研究中出现不同的特征，如符合慢性胰腺炎的临床病史、典型的慢性胰腺炎疼痛和（或）胰腺外分泌功能不全[56-57]。目前尚不清楚包括遗传学和优化的生物标志物在内的精准医学方法能否解决围绕这一综合征的问题。

（张牧城译，鹿中华审校）

参考文献

第 24 章 慢性胰腺炎的流行病学：罕见病还是不常诊断的疾病

Philippe Lévy and Vinciane Rebours

24.1 为什么慢性胰腺炎的流行病学如此不精确？

慢性胰腺炎的流行病学不如急性胰腺炎的流行病学精确，有几个方面原因：一方面，急性胰腺炎是一种定义明确的疾病，很容易诊断后在数据库中编码，诊断的经典标准是特征性的急性腹痛，血清脂肪酶升高超过正常上限的 3 倍。如仍不确定，CT 上的典型图像可协助诊断。

另一方面，慢性胰腺炎是一种长期存在的疾病，正式诊断通常需要数年时间，这是由于导管异常或胰腺逐渐钙化所产生的延迟。不同患者的临床表现可能差异很大：慢性胰腺炎可能在一次或多次急性胰腺炎发作后或在偶然发现胰腺钙化后被诊断，因为糖尿病或胰腺外分泌功能不全。

慢性胰腺炎的经典自然病程包括三个阶段[1-2]。第一阶段是临床前期，这个阶段的患者通常没有症状（或有非常轻微的非特异性症状），但在此期间，应该已经出现组织学改变；第二阶段是急性发作阶段，但在影像学研究中仍没有明确的慢性胰腺炎迹象；在第三阶段，患者很少表现为急性发作，但胰腺钙化和导管异常变得明显，存在内分泌和外分泌功能不足。此时，急性和慢性疼痛发作减少，大多数患者发展为糖尿病或外分泌功能不全。这些不同的阶段通常持续 5 ~ 10 年，但由于慢性胰腺炎的病因、是否长期酗酒或吸烟，以及最终的个体差异性（可能由遗传多态性和其他环境因素维持），会出现巨大的差异[3]。

除了临床变异，慢性胰腺炎诊断也不容易。早期慢性胰腺炎没有简单可靠的诊断测试，明确的诊断可能需要数年才能获得。因为通常没有组织学检查，所以慢性胰腺炎的诊断主要基于存在胰腺导管或实质形态和（或）功能变化的证据[4]。因此，慢性胰腺炎的诊断主要基于影像学检查，如 MRCP、CT 和 EUS。在这种情况下，外分泌的功能检测可能有助于通过形态学发现不确定病例，但在临床实践中很少应用，因为至少在疾病的第一阶段，这些数值往往在正常范围内[5]。CT 是检测胰腺钙化和主胰管扩张的准确方法，但对早期胰腺改变（如纤维化引起的轻度实质改变）并不奏效。MRCP（无论之前是否行分泌素诱导的胰腺分泌刺激）与扩散加权 MRI 或增强 MRI 联合，可以准确评估胰腺导管和实质的变化。

目前，EUS 被认为是诊断慢性胰腺炎最敏感的方法，因为它高精度显示了胰腺实质和存在的导管改变及严重程度[6]。存在 5 个或更多 EUS 标准为慢性胰腺炎诊断提供了很高的可能性，而没有达到两个 EUS 标准的患者则不太可能被诊断。具有 3 个或 4 个 EUS 标准的患者处于灰色地带，该疾病可能被过度诊断。然而，EUS 评估是主观的，在技术、命名和定量标准方面评估慢性胰腺炎缺乏标准化。此外，EUS 的使用也值得商榷：它是一种侵入性手术，通常需要全身麻醉或深度镇静，有时可能需要几次 EUS 手术来获得一个确定的诊断，而这些诊断往往没有治疗效果。

最后要说的是，有些问题仍未解决。

● 直到最近，急性胰腺炎、急性复发性胰腺炎和慢性胰腺炎被认为是不同的疾病。现在人们认为这是不正确的。它们是同一疾病谱的不同部分。无论何种原因，急性胰腺炎都可能演变为慢性胰腺炎[7]。例如，胆源性急性胰腺炎被认为是急性胰腺炎的典型，不会进展为慢性胰腺炎。这也是不正确的，因为所有的胰腺坏死（包括胰腺断裂）都可能导致胰腺钙化和胰腺导管异常，从而进展为慢性胰腺炎。

● 临床和影像学表现可能因病因而异。例如遗传性慢性胰腺炎通常开始于 9 岁左右的儿童，男女皆然[8]，而酒精性慢性胰腺炎在 35 ~ 50 岁出现症状，好发于男性。由于这些临床差异，慢性胰腺炎患者的管理可能涉及多个专业，如胃肠科医师，普外、消化或肝胆胰外科医师，内科医师，疼痛专家，糖尿病医师或全科医师。这凸显了在转诊中心之外收集有效数据的困难，因为转诊中心存在着巨大的招募偏差。

● 慢性胰腺炎的病因，因其完全不同的生理病理机制导致不同的影像学和组织学异常。最好的例子是自身免疫性慢性胰腺炎 1 型和 2 型，其影像学特征与酒精性慢性胰腺炎完全不同。

● 有些影像学征象被认为是诊断慢性胰腺炎的重要病理学征象，如胰腺导管钙化，这又是一个错误的论断！IPMN 仅在 10% ~ 15% 的病例中出现钙化，而胰腺导管钙化是腺泡细胞囊腺瘤诊断的一部分[9-10]。

● 诱发慢性胰腺炎的导管异常有时很难与主胰管 IPMN 的导管异常相区别。在壶腹梗阻或胰消化道吻合术上游的梗阻性胰腺炎也是如此。

所有这些因素都解释了为什么在临床实践中对慢性胰腺炎的正式和严格诊断是相当困难的。然而，对于临床试验或流行病学研究来说，我们需要工具在早期阶段对慢性胰腺炎进行适当和准确的诊断。了解急性胰腺炎或急性复发性胰腺炎是否为慢性胰腺炎的开始不是临床问题，最重要的一点是找到病因，并尽可能治疗病因，以减缓病情的发展或避免疾病的后续发作。

最终，大多数慢性胰腺炎病例都是根据其临床背景（如重度酗酒或遗传性胰腺炎家族的复发性胰腺炎）确定的，并在几年后通过异常的导管成像或胰腺钙化证实。

这些数据强烈表明，慢性胰腺炎经常出现过度诊断或误诊。也就是说，相关临床医师和研究人员都应该查阅这方面的文献。

24.2 流行病学

由于前面强调的原因，慢性胰腺炎的发病率和流行率数据很少，而且有些不精确。无论哪个国家，报告的发病率大致相同，从英国和美国的每 10 万人 4 例到芬兰的每 10 万人 13.4 例不等，丹麦（10）、波兰（5.0）、德国（6.4）、捷克（7.8）和法国（7.7）的发病率居中[1]。

在法国，慢性胰腺炎的粗略患病率估计为每 10 万居民 26.4 人，但这一数字可能被低估了，因为招募患者的工作主要是由消化科医师进行，而不是由全科医师或内分泌科医师进行[11]。最近，在美国商业保险人口中估计了慢性胰腺炎的患病率。在 4867 万符合条件的参保者中，按年龄和性别调整后每 10 万人中慢性胰腺炎的患病率为 73.4%，成人为 98.7%，儿童为 8.3%。男性慢性胰腺炎的患病率略高（性别比为 1.05），46 ~ 55 岁年龄组的患病率最高（135/10 万）[12]。在 2014 年美国的另一项研究中，小儿和成人慢性胰腺炎的患病率分别为 5.8/10 万和 91.9/10 万[13]。

在美国明尼苏达州奥姆斯特德县进行了一项关于慢性胰腺炎发病率和流行率的研究。在该县，几乎所有的医疗服务都由一家中心医院和一个初级保健中心提供。这使人们对流行病学数据有了更全面的了解。有趣的是，这项研究提供了发病率（4.05/10 万）和流行率（41.8/10 万）的估计[14]。

发病率的时间趋势很短。在 Finish 的一项研究中，1977—1989 年发病率增加了 26%[15]。中国的一项研究表明，1996—2003 年，慢性胰腺炎的发病率明显增加（从 3.08/10 万增加到 13.52/10 万）[16]。最近的研究旨在确定 2007—2014 年美国商业住院和门诊保险儿童及成人中急性胰腺炎与慢性胰腺炎的发病率，以及慢性胰腺炎的流行率。随着时间的推移，儿童（2007 年为 2.2/10 万，2014 年为 1.9/10 万）和成人（2007 年为 31.7/10 万，2014 年为 24.7/10 万）的慢性胰腺炎发病率下降[13]。

了解慢性胰腺炎流行病学的另一个手段是评估入院人数。然而，这种方法有许多缺陷。首先，如前文所述，诊断上是比较困难的。此外，所有的慢性胰腺炎患者都不会在 1 年内住院，特别是在疾病的晚期阶段。也就是说，1989—1990 年至 1999—2000 年，英国慢性胰腺炎的年龄标准化住院率增加了两倍（每 10 万人中有 4.3 ~ 8.6 人）[17]。1992—2004 年，荷兰也有同样的趋势，入院率增加了 75%。在同一时期，慢性胰腺炎的发病率从每 10 万居民有 5.2 人增加到每 10 万居民有 8.5 人[18]。

我们不能排除这种入院率的提高，是由于早期诊断和医师知识的提高而导致慢性胰腺炎过度诊断。另外，由于使用非特异性标准，如 EUS 标准，因此也存在误诊的风险。

24.3 为什么慢性胰腺炎发病率和患病率的报告数据不一致？

在文献中，慢性胰腺炎的发病率和流行率之间存在差异。在法国的研究中，估计年患病数为 15 830 例，年最大的发病数为 4646 例（年粗略发病率为 7.8/10 万）。这些结果意味着疾病持续时间约为 3.4 年[11]。波兰一项较早的研究（在医院环境中）同时确定了发病率和患病率，患病率与发病率之比表明疾病持续时间在同一范围内，这与临床经验相差甚远[19]。来自明尼苏达州奥姆斯特德县的这项研究给出的数据更符合慢性胰腺炎[14]患者的预期寿命估计。

慢性胰腺炎患者通常在第一次发病时会因急性胰腺炎和腹痛而转诊至胃肠科或外科。疼痛通常不是一个特征，急性胰腺炎也比较少见。在这个阶段，遇到的主要问题是胰腺外分泌不足和糖尿病，以及酗酒和吸烟的其他后果，长期照护通常由全科医师或糖尿病医师负责。因此，在胃肠专家招募的研究中是无法看见患有长期疾病的患者。

24.4 慢性胰腺炎患者的一般特征

慢性胰腺炎的发病高峰在 40 ~ 60 岁，在国家和性别之间没有明显差异。男性通常占患者的 70% ~ 90%。慢性酒精滥用是首要原因，占患者的 70% ~ 80%[11]。

然而，慢性胰腺炎病因是多因素的。举例来说，只有约 4% 的慢性酒精滥用者会发展为慢性胰腺炎，这强调了其他因素的作用。M-ANNHEIM 分类法反映了多种促进因素：酒精、尼古丁、营养、遗传、胰管、免疫、代谢因素和其他[20]。

24.5 病死率

1984 年，Ammann 等[21]报道了 245 名慢性胰腺炎患者。酒精性慢性胰腺炎的中位生存时间为发病后 20 ~ 24 年。Lowenfels 等[22]在一项国际多中心研究中评估了 2015 名慢性胰腺炎患者的生存情况：10 年的总生存率为 70%，20 年为 45%。Cavallini 等[23]对在意大利维罗纳大学就诊的715名慢性胰腺炎患者进行了10年的中位随访。5年、10年、15年和20年的病死率分别为3%、13.7%、25.7%和37%。Thuluvath等[24]研究了美国巴尔的摩Johns Hopkins医院连续收治的193名因控制疼痛或慢性胰腺炎并发症的患者。5年、10年和15年的病死率分别为14%、18%和20%。Schnelldorfer等[25]在美国查尔斯顿的南卡罗来纳医科大学对228名接受慢性胰腺炎手术的患者进行了追踪，发现1年、3年和5年的生存率分别为97%、87%和82%。Pedrazzoli等[26]在意大利帕多瓦对170名接受慢性胰腺炎手术并存活的患者进行了跟踪调查，中位时间为15.5年。5年、10年、15年、20年、25年和30年后病死率为15.3%、34.4%、48.4%、62.0%、71.9%和76.5%。中位生存期为15.5年（95%*CI*为13.3 ~ 18.5）。

值得注意的是，大多数死亡（60% ~ 75%）是由于过度饮酒和吸烟造成的胰腺外后果（如肺癌、食管癌、肝硬化或心脏病发作），而非慢性胰腺炎本身。

只有一项研究将慢性胰腺炎的病死率与整个人群的病死率进行了比较。法国的一项研究将240名慢性胰腺炎患者的病死率和死亡原因与普通人群中匹配的对照组进行了比较。慢性胰腺炎发病的平均年龄为41.5岁，在随访8.7年间死亡的57名患者平均死亡年龄为52.3岁。与匹配的法国人口相比，在20年的病程中，超额病死率为35.8%[27]。

因此，慢性胰腺炎患者的中位生存期为发病后15 ~ 20年。

24.6 结论

慢性胰腺炎的流行病学并不十分清楚，原因如下。

（1）定义不明确，由于对急性胰腺炎和慢性胰腺炎的狭义区分而变得复杂，而实际上它们是同一种疾病的两个方面。

（2）缺乏可靠和可重复的早期诊断工具。

（3）在疾病的不同阶段，由不同的医学专业人员进行管理。

然而，发病率应在（4 ~ 32）/10万，流行率在（26 ~ 99）/10万。这些广泛范围反映了数据的不精确性。男性比例过高，主要原因是酗酒，尽管与其他内在因素或环境因素相互作用；烟草使用排在首位，是解释慢性胰腺炎发病的必要条件。病死率过高主要是由于过度饮酒和吸烟引起的胰腺外并发症。

（付路译，鹿中华审校）

参考文献

第 25 章　酒精性慢性胰腺炎及戒烟戒酒对慢性胰腺炎的影响

Jeremy S. Wilson, Romano C. Pirola, and Minoti V. Apte

25.1　引言

酒精性胰腺炎于 1815 年被首次报道 [1-2]，1878 年 Friedreich[3] 和 1889 年 Fitz[4] 进行了更详细的报道。自初期报道以来，研究人员对该病的临床和流行病学特征、可能的易感因素，以及酒精诱导的胰腺毒性机制进行了研究。

患该病的风险与饮酒量有关。饮酒越多，发病的可能性越大，说明酒精有直接毒性。矛盾的是，只有少数（5% 或更少）重度饮酒者发病，这表明存在易感因素，吸烟被越来越多的人认为是这种因素之一。

本章的目的是概述酒精性胰腺炎的流行病学、发病机制和易感因素，并为戒酒和戒烟在该病中的疗效提供最新证据。

25.2　流行病学

在西方国家，过度饮酒是导致急性胰腺炎和慢性胰腺炎的主要因素之一，这种关联强度在不同的研究中有所不同 [5-8]。这种变异很可能与多种因素有关，包括研究人群的日常酒精摄入量、临床上难以获取准确的酒精摄入史，以及对可能的诱因的日益认识，如吸烟。最后，被调查机构类型无疑是重要的，例如美国的部队医院、县医院或私立医院。

Henri Sarles 和他的同事认为急性胰腺炎和慢性胰腺炎是不同疾病 [9]。然而，目前普遍认为急性胰腺炎和慢性胰腺炎代表同一疾病的不同阶段。临床上，急性胰腺炎发作越频繁，会导致慢性胰腺炎的发病越早 [10-11]。动物实验研究表明胰腺炎的反复发作会导致胰腺纤维化和其他慢性改变 [12-13]。急性胰腺炎的反复发作导致慢性胰腺炎这一概念被命名为坏死 - 纤维化过程。

酒精性胰腺炎首次出现于 5 年或 5 年以上的酒精摄入后。酒精摄入似乎有一个阈值，超过这个阈值就更可能发生胰腺炎 [6，14-15]。最近研究报告了酒精性胰腺炎的协同因素（主要是吸烟和遗传因素），可能会导致疾病被重新定义，从而也可能会使低剂量的饮酒被定为原因。

Strum 和 Spiro[16] 在 1971 年进行的一项涉及美国大学生的里程碑式研究中报告说，偶发的狂饮或孤立的酗酒很少（如果有的话）引起胰腺炎。

25.3　酒精对胰腺细胞的直接作用

图 25.1 描述了酒精对胰腺腺泡细胞、胰腺星状细胞（pancreatic stellate cells，PSCs）和胰管细胞的直接细胞效应。

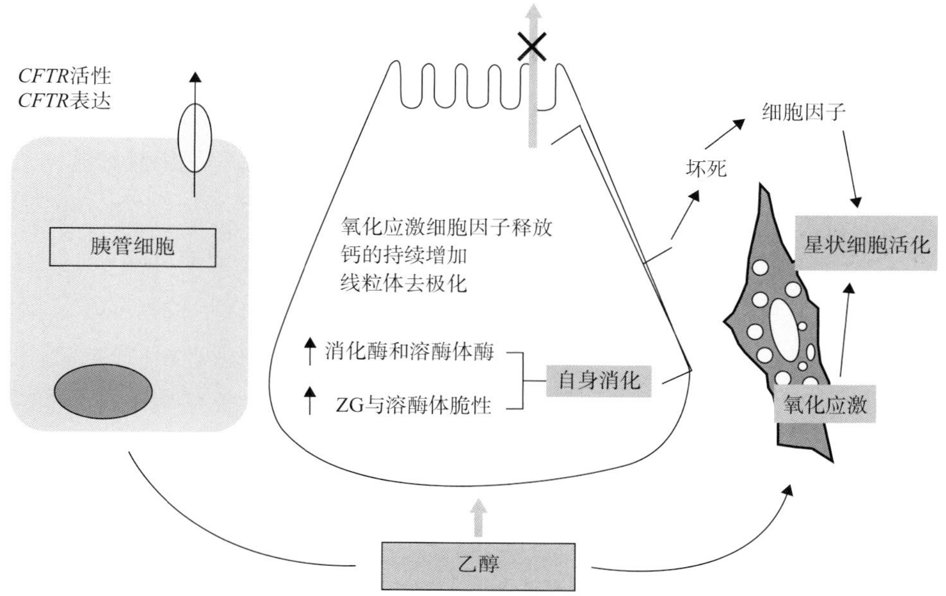

乙醇诱导腺泡细胞内消化酶和溶酶体酶的合成增加，同时减少胞吐，损害细胞器的稳定性。这些作用使细胞容易过早激活细胞内的酶并进行自身消化。乙醇在细胞内的代谢会导致氧化应激，破坏亚细胞膜、蛋白质和核酸。此外，乙醇引起细胞内钙的持续增加，导致线粒体去极化和细胞死亡。乙醇对腺泡细胞的损伤也会导致细胞释放细胞因子，进而损害邻近细胞。乙醇通过降低 *CFTR* 的表达和活性而损害胰管细胞的功能。对于 PSCs、乙醇及其代谢产物和氧化应激激活 PSCs，导致产生过量的细胞外基质蛋白。腺泡细胞释放的细胞因子也可通过旁分泌途径激活 PSCs，而 PSCs 自身合成的细胞因子可进一步以自分泌方式激活细胞，导致进行性纤维化，即使在没有初始触发的情况下也是如此。ZG：酶原颗粒。

图 25.1　酒精及其代谢产物对外分泌胰腺腺泡细胞、胰管细胞和星状细胞的影响

[资料来源：Wilson JS，Pirola RC，Apte MV. Epidemiology and etiology of alcohol-induced pancreatitis. In：Beger HG（ed.）The Pancreas：An Integrated Textbook of Basic Science，Medicine，and Surgery. Hoboken，NJ：Wiley Blackwell，2018：135－145. Reproduced with permission ofJohn Wiley & Sons]

25.3.1　酒精在胰腺的代谢

胰腺具有通过氧化和非氧化途径代谢酒精的能力。氧化途径是胰腺内乙醇代谢的主要途径[17-18]，包括乙醇脱氢酶、乙醛脱氢酶、过氧化氢酶（catalase，CAT）和细胞色素 P4502E1（CYP2E1）。这些酶系统已在胰腺组织中被发现[17，19-20]。乙醇氧化通过产生活性氧和耗竭抗氧化防御而导致氧化应激。

乙醇代谢的非氧化途径包括乙醇与游离脂肪酸酯化生成脂肪酸乙酯（fatty acid ethyl esters，FAEEs）。胰腺的 FAEEs 合成能力是所有实质器官中最高的[21]。催化非氧化途径的酶被称为 FAEEs 合成酶，包括羧基酯脂肪酶和 TG 脂肪酶。FAEEs 通过干扰生物膜，特别是线粒体膜，引起线粒体钙超载和线粒体呼吸功能受损而发挥毒性作用。

虽然乙醇的氧化代谢似乎在腺泡组织中占主导地位，但是非氧化途径可能造成重要的损伤，因体内发现 FAEEs 的浓度足以产生体外损伤[18，22]。在乙醇诱导胰腺损伤的小鼠模型中，药物抑制 FAEEs 的合成可减轻胰腺损伤[23]。

大鼠 PSCs（胰腺中主要的成纤维细胞）也可以通过乙醇脱氢酶将酒精氧化成乙醛[24]。PSCs 对非氧化性乙醇的代谢能力尚待确定。

25.3.2　乙醇对胰腺腺泡细胞的影响

我们关于乙醇对胰腺组织直接毒性作用的了解来源于动物实验，主要是对啮齿动物的研究。

长期给大鼠服用酒精会引起腺泡细胞的改变，可能会使腺泡细胞容易发生自消化损伤。这些研究在体外研究中也得到了证实，其中在酒精代谢产物中发现了腺泡细胞损伤裂解产生的细胞器。

综上所述，酒精及其代谢产物会改变消化酶[25-26]和溶酶体水解酶合成/含量[27]，以及改变酶原颗粒[28-29]和溶酶体的稳定性[30-32]，从而创造一种细胞内环境，在这种环境中消化酶和溶酶体水解酶有可能接触，后者激活前者，并建立自消化级联。

除了这种自消化模式，酒精及其代谢产物还具有以下作用。

- FAEES 还可以通过干扰细胞内钙泵对胰腺线粒体产生毒性作用，导致细胞内钙水平持续升高，造成线粒体超载和细胞死亡[33]。
- 酒精及其代谢产物——乙醛和 FAEEs[17]，诱导转录因子 NF-κB 和 AP-1 的表达，而 NF-κB 和 AP-1 又是细胞因子表达的重要调节因子，从而可能增加胰腺的炎症反应。
- 最近有研究表明，饮酒会影响真核细胞中负责维持细胞完整性的一些稳态机制。有证据表明，未折叠蛋白反应/内质网应激增加[34]。此外，自噬功能似乎也受到损害[35]。

25.3.3 乙醇对胰腺星状细胞的影响

PSCs 于 1998 年首次被分离。随后的特征分析表明，这些细胞是慢性酒精性胰腺炎中细胞外基质蛋白的主要来源。体外研究已经证实，PSCs 被乙醇直接激活[24，36]，这是由于细胞内乙醇代谢造成的氧化应激。

此外，促炎症细胞因子可以激活 PSCs，而 PSCs 可以产生自己的炎症细胞因子，形成自分泌循环，使激活持续下去[37-41]。

25.3.4 乙醇对胰管细胞的影响

Sarles 及其同事的早期工作表明，胰管异常是慢性酒精性胰腺炎发病机制的核心[9]。随后，这一焦点被酒精的上游效应（腺泡细胞和 PSCs）所取代。Hegyi 研究组[42]最近重新研究了乙醇对人和动物囊性纤维化跨膜转导调节因子功能的影响。在酗酒人群中，*CFTR* 功能（通过测汗液氯化物浓度测定）受损。此外，慢性酒精性胰腺炎患者胰腺的组织学检查显示，胰管细胞膜上 *CFTR* 表达显著减少，相应的细胞质中 *CFTR* 表达增加，提示 *CFTR* 从细胞膜向细胞质转运。用小鼠和豚鼠的胰管细胞系和组织进行的体外实验表明，酒精降低了 *CFTR* mRNA、膜 *CFTR* 的水平和稳定性，这些作用是由乙醇非氧化代谢产物介导的。

25.4 酒精性胰腺炎的个体易感性

只有少数重度饮酒者会发生酒精性胰腺炎，这一事实督促相关人员寻找其他易感因素。已对候选的环境和遗传因素进行了调查，并列于表 25.1。

在研究酒精性胰腺炎的易感性时，最好将患有胰腺炎的酗酒者和未患胰腺炎的酗酒者进行比较，使指标和对照组仅在一个变量上不同，即有无胰腺炎。

在环境影响中，吸烟已成为一个重要因素。吸烟似乎加速了疾病的进展[43]，这表现在早期钙化和早期糖尿病的发展。目前还不清楚吸烟是否为酒精性胰腺炎的始动因素。支持吸烟是疾病恶化因素观点的动物研究表明，当与酒精结合时，吸烟对胰腺的直接毒性作用会增强[44]。一项涉及实验动物模型的研究结果显示，其中暴露于香烟烟雾的酒精性胰腺炎大鼠，在胰腺损伤和纤维化方面的得分最高，并与未暴露于烟雾的酒精喂养动物进行了比较（图 25.2，文后彩图 25.2）。

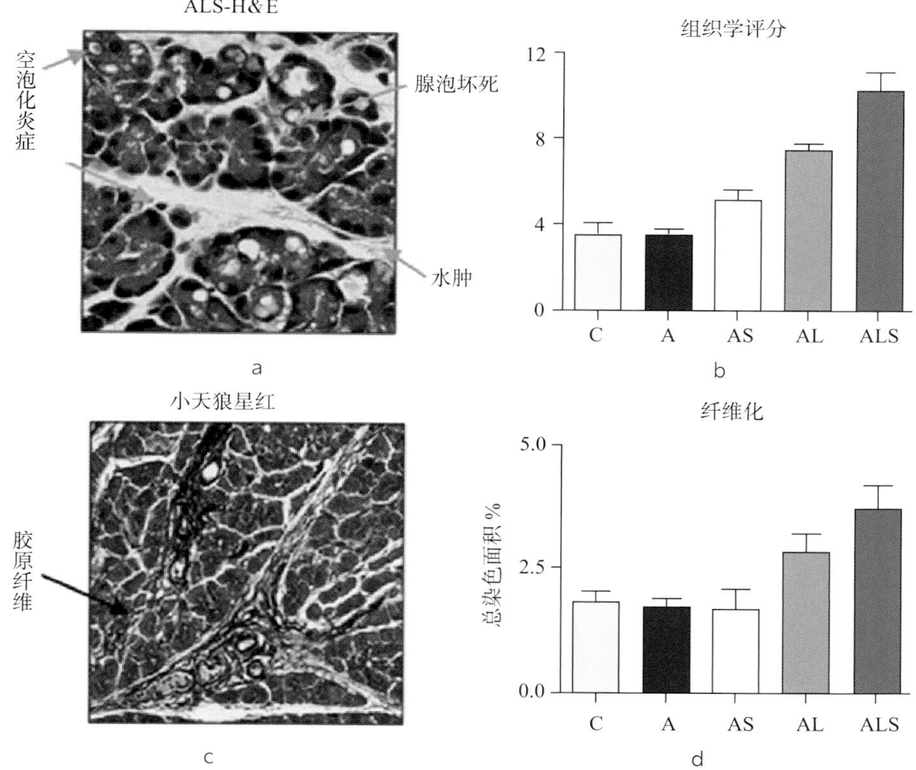

雄性 Sprague-Dawley 大鼠饲喂含酒精和不含酒精的液体饲料。静脉注射内毒素刺激酒精喂养的大鼠，诱发部分大鼠的显性胰腺炎。a、c. 显示典型的以下几组数据。C：控制饮食；A：酒精饮食；AS：酒精饮食 + 烟雾暴露；AL：酒精饮食 + 脂多糖；ALS：酒精饮食 + 脂多糖 + 烟雾暴露。典型的 ALS 组胰腺损伤和纤维化（c. 箭头表示胶原红色染色）的显微照片。b、d. 显示胰腺损伤（*，$P < 0.05$ *vs*.A、AS；#，$P < 0.05$ *vs*.C、A、AS、AL）和天狼星红染色（*，$P < 0.05$ *vs*.A；#，$P < 0.05$ *vs*. C、A、AS、AL）的定量分析（均数 ±SEM，n=3）。

图 25.2 吸烟加重酒精和脂多糖诱发的酒精性胰腺炎

（资料来源：Lugea，et al [44]. Reproduced with permission of Elsevier）

一些遗传因素（涉及酒精代谢酶或蛋白酶 - 抗蛋白酶系统的变异）在少数患者中也被证明是相关的（表 25.1）。

人们对酗酒者肠道通透性增加导致内毒素血症和胰腺损伤的的作用很感兴趣。

● 酗酒者在急性和慢性环境中都表现出肠道通透性增加和内毒素血症增加 [45-46]。

● 酒精和内毒素共同作用于啮齿动物，导致胰腺损伤的表型与人类酒精性胰腺炎相似 [47]。

● 体外酒精通过 CYP2E1（主要微粒体酒精代谢酶）和昼夜节律蛋白 CLOCK 及 PER2 增加肠道通透性 [48]。

● 最近，在两个全基因组的关联研究中，编码 Claudin2（一种紧密连接蛋白）的基因多态性与酒精性胰腺炎有关 [49-50]。

表 25.1 个体对酒精性胰腺炎的易感性

因素		相关	参考
环境因素	饮酒模式	否	Wilson 等（1985）[51]
	饮料类型	否	Wilson 等（1985）[51]
		是	Nakamura 等（2003）[52]
	饮食	否	Wilson 等（1985）[51]
	吸烟	是	Lowenfels 等（1987）[53]

续表

因素		相关	参考
环境因素	吸烟	否	Haber 等（1993）[54]
		是	Maisonneuve 等（2005）[43]
	肥胖	是	[a]Ammann 等（2010）[55]
遗传因素	HLA	否	Wilson 等（1984）[56]
	α1- 抗胰蛋白酶缺乏症	否	Haber 等（1991）[57]
	囊性纤维化基因型	否	Norton 等（1998）[58]
	细胞色素 P4502E1 多态性	否	Frenzer 等（2002）[59]
	ADH 基因型	是	Matsumoto 等（1996）[60]
		是	Maruyama 等（2008）[61]
		是	Zhong 等（2015）[62]
	阴离子胰蛋白酶原基因突变	是	[a]Witt 等（2006）[63]
		是	[a]Whitcomb 等（2012）[49]
		是	Derikx 等（2015）[50]
	PSTI/SPINK1 突变	是	Witt 等（2001）[64]
	Claudin-2	是	[a]Whitcomb 等（2012）[49]
		是	Derikx 等（2015）[50]
	TNF-α、TGF-β、IL-10、IFN-γ 多态性	是	[a]Schneider 等（2004）[65]
解毒酶	谷胱甘肽 S- 转移酶	否	Frenzer 等（2002）[59]
	UDP- 葡萄糖醛酸转移酶	是	[a]Ockenga 等（2003）[66]

续表

因素		相关	参考
解毒酶	羧基酯脂肪酶（CEL）多态性	是	Miyasaka 等（2005）[67]
	Cel 杂交等位基因（*Cel-Hyb*）	否	[a]Ragvin 等（2013）[68]
		是	[a]Fjeld 等（2015）[69]

资料来源：Wilson JS，Pirola RC，Apte MV. Epidemiology and etiology of alcohol-induced pancreatitis. In：Beger HG（ed.）The Pancreas：An Integrated Textbook of Basic Science，Medicine，and Surgery. Hoboken，NJ：Wiley Blackwell，2018：135－145. Reproduced with permission of John Wiley & Sons。

注：ADH：乙醇脱氢酶；IFN：干扰素；IL：白细胞介素；TGF：转化生长因子；TNF：肿瘤坏死因子。

[a] 这些研究不包括无胰腺炎的酗酒者作为对照的研究。

25.5 戒酒和戒烟的影响

尽管酒精性胰腺炎明显需要戒酒和戒烟（实际上也需要改变这些生活方式），但几乎没有相关证据表明干预措施对这种疾病的有效性。

关于戒酒对酒精性胰腺炎的影响，目前发表的研究数量有限。Gullo 等[70]报道，与那些继续饮酒的人相比，戒酒者的胰腺外分泌功能虽然继续减退，但减退速度较慢。Strum[71]报道慢性酒精性胰腺炎的疼痛可通过戒酒减轻。最近，Nordback 等[72]报道了在酒精性胰腺炎首次入院后的 2 年内，与在首次入院时接受单一医院内简短咨询的对照组相比，通过 6 个月的随访咨询，发现重症急性胰腺炎的再入院频率降低了。

关于酒精性胰腺炎的戒烟问题，目前没有类似数据。事实上，一项非对照研究报告称在观察期间复发率为 100%[73]。

临床经验表明，试图同时扭转这两种成瘾现象可能极其困难。另外，文献中有证据表明，那些同时戒酒和戒烟的人在酒精性胰腺炎手术后比那些不戒酒的人表现出更好的结果[74]。最新欧洲慢性胰腺炎诊断和治疗指南提出了在酒精性胰腺炎管理中戒酒和戒烟的建议[75]。

25.6 总结

酒精性胰腺炎的概念正在演变，饮酒是一个必要的非定义组成部分，人们越来越关注其他生活方式的因素（尤其是吸烟）和遗传影响，需要对这种疾病的生活方式进行更多干预研究。

（杨翔译，鹿中华审校）

参考文献

第 26 章　慢性胰腺炎的什么遗传特征是与临床实践相关的：何种基因？什么时候去评估他们？

Jonas Rosendahl

26.1　引言

1952 年有学者报道了第一个慢性胰腺炎家族系谱[1]。此后于 1996 年，在阳离子胰蛋白酶原基因中[2]发现了第一个与慢性胰腺炎相关的基因。从那时起，多种遗传关联被发现，这提高了我们对慢性胰腺炎这一复杂疾病的理解。大多数遗传关联都强调了消化酶级联的蛋白酶及其抑制剂之间平衡的重要性。在大多数情况下，与慢性胰腺炎相关突变改变了编码蛋白的结构，并通过功能丧失导致了慢性胰腺炎的发展。基于假设的筛选方法显示了这些关联。因此，这些基因在某些情况下解释了慢性胰腺炎的病因，从而具有临床相关性。然而，在病因不明的慢性胰腺炎患者中，高达 50% 的患者没有发现解释其发病机制的基因改变。这表明可能存在更多的变异，这些变异可能需要通过新技术（如二代测序）鉴定。目前对慢性胰腺炎遗传关联的认识影响了我们的临床实践。本章总结了在慢性胰腺炎患者中应该分析哪些基因，以及在筛选患者时需要考虑哪些关联。

26.2　如何筛选

目前，在大多数情况下，桑格测序用于筛选致病变异[3]。在这里，通过聚合酶链反应（polymerase chain reaction，PCR）扩增基因的感兴趣区域，然后 DNA 测序确定核苷酸的顺序，从而能够识别遗传变化。除此之外，使用荧光素标记探针进行熔解曲线分析等描述特定的变异。由于外显子组测序或全基因组测序等新技术已被证明是准确和有效的，并且成本越来越低，因此在未来这些方法可用于描述每个患者的所有与慢性胰腺炎相关的基因。

26.3　识别慢性胰腺炎患者中遗传变异的概率

在有阳性家族史和（或）疾病早期发作的患者中，最有可能鉴定出与慢性胰腺炎相关的遗传变异。关于早期发病定义还没有确切的建议，目前指导方针对 30 岁、20 岁和 20 岁以下年龄设定了不同的阈值[4-5]。因此，在进行基因分析之前对患者进行广泛的问询，并遵守居住国的法律要求是非常重要的[6]。在对患者进行问询时，有必要告知其发现潜在遗传关联的总体概率通常较低，并且此时发现遗传关联不会改变病程或治疗计划。

26.4　哪些基因与临床相关？

数种遗传变异与慢性胰腺炎相关[2，7-10]，而其他变异的临床相关性难以评估[11-12]。在一定程度上，规定优势比（*OR*）可用来反映进展为慢性胰腺炎的风险增加。在最近的指南中，建议把阳离子胰蛋白酶原、丝氨酸蛋白酶抑制剂 Kazal

1 型、*CPA1*、糜蛋白酶原 C 和羧基酯脂肪酶基因中杂合等位基因的变异用于解释尚未发现其他病因的早期发病患者（表 26.1）。

除此之外，无假设方法已经确定了导致非酒精性慢性胰腺炎和酒精性慢性胰腺炎发展的常见变异[14-16]。常见变异，即所谓的单核苷酸多态性（single nucleotide polymorphism，SNP），可以在整个基因组中发现，与罕见的变异相比，其 *OR* 更低（图 26.1）。由于到目前为止难以评估这些变异的临床相关性，因此在现有指南中不建议对其进行筛选。然而，利用全基因组数据集进行多基因风险评分计算是可能的，将在未来的临床中常规使用。最近一项酒精性慢性胰腺炎的全基因组关联研究证明了这一点，其中 *OR* 从 1.6 增加到 24.4，这取决于被调查个体携带风险等位基因的数量[14]。然而，如前所述，目前没有指南建议对酒精性慢性胰腺炎或非酒精性慢性胰腺炎患者进行这些风险等位基因评估。

表 26.1 病因不明的慢性胰腺炎患者应筛查的基因

基因名	基因简称	染色体数	待筛选外显子	危险率[a]
阳离子胰蛋白酶原	*PRSS1*	7	2、3	尚未明确[b]
丝氨酸蛋白酶抑制剂 Kazal1 型	*SPINK1*	5	3	14.7
羧肽酶 A1	*CPA1*	7	7、8、10	24.9 ~ 84
糜蛋白酶原 C	*CTRC*	1	2、3、7	5.6
羧基酯脂肪酶	*CEL*	9	杂合等位基因	5.2

资料来源：数据由 Rosendahl，et al[13] 提供。
注：[a] 估计发生慢性胰腺炎风险增加的 *OR* 分别取自对遗传关联的首次描述和最近的一篇论文，其中对非酒精性慢性胰腺炎患者大队列中的所有变异进行了研究[13]；[b] 由于在健康对照中未发现变异，因此对于阳离子胰蛋白酶原基因的变异无法计算其 *OR*。

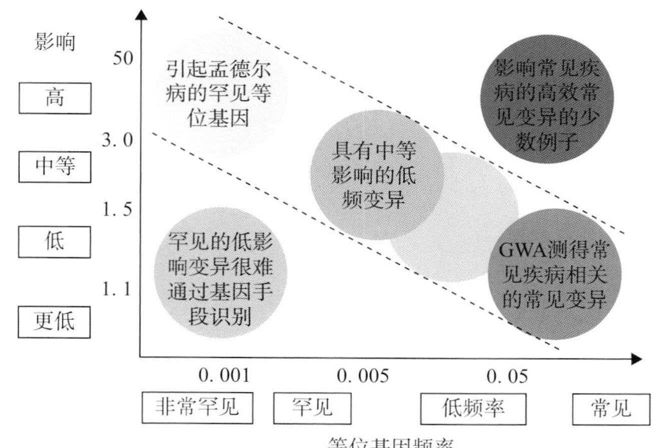

遗传变异的等位基因频率可以从非常罕见到常见。除此之外，遗传变异的影响可以从低到高。比较患病组和健康对照组之间变异频率时可计算优势比，在一定程度上优势比可表示效应的大小；识别遗传关联的最高概率在于这些线内的场景。在慢性胰腺炎中，基于假设的筛选方法成功地鉴定了大多数罕见的高影响变异。例如，阳离子胰蛋白酶原基因（如 p.R122H）的突变通常很少见，但由于其 80% 的高外显率可导致很高的慢性胰腺炎发生率。通过使用全基因组关联研究表明，更多的单核苷酸多态性已与慢性胰腺炎相关，但这并不足以导致慢性胰腺炎，而是需要更多的致病因素。GWA：全基因组关联研究。

图 26.1 进行遗传关联研究时的不同场景

（资料来源：Manolio，et al[27]. Reproduced with permission of Springer Nature）

26.5 囊性纤维化跨膜转导调节基因变异的筛选

尤其是在早发性慢性胰腺炎患者中，需要排除囊性纤维化的诊断。应根据最新的指南进行诊断及检查[17]。由于 1% ～ 2% 的囊性纤维化患者发展为慢性胰腺炎，因此有理由假设囊性纤维化跨膜转导调节器变异与慢性胰腺炎相关。因此，20 多年前，两个独立小组确定了 *CFTR* 变异与慢性胰腺炎之间的关联[18-19]。尽管关联的强度较弱，但这种关联在后来不同的队列中得到证实[13，20-21]。这一事实和大量描述的 *CFTR* 变异证明了解释 *CFTR* 变异在慢性胰腺炎中的作用所存在的困难。总之，指南不建议在慢性胰腺炎患者中筛查 *CFTR* 变异，除非用于确定或排除囊性纤维化的诊断。

26.6 识别变异后该怎么办?

在进行任何基因筛查之前，患者必须接受基因咨询。如果对表 26.1 中列出的基因进行筛选，则最有可能识别表 26.2 中总结的突变，因为这些突变是慢性胰腺炎患者中最常见的。

然而，很少发现存在于筛选区域的其他几种变异，其中许多变异的临床相关性尚不完全清楚。有关慢性胰腺炎变异的信息，请访问 http：//www. pancreasgenetics.org/，它提供了大多数变异的重要信息。另外，慢性胰腺炎和胰腺炎基因突变的患者应转诊至胰腺疾病专家中心，以便与患者讨论这些变异的临床相关性。在此次报告中，可能会讨论有关计划生育的重要问题。

26.7 慢性胰腺炎患者患胰腺癌的风险增加

几项研究报道了慢性胰腺炎患者患胰腺癌的风险增加（*RR*：13.3，95%*CI*：6.1 ～ 28.9），遗传性慢性胰腺炎患者的风险似乎最高（*RR*：69.0，95%*CI*：56.4 ～ 84.4）[22]。最近的研究证实了风险增加，但发现当慢性胰腺炎诊断和胰腺癌最终诊断之间的时间延长时，风险增加比之前报道的要低[23]。在遗传性慢性胰腺炎患者中，疾病的早期发病很可能解释了胰腺癌风险的增加，因为风险的增加似乎与潜在的遗传缺陷无关[24]。在大多数情况下，胰腺癌是在 50 岁后诊断出来的，这意味着监测策略是必要的。不幸的是，对于家族性胰腺癌，似乎没有一种监测策略是有效的，因此无法就如何监测遗传性慢性胰腺炎患者提出建议。这一事实需要与患者讨论，希望在不久的将来会出现新的技术和生物标志物。

26.8 遗传关联研究如何改变我们的临床实践?

目前，在慢性胰腺炎患者中发现突变时，临床实践并没有改变。然而，对可能导致慢性胰腺炎遗传改变的理解最近促成了第一个健全慢性胰腺炎小鼠模型的建立[25-26]。该模型包含 p.N256K *CPA1* 突变的敲除，为研究治疗策略提供了一个独特的机会，并有望提升我们对慢性胰腺炎患者如何发展成胰腺癌的理解。最后，新技术将识别慢性胰腺炎中缺失的遗传可能性，并使我们能够建立甚至可能具有预测价值的风险评分。

表 26.2　按照表 26.1 所述进行筛查时，慢性胰腺炎患者最可能出现的突变

基因名	基因简称	预期突变	临床意义
阳离子胰蛋白酶原	*PRSS1*	p.R122H	致病
		p.R122C	致病
		p.N29I	致病
		p.N29T	致病
		p.A16V	致病
丝氨酸蛋白酶抑制剂 Kazal1 型	*SPINK1*	p.N34S	致病
		c.194+2T > C	致病
羧肽酶 A1	*CPA1*	p.N256K	致病
		p.S282P	致病
		p.Y308H	致病
		p.Y358fs	致病
		p.R382W	致病
糜蛋白酶原 C	*CTRC*	p.A73T	致病
		c.180C > T	可能致病
		p.V235I	致病
		p.R254W	致病
		p.K247_R254del	致病
羧基酯脂肪酶	*CEL*	杂合等位基因（*CEL-HYB*）	致病

（余维丽译，黎命娟审校）

参考文献

第 27 章　胰腺分裂症和慢性胰腺炎其他阻塞原因：何时以及如何治疗？

Matthew J.DiMagno，Erik-Jan Wamsteker

27.1　引言

胰腺导管阻塞被认为是慢性胰腺炎的一个原因，可能是通过诱导胰液流向十二指肠持续或短暂地阻塞，继而导致胰管压力升高。是“梗阻性”还是特发性因素导致胰腺炎目前还不明确。本章回顾了特发性胰腺炎的概念，然后讨论了阻塞性慢性胰腺炎的潜在原因，分为胰胆管系统的先天解剖性变异和大 / 小乳头水平的获得性阻塞。一个焦点是回顾胰腺分裂症下胰管变异的意义，这也是一个进行多中心试验的研究目标，随后以简略的形式讨论了其他主题（表 27.1），值得注意的是导致胰管阻塞和胰腺炎的先天因素罕见，关于这一主题的文献大多仅以病例报告或系列报告的形式报道。在大多数梗阻性胰腺炎的病例中，内镜或手术矫正异常一直是治疗的主流方法。总结和临床实践推荐见表 27.2。

27.2　特发性胰腺炎

特发性胰腺炎（idiopathic pancreatitis，IP）定义为缺乏已知的与急性胰腺炎和（或）慢性胰腺炎病因相关联的胰腺炎。某些因素（胆囊结石、TG、钙和药物）仅与急性胰腺炎有关，其他因素（创伤、酒精、吸烟、癌症、自身免疫性疾病、乳糜泻、遗传）可能与两者均有关。要强调的是，如果排除所有已知的与急性胰腺炎和慢性胰腺炎相关的病因，IP 就是慢性胰腺炎（患者早期胰腺炎发作，如果随访时间够长，会发展成慢性胰腺炎）。因此，IP 包含了“特发性急性”和“特发性慢性”胰腺炎的诊断。

在遗传学和 EUS 之前的时代，如此定义的 IP 并不常见。根据对患者长期随访研究（1976—1982 年）[1]，大约 18% 的慢性胰腺炎患者有 IP，其他数据也支持这一概括。在急性胰腺炎首次发作后，10% ~ 20% 的患者在常规检查中没有发现病因[2]，其中 80% 的患者通过 EUS 找到了原因[3]。因此，2% ~ 4% 首次发作胰腺炎的患者没有明确的原因，会被考虑患有 IP。在其他研究中，有报道称不到 20% 的胰腺炎患者会二次发作[4-7]。大多数有一个明确的原因，称为复发性胰腺炎[8-15]。少数患者没有明确的原因，可能被认为患有 IP，或者更具体地说是慢性复发性胰腺炎。

要准确地将患者诊断为 IP，需要充分的随访。不幸的是，对患者的前瞻性随访和监测很少。综合 3 项密切随访研究[13-15]的结果，50% 最初诊断为 IP 的患者后期诊断为特发性慢性胰腺炎和微结石。芬兰的一项随机对照试验与以前的前瞻性非对照研究的发现类似[16-17]，表明 IP 低估了胆道原因[18]。经验性胆囊切除术治疗 IP 将中位数 36 个月的复发率从 50% 降低到 20%。被切除的胆囊大多有结石和淤泥，有效 IP 预防率达 20%。

胰腺炎的专有名词很混乱，但通过应用这 4 个名称更容易理解[19]：急性复发性胰腺炎、IP、

CRP[20-22] 和 ECP[1, 23]。

IP 有两种表型表达[1, 24]：早发型，发病平均年龄 23 岁；晚发型，发病平均年龄 62 岁。早发型慢性胰腺炎现在可能被发现有遗传原因，因此不再被归类为 IP，其特点是在疾病的早期过程中，当慢性胰腺炎的标志不存在时，在不同时间间隔内反复发作的疼痛[1, 24]。

慢性胰腺炎也有两种表型：① CRP，患者有反复疼痛，但临床上不典型，确实出现病理改变[20-22]，无论是否存在已知的原因或危险因素，如酒精、遗传易感性、吸烟或曾患有坏死性胰腺炎，都会发生这种情况；② ECP，根据梅奥临床评分系统，第 2 种表型至少有符合慢性胰腺炎所需 16 个条件中的 4 条[1, 25-26]。

表 27.1　慢性胰腺炎的潜在阻塞原因[a]

先天性胰胆管系统解剖变异	大 / 小乳头水平先天性梗阻情况	壶腹部水平十二指肠狭窄	主胰管狭窄
胰腺分裂症（± 副胰管囊肿）	（早期）肿瘤原因	NSAID 的应用	外伤性
胰胆管结合（APBU）	胰胆管汇合处先天性变异	克罗恩病	坏死后
胆总管囊肿	胰腺癌	乳糜泻	术后狭窄（肠导管吻合术）
胆道囊肿	胆囊腺瘤 / 肿瘤	放射性疾病	
十二指肠重复畸形	IPMN：混合变异或总导管	医源性	
壶腹周围憩室	肿瘤性囊肿		
	非肿瘤性原因 胆囊周围憩室		

资料来源：adapted from Delhaye 等[62]。

注：[a] 本表缺乏有力证据或罕见报道，不包括奥迪括约肌功能障碍和环状胰腺。APBU：胰胆管异常结合；IPMN：导管内乳头状黏液瘤；NSAID：非甾体抗炎药。

表 27.2　临床实践总结和推荐

特发性胰腺炎
在排除急性胰腺炎和慢性胰腺炎的病因后诊断为 IP
胰腺分裂症与胰腺炎
● 根据以下 4 个标准，证据不足以 PD 是胰腺炎的一个原因
▲ 胰腺炎的 PD 患病率与非胰腺炎患病率相似
▲ 大部分 PD 患者缺乏背侧导管扩张
▲ 病变不局限于背侧导管（弥漫性改变）
▲ 没有足够数据表明副胰管囊肿影响复发性胰腺炎复发的频率或严重程度
● 如果 PD 和胰腺炎发生，考虑基因突变（如 *CFTR*）是一个原因 ● 当发现胰腺炎和 PD 的基因突变时，应进行遗传咨询 ● 对胰腺炎和 PD 不进行内镜治疗或外科手术治疗括约肌 ● 内镜治疗会引起胰腺炎和其他相关并发症 ● 正在进行的随机对照试验旨在确定针对括约肌的内镜治疗是否有益
胰腺炎的其他“梗阻性”原因
● 壶腹梗阻导致胰腺炎罕见，但在恶性肿瘤、恶性肿瘤前期和先天性疾病中有所描述 ● 后天性壶腹梗阻的原因包括壶腹周围恶性肿瘤、长期使用 NSAID、克罗恩病和肠内支架植入术 ● 个体化的外科、内科和内镜治疗集中在梗阻的原因上，但很少有预后数据可用于指导治疗

27.3 胰腺分裂症

了解急性复发性胰腺炎、IP 和慢性胰腺炎（CRP、ECP）表型之间的差异对胰腺炎和胰腺分裂症（pancreas divisum，PD）患者有重要意义。高达 53% 的胰腺炎和 PD 患者患有慢性胰腺炎[9，27-30]。PD 和胰腺炎患者中存在高比例的基因突变。这些患者患有慢性胰腺炎被认为是由基因突变导致的。

17 世纪解剖学家发现了导管结构的正常变异，其中包括 PD，定义为胚胎发育过程中背侧和腹侧管道融合失败。正如 Stern[31] 所回顾的那样，Regnier de Graaf 于 1664 年首次报道了人类的这种正常变异，Meckel 于 1812 年解释了其起源，Joseph Hyrtl 后来描述了 PD 并于 1859 年创造了这个命名[32]。

在胎儿发育的第二个月，胰腺由肠道旋转、背侧和腹侧的胰芽融合而形成。在 PD 中，两个导管融合失败。背侧导管保留并通过小乳头引流出大部分胰液，短的腹侧导管自胰头下部引流。

在 20 世纪 70 年代，内镜逆行胰胆管造影越来越容易明确诊断 PD，于是产生了这样一个问题：PD 是否会导致胰腺炎（图 27.1）这个问题至今仍有争议。

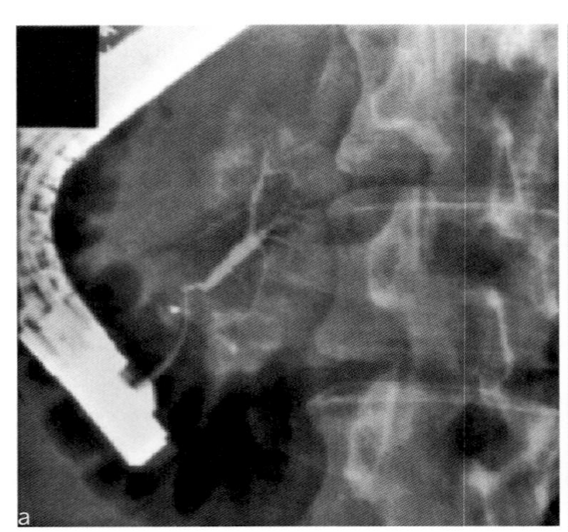

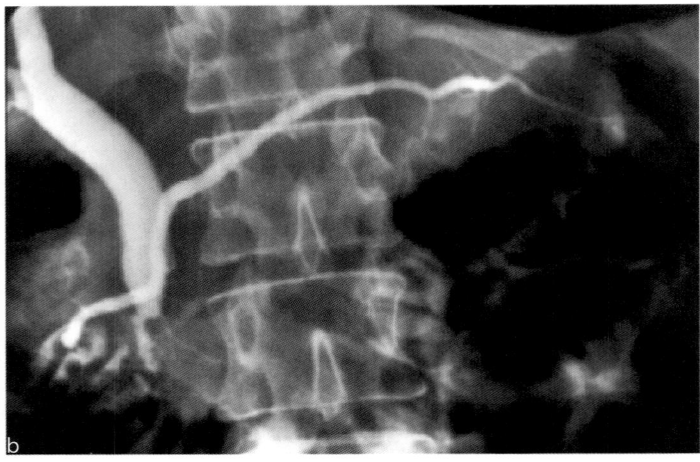

a：腹侧导管胰腺显影显示 PD 中断但腹侧导管显影正常；b：背侧导管胰腺显影显示来自同一患者的背侧导管显影正常

图 27.1 胰腺分裂症的胰腺显影

（资料来源：adapted from DiMagno and DiMagno[9]. Reproduced with permission of Wolters Kluwer）

我们之前提出，如果 PD 导致胰腺炎，应满足 4 个标准（表 27.2）。我们分别讨论了每一个标准并做了更新。

27.3.1 标准 1：胰腺炎患者胰腺分裂症的患病率应高于正常人群（图 27.2）

我们之前通过分析 77 项研究确定了有胰腺炎和无胰腺炎患者 PD 的患病率，这些研究分为四类：尸检（n=23）、ERCP（n=41）、MRCP（n=8）和 S-MRCP（n=7）[9]。有 54 项研究可供数据分析（n=25 872 名受试者）。PD 的患病率因调查类型而异。在尸检和 MRCP 研究中，无胰腺炎组的 PD 患病率为 8%；相反，在 ERCP 研究中的无胰腺炎组 PD 患病率为 4%，有胰腺炎组为 8%。这些数据表明 PD 与胰腺炎之间没有联系，而 ERCP 的数据是由于正常人群对 PD 认识不足所致的。

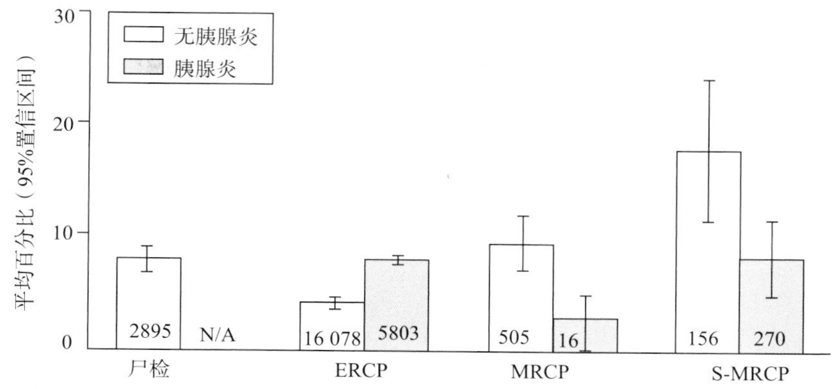

四组显示了 PD 的平均患病率和 95% 置信区间，除了尸检没有胰腺炎组，每组分为没有胰腺炎的亚组（白条）和有胰腺炎的亚组（灰条），主要是因为这些研究旨在对人类正常胰管和结构变异进行分类）。

图 27.2　胰腺分裂症在胰腺炎患者中的患病率并不比非胰腺炎患者的高

（资料来源：adapted from DiMagno and DiMagno [9]. Reproduced with permission of Wolters Kluwer.）

27.3.2　标准 2：如果有明显的功能性梗阻，应存在背侧导管扩张

即使胰腺炎与 PD 相关 [38]，大多数 PD 患者背侧导管不扩张 [33-37]，两者的因果关系较弱。一个有潜在缺陷的解释是，胰液流速减慢，导管内压力增加，但不足以导致导管扩张 [9]。

另一个问题是，针对背侧导管功能性梗阻的检测没有特异性 [9]。一项单独非对照的外科研究表明，括约肌成形术后导管和括约肌压力的降低预示着良好的结果 [39]。另外，分泌物刺激的超声 [40-41] 和 MRCP[42-43] 可引起持续的导管扩张，但由于对照组 50% 也会发生 [40]，所以不具有特异性，在 PD 患者与非 PD 患者之间没有差异 [40-43]。同样，Klein 和他的同事在一项基于证据的报道说，小乳头的测压数据很少，但在 IP 和 PD 患者中，小乳头和大乳头的数据读取有差异，结论是有矛盾的 [38，44-45]。

在德国一项针对 927 名志愿者进行的基于人群的研究中，研究人员确定 PD 患者的外分泌胰腺功能并没有降低 [46]。受试者接受 S-MRCP 和全身 MRI，10% 有 PD，与 Dimagno 和 Dimagno 的汇总分析结论相似 [9]。重要的是，作者报道了 PD 患者和导管解剖正常者的胰腺分泌量（通过促胰液素刺激的 MRCP 测量）相似，这削弱了关于 PD 引流障碍的论点。同样，与慢性胰腺炎相关的 3 种形态学改变之间也无显著性差异。

27.3.3　标准 3：病变应仅发生在背侧导管

在 PD 和胰腺炎的患者中（来自 ERCP、MRI 和尸检研究的综合数据）[9]，61% 的患者胰导管正常（或未报告），23% 的患者为背侧胰管，12% 的患者为背侧和腹侧胰管，4.2% 的患者仅有腹侧胰管。在后者中，随着时间的推移，许多人会发展成背侧胰管相关疾病。这表明 PD 以外的因素是导致胰腺炎的原因（普遍的胰腺疾病）。一个薄弱的论点是胰腺炎起源于背侧导管，并扩散到腹侧胰管，但这并不能解释为什么有些人只有腹侧胰管，也会发生胰腺炎。

27.3.4　标准 4：副胰管引流术可降低胰腺炎的复发频率或严重程度

在分析内镜治疗 PD 胰腺炎的文献时，一个基

本的挑战是，在没有安慰剂 / 假对照的情况下，很难评估内科、内镜和外科手术治疗对胰腺疾病的真实效果。为了明确引流的有效性，我们评估了美国国立卫生研究院共识意见[47]、系统综述[48]、Lans 等的单一随机对照试验研究[49]，以及安慰剂反应的回顾[50]。

2002 年 NIH 共识[9, 47]：“……使用 ERCP 支架治疗或括约肌切开术可减少复发……胰腺炎和减轻疼痛……单一试验（支持）……但是需要进一步的研究。”值得注意的是 ERCP 的并发症，在 PD 患者中显著增加，包括 ERCP 后胰腺炎 18%（148/818）、乳头状再狭窄 11%（66/619）、出血 1%（10/734），以及潜在支架引起的慢性胰腺炎导管病变[48]。这些并发症可以通过避免不必要的 ERCP 预防。

作为 Liao 等 2009 年系统综述的后续[51]，Kanth 等[48]评估了 22 项关于内镜治疗 PD 的研究，并将胰腺炎分成 3 种类型（表 27.3）。主要结论是，与其他组相比，急性复发性胰腺炎组对内镜治疗的反应似乎在比例上更高，在大部分数据重叠的情况下（为报道范围而不是 *CI*），组间没有显著差异。此外，由于只分析了单一的安慰剂 / 假对照试验[49]，并且包括了异质性的患者、治疗方法和定义，因此这一系统性回顾是有限的。ARP 和慢性胰腺炎的患者是否有急性复发性胰腺炎或 CRP 也不清楚。

表 27.3　内镜治疗胰腺炎和胰腺分裂症：系统评价

分类	*n*	治疗反应的均值	区间
ARP	314	76%	43% ~ 100%
慢性胰腺炎	173	42%	21% ~ 80%
慢性腹痛	97	33%	11% ~ 55%

资料来源：data from Kanth 等[48]。

Lans 等的研究[49]重点是 19 例胰腺疼痛患者（不一定符合胰腺炎标准）和 PD 患者。患者随机分为 ERCP 或 ERCP 加胰管支架治疗 1 年。支架置入组在一年中的总发作次数和住院次数方面有更好的内镜结果，更多患者的症状得到改善（根据视觉模拟量表）。显著的局限性是多方面的，并引起了对数据解释的关注，包括三方面：①患者不符合胰腺炎的标准；②这项研究是非盲的（由专家评估治疗反应）；③研究规模小，随访时间短。

在一项对慢性胰腺炎腹痛患者服用药物安慰剂反应的荟萃分析中，安慰剂反应估测为 20%，95% 的 *CI* 为 10% ~ 36%[50]。值得注意的是，这种安慰剂反应与摘要形式发表的多中心奥曲肽随机对照试验[52-53]中的安慰剂反应非常相似，而在另一项侧重于疼痛性慢性胰腺炎患者随机对照试验中的内镜治疗反应性为 32%。Cahen 等[54-55]认为，对内科治疗的反应是一种安慰剂，而不是对治疗的反应，而对改良 Puestow 手术，75% 的反应是由于治疗。

我们需要足够样本和持续时间的随机对照试验，来确定括约肌的内镜治疗或外科手术治疗是否有益。幸运的是，NIH 为这项由 Gregory Cote 博士及其同事做的研究提供了资金，该研究的题目是括约肌切开术治疗急性复发性胰腺炎（ClinicalTrials.gov.NCT03609944）。

27.3.5　胰腺炎和胰腺分裂症改变的基因表达

一些采用基因检测的研究为 PD 患者的 IP 提供了另一种解释。两项研究表明，*Spink1* 和 *CFTR* 基因突变与 IP 相关，与 PD 的存在无关。首先，Garg 等[56]报道，与健康对照组（2%）相比，*Spink1* 基因突变在 IP 和 PD（41.6%）患者，以及无 PD 的急性复发性胰腺炎（35.7%）患者中的流行率同样增加。Choudari 等[57]报道了在 IP 和 PD 患者中 *CFTR* 基因突变的发生率（使用有限扫描面板检测），IP 有 PD 占 22%，IP 无 PD

占 19%。这些数据表明 PD 不是胰腺炎的病因，但相反，PD 和胰腺炎患者有慢性胰腺炎是由于 *CFTR* 或其他突变（*PRSS1*，*Spink1*）导致的。

Bertin 等对 114 名 IP 患者或遗传病因的数据支持了另一种与 PD 相关的胰腺炎遗传学解释[11，58]。这些数据的重建情况见表 27.4。第一，65% 的胰腺炎患者有 3 个基因突变中的任何一个，支持了他们患有 CRP；第二，在胰腺炎和 PD 亚组中，基因突变的比例增加到 90% 以上；第三，在胰腺炎亚组中，*CFTR* 突变比没有 PD 时更常见。最后，这些数据可以解释为，PD 和 *CFTR* 突变可能伴随着胰腺炎，但 PD 不是胰腺炎发生的必要条件。

表 27.4　有 PD 的胰腺炎患者 *CFTR* 突变频率高于无 PD 的患者[a]

有胰腺炎	PD	突变	百分比（%）	*n*
是	所有患者	*PRSS1/Spink1/CFTR*	65	（74/114）
是	是	*PRSS1/Spink1/CFTR*	91	（21/23）
		PRSS1	13	（3/23）
		Spink1	17	（4/23）
		CFTR	61	（14/23）
是	否	*PRSS1/Spink1/CFTR*	58	（53/91）
		PRSS1	18	（16/91）
		Spink1	23	（21/91）
		CFTR	18	（16/91）
否	是	无	7	（3/45）

资料来源：adapted from Bertin，et al[58]。

注：*CFTR*：囊性纤维化跨膜转导调节因子；PD：胰腺分裂症。

[a] 随访 IP 或遗传病因的患者（2000—2008 年）。

27.4　慢性胰腺炎的其他潜在梗阻原因

本节分为（早期）肿瘤性和非肿瘤性病因。以下章节的一个局限性是，在许多情况下胰腺炎的类型（在 IP 章节中讨论）是不清楚的，不一定是慢性胰腺炎。

27.4.1　（早期）肿瘤原因

27.4.1.1　影响胆胰管系统的先天性解剖变异

在胆总管囊肿的病例中，III 型胆总管囊肿（也称为胆总管囊肿）常因胰胆管流出物梗阻、囊内结石形成或外源性压迫壶腹而出现胰腺炎。而其他胆总管囊肿出现胰腺炎的频率要低得多[59]。

重复囊肿是良性的先天性畸形，可发生在胃肠道的任何地方，由黏膜和外部平滑肌壁层组成。壶腹周围重复囊肿可压迫胰腺导管系统，导致胰腺炎。传统的治疗方法包括完全手术切除或部分切除并结合囊肿引流[60]，但内镜黏膜下剥离术也被越来越多地用于切开和引流重复囊肿[61]。

27.4.1.2　继发性梗阻条件

胰管梗阻的几种肿瘤性原因可能导致胰腺炎，分别为原发性胰腺癌、胰管和胰腺神经内分泌肿瘤、壶腹腺癌、胰腺转移和 IPMN[62]。为什么有些肿瘤引起胰管梗阻却不引起胰腺炎尚不清楚，这或许与梗阻或肿瘤浸润的速度有关。虽然不常见，但胰腺炎是胰腺癌的初始表现。因此，对不明原因的胰腺炎患者应及时对危险因素进行影像学检查，比如年龄大于 40 岁[63]。在手术中 12% ~ 67%IPMN 表现为急性胰腺炎，良性和恶性亚型之间的发生率没有明显差异[64]。尽管既往文献相互矛盾，但是最近的一系列手术表明急性胰腺炎与主导管 IPMN 肠上皮亚型有更大的关联，该亚型产生高黏性糖蛋白并对胰腺导管造成功能性障碍[65]。指南通常建议对有症状的 IPMN 患者进行手术切除。

其他胰腺上皮囊肿（黏液性囊性肿瘤、浆液

性囊腺瘤、囊性淋巴管瘤）引起急性胰腺炎的报道很少[66-68]。在这些病例中，影像学上发现主胰管受到压迫导致部分胰管梗阻，被推测是导致胰腺炎的原因。

27.4.2 非肿瘤性原因

27.4.2.1 壶腹周围梗阻：十二指肠憩室和壶腹周围梗阻的其他原因

在接受 ERCP 的患者中有高达 7% 的患者出现十二指肠憩室，在接受上消化道系列手术的患者中有 2% ~ 5% 出现十二指肠憩室[69]，在尸检中有高达 22% 的患者出现十二指肠憩室。很少有病例报告表明壶腹周围憩室是导致急性胰腺炎的原因。胰腺炎的潜在机制包括壶腹口水平和憩室颈胰管部分梗阻，浓缩食物部分阻碍壶腹流出，以及潜在的其他原因[70]。

我们对文献进行了全面的回顾，确定了可能导致梗阻性胰腺炎在壶腹水平不常见的梗阻原因：长期使用 NSAID、克罗恩病、乳糜泻、放射治疗和医源性壶腹部梗阻。长期使用 NSAID、克罗恩病和乳糜泻都可能导致壶腹水平狭窄继发梗阻性胰腺炎[71-72]。减少使用 NSAID、克罗恩病和乳糜泻的药物治疗是主要的治疗方法，但这些情况罕见，数据有限。放射治疗会导致急性胰腺炎和慢性胰腺炎[73]，但随着放射治疗的进展，胰腺的放射暴露减少，胰腺并发症可能会减轻。姑息性十二指肠支架（用于恶性梗阻）压迫壶腹部可导致 4.1% 的患者发生阻塞性急性胰腺炎。然而，尚不清楚慢性胰腺炎是否会促进这一终末期人群的寿命缩短[74]。可以想象，术前胆道支架可以防止壶腹受压，降低梗阻性急性胰腺炎的风险。

27.4.2.2 主胰管狭窄

腹部穿透性和钝性损伤均可导致胰腺损伤。胰腺外伤的晚期并发症被认为是主胰管损伤。仅限于胰管侧支或部分主胰管破裂的胰瘘可通过内镜下经乳头支架置入成功治疗，完全破裂的则通过外科手术治疗[75-76]。对于主胰管损伤但未完全破裂的患者，这种不常见的并发症最好通过外科手术治疗[75]。另外，关于内镜支架置入治疗的长期预后随访的数据很少。

坏死性胰腺炎是导致部分和完全性胰腺管阻塞的常见原因。在外科手术中，14% ~ 38% 的坏死性胰腺炎发展为严重胰管狭窄或完全性胰管截断，容易导致胰腺炎复发和胰腺假性囊肿的形成[77-78]。这些患者大多采用手术切除（离断胰管）、内镜下支架置入或在 EUS 引导下收集引流胰液。

27.4.2.3 术后胰管狭窄

因为良性（如慢性胰腺炎）和恶性原因而进行的胰腺切除术越来越多。随着这些手术远期存活率的提高，吻合口狭窄的晚期并发症被越来越多地认识和报道。最近的系统回顾观察到胰管吻合口狭窄的发生率高达 11.4%，并发慢性腹痛、急性复发性胰腺炎和（或）胰腺内分泌及外分泌功能不全[79]。治疗的主要指征是疼痛和胰腺炎。虽然内镜下支架置入和吻合口狭窄扩张术已被提出，但由于解剖学问题导致手术成功率低，除非联合使用 EUS 和 ERCP。作为最后的手段，可以考虑对吻合口进行手术修复。

27.4.2.4 术后肠梗阻

输入袢梗阻是另一种外科并发症，可导致胰管梗阻和急性胰腺炎。久而久之，胰胆管分泌物在输入袢积聚可导致胆管炎和胰腺炎。这种并发症最常见于 Roux-en-Y 重建的全胃切除术、Roux-en-Y 重建的 Billroth Ⅱ 部分胃切除术，以及传统环形或 Roux-en-Y 重建的胰十二指肠切除术。梗阻的治疗方法为手术，除非梗阻是由于复发恶性肿瘤导致的，才首选肠道支架置入[80]。

27.4.2.5 Oddi 括约肌功能障碍

由于缺乏临床数据支持胰腺 Oddi 括约肌功

能障碍作为慢性胰腺炎的一个病因，所以没有讨论这个话题。

27.5 声明

M.J.D. 因撰写/更新 BMJ Point of Care（http://online.epocrates.com）而获得 British Medical Journal（BMJ）出版集团有限公司的酬金和最佳实践（http://bestpractice.bmj.com）；Oakstone Publishing，LLC 的播客题为“The Best of DDW，Pancreatic Disorders”；美国胃肠病学协会研究所（American Gastroenterological Association Institute，AGAI）理事会共同撰写了一份关于急性胰腺炎最初医疗管理的技术审查。M.J.D. 还担任（囊性纤维化治疗基金会，CFFT）公司（贝塞斯达，马里兰州）的顾问，并担任密歇根州国家胰腺基金会的董事会成员。

（杨翔译，鹿中华审校）

参考文献

第 28 章　将慢性胰腺炎定义为特发性之前，在临床中应该做什么：一个实用的规程

Felix Lämmerhirt, Frank Ulrich Weiss, Markus M. Lerch

28.1　引言

慢性胰腺炎是一种严重的胰腺疾病，会导致胰腺实质的持续破坏，从而导致外分泌和内分泌功能的逐渐丧失。同时，反复发作或持续的炎症也将使胰腺实质纤维化。纤维化替代物也会刺激炎症的发生，导致健康胰腺组织功能持续丧失，胰腺功能障碍加重，并最终导致胰腺形态学的不可逆改变。典型的形态学改变是腺体萎缩、实质密度增加、钙化、假性囊肿和胰管主干或其侧支不规则。根据形态学，慢性胰腺炎被分为不同的亚型，如钙化型、阻塞型和沟槽型。钙化型慢性胰腺炎通常与酒精滥用和吸烟有关。梗阻性胰管狭窄是由于胰管系统狭窄，以及狭窄附近的胰管扩张，实质萎缩和纤维化导致的。沟槽型胰腺炎影响胰头、十二指肠和胆管之间的沟槽。在影像学诊断上将胰腺形态学变化按剑桥或罗斯蒙特分类法进行分类。

据报道，慢性胰腺炎的发病率为（5 ~ 10）/100 000。患病率为 120/100 000[1-2]。与对照组相比，慢性胰腺炎患者的病死率增加了 3.6 倍。与年龄调整后的人群相比，10 年后的总生存率为 70%（*vs*.93%），20 年后仅为 45%（*vs*.65%）[3]。1/3 的慢性胰腺炎患者无法从事其原来的职业 [4]。这些典型的流行病学差异表明慢性胰腺炎患者的生活质量下降，主要原因是患者存在严重、复发或顽固性腹痛。此外，慢性胰腺炎的胰腺实质破坏也会导致内分泌（3c 型糖尿病）或外分泌（营养不良、脂肪泻、体重减轻）不足，并增加胰腺癌发生的风险，这是最严重的并发症，患胰腺癌的风险与无慢性胰腺炎的患者相比高出 16 倍。据估计，一生中患胰腺癌的风险为 5%[3-6]。慢性胰腺炎的治疗策略因病因和并发症不同而有所不同。虽然酗酒和吸烟是慢性胰腺炎最常见的原因，约占所有病例的 65%，但是高钙血症、高脂血症或自身免疫性胰腺炎是罕见的原因 [7-8]。另外，遗传风险因素，如阳离子胰蛋白酶原基因、胰腺分泌性胰蛋白酶抑制剂基因、囊性纤维化跨膜转导调节器基因、胰凝乳蛋白酶原基因和羧肽酶 A1 等基因已被确定，并可能导致 *PRSS1* 或增加疾病的风险 [9-11]。在 10% ~ 30% 的慢性胰腺炎患者中，无法确定有效的诱因，这种慢性胰腺炎被称为特发性慢性胰腺炎。本章应帮助医师启动适当的诊断及检查，找出慢性胰腺炎的诱因，或在称其为特发性慢性胰腺炎前排除重要病因。

28.2　慢性胰腺炎的病因

28.2.1　酒精性慢性胰腺炎

慢性胰腺炎最常见的原因是酒精滥用或吸烟。尽管酗酒的数量和持续时间之间没有线性关系，但是在许多病例对照研究中，酗酒和慢性胰腺炎之间存在因果关系 [12-15]。患胰腺炎的相对风险与每日饮酒量和膳食蛋白质摄入量之间存在

对数关系。据估计，每天摄入 80 g 酒精，超过 6 ~ 12 年，会增加患胰腺炎风险。饮酒量的安全下限尚不清楚。慢性胰腺炎的流行与特定社会中的酒精消费相关 [16-17]。与男性相比，女性在相对较低的酒精摄入水平下患慢性胰腺炎的风险更高 [18]。胰腺酒精性损伤的病理机制在第 25 章中进行了解释。通常，酗酒与钙化型慢性胰腺炎有关。尽管酗酒与慢性胰腺炎之间存在显著关联，但只有少数慢性酗酒患者患有酒精性胰腺炎，这表明单靠酒精滥用不一定导致胰腺炎。相反，胰腺是由遗传倾向、高脂血症或吸烟引起的酒精损伤所致。吸烟本身也被认为是胰腺钙化和慢性胰腺炎发展的独立危险因素 [19-20]。

28.2.2 高甘油三酯血症慢性胰腺炎

尽管与 HTG 相关的急性胰腺炎的发病率为病例的 6% ~ 10%[21]，但是高脂血症对慢性胰腺炎发展的影响尚不完全清楚。根据亚特兰大分类系统，诊断 HTG 诱发的急性胰腺炎需要血清 TG 水平超过 1000 mg/dL。然而，一项基于人群的研究和病例报告表明，慢性胰腺炎也与 TG、游离脂肪酸之间存在关联。据报道，HTG 导致了 1% ~ 6% 的慢性胰腺炎病例。糖尿病和 HIV 感染患者的急慢性胰腺炎发病率更高 [22]。回顾性对 121 例血清 TG 水平为 500 mg/dL 或更高且复发胰腺炎的患者进行分析，发现 16.5% 的患者出现慢性胰腺炎 [23]。原发性和继发性 HTG 之间存在具体差异。原发性 HTG 根据 Fredrickson 分类分为 5 种类型，是基于隐性（Ⅰ型）或显性（Ⅳ型和Ⅴ型）常染色体的遗传变异 [24-25]。继发性 HTG 与肥胖、妊娠糖尿病控制不佳、药物或酗酒有关。与高血浆 TG 水平相关的原发性和继发性高脂血症均可导致复发性胰腺炎 [26]。脂蛋白脂肪酶基因突变和复发急性腹痛是高脂血症性胰腺炎患者钙化和脂肪泻的独立危险因素，是慢性胰腺炎的征兆 [27]。主要基于游离脂肪酸升高的慢性胰腺炎在患有遗传性代谢障碍的儿童中更为常见，例如家族性乳糜微粒血症综合征（familial chylomicronemia syndrome，FCS）、脂蛋白脂肪酶（lipoprotein lipase，LPL）缺乏和载脂蛋白 CII（apolipoprotein CII，Apo CII）缺乏 [28-29]。这种类型的原发性高脂血症表现在年龄较小的患者，病情可能更严重。基于人群的研究表明，即使 TG 轻度升高，也会增加患胰腺炎的风险。入院时，无法确定 HTG 是慢性胰腺炎的直接触发因素，还是另一种疾病（代谢综合征、酒精滥用）的伴随症状，最终通过协同损伤导致胰腺损伤。

28.2.3 高钙血症诱发的慢性胰腺炎

与酒精滥用或高脂血症引起的胰腺炎相比，高钙血症诱发的胰腺炎非常罕见。大多数情况下，高钙血症是原发性或三发性甲状旁腺功能亢进症的结果。虽然这两种类型的甲状旁腺功能亢进症都是由自发性甲状旁腺瘤引起的，但第三种类型是与慢性肾脏疾病相关的长期继发甲状旁腺功能亢进症对甲状旁腺过度刺激的反应。Prinz 和 Aranha[30] 发现，甲状旁腺功能亢进症仅导致 0.4% 的急性胰腺炎病例。然而，在甲状旁腺功能亢进症的患者中，急性和慢性胰腺炎的发生率是普通人群的 20 倍 [31]。在未发现甲状旁腺功能亢进的病例中，尤其是慢性肾脏疾病（三发性甲状旁腺功能亢进症）患者，胰腺炎的反复发作将导致胰腺实质的持续破坏，从而导致慢性胰腺炎。与高钙血症相关的胰腺损伤的其他原因是恶性肿瘤（骨转移、多发性骨髓瘤）、结节病或家族性低尿钙性高钙血症。

28.2.4 自身免疫性慢性胰腺炎

AIP 是一种罕见且常被忽视的胰腺炎亚型，亚洲 5% 的慢性胰腺炎患者患有 AIP。它可以表现为急性或复发性胰腺炎的发作，也可以表现为长期亚临床病程的首次临床表现。当未被诊断或误诊为特发性胰腺炎时，这会对患者造成严重后果，因为 AIP 是一种潜在的可治愈疾病，如果得不到及时的治疗，会导致患者生活质量下降和患癌风险增加。典型的形态学特征是腺体“香肠”样肿胀，但这仅在 40% 的病例中发现。AIP 分为两种类型。虽然 AIP 1 型以血清 IgG4 水平升高和淋巴浆细胞硬化性胰腺炎的组织病理学表现为特征，但是 AIP 2 型显示 IgG4 水平在参考范围内，仅通过组织学诊断。AIP 2 型在 45% 的组织学标本中显示粒细胞上皮病变。AIP 1 型与其他 IgG4 相关的慢性胰腺炎有关，AIP 2 型与溃疡性结肠炎相关。

28.2.5 遗传危险因素与遗传性慢性胰腺炎

一些基因已被确定与慢性胰腺炎的易感性增加相关 [9-10，31-32]。最相关的基因包括 *PRSS1*、*SPINK1*、*CFTR*、*CTRC* 和 *CPA1*。*CASR*[33]、*CLDN2*[34] 和 *CEL*[35] 中的基因变异也与胰腺炎有显著关联。这些突变基因通过胰腺内胰蛋白酶控制失调或导管液流量减少增加慢性胰腺炎的易感性 [36]。胰腺炎通常不是由单一因素引起的。复发性胰腺炎或慢性胰腺炎患者的一个或多个基因携带不同的变体（复合杂合性）。相反，遗传易感性加上内源性或外源性应激促进了慢性胰腺炎的发展。

约 1/3（30%）的特发性慢性胰腺炎患者有 *SPINK1* 基因突变 [37-38]，而普通人群中只有 1% 或 2%。特发性慢性胰腺炎的另一个遗传风险因素是 *CFTR* 基因的突变，25% ~ 30% 的慢性胰腺炎患者携带 *CFTR* 基因的突变，而正常人群为 15%。这些患者没有表现出囊性纤维化的临床症状 [39-40]。*CTRC* 突变与特发性慢性胰腺炎、酒精性慢性胰腺炎和遗传性胰腺炎有关 [41-43]。

遗传性胰腺炎是一种罕见的胰腺炎亚型，由 Comfort 和 Steinberg 于 1952 年首次描述。它的特点是胰腺炎反复发作、家族病史呈阳性，以及没有其他易感疾病、性别分布是平等的。遗传性胰腺炎表现为常染色体显性遗传，不完全外显率（*PRSS1* 为 80%）。通常急性胰腺炎的复发始于儿童期，中位年龄为 10 岁，慢性胰腺炎一直发展到青年期。一般 *PRSS1* 基因的突变，尤其是 p.A16V、p.N29I 和 p.R122H，与遗传性胰腺炎密切相关（66% 的患者）。遗传性胰腺炎最常见的表现是急性复发性胰腺炎，但一些患者可能会出现之前没有急性胰腺炎发作的慢性胰腺炎。

28.2.6 慢性胰腺炎的罕见原因

胆囊炎或胆总管结石是急性胰腺炎的第二大常见原因，但胆结石不被认为是慢性胰腺炎的危险因素。乳头或胰胆管梗阻的其他原因，如原发性硬化性胆管炎或乳头状腺瘤，不太可能导致慢性胰腺炎 [44]。慢性胰腺炎与解剖异常，如胆总管囊肿、环状胰腺、胰管变异畸形、胰腺分裂症有关系。目前尚不清楚胰腺分裂症等解剖变异是否导致慢性胰腺炎。胰腺分裂症是胰腺最常见的先天性畸形，在 5% ~ 10% 的尸检和 6% ~ 26% 的特发性慢性胰腺炎患者中发现了这种情况 [35-37]。目前，人们认为慢性胰腺炎的发生并不仅仅是由胰腺分裂症引起的，还可能是通过其他危险因素的存在导致的，如种系突变。

此外，胰腺可能受到系统性胶原病的损害，如系统性红斑狼疮、类风湿性关节炎、结节性多动脉炎和白塞病。胰腺损伤也可能由血管炎或免疫细胞失调引起的 [45]。药物包括噻嗪类利尿剂、呋塞米、丙戊酸钠、免疫抑制剂（他克莫司、硫唑嘌呤）和含雌激素的避孕药，都可以诱发慢性胰腺炎。

28.2.7 如何将慢性胰腺炎归类为特发性

目前，30% 的慢性胰腺炎患者被标记为特发性，这意味着没有潜在的病因可以确定，也意味着应该排除常见和罕见的胰腺炎病因。酗酒和吸烟是慢性胰腺炎最常见的原因。其他原因，如HTG、高钙血症、AIP或全身炎症性疾病，以及解剖异常，都必须进行排查。有时，这些不同病因之间存在相关性，如酗酒和HTG。必须考虑遗传危险因素，如 *PRSS1* 或 *SPINK1* 突变。慢性胰腺炎患者基因突变的证据并不能表明遗传性胰腺炎的诊断，其特点是自童年起胰腺炎反复发作，家族史阳性，无其他易感疾病。在排除其他病因后，尽管有遗传变异的证据，但无家族史的高龄慢性胰腺炎发病仍可称为特发性胰腺炎。

以下介绍一些实用的建议。

28.3 诊断方法

慢性胰腺炎的诊断和分类是基于临床体征、病史和体格检查，然后进行横断面成像和功能测试（图 28.1）。由于相关性不足，因此这些诊断方法所提供的信息是对临床症状的补充。

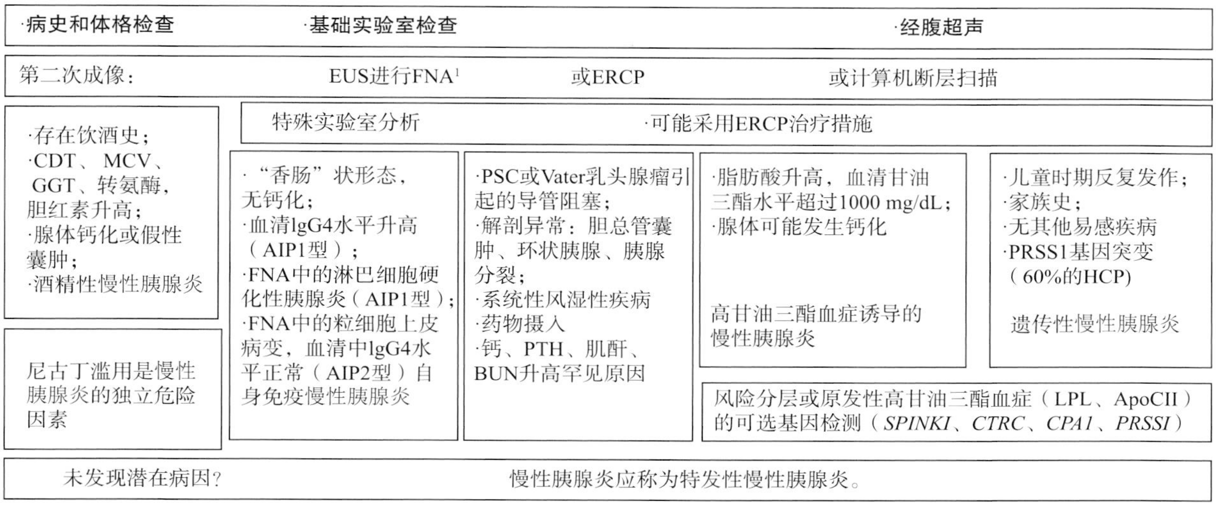

·病史和体格检查　·基础实验室检查　·经腹超声

第二次成像：　EUS进行FNA[1]　或ERCP　或计算机断层扫描

·存在饮酒史；
·CDT、MCV、GGT、转氨酶，胆红素升高；
·腺体钙化或假性囊肿；
·酒精性慢性胰腺炎

尼古丁滥用是慢性胰腺炎的独立危险因素

特殊实验室分析　·可能采用ERCP治疗措施

·“香肠”状形态，无钙化；
·血清IgG4水平升高（AIP1型）；
·FNA中的淋巴细胞硬化性胰腺炎（AIP1型）；
·FNA中的粒细胞上皮病变，血清中IgG4水平正常（AIP2型）自身免疫慢性胰腺炎

·PSC或Vater乳头腺瘤引起的导管阻塞；
·解剖异常：胆总管囊肿、环状胰腺、胰腺分裂；
·系统性风湿性疾病
·药物摄入
·钙、PTH、肌酐、BUN升高罕见原因

·脂肪酸升高，血清甘油三酯水平超过1000 mg/dL；
·腺体可能发生钙化
高甘油三酯血症诱导的慢性胰腺炎

·儿童时期反复发作；
·家族史；
·无其他易感疾病
·PRSS1基因突变（60%的HCP）
遗传性慢性胰腺炎

风险分层或原发性高甘油三酯血症（LPL、ApoCII）的可选基因检测（*SPINK1*、*CTRC*、*CPA1*、*PRSS1*）

未发现潜在病因?　慢性胰腺炎应称为特发性慢性胰腺炎。

EUS：内镜下超声检查；FNA：细针穿刺；PSC：原发性硬化性胆管；PTH：甲状旁腺激素；HCP：遗传性慢性胰腺炎。

图 28.1　慢性胰腺炎的诊断：临床实践

28.3.1 病史调查研究和体格检查

详细询问病史和家族史将揭示任何先前存在的病症。必须检查一般症状，如腹痛（性质、频率、强度、需要镇痛）、体重减轻和大便行为（质量、次数、脂肪泻）。慢性胰腺炎的病理学症状不存在。可使用不同的问卷来量化饮酒量（如AUDIT或CAGE评分）[36-37]。综合病史应包括药物摄入。长期慢性肾脏疾病可能提示由三发性甲状旁腺功能亢进症、利尿剂或免疫抑制剂等药物导致的高钙血症。原发性甲状旁腺功能亢进症可导致抑郁症、肾结石和骨质减少。心脏病发作，尤其是年轻时，可能与混合性高脂血症有关。AIP可与其他自身免疫性疾病共存，特别是AIP 1型与IgG4相关，可以伤害所有组织。AIP 1型与干燥综合征、原发性硬化性胆管炎和炎症性肠病相关[38]，AIP 2型与溃疡性结肠炎相关。

重点应放在家族史上，一级亲属的胰腺疾病会增加潜在遗传病的可能性。

随后应进行体格检查，目前暂无慢性胰腺炎的典型体征。弥漫性腹部疼痛是慢性胰腺炎急性发作的典型特征。此外，在慢性胰腺炎晚期可发现营养不良症状，包括水肿和恶病质（蛋白质缺

乏）、皮肤和黏膜干燥（维生素 A 缺乏）、肌肉无力（低钾）、口角炎、口腔溃疡、反甲（空心甲）、指甲变脆和脱发（缺乏铁、锌和铜）。以小腿肌肉为主的肌肉萎缩、毛细血管扩张、面部发红、蜘蛛痣、四肢（鼻子、指尖）出汗增多和肢体震颤是酗酒的标志。黄瘤病（皮肤上含有脂质的沉积物）、脂性角膜弓（由于脂质沉积，角膜边缘呈白黄色或灰色混浊）和肥胖应提示进行 HTG 检测。

28.3.2 实验室检测

实验室分析对慢性胰腺炎的分类和治疗至关重要。除基础诊断检查外，还应检查特殊的实验室标记物以确定潜在的病因（图 28.1）。

28.3.2.1 基本实验室检测

基本实验室检测应包括血常规、快速 / 国际标准化比值、电解质、白蛋白、转氨酶、脂肪酶、γ- 谷氨酰转移酶（gamma-glutamyltransferase，GGT）、胆红素、血尿素氮 / 肌酐，以及炎症标记物，如 CRP 和降钙素原。这些参数可以给患者的健康状态提供第一印象。白细胞升高或降低，以及 CRP 升高表明全身炎症或感染。血红蛋白降低可表明出血并发症（假性动脉瘤、假性囊肿出血）或晚期营养不良（缺铁、维生素 B12、叶酸）。虽然平均红细胞体积（mean corpuscular volume，MCV）或平均红细胞血红蛋白含量（mean cellular hemoglobin，MCH）升高表明维生素 B12 和叶酸缺乏，但它也可能是酗酒的指标。血小板增多被认为是全身炎症的证据，而血小板减少可能是酗酒的标志。败血症、严重全身性炎症、肝衰竭或营养不良（维生素 K 缺乏）患者会出现凝血受损。脂肪酶水平高于正常上限 3 倍表示急性胰腺炎，而慢性胰腺炎中的脂肪酶浓度可能不同。患有腺体萎缩和外分泌功能不全的慢性胰腺炎患者的脂肪酶水平低于参考值，并不能排除急性发作的可能性。在肝硬化或酒精相关的慢性胰腺炎患者中可观察到转氨酶、谷丙转氨酶和胆红素的变化，或者可表明涉及胆道系统的并发症（总胆管狭窄）。

28.3.2.2 针对慢性胰腺炎潜在病因的特定检测

酒精诱导的慢性胰腺炎的疑似诊断可以通过碳水化合物缺乏的转铁蛋白（carbohydrate-deficienttransferrin，CDT）来验证，CDT 是一种由长期酗酒而改变的 CDT 分子。即使在戒酒 1 个月后，CDT 水平也仍然会升高，使这个参数在某种程度上具有价值。CDT 在男性中比在女性中更为特异。此外，在长期酗酒的患者中，可以发现转氨酶、GGT、胆红素升高、国际标准化比值降低、MCV 升高、贫血、血小板减少和营养不良的迹象。应检测 BUN 和肌酐水平，以及电解质。高钙血症可诱发慢性胰腺炎，也可由甲状旁腺功能亢进引起。因此，当钙水平较高时，应测量甲状旁腺激素、磷酸盐和维生素 D（25- 羟胆钙化醇、1，25- 二羟维生素 D）的水平，以区分原发性和三发性甲状旁腺功能亢进症。异常钙水平必须经过血清白蛋白的校正，以避免出现错误结果。在怀疑有骨质流失的情况下，可以测量骨碱性磷酸酶。

慢性胰腺炎患者应通过测量总胆固醇、低密度脂蛋白 - 胆固醇、TG 和高密度脂蛋白 - 胆固醇确定血脂谱。根据亚特兰大分类，诊断 HTG 诱发的急性胰腺炎需要血清甘油三酸酯水平超过 1000 mg/dL，但较低水平也代表胰腺炎的危险因素。慢性胰腺炎的参考阈值不存在。对于患有慢性胰腺炎和游离脂肪酸升高的儿童患者，建议筛查遗传性代谢障碍（FCS、LPL 缺乏、Apo-CII 缺乏），并应在专门的中心进行。

在所有特发性慢性胰腺炎患者中，应考虑自身免疫发病机制。只有在 AIP 1 型中才存在一个血清生物标志物，即 IgG4。因此，建议测定 IgG4 和总免疫球蛋白。IgG4 增加两倍的阳性预测值约为75%，然而，20%的AIP 1型患者显示IgG4水平正常，而5%的正常人群和10%的胰腺癌患者显示IgG4水平升高，降低了其敏感度和特异度[46]。

此外，胰腺可能受到系统性胶原病的损害，如系统性红斑狼疮、风湿性关节炎、结节性多动脉炎和白塞病。如果有全身炎症性疾病的临床症状，可以进行自身抗体筛查（ANA、CANCA、PANCA、类风湿因子、CCP、红细胞沉降率）。

28.3.2.3 基因检测

如果慢性胰腺炎在儿童期或青年期（＜25岁）出现症状，那么建议进行基因检测，这同样适用于胰腺炎患者的一级或二级亲属。对于这些个体，当怀疑是遗传性胰腺炎时，应进行*PRSS1*突变的基因检测。*PRSS1*基因突变导致慢性胰腺炎，具有常染色体显性遗传模式和外显率高达80%。不建议在研究项目之外进行常规基因检测。*SPINK1*、*CFTR*、*CTRC*或其他相关基因位点突变的遗传分析可以在研究或研究项目的背景下进行，或者当患者要求对慢性胰腺炎的病因进行更深入的描述时进行。目前，发现易感突变对进一步治疗没有影响。

28.3.3 成像技术

胰腺的形态学变化是确定疾病的必要条件。需要使用横断面成像技术来对这些变化进行可靠的调查。EUS和放射成像在确认慢性胰腺炎诊断方面相互补充（图28.1）。目前还没有研究将所有的成像技术进行比较。使用剑桥分类法对形态学变化进行分级。最初，剑桥分类法仅用于描述胰管变化，并用于内镜逆行胰胆管造影。横断面成像技术的适应性整合了实质的形态学特征，建议用于成人患者。

28.3.3.1 经腹超声

经腹超声被公认为是了解慢性胰腺炎患者形态学基础的成像技术。诊断胰腺疾病的敏感度为94%，特异度为35%[47]。经腹超声可以立即获得检查结果、价格低廉，并且可以给急腹症患者留下第一印象。评估实质脏器和主要管腔。经腹超声的检查结果应根据剑桥分类进行分级（表28.1）。确定慢性胰腺炎的典型并发症，如假性囊肿、局灶性钙沉积、肿瘤增大或脾静脉血栓形成。40%的晚期慢性胰腺炎患者出现钙化[48]。在超声成像中，钙沉积（＞2 mm）可视为伴有后部阴影的高回声灶。假性囊肿的检出率特别高（无回声、侧方回声失落、后方回声增强效应）。偏差结果表明是不典型的囊肿或囊性肿瘤，需要进一步的诊断及检查。这意味着经腹超声适合诊断晚期慢性胰腺炎。经腹超声检查不到早期慢性胰腺炎有无不连续的形态学改变。经腹超声和EUS在鉴别癌症和炎性假瘤方面都有局限性[49-50]。胰腺的超声成像常因肠胀气、肥胖和腹痛而受到影响，因此通常需要进一步的成像技术。

28.3.3.2 EUS

在早期阶段，经腹超声通常显示不可靠的慢性胰腺炎征象，EUS是这些病例的首选成像技术。EUS是一种低并发症、无辐射的技术，并具有在超声引导下的活检优势。EUS在慢性胰腺炎诊断中具有最高的敏感度（80%～100%）和特异性（80%～100%）[40-42]。与ERCP相比，EUS显示出相当高的准确性[43-44]。MRCP与EUS或ERCP与EUS的对比研究表明，在慢性胰腺炎早期，EUS有更高的诊断准确性，这表明，与EUS相比，使用ERCP诊断慢性胰腺炎仅在较晚的时间才发生病理导管改变[51-52]。EUS的分级可以根据剑桥分类（表28.2）[44, 53]进行，或者根据更常见的仅为EUS创建的罗斯蒙特分类进行。它包括实质（高回声灶、蜂窝状小叶、囊肿、高回声）或导管系统（结石、不规则性、导管扩张、管壁高回声）的改变。在组织病理学比较研究中，在存在4种以上罗斯蒙特分类标准的情况下，与MRCP相比，EUS对慢性

表 28.1　经腹超声的剑桥分类

剑桥 0	正常器官、导管＜ 2 mm、轮廓规则
剑桥 1	腺体回声致密、腺体增大（最多 1.5 倍）、导管＜ 3 mm、小叶蜂窝状外观
剑桥 2	轮廓不规则、不规则高回声、主胰管＞ 3 mm、小叶结构回声密集间隔
剑桥 3	剑桥 2 加上囊肿、局灶性钙化
剑桥 4	剑桥 3 加上导管结石、导管阻塞、腺体肿大 2 倍以上、脾静脉血栓形成

表 28.2　EUS 剑桥分类

剑桥 0	无
剑桥 1	小叶蜂窝状外观、导管＜ 3 mm
剑桥 2	导管、病灶及轮廓高回声，导管＜ 3 mm
剑桥 3	小叶蜂窝状外观、间隔高回声、导管＞ 3 mm、导管不规则、未见导管结石
剑桥 4	剑桥 3 加上钙化、导管结石、囊肿

胰腺炎的诊断具有 100% 的特异性和更高的敏感度[54-56]。EUS 弹性成像已被用于区分恶性和良性病变，但它对慢性胰腺炎的基本诊断或潜在病因的识别没有帮助[53]。对比增强 EUS 可以检测胰腺坏死，其准确性与增强 MRI 或 CT 相同，基于没有辐射和在怀疑有感染或肿瘤的情况下，应该首选活体组织检查。EUS 在胰腺囊性病变的鉴别方面与 MRI 相似。同样，其优势在于可以指导 FNA。回顾性研究表明，在疑似胰腺癌且接受 Whipple 手术的良性病变患者中，有 5% 的患者患有 AIP[57]。EUS 和其他成像技术的典型形态特征是腺体的“香肠”状结构，但也仅在 40% 的病例中发现。特别是，AIP 2 型只能通过组织学特征进行诊断。AIP 1 型的组织学特征是导管周围密集的淋巴细胞浸润、闭塞性静脉炎和导管周围纤维化。AIP 2 型显示 45% 的患者存在粒细胞上皮病变。钙化的典型组织学特征是小叶周围纤维化和腺泡破坏，并伴有炎症细胞浸润，通常与饮酒有关。

28.3.3.3　内镜逆行胰胆管造影

ERCP 和 EUS 在慢性胰腺炎诊断中提供了最高的敏感性（80% ~ 100%）和特异度（80% ~ 100%）[40-44]。如今，ERCP 是一种严格管理的治疗措施，与 MRCP 相比，其并发症发生率较高（5% 的 ERCP 诱发胰腺炎）。当怀疑是 AIP 且无法确认时[45-48]，ERCP 仍能用于诊断。在这种情况下，ERCP 的高灵敏性和特异性有助于确认 AIP 的诊断，并使用 4 个标准将其与胰腺癌区分开来：①长狭窄段大于胰管长度的 1/3；②胰管下游无扩张；③侧支扩张；④胰管多处狭窄。

28.3.4 计算机断层扫描和磁共振成像

当基于超声的技术不能提供足够的信息时，CT 是疑似胰腺形态学改变所需的补充成像技术。由于其固有的辐射问题，应首选其他成像技术，如 EUS 或 MRI[51-52, 56, 58]。血管造影 CT 非常适合检测假性动脉瘤和慢性胰腺炎的其他并发症[44, 54]。

当基本诊断检查不能提供足够的证据对慢性胰腺炎的病因进行分类时，MRI 是检查胰腺变化的替代技术。与 ERCP 相比，MRCP 诊断胰腺肿瘤的敏感度更高（84% *vs.*70%），特异度为

94%。MRCP 是一种可以评估胆胰管系统的技术[55]。MRI 和 MRCP 可以帮助定位导管异常并鉴别囊性病变。MRCP 和 EUS 的对比研究表明，早期慢性胰腺炎的 EUS 诊断准确率更高。在 MRI 或 CT 上发现的形态学特征被纳入剑桥分类（表 28.3）。

表 28.3 CT 和 MRI 的剑桥分类

剑桥 0	无
剑桥 1	无法使用当前方法在 CT/MRCP 上标定管道系统
剑桥 2	以下 2 种或多种病理变化： 胰体导管为 2 ～ 4mm 轻度胰腺肿大 异质薄壁结构 小的囊性改变（＜ 10 mm） 管道不规则 3 个以上病理分支
剑桥 3	剑桥 2 加病理性主导管 （＞ 4 mm）
剑桥 4	2 项或 3 项下指定的一项更改加上以下 1 项或多项： 囊性结构＞ 10 mm； 实质性钙化； 导管内充盈缺损（钙化）； 导管阻塞（狭窄）； 主要管道不规则

资料来源：Hoffmeister, et al[53]. Reproduced with permission of Georg Thieme Verlag KG。

28.4 结论

不同病因的慢性胰腺炎可能需要或不需要不同的治疗方式。然而，通常情况下，治疗方法的选择取决于并发症的类型，而不是潜在的病因。值得注意的是，需要关注与高钙血症（原发性和三发性甲状旁腺功能亢进症）、HTG（最显著的是 FCS、LPL 缺乏、Apo-CII 缺乏）相关的胰腺炎。作为最低要求，需要测定血清钙（加白蛋白）和 TG 水平（加胆固醇以确定高脂血症亚型）。当血压升高时，需要进一步的检查来阐明病因。另一种高度可治疗的胰腺炎是 AIP（1 型和 2 型）。不幸的是，只有前者的 IgG4 是一个有用的指标，确定 AIP 通常需要额外的成像技术，并且通常需要在 EUS 引导下进行活体组织检查。

就需要阐明遗传易感性的程度而言，目前所获得的意见不同。尽管对它们的了解可以指导癌症监测策略，但目前无法为治疗选择提供信息。虽然某些 *PRSS1* 突变与胰腺炎的 *OR* 为 322[59]，但 *SPINK1* 突变的 *OR* 为 16，*CTRC* 突变为 5.3，*CFTR* 突变为 3.4，B 血型突变为 2.7，几乎没有足够的理由去检测它们。

由于导致胰腺炎（环状胰腺、沟槽性胰腺炎）的解剖变异只能通过横截面成像识别，而对于疾病的并发症也是如此，因此 CT、MRI/MRCP 和 EUS 无疑成为确诊或疑似慢性胰腺炎患者初始检查的首选诊断工具。

（周树生译，鹿中华审校）

参考文献

第 29 章　CT 在慢性胰腺炎的诊断、严重程度评估和并发症检测中的临床应用

Roberto García-Figueiras, Sandra Baleato-González, Gonzalo Tardáguila de la Fuente

29.1　引言

CT 的功能已经从单纯解剖结构的形态成像发展到评估组织组成及其功能特征。CT 的这些进展大大改善了包括慢性胰腺炎在内的胰腺疾病的诊断[1-3]。本章综述了 CT 评估慢性胰腺炎的主要临床应用。

29.2　常规CT在慢性胰腺炎评估中的应用

各种成像技术可用于评估胰腺疾病，包括慢性胰腺炎。最近一篇关于比较慢性胰腺炎影像技术的研究报告指出，EUS 早期诊断的敏感度和特异度为 81% 和 90%，内镜逆行胰胆管造影为 82% 和 94%，磁共振胆胰管造影为 78% 和 96%，CT 为 75% 和 91%，经腹部超声为 67% 和 98%[4]。CT 的诊断准确性、广泛可用性和无创性使其在慢性胰腺炎患者的治疗中发挥了重要作用[5-6]。通过建议对慢性胰腺炎的 CT 评估进行标准化报告[7]，以便使不同放射科医师之间有更好的一致性诊断[8]。然而，CT 对慢性胰腺炎早期诊断的敏感度不高，其诊断价值取决于所采用的检查方法。总体而言，指南建议进行多期相研究，范围是肝膈顶部到髂骨，包括最初的平扫期，接下来的胰腺实质期（以 4 ～ 5 mL/s 速度注射造影剂后的 35 ～ 40 s）和门脉期（注射造影剂后的 70 s），可以 2.5 mm 或更小的层厚扫描到耻骨联合[7]。

慢性胰腺炎的常见病因有胰管梗阻、毒物、代谢性因素、遗传因素、自身免疫性疾病和一些不明原因[9]。慢性胰腺炎可以有不同的临床表现，而不同类型的慢性胰腺炎也有不同的影像学表现[6]（表 29.1，图 29.1）。

表 29.1　不同类型的慢性胰腺炎影像学表现

	主要影像学发现						
					先进的成像技术		
	实质	胰管	钙化	胰外表现	容积测量和胰腺实质衰减	双能量 CT	CT 灌注成像
钙化性胰腺炎	因胰腺萎缩导致容积减小，强化降低（主要由于纤维化）	主胰管和胰管侧支均扩张	大小、形态不一，位于实质和胰管（主要在胰头）	假性囊肿，血管并发症（假性动脉瘤、脾静脉血栓形成）	与内分泌和外分泌功能的相关性	鉴别肿块性胰腺炎和胰腺癌	慢性胰腺炎的早期诊断；慢性胰腺炎患者胰腺外分泌功能不全的检测

续表

	主要影像学发现						
	实质	胰管	钙化	胰外表现	先进的成像技术		
					容积测量和胰腺实质衰减	双能量 CT	CT 灌注成像
阻塞性慢性胰腺炎	缓慢形成的的胰腺萎缩和梗阻，强化降低（主要由于纤维化）	梗阻上游的主胰管扩张	不存在，除非阻塞原因是伴钙化的肿瘤				
沟槽状胰腺炎	曲线层状软组织影，强化降低	胰管平滑均匀狭窄	少见	十二指肠内侧壁上的小囊肿，十二指肠壁增厚			
自身免疫性胰腺炎	腊肠样形态，分叶结构消失	弥漫性或节段性胰管狭窄	不存在	胰周低密度晕征			

29.2.1 慢性钙化性胰腺炎

酗酒是慢性胰腺炎的基本病因之一，也是胰腺钙化的主要原因（图 29.1）[10]。然而，钙化性胰腺炎的典型 CT 表现（导管钙化、胰管扩张和胰腺实质萎缩）直到疾病的最后阶段才能看到。当蛋白质聚集物和碳酸钙聚集在胰管管腔内时，会阻塞胰管，导致胰管扩张和导管周围组织纤维化。尽管钙化是慢性钙化性胰腺炎的特征，但是当钙化仅见于胰腺实质时，这一发现的特异度只有 67%，而当钙化见于胰管时，特异度则为 100%[10]。钙化通常位于胰头，其形状、大小各异，而钙化程度与疾病的严重程度相关 [11]。其他类型的慢性胰腺炎很少见到钙化，但其他胰腺疾病可见到钙化 [10]。胰管扩张是另一种典型的表现，见于 68% 的病例。导管扩张可累及主胰管，呈现不规则、串状或光滑的表现，也可累及次要分支，曲面重建对评估胰管扩张非常有用。

29.2.2 慢性阻塞性胰腺炎

慢性阻塞性胰腺炎是指因原发性胰管损伤引起胰管部分或完全梗阻而导致的发病（图 29.1）。胰管损伤可由创伤、内镜、手术、肿瘤或其他导致慢性胰腺炎的因素引起。例如在慢性钙化性胰腺炎中，由于胰管结石或胰管狭窄会阻塞胰管，导致两者在影像上表现类似。

在单纯慢性阻塞性胰腺炎中，胰腺组织受累仅限于梗阻附近。尽管患者可能没有症状，但是部分梗阻可导致急性胰腺炎，并累及梗阻的腺体 [12]。CT 显示主胰管均匀扩张至梗阻处，但次级胰管分支不受影响。在最初阶段，梗阻的胰腺实质通常不会萎缩，但随着时间的推移，胰腺实质出现大面积的纤维化，而纤维化区域在 CECT 上表现为不均匀强化或晚期强化。到更晚阶段，纤维化会导致胰腺腺体萎缩和胰管扩张。慢性阻塞性胰腺炎可能会出现假性囊肿，但通常不存在胰管结石和胰腺实质钙化 [11-12]。另外，CT 在鉴别肿瘤引起的胰管梗阻方面发挥了重要作用。

29.2.3 沟槽状胰腺炎

沟槽状胰腺炎是指发生在胰十二指肠沟槽区的局部胰腺炎。沟槽状胰腺炎有两种类型：单纯

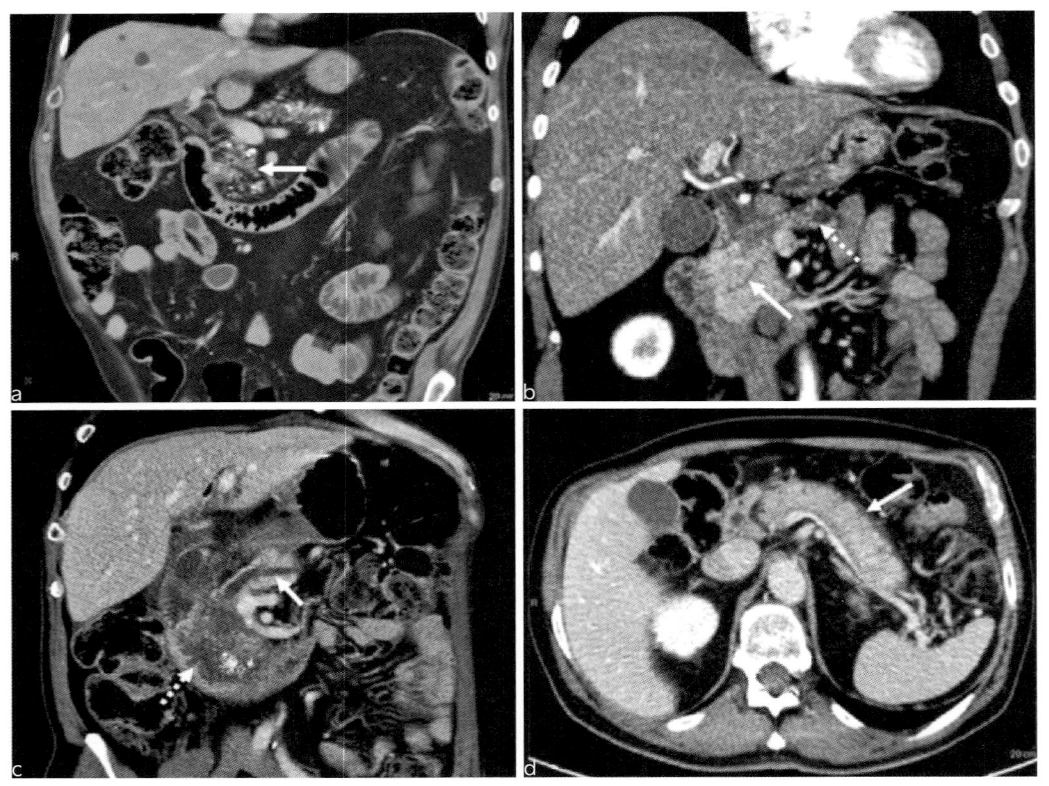

a. 慢性钙化性胰腺炎的冠状位 CT 显示胰腺轮廓不规则，有多个点状钙化（箭头）；b. 梗阻性胰腺炎的冠状位 CT 显示胰头密度和胰管正常（实线箭头），相反，胰体和胰尾因胰腺癌导致密度降低，同时伴有上游主胰管的扩张（虚线箭头）；c. 沟槽状胰腺炎的冠状位 CT 显示十二指肠内侧壁囊性改变（虚线箭头），胰十二指肠沟槽区可见软组织肿块，并引起胰腺实质萎缩和胰管扩张（实线箭头）；d. 一位 69 岁男性自身免疫性胰腺炎患者的轴位 CT 显示胰腺肿胀伴有分叶结构消失，胰腺周围有一光滑的低密度晕征（箭头）。

图 29.1　慢性胰腺炎的不同类型

（资料来源：Roberto Garcia-Figueiras、Sandra Baleato-Gonzalez and Gonzalo T ardaguila de la Fuente）

型和节段型。在单纯型中，只有沟槽区组织纤维化，其他胰腺实质不受影响，而在节段型中，纤维化累及胰头部[11，13]。在单纯型中，沟槽区可见新月形软组织肿块，同时也可在十二指肠内侧壁或沟槽区发现小囊肿，肿块表现为晚期强化（图 29.1）。在节段型中，软组织肿块延伸至胰头，并可能累及胰管，导致胰管逐渐变窄。在慢性进展阶段，这种狭窄会引起胰腺实质的变化，出现类似其他类型慢性胰腺炎的特征。在沟槽状胰腺炎中，胰周聚集和周围脂肪的炎症改变是罕见的。这两种类型的沟槽状胰腺炎都会影响胆管，导致其均匀地变细[14]。

几位作者分析并介绍了沟槽状胰腺炎和胰腺癌的不同影像学表现。Shin 等[15]指出沟槽状胰腺炎的 CT 表现为十二指肠壁增厚伴囊性病变，以及良性的胆道狭窄。Jun 等[16]发现，CECT 很难区分这两种病变，但 86.1% 的胰腺癌病例中可见到肿块样病变，而沟槽状胰腺炎病例中只有 15.9%。其他典型的癌症影像学表现，如胃十二指肠动脉受压，也可见于沟槽状胰腺炎[15]。

29.2.4　自身免疫性胰腺炎

自身免疫性胰腺炎是否属于慢性胰腺炎目前仍有争议。它有两个分型：1 型（IgG4 相关性胰腺炎）是 IgG4 相关系统性疾病（通常累及多个器官）的一种表现；2 型（特发性导管中心性胰腺炎）仅限于胰腺[13]。尽管其他诊断标准也是必需的，但CT是诊断的关键。根据受累类型，自身免疫性胰腺炎可分为弥漫性、局灶性和多灶性。其中，弥漫性自身免疫性胰腺炎的典型影像学表现为胰腺呈腊肠样肿大（存在于40% ~ 60%的病例中），同时伴有小叶轮廓消失和低密度晕征（存在于59%的病例中），见图29.1[17]。一项比较自身免疫性胰腺炎和胰腺癌CT表现的研究发现，自身免疫性胰腺炎最常见的表现是胆管狭窄（63%）、胆管壁强化（47%）和腺体弥漫性增大（41%）；相比之下，胰腺癌最常见的表现是局灶性肿块（78%）和（或）胰管扩张（69%）[18]。

29.2.5 慢性胰腺炎相关并发症

CT在评估慢性胰腺炎的并发症方面也起着至关重要的作用，如炎症反应、胰周液体聚集、血管或胆管的受累情况，以及肿瘤的进展。假性囊肿是慢性胰腺炎最常见的并发症，出现在30% ~ 50%的病例中。假性囊肿发生在胰腺外，通常在胰体或胰颈附近。在CT上，它们表现为均匀的液体聚集伴有可能强化的肉芽组织薄壁[6, 11]。

慢性胰腺炎患者患胰腺癌的风险翻倍。区分慢性胰腺炎和胰腺癌是一项挑战，因为两者都会导致大量纤维化（在CECT上均表现为低密度病灶）和胰管梗阻，所以它们可以呈现相似的影像学表现[6]。

慢性胰腺炎的其他并发症有血管受累、假性动脉瘤、脾静脉血栓形成，以及之后侧支血管形成、胆道梗阻或胃肠道受累（如胃出口梗阻或肠缺血）。CT有能力评估这些并发症[6]。

29.3 先进的CT技术

技术的进步提高了CT的空间分辨率和时间分辨率，使评估组织和器官的组成成分及功能成为可能。各种新型CT技术已被用于诊断胰腺疾病，包括容积测量、脂肪浸润评估、能谱成像和组织灌注的研究[1-3]。

29.3.1 CT容积测量与胰腺衰减的评估

测量胰腺体积和组织衰减情况可以评估胰腺的内分泌及外分泌功能（图29.2）。因胰腺萎缩或慢性胰腺炎导致胰腺腺泡细胞容积减少是

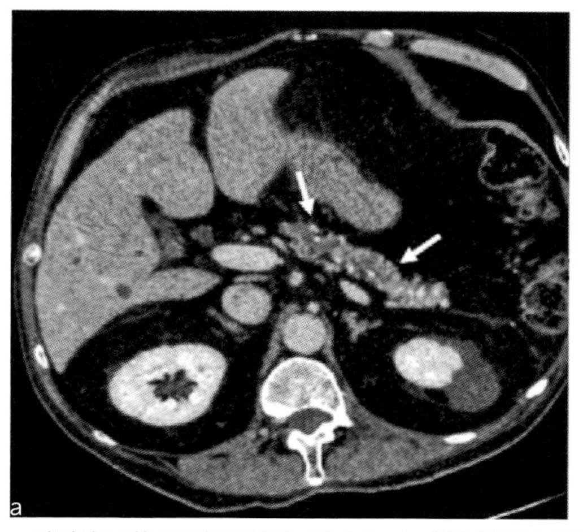

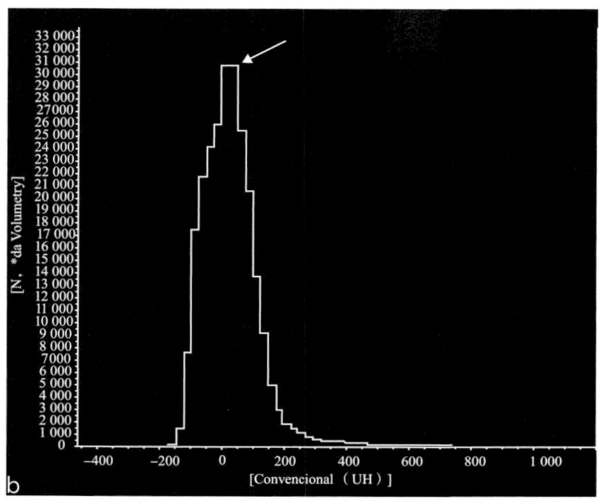

a. 胰腺实质的CT容积测量（箭头）；b. 评价胰腺实质密度的直方图以Hounsfield为单位（箭头）。

图29.2 1名58岁的慢性钙化性胰腺炎患者

（资料来源：Roberto Garcia-Figueiras、Sandra Baleato-Gonzalez 和 Gonzalo T ardaguila de la Fuente）

胰腺外分泌功能不全的关键因素。因此，CT 容积测量可用于评估胰腺功能 [1，19-20]。同样，胰腺脂肪浸润的程度似乎与腺体功能的减弱和进展为糖尿病的可能性相关。在平扫 CT 上，脂肪浸润与衰减降低 [测量单位（Hounsfield，HU）] 相关。此外，直方图分析还可以获取其他可能有用的参数，如脂肪衰减的占比（ < –30 Hu）（图 29.2）[1，21-22]。

29.3.2 双能量或能谱 CT

双能量或能谱 CT 是基于同一组织在不同能量 X 线下的衰减不同而实现的。不同的制造商设计了不同的技术解决方案来发现这些差异 [23]：一些制造商使用两个不同能量的球管，另一些制造商使用可在不同能量间快速切换的单球管，而还有一些制造商则使用可以区分不同能谱的外层探测器。双能量 CT 在胰腺疾病的研究中具有多种优势。首先，与传统 CECT 多时相的扫描模式相比，通过去除增强扫描中的碘剂，获得了“虚拟的未增强”图像，避免了预先的平扫，从而可减少多大 47% 辐射剂量 [24]。此外，使用低千伏电压可以减少评估胰腺所需碘造影剂的剂量 [25]。其次，双能量 CT 的单色图像，能够改善图像质量和信噪比 [26]。最后，双能量 CT 可以区分不同组织并通过定量碘摄取生成半定量彩图（图 29.3，文后彩图 29.3）。由于胰腺炎的碘浓度高于胰腺癌，这些彩图有望成为鉴别胰腺癌和继发于慢性胰腺炎的肿块样炎性病灶的新方法 [25]。

29.3.3 CT 灌注成像

CT 灌注成像是一种功能成像技术，它可以研究造影剂通过血管床的流体动力学，以及其随时间冲刷到血管外 - 细胞外空间的变化情况来评估器官的微循环结构和功能。为此，需在高速静脉注射造影剂后，在同一区域进行快速连续扫描，以获取造影剂流过毛细血管网所需的时间，这在理论上是可行的，因为造影剂在组织中的聚集和衰减之间存在线性关系。除了通过增强曲线进行定性评估外，还可以根据数学

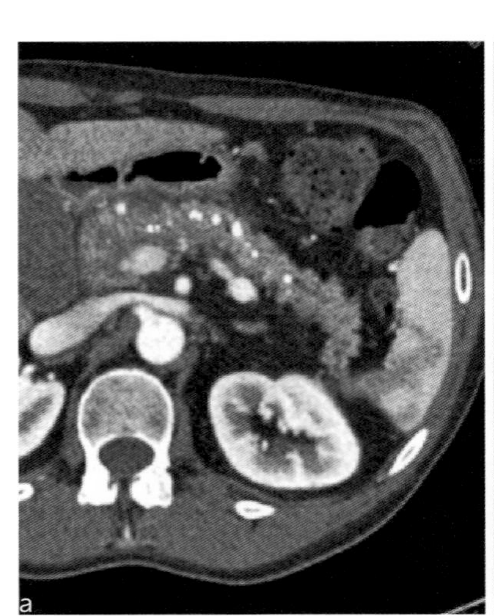

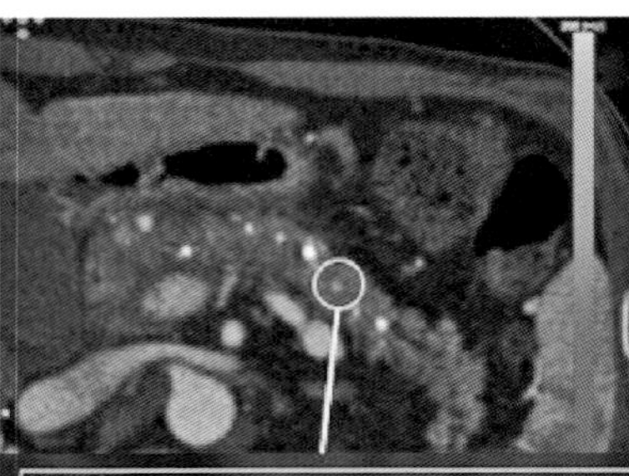

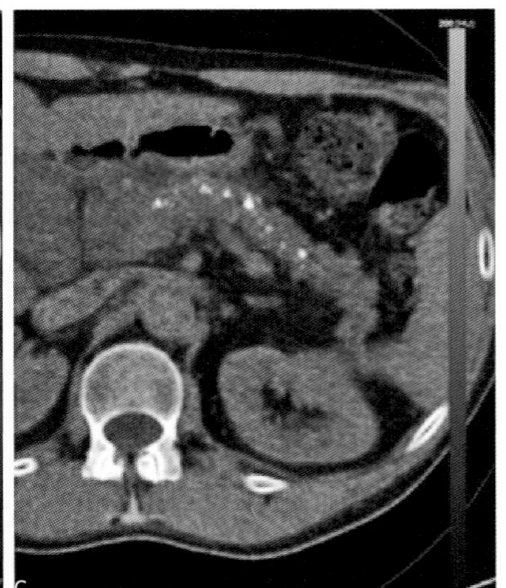

a. 胰管造影期两球管的混合图像相当于常规 CT，显示出胰腺实质的多发钙化和主胰管的不规则；b. 碘图通过测量碘密度用于定性、定量分析造影剂在组织中的摄取情况，本例为 4.2 mg/mL；c. 虚拟平扫是一种后处理技术，通过去除增强扫描中的碘生成平扫图像，这一方案可以在减少辐射剂量的情况下获取胰腺基础图像，本研究的总有效剂量为 3.38 mSv。

图 29.3 1 例 46 岁慢性胰腺炎患者的腹部双能量 CT（80 kV 和 140 kV）

（资料来源：Roberto Garcia–Figueiras、Sandra Baleato–Gonzalez and Gonzalo T ardaguila de la Fuente）

模型，对组织血管的不同参数绘制详细的定量图，如血流量、血容量、平均通过时间和容量转移常数（图 29.4，文后彩图 29.4）[27]。时间 - 密度曲线有助于区分胰腺病变，如胰腺癌和慢性胰腺炎之间的鉴别。胰腺癌具有渐进性强化，而慢性胰腺炎表现为早期清除 [27-30]。使用增强曲线还可以避免由于采集技术或后处理模型不同而产生不同的参数影响。另外，许多作者分析了利用灌注参数诊断慢性炎症性胰腺疾病的可能。与健康对照组相比，慢性胰腺炎组患者的胰腺实质具有较低的血流量、血容量和强化峰值，以及较高的峰值强化时间 [27，31-32]。此外，初步结果表明，CT 灌注成像可用于评估慢性胰腺炎患者的腺体功能，通过发现明显异常的胰腺实质灌注参数，使识别胰腺外分泌功能不全成为可能 [32]。最后，CT 灌注成像也有助于鉴别慢性胰腺炎继发的炎性肿块和腺癌 [33-35]。一般来说，慢性胰腺炎和胰腺癌患者的血流量和血容量均减少，但在胰腺癌患者中这些参数降低得更明显 [-1，33]。这些血流灌注的差异似乎有组织学基础，在胰腺癌中，广泛增生的结缔组织间质占肿瘤大部分体积，而肿瘤细胞仅占 10%，这可以解释肿瘤的强化显著减少 [36]。然而，渗透性变化的意义，以及它们在区分胰腺炎和胰腺癌方面的作用还不是很清楚，因此不同系列的研究结果并不相同 [27-31，33-35]。

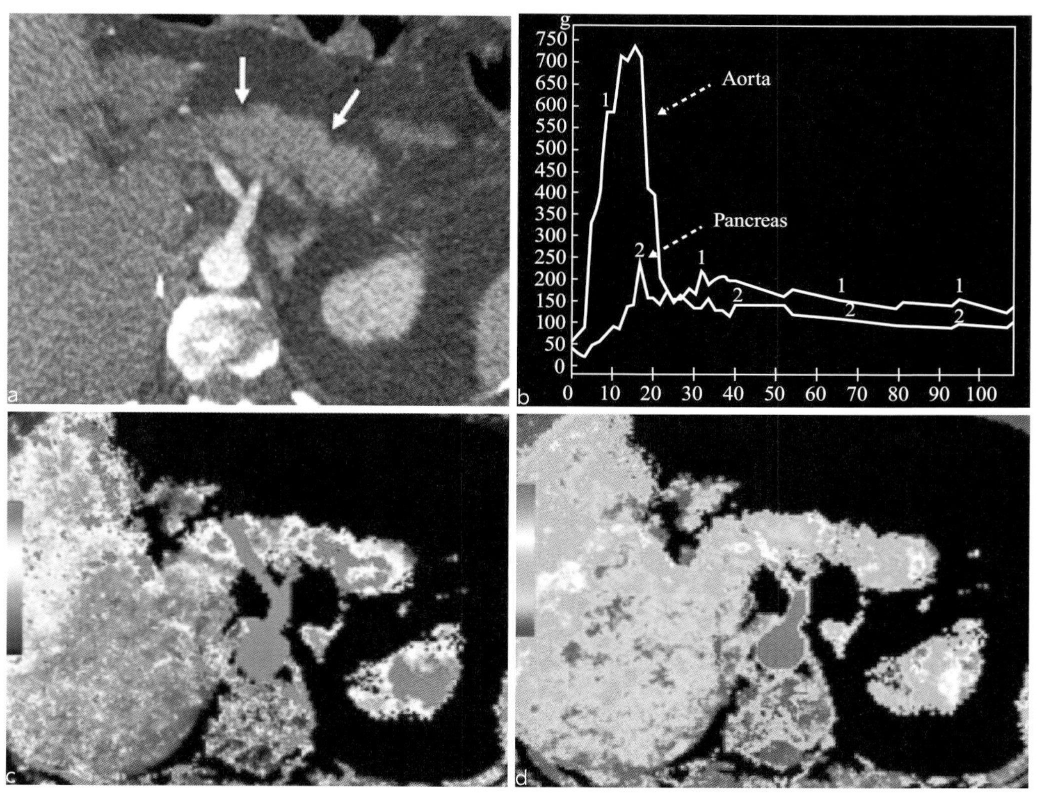

a. 常规 CT 动脉期图像；b. 胰尾相关区域的时间 - 密度曲线显示为强烈的流入时，相对应的主动脉曲线则显示为早期流出；c. 血容量；d. 使用反褶积分析计算得出，胰腺实质容量分别为每分钟 120 mL/100 g 和 22 mL/100 g 左右。c、d 为血流量彩图。

图 29.4　1 例 53 岁健康患者的胰腺 CT 灌注成像

[资料来源：（a、c、d）courtesy of Roberto Garcia–Figueiras，Sandra Baleato–Gonzalez and Gonzalo Tardaguila de la Fuente]

29.4 CT领域的未来挑战

人们希望，在不久的将来，从CT上提取的数据与临床、遗传、表观遗传学和蛋白质组数据（放射组学和放射基因组学）相结合，并应用人工智能开发无创的影像学标记物，并使诊断和治疗方法能够针对患者进行个体化定制[1，37]。放射组学是一种很有前途的结构分析方法，使用这种方法的目的在于量化组织的异质性，通过在像素水平上评估灰度值及其与像素的关系来区分慢性胰腺炎和胰腺癌，或测定胰腺炎导致的纤维化程度[38]。人工智能可以帮助处理和分析影像数据，使器官图像分割和发现疾病成为可能[1，39-40]。

29.5 结论

应用各种先进的CT技术来评估胰腺疾病，可以明显提高对不同成像表型的认识。进一步发展可能会开发出胰腺疾病的影像学标记物，从而为每个患者进行量身定制的个性化治疗。

（张琳译、张频捷审校）

参考文献

第 30 章　MRI 和 MRCP 在慢性胰腺炎的诊断、严重度评估和并发症检测中的临床应用

Jordan K. Swensson，Temel Tirkes

30.1　引言

在慢性胰腺炎的诊断标准中往往缺乏典型的临床特点，因此慢性胰腺炎的早期诊断仍然是一个挑战[1-2]。基于疾病特征的组织病理学诊断，如纤维化、慢性炎症和腺泡细胞减少[3]，并不是临床上的标准做法，因为胰腺活检存在发生相关并发症的可能。慢性胰腺炎患者的血清胰酶水平（淀粉酶、脂肪酶）大多正常，现有的功能测试（如同位素标记的底物呼气试验、胰荧光素双月桂酸酯和苯酪肽测定，以及粪便弹性蛋白酶和糜蛋白酶测定）在鉴别疾病是轻度还是中度方面敏感度有限[1，4]。

内镜检测胰腺功能被许多人认为是诊断慢性胰腺炎金标准的替代方法，这种技术是在注射促激素分泌素（如促胰液素）后，收集和分析胰液成分。这项技术可以在临床症状出现之前发现胰腺外分泌功能下降[1]。但是，目前它只在三级医疗中心进行，由于尚未找到明确的金标准，因此需要进一步研究[1，5]。

MRCP 广泛用于慢性胰腺炎的评估。MRCP 通常与腹部 MRI 相结合，共同提供有关疾病状况的综合信息，在慢性胰腺炎的诊断中发挥了重要作用。MRI/MRCP 还具有独特的优势，通过评价胰腺实质和胰管形态的变化评估慢性胰腺炎的严重程度，发现预期和非预期的并发症。既往的研究发现，MRCP 提高了胃肠病学家诊断慢性胰腺炎的信心，并改变了多达 39% 病例的诊疗计划[6]。

MRI/MRCP 比 CT 更广泛地用于检查轻度和中度慢性胰腺炎，因为它提升了发现胰管和腺体病变的敏感度[7]。MRI/MRCP 通过无创方式获得胰腺的形态和功能信息，这是区别于 ERCP 的一个重要因素。目前，ERCP 主要用于治疗并发症（如狭窄，需要放置支架），而不是诊断慢性胰腺炎。

30.2　诊断

早期发现慢性胰腺炎至关重要，因为早干预可以改善患者的临床症状，提高其生活质量[8]。MRI/MRCP 能够同时评估胰腺腺体、胰管、胰周组织、器官和血管的情况。慢性胰腺炎的胰腺本身会发生结构性改变，而 MRI 能够评估节段性或弥漫性腺体萎缩的情况，以及腺体内 MRI 信号强度的变化，这两者都是慢性胰腺炎的特征性表现（表 30.1）。

表 30.1　慢性胰腺炎的 MRI/MRCP 表现

序号	表现
1	胰管侧支扩张
2	主胰管不规则
3	主胰管扩张
4	单发或多发性主胰管狭窄
5	T_1 信号减弱
6	萎缩

MRCP 对体内的液体非常敏感，它可以定位组织结构中的少量液体，如胰管的主支和侧支，胆总管和肝内胆管树。这一点至关重要，它能发现慢性胰腺炎患者胰管的一些早期改变[9]。慢性胰腺炎的主胰管会发生一系列形态上变化，如管壁不光滑、出口不规整、轮廓不规则，也会出现一些局灶性或弥漫性扩张（直径＞3 mm）。MRCP 也可以很容易发现主胰管的单发或多发性狭窄。MRCP 可以在正常整齐的流体信号内识别出“充盈缺损”的胰管，这些充盈缺损的表现类似于 ERCP，大多为胰管内结石和（或）碎屑。

其他与慢性胰腺炎相关的胰管形态紊乱也可以通过 MRCP 发现。胰腺分裂症是胰腺导管系统最常见的先天性异常，发病率为 4% ~ 14%[10]。胰管分裂指胚胎学上腹侧与背侧胰管融合失败。MRCP 显示胰腺分裂症具有中高度的敏感度[11-12]，这一点很重要，因为大多数胰腺分裂症的患者无症状，有一部分容易出现腹痛并最终发展为慢性胰腺炎[13]。

鉴于胰管形态在诊断慢性胰腺炎中的重要性，应用促胰液素刺激 MRCP 检查是有帮助的[7，14-19]。促胰液素是一种由十二指肠分泌的激素，可以刺激胰腺的外分泌功能，特别是富含碳酸氢盐液体的分泌[20]，它可以在 MRCP 检查期间由静脉注射，以增强主胰管内的液体信号，能够更好地发现胰管和其他异常，这将有助于慢性胰腺炎的诊断[7，15，21]。此外，促胰液素除了可以刺激胰腺的外分泌功能外，还可以通过促胰液素刺激 MRCP 检查，监测胰管的流体动力学情况，使之成为评估腺体外分泌储备功能的无创标记物[17，21]。

另外，MRI/MRCP 除了可以评价胰管的异常外，还可以评价纤维化导致的胰腺实质改变。正常的胰腺在 T1 加权像上呈现高信号[22]，而在慢性胰腺炎中正常胰腺的高蛋白实质被纤维化和炎症所取代，引起 T_1 信号下降，这可能成为诊断慢性胰腺炎的一个方法[23]。T_1 加权像通过信号强度比（signal intensity ratio，SIR）进行评估，以胰腺的信号强度作参照，信号强度比下降程度可以反映出胰腺纤维化的程度，这可能将成为诊断慢性胰腺炎的一个标志物[24-25]。近期的一项研究显示在内镜胰腺功能测试中胰液的碳酸氢盐水平与胰腺和脾脏间的信号强度比呈显著正相关，这提示 MRI 可能有助于检测胰腺外分泌功能的障碍[25]。

目前，另一个正在进行的研究领域是通过对胰腺本身的定量评价来诊断慢性胰腺炎。T_1 mapping 技术可以对组织的 T_1 弛豫时间进行量化，现已用于心肌疾病[26]、肝硬化[27-28]及慢性胰腺炎的纤维化诊断[29-30]。另一个有希望定量胰腺纤维化的方法是细胞外容积（extracellular volume，ECV）成像，它可以测量任何实性器官的细胞外间隙的组织容积。一项最新研究显示 ECV 成像具有非常好的诊断效能，与 T_1mapping 技术类似。如果联合这两种技术，那么诊断慢性胰腺炎的灵敏度为 85%，特异度为 92%（AUC 0.94）[30]。另外一些技术，如弥散加权成像，有助于中重度慢性胰腺炎的诊断，但对早期慢性胰腺炎的检测不够敏感[31]。

MRI 拥有评估胰腺周围间隙的能力，可以用来诊断一些少见的慢性胰腺炎。沟槽状胰腺炎是一种少见的慢性胰腺炎，累及胰头、十二指肠及胆总管之间的狭小区域。尽管确切的病因尚不确定，但目前认为它与长期饮酒、十二指肠布氏腺增生，以及副胰管局部梗阻有关[32]。急性沟槽状胰腺炎表现为局部的液体信号增加，但随着时间的推移，会转变为软组织信号（图 30.1）。使得沟槽状胰腺炎的影像学表现类似于胰腺或十二指肠肿瘤，这需要仔细的跨学科评估才能做出正确的诊断。

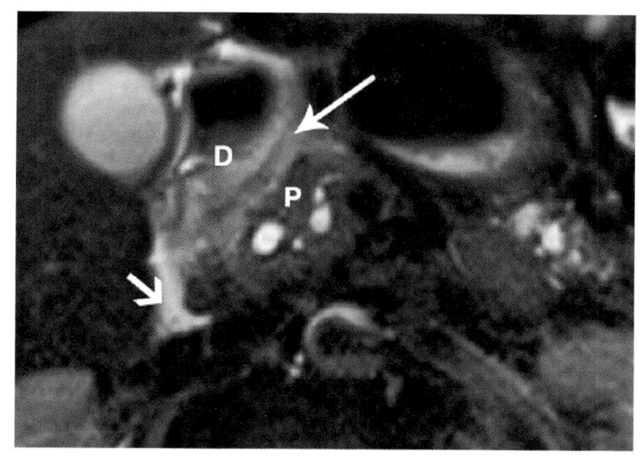

这是 1 名 46 岁确诊为慢性胰腺炎患者的轴位 T_2 加权脂肪抑制成像图，注意增强的 T_2 信号（长箭头）表明十二指肠球部（D）和胰头部（P）水肿，在十二指肠周围还有游离的积液（短箭头）。

图 30.1 沟槽状胰腺炎的 MRI
（资料来源：courtesy of Jordan K. Swensson and Temel Tirkes）

30.3 严重度

一旦根据 MRI/MRCP 上的一些特征确诊了慢性胰腺炎，这时就应将注意力转到评估疾病的严重度上。一般来说，主胰管的异常数量和程度（侧支形成、胰管扩张、胰管不规则或狭窄等）决定了疾病严重程度的影像学分级，而胰腺整体形态在其中发挥的作用不大。

目前，MRCP 对慢性胰腺炎严重程度的分级使用了剑桥标准 [33]。剑桥标准最初是根据 ERCP 的表现来描述慢性胰腺炎的严重程度。尽管这一标准最初并非用于影像学，但是因其易于使用且被医生们认可，现已广泛应用于 MRCP 的临床工作中。APA 的一些最新指南确认了 MRI/MRCP 在慢性胰腺炎诊断中的作用，并提出了适用于 MRI/MRCP 和 CT 的改良剑桥分级标准 [2]，MRCP 可以根据胰腺的最初表现、异常胰管分支，以及不规则性和（或）扩张的主胰管，将慢性胰腺炎分为可疑、轻度、中度和重度（图 30.2）。因此，MRCP 可以对已知或疑似的慢性胰腺炎患者进行风险分级，并帮助制订治疗计划，以及跟踪疾病的进展。

除了评估胰管形态的剑桥标准外，MRCP 还能提供更多信息。应用促胰液素刺激 MRCP 检查可以更好地发现小胰管解剖结构的异常。通过对促胰液素注射前后多个时间点的扫描成像，检查随胰腺分泌增加后十二指肠内的液体信号，以评估胰腺外分泌的储备功能。还可以检测液体信号在十二指肠内的流动距离 [21]，或用更复杂的定量方法来分级 [35]。评估胰腺外分泌的替代方法是有创性的，如通过 ERCP 进行胰液收集，对胰液的酶含量进行实验室分析。

尽管这些工具可用于评估慢性胰腺炎的严重程度，但仍存在局限性。MRI/MRCP 和其他非影像学或临床检查对评估轻度或早期慢性胰腺炎严重程度的准确性有限 [36-37]。剑桥标准仅适合评估胰管的变化，而这在早期慢性胰腺炎患者中是正常的 [4]。因此，为避免上述难点，需要一个更可靠的系统检测慢性胰腺炎，包括其他评估胰腺的方法。

运用 MRI/MRCP 进行更全面的胰腺评估，目前正在研究并被广泛应用于临床实践。影像结合临床的慢性胰腺炎评估体系，如 M-ANNHEIM[38]，已用于评估疾病的严重程度。通过提升慢性胰腺炎成像结果的标准化放射报告 [39]，有助于改善数据的一致性，并便于相关专家之间的交流。正在进行的研究将会优化这些标准化工作，并广泛应用其他新技术，如 T_1 mapping 和 ECV 成像对早期慢性胰腺炎患者进行有效的检测和分级，从而实现更早的临床干预 [40]。

30.4 并发症

一份完整的慢性胰腺炎患者影像学报告应包括常见和不常见的胰腺及胰外并发症。MRI/MRCP 非常适合这项工作，因为它能够同时评估胰腺、胰管、胰周、腹部其他主要器官和血管（图 30.2）。

不出意外，慢性胰腺炎患者的胰腺实质和主胰管最容易出现并发症。重度慢性胰腺炎的常见表现是胰管内结石。总的来说，MRI 对钙化的敏感度要低于 CT，但对胰管内的钙化具有独特优势。如前所述，胰管内的充盈缺损通常提示结石或钙化碎片，其对慢性胰腺炎严重程度的分级很重要。主胰管内的结石可能会增加患者的疼痛[41]，通过 ERCP 治疗，联合或不联合体外冲击波碎石术，可辅助结石清除和（或）破坏，有助于减轻上述的疼痛症状。

通过 MRI 检查胰腺周围，可以发现炎症后囊肿、胰腺假性囊肿和其他发生在慢性胰腺炎中的液体聚集。由于 MRI 对液体信号的敏感度高，其成像可以准确描述囊肿的位置、大小，以及和周围组织结构的关系，这可以帮助指导囊肿的治疗计划（在第 40 章中讨论）。

在胰腺外，肝脏和胆道树可能发生并发症。高达 25% 的慢性胰腺炎患者可能有胆道梗阻[42]。随着时间的推移其炎症反应会影响到胆总管，尤其是胆总管末端的胰头附近。除了慢性胰腺炎，MRCP 还常常用于胆总管的初步评估，其对胆总管直径和外形的变化很敏感。慢性胰腺炎引起的胆总管末端狭窄可导致上游肝内外胆管扩张（图 30.2b），可能需要根据患者的临床症状进行胆道支架的置入。

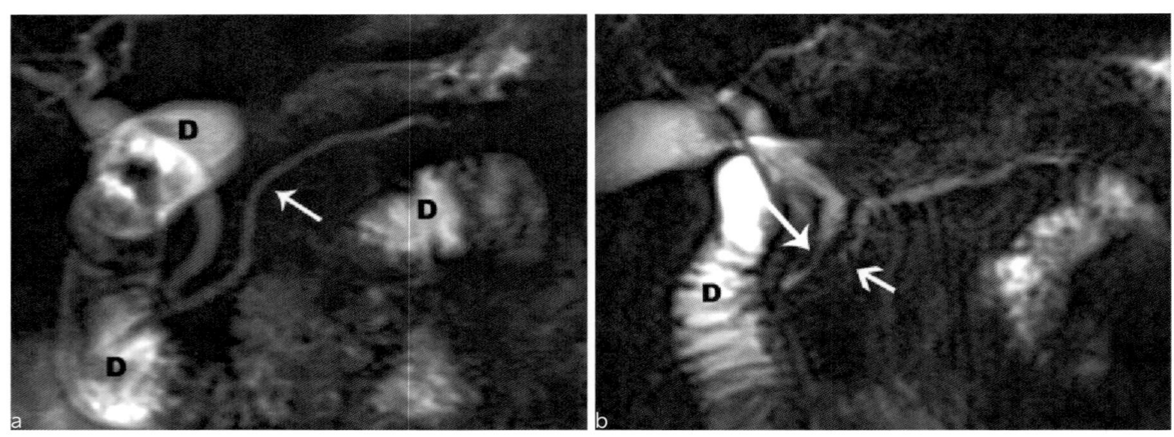

a.MRCP 上正常的主胰管外观（剑桥 0 级），主胰管的轮廓和开口光滑（箭头），胆总管也正常；b. 冠状位 MRCP 图像为重度慢性胰腺炎（剑桥 4 级），主胰管弥漫性不规则伴有大量小侧支，在胰头部明显狭窄（短箭头），同时发现胆总管远端出现中等长度的高度狭窄（长箭头）。D：十二指肠内的液体。

图 30.2　慢性胰腺炎的胰管成像

（资料来源：courtesy of Jordan K. Swensson and Temel Tirkes）

胰腺的周围由大量血管组成，其在慢性胰腺炎下容易发生并发症[9，43]。反复炎症可导致邻近动脉血管壁变薄，随着时间的推移会形成假性动脉瘤。脾动脉是最常见的部位，其次是胃十二指肠动脉和胰十二指肠动脉的分支[9，43]。同样的炎症环境对附近静脉会有不同的影响，常导致慢性狭窄和闭塞。增强 MRI 可以获得患者动脉期和静脉期的图像，能更好地观察这些血管及其相关并发症（图 30.3）。

相关数据显示，慢性胰腺炎患者患胰腺癌的风险明显增加，是普通人群的 15 倍[44]。MRI/MRCP 能很好地区分正常胰腺信号和异常胰腺信号，能帮助发现患者的胰腺肿块。但是需要注意的是，某些形式的慢性胰腺炎可以出现类似肿块的表现，在这种情况下，诊断往往更有挑战性。在局灶性慢性胰腺炎患者中这种情况尤为

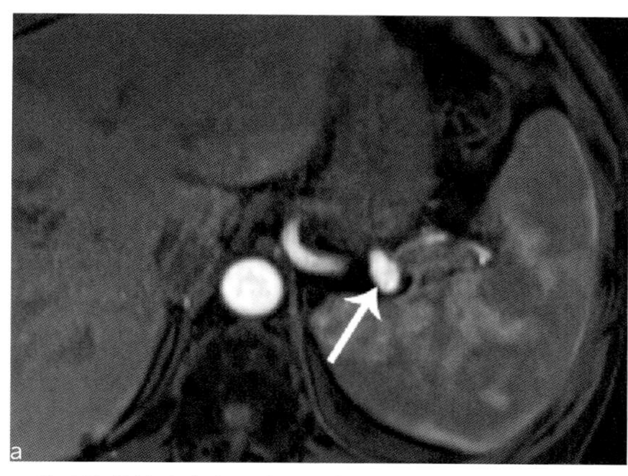

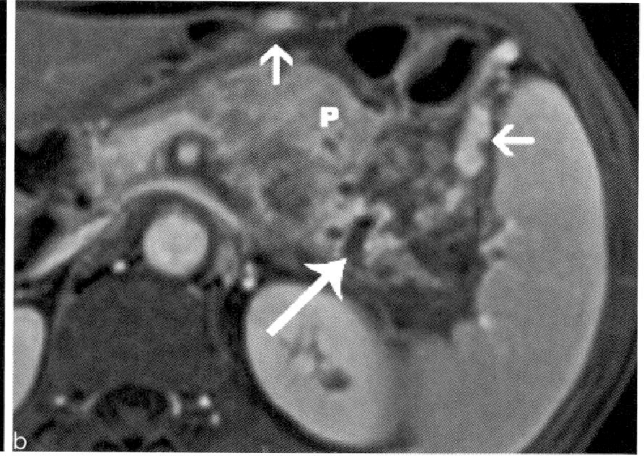

a. 脾动脉假性动脉瘤，这是 1 名 54 岁女性复发性急性胰腺炎的轴位增强 T_1 动脉期图像，脾动脉囊状扩张（箭头）与假性动脉瘤的表现一致；b. 这张图像来自 1 名 42 岁男性，有酗酒史、慢性胰腺炎病史，现为复发性急性胰腺炎急性期，轴位增强 T_1 脂肪抑制图像，提示脾门附近的脾静脉管腔内信号缺失，与血栓形成的表现一致（长箭头），左上腹多条侧支静脉（短箭头）表明慢性血栓形成。P：胰腺。

图 30.3　慢性胰腺炎的血管并发症

（资料来源：courtesy of Jordan K. Swensson and Temel Tirkes）

突出，常见于有酗酒史的患者，因为他们往往会形成炎性假瘤[44]。运用 MRCP 评估主胰管可能对一些病例有所帮助，观察主胰管是否在肿块处突然中断（更可能发生于肿瘤），或是渗透到肿块区域（更常见于假性肿瘤）[45]。

30.5 结论

MRI/MRCP 在临床工作中为慢性胰腺炎的诊断、评估严重程度和并发症的检测提供了非常有价值的信息。它能够精细地显示胰管结构，继而得到可靠的慢性胰腺炎诊断，但如何提高轻度慢性胰腺炎患者的检测能力仍是影像学和临床上一个持续研究的热点。由于能够准确评估疾病的严重程度和识别胰腺内外的并发症，MRI/MRCP 在慢性胰腺炎患者的临床工作中具有重要的指导作用。

（姚莉译、张频捷审校）

参考文献

第 31 章　EUS 及其相关方法（弹性成像、增强造影）在慢性胰腺炎的诊断、严重度评估和并发症检测中的临床应用

Julio Iglesias-Garcia

31.1　引言

慢性胰腺炎是一种进行性、不可逆的疾病，其特征是胰腺慢性炎症导致胰腺组织纤维化和破坏，并在疾病晚期导致胰腺形态上改变和内、外分泌功能障碍 [1]。在此背景下，影像学诊断慢性胰腺炎主要是基于胰腺炎症和纤维化导致的胰腺形态改变 [2-3]。这些改变在晚期（表现为胰腺钙化、腺体萎缩和胰管扩张）很容易通过腹部超声和 CT 等常规影像技术识别，但在慢性胰腺炎早期却很难发现 [4-5]。事实上，早期慢性胰腺炎的诊断仍具有挑战 [6-7]。在这种情况下，EUS 因其对胰腺实质和胰管变化的高灵敏性而成为一种重要的诊断技术 [8]。此外，随着成像技术的发展，以及可以引导穿刺活检，这大大增加了 EUS 在慢性胰腺炎及其并发症评估中的应用 [9-10]。

31.2　超声内镜在慢性胰腺炎诊断中的应用

由于超声探头能靠近腺体，EUS 可以避免肠道气体的干扰，从而获得胰腺的高分辨率超声图像。鉴于该方法能够发现胰腺的微小变化，故而被用于评估可疑的慢性胰腺炎患者（图 31.1）。

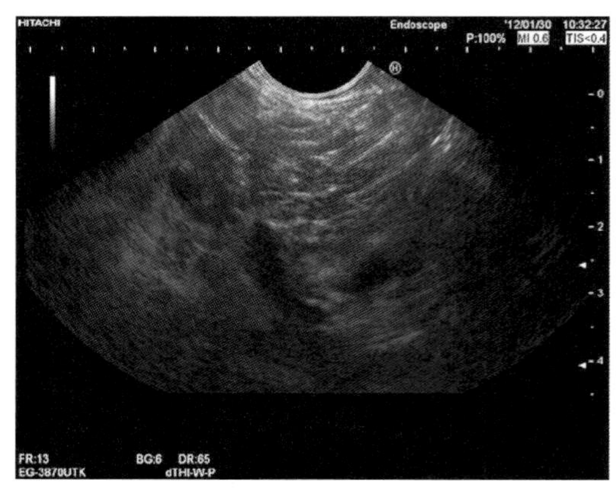

图 31.1　EUS 显示与早期慢性胰腺炎相关的微小变化（资料来源：Julio Iglesias-Garcia）

31.2.1　慢性胰腺炎的超声内镜诊断标准

慢性胰腺炎的 EUS 诊断使用了基于国际工作组描述导管和实质的标准术语，该标准与特定的病理改变有关 [11]。表 31.1 总结了慢性胰腺炎不同的 EUS 诊断标准及其对应的病理表现（图 31.2）。

诊断慢性胰腺炎所需的 EUS 诊断标准数量在内镜医师间和医院间都不相同，每个标准所占的相对权重也一直是争论多年的问题。总体而言，我们认为 EUS 诊断标准超过 4 项可考虑诊断为慢性胰腺炎，少于 2 项则可有效排除慢性胰腺炎 [3，12]。主要问题是对符合 2 ~ 4 项标准的患者，其被视为不确定的诊断，应通过其他检查进一步

确认或排除慢性胰腺炎。对于这组早期或不确定慢性胰腺炎的患者，将 EUS 检查结果与临床表现、结构、功能检查相结合也是至关重要的。

表 31.1 慢性胰腺炎的 EUS 诊断标准所定义的标准术语及其病理意义

EUS 诊断标准	组织学相关性
实质改变	
高回声点灶灶	局灶性纤维化
高回声条纹灶	纤维桥
分叶状	小叶间纤维化
高回声灶伴阴影	钙化
囊肿	囊肿
胰管变化	
MPD 扩张	MPD 扩张
不规则 MPD	局灶性扩张，纤维化
高回声胰管壁	管周纤维化
侧支扩张	侧支扩张
钙化	钙化

注：MPD，主胰管。

一些研究评估了诊断慢性胰腺炎所需的标准，主要问题是缺乏金标准 [6，8]。主要用于早期诊断慢性胰腺炎的 EUS 与经典的胰腺功能试验即促胰泌素 /CCK 刺激试验相比，其敏感性和特异度均超过 90%[13]。EUS 和促胰泌素试验显示两者的诊断具有高度的一致性，其中正常胰腺实质和严重慢性胰腺炎的诊断一致性高达 100%，中度慢性胰腺炎的诊断一致性为 50%，轻度慢性胰腺炎的诊断一致性为 13%[14]。Stevens 等 [15] 将 4 项 EUS 诊断标准作为截断值，发现预测的敏感度为 70%，特异度为 90%。其他一些研究将 ERCP 作为诊断慢性胰腺炎的金标准，两者表现出良好的一致性，EUS 的敏感度为 70% ~ 100%，特异度为 80% ~ 100%（当将两项以上诊断标准作为截断值时）[12，16]。胰管结石和胰腺实质钙化是 EUS 的发现，其可能与异常的 ERCP 高度相关。更新的研究表明，ERCP 可能不是早期诊断慢性胰腺炎的合适方法，实际上 EUS 可能比 ERCP 更敏感 [17]。Kahl 等 [18]

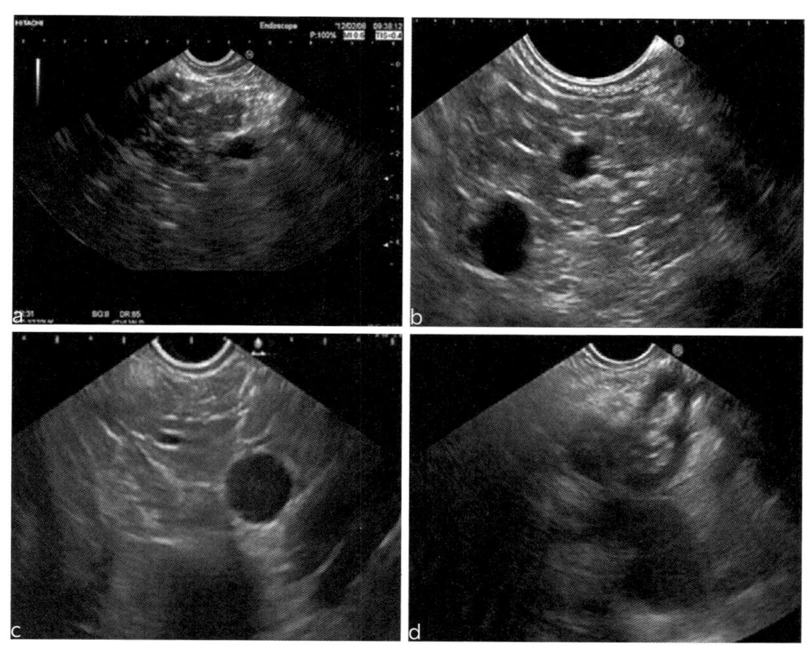

a. 胰小叶伴蜂窝状；b. 条纹灶和点状灶；c. 主胰管不规则伴管壁高回声；d. 胰腺钙化。

图 31.2 不同的 EUS 图像显示不同的慢性胰腺炎 EUS 诊断标准

（资料来源：Julio Iglesias-Garcia）

发现在130例已知或疑似的慢性胰腺炎患者中，有38例ERCP显示正常而EUS却提示异常的患者。随访期间，在这些最初ERCP提示正常的患者中，有69%进展为胰腺造影异常。在影像学方面，促胰泌素刺激后的钆增强MRI联合MRCP被认为是一种评估慢性胰腺炎的高精确方法[3，19-21]。EUS也与MRI/MRCP进行了比较，其敏感度类似，但特异性略高[22]。在EUS和MRI/MRCP均异常的情况下，诊断慢性胰腺炎的特异性可达100%[23]。

最后，一些重要的研究比较了EUS与胰腺手术标本（表31.2）。大部分结果显示，达到3项以上EUS诊断标准就与慢性胰腺炎的病理学诊断相符。Varadarajulu等[24]证实，高回声点状灶、条纹灶、小叶或任何导管异常都是慢性胰腺炎的主要EUS特征，与慢性胰腺炎的组织学表现相关。4项或4项以上标准作为慢性胰腺炎诊断的截断值具有最佳的准确性。Chong等[25]发现，EUS诊断标准的数量与组织纤维化评分之间存在微弱的统计学相关性，3项或以上诊断标准是鉴别异常胰腺与正常胰腺的最佳截断值。然而，在最近的一项研究中，Leblanc等[26]表明，某些特定的EUS诊断标准与重度慢性胰腺炎相关，这与组织学结果一致。这些诊断标准有分叶状伴蜂窝影、高回声病灶伴阴影、主胰管扩张、不规则主胰管、侧支扩张。作者还指出，在评估慢性胰腺炎时胰管改变的重要性不应被低估。Trikudanathan等[27]分析了因非钙化性慢性胰腺炎而接受全胰腺切除术和胰岛自体移植的成人患者，这些患者术前1年内接受了EUS检查。对切除的胰腺进行组织学分级，纤维化评分2分或以上为异常，纤维化评分6分或以上为重度纤维化。受试者工作特征（receiver operating characteristic，ROC）曲线显示，4项或4项以上EUS特征所显示的灵敏度（61%）、特异度（75%）和准确度（63%）达到最佳平衡。在多因素回归分析中，主胰管不规则这一EUS特征是预测慢性胰腺炎的唯一独立危险因素。

表31.2 在以外科组织病理学为金标准的研究中，诊断慢性胰腺炎所需的EUS诊断标准数量

参考文献	例数（n）	受试者	临界值
Chong，et al[25].	41	非钙化慢性胰腺炎患者	≥3
		所有手术患者	
Varadarajulu，et al[24].	42	非钙化慢性胰腺炎患者	≥4
		所有手术患者	
Albashir，et al[28].	25	所有慢性胰腺炎患者	≥4
		所有手术患者	
Leblanc，et al[26].	100	所有慢性胰腺炎患者	≥3
		所有手术患者	
Trikudanathan，et al[27].	68	所有慢性胰腺炎患者	≥4
		全胰腺切除术和自体胰岛移植患者	

为了使基于EUS的慢性胰腺炎诊断标准化、同质化和协调化，2009年发表的Rosemont分类试图对慢性胰腺炎的EUS诊断标准进行量化。Rosemont分类是一组由专家在国际共识会议上提出的基于EUS的慢性胰腺炎诊断标准，这种分类见表31.3和表31.4。

表31.3 根据新的Rosemont分类，基于共识的慢性胰腺炎实质和胰管特征

特征	定义	主要标准	次要标准
高回声点状灶伴阴影	回声长和宽均≥2 mm伴阴影	A标准	
分叶状	边界清晰，≥5 mm的结构伴边缘增强，中心回声相对较差		
A. 伴蜂窝状	相邻的3个或更多小叶	B标准	

续表

特征	定义	主要标准	次要标准
B. 不伴蜂窝状	非连续小叶		是
高回声病灶不伴阴影	回声长和宽均≥ 2 mm 不伴阴影		是
囊肿	无回声的圆形 / 椭圆形结构，伴或不伴分隔		是
条纹灶	相对于所述的成像平面，是在至少两个不同方向上的长度≥ 3 mm 的高回声线		是
MPD 结石	MPD 回声结构伴声影	A 标准	
不规则 MPD 轮廓线	不均匀或不规则的轮廓和扩张的过程		是
扩张的侧支 3 个或更多的管状无回声结构	每个宽度≥ 1 mm，从 MPD 发出		是
MPD 扩张	胰体≥ 3.5 mm 或胰尾≥ 1.5 mm		是
高回声 MPD 边缘	胰体和胰尾有明显的回声结构，大于整个 MPD 的 50%		是

资料来源：Catalano，et al[29]。©2019 爱思唯尔。转载得到爱思唯尔的许可。

表 31.4　基于 Rosemont 共识的 CPEUS 诊断

Ⅰ确诊慢性胰腺炎	A 一个主要 A 特征（+）3 个或以上次要特征
	B 一个主要 A 特征（+）主要 B 特征
	C 两个主要 A 特征
Ⅱ疑似慢性胰腺炎	A 一个主要 A 特征（+）少于 3 个次要特征
	B 一个主要 B 特征（+）3 个或以上次要特征
	C 5 个或以上次要特征（任意）
Ⅲ不确定慢性胰腺炎	A 3 ～ 4 个次要特征，没有主要特征
	B 只有主要 B 特征或只有少于 3 个次要特征
Ⅳ正常	2 个或更少的次要特征，没有主要特征

资料来源：Catalano，et al[29].©2019 爱思唯尔。转载得到爱思唯尔的许可。

EUS 诊断慢性胰腺炎最主要的弱势是观察者之间的一致性差。事实上，观察者之间的一致性在不同 EUS 诊断标准之间是不同的。Wallace 等 [30] 研究了 11 名对临床信息不知情的内镜专家的解读，这些专家评估了 33 例慢性胰腺炎患者的视频检查，以确定是否符合慢性胰腺炎标准。在导管扩张（κ= 0.6）和小叶扩张（κ= 0.51）这两个特征上专家的一致性良好，而在其他 7 个特征上一致性较差（$\kappa < 0.4$）。对慢性胰腺炎最终诊断的总体一致性中等（κ=0.45）。Topazian 等 [31] 利用录制的视频片段评估了观察者之间对于胰腺癌高危人群 EUS 诊断的一致性，并发现了类似的结果。在这种情况下，新提出的 Rosemont 分类并没有提高观察者之间在 EUS 诊断慢性胰腺炎上的一致性。事实上，所有试图显示传统标准分类和 Rosemont 分类区别的研究都失败了 [32-34]。

同样值得注意的是，在无慢性胰腺炎 [35] 体征的老年人和 59% 无症状酗酒者 [36] 中也显示出一些 EUS 特征。Rajan 等 [37] 也强调了这个问题，他在对 120 名无胰腺疾病证据、因非胰腺原因而进行 EUS 检查的患者中，发现 28% 的病例中存在至少一条符合 EUS 诊断标准的胰腺实质和（或）导管的特征，并且随着患者年龄的增加而增多。

31.2.2　先进超声内镜被用于慢性胰腺炎的诊断

为了提高诊断慢性胰腺炎的准确性，克服上述缺陷，一些先进的 EUS 方法被用于临床评估，其中包括内镜下胰腺功能检测、组织采集和先进的影像学方法如弹性成像、增强造影等。

31.2.2.1　超声内镜联合内镜下胰腺功能检测

内镜下胰腺功能检测联合 EUS 是早期诊断慢性胰腺炎的一种敏感、准确的方法 [38]。在进行标准 EUS 评估后，静脉注射促胰泌素，随后在 15 min、30 min 和 45 min 收集十二指肠液（图 31.3，文后彩图 31.3）。在一项评估 252 例疑似有微小变化的慢性胰腺炎患者的研究中，160 例（63.5%）患者的 EUS 和内镜下胰腺功能检查结果正常，因此排除慢性胰腺炎；32 例（12.7%）患者 EUS 及内镜下胰腺功能检查结果异常，确诊为慢性胰腺炎；其余 60 例患者结果不一致[39]。EUS 异常而内镜下胰腺功能检查正常的患者可能为外分泌功能保留的慢性胰腺炎，也可能为 EUS 假阳性的慢性胰腺炎。EUS 正常但内镜下胰腺功能检查异常的临床意义尚不明确，但提示在结构发生改变之前存在非常早期的慢性胰腺炎形式。也可以在促胰泌素刺激下通过 EUS 动态评估胰腺形态变化，正常情况下会导致胰管扩张。胰管顺应性降低被认为是由慢性胰腺炎胰管纤维化所导致的，在胰尾部表现最明显，并且胰管顺应性与碳酸氢盐分泌呈负相关[40]。

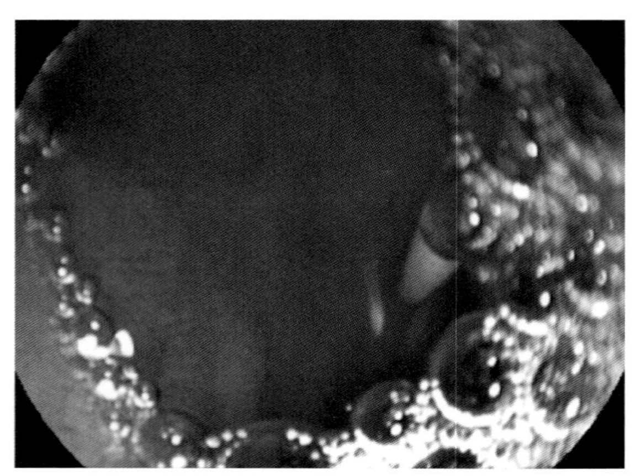

图 31.3　注射促胰泌素后收集十二指肠腔内的胰腺分泌物
（资料来源：Julio Iglesias-Garcia）

31.2.2.2　超声内镜下的弹性成像和增强造影

弹性成像评估由压迫引起的组织应变，而较硬组织的应变比软组织要小。不同的组织弹性模式在灰度上用不同的颜色进行补充标记（蓝色表示硬组织，红色表示软组织）。现在，也可以通过弹性成像计算感兴趣区域应变与周围软组织区域应变之间的比率（应变率），或通过应变直方图分析特定感兴趣区域来进行定量评估[9]。在定性弹性成像上，慢性胰腺炎的典型表现是绿色区域和蓝色条带组成的非均匀色块，而正常胰腺则表现为均匀的、以绿色和黄色为主的色块[41]。笔者单位进行的一项对定量 EUS 弹性成像诊断慢性胰腺炎准确性的研究，发现不同 Rosemont 分组得到的应变率有显著差异，具有统计学意义：正常胰腺组为 1.80（95%*CI*：1.73 ~ 1.80），不确定组为 2.40（95% *CI*：2.21 ~ 2.56），怀疑慢性胰腺炎组为 2.85（95%*CI*：2.69 ~ 3.02），确诊慢性胰腺炎组为 3.62（95% *CI*：3.24 ~ 3.99）（$P < 0.001$）。我们还发现，慢性胰腺炎的 EUS 诊断标准数量与应变率之间存在很好的相关性（$r = 0.801$；$P < 0.0001$）[42]。Itoh 等[43]进行了一项研究，旨在评估 EUS 下弹性成像测得的胰腺纤维化与病理结果之间的相关性。24 例患者纤维化分级正常，19 例为轻度纤维化，6 例为显著纤维化，9 例为重度纤维化。纤维化分级与 EUS 下弹性成像测量的 4 个参数均显著相关。诊断轻度及以上纤维化、中度及以上纤维化、重度纤维化的 ROC 曲线下面积分别为 0.90、0.90、0.90。最近，一项回顾性研究对已知慢性胰腺炎或临床疑似慢性胰腺炎的 96 名患者进行了 EUS 随访检查。按照 Rosemont 分类，正常、不确定慢性胰腺炎、疑似慢性胰腺炎、慢性胰腺炎的应变直方图平均值分别为 90.1 ± 19.3、73.2 ± 10.6、63.7 ± 14.2、56.1 ± 13.6（$P < 0.001$）。作者还发现平均应变直方图与 EUS 特征数量之间存在显著的负相关（$r = -0.59$，$P < 0.001$）[44]（图 31.4，文后彩图 31.4）。

谐波造影增强 EUS（contrast-enhanced harmonic EUS，CEH-EUS）在慢性胰腺炎诊断中的作用尚不明确。只有一项研究评估了 CEH-EUS 在这种情况下的作用，显示慢性胰腺炎患者中传统 EUS 显示的小叶表现为增强信号。此外，与对照组相比慢性胰腺炎患者的对比剂消退更快。

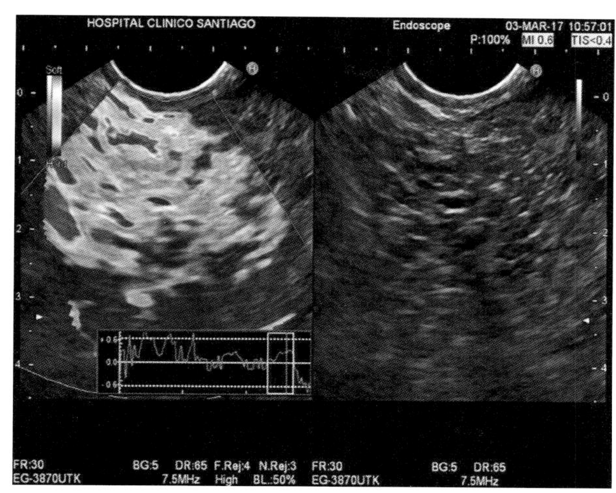

图 31.4 EUS 引导下的弹性成像显示以非均匀绿色为主的图案，提示慢性胰腺炎纤维化
（资料来源：Julio Iglesias-Garcia）

31.2.2.3 超声内镜引导下的组织采集

EUS 引导下的组织采集对鉴别肿块型慢性胰腺炎和胰腺癌的作用是明确且经过深入研究的。但是，缺乏 EUS 引导下组织取材来鉴别早期慢性胰腺炎与正常组织的研究。潜在发生的严重手术相关并发症和缺乏普遍认可的慢性胰腺炎组织学定义限制了其在早期慢性胰腺炎诊断中的应用。Hollererbach 等 [45] 以 ERCP 为参考，研究了 37 例疑似慢性胰腺炎的患者，在标准 EUS 评估基础上增加 22 号针组织采集这一方法。加入 EUS 引导的组织采集，改善了 EUS 的阴性预测值。在 14 例接受 EUS 引导下组织采集的酒精性慢性胰腺炎患者中，我们观察到所有病例都存在炎症细胞。在轻度至中度 EUS 改变的慢性胰腺炎患者中观察到残留的胰腺腺泡。相比之下，更严重病例（8 ~ 10 项 EUS 标准）的活检只显示导管上皮和纤维化 [46]。然而，最近我们尝试获得慢性胰腺炎早期变化病例的组织学样本，结果令人失望，出于安全性和较低的诊断率考虑 [47]，该研究被停止。在此背景下，迄今为止，尚不清楚组织采集的获益是否大于其并发症的风险，组织采集的临床应用仍有待确定。

31.3 超声内镜对慢性胰腺炎并发症的评估

因为可以提供胰腺的高分辨率图像，所以 EUS 被证实能准确地对慢性炎症、囊肿和肿瘤性胰腺疾病进行分期，也能够检测慢性胰腺炎的并发症。其中，它能够确定 PEI 的存在，并检测出最可怕的并发症，即慢性胰腺炎下的胰腺癌。

31.3.1 超声内镜用于评估胰腺外分泌不足

根据经典资料，出现侧支、胰管扩张、胰管不规则和钙化等均被证实与重度慢性胰腺炎相关。在此背景下，一些研究试图发现 EUS 的检查结果与 PEI 之间的关系。一项研究表明，在存在微小和严重结构变化的情况下，EUS 检测 PEI 的优势比分别为 4.9 和 24[48]。在最近的一项研究中，我们分析了 PEI 与慢性胰腺炎的 EUS 诊断标准是否具有相关性，结果发现，PEI 的患者发生率与符合 EUS 诊断标准的数量呈线性增加关系。导管内钙化、高回声病灶伴阴影和主胰管扩张的存在与 PEI 显著独立相关。主胰管中存在结石时发生 PEI 的概率为 80%，如果主胰管扩张，则增加到 82.8%。因此，EUS 可以预测 PEI 的发生率 [49]。

31.3.2 超声内镜用于检测慢性胰腺炎中的胰腺恶性肿瘤

也许，在慢性胰腺炎中最具挑战性的并发症是胰腺癌。然而，不论是传统标准成像方法，如多排 CT 和 MRI，还是 EUS B- 模式成像，尤其是在晚期慢性胰腺炎病例中 [50]，对于区分胰腺癌和局灶性胰腺炎仍然是一个挑战。由于胰腺癌和局灶性胰腺炎的 EUS 表现相似，因此不能可靠地分辨恶性病变和炎性病变，但可以在EUS指导下评估病变的回声结构和剩余的胰腺组织、病灶的边界、胰管特征、淋巴结病变和血管受累情况，这样也能提供非常有用的信息。假性肿瘤的特征包括均质结构伴高回声分隔、钙化、囊肿、多小叶表现和病灶内多普勒血流阳性信号。另外，胰腺癌通常表现为低回声肿块，伴管周低回声和钙化移位。单用EUS检测慢性胰腺炎中胰腺癌的敏感度和特异度分别为64%和75%，然而，当存在假性肿瘤时，单用EUS则无法区分胰腺癌和肿块型慢性胰腺炎。在这种特殊情况下，与EUS相关的先进技术（组织采集、CEH-EUS和弹性成像）有力地提高了EUS诊断的准确性（图31.5，文后彩图31.5）。

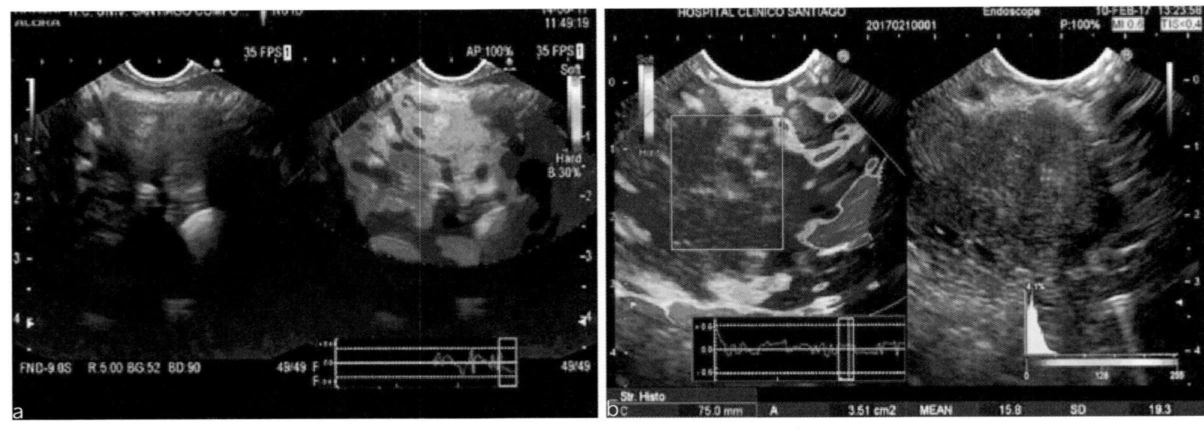

a. 肿块型慢性胰腺炎；b. 胰腺癌。

图31.5 运用EUS和高级技术对胰腺实体肿块进行评估

（资料来源：Julio Iglesias-Garcia）

31.3.2.1 超声内镜引导下的组织采集

多项研究评估了EUS引导下的组织采集在实体胰腺肿瘤诊断中的作用，并在两项系统荟萃分析中强调了其敏感度为91%，特异度超过95%[51-52]。通过有经验的病理学家对样本进行现场评估，准确率甚至可能更高[53]。但是，需要注意的是，如果病灶周围存在慢性胰腺炎基础，则EUS引导下的组织采集诊断恶性肿瘤的敏感性（54% ~ 74%）[54-55]相较于病灶周围为正常实质的[56]偏低。此外，在某些情况下，由于技术困难，EUS引导下的组织采集可能是不可行的，或者获得的样本诊断质量较低。总的来说，有8% ~ 25%的慢性胰腺炎病例无法对EUS引导下的组织采集的胰腺肿块进行病理诊断[50]。

31.3.2.2 超声内镜引导下的弹性成像和谐波增强超声内镜

弹性成像和CEH-EUS作为提高胰腺实质性肿块鉴别诊断率的技术被提出[50]。EUS引导下的弹性成像检测恶性肿瘤在胰腺实质性病变中具有较高的准确度，并已被证明在鉴别肿块型慢性胰腺炎（包括自身免疫性胰腺炎）和胰腺癌方面特别有用，其敏感度为80% ~ 95%，特异度为40% ~ 90%[9，41，57]。最近的一项系统荟萃分析证实了EUS弹性成像在胰腺实质性肿块鉴定和恶性肿瘤检测方面的能力[58]。然而，与其他正常实质相比，在慢性胰腺炎背景下检测病变的数据很少。根据我们的经验，在肿块型慢性胰腺炎内（钙化物排除在感兴趣区域之外）蓝点（硬组织）的存在可能有助于在这种情况下对腺癌的检测。

CEH-EUS 显示了其在区分胰腺病变血管化模式方面的实用性，因为低血管性病变是恶性肿瘤的重要指标，这一点在最近的研究中得到了证实，Fusaroli 等 [59] 最近的一篇综述中也强调了该观点。最近的一项系统荟萃分析从 9 项合格研究中招募了 887 名患者，敏感度和特异度分别为 93%（95% *CI*：0.91 ~ 0.95）和 80%（95% *CI*：0.75 ~ 0.85），ROC 曲线为 0.97[60]。CEH-EUS 的另一个优点，与先前的弹性成像一样，可以指导 EUS 引导下的组织采集，从而提高诊断率。

31.4 结论

EUS 及其相关技术似乎是诊断慢性胰腺炎很好的工具，从提高诊断准确度方面是最优选择。虽然 EUS 仍有一定的局限性，但不影响其在疑似慢性胰腺炎患者中的使用。EUS 的主要问题和局限性是针对早期 / 不确定慢性胰腺炎的患者组。在这组患者中，通过增加胰腺功能检测、高级 EUS 检查（弹性成像、增强造影）、MRI 和促胰泌素刺激 MRCP 等可以提高我们的诊断能力。EUS 还可以评估与慢性胰腺炎相关的重要并发症，如胰腺恶性肿瘤和 PEI。然而，根据患者的具体情况分析 EUS 检查结果是非常重要的。此外，弹性成像、增强造影和组织采集等新技术在优化这些患者的管理中发挥了关键作用。

（郭丰译，张频捷审校）

参考文献

第 32 章　内镜胰腺功能试验诊断慢性胰腺炎：适应证及实施方案

Luis F. Lara、*Darwin L. Conwell*

32.1　引言

EUS 的发展及促胰泌素刺激磁共振胰胆管成像技术（secretin-stimulated magnetic resonance cholangiopancreatography，SMRCP）的出现明显提高了对胰腺的评估水平，甚至可以提供胰腺功能的信息。然而，如何诊断早期慢性胰腺炎仍然是一个挑战 [1]。胰腺的组织学评估被认为是诊断慢性胰腺炎的金标准，但获取组织并不容易。尽管最近内镜超声引导下的胰腺活检技术得到了很大的改进，但它用于诊断慢性胰腺炎的有效性仍需进一步验证，并且，急性胰腺炎和其他手术相关并发症的识别及评估仍是一个值得关注的问题 [2]。

长期以来，胰腺外分泌功能试验一直被认为是诊断慢性胰腺炎的替代金标准，尤其是在评估胰腺型腹痛、特发性急性复发性胰腺炎、影像学不典型、脂肪吸收不良和消化不良的患者时，而早期慢性胰腺炎患者更是如此。它们还可用于确定是否存在其他原因引起的胰腺功能不全（表 32.1）[3-4]。

在本章中，简要介绍了发现胰腺功能的历史，接着回顾了胰腺功能测试情况。随后描述基于内镜的促胰泌素刺激试验的演变，并介绍了当前胰腺功能测试的适应证，讨论了目前最新（胰腺功能测试）方案在胰腺疾病评估中的作用。

32.2　胰腺功能试验的历史

Howard 和 Hess 在 *History of the Pancreas*[5] 一书中对发现胰腺功能和功能障碍的历史做了全面的描述。在 19 世纪中期，研究人员通过观察餐后粪便中存在未消化的肌肉纤维和脂肪发现胰腺外分泌功能不足，在给患者注射动物胰液后情况有所改善。随后，通过更复杂的研究检测了在肠道中释放、吸收，然后在尿液中分泌的被封装的标记物。最初尝试通过十二指肠导管收集胰液样本的记录是在 19 世纪末，Einhorn 在 1908 年实现了这一目标。1936 年，Ågren 和 Lagerlöf 开发了一种在透视下放置胃十二指肠双腔引流管，以获得胰液并测定碳酸氢盐水平的促胰泌素试验。这在 1948 年演变成了评估胰管分泌功能的 60 ~ 90 min Dreiling 管试验 [6]。胰蛋白酶、CCK 及其类似物随后被用来评估胰腺腺泡功能。DiMagno 使用 CCK 作为促胰腺分泌剂设计了简洁完美的试验，在透视下分别放置胃和十二指肠抽吸端口，试验可持续 80 min[7]。灌注不可吸收标记物（聚乙二醇），然后抽吸，以确保肠段抽吸是充分的，避免十二指肠样本被胃内容物污染，然后从 Treitz 韧带处收集十二指肠标本，测量 PEG 和胰酶的浓度并用于计算酶的含量 [8]。

由此引发了关于碳酸氢盐浓度，脂肪酶、胰蛋白酶和其他酶的浓度，脂肪酶、胰蛋白酶和其他酶的酶活性或胰酶分泌量是否为胰腺外分泌功能的更好决定因素的争论。直接内镜下胰管插管获得胰腺分泌物不实用、风险大，且并不优于十二指肠抽吸 [9-10]。

表 32.1 胰腺功能不全的原因

原发性	继发性
● 慢性胰腺炎 ● 胰腺恶性肿瘤 ● 囊性纤维化 ● 血色素沉着病 ● 胰腺发育缺损 ● 先天性胰腺发育不良 ● Schwachman-Diamond 综合征 ● Johanson-Blizzard 综合征 ● 胰腺萎缩 ● 胰腺脂肪瘤病 ● 原发性脂肪酶缺乏症	● 胰腺导管梗阻 ● 部分或全部胰腺切除术 ● 手术改变了胃肠道的解剖结构（胃切除术、减肥手术、小肠切除术等） ● Zollinger–Ellison 综合征 ● 十二指肠黏膜的损伤（放射性肠炎、炎症性肠病、乳糜泻等） ● 肠激酶缺乏症 ● 糖尿病

CCK 有时无法起到作用，有文献报道一系列自闭症患儿出现促胰泌素缺乏，补充促胰液素后，患儿认知能力得到改善[11]。Ceryak 等[12]于 2001 年首次报道了促胰泌素刺激后经内镜抽吸的十二指肠液样本。2002 年，Conwell 等[13]报道了经八肽缩胆囊素（CCK-8）刺激后内镜下十二指肠抽吸物中脂肪酶的峰浓度，并创造了“内镜下胰腺功能检测（endoscopic pancreatic function test，ePFTs）”一词。2003 年，人工合成的猪促胰泌素被证明与天然猪促胰泌素一样有效[14]。人工合成促胰泌素目前在美国有售（ChiRhoClin，Inc.，Burtonsville，MD）[15]。

32.3 胰腺功能试验

胰腺腺泡细胞和胰管细胞构成胰腺的外分泌功能单位，现在可以通过胰腺功能直接试验和间接试验检测它们的功能状况。

直接胰腺功能试验（pancreas function tests，PFTs）主要是测定胰酶的水平。直接 PFTs 可以是被动的（粪便弹性蛋白酶 -1 或粪便糜蛋白酶测定），也可以是干预性的，即给予分泌促进剂（现在通常是促胰泌素），然后使用肠腔内的收集管获得胰液抽吸物。胰酶的浓度、活性或分泌量在过去有报道，但现在大多数试验报道的是碳酸氢盐的浓度。一种不再使用的无创直接 PFTs 可以测定促分泌刺激后血清氨基酸的浓度，结果显示，慢性胰腺炎患者的氨基酸含量较低。间接 PFTs 测定尿液、呼吸或血液中是否存在未消化的食物或酶消化产生的分解物，或测量血清激素水平（如胰岛素）[3，15-16]。这些试验的精确度取决于完整的肠道解剖结构、正常的小肠黏膜、胃肠内容物与酶的正常混合，以及正常的肺、肝和肾功能，这些系统中的任何一个出现异常都可能影响测试结果[17]。目前在临床实践中使用的 PFTs 包括促胰泌素刺激的 ePFTs、粪便糜蛋白酶和弹性蛋白酶 -1、定性和定量的粪便脂肪试验，以及 SMRCP（表 32.2）。

胰酶分泌依赖于 CCK 介导的胆碱能调节[18]。相反，CCK 的释放受到胰蛋白酶的抑制[19-20]。血浆促胰泌素随着胃酸进入十二指肠而分泌增加，导致碳酸氢盐分泌增加，从而中和胃酸，如果没有碳酸氢盐，胰酶特别是脂肪酶就会被分解破坏[21]。这些都是直接刺激 PFTs 的基础。因为可以在静脉或口服分泌促进剂（CCK、促胰泌素、氨基酸或食物）后直接收集肠腔内的胰腺分泌物，所以直接 PFTs 被认为是测定胰腺外分泌功能的金标准。最常用的 PFTs 包括在促胰泌素刺激后，通过内镜测量十二指肠抽吸物的碳酸氢盐浓度[14]。虽然这不是对酶分泌量的直接检测，但胰腺导管的碳酸氢盐分泌反映了酶的分泌，而两者在慢性胰腺炎中都会减少[8]。

表 32.2　直接胰腺功能试验和间接胰腺功能试验

直接试验	间接试验
刺激性试验 有创试验 促胰泌素[a]：通过内镜在肠道中吸出胰腺分泌物； CCK 无创试验 氨基酸消耗试验 **非刺激性试验** 粪便弹性蛋白酶 -1[a]：在早期慢性胰腺炎中可能是正常的，并且该测试受粪便黏稠度影响； 粪便糜烂蛋白酶测定[a]：可用于确认是否符合胰酶补充剂的要求	**刺激性试验** 促胰泌素增强 MRCP[a]：从胰液流量计算十二指肠充盈度 **非刺激性试验** 粪便脂肪定量[a]：在食用含有 100 g 脂肪 / 天的饮食后 72 h 收集粪便； 粪便脂肪定性[a]：苏丹染色； 苯替酪胺试验； 二月桂酸荧光素试验； 双标记 Schilling 试验； TG 呼气试验

[a] 目前使用的试验。

由于担心阿片类药物对胰腺功能的抑制作用，因此 CCK 刺激的 PFTs 是在无镇静或极少镇静的情况下进行的[22-25]。酶的分泌是由胆碱能系统介导的，因此阿片类镇静的负面影响可能仅限于此类 PFTs。碳酸氢盐的释放机制与 CCK 无关，而且已经证明胰腺导管分泌不受常规内镜检查时镇静的影响[26]。

32.3.1　内镜下的胰腺功能试验

由于进行 PFTs 的几个中心执行方案是不同的[27]，因此有必要对 PFTs 方案进行简化和标准化。试验报告了使用各种底物的酶活性，或酶的总浓度或峰浓度。碳酸氢盐浓度由 PH 反向滴定或自动分析仪测定。这种异质性和缺乏真正的金标准使得采用一种试验或解释结果变得很困难，进行 PFTs 的中心必须制定自己的方案。

由于需要一种更有效和可重复的 PFTs，这导致出现了目前 ePFTs 方法的应用：静脉注射促胰泌素刺激后通过内镜抽吸十二指肠分泌物[25，28-29]。

32.3.2　胰腺功能试验的有效性

据报道，CCK 刺激的 PFTs 对检测慢性胰腺炎有 90% 的敏感度和特异度，特别是对早期或微小变化型，并且优于 ERCP 和 EUS[3，30-34]。很少有研究证实了这种表现。一项未发表的对 485 名接受 CCK-PFTs 患者的综述显示，该测试对确诊慢性胰腺炎患者的敏感度为 91%，特异度为 63%（L.F. Lara，未发表数据）。

21 世纪初的多项研究建立了目前使用的促胰泌素刺激的 ePFTs。这些研究表明，分泌液收集不需要延长时间，可以通过内镜获得。首先，可以使用自动分析仪的检测结果，而不是烦琐地测量酶活性、分泌量或反向滴定碳酸氢盐浓度，自动分析仪检测结果的可靠性已被证实[35]。一项对经过 ERCP 确诊为慢性胰腺炎患者的研究表明，通过自动分析仪获得的脂肪酶浓度与使用 Dreiling 管进行的复杂抽吸物脂肪酶计算结果相似，且报告的灵敏度为 83%，特异度为 87%[13]。另一项研究显示，CCK 刺激后 Dreiling 管和内镜收集的胰液均能区分患有慢性胰腺炎和未患慢性胰腺炎的患者，敏感度为 92%，特异度为 95%，且内镜检查费用更低（1890 美元 *vs*. 2659 美元）。然而，另一项研究报告称，短时间 CCK-ePFTs 在疑似早期慢性胰腺炎的患者中表现不佳[36]。该团队还证明，促胰泌素刺激的内镜胰液标本检测在促胰泌素输注 30 min 后能区分患有慢性胰腺炎和未患慢性胰腺炎的患者，并且这种差异在总的采集时间 60 min 内持续存在[14]。无论是通过内镜还是通过 Dreiling 管收集的促胰泌素给药后的胰液标本中电解质浓度也是相似的，可以用作试验对照[37]。一项研究发现，在促胰泌素 ePFTs 试验 5 min 后，慢性胰腺炎患者和非慢性胰腺炎患者的脂溶酶活性存在明显差异[38]。该团队随后比较了 10 min 促胰泌素 ePFTs 和 80 min CCK-8 PFTs 后的脂聚浓度（慢性胰腺炎诊断的金标准），并报告了较短时间试验对慢性胰腺炎诊断的敏感度和特异度均为70%。在这项研究中，碳酸氢盐浓度无法识别慢性胰腺炎的存在[27]。这一令人沮丧的结果可能是由于过早收集胰腺分泌物，使用分泌物来测量酶活性，并将延长试验作为金标准导致的。另一项研究比较了ePFTs和Dreiling管收集，发现在健康受试者中，这两种方法在80 mmol/L的碳酸氢盐临界值上有100%的一致性，这仍然是正常测试的标准[39]。作者还发现，在怀疑有慢性胰腺炎的患者中，使用内镜或Dreiling管十二指肠采集的碳酸氢盐峰浓度非常相似[40]。总体而言，ePFTs的结果与Dreiling管试验相似，而在CCK、促胰泌素或两者的刺激试验中，其报告的敏感度超过82%，特异度超过86%。

很少有研究将PFTs的精确度与组织学的金标准进行比较，而PFTs与那些更晚期的慢性胰腺炎相关性更好[41-42]。对正在评估的慢性胰腺炎伴慢性腹痛患者进行EUS和ePFTs的比较显示，正常的ePFTs与正常的EUS相关，因此这两个试验中的任何一个都可以用于排除慢性胰腺炎[43]。一项比较25名接受胰腺切除术前进行胰腺活检的受试者（包括一些接受自体胰岛移植的受试者）的EUS和促胰泌素-ePFTs的研究报告显示，ePFTs的敏感度为86%，特异度为67%；该队列中有15名患者同时行ePFTs和EUS检查，ePFTs的敏感度为100%，特异度为67%[44]。

32.3.3 简化的内镜下胰腺功能检测

人们对这些显然更容易进行的试验的准确性表示担忧。较早收集分泌物可能会导致较高的碳酸氢盐浓度，并高估了胰腺功能。促胰泌素给药后60 min胰酶输出可能达到峰值，因此较早的采集时间可能会错过这个峰值。肠道内容物的抽吸不足可能导致胰酶被胃酸破坏，也可能被胃、十二指肠或胆道分泌物稀释[17，27]。此外，第一个ePFTs方案的持续时间与之前的试验一样长，与延长的PFTs相比，其准确性较差。人们早已认识到，胰腺外分泌的峰值出现在刺激后25 min或更长时间。有两项研究关注这一已知的滞后时间，以确定促胰泌素刺激后胰腺外分泌量后期的试验准确性[45-46]。在一项对240名（包括无慢性胰腺炎、腹痛和确诊慢性胰腺炎）受试者进行的回顾性研究中，他们接受了1 h的促胰泌素ePFTs，评估了在使用后15 min、30 min、45 min和60 min分别获得的单峰碳酸氢盐浓度（peak bicarbonate concentration，PBC） 或 在15 ~ 30 min、30 ~ 45 min和45 ~ 60 min间隔进行的双抽吸的试验准确性。在30 ~ 45 min间隔获得的PBC与之前确定的诊断结果的一致性最高。与完整的60 min试验相比，敏感度为95%，但这需要将PBC设定为75 mmol/L，而不是普遍接受的80 mmol/L的限值。使用45 ~ 60 min间隔获得的PBC，特异性最高（90%）[45]。该团队建议，可以将促胰泌素给药后30 ~ 45 min获得的样本作为腹痛患者的慢性胰腺炎筛查工具。然后进行60 min的试验确诊慢性胰腺炎。另一项关于81名转诊到胰腺中心的患者的研究报告了20 min ePFTs的有效性和大量预后结果[46]。在这项研究中，在促胰泌素给药后35 min开始ePFTs，并以5 min的间隔连续进行十二指肠抽吸，在20 min内共收集了4次。为了确认自动分析仪的可靠性，将前12次PBC与反向滴定法进行了比较，结果证实前者是可靠的。慢性胰腺炎的诊断是由多学科共识会议确定的，不单独依靠ePFTs[47]。在最终诊断为慢性胰腺炎的27名受试者中，18例ePFTs异常；在54例无慢性胰腺炎的受试者中，53例ePFTs正常。在这项研究中ePFTs的敏感度为66%，特异度为98%，阳性预测值（positive predictive value，PPV）为95%，阴性预测值（negative predictive value，NPV）为85%。13例患者进行了组织学检查，ePFTs对慢性胰腺炎诊断的PPV为87.5%，NPV

为 100%。PBC 在 5 min 和 10 min 的收集时间间隔内最高。如果只使用第一个或最后一个 PBC，两个没有胰腺功能不全的患者可能会被误诊，这表明 20 min 的总收集时间是足够的。意外的是，两组的十二指肠抽吸量相似，这引起了对 SMRCP 的担忧，因为在促胰泌素刺激几分钟后测量十二指肠充盈可能会高估胰腺功能。实际上，一项 SMRCP 研究表明，刺激后 30 min 胰腺分泌量达到最大，因此需要更多的研究对这种无创间接刺激试验的准确性进行验证[48-50]。

与非阿片类药物组相比，患有或不患有慢性胰腺炎的慢性阿片类药物使用者总体 PBC 较低，但在上述研究中，该试验能够区分两组患者。与未使用质子泵抑制剂（proton pump inhibitor，PPI）的受试者相比，使用 PPI 受试者的 PBC 较低，该试验不能区分有无胰腺功能不全的患者，这表明 PPI 抑酸作用可能影响测试结果。PBC 与 EUS 结果的相关性较好，与 ERCP 的一致性较差。这一较短时间试验的低灵敏度与其他 ePFTs 和 SMRCP 研究没有不同[27，41，51]。

32.3.4 关于胰腺功能检查的担忧

慢性胰腺炎诊断试验（包括 PFTs）的一个问题是，准确性通常是在晚期或重度慢性胰腺炎患者中确定的[52]。例如，在先前描述的 ePFTs 和 EUS 研究中，已经计划对胰腺进行手术切除，因此，慢性胰腺炎的预测概率已经很高。早期胰腺纤维化的诊断仍然比较困难。使用 PFTs 结果作为确定胰腺功能不全诊断的唯一检查，并推论慢性胰腺炎，可能导致慢性胰腺炎的过度诊断，并可能导致对其他胰腺功能不全原因的诊断不足。由于约 10% 的晚期慢性胰腺炎患者的胰腺外分泌功能正常，所以对正常试验结果的解释要谨慎一些[7]。另外，用延长的 PFTs 作为金标准来衡量内镜 PFTs 的性能，是在假设前者更准确的情况下，而实际上它们可能是相似的。目前，EUS、ePFTs 和 SMRCP 是诊断早期胰腺纤维化较好的试验方法，但其性能因检查前的诊断怀疑而不同，且依赖于操作者，由于缺乏标准化或金标准参考，对结果的解释仍需谨慎，因此应避免依赖单一试验方法来诊断慢性胰腺炎。促胰泌素刺激 ePFTs 不受镇静剂类型或慢性阿片类药物使用的影响，可以在较短的收集时间内进行[53]。

32.3.5 内镜下胰腺功能检测的适应证

ePFTs 可作为早期慢性胰腺炎诊断困境的综合检查策略的一部分。ePFTs 的其他适应证包括对消化不良、吸收不良和腹泻的评估。在一项研究中，13% 没有腹泻的慢性胰腺炎患者的 ePFTs 是正常的，因此没有使用胰酶替代疗法[26]。该试验有助于排除慢性腹痛患者中的慢性胰腺炎，这些患者错误地进行了诊断，并进行了可能导致胰腺形态学改变的内镜或手术干预；在外科解剖结构改变的患者中，EUS 可能不可行；在老年患者中，慢性胰腺炎的实质改变可能在无疾病的情况下发生[54-56]。最后，ePFTs 在没有慢性胰腺炎的患者中通常是正常的，所以它们作为排除该疾病的一种手段，特别是在以前由胰腺的操作导致形态学变化的患者中，值得进一步研究[46]。

32.3.6 实施方案

促胰泌素给药后内镜下胰液抽吸是胰腺外分泌功能检查的一种适当方法。它由美国食品药品监督管理局批准。只要在分泌后期进行，较短时间内镜收集似乎就足够了。与连续抽吸胃分泌物的传统 PFTs 不同，ePFTs 在内镜下十二指肠液体收集之前，胃仅抽吸一次[40]。表 32.3 描述了两种试验方案。

需要考虑可能影响试验结果的因素。PPI 的抑酸作用和长期使用阿片类药物可能会影响胰腺外分泌量，因此应停止使用。镇静剂类型对试验

表 32.3　两种 ePFTs 的方案

20 min 的 ePFTs 方案	60 min 的 ePFTs 方案
• 通知生化实验室和内镜检查室，以便供应品可以使用并准备好 • 在检查前根据阿片类药物的半衰期停用这些药物 • 在检查前至少 48 h 停用 PPI • 12 h 禁食 • 在 1 min 内以 0.2 μg/kg 的剂量静脉注射合成人促胰泌素（ChiRhoClin, Inc., Burtonsville, MD, USA）。此时时间记录为 0 • 给予促胰泌素后 30 min 开始镇静 • 将胃镜（我们使用 GIF-H-190，Olympus America，Center Valley，PA，USA）推到胃部，吸出内容物并丢弃。不使用水冲洗，以避免稀释十二指肠的抽吸物 • 胃镜被推到十二指肠乳头，并在试验期间留在那里 • 给予促胰泌素 35 min 后，通过胃镜以通常的抽吸设置开始连续抽吸十二指肠 • 以 5 min 的间隔在一个收集器中获得四个样本，总的收集时间为 20 min • 样品密封保存，置于冰上，并人工运送到生物化学实验室 • 样品到达后在校准的自动分析仪中进行处理（Corning 965，Ciba Corning Diagnostics Corp.，Medfield，MA，USA） • 生化实验室报告碳酸氢盐浓度，正常值为＞ 80 mmol/L • 使用任何一次抽吸中的最高碳酸氢盐浓度（峰值） • 在我们的机构，同时报告胰液中的钠（mmol/L）、钾（mmol/L）、氯（mmol/l）、淀粉酶（U/L）和脂肪酶（U/L）	• 静脉注射促胰泌素，剂量为 0.2 μg/kg • 镇静后，将内镜通过口腔进入胃部 • 尽可能完全吸出胃液以防止污染十二指肠内容物 • 将胃镜推到十二指肠，彻底抽吸残留的十二指肠液 • 在 15 min、30 min、45 min 和 60 min 时，定时抽吸十二指肠液（5 ~ 10 mL），并放入容器中 • 将液体样本放在冰上并送往医院实验室 • 使用化学自动分析仪分析样品的碳酸氢盐浓度 • 所有样品中最大的碳酸氢盐浓度被称为碳酸氢盐峰浓度 • 碳酸氢盐峰浓度＜ 80 mmol/L 被认为是异常的

的影响最小，但应谨慎解释临界结果，因为异丙酚或全身麻醉对胰腺功能的影响尚不确定。胃镜需要放在十二指肠内，应避免滑入胃部，避免吸入物被血液、胃液或食物污染。除非可以在胰肠吻合术的部位收集胰液，否则在肠道解剖结构改变的情况下应避免进行该试验。

32.4　结论

胰腺功能检查仍有作用，而且可以在内镜下进行。较短时间的 ePFTs 可以使用，并在普通实践中实施。ePFTs 异常可能表明胰腺功能不全，也应考虑慢性胰腺炎以外的其他原因。慢性胰腺炎的诊断不应依赖单一的检查，包括 ePFTs。在诊断困难的情况下，应采取多学科会诊的方法。在诊断有疑问的患者中，正常的 ePFTs 可以排除慢性胰腺炎。

（陶小根译，黎命娟审校）

参考文献

第 33 章　胰腺功能检测在诊断慢性胰腺炎中的作用：哪些检测和如何在临床中应用？

J.Enrique Dominguez-Muñoz

33.1　引言

根据最新的指南，慢性胰腺炎的诊断是基于影像技术显示的疾病形态学改变[1-3]，对于怀疑患慢性胰腺炎的患者，CT 通常是首选的检查手段[3-4]。典型的 CT 特征（如胰腺钙化、胰腺萎缩和主胰管不规则扩张）可帮助诊断慢性胰腺炎。此外，CT 平扫是检查胰腺钙化的最佳方法。在 CT 表现不确定时，MRI 和 MRCP 可以帮助准确评估慢性胰腺炎患者主胰管和分支胰管的不规则扩张[1，3]。在此基础上，通过 SMRCP 刺激胰腺外分泌功能使 MRCP 诊断准确度得到显著提高[5-6]。与标准无刺激的 MRCP 相比，静脉注射促胰泌素可使主胰管和分支胰管的管腔情况显影更清楚。对于临床持续怀疑的病例，当 MRI/SMRCP 仍不能明确诊断时，可进行 EUS[1，3-4]。

EUS 是显示慢性胰腺炎微小病变最敏感的方法，这些病变与胰腺纤维化有关。慢性胰腺炎的早期征象包括高回声束、高回声灶、实质内分叶、胰管壁强回声等，这些都可以在 EUS 中发现[7]。与CT和MRI相比，EUS的缺点是有创的，但由于其灵敏度高，正成为许多临床中心的一线检查[8]。同时基于 EUS 的其他附加技术，如超声弹性成像，它可以量化胰腺纤维化的程度，帮助临床诊断慢性胰腺炎[9]。

但是，慢性胰腺炎的轻度 EUS 改变并没有特异性，也可见于其他临床情况，如糖尿病患者、吸烟者和老年人发生的急性胰腺炎。正因如此，最近专家们建议，早期慢性胰腺炎的诊断不能单独依靠影像技术[10]。早期慢性胰腺炎的诊断需要具有该病的高危因素，排除和慢性胰腺炎类似表现的其他疾病，以及合适的临床标志物[10]。胰腺功能检测和影像学检查是诊断该病的标志物，异常的胰腺功能检查支持慢性胰腺炎的诊断。

因腹痛或慢性腹泻而就医的患者会有不同的表现。慢性胰腺炎是这些患者需要鉴别诊断的一部分，胰腺功能检查可以作为简单的筛查工具来明确是否为胰腺疾病引起的发病。在这种情况下，胰腺功能检测可以与影像学检查和实验室检查一起用来评估疾病。为达到此目的，可以进行一些简单、无创的胰腺功能检测（如粪便弹性蛋白酶 -1 检测）。

胰腺功能检测的两个主要适应证是影像学诊断不典型的慢性胰腺炎和评价临床症状（如腹痛或慢性腹泻）是否可能来源于胰腺疾病。除此之外，其他适应证还包括诊断慢性胰腺炎患者的 PEI，以及评价该类患者使用胰酶替代治疗的临床疗效。具体内容请读者参阅第 38 章，那里详细介绍了与 PEI 相关的内容。

33.2　胰腺功能检测用于影像学无法明确的慢性胰腺炎患者的诊断

影像学检查不能确诊的轻度慢性胰腺炎患

者胰酶和碳酸氢盐分泌功能通常为轻度受损。因此，间接胰腺功能检测（呼气试验和脂肪吸收系数）和粪便胰酶检测（粪便弹性蛋白酶 -1 和粪便糜蛋白酶）通常是正常的，在这种情况下胰腺功能检测对慢性胰腺炎的诊断作用不大（表 33.1）。

表 33.1 不同试验对慢性胰腺炎胰腺外分泌功能检测的准确性 [a]（基于文献报道）

检测名称	敏感度（%）	特异度（%）
促胰泌素 -CCK（雨蛙素）试验	90 ~ 97	91 ~ 94
ePFTs	66 ~ 94	67 ~ 98
粪便弹性蛋白酶 -1	50 ~ 86	62 ~ 94
粪便糜蛋白酶	48 ~ 61	72 ~ 88

资料来源：Domínguez-Muñoz, et al[11], Bian, et al[12], Domínguez-Muñoz [13], Stevens, et al[14], Domínguez-Muñoz, et al[15], Raimondo, et al[16], Lara, et al[17], Albashir, et al[18], Conwell, et al[19], Martínez, et al[20], Leodolter, et al[21], Kitagawa, et al[22], and Glasbrenner, et al [23]。

[a] 不同研究间的诊断准确度差异是由于不同的样本量、不同的慢性胰腺炎严重程度和不同的对照组导致的。

经典的直接促胰泌素 -CCK 试验或雨蛙素试验是评估胰酶和碳酸氢盐分泌最准确的试验。促胰泌素会刺激胰腺导管细胞分泌水和碳酸氢盐，而 CCK、促胰酶素或雨蛙素刺激腺泡细胞分泌胰酶，这两种激素静脉注射用于促胰泌素 -CCK 试验。遗憾的是，在大多数国家，CCK 已不再用于人类的商业用途。雨蛙素或雨蛙肽是一种具有生物活性的十肽类药物，具有促进胆囊收缩的作用，可作为 CCK 受体激动剂 [24]。促胰泌素 - 雨蛙素试验在临床上已广泛应用于慢性胰腺炎的诊断 [11, 25-27]。此外，雨蛙素可从商业上获取用于研究。但是，促胰泌素 - 雨蛙素试验是一种侵入性试验，且价格昂贵，操作复杂、耗时，因此目前仅用于科学研究。

最新的促胰泌素刺激后 ePFTs 可作为一种简单易行且可代替复杂促胰泌素 -CCK 试验的检查手段 [28-30]。该试验利用内镜收集十二指肠液。ePFTs 和经典的促胰泌素 -CCK 试验在健康受试者和慢性胰腺炎患者中结果几乎相同 [28-29]。十二指肠液中碳酸氢盐峰值浓度高于 80 mmol/L 被认为是正常的 [30]。ePFTs 在临床实践中是可行的，对影像学表现不明确的慢性胰腺炎患者的诊断有一定的帮助作用。

最后，SMRCP 测定的胰液分泌量可作为诊断慢性胰腺炎的胰腺功能指标 [12, 31-32]。该方法是在静脉注射促胰泌素（1 U/Kg）前和后 10 min 内每隔 1 min 做一次 MRCP 扫描。胰液分泌量是根据促胰泌素刺激后 10 min 获得的 MRCP 图像上十二指肠充盈程度来半定量评估，如下所示：0 级，十二指肠内未见明显液体信号；1 级，胰液局限于十二指肠球部；2 级，胰液充盈至降部十二指肠；3 级，胰液最远到达十二指肠水平段 [33]（图 33.1，文后彩图 33.1）。0 ~ 2 级提示刺激后胰腺分泌减少，在一定的临床条件下，支持影像学不能明确的慢性胰腺炎患者的诊断。事实上，MRI/sMRCP 评估促胰泌素刺激后的胰腺分泌是诊断慢性胰腺炎的临床标准之一。SMRCP 对慢性胰腺炎的诊断准确性与 ePFTs 和粪便弹性蛋白酶 -1 试验相似 [32, 34]。

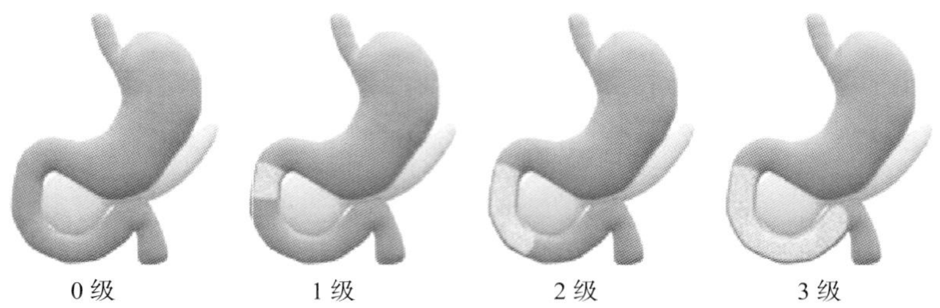

静脉注射促胰泌素刺激胰腺分泌后 10 min 评估十二指肠充盈情况。3 级为正常，2 级、1 级和 0 级分别对应胰腺分泌功能的轻度、中度和重度受损。

图 33.1 利用 SMRCP 对胰腺分泌功能定量的示意

33.2.1 如何进行促胰泌素 -CCK（雨蛙素）试验

促胰泌素 -CCK 试验操作复杂，临床实施困难。但是，它是一个非常好的获取研究时的胰液的检测方法。简单来说，禁食一夜后，放置双腔鼻十二指肠管，连续抽吸胃和十二指肠液。然后持续输注促胰泌素 [1 U/（kg · h）] 和雨蛙素 [100 ng（kg · h）] 维持 90 min。胃液持续吸出，以免污染十二指肠液。持续收集十二指肠液，以 15 min 为一等份，收集后立即进行冰浴。尽管十二指肠液的收集是连续的，但也可能收集不完全。为避免这种误差，可灌注一种稀释的不可吸收的标记物，如 PEG 来计算丢失的肠液 [35]。但 PEG 的灌注需要使用三腔管，这样试验会更加烦琐。收集的十二指肠液样本需要立即分析其量、碳酸氢盐浓度、胰酶活性（通常是淀粉酶、脂肪酶和蛋白酶）、锌和 PEG。碳酸氢盐、酶和锌的分泌量是试验的结果 [11]。

根据胰液素 -CCK（雨蛙素）试验结果可将胰腺外分泌功能障碍分为不同程度（表 33.2）。该试验诊断慢性胰腺炎的敏感度和特异度均超过 90%（见表 33.1）[13]。

表 33.2 促胰泌素 -CCK（雨蛙素）试验中刺激后胰腺分泌量减少的严重度

严重度	刺激后胰腺分泌情况
正常	胰酶含量和碳酸氢盐浓度正常 [a]
轻度	胰酶含量和碳酸氢盐浓度为 LNN 的 75% ~ 99%
中度	胰酶含量和碳酸氢盐浓度为 LNN 的 30% ~ 75%
重度	胰酶含量和碳酸氢盐浓度小于 LNN 的 30%

资料来源：Domínguez–Muñoz [13]。

注：[a] 严重度评估取决于胰腺分泌量的减少，健康受试者胰腺外分泌量的 LLN 定为 100%。LNN：正常下限。

33.2.2 如何进行内镜下胰腺功能检测

镇静后，胃镜进入胃腔后吸净胃液，避免污染十二指肠液，之后通过幽门到达十二指肠，然后以 0.2 μg/kg 静脉注射促胰泌素，并分别在 15 min、30 min、45 min 和 60 min 收集胰液。随后将样品放入冰浴，再利用化学自动分析仪进行碳酸氢盐浓度测定。在四份碳酸氢盐浓度（峰值）中将最高的一份作为测定结果。

同样的试验也可以用 EUS 进行操作。从而将 EUS 下的胰腺形态学评价和 ePFTs 的功能评价结合起来，可以帮助诊断慢性胰腺炎，这种方法主要适用于影像学检查不能确诊的患者 [14]。EUS 和 ePFTs 结果一致可证实（异常结果）或排除（正常结果）慢性胰腺炎的诊断。结果不一致时则很难解释，不能确诊，也不能排除慢性胰腺炎。

ePFTs 的一个较大局限是耗时太长。然而，有研究显示在促胰泌素刺激 30 min 或 45 min 后仍可在样本中检测到碳酸氢根峰浓度 [36-37]。故在此基础上，报道了一个 ePFTs 的简化方案，即患者在被送到内镜室之前，静脉注射促胰泌素 [36]。随后患者被镇静，通过内镜收集促胰泌素刺激后 30 min 和 45 min 的样本。内镜或 EUS 检查可以在两个样本采集的间隙进行。

33.3 胰腺功能评估作为筛查试验用于具有临床症状的疑似慢性胰腺炎患者

慢性胰腺炎是因上腹痛或慢性腹泻就诊患者需要鉴别诊断的一类疾病。实验室检查（如全血计数、肝功能、乳糜泻血清学、粪便钙卫蛋白、血清炎症标志物、幽门螺杆菌检测）、内镜检查（如上消化道内镜检查）和影像方法（如腹部超声）是排除这类患者器质性疾病的一部分诊断方法。

在上腹痛或慢性腹泻的患者中，胰腺功能检测可作为筛查试验，以提示或排除胰腺疾病。为此，可先行简单、无创的胰腺功能检测（如粪便弹性蛋白酶 -1）。粪便弹性蛋白酶 -1 的异常提示需要进行进一步的胰腺影像学检查（如 CT），以帮助最终确诊。其他一些胰腺功能检测因其有创性和烦琐性，或是较低的敏感度而不被筛查试验所采用。

粪便弹性蛋白酶试验在临床中的应用

胰弹性蛋白酶在胃肠道转运过程中非常稳定，其在粪便中的浓度与胰腺分泌的酶蛋白量显著相关 [38-39]。此外，由于定量该酶的方法是基于人类特异性单克隆抗体，不会受胰酶替代疗法的干扰。

粪便弹性蛋白酶的定量是基于一种特定的酶免疫分析，它只需要较少的粪便样本。粪便弹性蛋白酶含量高于 200 μg/g 则提示胰腺功能正常。尽管粪便弹性蛋白酶定量检测对轻度慢性胰腺炎患者敏感度较低，但对中重度慢性胰腺炎患者，其敏感度比较高 [15，38-39]。粪便弹性蛋白酶检测的特异性相对较高，但在有水样泻的患者中，容易被稀释，使其使用受到限制。

因此，粪便弹性蛋白酶是检测慢性胰腺炎患者胰腺外分泌功能不全的一个合适试验。由于该试验在临床中易于实施，可用于上腹痛或慢性腹泻患者的筛查和慢性胰腺炎患者的随访。据此，如上腹痛或慢性腹泻患者中粪便弹性蛋白酶 -1 水平低于 200 μg/g，则应接受 CT、MRI 或 EUS 检查，以便对胰腺形态进行评估。而对于粪便弹性蛋白酶 -1 高于 200 μg/g 的患者，则认为上述临床症状主要是由胰腺外其他疾病所导致的。

（李跃东译、张频捷审校）

参考文献

第 34 章　慢性胰腺炎患者的临床随访：怎样做和做什么？

Antonio Mendoza-Ladd, Luis F. Lara, and Darwin L. Conwell

34.1　引言

慢性胰腺炎的特点是胰腺实质不可逆的纤维化，导致一种以持续疼痛和代谢紊乱为特征的综合征，它是由腺体的内、外分泌功能失调引起的。胰腺实质钙化、胰管结石和（或）狭窄通常在病程的后期出现，但并不总是出现。慢性胰腺炎的患病率为（13.5 ～ 52.4）/10 000，但尸检数据显示，这个估计值有严重漏报。这对于疾病早期阶段的准确诊断来说倒是次要的。在这一章中，我们为临床医师提供了这类慢性胰腺炎患者的诊断要点和常规管理指南。

34.2　疼痛

疼痛是慢性胰腺炎的主要症状，也是最难评估和治疗的症状。这主要是由于其在个体间的差异及患者对疼痛的主观感知不同。目前，慢性胰腺炎的疼痛是多因素的综合表现，而胰管内 / 实质内压力升高只是疼痛机制的一部分（图 34.1，文后彩图 34.1）。

目前公认的导致慢性胰腺炎疼痛的机制包括以下几种。

34.2.1　机械性梗阻

由胰管扩张、干扰胰液的正常引流导致伤害性刺激。解除梗阻 [结石和（或）狭窄] 可以缓解疼痛，这一事实足以证明这一理论 [1-2]。

34.2.2　神经源性机制

● 外周伤害感觉：胰腺实质损伤导致促炎症细胞因子产生增加，使外周伤害感受器持续致

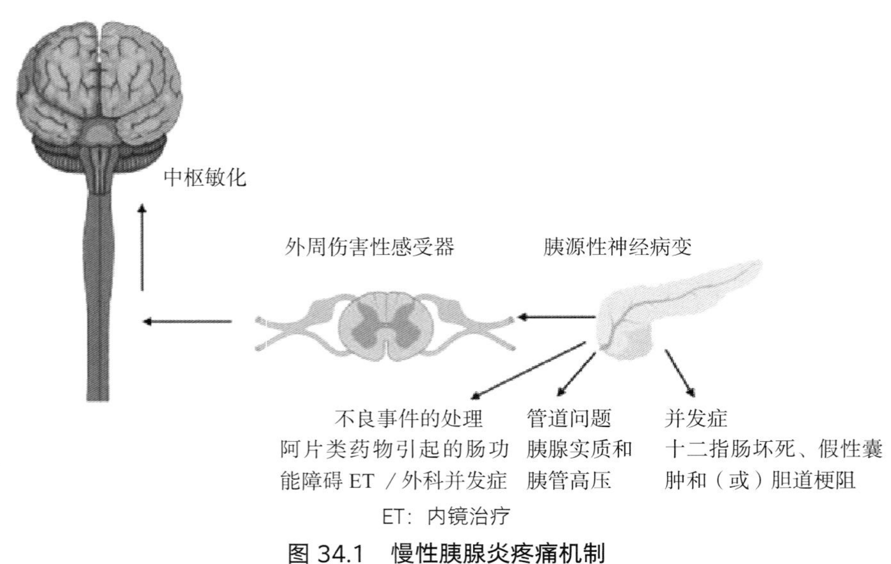

图 34.1　慢性胰腺炎疼痛机制

（资料来源：Antonio Mendoza-Ladd、Luis F. Lara 和 Darwin L. Conwell 提供）

敏而发生自发 / 持续活动[3-5]。

● 胰腺神经损伤：胰腺神经的解剖学改变（肥大、增粗和再生）与疼痛评分有关[6-8]。

● 中枢神经通路：来自周围神经的持续伤害性刺激导致疼痛的敏感度明显增加[9-11]。

评估慢性胰腺炎患者的疼痛程度是一项艰巨的任务。可采用不同的评估工具，各种不同的评估工具都有各自的优、缺点。单维度数字量表提供了简单快速的疼痛评估，而缺陷在于它们过于简化了患者的痛苦体验[12]。因此，建议将它们与疼痛类型相结合进行评估（间歇性疼痛还是持续性疼痛）[13]。

多维度量表评估疼痛的几个方面（强度、性质、情绪状态或活动量）。这些评分的好处在于它们可以观察到疼痛对患者生活质量的影响[14-15]。最近发表的指南概括了我们目前对慢性胰腺炎疼痛的理解和处理策略[16]。对慢性胰腺炎疼痛的管理应是多学科相结合的方式，虽有多种治疗方法可选择，但理想的治疗方法应包括一种及以上公认的药物。

34.2.3 胰酶替代治疗

胰酶替代治疗（pancreatic enzyme replacement therapy，PERT）缓解疼痛的基础是营养素（译者注：包括苯丙氨酸、油酸、糜蛋白酶和脂肪酶等，这些营养素受胰酶抑制）刺激胆囊收缩素释放因子（cholecystokinin-releasing factor，CRF）的释放。[17]CCK 反过来刺激胰腺分泌，导致胰管内压力升高。多个试验对 PERT 在慢性胰腺炎疼痛中的治疗机制进行了研究，但结果相互矛盾[18-23]。有趣的是，那些 PERT 无效的研究使用的是肠溶制剂[20-23]。因此，如果 PERT 用于止痛，则应只采用非肠衣型酶制剂[16]，尽管这一适应证仍有争议[24]。

34.2.4 抗氧化剂

氧化应激与慢性胰腺炎疼痛有关[25]。在一些研究和 Meta 分析中，抗氧化剂如维生素 A、维生素 C 和维生素 E，硒和蛋氨酸在联合使用时有显著止痛效果。然而，单一的抗氧化治疗无益，而且尚不清楚这种治疗是否只对某些亚型的慢性胰腺炎有效[26-28]。

34.2.5 镇痛药

镇痛药的使用应循序渐进，随镇痛效果强弱逐步增加（图 34.2）。首先可使用简单的止

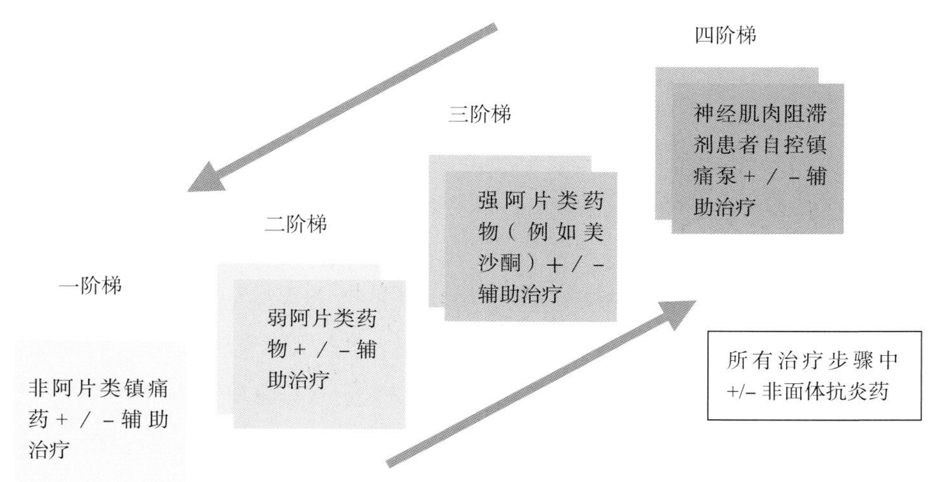

图 34.2 慢性胰腺炎镇痛药物使用阶梯

[资料来源：adaptedfrom Vargas–Schaffer G. Is the WHOanalgesic ladder still valid? Twentyfour years of experience. Can FamPhysician 2010；56（6）：514 - 517]

痛药，如对乙酰氨基酚和（或）NSAID。使用NSAID时应谨慎，因为它们会发生加重症状的不良反应（如消化性溃疡）。其次是辅助治疗，如抗抑郁、抗焦虑和（或）抗惊厥药。这些药物在慢性疼痛患者中发挥了作用，尽管还没有研究表明这些益处。普瑞巴林在慢性胰腺炎疼痛中显示出有益效果[29]。如果需要使用附表Ⅱ中的药物，则曲马多是首选[30]。阿片类药物只有在上述任何一种治疗都没有缓解的情况下才应使用。因为阿片类药物可能会引起一些加重疼痛的不良反应（如便秘、肠麻痹综合征），只有大约25%的患者能从中受益。且由于阿片类药物的成瘾性，使用期间应对患者进行临床监测[16]。

34.2.6　内镜治疗

内镜治疗（endoscopic therapy，ET）慢性胰腺炎的方法包括支架植入和（或）取石。能从ET中获益最大的是主胰管远端（头部）梗阻性狭窄/结石的患者，尤其是伴有导管扩张的患者，以及发病早期（确诊后2～3年）的患者。体外冲击波碎石术联合ET或单独治疗均显示出较好的效果（结石清除率达91%，疼痛控制率达50%）[31-33]。然而从ET中的受益往往是短暂的。

34.2.7　外科手术

有限的研究显示，外科手术似乎优于ET并能提供更多的长期受益[34-36]。其中有两个研究将ET与外科干预进行了对比，手术组在2～5年有较好的预后。第三个研究比较了手术和保守治疗的差异，结果更倾向于外科手术。虽然这些研究在患者选择、慢性胰腺炎类型和ET方式上有不尽如人意的地方，但手术治疗已经显示出有益的结局，所以应在疾病早期考虑对患者进行手术（两年内）[37]。值得注意的是，阿片类药物使用史和5次及以上内镜干预似乎对结局有负面影响[38-39]。

其他的疼痛治疗，包括腹腔神经丛阻滞术、胸腔镜内脏神经切除术、脊髓刺激和经颅磁刺激，其结果有很大差异。非侵入性方法包括行为疗法和催眠治疗。

34.3　营养不良

营养不良是慢性胰腺炎的常见表现，尤其是合并有EPI的患者。营养不良是由多种因素造成的，如因进食导致疼痛恶化，进而使口服摄入减少，持续呕吐和吸收不良，随后出现特定的营养吸收不良的临床症状（表34.1）。

表34.1　胰腺EPI的后果

缺乏	后果
维生素A	夜盲症
维生素D	骨软化症、低钙血症
维生素E	神经系统疾病、溶血性贫血
维生素K	凝血病
脂肪吸收不良	体重减轻
低蛋白血症	水肿
碳水化合物吸收不良	腹胀、腹泻

资料来源：Pezzilli R.. Chronic pancreatitis：maldigestion, intestinal ecology and intestinal inflammation[J]. World J Gastroenterol，2009，15（14）：1673－1676。

建立营养不良的诊断很重要。慢性胰腺炎患者可以通过社区的营养不良通用筛查工具（malnutrition universal screening tool，MUST）或医院的营养风险筛查（nutritional risk screening，NRS）2002进行筛查[40]。应评估以下体格检查：臂中围、三头肌皮褶厚度和握力。实验室检查应包括白蛋白、视黄醇结合蛋白、前白蛋白/甲状腺素转运蛋白、脂溶性维生素（维生素A、维生素D、维生素E和维生素K）、锌和镁[41-46]。

慢性胰腺炎患者的营养治疗最好在营养师的

参与下完成。一般来说，应该避免限脂和高纤维饮食。不论是经口还是胃肠外途径，维生素 D 缺乏的患者均应接受相应的治疗。暂时没有关于补充其他脂溶性维生素的建议。

应特别重视少肌症、骨量减少症和骨质疏松的进展[47-48]。近年来，少肌症与病死率的增加相关[47]。这个假设是合理的，因为肌肉减少可能是始动因素，它会导致负重运动减少，进而导致骨量减少和骨质疏松。而骨质疏松会因维生素 D 和钙吸收不良而进一步恶化[48]。所以应建议所有患者摄入足量的钙和维生素 D，进行有规律的负重运动，避免吸烟 / 酗酒。虽然对于慢性胰腺炎患者的骨健康没有明确的指南，但建议对骨量减少的患者每两年进行一次双能 X 线骨密度仪（dual-energy X-ray absorptiometry，DEXA）扫描。有骨质疏松者应转诊治疗及评估其他致病因素[49]。

大多数患者不需要经口补充营养，除非那些即使饮食干预仍不能满足营养需求的患者。当需要肠内营养时，建议采用鼻空肠途径给予[24]。对于需要肠内营养超过 30 天的患者，应考虑空肠造口喂养。肠内营养应与 PERT 相结合。

34.4 糖尿病

胰源性糖尿病又称 3c 型糖尿病，也是慢性胰腺炎的一种表现，尽管其发病率是变化的[50]。在胰源性糖尿病中，胰岛素抵抗和 β 细胞功能障碍在不同程度和不同阶段起作用[51]，其危险因素包括手术干预（尤其是胰腺体尾部切除术）、年龄增长、吸烟、胰腺钙化和疾病的持续时间[49]。

目前，胰源性糖尿病的诊断建议包括空腹血糖 ≥ 126 mg/dL（7.0 mmol/L），HbA1c ≥ 6.5%（48 mmol/mol）[52]。但 HbA1c ＜ 6.5% 也不能排除该疾病。因此，当 HbA1c 正常（＜ 6.5%）时仍应通过空腹血糖确定。如果诊断仍然不能确立，那么应考虑重复检测或进行标准的 75 g 口服葡萄糖耐量试验。每年应进行一次胰源性糖尿病的检测。

胰源性糖尿病通常以缺乏 1 型糖尿病相关的自身抗体和以下 4 个标准中的至少 2 个为特征：采用稳态模型评估（homeostasis model assessment，HOMA）-B 或 C 肽 / 葡萄糖比值评估的胰岛 β 细胞功能受损，无过度胰岛素抵抗，肠促胰素 [抑胃肽（gastric inhibitory peptides，GIP）] 或胰高血糖素样肽 -1（glucagon-like peptide-1，GLP-1）分泌不足，脂溶性维生素和（或）微量营养素缺乏[50]。

在诊断仍然模棱两可的罕见病例中，可以进行胰多肽（pancreatic polypeptide，PP）缺乏试验。胰源性糖尿病在胰岛素和 PP 缺乏时发生[53]。混合餐后，PP 较基线水平增加不到两倍可以帮助确定诊断[54]。

胰源性糖尿病治疗的目标是从 1 型和 2 型糖尿病的建议中推断出来的，其治疗可能需要营养学专家和内分泌专家共同参与[55]。适当的 PERT 是必要的，此外，应鼓励减肥、运动、低碳水化合物饮食、戒酒和（或）烟。在严重营养不良的情况下，胰岛素由于其理想的合成代谢作用，通常被用作首选[24]。如果存在胰岛素抵抗，可以使用二甲双胍。而磺脲类药物、格列奈类药物、噻唑烷类药物、α - 葡萄糖苷酶抑制剂、基于肠促胰素的疗法和钠 - 葡萄糖协同转运蛋白（SGLT）-2 抑制剂由于存在低血糖和其他显著不良反应（如急性胰腺炎）的风险，则不建议使用[24，56-59]。

胰腺源性糖尿病与大血管并发症无关这一观点已被普遍接受。然而，最近的研究对这一假设提出了质疑，据报道心血管事件是这类患者最常见的死亡原因[60-61]。

34.5 外分泌功能不全

60% ~ 90% 的慢性胰腺炎患者会在确诊后的 10 ~ 12 年内发生 EPI[62]。虽然明显的消化不良易于诊断，但 EPI 也与特定营养素（锌、镁、前白蛋白和视黄醇结合蛋白）缺乏相关。临床医师应该及时诊断和治疗 EPI，因为它不仅影响患者的生活质量[63]，而且最近研究显示 EPI 还与死亡风险增加有关[64]。EPI 的诊断可以依据胰腺功能检测。胰腺功能检测通常分为直接检测和间接检测。

34.5.1 功能检测

34.5.1.1 直接检测

直接检测是最敏感的方法，其缺点是具有侵入性、复杂性和使用局限性。典型的直接检测是通过双腔管收集胰液。首先静脉注射 0.2 μg/kg 的促胰泌素，胰液的收集在置管后进行，然后每隔 15 min 收集一次，共需 60 min。在所有 4 个样本中，碳酸氢盐浓度低于 80 mmol/L 就可以诊断为 EPI[65]，这种检测在内镜检查时也可以使用[66]。促胰泌素可以用CCK代替，结果相当[67]。

34.5.1.2 间接检测

尽管间接检测的敏感度和特异度各不相同，但由于操作简单、成本较低和可行性较高，是目前应用最广泛的。

（1）粪便弹性蛋白酶：粪便弹性蛋白酶定量是最常用的间接检测方法。该酶有 5 种亚型（CELA1、CELA2A、CELA2B、CELA3A 和 CELA3B）。现有的商业检测方法通过 ELISA 采用多克隆抗体定量人“胰凝乳蛋白酶样弹性蛋白酶”的 CELA2 和（或）CELA3 亚型[68]。然而，特异度更高的单克隆粪便弹性蛋白酶 -1 试验是最适合临床使用的，因为它不受 PERT 的影响[69-70]。弹性蛋白酶 -1 是胰腺腺泡细胞产生的蛋白水解酶，与胆盐结合后通过肠道，其灭活率可忽略不计，因此可以在粪便中定量检测。粪便中这种酶的浓度反映了胰腺的外分泌功能（译者注：output 结合上下文译成了胰腺外分泌功能），也与其他胰酶，如脂肪酶、淀粉酶和胰蛋白酶的分泌（译者注：output 结合上下文译为分泌）有关[71-72]。

粪便弹性蛋白酶浓度低于 200 μg/g 被视为异常。然而，对于慢性胰腺炎患者 EPI 的粪便弹性蛋白酶的临界值并没有达成共识，数值小于 15μg/g、50 μg/g、100 μg/g 和 200 μg/g 均被提出过[73-74]。之所以采用 200 μg/g 的临界值，是因为低于这一水平显然是不合适的。采用这个临界值，该试验在 EPI 患者中的特异度为 93%，但据报道，其对轻度 EPI 的敏感度为仅 63%[75]。因此，指南一致认为它不能排除轻中度 EPI[76]。且该试验必须在固体粪便样本中进行测量，因为液体粪便可能产生假阳性结果。

（2）粪便糜蛋白酶：糜蛋白酶是另一种可量化的胰酶，但在肠道中易灭活。粪糜蛋白酶检测对 EPI 的特异度低于粪弹性蛋白酶 -1[77-78]。其可用于评价 PERT 后的疗效。

（3）呼吸试验：包括口服 ^{13}C 标记的试餐。其中的底物被水解，产生 ^{13}C 标记的 CO_2，经肺排出体外，呼出气中 $^{13}CO_2$ 的含量与胰脂肪酶的活性成一定比例。在采集管中收集呼气样本，对呼出的 $^{13}CO_2$ 进行定量。该试验的优点在于它可帮助评价 PERT 的治疗效果，缺点是对轻度 EPI 的非特异性[79]、复杂性和低可行性。

（4）脂肪吸收系数：脂肪吸收系数是诊断脂肪泻的金标准，脂肪泻发生在 EPI 患者中。该试验要求患者连续 5 天摄入的饮食中脂肪含量为 100 g 或更少，收集并分析后 3 天的粪便总量。脂肪吸收系数低于 93% 被认为存在异常[80]。目前，脂肪吸收系数是 FDA 和欧洲药品管理局（European Medicines Agency，EMA）唯一接受的在临床试验中用于 PERT 的监测指标。它的主要缺点是患者依从性差，对轻中度 EPI 的敏感度差，且在非胰源性脂肪吸收不良患者中可有假阳性结果。

（5）血清胰蛋白酶原：血清胰蛋白酶原水平与胰腺腺泡细胞团有关，但在临床实践中并不常用。

34.6 胰腺外分泌功能不全的管理

每一位慢性胰腺炎患者都应进行 EPI 筛查。这是因为它有助于无形态学特征的慢性胰腺炎患者的诊断 [81-84]，且 EPI 的治疗对临床结局和生存率均有影响 [85-87]。此外，即使慢性胰腺炎有明确的形态学表现，EPI 的临床症状也并不总是明显的。一旦确诊慢性胰腺炎，应每年进行 EPI 评估，或当症状出现或恶化时及时评估。

PERT 是 EPI 治疗的主要手段，如果症状不典型，可进行 4 ～ 6 周的 PERT 试验。此时肠溶微粒或直径小于 2 mm 的微粒是首选制剂。胰酶制剂是用一种 pH 敏感的肠溶包衣制成的，这种包衣可保护其免受胃酸分解，顺利到达十二指肠 [88-90]。

胰酶制剂的剂量主要取决于其所含的脂肪酶量（译者注：这句没有，加上后易于理解）。最小的脂肪酶剂量为 40 000 ～ 50 000 单位（IU），建议在正餐中使用，在小食中使用应减半。这一建议是基于这样一个概念，即初始剂量应为餐后脂肪酶生理分泌剂量的 10% 左右 [91]。在 10 000 ～ 80 000 IU 每餐的剂量范围内取得了较好结果 [23，92-94]。

症状的改善与 PERT 的治疗有密切联系，然而与特定营养素缺乏的纠正不一定相关。因此，症状改善和营养素指标（生化检测和人体测量）都应该用于评估 PERT 的疗效 [95-96]。在临床症状改善不明显时，可增加剂量。尽管没有任何对照试验的支持，但坊间报道剂量增加 1 倍或 3 倍对 EPI 患者有效。研究还报告了在 PERT 中添加 PPI 的益处 [97-98]。

如增加 PERT 剂量或添加 PPI 仍未见症状改善，则应进一步查明病因 [43]。治疗的有效性不应使用粪便弹性蛋白酶 -1 来评估，因为它是一种人胰弹力蛋白酶，只能测定自身胰酶分泌情况（译者注：原著没有这句话），在商业用途的胰酶制剂中并不存在。因此不能用于评估 PERT 的疗效（译者注：原著没有这句话）。

34.7 最后考虑

慢性胰腺炎患者的管理需要细致和系统的方法。理想情况下，应该是由一个多学科团队共同参与的管理。然而有时这种团队不可获取，因此，我们鼓励临床医师将表 34.2 所示的项目列表纳入慢性胰腺炎患者的管理方案。

表 34.2 慢性胰腺炎患者入组路径

症状 / 体征	评估 / 检测频次	诊断方法	处理
疼痛	每次就诊时	多维度量表	PERT、抗氧化剂、NSAID、普瑞巴林、曲马多。避免阿片类药物，除非其他药物失效或有其他干预手段（内镜或外科治疗）
骨质情况	每 1 ～ 2 年	DEXA 扫描，血清维生素 D 水平	维生素 D 和钙补充剂
糖尿病	每年或根据症状 / 体征而定	FPG、HbA1c、诊断不明确者进行 PP 缺乏试验	PERT、饮食和锻炼。胰岛素治疗（最好由营养学家和内分泌学家共同参与管理）、二甲双胍。避免使用其他降糖药物

续表

症状 / 体征	评估 / 检测频次	诊断方法	处理
EPI	每次就诊时	首选间接检测（如粪便弹性蛋白酶），如诊断仍不确定，使用直接检测（如果有的话）。根据需要可采用血清白蛋白、视黄醇结合蛋白、前白蛋白 / 甲状腺素转运蛋白、脂溶性维生素（维生素 A、维生素 D、维生素 E 和维生素 K）、锌和镁检测	PERT，如需要可由营养师提供支持

注：如果是新患者或试图控制慢性胰腺炎的某一特定表现，每 1 ～ 3 个月进行一次随访是合适的。一旦情况稳定，可以每 6 个月随访一次。每次就诊都应强调戒烟、戒酒。DEXA：双能 X 线骨密度仪；FPG：快速血糖检测；NSAID：非甾体抗炎药；PERT：胰酶替代治疗；PP：胰多肽。

34.8 结论

慢性胰腺炎的病程是高度可变的，因为许多因素干预了疾病的发展。临床医师不仅应对病情本身及其多种临床表现充分掌握，还应对其保持高度怀疑，并根据患者的特征对有发病风险的患者进行常规检查，从而及早诊断、尽早治疗，改善患者的生活质量和生存期。

（李壮丽译，余维丽审校）

参考文献

第 35 章 慢性胰腺炎患者的生活质量

Colin D. Johnson

35.1 引言

慢性胰腺炎是一种无法治愈的疾病，可导致衰弱的症状，但很少危及患者生命。在疾病晚期，继发于 PEI，糖尿病患者的营养和代谢紊乱，严重、持续或复发性疼痛是主要症状。因此，对病情的管理主要集中在减轻症状的严重程度和预防疾病的进展上。通过减轻症状的严重程度来改善生活质量（quality of life，QOL），相反，进行性严重症状将对 QOL 产生不利影响，但很少有记录。我们回顾了 2011 年 [1] 中慢性胰腺炎的管理情况，本章着重于自那时以来的发展，特别是那些与 QOL 有关的介绍。

为了了解症状与 QOL 之间的关系，有必要回顾一下对 QOL 的评估方法、影响 QOL 的因素，以及症状和治疗对观察到的 QOL 结果的影响。

35.2 评估

QOL 评估最好是要求患者完成一份有效的问卷。QOL 是主观的，由家庭成员或卫生专业人员给出的代诉并不可靠。没有一份问卷是完美的，直到最近还很少发表对已使用的调查问卷进行评估的文章。在现有的细节深度和完成调查问卷所需的时间之间存在一种权衡。很少有人重视的是，调查问卷本身可能会影响所获得信息的质量。有各种类型的问卷用于评估 QOL，包括那些主要为筛查整体人群或大量健康的个体而设计的问卷，即通用问卷，如短表格（SF-36 [2] 和 SF-12 [3]）工具。一些问卷是针对特定的条件或系统设计的，例如 EORTC QLQ-C30[4] 是一种癌症特异性问卷，或 GIQLI [5] 是一种被设计用于胃肠道系统疾病的问卷。EORTC QLQ-C30 有许多特定器官的补充模块，可以提供与该特定器官及该器官的癌症或其治疗相关症状的额外详细信息。例如，EORTCQLQ-PAN 26 [6] 被用于胰腺癌患者。正如后面所讨论的，该问卷经过一次小的修改，以评估与酒精使用 [7] 相关的问题，提供了关于慢性胰腺炎患者 QOL 的详细信息。

35.2.1 生活质量问卷测量

在 QOL 的评估中，测量了两个主要成分。首先，确定影响日常生活的相关症状，并评估其严重程度。从医师的角度来看，这有时被认为是足够的，但从患者的角度来看，它提供了关于 QOL 疾病后果的一个不完整图片。患者经历这些症状，但也必须调整他们的生活以适应这些症状的影响。例如，疼痛显然是一个重要的症状，患者可能会出现睡眠紊乱，或失眠和随之而来的疲劳。严重的疼痛可能导致无法工作，从而失去收入和社会地位。因此，重要的是不仅要询问症状，还要询问症状对患者 QOL 的影响。

35.2.2 可用问卷

表 35.1 对比了用于评估慢性胰腺炎患者 QOL 的 4 份问卷的特征。其中，QLQ-C30 单独或与 QLQ-PAN28（慢性胰腺炎）和 SF-12 一起使用，是最常用的。

表 35.1　慢性胰腺炎患者 QOL 问卷特征总结

	预期目标患者组	问题的数量	包括症状影响	跨文化的发展[a]
QLQ-C30	普通癌症	30	是	是
QLQ-C30/PAN28CP	伴有慢性胰腺炎特异性添加的胰腺癌	58	是	是
SF-12	一般人群	12	是	不
PANQOLI	慢性胰腺炎	18	是	不
PEI-Q	胰腺外分泌不足	26	是	是

[a] 至少翻译 3 种语言。

35.2.2.1　EORTC QLQ 系统

EORTC QLQ-C30[4] 是一份通用的癌症问卷，涵盖了一些症状和症状的影响。然而，它并不关注胰腺疾病或胰腺症状。可相对较快的完成，有 30 个项目，通常需要 5 ~ 10 min。它被广泛应用于许多癌症治疗的研究，但它缺乏一些与慢性胰腺炎中 QOL 相关的问题。

当我们在 8 个欧洲国家的 110 名胰腺癌患者中开发了 QLQ-PAN26[6] 时，还没有针对慢性胰腺炎的疾病特异性问卷调查。鉴于慢性胰腺炎和胰腺癌之间有许多相似之处，我们评估了 QLQ-PAN26 在慢性胰腺炎[7] 患者 QOL 评估中的适宜性。我们认为这两种情况都是无法治愈的，而且一些主要症状是相似的，疼痛、黄疸和体重减轻是两者公认的特征。我们发现 C30/PAN26 的所有量表（黄疸除外）具有良好的内部一致性，问卷区分了不同表现状态的患者和需要或不需要阿片类镇痛的患者。最常被报道的影响 QOL 的问题是对未来健康问题的恐惧、一般疼痛和胰腺相关疼痛、睡眠困难、疲劳、腹部肿胀及疾病的经济负担。虽然不是 QLQ-PAN26 的所有问题都与慢性胰腺炎患者相关，但该问卷为慢性胰腺炎患者 QOL 的多个方面提供了可靠的评估。

患者在完成 C30/PAN26 时发现的唯一显著遗漏与饮酒有关。因此，我们增加了一个关于饮酒的内疚感问题和一个关于戒酒的影响问题，并创建了 QLQ-PAN28（慢性胰腺炎）问卷。当 PAN28（慢性胰腺炎）与 QLQ-C30 一起使用时，它提供了一般症状评估、胰腺症状评估和相关症状影响的组合。该问卷同时用 7 种欧洲语言编写，并已翻译成 30 多种语言。对慢性胰腺炎患者[7] 该问卷具有良好的鉴别效度和内部一致性，且已用于慢性胰腺炎[8-9] 的临床研究。

35.2.2.2　简短表格问卷

简短表格问卷（SF-36 和 SF-12）[2-3] 是为一般应用和筛选大样本的个体而设计的，包括来自健康人群的个体，它们不如针对疾病问卷敏感。虽然 SF-36 和 SF-12 已被用于慢性胰腺炎患者的评估，但它们有数量有限的问题和提供一个对 QOL 的概述，而不是一个详细的评估。在两个相似的胰酶替代研究中获得的不一致的结果强调了较低的敏感度。印度[10] 的一项研究观察到记录的物理和生化参数的改善，表明治疗 12 个月后营养状况有所改善，同时也显示 QOL 有所改善。然而，一项来自欧洲和北美的多中心研究[11] 采用类似的方案发现，在胰酶替代治疗 6 个月前后 QOL 没有显著差异，尽管营养标志物有改善。在该研究中，一个更关注胰腺的 QOL 评估似乎有可能已经确定了相关症状和影响的变化。SF-12 的主要优势是它只有 12 个问题，可以在不到 2 min 内完成。这使得将其纳入常规临床实践具有吸引力，尽管这可能有无法识别临床干预具体问题的风险。

35.2.2.3　PANQOLI

PANQOLI 最近只在美国被开发，仅有英文版本[12]。它已经在 159 名患者中得到了验证。它包含了 18 个与 SF-12 和 QLQ-C30 相关性良好的项目。PANQOLI 有 4 个分量表，即情绪功能、角色功能、身体功能和自我价值。前 3 个与 EORTC 系统中包含的量表非常相似，但自我价值量表是一个有用的补充，因为它反映了患者自身的心理构成和症状对其日常生活的影响。PANQOLI 并没有专门报告与酒精有关的问题。表 35.2 比较了 QLQ-C30/PAN28（慢性胰腺炎）和 PANQOLI 的主要特征。

表 35.2　两份慢性胰腺炎特异性 QOL 调查问卷的比较

问卷调查	C30/PAN28（慢性胰腺炎）		PANQOLI
C30	物理功能； 角色功能； 情绪功能； 社会功能； 认知功能	疼痛； 疲劳； 恶心 / 呕吐； 全球健康 / QOL	身体功能； 角色功能； 情绪功能； 自我价值感
PAN28（慢性胰腺炎）	胰腺疼痛； 消化系统； 症状； 肠道改变； 黄疸	身体影像； 对医疗； 保健满意； 性功能	
项目数量	58		18
完成时间	10 ~ 15 min		未说明

35.3　影响生活质量的因素

35.3.1　疼痛

不言而喻，严重的持续疼痛会损害 QOL，许多患者报告了疼痛作为影响 QOL 的一个问题[7]。许多慢性胰腺炎治疗的主要目的是减轻疼痛发作的严重程度并降低其频率，在评估此类治疗的研究中，研究参与者通常报告 QOL 的改善。

疼痛改善和 QOL 之间的关系在手术治疗后（见手术部分）最密切，在其他干预措施，如胰管支架植入（见内镜下和体外治疗部分）或胸腔镜内脏切除术[13]后也得到证实。

然而，对于大多数没有行内镜或手术干预的患者，情况更为复杂。虽然良好的镇痛效果有望改善 QOL，但慢性胰腺炎患者通常需要使用阿片类药物，并可由于阿片类药物习惯和成瘾性而导致 QOL 受损，并导致便秘或慢性疼痛综合征的发展。通过医疗手段缓解疼痛和改善 QOL 之间的联系尚未得到很好的证明。

事实上，有一项观察性研究和一项小型随机试验的证据表明，在延长阿片类药物使用时间之前，早期手术干预可以得到更好的总体结果，与延迟手术干预[14]的患者相比，QOL 得到改善。

35.3.2　失眠和疲劳

虽然在 2005 年我们证明了不良睡眠模式是影响 QOL[7]的最重要因素之一，但这仍然是慢性胰腺炎的一个没有充分记录的方面。2014 年，Olesen 等[15]使用 QLQC30 报告了 106 例慢性胰腺炎患者中疼痛的影响。他们证实了失眠和疲劳作为 QOL 的决定因素的重要性。临床经验表明，不仅是夜间疼痛导致了睡眠模式的紊乱，患者报告说，排便习惯改变还导致睡眠中断。其他人也描述了被症状干扰，从睡眠中醒来，且随后由于经济困难或自我价值感低的侵入性想法而无法入睡。虽然不是所有这些因素都可以接受医师的干预，但在某些情况下，有可能提供症状缓解，有助于改善睡眠模式紊乱。

35.3.3　体重减轻

体重减轻是慢性胰腺炎患者的常见表现，但它不仅仅是 PEI 的一种表现，虽然这可能是许多患者的主要病因，但其他因素，如食欲不佳和阿片类药物不良反应也应予以考虑。

在另一份报告中，Olesen 等[16]在 166 例慢性胰腺炎患者组中证实了体重减轻和 QOL 受损之间的关联。体重减轻影响了约 1/4 的慢性胰腺炎患者，并与身体功能受损、更高的疼痛评分、食欲减退和便秘相关。低体重与酒精的病因和持续的疼痛独立相关，这表明，在一些患者中，酗酒导致了不良的饮食摄入，而在另一些患者中，疼痛也可能抑制饮食摄入，特别是在饮食后病情恶化时。

胰腺外分泌不足

然而，导致慢性胰腺炎体重减轻的主要因素无疑是 PEI。尝试通过充分替代胰酶实现良好的消化功能是合理的，这是否会改善 QOL 还不确定，正如前面描述的两项酶替代研究的不一致结果所指出的那样[10-11]。然而，有合理的营养论据支持将治疗重点放在酶替代上，以正常化消化和吸收食物，不仅是能量底物，还有微量营养素[17]。胰酶替代疗法是否会影响疼痛的症状仍存在争议，然而适当的胰酶替代可以减少腹部症状，如腹胀、排便频率增加、大便松动和胀气。最近，我们报告了一份问卷——PEI-Q，以评估 PEI 的症状和症状的影响。最初，我们采访了 61 名确诊的 PEI 患者和来自英国、法国和德国[18]的 10 名医师，PEI-Q 是基于一个包含 27 个问题的概念框架，它们被分配到 6 个症状领域和 6 个症状影响领域（图 35.1）。随后对来自 5 个欧洲国家的 162 名 PEI 患者、62 名腹泻特异性肠易激综合征患者和 60 名健康对照者进行了心理测试，证实了 PEI-Q[19] 最终版本中 26 个项目的有效性。关于粪便外观的问题被删除了，因为它与粪便的

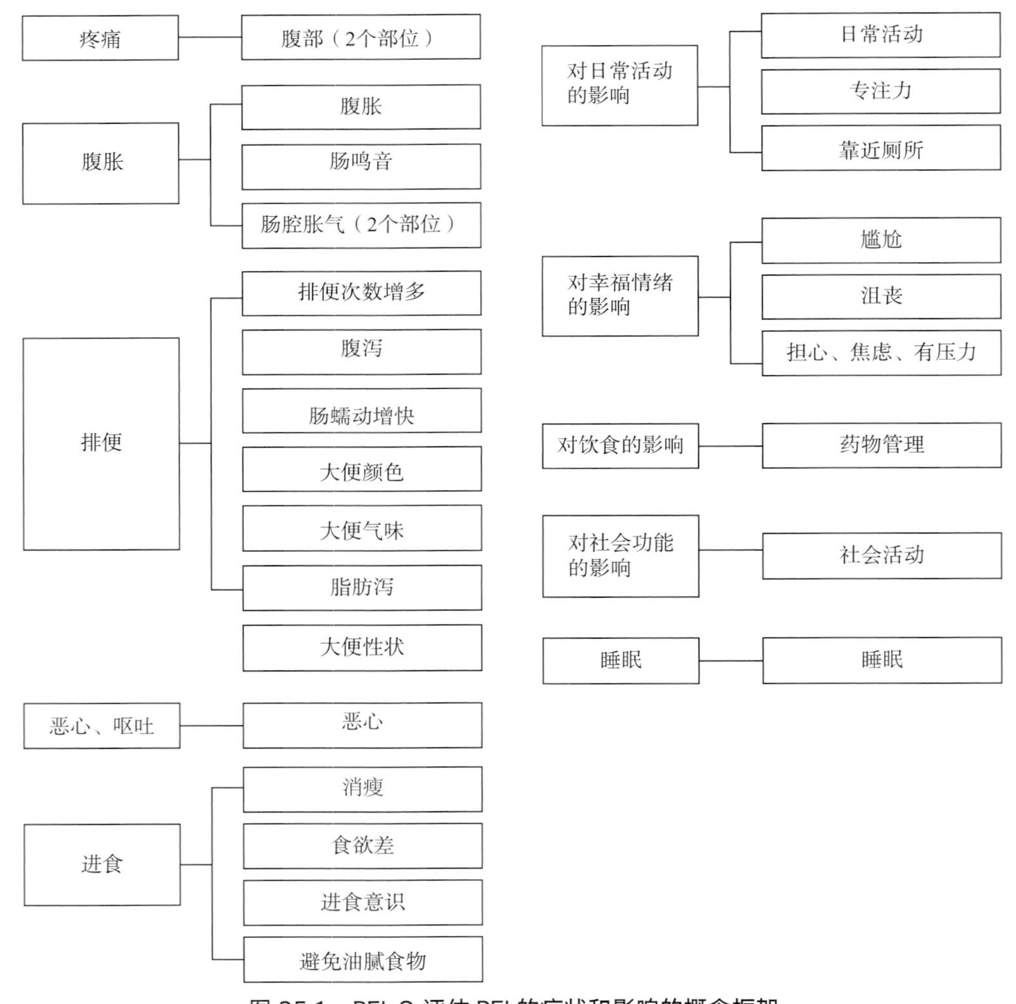

图 35.1　PEI-Q 评估 PEI 的症状和影响的概念框架
（资料来源：Johnson 等[19]经 Elsevier 许可转载）

颜色有重叠。PEI-Q 的探索性因子分析确定了 3 个量表，即腹部症状、肠道运动和症状对 QOL 的影响。PEI-Q 在患者组间具有良好的判别效度，该量表适用于在临床试验和常规临床实践中监测胰酶替代治疗的有效性。

35.3.4 心理因素

人们早就认识到，人格、情绪和参与慢性胰腺炎发病的各种因素之间存在复杂的相互作用。许多临床医师认为，“依赖型人格”使一个人更有可能吸烟和酗酒，这些是慢性胰腺炎的危险因素。当疼痛症状需要适当的治疗时，这种依赖的人格使个体容易出现阿片类药物成瘾。阿片类药物依赖和慢性疼痛综合征使疼痛管理极其困难，疼痛和阿片类药物的不良反应会对 QOL 产生不利影响。

心理因素也可能影响个人完成 QOL 问卷[20]的意愿，这些因素还会影响对疼痛的感知、对止痛药物的需求和对医疗建议的依从性，特别是在饮食、酒精、烟草和镇痛方面。这些心理因素鼓励了一些处理慢性胰腺炎的专科单位将临床心理学专业知识纳入临床团队。Keller 等[21]最近报道了一种对慢性胰腺炎患者的认知变量的评估及其与 QOL 的关系。本研究基于疾病的生物心理社会模型，确定了疼痛强度和对自责的主观感知与疼痛的关系是 QOL 独立相关的两个重要因素。在单因素分析中，患者的压力和抑郁也与受损 QQL 有关。

35.3.5 其他因素

Machicado 等[20]试图使用 SF-12 来识别 QOL 受损的预测因子。他们证明，除了持续的疼痛和当前的吸烟外，失业或不能工作和相关的医学共病都与 QOL 受损独立相关。临床医师能够影响这些患者的突出症状，如疼痛、失眠和抑郁。

35.4 治疗

35.4.1 医学治疗

药物治疗的两个主要目的是控制疼痛和替代胰酶以减少 PEI 的影响。虽然没有研究报道不同方法的疼痛药物治疗对 QOL 的影响，但我们可以合理地认为，充分缓解疼痛和仔细注意缓解其他症状将会尽量减少该疾病对 QOL 的不良影响。关于疼痛的医学治疗的讨论超出了本章的范围。

35.4.1.1 胰酶替代疗法

有一个强有力的理由来实现尽可能好的替代胰酶以恢复营养摄入。PEI 作为体重损失的主要影响因素及随后对 QOL 的不利影响已经被注意到。PEI 的症状及其对 QOL 的影响可以使用 PEI-Q[19]进行评估。

营养物质和能量的摄入或吸收不足会损害身体功能，并对 QOL 造成直接的不良后果。现在人们已经认识到，受 PEI[17]影响的个体也缺乏微量营养素，如脂溶性维生素和钙。由于所有这些生理原因，酶替代疗法的目标应该是最大限度地控制缺乏症，并且适当应用微量营养素补充剂可能是可取的。如前所述，胰酶替代治疗可能可以改善 PEI 患者的 QOL。

Ramesh 等[10]在 12 个月的观察期间，在充分的酶替换后发现 SF-12 的几个结构域得到改善。尝试最大限度地提高 PEI 患者的功能酶替代率是合理的，因为除了改善 QOL 外，这可能还有生理上的好处。

35.4.1.2 内镜下和体外治疗

在我们 2011 年[1]的综述中，我们注意到试验数据表明，内镜治疗无论使用或不使用体外冲击波碎石术，都有可能延迟手术治疗的需要，这与短期症状缓解相关的 QOL 评分的短暂改善有关。然而，当时的证据权重是：较长时间的随访表明，由于以前的内镜治疗，QOL 没有差异。总之，Dumonceau 等[22]和 Cahen 等[23]认为，内镜治疗可能会延迟对手术的要求，但它们引入的额外的程序和花费，并不影响长期结果。因此，这些手术似乎不太可能对QOL有任何有益的影响。

一种可能起作用的内镜手术是在内镜超声引导下进行腹腔神经丛阻滞。虽然疼痛缓解很少是永久性的，但该技术是相对无创的，可以在疼痛复发[24]前显著缓解疼痛和减少阿片类药物的需求。然而，临床经验显示，疼痛通常在3～6个月内复发，与内镜引流手术一样，腹腔神经丛阻滞的价值可能在于暂时延迟手术，内镜下腹腔神经丛阻滞不太可能对长期QQL有影响。

35.4.2 手术

当医疗管理不足以控制疼痛时，患者可以受益于手术治疗。手术的性质通常是由胰腺的形态决定——肿胀和发炎的胰头需要切除，扩张和狭窄的胰管可以用胰空肠吻合术治疗，以及主要影响胰腺体部和尾部的疾病可以用左胰腺切除术处理。大多数手术系列报道的治疗结果是基于选择最合适的针对个人的手术方式，在这些情况下，很难获得一种方法优于另一种方法的明确观点。

许多临床试验比较了最常见情况下的不同手术，当疾病主要发生在胰腺的头部时。胰头可以通过部分胰十二指肠切除术或保留十二指肠的胰头除术切除。这些保留十二指肠手术的最初报告令人鼓舞，因为他们认为并发症比未保留十二指肠的胰十二指肠切除术少，症状控制和QOL的改善更好。

然而，最近的一项试验报告显示，手术的有益效果与胰头切除术的类型无关。多中心ChroPac随机试验[24]发现，胰十二指肠切除术或保留十二指肠切除术后，疼痛缓解、术后长达两年的QQL及包括手术并发症和需要进一步手术在内的不良事件同样频繁发生。尽管理论上讲，保留十二指肠的手术具有营养优势，但这并不能转化为可测量的QQL差异，至少在术后的最初几年是这样的。

我们的数据支持根据疾病类型进行手术后得到相对较好的QOL这一发现。在62例术后至少6个月的患者中，疼痛症状的平均评分略高于参考值。2/3的患者报告术后6个月没有疼痛或疼痛得到改善。在两年的中位随访中，QOL与总体和除认知功能外的所有功能量表的参考值相似，患者的认知功能略有下降。术后，症状报告的值与参考数据大致相似，特别是失眠和疲劳，尽管肠道症状和食欲不振的报道更频繁。

35.5 结论

慢性胰腺炎中的QOL与疾病的影响和对治疗的反应密切相关。影响QOL的因素有疼痛、睡眠障碍、疲劳、体重减轻和低体重，以及PEI的症状。

评估工具的选择取决于环境和收集数据的原因：SF-12是一种简短的筛查工具，大约2 min即可完成；QLQ-C30/PAN28（慢性胰腺炎）和PANQOLI的时间更长，特别关注慢性胰腺炎的重要问题；QLQ-C30/PAN28（慢性胰腺炎）是在国际上开发的，有多种语言可以使用。

QOL可以通过注意相关症状的医疗管理的细节改善。缓解疼痛是最重要的，应考虑尽量减少阿片类药物的使用。一种症状被广泛忽视，但对许多患者来说可能是一个重要因素，那就是睡眠紊乱，无论是由于疼痛、排便习惯紊乱或心理因素。压力和抑郁也被发现会影响心理因素。

疼痛后，PEI的管理是最重要的干预措施，具有改善QOL的潜力。营养益处是即不仅可以摄入能量和蛋白质，还对微量营养素的摄入，很可能改善健康，尽管对QOL的影响已被证明难以确定。PEI的症状可能是很麻烦的，特别是肠道紊乱、腹胀和肠胃胀气。适当的酶替代可以控制这些症状。PEI-Q提供了关于PEI中症状和症状影响的详细和相关数据，可能有助于评估治疗反应。

内镜干预至多是一种暂时性的措施，只有在认为建议延迟手术治疗的情况下才应考虑。当明确的手术治疗不合适时，这些治疗方法可能有助于缓解疼痛。应明确指出，如果不使用阿片类药物，患者的疼痛就无法得到控制时，早期手术治疗可以长期缓解与 QOL 相关的症状。

（方长太译，余维丽审校）

参考文献

第 36 章　慢性胰腺炎疼痛的药物治疗：临床实践指南

Asbjørn Mohr Drewes, Louise Kuhlman, Trine Andresen, and Søren Schou Olesen

36.1　引言

腹痛是慢性胰腺炎最常见的症状，约 70% 的患者会有腹痛。疼痛的强度和疼痛发作的频率会降低慢性胰腺炎患者的生活质量。慢性胰腺炎典型的疼痛特点是上腹部持续钝痛，并放射到背部（包括肌肉痛觉过敏）。疼痛通常在进食后更加明显，可表现为多种形式，从有限的间歇性疼痛到持续、强烈、严重的疼痛 [1]。此前人们认为胰腺疼痛会随着疾病的发展而“耗尽”[2]，但如今，随着大型回顾性研究提供了反对这一理论的证据 [3-5]，耗尽理论已经过时。因此，“等待和观望”的方法是不可取的，早期和有效的管理可能会减少痛苦，至少在理论上会缩短痛苦的时间。从其他慢性疼痛情况中可知，疼痛持续时间越长、强度越强，疼痛对中枢敏化过程的影响越大 [6]，治疗也就越困难。

不幸的是，胰腺疼痛的管理仍然是一个治疗挑战，与躯体疼痛相比，内脏疼痛的管理方案只有很少的文献记录 [7]。然而，不同疼痛综合征表型表现的差异性在患者之间比在不同疼痛综合征之间更大 [8]。结合临床经验，证明了在慢性胰腺炎患者中应用从其他疼痛综合征患者的管理中获得的经验是合理的。因此，根据世界卫生组织（World Health Organization，WHO）止痛治疗指南 [9-10]，用于治疗躯体疼痛的方法通常被用作内脏疼痛管理的框架。另外，尽管内脏疼痛、躯体疼痛、神经性疼痛和炎症性慢性疼痛有共同的机制特征，但内脏疼痛和躯体疼痛有几个重要的区别，在启动镇痛治疗 [6] 时应予以考虑。例如，内脏疼痛更加分散，且难以定位，这可能会增加诊断的困难性。内脏疼痛还伴随着自主神经系统和肠神经系统引起的症状，可能需要特殊的治疗 [11]。慢性内脏疼痛比躯体疼痛更频繁地诱发外周和中枢致敏，这可能是治疗内脏疼痛的一个挑战 [12]。最后，肠道和肝脏在药物的吸收和代谢时是非常重要的，但它们在慢性胰腺炎中经常出现功能故障，同时也是止痛药物不良反应的主要靶器官，这增加了疼痛管理的复杂性。尽管慢性胰腺炎的疼痛管理可能比其他疼痛情况更困难，但其经常能得到令人满意的治疗效果。治疗应该始终是多模式和多学科的，但药物治疗是慢性胰腺炎疼痛管理的基石，其他治疗方式没有止痛剂的支持很难独立存在。以下将重点介绍药物治疗，并着重介绍管理方面的实际指导。

36.2　疼痛的发病机制

以前人们普遍认为，组织和（或）导管系统的压力增加可以解释大多数患者 [13] 的疼痛。然而，新的研究没有显示慢性胰腺炎的微观或宏观结构表现（以不同的成像方式为特征）与疼痛特征之间的直接关系 [14-15]。另一种解释是，经过十多年的研究，已证实在许多病例中，疼痛具有神经病变的成分，有证据表明炎症和纤维化后出现周围神经敏化和神经破坏 [16-17]。实验和人体研究已经在外周（胰腺）和中枢水平的感觉系统为胰腺神经病变和神经可塑性提供了证据，这在很大程度上类似于神经性疼痛。在一项随机安慰剂对照试验[18]中，普瑞巴林——一种对神经性疼痛有效的药物，也被证明对疼痛性慢性胰腺炎患者有效。然而，由于疾病的并发症和治疗的不良影响引起的疼痛也很常见，不能忽视这额外的疼痛来源，因为这往往比“真正的”胰腺疼痛更容易治疗。表 36.1 显示了在慢性胰腺炎中可能的不同的疼痛机制（详情见 Poulsen 等[19]）。

这为我们提供了一个新思路，疼痛性慢性胰腺炎的痛感机制表征，理论上可以促进针对相关机制的个体化治疗，从而实现个体化药物治疗，改善患者预后，减少不良反应。目前，最先进的方法是通过定量感觉测试评估疼痛状态和治疗反应。这一概念已经在综述中全面描述过，要了解更多细节，读者可以参考 Kuhlmann 等[20]。

表 36.1　慢性胰腺炎疼痛的主要原因

原发性胰腺疼痛	非原发性胰腺疼痛	医源性疼痛
导管和组织高压	局部并发症	手术和（或）内镜并发症
活跃的炎症	假性囊肿	药物的不良反应（例如阿片类药物引起的便秘和痛觉过敏）
胰腺实质缺血	腺癌	
神经性疼痛	远处并发症	
	小肠狭窄	
	胃轻瘫	
	胆管和十二指肠梗阻	
	消化性溃疡	
	小肠细菌过度生长	
	肠系膜缺血	
	胰源性糖尿病及相关内脏神经病变	

36.3　疼痛药物管理

36.3.1　危险因素

某些因素虽然不是镇痛药物，但属于应避免的可致疾病恶化的危险因素。因此，强烈建议慢性胰腺炎患者戒酒和戒烟。高酒精摄入是急性和慢性胰腺炎[21]的危险因素，戒酒与胰腺炎复发频率降低有关[22-23]。然而，目前缺乏评估戒酒对慢性疼痛影响的前瞻性研究。通常需要药物和支持性治疗来确保患者不饮酒（综述见 Drewes 等[7]）。最近的数据显示，饮酒与炎症并发症有关，而吸烟与纤维化和胰腺功能不全有关，因此毒性危险因素在致慢性胰腺炎疼痛中的作用可能是相互独立的[24]。

一些研究表明，吸烟，特别是卷烟，会增加急性[25-26]和慢性[27-28]胰腺炎的风险，而且这种相对风险是剂量依赖性的。80% 以上的酒精性慢性胰腺炎患者为吸烟者，吸烟增强酒精毒性是剂量依赖性的[28]。然而，没有研究评估戒烟对慢性胰腺炎患者疼痛的影响，但考虑到吸烟的健康风险，包括加速疾病进展，戒烟仍然是可取的。至于酒精依赖，药物和非药物治疗通常是必要的，Drewes 等[7]详细描述了这一点。

36.3.2　酶和抗氧化剂

此外，人们还推荐使用胰酶治疗联合或不联合抗氧化剂来控制慢性胰腺炎患者的疼痛。在对 6 项试验研究的[29]回顾中，发现 2 项试验中使用无涂层的胰酶片剂可缓解疼痛[30-31]，另外 4 项试验中使用酸保护酶胶囊对疼痛缓解无益处[32-35]。原因可能是，在酸保护的剂型中，胰酶没有在十二指肠中释放。然而，以往的研究结果受到患者群体异质性和酶制剂异质性的影响而具有局限性。建议对酶疗法进行疼痛缓解试验，最好使用无涂层制剂，剂量适当，每天 4 ~ 8 片。抗氧化剂是否对止痛有帮助也有待讨论。氧化应激作为慢性胰腺炎的炎症机制已被证实[36-40]。随机对照试验的Meta分析显示抗氧化剂对慢性胰腺炎患者有益处[41-43]，普瑞巴林和抗氧化剂的联合使用对手术和（或）内镜治疗后疼痛复发的患者[44]也有好处。然而，大多数研究是在亚洲进行的，欧洲的一项随机对照研究没有显示抗氧化剂使主要与酒精相关的慢性胰腺炎[45]患者受益。因此，目前的建议是可以使用抗氧化剂，尽管证据有限。

36.3.3 镇痛药

止痛治疗的标准指南遵循WHO阶梯式止痛用药的原则。这一原则最初是针对癌症疼痛的治疗而推出的，并基于止痛效力不断增强的药物（1 ~ 3阶梯），直到疼痛得到缓解（图36.1）。在第1阶梯，推荐使用非阿片类药物，如对乙酰氨基酚或非甾体抗炎药；如果这类药物效果不足，在第2阶梯添加可待因或曲马多等弱阿片类药物；在第3阶梯，弱阿片类药物被强阿片类药物取代。在阶梯式止痛用药的每个阶段，都可以使用辅助药物，如三环类抗抑郁药或抗惊厥药。同时监测和处理药物不良反应[46]。然而，这种系统方法的价值一直受到质疑，而且经常不使用第2阶梯镇痛药。最近的一项研究[47]也表明，在癌症疼痛中，最好和更安全的方法是开始就使用第3阶梯药物，即阿片类药物，然后慢慢滴定，直到达到充分的疼痛缓解。

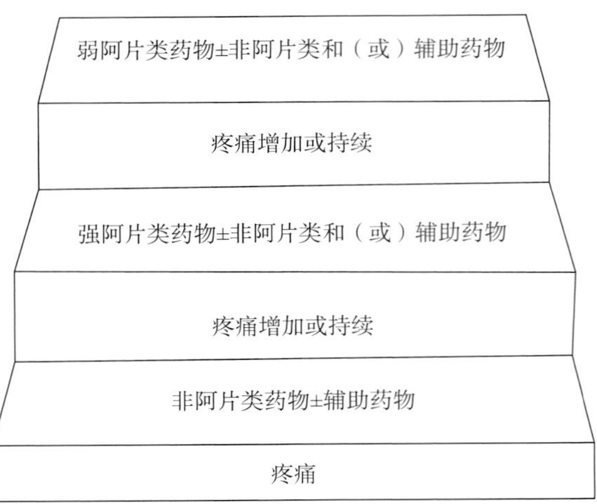

图36. 1 改良版的WHO镇痛阶梯（详情见正文）

虽然没有在慢性胰腺炎中进行此类研究，但这种方法可能对一些有严重疼痛的患者有效。值得注意的是，镇痛治疗很少是独立的，在现代疼痛管理中，阶梯止痛用药只用于口服药物的指导，其他治疗还包括侵入性管理和支持性护理（多模态镇痛）。

最后，不应该忘记的是，个体的疼痛体验和表现受到一系列复杂的相互作用因素的影响，包括感觉、病理生理、情感、社会文化、行为和认知等因素[48]。尽管如此，药物治疗仍然是疼痛管理的一个重要组成部分，一个关键点是在有效的治疗和可接受的不良反应之间找到平衡。实用指南见表36.2，在以下部分描述了疼痛管理中最常用的药物。

表36.2 推荐口服镇痛药用于慢性胰腺炎的疼痛管理

药物类	例子[a]	说明
非阿片类	对乙酰氨基酚1 g，每天4次	用于减轻疼痛。NSAID通常应该避免，但可以在选定的患者中与质子泵抑制剂一起使用，也可以考虑安乃近
弱阿片	曲马多控释片，50 ~ 200 mg，每天2次	可待因和曲马多可增强非阿片类镇痛药的作用，两者都是前体药物，代谢产物为活性阿片类药物
强阿片	羟考酮控释片，开始15 mg，每天2次	有潜在的成瘾风险和主要的不良反应，少数患者可能会出现阿片类药物引起的痛觉过敏，因此应该谨慎使用，最好只是偶尔使用，但没有其他药物可以缓解强烈的疼痛
抗痉挛药	普瑞巴林，滴定从75 mg到300 mg，每天2次	已经证明对慢性胰腺炎引起的疼痛有效，但由于不良反应，治疗收益往往是有限的，尽管这些往往在治疗过程中消失

续表

药物类	例子[a]	说明
三环类抗抑郁药	阿米替林，每晚 10 ～ 50 mg	不良反应往往限制了它们的使用，存在不同的类别，对个别患者有不同的疗效，但疗效一般出现在治疗几周后
SSRIs	西酞普兰，剂量最高可达每晚 40 mg	这类不是有效的止痛药，但可用于共病焦虑和抑郁的情况
SNRIs	度洛西汀，剂量最高可达每晚 120 mg	SNRIs 的作用在躯体疼痛障碍中有很好的记录，特别是当有神经性成分因素时，临床经验表明它们也可用于慢性胰腺炎患者
抗焦虑药	地西泮 5 mg，每天 3 次	可能抑制焦虑，如果可止痛，止痛效果也有限
抗精神病药	左美丙嗪，剂量可达每日 100 mg	可能在选定的患者中有增强镇痛效果

注：CR，控制释放；CP，慢性胰腺炎；NSAID，非甾体抗炎药；SSRIs，选择性血清再摄取抑制剂；SNRIs，血清素 / 去甲肾上腺素再摄取抑制剂。

[a] 示例反映了作者的日常实践，只能作为临床管理的建议（详情见正文）。

36.3.3.1　简单的镇痛药物

非阿片类镇痛药作为第 1 阶梯药物使用，对乙酰氨基酚由于其不良反应少，作为首选的 1 级药物，但在伴有肝损害或慢性胰腺炎常见的严重营养不良的患者中须谨慎使用，在其他情况下没有较大限制。NSAID 对特定的患者非常有效，特别是在怀疑有炎症性疼痛时。由于慢性胰腺炎中消化性溃疡的患病率增加（机制见 Poulsen 等 [19]），NSAID 应仅用于短期治疗，并始终与质子泵抑制剂 [49] 联合使用。环氧合酶 -2 选择性药物可用于没有肾脏或心血管疾病的胃肠道并发症高危的患者。在临床实践中，作为慢性胰腺炎的单药治疗，第 1 阶梯镇痛药往往不足以缓解疼痛，但在添加更有效的镇痛药时往往是必要的。

36.3.3.2　辅助镇痛药物

辅助止痛剂是一组异质止痛剂，最初用于除疼痛外的适应证，包括抗抑郁药、抗惊厥药和抗焦虑药。尽管它们的作用主要记录在神经性疼痛 [50] 情况下，但辅助止痛剂已广泛应用于临床，以治疗各种形式的疼痛。最常用的抗惊厥药物是加巴喷丁类药物（加巴喷丁、普瑞巴林）。这些药物已被证明对神经性疼痛有效，但也用于其他类型的疼痛。普瑞巴林对内脏疼痛也有效，在慢性胰腺炎患者中，它适度缓解疼痛，且不良反应少 [18]。此外，可在短期内减少阿片类药物的剂量，尽管有无长期作用仍需要进一步研究 [51]。最近，有人提出加巴喷丁类有滥用可能，这猜测是因为加巴喷丁和普瑞巴林都可能对多巴胺能“奖励”系统 [52] 有影响。然而，对于其滥用潜力的大小及其背后的机制尚未完全了解 [53]。不同的药代动力学涉及这两种药物的绝对生物利用度（加巴喷丁：剂量依赖性生物利用度；普瑞巴林：无论剂量大小，生物利用度都保持不变）[54] 可以解释为什么滥用药物者认为普瑞巴林更“强大” [55-56]。开处方者应注意药物滥用的迹象，特别是有药物滥用史的患者。

抗抑郁药物也被广泛使用，它们的积极作用被记录在躯体疾病的疼痛管理中。三环类抗抑郁药（tricyclic antidepressants，TCAs）、选择性 5- 羟色胺再摄取抑制剂（selective serotonin reuptake inhibitors，SSRIs）和血清素 / 去甲肾上腺素再摄取抑制剂（serotonin/norepinephrine reuptake inhibitors，SNRIs）在神经性疼痛和功能障碍中都显示出作用。然而，目前还不清楚它们是否都有直接镇痛作用，还是通过减少焦虑和抑郁间接镇痛 [57]。

另外，TCAs 似乎具有与它们的精神作用无关的神经调节特性[58]。重要的是，开始时剂量非常低，并在数周内慢慢滴定，因为不良反应，例如心血管事件，其剂量是限制性的[59]。值得注意的是，不同的 TCAs 在受体性质和镇痛机制上有很大的差异，因此有必要采用个性化的方法。SSRIs/SNRIs 的情况也是如此。由于具有镇静作用，最好在夜间服用。

不幸的是，临床经验表明，不良反应往往使它们不太适合应用。尽管在临床前研究中得到了支持，但辅助止痛剂的作用机制是否与其他止痛剂（如阿片类药物）不同一直存在争议。最近，我们在人类模型发现，在文拉法辛（一种 SNRIs）和羟考酮（一种强阿片类药物）治疗期间，神经元活动是沿着神经轴上的。我们能够证明文拉法辛对抑制脑干和抑制脊髓活动的下行抑制通路有很强的作用，而阿片类药物的作用主要存在于边缘系统和高级皮质结构[60]。这些数据支持了临床研究[61]，并强调联合疗法在多学科疼痛管理中是有效的。

36.3.3.3 阿片类药物

由于没有其他替代方案，因此阿片类镇痛剂是治疗重度疼痛不可或缺的药物[62]，但在非癌症疼痛治疗中，只有在经过合理的试验期后及更简单的策略失败时，才应开始使用[63]。阿片类药物是一种高效和相对安全的镇痛药，合格的临床医师适当使用阿片类药物是现代疼痛管理的关键因素。然而，治疗往往因严重的不良反应而变得复杂，并可能导致成瘾。此外，一些阿片类药物，如可待因、曲马多和吗啡，在严重肾功能和肝功能不全的患者中会受到限制或需要延长用药时间间隔。患有慢性疼痛和阿片类药物使用障碍的患者可能会从部分阿片类药物拮抗剂（如丁丙诺啡）中获益，但目前尚无随机对照试验证实[64]。阿片类药物应成为包括所有必要的辅助性镇痛剂、非药物干预、心理支持和康复在内的多方面策略的一部分。全球范围内阿片类药物的使用存在巨大的差异，即使在一些国家和邻近地区，也会出现偏差[65-66]。这部分是基于当地的传统，部分是由于监管问题，在某种程度上也是基于“阿片恐惧症”。必须了解阿片类药物治疗的复杂性，或者与专门的疼痛专家密切配合治疗患者。有一些建议，如最近的欧洲立场文件[63]，读者可以参考这些指南。值得注意的是，必须对所有患者进行充分的教育，使其了解所建议的治疗策略，并告知其成瘾和不良反应的风险，尤其是阿片类药物引起的肠道功能紊乱、呕吐和对中枢神经系统的影响。在某些情况下，尽管剂量增加，但疼痛仍会增加，在这种情况下，应怀疑阿片类药物引起的肠道功能紊乱或阿片类药物引起的痛觉减退，因为这可能模拟慢性胰腺炎的疼痛（详见 Drewes 等[67]及 Drossman 和 Szigethy[68]）。治疗方法可能包括增加使用泻药、使用对肠道有限制作用的阿片类拮抗剂、他喷他多，或者在痛觉减退的情况下减少阿片类药物的使用[68-69]。

必须对长期接受阿片类药物治疗的患者进行密切的临床监测，并在可能的情况下，应将阿片类药物限制为间歇性使用。持续缓释药物可能导致持续和长期的治疗，有较高的依赖性风险，虽然没有证据，但可能仅限于选定的病例。治疗一到两个月后，应考虑减少剂量并与患者讨论。有关进一步信息，读者可参考欧洲立场文件[63]。

可待因是 2 级镇痛中的弱阿片类药物，但它在肝脏中通过细胞色素 P450（CYP）2D6 代谢，约 10% 转化为吗啡。因此，它与较强的阿片类药物具有相同的阿片类药物相关的不良反应。由于 CYP2D6 的表达方式不同，约有 10% 的患者使用可待因后没有任何效果，而 1% 的患者是超快速代谢者，其效果高于平均水平。曲马多既具有弱的阿片类药物激动剂活性，又对去甲肾上腺素和 5- 羟色胺的摄取有影响。曲马多在许多地方是首选的2级镇痛药。然而，它是一种前体药，会被代谢成为更有效的阿片类镇痛代谢物，特别是O-去甲曲马多。疗效和不良反应受个体CYP基因的影响，代谢不良者的O-去甲曲马多含量低，超代谢者含量高。3级镇痛药包括吗啡等强效阿片类药物。大多数临床可用的阿片类物质都在μ受体上有活性，但临床前和实验研究表明，κ受体（例如由羟考酮激活的另一个阿片类受体）的激活在内脏疼痛中也可能很重要[70]。丁丙诺啡是另一种对多种受体类型具有复杂激活作用的药物，它可能对内脏痛和深层疼痛有益，但还需要更多的临床研究[71]。不建议将经皮给予阿片类药物作为一线阿片类药物治疗，但应保留给服用片剂有困难的患者，如餐后疼痛的慢性胰腺炎患者。在一项开放标签、随机、交叉试验中，将芬太尼透皮贴片与吗啡缓释片进行了比较，没有发现疼痛控制、患者的偏好或生活质量方面的明显差异，而44%接受芬太尼贴剂治疗的患者报告的不良反应主要是应用部位的皮疹[72]。

个体间对不同阿片类药物的反应有显著的差异性，在个别患者无法获得满意的疼痛控制和（或）受到不可接受的不良反应困扰的情况下，可以尝试使用另一种阿片类药物。阿片类药物的轮换可能比较困难，有关指南请读者参阅Drewes等的文章[65]。

36.3.4 替代疗法

大麻素、氯胺酮、可乐定、苯二氮䓬、抗精神病药物和类固醇可用于疑难病例（详见Portenoy[73]）。医用大麻包括植物源性大麻素，如四氢大麻酚和大麻二酚，以及合成大麻素，如纳比隆和屈大麻酚。四氢大麻酚是最丰富的大麻素，具有精神活性。在治疗疼痛方面，大麻素衍生物大多是在缓解期开处方，在缓解期额外的益处包括缓解恶心、刺激食欲和改善睡眠。虽然有小部分报告说疼痛得到了一定程度的缓解，但在缓解疼痛和其他有益作用方面还缺乏可靠的临床证据[74]。然而，最近的一项临床研究表明，大麻素可能对老年患者有用[75]。在慢性胰腺炎患者中，一些研究显示没有效果或效果有限，治疗仍以个体为基础[76-77]。尽管缺乏证据，“医用大麻”在一些国家被广泛用于癌症的姑息治疗，由全科医师开具处方或自行开具。

氯胺酮是一种N-甲基-D-天门冬氨酸受体拮抗剂，不仅可用于麻醉，还可作为急性和慢性疼痛的强效镇痛剂。它具有抗痛觉过敏的作用，可以减少中枢敏感及阿片类药物引起的耐受和痛觉减退[78]。给药方式仍未标准化，虽然一些指南推荐静脉注射或皮下注射，但随机研究也发现“鼻内给药”的效果[79]。尽管氯胺酮是一种有趣的补救措施，可以恢复或减少中枢敏化及其相关的痛觉减退，但由于其不良反应，这种药物有一些局限性，可能会产生相当严重的长期负面影响。

实验和临床证据表明，神经生长因子（nerve growth factor，NGF）在各种疼痛状态的产生和维持中起关键作用。因此，通过药物研发已经产生了几种人源化的抗NGF单克隆抗体作为潜在的镇痛剂，已经进入Ⅲ期临床试验[80]。NGF在疼痛患者中表达上调，并且已知在外周敏感化过程中发挥关键作用。因此，NGF拮抗剂也可有效缓解这些患者的疼痛[81]。其他药物，如可乐定（中枢作用的α^2-肾上腺素能激动剂）、喹硫平（第二代抗精神病药）和神经激肽-1受体拮抗剂，均显示有镇痛效果，可用于选定的患者[82]。

阿片类拮抗剂盐酸纳曲酮以低剂量（4.5 mg）被认为对一系列炎症性疼痛有益，如克罗恩病、多发性硬化症和纤维肌痛。报道也描述了对胰腺癌的治疗作用[83]，它作为一种神经胶质调节剂，拮抗TLR4，可能产生抗炎作用。此外，阻断阿片受体可导致内源性阿片的补偿性释放，有助于镇痛和调节免疫反应[84]。然而，在它被推荐用于慢性胰腺炎引起的疼痛患者之前，需要更多的临床试验。

36.3.5 个性化的治疗

在实践中，疼痛治疗主要以临床证据为指导。实验性疼痛方法可以增加对疼痛表型的识别，可以包括神经生理和心理测试，从而检测出特定的疼痛机制和精神疾病的合并症，并启动合理的治疗[7，85]。例如，在慢性胰腺炎导致的疼痛患者中，通过定量感觉测试发现的上腹部皮肤区域（胰腺内脏）的节段性痛觉减退，可以作为中枢敏感的临床标志，并预测对加巴喷丁类药物的反应[86]。另外，高达40%的慢性疼痛患者是抑郁症患者，对情绪障碍的识别可以确定出使用抗抑郁药辅助治疗特别有益的患者[7]。在过去的几十年里，我们对疼痛的基础科学和镇痛剂作用的理解取得了重大进展。然而，治疗应该始终是个性化的，并考虑到疼痛的复杂性。

36.4 药理方面的考虑

应该强调的是，诸如慢性胰腺炎的胃肠道生理和功能的改变会导致口服镇痛药的生物利用度改变（详见 Olesen 等[87]）。理论上，胃肠道功能失调可能会对药物释放产生不利影响，例如，如果胃的 PH、胃排空时间、脂肪酶或胆汁分泌发生了改变。然而，只有少数在小规模人群中进行的研究涉及慢性胰腺炎的药代动力学的影响。鉴于大多数药物在小肠吸收，胃排空延迟（如阿片类药物治疗的患者或糖尿病患者）将减缓药物浓度达到峰值的时间，延迟药物的起效[88]。在慢性胰腺炎患者中，胰腺外分泌功能不全与胃肠道内 PH 的变化有关，导致脂肪吸收不良[87]，这可能会影响药物从脂质基质的释放。最后，相关的糖尿病可能导致运动障碍和小肠细菌过度生长[87，89-90]，这会影响 PH，从而影响药物从水溶性基质的释放及药物吸收。共病在慢性胰腺炎中也很常见，例如，缺血性心脏病和肾脏或肝脏功能障碍可能影响药物的分布、代谢和排泄。由于共病的存在，综合用药也很普遍。总之，慢性胰腺炎有可能影响肠道，对口服药物的吸收产生影响[91]，如果对镇痛药的反应不如预期，在生物利用度与肠道疾病无关的情况下，可以采用其他治疗方法，如经皮给药[92]。

36.5 结论

强烈的腹痛是慢性胰腺炎的主要特征，与生活质量差有关。胰腺神经的基础研究和人类疼痛的实验研究提供了证据，在许多情况下与神经性疼痛疾病中的疼痛处理相似，表明这些患者的疼痛处理是不正常的。此外，药物治疗和介入治疗的不良反应和并发症可能是许多患者的重要病因，应被视为疼痛的另一个来源。治疗应该是个体化的，如果可能的话，针对个别患者的疼痛机制进行干预。特别是在治疗失败的情况下，还应考虑到共病及镇痛剂的吸收、分布和消除的潜在变化。尽管内镜和手术治疗对某些患者可能有效[93]，但药物治疗仍是慢性胰腺炎疼痛治疗的主流。

（鹿中华译，余维丽审校）

参考文献

第 37 章　慢性胰腺炎疼痛的内镜治疗：适应证、最佳时机和技术方法

Pauline M. C. Stassen，*Pieter J. F. de Jonge*，*Jan-Werner Poley*，*Djuna L. Cahen*，*Marco J. Bruno*

37.1　引言

慢性胰腺炎的特征是胰腺进行性炎症导致永久性纤维化改变，继而发生内、外分泌功能不全。慢性胰腺炎的主要症状是腹痛，严重影响患者的生活质量、工作效率和社会活动[1-2]。慢性胰腺炎疼痛的性质和机制是复杂的，包括炎症、外周和中枢神经的改变，以及患者认知和心理方面。另一个重要的原因是由纤维化或结石导致的胰管阻塞引起的胰管压力增加[3-4]。

实现完全的疼痛缓解是困难的，一半的患者在症状出现 10 年后仍持续疼痛[5]。疼痛通常导致长期使用阿片类药物，这将引起严重的不良反应和成瘾性。除了药物治疗外，胰管减压也可用来缓解慢性胰腺炎的疼痛。通常，我们采用递进的方式进行治疗，第一步是改变生活方式和应用止痛药，第二步是内镜治疗，第三步是手术干预。本章详细概述了内镜治疗慢性胰腺炎相关疼痛的适应证、最佳时机、技术要点和临床效果。

37.2　选择合适的患者进行内镜治疗：对象与何时？

慢性胰腺炎相关疼痛的内镜治疗通常旨在胰管（pancreatic duct，PD）减压或抑制传入的胰腺疼痛信号。胰管引流可通过括约肌切开术、碎石和取石术和（或）胰管狭窄的扩张或支架术来实现。然而，技术上成功的胰管减压并不总能改善临床症状，这意味着慢性胰腺炎相关疼痛存在其他致病因素的参与，认识到这些患者疼痛症状的复杂性。因此，仔细选择符合内镜治疗的患者至关重要。

37.2.1　临床成功的预测因素

最有可能从内镜引流中获益的是那些没有主胰管狭窄，仅在胰头处有梗阻性结石慢性胰腺炎的患者。其他预测临床成功的因素有疾病持续时间短、非严重疼痛、无吸烟史或已戒烟、无饮酒史或已戒酒[6]。CT、MRCP 或 EUS 等可用于确定有无主胰管扩张和梗阻性结石及其严重程度。这些技术提供了胰管系统的详细图像，包括狭窄的位置和范围、结石的位置和大小及解剖变异（如胰腺分裂症）。促胰泌素用于促胰泌素增强型 MRCP（secretin-enhanced MRCP，s-MRCP）或促胰泌素增强型 EUS（secretin-enhanced EUS，s-EUS）中，以刺激胰腺发挥其外分泌功能，从而增加液体分泌并引起短暂的胰管扩张。这种技术可以更清楚地描绘主胰管的上游解剖结构和狭窄长度，并有助于识别在没有促胰泌素刺激下可能会遗漏的狭窄或阻塞。在胰腺分裂症患者中，促胰泌素给药后主胰管扩张可预测内镜治疗将会获益[7]，但对其他慢性胰腺炎患者并没有这种关联。在严重的慢性胰腺炎中，主胰管变得僵硬，与无慢性胰腺炎的患者相比，其对促胰泌素的反应不明显[8-9]。

37.2.2　最佳时机和治疗选择

慢性胰腺炎患者的疼痛管理始于生活方式

教育。应劝告患者戒烟、戒酒。阿片类药物经常用于治疗慢性胰腺炎疼痛，但应谨慎使用，因为长期使用可能是有害的并且适得其反，它们可能诱发对疼痛刺激的超敏反应[10]。此外，患者存在阿片类药物成瘾的风险。预测内镜或手术治疗慢性胰腺炎的最佳时机仍是一项挑战。欧洲胃肠内窥镜检查学会（European Society of Gastrointestinal Endoscopy，ESGE）的指南建议内镜治疗和（或）体外冲击波碎石（extracorporeal shock-wave lithotripsy，ESWL）作为无并发症的胰头或胰体结石导致慢性胰腺炎疼痛患者的一线治疗。当内镜治疗和（或）ESWL 不能改善疼痛时，建议使用止痛药。内镜治疗后 6 ~ 8 周未能改善的患者应考虑手术[11]。与 ESGE 指南相反，在欧洲胃肠病学慢性胰腺炎诊断和治疗循证指南（HaPanEU）中，在止痛药无效后再应用内镜治疗[6]。

关于内镜引流和外科引流的选择，回顾性研究的数据表明，手术可以更好地缓解疼痛和改善胰腺内分泌功能。此外，对于术前未使用阿片类药物和术前内镜治疗少于 5 次的患者，手术更容易实现疼痛缓解[12]。在一项前瞻性随机对照试验中，比较了重度慢性胰腺炎患者的内镜和外科胰管引流术，与内镜治疗相比，外科治疗有更高的完全或部分疼痛缓解率（75% *vs.*32%）[13]。7 年的长期预后显示，在疼痛缓解方面（80% *vs.* 38%）和首次胰管减压后需要再次引流方面，手术始终具有优势。而且最初行内镜引流的 9 名患者（47%）因内镜引流失败而不得不再次手术[14]。尽管这项研究明确提示内镜引流不如手术，但这些结果不能推广到所有慢性胰腺炎患者，因为只将疾病晚期患者（合并大块或多发结石及狭窄）纳入研究，其中大多数还存在阿片类药物依赖。

有证据表明，在疾病早期行胰管减压可以防止胰腺功能丧失和不可逆的损伤。研究表明，缩短内镜治疗前的疾病持续时间是缓解长期疼痛的一个预测因素[15-17]。此外，有证据表明胰腺功能不全在梗阻性胰腺炎的早期即出现，几周后可进展为永久性功能不全[18]。因此，荷兰胰腺炎研究小组进行了 ESCAPE 试验，这是一项随机对照试验，比较了非阿片类药物依赖的慢性胰腺炎患者早期手术和“step-up”渐进式治疗，以 Izbicki 疼痛评分为主要终点。研究表明，早期手术引起的 Izbicki 疼痛评分下降幅度更大（–26 *vs.*–16；P=0.04）。但是，在内镜治疗的大量患者中，存在方案偏差，使内镜治疗不标准。此外，在试验时，胰管镜直接液电碎石（electrohydraulic lithotripsy，EHL）还未用于临床治疗[19]。总的来说，内镜治疗适合病理不太复杂的早期慢性胰腺炎，但这还需进一步研究。

需要注意的是，内镜治疗和手术在治疗上应视为互补而非竞争关系。例如，一些胰头肿大的患者更适合做手术，因为需要对胰头部进行切除，而不仅仅是导管引流。如果内镜治疗后疼痛缓解不理想，才应考虑手术作为下一步治疗，防止病情进展，以改善患者的长期生活质量，更好地保护胰腺功能[20]。

37.3 胰管结石的治疗

胰管的阻塞可能是由狭窄或胰管内结石引起的，大多数情况下两者兼有。由于胰管中的结石通常较硬且易嵌顿，内镜治疗常常具有挑战性，特别是在合并胰管狭窄时。

37.3.1 体外冲击波碎石术

37.3.1.1 技术方面

ESWL 是目前治疗以结石为主的症状性慢性胰腺炎的基石。尽管小结石（＜ 5 mm）在胰管括约肌切开后，可以通过 ERCP 用网篮或球囊取出，但大多数结石是大的、硬的和嵌顿的，在内镜取出前需粉碎[21]。ESGE 的临床指南建议对于无并发症的慢性胰腺炎疼痛和 5 mm 及以上结石导致的胰管阻塞，ESWL 先作为第一步，第二步立即在内镜下取出结石碎片[11]。

胰管结石的 ESWL 需要使用专业设备仔细定位结石，该设备由一个强电磁式碎石机和荧光透视定位系统组成。因此，该步治疗通常只在专门的中心进行。因为该治疗时间较长（平均 1 ~ 2 h），过程可能会很痛苦，所以通常需要在全麻或深镇静下完成。治疗往往需要在几天时间内，反复多次进行才能实现结石碎片化，在此期间患者仍需住院治疗。

ESWL 后，需要进行内镜治疗以取出结石碎片并评估主胰管狭窄的情况[21]。对位于胰头不透射线的小结石和无主胰管狭窄的患者，ESWL 后可能无需后续的 ERCP[6, 11]。如果是 X 射线上显示不清的胰管结石，那么在 ESWL 前可能需要先行内镜下胰管括约肌切开，并放置支架，以方便 ESWL 治疗期间的定位。其他还需要在 ESWL 治疗前或治疗期间放置支架的指征是易于胰液引流，防止结石碎片的嵌顿。ESWL 禁忌证包括凝血障碍、起搏器或除颤器植入、孕妇及冲击波路径上有钙化动脉瘤的患者。

37.3.1.2 有效性和安全性

两项大型荟萃分析表明，ESWL 是通畅主胰管和减少慢性胰腺炎相关腹痛的有效治疗措施[22-23]。据报道，37.5% ~ 100.0% 的患者能够成功粉碎胰管结石，一般需要 1 ~ 4 次治疗[22-23]，在孤立结石和无主胰管狭窄的患者中更容易成功[24-26]。根据最新的荟萃分析，71% 的患者可以完全清除，22% 的患者为部分清除[23]。结石未完全清除伴 / 不伴有主胰管狭窄的患者疼痛复发更频繁[26-27]。此外，在疼痛复发的患者中，约 40% 存在结石复发[28]。

ESWL 是一种相对安全的治疗，胰腺炎是最常见的并发症，发生率为 4%[23]。

37.3.2 胰管镜引导下碎石术

37.3.2.1 技术方面

经口胰管镜（peroral pancreatoscopy，POP）是胰管碎石治疗的一种相对较新的技术，使用内镜直接观察和粉碎结石。第一次 POP 治疗是由 Howell 于 1999 年报道，他使用子母镜技术在直视下进行 EHL[29]。但是由于该技术需要两名操作者同时控制两个内镜，且小儿内镜笨重易碎、维修成本高、可操作性差，使该技术受到了阻碍，并未获得临床广泛认可。2007 年推出的单人操作的数字胰胆管镜（SpyGlass Legacy，Boston Scientific，Natick，MA，USA）克服了这些缺点。尽管第一代光纤探头的图像质量一般，但 2015 年升级的单人操作视频胆道镜（SpyGlass DS，Boston Scientific）成像分辨率更高、视野更广。目前的成像系统包括一个具有四向转向的一次性 10 Fr 导管，独立的冲洗和吸引通道。该镜还有一个大的附件通道（1.2 mm），可以通过导丝、活检钳、电液或激光碎石（laser lithotripsy，LL）装置。

胰管内碎石术可以通过 EHL 或 LL 实现。EHL 是双极探针产生冲击波脉冲，由水介质传导，通过高频液压冲击波破碎附近石头。为了防止胰管壁受损或穿孔，探头需要在直视下贴近结石并远离胰管壁（图 37.1，文后彩图 37.1）。

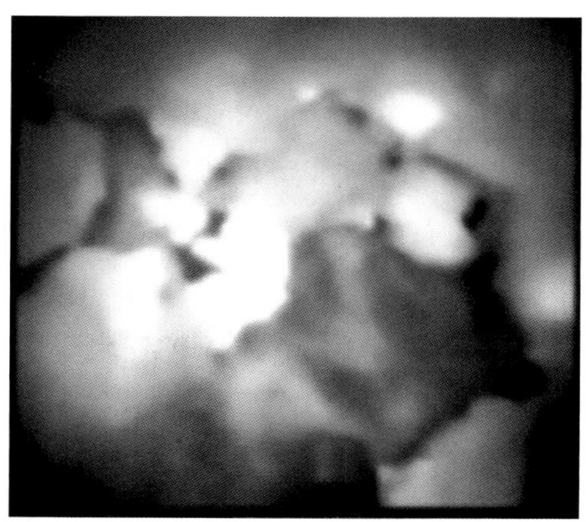

图 37.1 使用 EHL 对胰管内结石进行破碎
（资料来源：P.M.C.Stassen、P.J.F.de Jonge、J.W.Poley、D.L.Cahen 和 M.J.Bruno 提供）

LL 运用特定波长的激光直接瞄准照射石头导致其碎裂。目前临床上有两个系统可用。一个是钕：钇 - 铝 - 石榴石（Nd：YAG）激光系统，通过制造冲击波的红外光，在石头表面形成等离子体来破碎石头；另一个是钬：YAG 激光系统，将激光直接照射到结石和周围的液体，由于其波长较长，结石会因为直接照射而碎裂，然后，吸收了激光能量的液体会产生蒸汽气泡，可以帮助清除结石碎片。

37.3.2.2 有效性和安全性

目前，胰管镜下导管内碎石术被认为是主胰管结石的二线治疗，适用于 ESWL 和 ERCP 不成功时。尽管大多来自回顾性数据，但文献显示对于钙化性慢性胰腺炎患者，结石清除效果良好。导管内清除成功率在 43% ~ 100%，与 ESWL 相当 [30-32]。位于胰腺头部或颈部的结石似乎能获得更高的成功率 [31，33]。此外，如果临床成功定义为疼痛减轻、阿片类药物使用的减少和（或）住院率降低，则有 74% ~ 95% 的患者获得了临床成功 [31-34]。迄今为止，还没有前瞻性研究比较上述治疗与 EHL 和 LL 在有效性或安全性方面的差异。

胰管镜检查不良事件的发生率在 0 ~ 13.5%[30]，胰腺炎也是其最常见的并发症 [32-33]。

37.4 胰管狭窄的治疗

胰管狭窄可以是单个或多个，可分为显性和隐性。HaPanEU 指南定义的显性胰管狭窄是指胰头部的狭窄伴有上游主胰管扩张，直径达 6 mm 及以上，或因狭窄导致造影剂无法流入十二指肠（图 37.2）。位于胰头并伴有疼痛的显性狭窄是需要治疗的，治疗方式通常包括狭窄处扩张和支架植入 [6]。

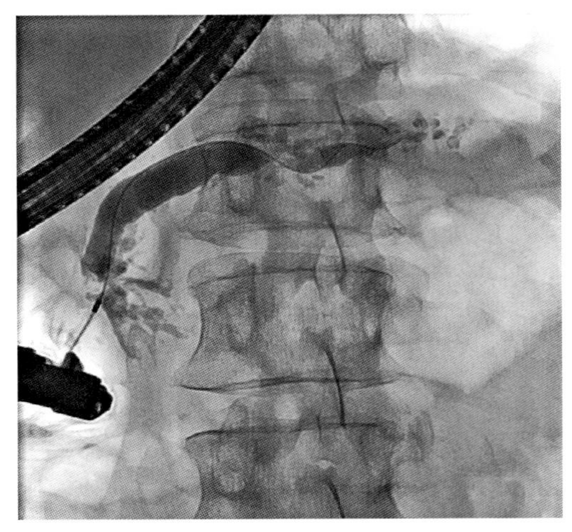

图 37.2 胰头部胰管狭窄导致造影剂无法流入十二指肠（资料来源：P.M.C.Stassen、P.J.F.de Jonge、J.W.Poley、D.L.Cahen 和 M.J.Bruno 提供）

37.4.1 技术方面

为了更好地进入胰管，应选择性实施胰管括约肌切开。括约肌切开术可以使用拉式切开或针状刀在预先放置的支架上进行。需要注意的重点是括约肌切开应足够大，以允许器械的插入和预防括约肌切除术后的狭窄。由于慢性胰腺炎患者的炎症活动和乳头处水肿，胰管插管可能非常困难。大多数狭窄可以通过常规导丝，但有时可能需要更细的导丝，以便球囊或分级扩张导管沿导丝进入扩张。如果狭窄处过小，无法通过球囊扩张导管，可用 Sohendra 扩张导管沿非金属导丝推进（旋入）狭窄。

插管后，如果需要扩张可放置支架。胰腺引流可选用不同型号的支架。支架的选择取决于狭窄处直径、主胰管的位置、支架的形状和直径。塑料支架的直径范围为 3.0 ~ 11.5 Fr。小直径支架存在导管闭塞和疼痛复发的风险。因此，支架直径应尽可能大，或者并排插入多个小尺寸支架。ESGE 指南建议插入一个 10 Fr 塑料支架 [11]。在胰腺中，直形聚乙烯支架应用最为广泛，S 形或翼形支架也可作为替代，因为它们移位的风险较低 [35-37]。

此外，全覆盖自膨胀金属支架（fully covered self-expandable metal stents，FC-SEMS）已成功应用于胰腺狭窄，尤其适合难治性主胰管狭窄患者[38]。与塑料支架相比，它们能提供更大的径向支撑力和更久的开放时间，能更有效地扩张狭窄，但一个弊端是移位的风险较高，特别是在主胰管近端时[39]。据报道，生物可降解自膨胀支架克服了这一问题，但尚未在临床中常规使用[40]。

支架治疗的最佳持续时间仍存在争议。一些研究表明，延长支架治疗时间会导致导管内损伤，而调整和限制支架治疗时间可以克服这一问题[41-44]。但另一方面，延长支架治疗时间能够改善狭窄，从而降低疼痛复发的风险。

支架应该定期更换或出现症状时（“按需”）更换。HaPanEu 指南建议，单个塑料支架一年内应更换一次，即使患者无症状。对于难治性狭窄（如支架植入一年后仍存在持续狭窄症状），他们建议植入多个支架[6]。还有更积极的方法是每隔几个月更换一次支架，并将支架数量增加到胰管可容纳的程度。定期更换支架的优势是可以防止支架堵塞引起的疼痛复发[45-46]，并可经常评估狭窄的缓解情况。当狭窄解决后可立即终止支架植入，这使得治疗持续时间可能会缩短。但该方案尚未被证明像固定一年更换一次支架的方案那样有效。ERCP 移除支架的标准是狭窄上游导管充盈后 1 ~ 2 min 造影剂充分流出和 6 Fr 导管易于通过[6]。

在我们的临床实践中，我们喜欢定期（每 3 个月）更换一次支架，并在每次手术中插入更多的支架，以进一步扩张狭窄，类似于治疗良性胆道狭窄。

37.4.2 有效性和安全性

一些回顾性研究报告了插入单个胰管支架后的长期临床结果。据报道，在平均 12 ~ 60 个月的随访中，52% ~ 94% 的患者疼痛得到了改善[47-52]。一项研究观察到植入多个塑料支架具有良好的临床效果，在平均 38 个月的随访中，84% 的患者疼痛得到持续缓解，只有大约 10% 的患者狭窄复发[53]。据报道，放置 FC-SEMS 后，临床成功率（定义为 50% 以上的疼痛缓解）为 83%。狭窄解除率在 83% ~ 93%，支架移除的中位数为术后 7 个月[54-55]，但不幸的是，没有长期的随访数据。

与胰管支架相关的并发症包括支架阻塞和移位、术后腹痛、急性胰腺炎和胆管炎[48，55]。

37.5 超声内镜引导下的胰胃造瘘术

37.5.1 技术方面

如果由于胰管阻塞、破裂或手术解剖结构改变而无法通过大乳头或小乳头进入胰管，可在 EUS 引导下穿刺胰管。首先，参考胰管的方向和透视图，选择最佳穿刺位置，使胃和胰管之间的距离最小，且不经过血管。使用 FNA 的穿刺针穿刺胰管，置入导丝（图 37.3）。透视成像确保入口的维持和合适的镜位。接下来，有两种引流技术可用。首先，会合（逆行）技术，使用线阵探头穿刺胰管，并将导丝穿过狭窄和（或）结石深入十二指肠。将 EUS 换为十二指肠镜，同时保留导丝。使用十二指肠镜，取出十二指肠内的导线进行会合手术，并通过乳头逆行将塑料支架放入胰管。其次，采用顺行技术（直接引流），不需要更换内镜，使用 EUS 通过胃壁在胰管内放置塑料支架，无论是否穿过阻塞物（图 37.4）。对于这种技术，必须扩张管道以通过支架[56]。

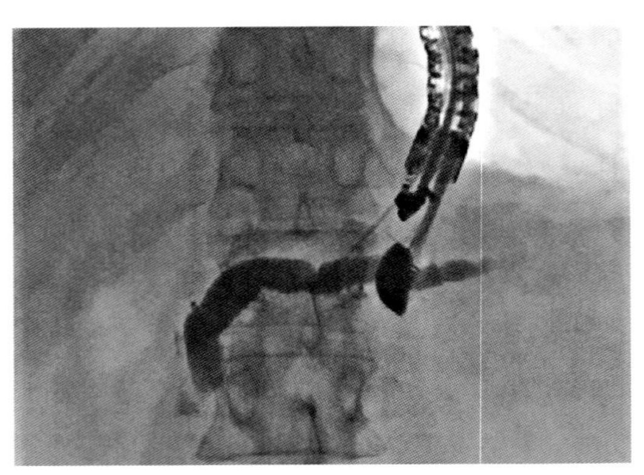

图 37.3 EUS 引导下胰胃造瘘术：FNA 针穿刺扩张的胰管
（资料来源：P.M.C.Stassen、P.J.F.de Jonge、J.W.Poley、D.L.Cahen 和 M.J.Bruno 提供）

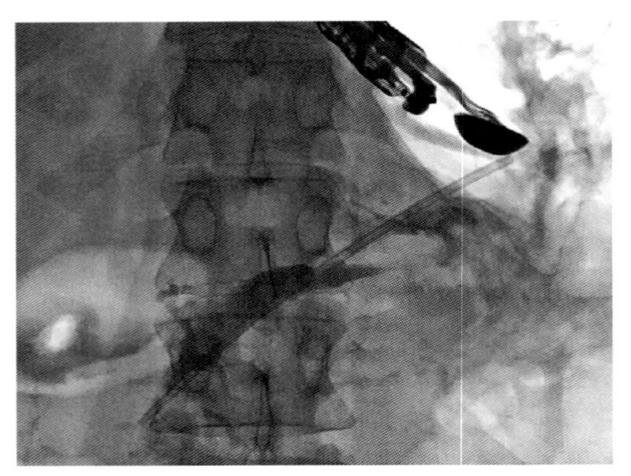

图 37.4 顺行技术：通过胃肠道壁在胰管内放置塑料支架
（资料来源：P.M.C.Stassen、P.J.F.de Jonge、J.W.Poley、D.L.Cahen 和 M.J.Bruno 提供）

37.5.2 有效性和安全性

最近的一项荟萃分析报道，在 222 名患者中，技术成功率为 77%[57]。在迄今为止最大的回顾性系列研究中，在 32 例成功放置支架的患者中有 23 例（72%）获得了临床成功，其中 16 例完全成功，7 例部分成功[58]。在一项早期回顾性研究中，也观察到类似的临床成功率，18 名成功胰管引流的患者中，有 13 名获得了长期临床症状缓解，中位随访时间为 37 个月[59]。值得注意的是，大多数研究不限于慢性胰腺炎患者，还包括吻合口狭窄、恶性狭窄或胰管离断的患者。一些研究也确实报告了慢性胰腺炎患者疼痛评分得到改善[60-61]。

相同的荟萃分析还报道，19% 的患者出现了与该技术相关的并发症，包括腹痛、胰腺炎、出血、穿孔和胰周脓肿[57]。

37.6 腹腔神经丛阻滞术

EUS 引导下的腹腔神经丛阻滞（celiac plexus block，CPB）应用于其他形式治疗慢性胰腺炎相关疼痛无效的患者，其目的是抑制胰腺疼痛信号的传入。

37.6.1 技术方面

使用 EUS 可以很容易地识别并进入腹腔丛。局麻药（丁哌卡因）联合皮质类固醇激素（曲安奈德）一起注入腹腔神经丛。相比之下，用于胰腺癌镇痛的腹腔神经丛松解术还包括乙醇注射，通常不应用于良性胰腺疾病。因为这样做会导致粘连，使手术困难甚至不可能完成。直接注射丁哌卡因和曲安奈德会引起神经节肿大，导致即刻（但短暂）的疼痛发作。一般表现为患者移动、尝试言语或脉搏和（或）呼吸频率改变，即使在全麻下也会出现，但几秒钟内就缓解。

37.6.2 有效性和安全性

CPB 的临床成功率低于其他类型的慢性胰腺炎疼痛治疗。一项荟萃分析发现，只有 60% 的患者疼痛得到缓解，中位随访时间为 7 天至 15 周[62]。不幸的是，镇痛和减量阿片类药物的效果是短暂的。Santosh 等[63]报道，只有 10% 的患者疼痛缓解超过 24 周，约 40% 的患者出现与 CPB 相关的不良事件——腹痛、腹泻和低血压，这主要与副交感神经激活相关[64]。

37.7 总结

内镜下慢性胰腺炎患者的疼痛治疗是通过移除结石或扩张狭窄对胰管进行减压来实现，或者通过 EUS 引导下的 CPB 阻断传入的胰腺疼痛信号。5 mm 以上胰管结石引起的阻塞的一线治疗是 ESWL。最近，POP 下 EHL 或 LL 作为一种替代内镜的新技术被引入治疗胰管结石。对于胰管狭窄，建议插入塑料支架。支架治疗的最佳持续时间尚不清楚，应基于临床效果和发生的并发症。为了改善扩张效果，可采用逐级扩张的塑料支架或放置临时 FC-SEMS。EUS 引导下的胰胃造瘘术成为一种替代技术，用于 ERCP 无法进入胰管时。然而，这项操作非常具有挑战性，但当需要实施时临床成功率是相当高的。最后，EUS 引导下的 CPB 是最后的选择，但其效果较短暂。内镜治疗手术治疗的时机和决定具有挑战性，应通过多学科小组讨论达成。

（周树生译，张频捷审校）

参考文献

第 38 章　慢性胰腺炎中胰腺外分泌功能不全的诊断与治疗：一份临床实践流程

J.Enrique Domínguez-Muñoz

38.1　胰腺外分泌功能不全的概念

PEI 的定义为胰腺分泌的各种酶和碳酸氢盐不足，导致不能正常消化摄入的食物，从而引起的一系列临床症状和（或）营养缺乏。尽管存在一些争议，但只要能够维持食物的正常消化，即便胰腺分泌减少也不能定义为 PEI。也就是说，无论胰腺分泌减少的程度如何（轻度、中度或重度），只要食物消化保持正常，就不会出现临床症状和营养不足的表现。只有严重到引起 PEI 的情况下，才需要酶替代治疗。因此，胰腺分泌和胰腺功能（消化）不是同义词，胰腺分泌物越少，PEI 发生的概率越高。

据报道，刺激后脂肪酶分泌量低于正常值 10% 时会发生脂肪泻 [1]。但这一点在胃或胰腺手术后并不完全正确，因为胃肠道解剖结构变化，可能需要分泌更多的胰液来补偿 [2]。此外，脂肪酶（和其他酶）的激活高度依赖于肠腔内的 pH 值。pH 越低，酶活性越低，故维持正常消化所需的胰腺分泌量就越高。

PEI 可能是因肠腔内 pH 值变酸或术后解剖结构变化（如十二指肠切除加空肠 Roux-en-Y 吻合术）导致的胰液分泌减少或胰酶功能低下。胰液分泌减少的病因可分为各种原发的胰腺疾病（原发性 PEI）、上消化道疾病和胰腺手术（继发性 PEI）[3]。原发性 PEI 的常见原因有慢性胰腺炎、囊性纤维化、急性坏死性胰腺炎、胰腺癌及可能的 IPMN[4-7]。胰十二指肠切除术、胰远端扩大切除术、部分或全部胃切除术和胃旁路术后常常发生继发性 PEI[8-12]。显然，所有患者在全胰切除术后都会出现 PEI。此外，肠道疾病（如乳糜泻）不仅可能导致营养吸收不良，还可能因 CCK 合成和释放减少而导致 PEI[13]。最后，1 型和 2 型糖尿病与胰腺形态和外分泌功能变化有关，在某些情况下，可能严重到引起 PEI[14-15]。

38.2　病理生理学

慢性胰腺炎中 PEI 的患病率主要与疾病的严重程度有关。PEI 存在于约 10% 的早期慢性非钙化性胰腺炎患者中，但超过 80% 的晚期钙化性疾病患者会发生 PEI[16]。由 EUS 弹性成像评估的胰腺纤维化程度与 PEI 患病率之间存在直接相关性 [17]。

慢性炎症反应、腺泡细胞死亡和星状细胞的活化伴细胞外基质蛋白的合成是慢性胰腺炎的主要病理特征 [18-19]。这些患者的 PEI 与功能性胰腺实质丢失、胰腺纤维化和萎缩及胰腺导管细胞的受损相关。纤维化和钙化导致的主胰管堵塞也可能起到相关作用。所有这些变化的结果是，胰酶和碳酸氢盐分泌减少，导致营养消化不良。这会导致肠腔内胰酶浓度降低，胰酶的活性下降并引起肠腔内 pH 变酸。在这种情况下，PEI 大多是不可逆的。

38.3 临床表现

PEI 临床表现为肠吸收不良综合征（表 38.1）。当摄入的食物超过了剩余胰腺的消化能力，就会出现上述症状[20]。脂肪和蛋白质的吸收不良会导致腹泻（分别为脂肪泻和肉质下泄）。碳水化合物吸收不良会导致腹胀症状（胀气、腹膨隆）、肠道痉挛和腹泻。但是，PEI 的患者倾向于通过调整饮食以避免出现上述症状，主要包括低脂饮食及减少每餐的量和热卡含量。因此，PEI 通常是无症状或少症状的，只有不到一半的患者报告存在明显的脂肪泻[20-21]。

根据患者的描述，主要有 6 个症状与 PEI 相关，即腹痛、腹胀、肠道症状（腹泻、里急后重）、恶心 / 呕吐、进食相关症状（食欲不振）和疲劳 / 疲乏[22-23]（表 38.1）。这些症状主要会影响以下生活质量：日常活动、情绪、饮食、社交、家庭关系、工作和上学。

伴随上述症状，营养不良会继发于 PEI 引起的消化不良和营养吸收不良。单个时间点的人体测量用处有限。伴随时间的体重变化（如 6 个月内体重减轻的百分率）是营养不良的最有临床意义的人体测量指标。然而，目前营养评估正从经典的人体测量转向运用图像评估人体成分。事实上，肌肉减少（肌肉质量和力量的丧失）也可能发生在肥胖的情况下，这正在改变营养评估的重点[4]。PEI 患者无脂体重的减少并不总是与体重指数的变化相关。

除了体重减轻和肌肉减少外，PEI 患者还经常出现宏量营养素和微量营养素的缺乏，其中包括脂溶性维生素（维生素 A、维生素 D、维生素 E、维生素 K）、蛋白质（白蛋白、前白蛋白、视黄醇结合蛋白、转铁蛋白、脂蛋白、载脂蛋白）及矿物质和微量元素（锌、镁、硒）[20]，这可能与并发症（如骨质疏松症、骨折、肌肉减少、心血管事件和病死率增加）相关[24-29]。

表 38.1 PEI 的临床表现

腹部症状	肠道症状	营养不良的症状
腹痛	腹泻 ● 脂肪吸收不良（脂肪泻） ● 蛋白质吸收不良（肉质下泄） ● 碳水化合物吸收不良	体重减轻
腹胀	恶臭的胀气	体重指数下降
腹膨隆	恶臭的大便	肌肉减少
肠胃胀气	里急后重	疲劳 / 疲乏
肠痉挛		
肠鸣音亢进		

38.4 诊断

PEI 的诊断对于慢性胰腺炎患者的治疗是必要的。事实上，PEI 继发的临床症状和营养不良与这些患者较差的生活质量、并发症和病死率的增加密切相关[24，27-30]。

当出现以下两种主要临床情况时需要考虑 PEI。

（1）既往无胰腺疾病史的患者，出现不明原因的营养吸收不良症状（体重减轻、腹泻、腹胀、肠道痉挛、腹膨隆）。在这种临床情况下的鉴别诊断包括吸收不良和功能紊乱的其他原因（表 38.2）。经胰腺功能检测（见以下章节）诊断后的 PEI 患者还应进行精准的胰腺影像学评估，以确定导致 PEI 的胰腺疾病。

（2）任何胰腺疾病（如慢性胰腺炎）或胰外疾病（如胰腺术后）的患者，PEI 是一种潜在的并发症，无论是否存在消化不良相关症状都应考虑。

由于缺乏简单、无创和高度准确的检测，

PEI 的诊断是具有挑战性的。目前可用的胰腺功能检测要么有创、复杂、不准确，要么可用性有限。症状的评估、体重或其他人体测量参数对诊断既不敏感也不特异。

临床实践中，PEI 可以通过消化功能评估，主要是脂肪及定量胰酶分泌测定来诊断。第 3 种选择是评估患者的营养状态（表 38.3）[31]。

表 38.2　PEI 的主要鉴别诊断

序号	鉴别诊断
1	胆汁酸缺乏（继发于肝胆疾病）
2	胆汁酸吸收不良
3	肠道疾病（如乳糜泻、炎症性肠病、嗜酸性肠炎、淋巴瘤）
4	食物过敏
5	小肠细菌过度生长
6	肠道感染（如贾第虫病、惠普尔病）
7	双糖酶缺乏症（如乳糖酶）
8	碳水化合物和多元醇吸收不良（如果糖、山梨醇）
9	肠易激综合征
10	功能性腹泻
11	神经内分泌肿瘤（如类癌）

表 38.3　诊断 PEI 的试验

胰腺功能评估试验（消化）	胰腺分泌功能的评估试验	营养状况的评价指标
● 脂肪吸收系数； ● ^{13}C- 混合 TG 呼气试验	● 促胰泌素 -CCK 试验[a]； ● 内镜下胰腺功能检测[b]； ● 粪便弹性蛋白酶 -1	● 人体测量（体重下降、体重指数、肌肉质量）； ● 血清营养标志物（脂溶性维生素、白蛋白、前白蛋白、视黄醇结合蛋白、转铁蛋白、镁、锌、硒）

[a] 主要用于临床研究。

[b] 主要用于早期慢性胰腺炎的诊断，对胰腺外分泌功能不全的评估作用有限。

38.4.1　脂肪消化的评估试验：脂肪吸收系数和呼气试验

由于胰腺外分泌功能等同于食物的消化，所以最好通过消化测试诊断 PEI。FDA 和 EMA 考虑用粪便脂肪浓度来量化脂肪吸收系数（coefficient of fat absorption，CFA），以此作为诊断 PEI（消化不良）的参考。CFA 测定用于胰腺功能的测试有几个局限[31]。首先，CFA 诊断 PEI 没有特异性，其他导致脂肪吸收不良的疾病或状况（如胆汁酸缺乏症和肠道疾病）可能会影响结果。其次，患者通常必须保持每天含有 100 g 脂肪的标准饮食，连续 5 天，并收集 5 天期间最后 3 天产生的所有粪便。需要严格控制脂肪摄入量和最后 3 天的粪便收集，以减少误差和变异。这对于大多数患者来说并不容易遵守。最后，在实验室处理粪便，并进行脂肪定量测定是非常不愉快的。对少量的分离粪便标本进行脂肪的定量或定性评估（脂肪比容）缺乏诊断价值[32]。

^{13}C- 混合 TG（^{13}C-MTG）呼气试验作为临床中诊断 PEI 的替代方法已经被研发和优化[33]。根据我们的经验，最好的呼气测试应包括在一夜禁食后，同时口服 250 mg ^{13}C-MTG 和含 16 g 脂肪的固体测试餐[33]，在服用测试餐前 20 min 口服 10 mg 甲氧氯普胺，以加速胃内食物和消化酶的排空，这会间接提高胰腺功能测试的准确性[34]。天然富含 ^{13}C 的食物（如玉米、菠萝、西兰花和甘蔗）应至少提前 48 h 避免食用，以免干扰呼气测试。从测试前一晚到测试结束前应禁止吸烟，因为它会干扰 $^{13}CO_2$ 的呼出。此外，要求患者在测试期间尽量保持禁食和静坐，除非是必需的身体活动（如上厕所）。在测试餐摄入前（基线）和此后 6 h 内每隔 15 min 收集一次呼气标本，使用一次性塑料吸管吹入袋子或玻璃管。受试者在整个呼气期间保持向袋或管内呼气，然后立即封闭袋子或盖上管子。通过同位素比值质谱法对这些呼气末呼气标本的 $^{13}CO_2/^{12}CO_2$ 比值进行量

化。6 h 内呼吸中 ^{13}C 的累积恢复率低于 29% 是 PEI 的准确标志[33]。与其他定量测试相比，呼气测试的主要优点是提供了一个 ^{13}C 呼气曲线，该曲线可以定量和定性地分析个体患者的消化动态过程。通过 ^{13}C-MTG 呼气试验，不仅可以从脂肪消化的改善方面，还可以从肠腔内酶释放的动力学方面综合评估 PERT 的效果，这有助于优化治疗[35]（图 38.1）。

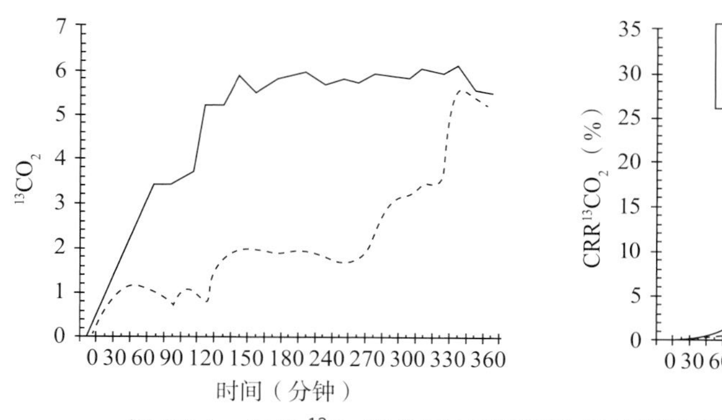

图 38.1　运用 ^{13}C- 混合 TG 呼气试验评估慢性胰腺炎患者行胰十二指肠切除术后胰酶替代治疗的疗效

口服胰酶的作用维持在试验餐后 30 ~ 315 min。口服和不口服胰酶的曲线在试验 0 到 30 min 是相似的，在 315 ~ 360 min，^{13}C- 累积恢复率（cumulative recovery rate，CRR）从 12%（基础值）增加到 29%（试验每餐口服 100 000 Eur.Ph.U 胰酶）。

38.4.2　胰腺分泌功能的评估试验：促胰泌素 -CCK 试验和粪便弹性蛋白酶检测

作为消化测试的替代，PEI 的诊断可以基于胰腺分泌的测试。消化能力不仅取决于胰酶的分泌量，还取决于消化酶代谢营养物质的条件。肠道 pH、胃肠动力、肠道中营养颗粒的大小（尤其是在全胃切除或胃部分切除后）及胃肠道的解剖结构（在胃或胰腺手术后发生改变）都是影响胰酶发挥消化功能的条件。在任何情况下，胰腺酶分泌量越少，发生 PEI（消化不良）的概率越高。

胰腺分泌可通过经典的促胰泌素 -CCK 试验进行量化（更多详细信息，请参见第 33 章）。该试验要求十二指肠插管，在静脉注射促胰泌素和 CCK 刺激胰腺分泌后，进行十二指肠液取样。促胰泌素 -CCK 试验可以非常准确地检测胰腺分泌的微小变化，主要用于形态上不确定的慢性胰腺炎患者的诊断[36]。

粪便弹性蛋白酶 -1 的浓度测定被认为是一种可靠的无创胰腺分泌功能测试[37]。弹性蛋白酶 -1 是一种特殊的胰酶，在肠道正常蠕动过程中是稳定的。粪便弹性蛋白酶浓度能准确反映胰弹性蛋白酶的分泌[38]。弹性蛋白酶定量需要一小份粪便样本，在室温下，该酶能在该标本中稳定保存长达 1 周。粪便弹性蛋白酶检测简单、可行且应用广泛，因此使用率很高。尽管健康受试者的粪便弹性蛋白酶浓度通常高于 500 μg/g，但通常以 200 μg/g 作为截断值来定义异常结果[37-38]。然而，医师应意识到不同临床情况下，粪便弹性蛋白酶诊断 PEI 的准确截断值并不确定，诊断 PEI 除了考虑到粪便弹性蛋白酶浓度，还应充分评估 PEI 的临床症状和体征及患者的营养状况[37]。

和 CFA 金标准相比，粪便弹性蛋白酶诊断 PEI 的准确度有限[2，39-40]。极低的粪便弹性蛋白酶值（＜ 50 μg/g）最可能与 PEI 相关，而极高的值（＞ 500 μg/g）可以排除 PEI。但如果严格按截断值诊断 PEI（例如 200 μg/g）则与高比率的假阳性和假阴性相关[37，39]。

38.4.3 诊断胰腺组织外分泌功能不足的营养标志物

由于营养不良是 PEI 的主要临床表现，因此可以通过营养评估间接发现慢性胰腺炎或其他会引起 PEI 疾病的患者发生 PEI 的可能[4，20，41]。但是，不应忽视的是营养缺乏并非 PEI 所特有的表现，也可继发于一些其他的患者，如酗酒、饮食不足或一些相关疾病（如慢性肝病、炎症反应、细菌过度繁殖、乳糜泻或胆盐吸收不良）。

PEI 的营养评估应包含多种营养标志物，至少应有脂溶性维生素、蛋白质（前白蛋白、视黄醇结合蛋白、转铁蛋白）、锌、硒和镁[20]。维生素 D 缺乏并不是诊断 PEI 的有用标志物，因为这种缺乏在普通人群中很普遍。其他标志物，如淋巴细胞计数和水溶性维生素、矿物质和微量元素（钙、铁）水平与临床相关性缺乏证据。人体测量，主要是体重减轻和肌肉减少，通常是完整的营养评估所必需的，但对 PEI 的诊断价值有限。

在慢性胰腺炎患者中，营养评估完全正常则高度排除 PEI[41]。仅有 1/3 的 PEI 病例会出现单独一种营养标志物的缺乏。发生 PEI 的概率随着营养标志物缺乏的增加而增加[41]。

38.5 临床诊断

消化评估试验（CFA 定量和 ^{13}C-MTG 呼气测试）在 PEI 的临床诊断中应用并不广泛。因此，诊断最常见的是基于症状、粪便弹性蛋白酶 -1 测试和营养标志物。在此背景下，如果出现以下 4 种不同的临床情况，则强烈支持慢性胰腺炎患者发生 PEI 的诊断[4]。

（1）粪便弹性蛋白酶低下的患者伴有消化不良（腹泻、肠胃胀气、腹胀和痉挛、体重减轻）和营养不良。

（2）粪便弹性蛋白酶低下的患者伴有营养不良，但没有消化不良的症状。

（3）粪便弹性蛋白酶低下的患者伴有消化不良，但营养评估是正常的。

（4）存在消化不良和营养不良症状的患者，即使粪便弹性蛋白酶高于 200 μg/g，但没有其他任何疾病或状况可以解释消化不良和营养不良。

38.6 治疗

营养治疗和 PERT 是 PEI 治疗的两大支柱（图 38.2）。通常，建议慢性胰腺炎患者正常健康饮食。在某些情况下，患者可能需要营养补充剂、食品强化和肠内营养。PEI 患者在进食主餐和零食时需要口服胰酶替代。PERT 应尽可能模拟餐后胰腺的生理分泌。为此，可选择肠溶超微微粒形式的胰酶[18-19]。肠溶包衣可避免胃酸导致的胰酶失活。超微微粒允许胰酶和食糜平行胃排空，从而优化 PERT 的疗效[42-43]。

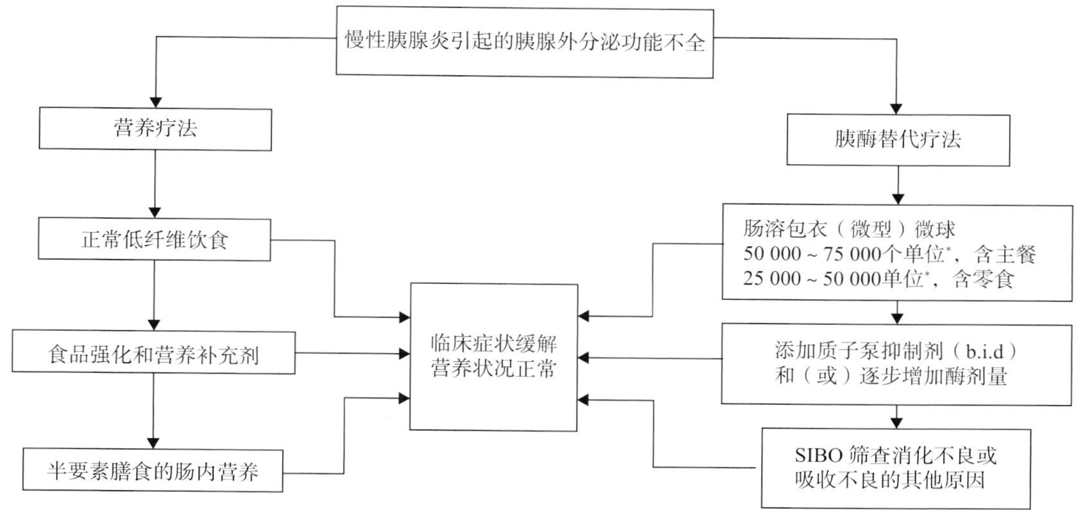

* 美国 USP 或欧洲 Eur.Ph.U；SIBO：小肠细菌过度生长。

图 38.2　慢性胰腺炎患者胰腺外分泌功能不全的处理流程

38.6.1　营养治疗

慢性胰腺炎中的营养不良是多方面因素造成的。PEI、因疼痛而厌食、十二指肠狭窄、胃或十二指肠受压、酗酒、社会和心理因素及依从性差都是可能的原因。宏量营养素缺乏会导致体重下降、肌肉减少和体质变差[44]，而微量营养素缺乏会导致骨质减少、骨质疏松[45]和其他继发于脂溶性维生素或其他微量营养素缺乏的并发症[41，46]。营养不良与慢性胰腺炎患者的病死率增加和心血管风险增加有关[28-29]。

营养需要量推荐：热卡，25 ~ 35 kcal/kg；蛋白质，1.2 ~ 1.5 g/kg[47-48]。但是，这些推荐的营养需要量必须根据吸收的情况进行调整。

不能认为低脂饮食是合适的，因为它会引起胰酶分泌量减少、分泌的脂肪酶不稳定及较差的 PERT 效果[49-51]。此外，限制饮食中的脂肪还会使得脂肪泻减少而掩盖吸收不良的诊断。一些研究表明，患者能容忍他们摄入的能量中至少 30% ~ 33% 需来自脂肪[52]。

膳食纤维会抑制胰腺脂肪酶，因此应避免高纤维饮食[53]。如果正常的健康饮食不能满足营养需求，营养补充剂和食品强化可能会有所帮助[52]。如果口服量不达标，添加半要素的肠内营养是有益的[54-55]。

38.6.2　胰腺酶替代疗法

38.6.2.1　何时开药

考虑到 PEI 的概念等同于胰酶和碳酸氢盐分泌不足导致的消化不良，因此 PERT 适用于每一位诊断为慢性胰腺炎和 PEI 的患者。在临床实践中，PERT 应用于慢性胰腺炎引起的 PEI，其指征为存在营养吸收不良（腹泻、脂肪泻、腹胀、肠痉挛、肠胃胀气）和（或）营养缺乏的症状[18-19]。

38.6.2.2　目的

PERT 的目的是缓解消化不良的相关症状，改善 PEI 患者的生活质量，避免因宏量营养素和微量营养素缺乏而导致的并发症（如骨质疏松、骨折、肌肉减少症和心血管事件）。主要目的是确保患者维持一种正常的营养状态。由于慢性胰腺炎引起的 PEI 往往是不可逆的，因此 PERT 需要终身治疗。

38.6.2.3　给药

每顿主餐和零食时应同时服用口服胰酶[18-19]。在改善脂肪消化和吸收方面，餐时或餐后服用胰酶比餐前服用效果更好[56]。此外，通过呼气试验发现，在进食主餐和零食的同时服用胰酶，脂肪消化正常的患者比例最高[56]。

38.6.2.4 正确的起始剂量

尽管市售的胰酶制剂包括胰腺产生的所有酶，但标记剂量指的是脂肪酶活性。胰酶剂量应根据膳食中的脂肪和热卡进行调整。一般建议，对于慢性胰腺炎继发的 PEI 患者，每顿主餐（零食时约为半量）时给予的相当于脂肪酶 50 000 ~ 75 000 药理单位（美国 USP 或欧洲药典）作为起始剂量[4，18，31]。较低剂量可能能够缓解症状，但通常无法使患者的营养状况正常化[35]。此外，对于慢性胰腺炎术后患者，该推荐起始剂量可能不足，因为解剖发生变化。[57]。

医师不应忽视，推荐的口服胰酶剂量远低于胰酶正常的生理分泌量。健康的胰腺在餐后会分泌 360 000 ~ 720 000 IU 的脂肪酶[58]。由于 1 IU 相当于大约 3 个药理单位的脂肪酶（USP 或欧洲药典），因此健康的胰腺可分泌 100 万 ~ 200 万个药理单位的脂肪酶，通常是推荐胰酶起始剂量的 20 ~ 40 倍。

38.6.2.5 疗效

有证据表明，慢性胰腺炎患者进行 PERT 可以明显改善营养物质的消化和吸收[59]，缓解消化不良相关症状[60]、增加体重[60]、改善营养状态[61]和增强体质[30]。此外，PERT 与慢性胰腺炎术后患者生存期的延长相关[62]。进行 PERT 的患者营养状态较好，那些营养标志物处于正常值下限的患者病死率要低。因此，需要优化 PERT，以使患者的营养状况（包括宏量营养素和微量营养素）变得正常[29]。

38.6.2.6 治疗反应不满意

PERT 的治疗反应不满意是指持续性的临床症状和（或）营养不良。PERT 的疗效有限可能是由于患者依从性低、处方剂量不足、肠内 PH 酸性环境或其他可能引起营养物质消化不良或吸收不良的疾病或情况。

患者的依从性即严格遵守服用剂量是 PEI 管理中的关键问题。每日胰酶胶囊的数量可以很多，这取决于处方的胰酶制剂的强度。患者应适当了解胰酶替代治疗的相关作用，以便消化食物，避免营养不良相关并发症。此外，胰酶的处方剂量应适当合理。

继发于慢性胰腺炎的 PEI 患者常常存在胰腺碳酸氢盐分泌量低下，导致小肠内 pH 呈酸性[63-64]。在酸性环境下，分泌的胰酶活性较低，胆盐易沉淀。此外，由于 pH 低，口服的肠溶胰酶在肠道末端才被释放。因此，在慢性胰腺炎患者中，抑酸治疗是改善 PERT 疗效的合理措施。根据临床指南，当出现对 PERT 起始剂量的临床反应不满意时，建议增加胰酶剂量（可多达两倍或三倍），或添加 PPI[18-19]。标准剂量的 PPI（如奥美拉唑 20 mg）应每天两次，在早餐和晚餐前 20 ~ 30 min 服用[65]。

慢性胰腺炎和 PEI 患者可能还存在营养消化不良（如乳糖酶缺乏）或吸收不良（如腹腔疾病）的其他原因。这些相关疾病可以解释这些 PERT 患者仍持续存在的临床症状和营养不良。最后，PEI 是慢性胰腺炎患者小肠细菌过度生长的危险因素[66-67]。对 PERT 治疗反应不满意的患者，在增加胰酶剂量前，应先进行小肠细菌过度生长及其他可能引起症状持续和营养不良潜在疾病的筛查。

38.7 预防和预后

PEI 是慢性胰腺炎的一个并发症。因此，任何预防胰腺疾病的策略（如戒酒和戒烟）都可以有效地预防 PEI。目前关于预防不同疾病和病情引起的 PEI 的研究很少。

PEI 是不可逆的，且随着慢性胰腺炎病情的进展逐渐恶化。慢性胰腺炎的病因治疗（如戒酒和戒烟，治疗胰管狭窄或胰管内结石引起的胰管阻塞）可能会阻止或延缓疾病的进展，并预防某些患者的 PEI。

PEI 与营养（如脂溶性维生素、微量营养素、抗氧化剂和蛋白质）缺乏有关，如果治疗不当，容易导致并发症甚至死亡[28-29]。PEI 患者存在骨质疏松、骨折、肌肉减少、心血管事件和死亡的高风险。因此，必须对 PEI 进行适当治疗，以规避营养不良相关的并发症和死亡[31]。

（周树生译，张频捷审校）

参考文献

第 39 章　慢性胰腺炎疼痛的外科治疗：适应证、最佳时机和技术方法

Benjamin P.T. Loveday，John A. Windsor

39.1　引言

慢性胰腺炎的特点是胰腺反复炎症发作，导致胰腺实质纤维化，并引起胰腺外分泌和（或）内分泌功能的进行性减退 [1]。慢性胰腺炎与局部并发症相关，包括假性囊肿、胰管和胆管的梗阻、十二指肠梗阻及一些血管并发症。这会导致疼痛（急性或慢性）、营养不良、心理亚健康，以及胰腺转为恶性的潜在风险 [1]。这些多系统问题对 QOL 有重大影响 [2]。治疗慢性胰腺炎的主要方法是控制疼痛和胰腺内、外分泌功能不全的管理。此外，30% ~ 60% 的患者存在需要干预的并发症，也需考虑到通过手术控制疼痛 [1]。在慢性胰腺炎中是通过内镜还是手术治疗疼痛目前仍存在相当大的争议 [3-4]，应该了解各学科的治疗方法，以满足个体化治疗的要求 [5]。大约 85% 的慢性胰腺炎患者存在慢性疼痛经历，这种情况是手术主要的适应证 [6]。因此，近一半的慢性胰腺炎患者可以接受手术治疗慢性疼痛 [7-8]。目前，这方面的一个问题是评估慢性胰腺炎患者疼痛严重程度和性质的工具较为有限 [9]。

39.2　手术治疗的适应证和禁忌证

一般来说，适合手术控制慢性胰腺炎疼痛的有利因素包括患者的预期寿命较长、共存病较少、预期手术病死率较低及要求选择单一持久的治疗干预措施 [1]。相反，适合非手术方式控制慢性胰腺炎疼痛的因素包括患者预期寿命较短、共存病较多、手术可行性较低（如门静脉高压及其相关的腹部静脉曲张）和预期手术病死率较高。

慢性胰腺炎患者手术治疗最常见的适应证是疼痛。尽管慢性胰腺炎存在多种疼痛机制和不同的治疗方式，但有两种常见的临床情况适合外科手术处理 [10-11]。第一种是梗阻性胰腺疾病，即结石和（或）狭窄导致胰管阻塞并伴有高压和扩张，这些患者通常存在进食后疼痛加重，并可从减压治疗中获益；第二种是炎性肿块，通常发生在胰头部，通常表现为持续性疼痛进行性加重，这种情况需要考虑是否为潜在的胰腺癌，这部分患者往往通过手术切除获益。值得注意的是，全胰腺切除术消除炎性肿块转为恶性的风险。手术治疗的其他适应证包括继发性纤维化狭窄和（或）肿块占位效应（如假性囊肿）引起的胃、十二指肠和胆道梗阻。在手术的同时分别行膀胱 - 空肠吻合、胃 - 空肠吻合和胆总管 - 空肠吻合可以解决这些并发症。内镜治疗失败本身（包括冲击波碎石术、胰管扩张术和胰管支架植入术）并不是手术治疗的适应证或禁忌证。令人担忧的是，内镜的多次尝试治疗可能会推迟缓解疼痛的手术，而手术不应该被认为是“最后的治疗手段”。许多人认为通过内镜胰管支架植入减压缓解疼痛是手术减压治疗的相对适应证 [12]。没有任何其他症状或并发症，而仅有胰腺外分泌或内分泌功能不全并不是手术的指征，因为这些患者可以通过胰酶替代和胰岛素进行治疗 [13]。

除了患者共存病较多和生理储备有限外，

还存在一些手术治疗的禁忌证。对于继发于门静脉/肠系膜上静脉血栓的门静脉高压患者可以进行慢性胰腺炎的手术治疗，但应谨慎[14-15]。中枢神经过敏降低了任何止痛治疗的成功率，但不是手术治疗的绝对禁忌证[16]。如果在这种情况发生之前提供手术治疗，手术治疗会更成功。持续酗酒是手术治疗的绝对禁忌证，但这方面伦理是存疑的，因为即使这种情况下仍有一些有益的证据。

39.3 诊断检查

患者在被诊断为慢性胰腺炎之前通常会经历数月或数年的症状，这可能对他们的身体、心理和营养状态造成影响[17-19]。慢性胰腺炎也可能与其他需要干预的共存病相关，每个诊断慢性胰腺炎的病因可能都需要具体的管理。因此，在计划手术之前，彻底询问病史、查体和进行适当的检查是至关重要的。辨别有无药物滥用，特别是酒精，一旦发现应转给合适的药物和酒精成瘾服务机构。病史应包括对疼痛类型的全面评估[9, 20]。这将有助于确定适当的干预措施，并确定这些干预措施是否成功。胰腺的内分泌和外分泌功能测定应定量[1]。实验室检查应包括常规项目，除此之外，还应包含胆汁淤积指标、肿瘤标志物和营养指标。25% ~ 30% 的慢性胰腺炎患者存在低体重，另有更高比例的患者存在特定营养素缺乏（如脂溶性维生素），在考虑手术治疗疼痛时应注意解决营养不良的问题[17-19]。

影像学在慢性胰腺炎手术治疗中起着重要作用。这包括影像学上胰管和血管的识别，以及可能影响手术的局部并发症。超声能够发现胰腺实质和胰管钙化，但钙化程度和疼痛及胰腺功能受损的严重程度没有相关性[21]。必须仔细充分检查慢性胰腺炎中的任何潜在肿块，这通常需要影像学引导下的活检，最好使用 EUS，以排除恶性肿瘤的可能[1, 22]。横断面成像是评估胰腺的金标准，CT 和 MRI 提供的信息可以准确地发现胰腺和胰周的形态学变化[23]。胰腺 CT 检查能提供胰周血管的详细信息，对于鉴别肿块具有良好的分辨率[24]。它对胰腺内的钙化也很敏感。MRI 能更好地显示主胰管和分支胰管[23]。促胰泌素刺激 MRI 能引起胰管扩张，从而可以发现更细小的胰管病变，如狭窄。如果疼痛与胰管扩张相关，它也有助于识别梗阻性胰腺疾病[25]。^{18}F-FDGPET 可能有助于区分胰腺癌和肿块型慢性胰腺炎，尽管这仍是不确定的[26-27]。胰管的检查结果包括直径、有无结石或狭窄和有无炎性肿块，最终将指导是否应进行引流、切除或联合手术。

所有考虑手术干预的患者都需要多学科协作[28]，包括胃肠病学、放射学、疼痛医学、行为健康和对慢性胰腺炎感兴趣的营养专家。在开始慢性胰腺炎疼痛的外科干预之前，需要考虑的关键问题包括可能的疼痛机制及手术是否适合该机制。

39.4 最佳时机

观察性研究和临床试验都对慢性胰腺炎的手术时机进行了验证。观察性研究表明，早期接受手术（诊断后不到 3 年）的患者疼痛控制得更好和胰腺功能恢复得更好[29]。术后疼痛显著缓解的预测因素有疼痛持续时间为 3 年或更短，术前未使用阿片类药物，5 次或更少的内镜治疗[30]。ESCAPE 试验的早期结果表明，对于梗阻性慢性胰腺炎疼痛患者，与目前 step-up（含内镜）升阶梯治疗相比，早期手术能获得更好的疼痛控制和更少的干预次数，但 QOL 是相当的[31]。其他研究表明，早期手术可以更好地控制疼痛和改善胰腺内分泌和外分泌功能[29, 32]。这些得到荟萃分析证实的发现显示早期手术增加了疼痛完全缓解的可能性（相对风险 1.67），减少了胰腺功能不全的风险[33]。总体而言，现有的证据支持在需要每日服用阿片类药物和（或）出现胰岛素依赖之前进行手术干预[8，34]。有限的临床试验比较了手术和内镜治疗慢性胰腺炎疼痛，结果显示无论是短期预后还是长期预后，手术均具有明显优势[3，35-38]。尽管如此，在临床实践中，内镜仍常常作为患者和医师的首选干预措施，可能是因为其创伤较小。现在还需要在精选的亚组中开展进一步临床试验。

39.5 在选择手术时的临床考虑

慢性胰腺炎的外科治疗必须根据患者的特殊症状或并发症进行个体化调整。这有许多治疗目标，手术治疗目标可以不止一个。

- 减压以缓解胰管和（或）实质高压。
- 去除胰管内结石。
- 切除炎症肿块。
- 切除以防恶变。
- 切除恶性肿瘤。
- 切除慢性胰瘘或中断的胰管。
- 引流假性囊肿以缓解其对邻近结构的影响。
- 引流阻塞或狭窄的胆管。
- 引流狭窄或梗阻的十二指肠。
- 切断疼痛途径。

所选手术应解决每个患者的关键问题，同时降低病死率和提高长期生活质量。外科医师在选择手术前必须考虑下列具体问题。

- 疼痛通常是多因素的，有无证据表明疼痛是由胰管高压或炎症反应引起的？有无中枢神经过敏和慢性疼痛综合征的证据？
- 胰头、胰体 / 尾或整个胰腺病变是疼痛的始动因素吗？
- 胰头是否增大（≥ 4 cm）？在 ESCAPE 试验中，胰头肿大的患者随机接受 Frey 手术，而胰头未增大的患者则接受纵向胰肠吻合术[31]。
- 胰管是否扩张（至少 5 mm），以便降低胰 - 空肠吻合的风险[39]？
- 在手术治疗前或治疗时，有无需要处理的局部或远隔器官并发症？
- 如果肿块存在，是否为恶性肿瘤？有无恶化风险较高的变异慢性胰腺炎个体（如遗传性胰腺炎）？患者是否吸烟，这会增加恶化的风险？
- 是否患者已经患有胰岛素依赖性糖尿病，这使得胰腺实质保护可能没那么重要？
- 患者有无会影响其短期或中期预期寿命的共存病？
- 患者目前有无酒精或娱乐性药物依赖？这可能会影响他们医疗保健的管理能力？
- 是否存在局部血管并发症（如静脉血栓形成、狭窄或闭塞，动脉血栓形成或假性动脉瘤）？这些血管并发症是否限制了手术干预的选择，或者增加了特定手术的风险？

39.6 技术方法

慢性胰腺炎的手术治疗通常分为引流、切除或联合引流和切除。此外，还有其他的手术方式可以破坏疼痛传递路径，但不涉及胰腺手术。手术范围见图 39.1（文后彩图 39.1），预后汇总见表 39.1。

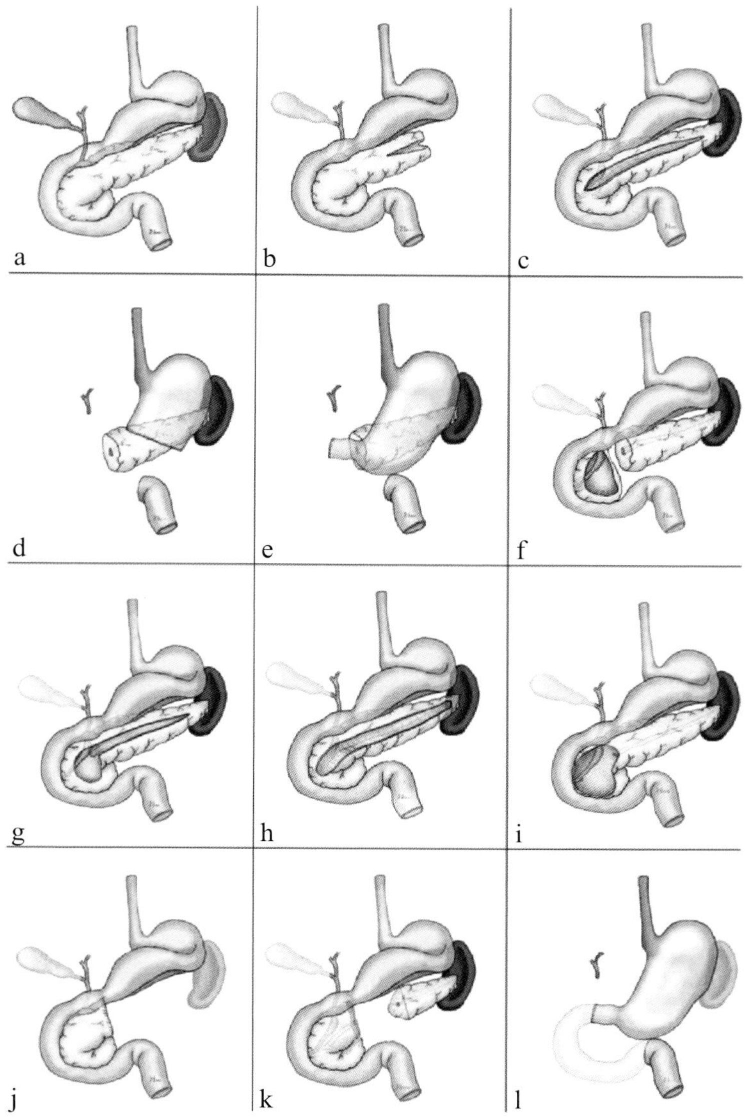

a. 正常胰腺；b.Puestow 式胰空肠吻合术切除范围；c.Partington-Rochelle 式纵向切开胰空肠吻合术；d.Whipple 式部分胰十二指肠切除术（经典）；e. 部分胰十二指肠切除术（保留幽门）；f.Beger 式 DPHHR；g.Frey 式 DPHHR；h.Izbicki 式 V 形切除；i.Berne 式 DPHHR；j. 胰远端腺切除术；k. 节段或中央胰腺切除术；l. 全胰腺切除术。DPHHR：保留十二指肠的胰头切除术。

图 39.1　慢性胰腺炎手术的示意

（资料来源：Kleef 等[79]。经 Deutscher ä rzte-Verlag 许可）

表 39.1　慢性胰腺炎疼痛的手术干预措施

手术	指征	发病率	死亡率	疼痛缓解率	内分泌功能不全	外分泌功能不全
引流术						
纵行胰肠吻合术（Puestow）	胰管扩张（5 mm），胰头无肿块	6% ~ 19%[40-43]	0 ~ 4.2%[40-43]	70% ~ 80% 5 ~ 10 年[8，44]	11% ~ 25%[42]	

续表

手术	指征	发病率	死亡率	疼痛缓解率	内分泌功能不全	外分泌功能不全
切除联合引流术						
保留十二指肠的胰头切除联合胰空肠端-端吻合术（Beger）	胰头炎性肿块（＞4 cm）伴胰管扩张（≥ 5mm）	19% ~ 32%[45-47]	＜ 1%[45-47]	80% 7 ~ 15 年[48]	10% ~ 26%[45-46，49-50]	10% ~ 34%[45-46，49-50]
改良的 Berne 式保留十二指肠的胰头切除联合胰空肠端-端吻合术	胰头炎性肿块（＞ 4 cm）无胰管扩张（＜ 5 mm）	16%[51]	1%[51]	55%[51]		
胰头纵向切开联合胰空肠吻合术（Frey）	胰头炎性肿块（＞4 cm）伴胰管扩张（≥ 5mm）	15% ~ 22%[45-47，52-55]	＜ 1%[45-47，52-55]	75% ~ 95%[45 ~ 47，52-55]	6% ~ 20%[45-47，52-55]	11%[45-47，52-55]
切除术						
胰十二指肠切除术（Whipple）	胰头肿块确诊或可疑为恶性肿瘤；胰头炎症性肿块伴十二指肠梗阻	16% ~ 53%[56-61]	0 ~ 3%[56-61]	34% ~ 100%[46，56-61]	12% ~ 48%[56-61]	25% ~ 51%[56-61]
胰腺远端切除术（保留或不保留脾脏）	孤立的胰体/尾部或胰腺狭窄伴远端腺体萎缩；胰腺远端肿块确诊或可疑为恶性肿瘤	15% ~ 35%[50，56，62-63]	0 ~ 5%[50，56，62-63]	55% ~ 81%[50，56，62-63]	38% ~ 69%[40，50，56，62-64]	29% ~ 47%[40，50，56，62-64]
全胰腺切除术（保留或不保留脾脏）	胰头炎性肿块（＞4 cm）伴实质萎缩及3c型糖尿病；慢性胰腺炎弥漫性小胰管病变伴3c型糖尿病	40% ~ 50%[65-67]	0 ~ 6%[65-67]	82% ~ 100%[65-67]	100%	100%
全胰腺切除术联合自体胰岛移植	慢性遗传性胰腺炎无恶性或糖尿病证据	40% ~ 50%[65-69]	2% ~ 8%[65-69]	82% ~ 100%[65，70]	20% ~ 100%[71-73]	100%

39.6.1 引流术

纵向胰空肠吻合术（Partington－Rochelle 或 Puestow）

Puestow 手术于 1958 年首次被描述[74]。这个手术的特点是在纵向切开胰体和胰尾后进行胰空肠吻合术，空肠从胰腺左侧套入。随后，Partington 和 Rochelle 将其改良为 Roux-en-Y 胰空肠侧-侧吻合术，Roux 袢从胰腺右侧套入[75]。Partington-Rochelle 的改良也被错误地认为 Puestow 手术。该手术能够对整个胰腺体部和尾部的胰管进行减压，但不能处理胰腺头部和钩突部的疾病。它最适合用于胰管扩张的患者。

39.6.2 切除联合引流术

39.6.2.1 保留十二指肠的胰头切除术联合胰空肠端 - 端吻合术（Beger）

在仔细分析了动物模型中胰腺的血管供应后，Beger 在 1972 年进行了第一次保留十二指肠的胰头切除术，尽管他直到 1980 年才公布了他的研究结果，那时他已经进行了 52 次这样的手术 [76]。在这个手术中，胰颈部被分割，除沿十二指肠内侧的一小边缘，胰头实质被切除。胆总管被保留或通过胆总管胰吻合术减压。当存在狭窄或结石梗阻时，胰腺远端内的导管被纵向切开探查。残端胰腺行胰空肠吻合术，残余头部和十二指肠行胰空肠吻合术。有证据表明，5 年内 80% ~ 85% 的患者的疼痛得到缓解 [77]。

39.6.2.2 改良的 Berne 式保留十二指肠的胰头切除联合胰空肠端 - 端吻合术

Gloor 于 2001 年首次描述，这种改良不需要切除胰颈，允许进行一次胰空肠吻合术 [78]。有证据表明，在缓解疼痛方面与 Beger 手术一样有效，但减少了失血量 [79]。

39.6.2.3 胰头纵向切开联合胰空肠吻合术（Frey）

该手术由 Frey 和 Smith 在 1987 年首次描述，包括分离胰头，包含整个头部周围的胰腺边缘和钩突 [80]。纵向打开胰管远端，延伸到胰头部。胰颈保持完整。避免突破胰腺后纤维化的“囊”，为了达到这一点，切除应限制在开放胰管的后壁 [52]。打开钩突处的胰管和副胰管以保证钩突和胰头背侧的引流。然后采用 Roux-en-Y 胰空肠侧 - 侧吻合术进行重建。如果需要，减压胆管可以在胰头部进行胆总管胰管吻合术，或在同一 Roux 袢上进行单独的胆总管空肠吻合术。后来 Frey 描述了对该手术的进一步改良，在没有结石和狭窄的情况下，避免在胰体和尾部纵向打开胰管，只需要分离胰头部 [81]。

39.6.2.4 Hamburg 对 Frey 术的改良

Hamburg 术是对 Frey 术的改良，由 Izbicki 描述（通常称为 Izbicki 术），包括了更广泛的胰头切除和沿胰管纵向的胰腺腹侧三角楔形切开 [82]。这种方法适用于小胰管疾病，有限的证据表明它可能具有相当比例的疼痛控制。

39.6.3 切除术

39.6.3.1 胰十二指肠切除术（Whipple）

慢性胰腺炎的切除手术主要集中在胰头，因为这是大多数压迫性并发症发生的位置 [1]。胰十二指肠切除术是由 Whipple 在 1935 年首次描述，从 20 世纪 70 年代开始用于控制慢性胰腺炎的疼痛 [49]。然而，由于围手术期的病死率高达 30%，该手术在慢性胰腺炎中的应用初期发展缓慢 [83]。在过去的 20 年，胰腺手术在技术和围手术期管理方面都变得更加标准化，这使得高手术例数中心的胰十二指肠切除术后病死率低于 5%，70% ~ 90% 的患者的疼痛得到了持续缓解 [57，84]。随着时间的推移，该手术得到了改良，包括保留幽门 [85] 和胰 - 肠吻合的变化 [86-87]。

39.6.3.2 胰腺远端切除术（保留或不保留脾脏）

胰腺远端切除术的适应证是胰腺颈部或体部的节段性炎症，导致胰腺左侧慢性病变 [88]。有时它也适用于胰管中断综合征的治疗。要想获得明显和持久的疼痛缓解，残留胰腺必须基本正常，且没有任何炎症的迹象。该手术可采用开放、腹腔镜或机器人的方式 [89-90]。总的来说，胰腺远端切除术会使 60% 的患者得到长期疼痛缓解，手术失败的原因可能是手术残留的胰腺主要部分没有治疗，而这部分胰腺组织可能会继续出现症状。

39.6.3.3 全胰腺切除术（保留或不保留脾脏）

第一例成功的全胰切除术由 Priestly 在 1944 年报道 [91]。该手术会导致胰腺内分泌和外分泌功能不全（3c 型糖尿病）[92]。直到最近，3c 型糖尿病仍是全胰切除术后发病和死亡的主要病因，所有术后晚期的死亡病例中有一半源于医源性低血糖 [93]。近年来，由于对这一点的深刻理解，胰腺内分泌和外分泌替代治疗得到很好的执行，因此死亡的病例很少 [92]。

39.6.3.4 全胰腺切除联合自体胰岛移植术

该手术包括全胰腺切除术和将收集到的胰岛细胞通过门静脉循环植入肝脏。该手术通常考虑用于轻症的遗传性胰腺炎患者，也可用于弥漫性慢性胰腺炎不伴胰管扩张和对其他治疗方式无反应的致残性疼痛患者 [94]。

39.6.4 去神经手术

39.6.4.1 腹腔神经丛阻滞

该治疗最好由 EUS 执行 [95]，但它可在胰腺手术中完成 [96]。为达到这一目的，将局部麻醉药物（如 1% 利多卡因 20 mL）与 20 mL 95% 乙醇混合注入腹腔干两侧的主动脉旁软组织。腹腔神经丛阻滞仅在数周至数月内有效，是一种较差的长期疼痛管理策略 [97]。尽管它可以重复，但随着注射组织的逐渐瘢痕化，意味着它变得越来越无效，应将其留给预期生存率较低、不用考虑更确定性干预措施的患者 [1]。

39.6.4.2 交感神经切除术

腹部交感神经切除术治疗慢性胰腺炎相关疼痛由 Ray 于 1949 年首次描述 [98]。这种方法发展到包括胸腔镜内脏切除术 [99]。这里交感神经的内脏分支（大、小、最小）分布在胸壁后外侧，一侧或两侧。虽然短期结果显示疼痛显著减少，但中长期随访结果令人失望，因为大多数患者在 12 个月后恢复到基线疼痛评分和同样的阿片类药物用量 [100]。

39.7 手术干预的窍门和技巧

（1）试验性支架植入可用于确定胰管减压能否减轻餐后疼痛。如果可以，那么减压手术更有可能获得症状上的改善。

（2）术前可以放置支架以便识别胰管，当患者的临床症状与胰管或腺体高压相符时，即使胰管仅轻度扩张也可进行早期手术干预。

（3）如果考虑手术治疗胆道梗阻，那么应避免术前植入胆道支架，除非存在胆管炎或手术不能及时进行，因为胆道支架植入与术后感染的高发生率相关 [101]。

（4）胰头炎性肿块导致的胰管阻塞患者，疼痛很少能通过单纯的引流手术得到改善，应考虑行保留十二指肠的胰腺切除术 [102]。

（5）因胰头、胰颈部炎症压迫门静脉可以通过分割胰腺颈部 [103] 的手术来治疗。在临床实践中，治疗这种情况 Beger 术比胰十二指肠切除术的病死率低，应作为首选。

（6）手术治疗需包括疼痛科专家，因为大多数因疼痛而做手术的患者不愿意使用阿片类药物，而他们的术后疼痛管理是复杂的。患者必须明白术后疼痛控制可能暂时恶化，也可能受到胃肠功能变化的影响。

（7）对手术后疼痛反应良好的患者，如果有明确的指征（例如，没有充分减压的钩突或尾部炎症），可考虑再次手术。但是，在没有纠正并发症的情况下，术后持续疼痛患者不太可能接受进一步的手术干预 [104]。

39.8 预后和术后生活质量

疼痛是衡量手术对慢性胰腺炎影响的主要预后指标。一项欧洲队列研究发现，通过中位数为 63 个月的随访，68% 接受慢性胰腺炎手术的患者疼痛完全或几乎完全缓解 [8]。持续疼痛的危险因素是术前每日使用阿片类药物和术前大量的内镜干预[30]。慢性胰腺炎患者的QOL需要通过一系列工具进行评估，包括医疗结果短期健康调查（SF-12和SF-36）、胰腺炎生活质量工具（PANQOLI）和欧洲癌症研究和治疗组织的生活质量问卷（EORTC QOL Q30）[2]。慢性胰腺炎术后的胰腺功能测试显示，与胰十二指肠切除术相比，Frey术后保留的功能较多[105]。长期数据显示，各种形式的保留十二指肠的胰腺切除术后患者，在胰腺内分泌和外分泌功能方面没有差异[106-107]。

已经进行的临床试验，比较了内镜和手术治疗疼痛，结果显示手术控制疼痛较好（32%～65% *vs.* 75%～86%）[37，108]。此外，手术与内镜治疗相比，手术为疼痛提供了更持久的解决方案，因为支架需要每3～12个月更换一次。临床试验比较了慢性胰腺炎的不同手术治疗方法[109-112]，并进一步进行了荟萃分析[107]。其中许多已经证明了胰十二指肠切除术和保留十二指肠的切除术（如Beger、Berne、Frey）具有相同的短期和长期结果。荟萃分析显示，与胰十二指肠切除术[48，113]相比，Beger式保留十二指肠的胰腺切除术后QOL改善和术后疼痛缓解效果更好。此外，由于保留十二指肠的手术可以缩短手术时间和住院时间，现在这些手术很受青睐。对于保留十二指肠的各种手术，没有发现任何单一的干预措施是有优势的。因此，外科医师根据他们的经验和培训来选择手术似乎是合适的。对于接受全胰切除术联合胰岛自体移植的患者，胰岛素的独立性会随着时间的推移而降低，1年时低至30%，8年时低至10%[94，114]。同样，荟萃分析表明术后1年无阿片的比率为63%[114]。这些发现显示全胰腺切除术加胰岛移植后，患者QOL有所改善。

一些证据表明，胰腺手术应该集中在高病例量的中心。目前指南建议，将每年完成11例以上的胰腺切除术作为高病例量胰腺中心的阈值[28]。但是，这一指标尚未在需要手术的慢性胰腺炎临床实践中得到验证。还应注意，对于实施手术治疗慢性胰腺炎的中心，建议在慢性胰腺炎诊断和管理方面进行多学科培训，积累经验。高病例量的中心更有可能建立和遵循规范化的患者诊治流程，进而降低死亡风险和提高疗效[115]。

39.9 随访

因慢性胰腺炎疼痛而接受手术的患者应持续随访，以筛查并发症（如胆道梗阻），监测慢性胰腺炎相关后遗症（如胰腺内分泌和外分泌功能不全），并对高危患者进行恶性转化的监测。一旦患者手术后康复，建议每6～12个月随访一次[1]。

39.10 结论

慢性胰腺炎疼痛的手术治疗具有重要的作用，它是内镜治疗的补充。选择正确的患者，在出现中枢过敏和麻药成瘾之前进行手术，选择最合适的手术方式，都是获得最佳结果的关键。

（周树生译，张频捷审校）

参考文献

第 40 章　慢性胰腺假性囊肿的治疗方法：何时观察，何时及如何引流？

Shyam Varadarajulu

40.1　引言

在美国，急性胰腺炎是第三大常见的胃肠道疾病，每年有超过 275 000 人次住院治疗 [1]。胰腺假性囊肿是急性和慢性胰腺炎的一个众所周知的后果 [2]。假性囊肿发生在胰腺炎的 6% ~ 34% 的病例中，但只有一部分人有症状，大部分自行缓解 [3-5]。内镜引流已成为许多中心的标准治疗方法，与外科胰腺囊肿胃造瘘术相比，它具有相近疗效，住院时间更短，不良事件更少，对身心健康更好，且价格低廉 [6-7]。本章重点介绍了胰腺假性囊肿的治疗策略。它提供了当前定义的背景及干预的适应证和时机，并描述了各种引流技术、不良事件和术后管理。

40.2　假性囊肿的定义

修订后的亚特兰大分类系统将在间质水肿性胰腺炎前 4 周内发生的无坏死且无明确包裹的急性积液定义为急性胰周积液 [8]。这种急性积液通常在 4 周后成熟为假性囊肿（图 40.1）。由于治疗结局不同，区分假性囊肿和包裹性坏死很重要。虽然大多数假性囊肿可以在一次治疗过程中通过内镜下经囊壁引流完全成功，但包裹性坏死需要多次治疗，包括内镜下坏死切除术或辅助干预，如经皮引流或 VARD 术 [9]。评估胰腺液体积聚（pancreatic fluid collection，PFC）最常见的初始成像模式是腹部造影 CECT，因为它容易获得，相对便宜，并且可以确定是否存在坏死。

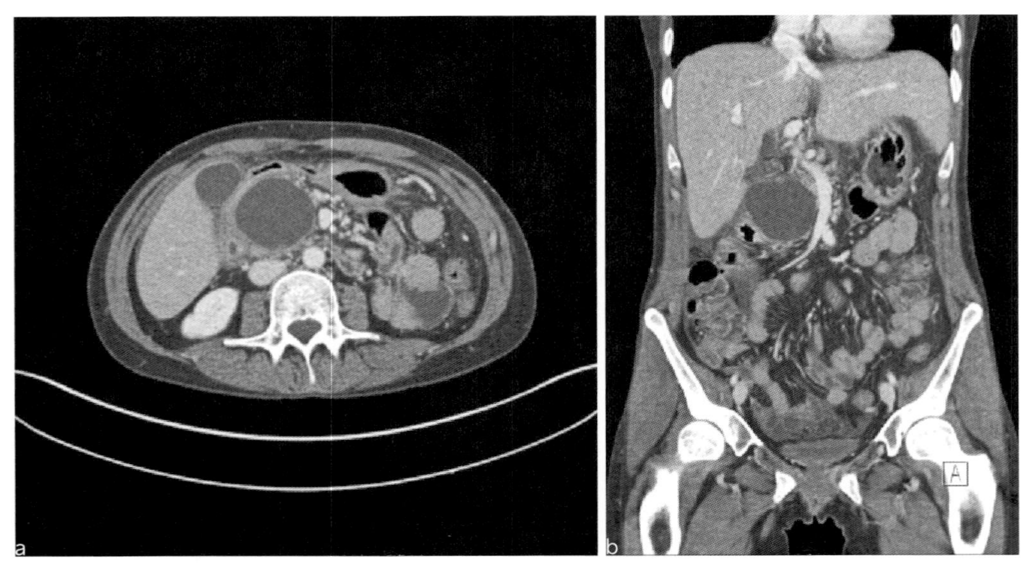

图 40.1　腹部 CT 横断面视图（图 a）和冠状位视图（图 b）显示一个巨大的充满液体的假性囊肿，不伴有周围坏死或胰腺周围炎症
（资料来源：Shyam Varadarajulu 提供）

MRI 对于 PFC 中的内容物和胰腺导管完整性的评估可能更敏感[10]。

40.3 何时观察或引流

仅有症状、假性囊肿迅速扩大或因感染性假性囊肿而出现全身性症状、经过医疗处理并未改善者才需要进行引流[11]。如果患者符合引流标准，下一个问题是干预的时机。在胰腺炎发作后的前 4 周内，PFC 的壁是不成熟的，因此如果允许，应暂不引流[12-13]，必要时使用止痛药、肠内营养和抗生素。早期保守措施失败的最常见原因是感染，可以通过放置经皮引流导管来控制。偶尔，如果胰管造影显示胰导管泄漏，可在 ERCP 中放置经十二指肠乳头支架来治疗较小的 PFC[14]。病程 3 ~ 4 周后，如果 PFC 黏附着或靠近胃或十二指肠肠壁，大多数未成熟的 PFC 会被包裹起来，则首选行内镜引流。

40.4 重要的术前注意事项

在进行干预之前，应回顾临床病史、横断面影像学资料和实验室检查结果，并对胰腺进行彻底的 EUS 检查，以确定合适的适应证并优化安全性。如果国际标准化比率和血小板计数异常，应分别纠正到低于 1.5 和高于 50×10^9 /L[15]。抗凝和抗血小板药物的围手术期管理类似于其他高危内镜手术，如黏膜切除术和胆道括约肌切开术[16]。该手术通常在患者全身麻醉下进行，以降低误吸的风险[17]。预防性使用广谱抗生素可以降低感染的风险[18]，我们建议术前一次性静脉给予环丙沙星 400 mg，并继续口服抗生素 3 ~ 5 天[19]。在横断面影像学研究中，评估假性囊肿与胃肠道的关系，侧支血管的分布，胰腺积聚物的位置，以确定内镜引流的潜在路径。未成熟的假性囊肿壁较薄，与胃肠道腔黏附较差，应避免引流，以降低穿孔的风险。超声探头和假性囊肿之间排除脉管系统可降低出血风险。此外，重要的是从尽可能靠近探头的有利位置接近假性囊肿，优选小于 10 mm，以降低穿孔或渗漏的风险。一些假性囊肿可能延伸至下腹或盆腔，可能需要双模态（内镜 + 经皮）引流以获得治疗成功。最后，胰腺囊性肿瘤、重复囊肿和实体肿瘤坏死可以在横断面成像上模拟假性囊肿，因此需要通过超声排除。假性囊肿也可能继发于胰腺实性肿瘤或导管内乳头状黏液瘤[20-21]；这些疾病可能需要辅助治疗，应尽可能预先考虑诊断和治疗计划。

40.5 手术过程：如何引流？

假性囊肿可以在 EUS 引导下引流，也可以使用无 EUS 引导下的前视或侧视内镜引流，称为传统透壁引流（conventional transmural drainage，CTD）。

40.5.1 传统透壁引流

内镜下可见隆起且进针点无明显血管损伤的情况下 CTD 是一种安全有效的技术。在一项对 99 名患者进行的前瞻性对照研究中，患有假性囊肿的患者行 CTD，与未接受 EUS 引导的患者相比，治疗成功率和不良事件发生率没有显著差异[22]。两项比较 EUS 与 CTD 治疗膨出性假性囊肿的前瞻性随机试验确定了两种方法的等效性，但是，对那些没有可见膨出的假性囊肿，传统引流方式不可行，需要进行 EUS 引导[19, 23]。此外，较小的假性囊肿和位于胰腺尾部的假性囊肿需要 EUS 引导才能引流，因为它们很少引起肠管压迫[20]。CTD 在前视治疗性内镜或侧视十二指肠镜引导下进行（图 40.2，文后彩图 40.2）。在内镜凸起上方目测选择进入点，使用细针导管进入假性囊肿。一旦目测确认成功

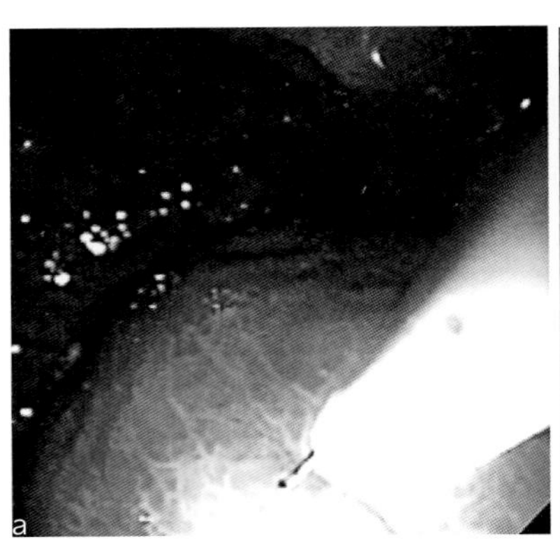
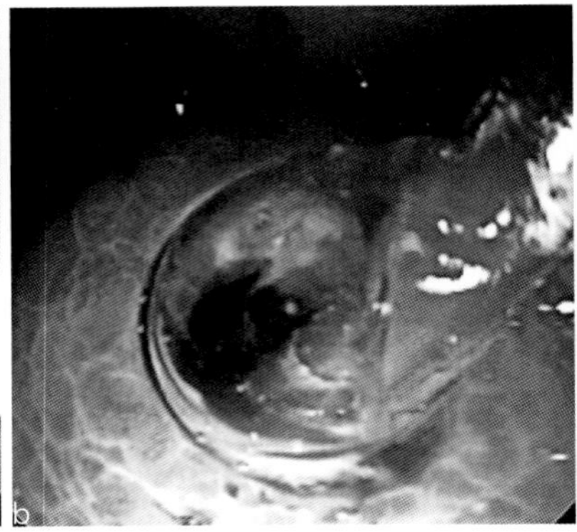
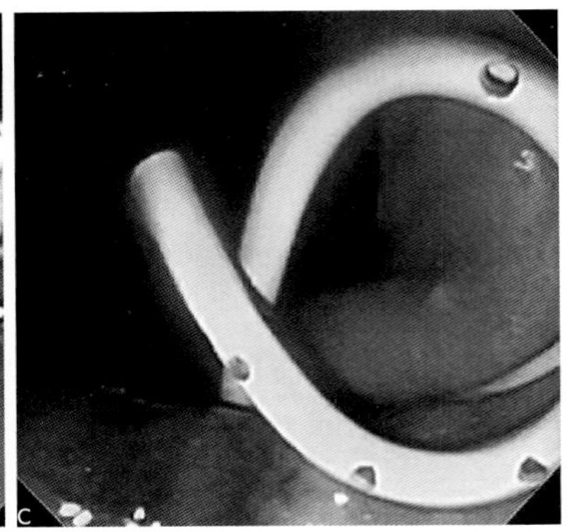

图 40.2 通过针刀烧灼术（图 a）、透壁扩张术（图 b）和塑料支架植入术（图 c）对胰腺假性囊肿进行常规透壁引流
（资料来源：Shyam Varadarajulu 提供）

进入囊肿，将导丝缠绕在假性囊肿腔内，将囊肿内容物引流到胃肠道腔或通过导管抽吸囊液。然后使用球囊导管将透壁通道扩张至 10 ~ 15 mm，并放置一个或两个双尾塑料内支架。CTD 的主要优点包括治疗性胃镜或十二指肠镜的工作通道直径更大，抽吸能力更强，内镜灵活性更强，与 EUS 相比内镜的视觉效果更好。

40.5.2 超声内镜引导的引流

即使在没有可见的内镜隆起的情况下，EUS 也能显示假性囊肿并为假性囊肿提供路径。此外，在实时超声引导下执行整个手术的成功率和安全性得到明显的提高。目前有两种方法用于 EUS 引导的假性囊肿引流：使用塑料支架的多步骤技术和使用腔内金属支架（lumen-apposing metal stents，LAMS）的单步骤技术。

40.5.2.1 使用塑料支架的多步骤技术

第一步：路径。在 EUS 引导下，使用 19 号 FNA 针穿刺假性囊肿囊壁。抽吸液体样本，以排除感染（培养、革兰染色）和确认诊断（肿瘤标志物、细胞学、生化）。用一根 0.025 英寸或 0.035 英寸（0.635 mm 或 0.889 mm）的导丝穿过针头并盘绕在囊肿腔内。EUS 使用小型可视化内镜，荧光镜引导有助于评估囊肿腔内导线的长度、方向和卷曲程度。

第二步：透壁通道扩张。最初的透壁通道扩张是通过机械或电烙术进行的。非烧灼的分级扩张需要使用 ERCP 套管依次将导管扩张至 4.5 ~ 10.0 Fr，直到其足够宽，以供扩张球囊通过。使用电灼术进行的透壁通道扩张使用针刀导管或 6 ~ 10 Fr 膀胱镜。在初始扩张后，使用径向扩张球囊进一步扩张至 6 ~ 15 mm。虽然尚未正式研究更大的球囊膨胀对引流效果或不良事件的影响，但假性囊肿一般不需要扩张超过 10 mm。

第三步：支架放置。由于囊肿内容物密度较低，假性囊肿引流通常可以通过一个透壁通道放置一个或多个 7 Fr 或 10 Fr 双猪尾塑料支架来完成（图 40.3，文后彩图 40.3）。在一项对 117 例单纯性假性囊肿的患者在 EUS 引导下使用塑料支架引流的研究中，总的治疗成功率为 98.3%。87.2% 的患者需要一次干预，11.1% 的患者需要多次干预，1.7% 的患者治疗失败[24]。接受 7 Fr 或 10Fr 支架的患者，以及使用一个或多个支架的患者，治疗成功所需的干预次数的中位数相近。在多变量分析中，校正了假性囊肿的大小、位置、引流方式、是否插入胰管支架和肠管压迫等因素之后，支架的型

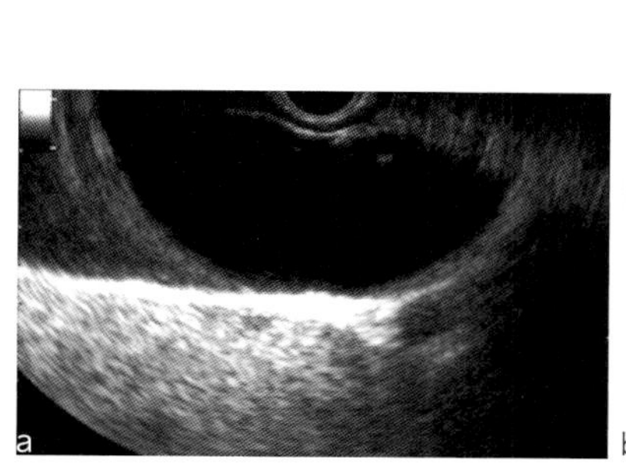
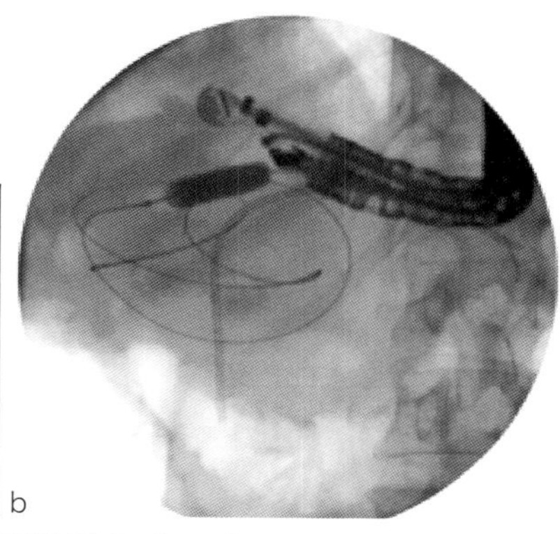
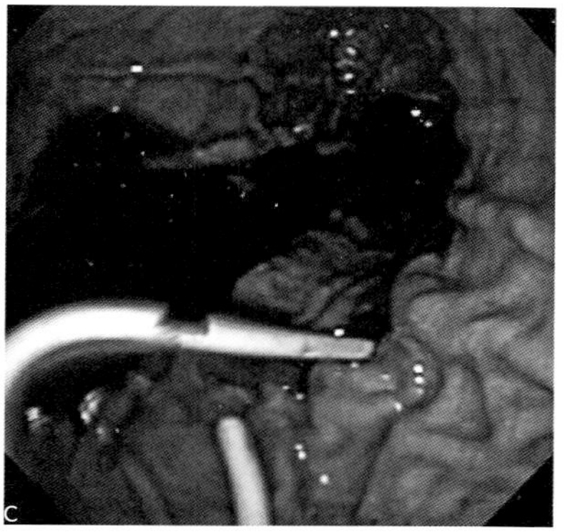

图 40.3　EUS 引导下胰腺假性囊肿引流（图 a），无絮状物，然后通过导丝和透壁球囊扩张（图 b），放置第 1 个 7Fr 双猪尾塑料支架（图 c）
（资料来源：Shyam Varadarajulu 提供）

号和数量与治疗成功所需的干预次数无关。

40.5.2.2　使用 LAMS 的单步骤技术

人们对放置 LAMS 进行假性囊肿引流越来越感兴趣，因为该技术比放置多个塑料支架要容易得多。LAMS 完全覆盖一个宽腔（直径 8 ~ 16 mm），以加快囊肿内容物的引流，并在两端设置双侧凸缘，以减少支架移位的风险。LAMS 可以配备或不配备电灼增强输送系统。

超声引导非电灼增强引流系统 使用 19 号 FNA 针穿刺假性囊肿，通过针插入导丝，环绕在腔内。然后，首先使用 ERCP 套管、细针导管或膀胱镜，通过导丝依次扩张透壁通道，再使用 4 ~ 6 mm 的扩张球囊，最后将输送系统上的 LAMS 通过导丝插入假性囊肿腔内。首先在内镜超声引导下放置远端凸缘，然后在内镜超声或内镜直视下放置近端凸缘。

电灼增强引流系统在内镜引导下，使用支架输送系统的电灼增强尖刀直接穿刺假性囊肿，而不需要导丝。再将输送系统推进到 PFC，首先在内镜超声引导下放置远端凸缘，然后在内镜超声或内镜直视下放置近端凸缘（图 40.4，文后彩图 40.4）。

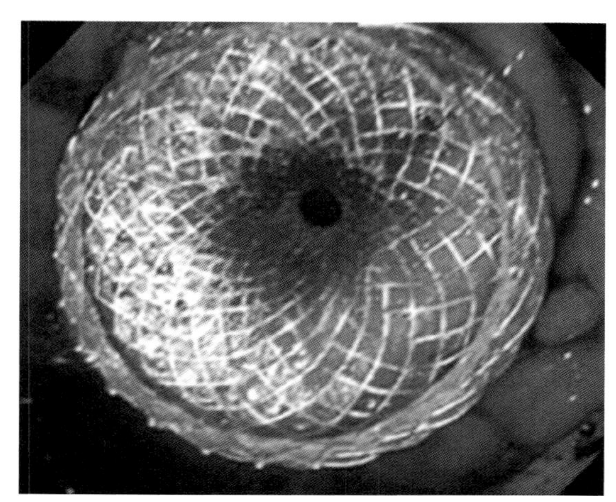

图 40.4　对 LAMS 经胃进行假性囊肿引流时的内镜视图
（资料来源：Shyam Varadarajulu 提供）

40.5.3　特别注意事项

40.5.3.1　胰管中断综合征

胰管中断综合征是指主胰管完全破裂，从而导致可存活的上游远端胰腺腺体与下游的主胰管断开。因此，有症状的假性囊肿可在断开的腺体中形成。透壁假性囊肿引流允许离断的胰腺段通过旁路肠管引流到胃肠腔。在一项针对 46 名成功透壁引流患者的随机对照试验中，与将透壁支架留在原位相比，支架取出与较高的复发率相关（38.4%*vs*.0）[25]。这表明，即使在假性囊肿消退后，透壁支架也可以作为破裂的胰管和消化道之间的通道。因此，我们建议为假性囊肿引流放置永久塑料支架，以降低长期复发的风险。

40.5.3.2 假性囊肿的导管通路

如果假性囊肿与主胰管连通，则可通过大乳头或小乳头放置假体，形成阻力最小的路径，以便于分泌物通过乳头孔排出（图 40.5）。目前的证据表明，单纯经乳头引流术对于沟通直径小于 6 cm 的小假性囊肿是安全有效的，如果导管破裂是局部的，并通过囊内假体桥接，效果最好[26]。胰腺支架术的最佳持续时间尚不清楚，因为较短的持续时间与导管损伤的不愈合相关，从而增加复发的风险，而较长的支架植入持续时间与支架功能障碍和支架引起的导管狭窄相关。还需要考虑的是经十二指肠乳头支架植入后假性囊肿反复感染的风险。如果发现胰瘘，除跨壁支架植入外，建议放置桥接支架[14]。如果胰管完整或存在胰管离断综合征，且两者之间无通路，则不需要进行导管支架植入下游胰管和假性囊肿。

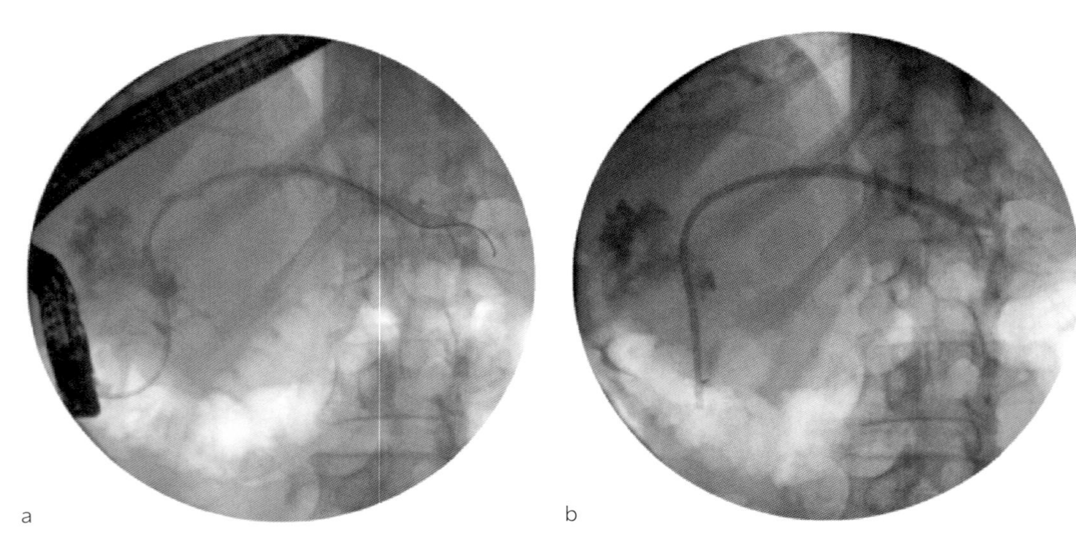

a. 经十二指肠乳头放置桥接支架；b. 进行处理。

图 40.5 胰管造影显示胰管外渗

（资料来源：Shyam Varadarajulu 提供）

40.5.3.3 多发假性囊肿

为降低反复感染的可能性，可同时引流多个大的假性囊肿。此外，如果囊肿较大，位于下腹部或盆腔，没有内镜辅助，则必须考虑放置经皮引流管，以缩短治疗和恢复时间。

40.6 术后护理

对于持续发生胰腺炎症的患者，特别是那些在减压后出现持续厌食症、体重减轻、腹痛、幽门或十二指肠狭窄的患者[27]，应开始进行肠内营养。低脂饮食可能适用于少量残余胰腺假性囊肿的患者。对使用塑料支架治疗的患者 6 ~ 8 周或使用 LAMS 治疗 3 ~ 4 周的患者进行腹部横断面成像，以评估治疗反应（图 40.6）。如果聚集物直径小于 2 ~ 3 cm，主胰管完整，则可取出跨壁支架。胰管中断综合征患者留置跨壁塑料支架，可以降低 PFC 的复发率[25]。

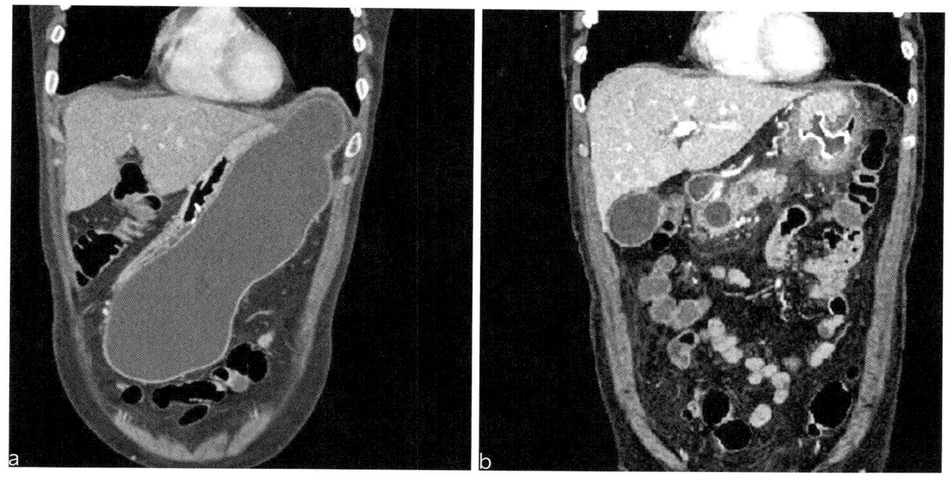

图 40.6　术前（图 a）和干预后（图 b）CT 显示一个 28cm×7cm 的巨大假性囊肿，放置贴壁金属支架后 3 周随访时囊腔消失

（资料来源：Shyam Varadarajulu 提供）

40.7　不良事件

报告的假性囊肿引流不良事件发生率在 2.5% ~ 20.0%。这些不良事件包括出血、穿孔、假性囊肿反复感染、支架侵蚀、移位和梗阻[28–30]。跨壁进入部位的出血可因无意中穿刺血管或经壁扩张发生。如果出血不能自行缓解或出血量增多，可以将膨胀球囊暂时重新充气以压迫出血部位，或放置金属支架进行持续压迫。假性囊肿减压时囊内压力突然降低可导致假性囊肿内易碎血管或假性动脉瘤出血。前瞻性研究表明，如果 LAMS 未及时清除，则会发生延迟性出血，我们建议在随访 CT 上确认假性囊肿消退后的 3 ~ 4 周取出[31]。假性囊肿反复感染的后果可能是严重的，必须通过最大限度的引流和冲洗限制风险，特别是当腔内含有絮状物时。游离穿孔可发生在腹膜后或腹膜间隙，黏附不良的风险最高。治疗（手术与内镜检查）取决于腹膜污染的估计程度及假性囊肿是否与胃完全分离。空气栓塞是一种罕见但致命的不良事件，充盈的静脉暴露于空气，产生了压力阶差导致空气进入血液，因此手术应使用 CO_2 气腹以减少意外和严重不良预后。

40.8　结论

内镜治疗在胰腺假性囊肿的治疗中是非常有效的，因此它是目前的治疗标准。然而，结果取决于正确的患者选择、手术指征、危险分层，最重要的是多学科团队协作。

（周树生译，杨翔审校）

参考文献

识别二维码查阅

第 41 章　慢性胰腺炎的血管并发症

Anil K. Agarwal，*Raja Kalayarasan*，*Amit Javed*

41.1　引言

慢性胰腺炎的特点是持续的慢性炎症，导致胰腺的永久性结构变化，内分泌和外分泌功能受损。虽然腹痛是最常见的临床症状，但在整个疾病进展过程中，许多患者会出现假性囊肿、胆道狭窄和胃流出道梗阻等并发症。慢性胰腺炎中的血管并发症虽然罕见，但治疗难度较大，可能会导致较高的病死率。慢性胰腺炎相关的血管并发症可大致分为动脉并发症和静脉并发症。假性动脉瘤是最常见的动脉并发症。静脉并发症包括内脏静脉血栓形成和门静脉高压。虽然出血是假性动脉瘤和内脏静脉血栓形成的主要表现，但内脏静脉血栓也会产生非出血性并发症，如肠缺血。

41.2　动脉并发症

据报道，1.3% ~ 10.0% 的慢性胰腺炎患者出现动脉并发症，假性动脉瘤占动脉并发症的大部分[1]。假性动脉瘤约占慢性胰腺炎出血并发症的 70%，据报道病死率为 15% ~ 50%[2]。介入放射学技术和仪器的进步导致了这一棘手并发症管理的模式转变。尽管血管内治疗现在被认为是一线治疗，但由于缺乏高水平证据，慢性胰腺炎相关假性动脉瘤的理想治疗策略仍存在争议。由于大多数患者需要紧急干预，进行前瞻性临床试验是一项挑战，目前的治疗策略主要基于单个研究机构的回顾性研究或有限的病例报告。

41.2.1　慢性胰腺炎中的假性动脉瘤

41.2.1.1　病理生理学

假性动脉瘤被定义为与破裂血管内腔相通的包膜血肿。与真正的动脉瘤相比，假性动脉瘤由三层动脉壁构成，由于内膜和中膜破裂而形成，并由纤维组织构成，没有任何上皮化壁膜[3]。假性动脉瘤形成的可能机制如下。

- 炎症和激活的胰酶活化蛋白水解酶破坏了动脉中膜的弹性纤维和平滑肌，并破坏了内膜层。
- 继发于复发性炎症的血管、微血管损伤导致血管壁弱化。
- 胰腺假性囊肿与胰周血管相通，是由于酶的消化作用将整个假性囊肿转化为大的假性动脉瘤。

在胰周血管中，脾动脉最常受到假性动脉瘤形成的影响，其次是胃十二指肠、胰十二指肠和肝动脉[1]。该区域很少有其他血管（胃右动脉、结肠中动脉等）受累。

41.2.1.2　临床特征

临床表现不一，有的从慢性胰腺炎成像评估中偶然发现无症状的假性动脉瘤，有的表现为致死性出血。最常见的症状是假性动脉瘤破裂导致的出血[2]。出血可发生在胰管或胃肠道，均表现为胃肠道出血，出血进入胰管表现为血性胰液。消化道出血与糜烂性胃炎或胃食管静脉曲张相关的出血表现相似，常见于慢性胰腺炎患者，从而导致假性动脉瘤的延迟诊断。假性动脉瘤破裂进入腹腔或腹膜后间隙表现为腹腔内或腹膜后出血伴低血压和休克。虽然腹痛是慢性胰腺炎患者的常见症状，但假性动脉瘤出血会增加疼痛强度。包囊性血肿很少会引起占位效应和梗阻表现，如胆管压迫引起的黄疸。

41.2.1.3 调查

出血性假性动脉瘤的早期诊断和定位是改善患者预后的关键。超声检查可以发现位于表面的巨大假性动脉瘤，表现为薄壁无回声改变。在多普勒超声心动图上，有一种特征性的“阴阳”波，这是血液在收缩期流入假性动脉瘤的囊腔，在舒张期流出的结果[4]。尽管超声经常被用作初步筛查，但受限于操作者水平，当肠道气体干扰和假性动脉瘤的位置较深时，其敏感度较低。腹部 CECT 和 CTA 是诊断假性动脉瘤及其解剖结构的最常用和最敏感的无创检查[3]。假性动脉瘤在动脉期表现为与起源动脉相邻的边界清楚的高密度囊性改变。一些较窄的假性动脉瘤造影剂流速缓慢，信号混杂，因此只能在静脉期看到。此外，腹部 CT 可以用来评估潜在慢性胰腺炎及其相关并发症。由于图像采集时间长，腹部 MRI 和磁共振血管造影（magnetic resonance angiography，MRA）不常用于评估假性动脉瘤。数字减影血管造影术（digital subtraction angiography，DSA）是金标准，因为它可以诊断成像中遗漏的假性动脉瘤，并可以进行治疗干预[4]。

41.2.1.4 临床管理

所有经影像学诊断的假性动脉瘤都需要治疗，无论大小，因为它们有很高的破裂风险，并且由于壁薄还可导致危及生命的出血。手术和非手术干预均可用于假性动脉瘤的治疗。非手术干预包括血管内、经皮和 EUS 介入治疗。随着介入技术和仪器的进步，非手术干预方案是大多数患者的第一条治疗路线[5-6]。在非手术干预中，血管内介入治疗因其成功率高而被频繁使用。

41.2.1.5 非手术干预

非手术干预的目的是通过降低假性动脉瘤内的流量（通过覆膜支架和弹簧圈实现）和诱导血栓形成（通过线圈和液体栓塞剂如胶水和凝血酶实现）来降低出血风险。可用于假性动脉瘤的血管内治疗方法如下。

- 使用瘤内填塞、三明治夹心技术或近端闭塞进行栓塞。
- 使用支架置入、支架辅助缠绕或球囊重塑技术治疗动脉瘤。

决定血管内入路类型的因素。

- 假性动脉瘤的大小。
- 假性动脉瘤颈部的宽度（窄或宽颈）。
- 动脉瘤的位置（靠近或远离动脉起源）。
- 动脉解剖（末端动脉或具有丰富侧支的动脉）。
- 动脉的重要性（可取缔或不可取缔的）。
- 患者凝血参数（正常或异常）。

动脉瘤内填充栓塞包括在同轴技术下用弹簧圈填充假性动脉瘤[5-7]。该技术适用于颈部狭窄的囊状假性动脉瘤，因为它允许线圈保留在囊内而不影响载瘤血管的通畅性（图 41.1）。三明治夹心技术指的是在假性动脉瘤颈部的近端和远端用弹簧圈闭塞，从而阻断假性动脉瘤的逆行充盈。由于慢性胰腺炎相关假性动脉瘤（如脾动脉、肝动脉和胃十二指肠动脉瘤）中常见的受累动脉具有良好的侧支循环，因此该技术优于单纯从动脉流入近端处闭塞的方法。图 41.2 描述了一例经血管内栓塞治疗的副肝左动脉假性动脉瘤的慢性胰腺炎病例。

对于颈部较宽且靠近动脉近端（如脾动脉或肝动脉）的假性动脉瘤，首选覆膜支架植入隔离假性动脉瘤。假性动脉瘤的支架隔离成功率超过 90%，载瘤动脉远期通畅率约为 85%[7-8]。然而，与放置弹簧圈相比，假性动脉瘤的血栓形成发生缓慢。在颈部较宽的假性动脉瘤中单独使用弹簧圈会导致弹簧圈从假性动脉瘤移位到载瘤动脉。支架辅助缠绕避免了弹簧圈被挤压到载瘤动脉中。在该技术中，裸金属支架最初放置

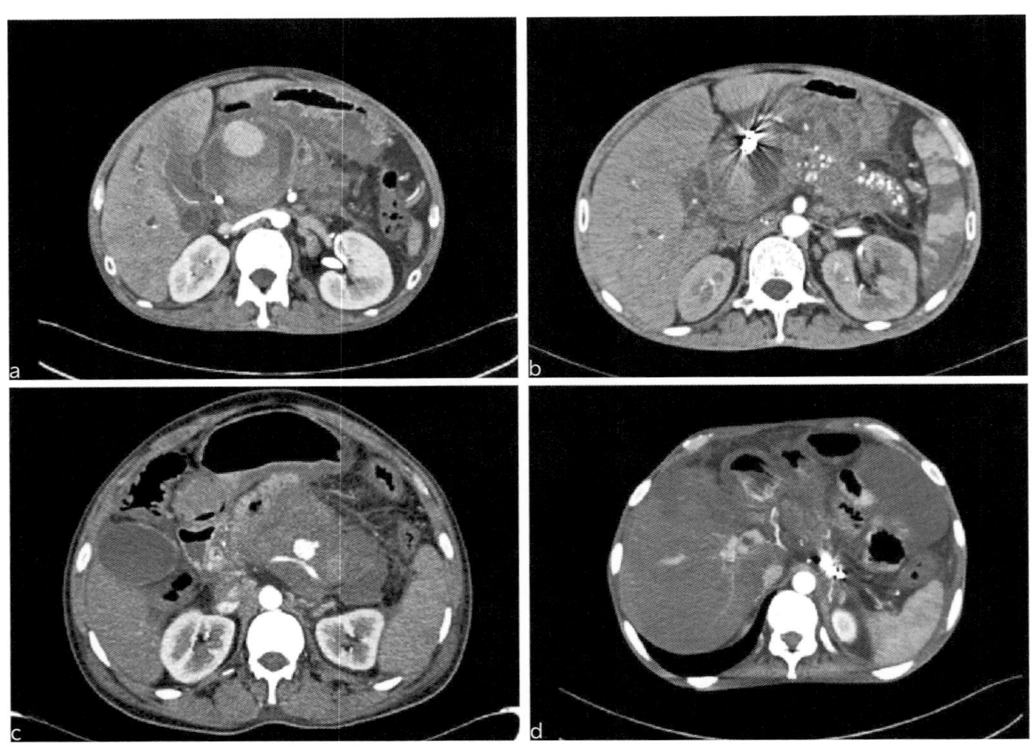

图 41.1　a、b. 胃十二指肠动脉假性动脉瘤栓塞前后；c、d. 脾动脉假性动脉瘤栓塞前后
（资料来源：Anil K.Agarwal、Raja Kalayarasan 和 Amit Javed 提供）

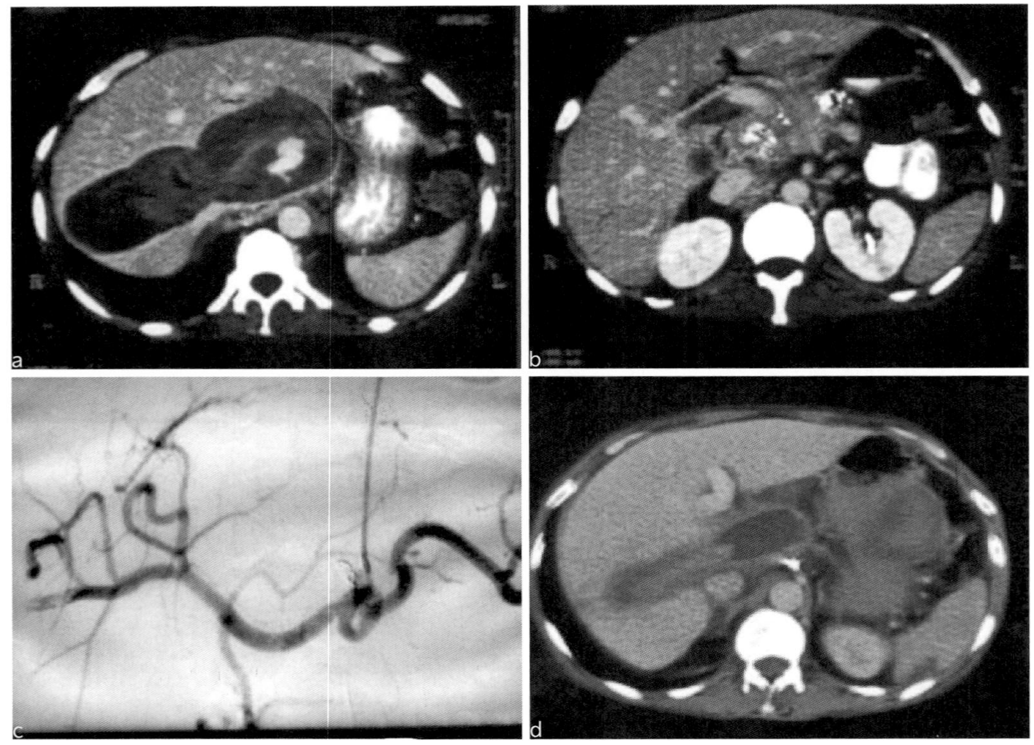

图 41.2　一例经血管内栓塞治疗伴有副肝左动脉假性动脉瘤的慢性胰腺炎病例
（资料来源：Anil K.Agarwal、Raja Kalayarasan 和 Amit Javed 提供）

在假性动脉瘤上[5-7]。通过支架中的间隙，导管尖端被放置在假性动脉瘤中，并用弹簧圈填充。球囊重塑技术也遵循类似的原理。一个球囊被放置在假性动脉瘤的颈部并膨胀，导管尖端通过球囊的侧面放置在假性动脉瘤中，并填充弹簧圈。

当血管内方法失败或技术上不可行时，通常使用凝血酶、胶水或弹簧圈经皮栓塞假性动脉瘤[5, 9]，在超声或CT引导下进行。使用经皮穿刺的先决条件是假性动脉瘤应被实体器官或支架结构包围，以防止注射过程中破裂。此外，囊颈应狭窄，以防止栓塞剂进入载瘤动脉[5, 9]。内镜方法用于超声检测到的假性动脉瘤。因此，超声引导的栓塞剂注射仅用于脾动脉和胃十二指肠动脉产生的假性动脉瘤[5, 10]。介入手术与穿刺部位、介入部位和栓塞后并发症相关[5]。恰当的穿刺和术后压迫可避免穿刺部位出现并发症，如出血、血肿和假性动脉瘤破裂。在介入部位并发症中，假性动脉瘤破裂是危及生命的并发症。其他并发症包括动脉夹层、非靶点栓塞和弹簧圈远端移位。血管介入手术处理破裂的假性动脉瘤可以通过用医用组织胶或明胶海绵堵塞破裂部位来处理。对于血流动力学不稳定的患者，经皮穿刺或内镜治疗时动脉瘤破裂需要立即进行血管内或外科治疗。

41.2.1.6 外科干预

随着非手术干预的进步，手术不再被认为是假性动脉瘤患者的首选治疗方式。手术作为一种主要的治疗方法用于非手术干预失败和血流动力学不稳定的患者[11]。然而，重要的是要了解慢性胰腺炎的特征是持续的炎症过程。尽管血管内和经皮入路治疗具有较高的初始成功率，但关于这些介入手术的远期预后，仅有有限的数据。此外，还缺乏精心设计的研究来比较假性动脉瘤的非手术和手术治疗的远期预后。从已发表的回顾性系列研究中明显的发表偏倚排除了对这一棘手并发症管理的明确建议。

一个可靠的方法是在最终手术治疗之前，将非手术干预作为临时程序来控制假性动脉瘤出血。对有明显胰腺炎症状的患者，放射介入治疗成功后行外科手术，这一决定相对简单。对于没有胰腺炎症状的患者，手术的决定应基于再出血的风险。假性动脉瘤与胃肠道的沟通和接触胰液均会增加再出血的风险，这些患者首选针对胰腺和假性动脉瘤的确切手术治疗。假性动脉瘤的外科治疗取决于动脉瘤的位置和胰腺炎的相关并发症，如假性囊肿[11-12]。对于位于脾动脉远端的假性动脉瘤，首选的外科治疗方法是胰腺远端联合脾切除术，并行胰头和胰体的胰管引流。对于位于胰头的胃十二指肠动脉或胰十二指肠动脉的假性动脉瘤，需要行胰十二指肠切除术，这与较高的发病率有关。研究表明，保守疗法在这些患者中是可行的，也是首选的。对于位于假性囊肿壁的胰头假性动脉瘤，采用经囊入路，打开囊肿壁，排出血栓，并直接缝合假性动脉瘤（动脉瘤内造影）[11-12]。对于胰头部的实质内假性囊肿，采用导管技术。这种技术指的是，在胰头部间断结扎胃十二指肠动脉，在胰体近端识别并打开胰管，在胰头部靠近假性动脉瘤的实质部分解剖胰管。打开动脉瘤囊，排出血栓，并进行动脉瘤内造影。假性动脉瘤的治疗路径见图 41.3。

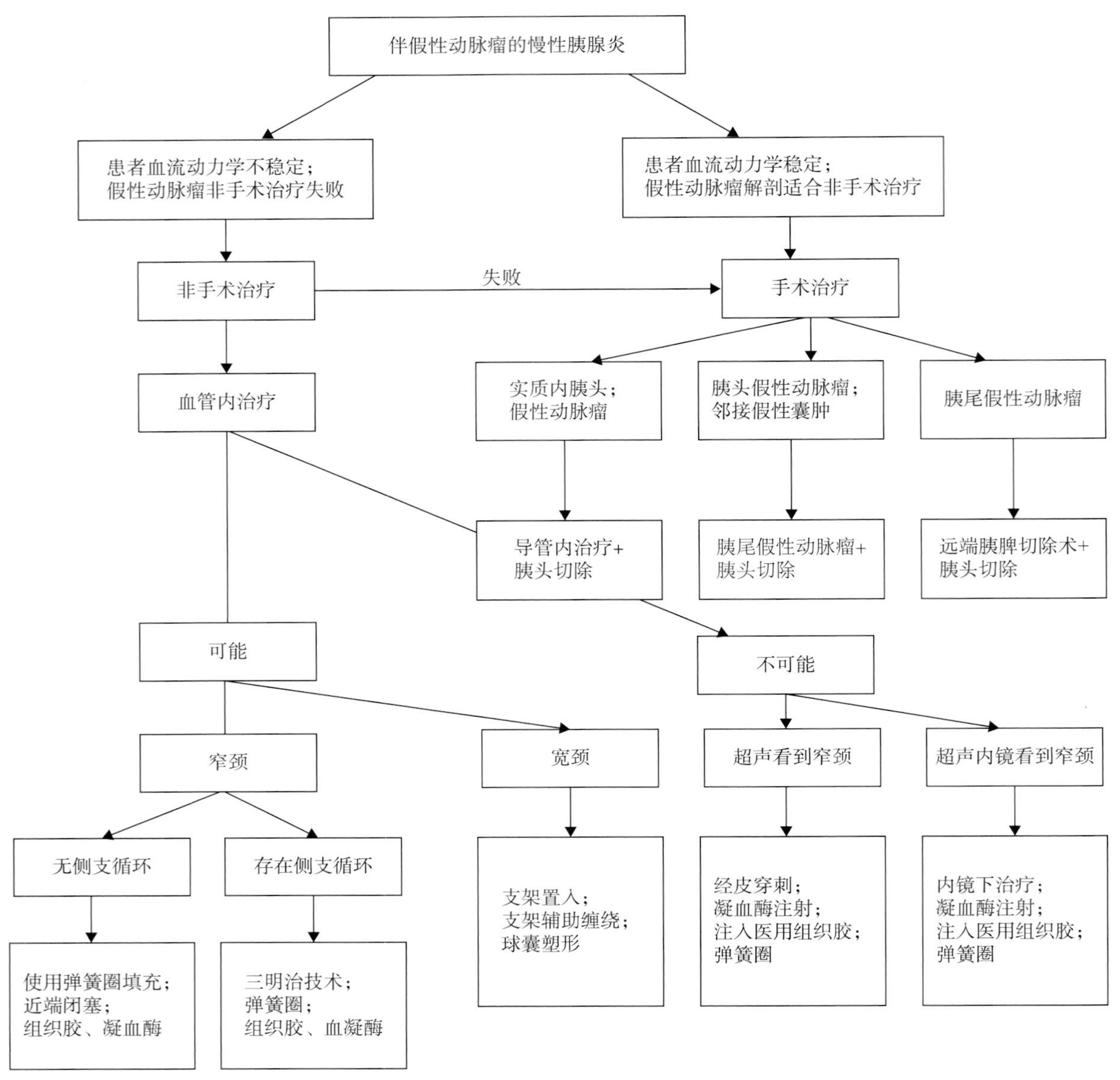

图 41.3　慢性胰腺炎伴假性动脉瘤的治疗路径

41.3　静脉并发症

慢性胰腺炎中的静脉并发症通常表现为实质脏器静脉血栓形成。由于发表文献来源不同，慢性胰腺炎患者静脉血栓形成的报告患病率为 3.0% ~ 41.7%，平均患病率为 11.6%[13]。在实质脏器静脉中，因为脾静脉靠近胰腺，脾静脉血栓形成是常见的，据报道患病率为 1.5% ~ 41.7%，平均患病率为 12.8%。1.5% ~ 4.0% 的患者脾静脉血栓可延伸至门静脉。肠系膜静脉血栓形成是罕见的，在 0.8% ~ 1.1% 的慢性胰腺炎患者中有报道[13]。这里重点讨论脾静脉血栓形成，因为这是慢性胰腺炎患者最常见的静脉并发症。

41.3.1　慢性胰腺炎中的脾静脉血栓形成

41.3.1.1　病理生理学

慢性胰腺炎中的静脉血栓形成归因于满足

Virchow 三联征中的两个，即血管内皮损伤和血流减少[14]。高凝状态作为 Virchow 三联征的第三个组成部分，继发于炎症因子，如 TNF-α、IL-1β 和 IL-6 介导，导致系统性凝血激活，血小板和富含纤维蛋白的凝血酶聚集，导致脾静脉血栓形成。由于脾静脉和胰腺紧密相连，慢性胰腺炎急性炎症的发作会导致内皮损伤，从而继发脾静脉炎。由于胰腺纤维化和假性囊肿压迫血管，内皮损伤合并静脉淤滞，因此易形成血栓。

脾静脉血栓形成影响了血液流入脾脏，所有血液都被迫从胃短静脉流到胃。因为这些患者的门静脉压力正常，所以进入胃的血液优先通过胃左（冠状）静脉或胃网膜弓流入门静脉循环。胃短血管和胃左（冠状）静脉 / 胃网膜弓之间存在小口径相连，随着血流增加而扩张，导致胃底沿着较大的曲线形成胃底静脉曲张。尽管胃底静脉曲张是左侧门静脉高压的典型特征，但由于胃左（冠状）静脉的引流部位不同，一些患者会出现食管静脉曲张。在 80% 的患者中，冠状静脉引流到门静脉或门静脉和脾静脉的交界处。然而，在 15% ~ 20% 的患者中，冠状静脉流入脾静脉[14]。在这些患者中，没有进入门静脉循环的优选减压路径。因此，到达胃底的血液被迫通过奇静脉系统排入全身循环，导致食管静脉曲张的形成。必须认识到，在典型的左侧门静脉高压症中，脾静脉血栓形成，门脉压力正常，压力增加仅限于门脉系统的左侧部分。

41.3.1.2 临床特征

慢性胰腺炎的临床表现（如腹痛、乳糜泻、糖尿病和体重减轻）仍然是大多数脾静脉血栓形成慢性胰腺炎患者的主要症状[15]。胃肠道出血和脾大是左侧门静脉高压症的典型临床特征。患有脾静脉血栓的慢性胰腺炎患者静脉曲张的总发生率为 53%[16]。大多数患者有胃静脉曲张（77%），其次是胃食管静脉曲张（20%）。孤立性食管静脉曲张不常见，仅有 3% 的患者报告[15-16]。左侧门静脉高压症患者胃食管静脉曲张继发胃肠道出血的风险是可变的，范围为 1% ~ 51%[17-21]。文献中报道的出血的可变风险排除了对这种情况的一致管理建议。很少有脾静脉血栓形成患者因脾曲结肠静脉曲张继发直肠出血的报道。据报道，约 70% 的患者因静脉淤血导致轻度至中度脾大。然而，症状性脾功能亢进和继发于脾大的左胁痛仅见于少数患者。腹水不是左侧门静脉高压症的典型特征，只有少数患者在进行静脉曲张出血的液体复苏后出现急性稀释性低蛋白血症。

41.3.1.3 调查

文献中报道的脾静脉血栓形成的患病率不一，部分原因是它需要诊断性检查。1990 年之前发表的研究主要使用脾门静脉造影或超声检查，前者更敏感[22]。20 世纪 50 年代，Leger[23] 推广了脾门静脉造影术，由于其有创性，如今很少使用。同样，肠系膜血管造影术的静脉期虽然比脾门静脉造影术更安全，但在当今时代却不太常用。多普勒超声是广泛应用于评估门静脉高压症患者门静脉系统的无创检查[16]。

与门静脉可视化相比，多普勒超声对脾静脉的评估不太敏感，因为脾静脉解剖位置的声学窗口较差。此外，多普勒超声检查依赖于检查者，因为脾门中的较大侧支有时可能被误解为脾静脉未闭。在当今时代，常用的检查方法是腹部 CT 造影 +CT 门静脉造影，因为它可以评估门静脉系统和潜在的慢性胰腺炎（图 41.4）。或者，使用钆戊酸二甲基葡萄糖胺的 MRA 可用于评估门静脉系统和潜在胰腺炎[16]。胃食管静脉曲张可以通过放射学和内镜诊断。随着内镜医师经验的增加，检测胃静脉曲张的灵敏度已超过 90%。最近，EUS 越来越多地被用于评估门静脉血管系统、胰腺实质和胃静脉曲张。

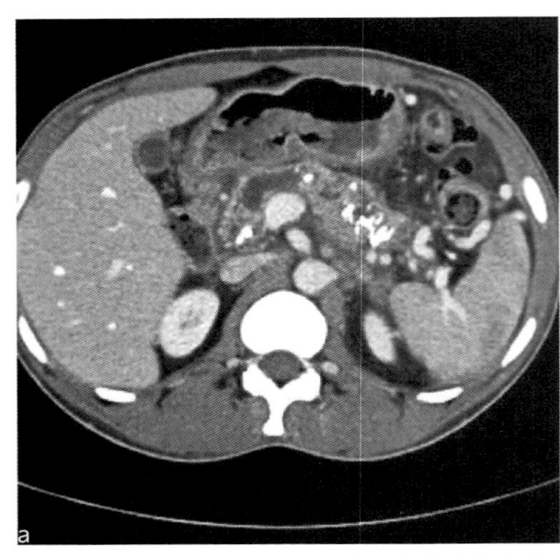
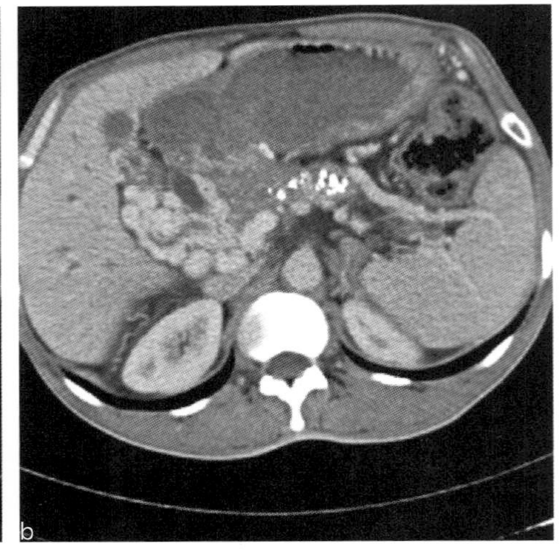

图 41.4 慢性胰腺炎伴孤立性脾静脉血栓形成（图 a）和门静脉血栓形成（图 b）
（资料来源：Anil K.Agarwal、Raja Kalayarasan 和 Amit Javed 提供）

41.3.1.4 管理

脾静脉血栓形成导致的左侧（局部）门脉高压症是门脉高压症的罕见病因之一，可以被治愈。然而，对于慢性胰腺炎患者脾静脉血栓形成的治疗尚无共识，因为大多数已发表的系列文章病例数较少。决定慢性胰腺炎和脾静脉血栓形成患者治疗的因素。

- 有无静脉曲张。
- 无症状或有症状的静脉曲张。
- 是否需要进行慢性胰腺炎手术。

（1）伴有症状性静脉曲张的脾静脉血栓形成

至少有一次胃肠道出血的患者需要通过内镜或手术干预胃食管静脉曲张[15-21]。干预类型取决于潜在慢性胰腺炎的严重程度。对于无明显胰腺症状的患者，因为他们不需要慢性胰腺炎手术[15, 21]，首选内镜干预。与食管静脉曲张相反，用常规硬化剂对胃底静脉曲张进行硬化治疗无效。同样，不建议对胃静脉曲张进行结扎，最近的研究报告了氰基丙烯酸酯胶注射有一定成功率[24]。尽管组织胶注射仍然是首选的内镜治疗方法，但其可能会导致并发症，如组织胶进入全身循环后继发的肺栓塞和脑梗死。此外，与脾静脉血栓形成相关的胃静脉曲张往往是多发性的，预计对静脉曲张有作用的选择性胃短静脉根除术后也会复发。对于有明显胰腺症状且需要手术的患者，手术干预在脾切除术中的作用是有争议的。随着内镜治疗的进步，脾切除术只适用于内镜治疗失败的患者。

对于需要手术治疗的慢性胰腺炎患者，首选左侧门静脉高压症的手术治疗[21]。脾切除术通过切除脾脏减少侧支循环血流，来门静脉系统的压力，从而治愈左侧门静脉高压症。由于门静脉高压症仅限于肝功能正常的左侧（区域性）门脉系统，门体分流在脾静脉血栓形成方面没有任何优势。在肝硬化患者中，脾动脉经导管栓塞术已被提出作为脾切除术的替代方案。Adams 等[25]报道，脾动脉栓塞可以减少脾切除术中的失血。然而，使用高级的能量源，大多数脾静脉血栓形成患者可以在没有显著失血的情况下进行脾切除。此外，栓塞后继发的脾梗死和脓肿会增加脾周粘连，增加技术难度。因此，脾动脉栓塞不是左侧门静脉高压症的首选治疗方式。

对慢性胰腺炎和左侧门静脉高压症患者进行手术的外科医师主要关注的是，胰腺周围存在静脉侧支，增加了手术过程中的技术难度。解剖结构模糊和侧支导致的解剖困难可能会妨碍胰管的识别。建议在胰体部识别胰管，然后沿着胰头部和胰尾部进行解剖[15，21]，这是本中心常规的做法。触诊导管内结石和术中超声有助于识别胰体内的胰管。缓慢解剖和细致止血，缝合结扎所有血管，可防止出血并发症。然而，应注意避免使用粗的止血缝合线，因为这些缝合线可能会阻塞侧支。

（2）脾静脉血栓形成伴无症状性静脉曲张

无症状胃食管静脉曲张合并脾静脉血栓形成的治疗存在争议。慢性胰腺炎诱导的脾静脉血栓形成导致无症状胃底静脉曲张患者出血的风险为 8% ~ 33%[17-21]。少数研究报告中较高比例可能是由于研究中包含的患者数量较少。最近一项回顾性荟萃分析报告指出，无症状静脉曲张患者出血风险较低，为 6.9%[13]。尽管出血风险很小，但胃静脉曲张出血通常更严重，与食管静脉曲张相比，其发病率和病死率更高。因此，对于不需要手术治疗的慢性胰腺炎患者预防性内镜治疗是适用的[21]。在这组患者中，脾切除术治疗无症状静脉曲张可能不合适。然而，在需要手术治疗的慢性胰腺炎患者中，由于未行脾切除术的患者静脉曲张出血的风险很小但疗效确切，因此需要进行脾切除术（表 41.1）。研究表明，胰管引流术或单纯假性囊肿引流术不会使脾静脉血栓得到消融或降低静脉曲张出血的风险[15，19，21]。此外，使用高级能量源，可以在围手术期发病率最低的情况下进行脾切除术。

一些慢性胰腺炎相关脾静脉血栓形成的患者在影像学或内镜下没有左侧门静脉高压症的迹象。如果慢性胰腺炎患者不需要手术治疗，建议进行预防治疗。据报道，多达 30% 的患者出现自发性再通。抗凝剂在慢性胰腺炎患者中促进再通的作用尚未得到很好的研究。在不需要手术治疗的慢性胰腺炎患者中，脾切除术的作用是有争议的，根据现有证据无法给出明确的建议。基于当前证据的慢性胰腺炎患者脾静脉血栓形成的治疗流程见图 41.5。

表 41.1　随访脾静脉血栓和无症状静脉曲张的慢性胰腺炎患者的静脉曲张出血

参考文献	患者数量	脾切除患者，*n*（%）	非脾切除患者，*n*（%）	随访（月）	未进行脾切除术的患者随访期间静脉曲张出血，*n*（%）
Bradley[17]	11	0	11（100）	NA	3（27）
Heider，et al[18]	53	0	26（49）	40.4	2（8）
Sakorafas，et al[19]	34	15（54）	11（32）	56.0	1（9）
Loftus，et al[20]	37	7（54）	6（46）	28.9	2（33）
Agarwal，et al[21]	34	6（21）	21（72）	51.0	3（14）

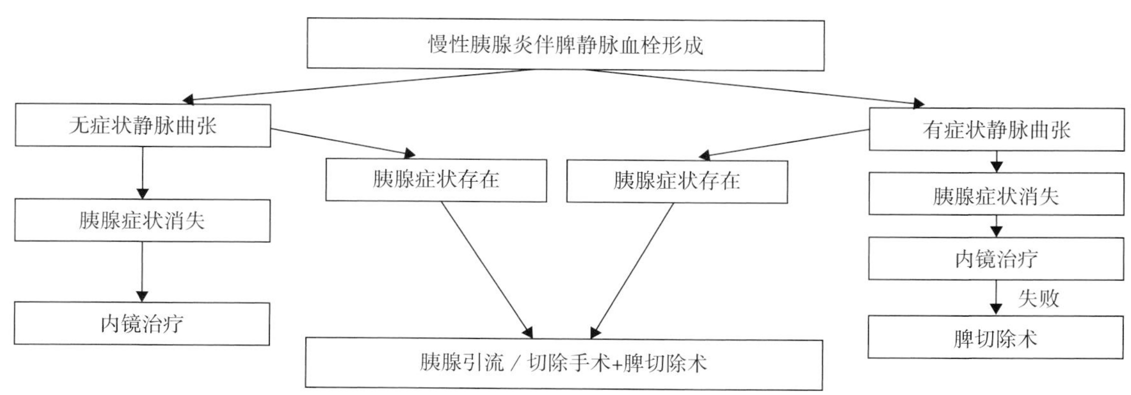

图 41.5　慢性胰腺炎伴脾静脉血栓形成的治疗流程

41.3.1.5 脾门 / 肠系膜静脉血栓形成

在一小部分慢性胰腺炎患者（0.8% ~ 4.0%）中，脾静脉血栓延伸至门静脉或肠系膜上静脉，导致脾门静脉或肠系膜静脉血栓[13]。由于这些患者肝脏是正常的，血流依靠肝门静脉侧支形成维持，从而导致门静脉海绵状瘤的形成。这些患者的临床表现类似于其他原因导致的肝外门静脉阻塞。与脾静脉血栓形成患者常见的孤立性胃静脉曲张不同，胃食管静脉曲张出血是主要症状。患者可发生小肠和大肠异位静脉曲张，血栓延伸至肠系膜静脉。

此外，这些患者可能因门静脉海绵状胆管疾病和胆囊静脉曲张继发的胆道出血而发生胆道梗阻[26]。图 41.6 描述了一名慢性胰腺炎患者，其门静脉阻塞表现为门静脉胆道病变。肠系膜静脉血栓形成可导致缺血性肠狭窄，很少发生急性肠缺血。与左侧门静脉高压症一样，多普勒超声和腹部 CECT/MRI 通常用于评估。在腹部 CT 增强扫描中，由于门静脉流量减少，许多患者可观察到短暂的肝脏衰减差异[27]。门静脉血流的区域性减少导致肝动脉碘剂强化，门静脉血流减少的肝脏区域衰减增加（图 41.7）。MRI 上的一个类似发现被称为瞬时肝脏强度差异。瞬时肝脏衰减 / 强度差异是非病理性的，不会导致肝功能改变。继发于肠系膜 / 脾门静脉血栓形成的门静脉高压症慢性胰腺炎患者的治疗取决于血栓形成的程度。与左侧门静脉高压症相比，内镜治疗仍然是门静脉高压症的首选治疗方法，因为在这些患者中，单纯脾切除很少能治愈门静脉高压症。门静脉高压的手术仅限于内镜治疗失败的患者[15, 21]。手术选择：①门体分流，通常是中腔分流，因为脾静脉通常不可分流；②在没有可分流静脉的患者中进行断流术。在需要手术治疗的慢性胰腺炎患者中，与单纯脾静脉血栓形成相比，脾门 / 肠系膜静脉血栓形成显著增加了技术难度。

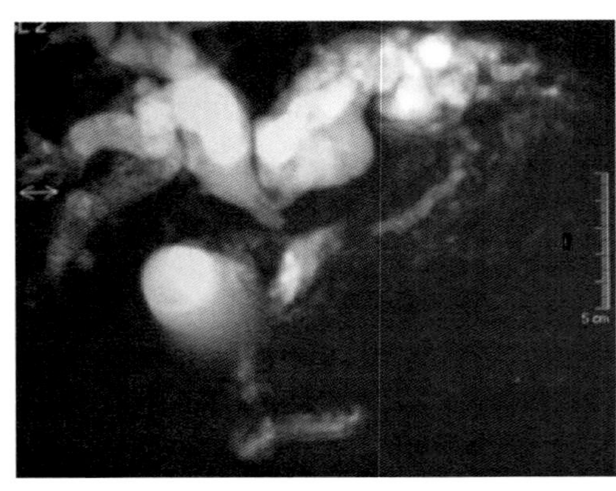
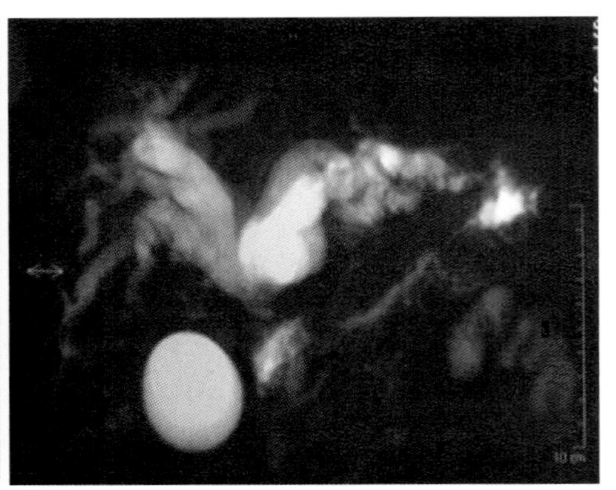

图 41.6 慢性胰腺炎伴门静脉阻塞，表现为门静脉胆道病变
（资料来源：Anil K.Agarwal、Raja Kalayarasan 和 Amit Javed 提供）

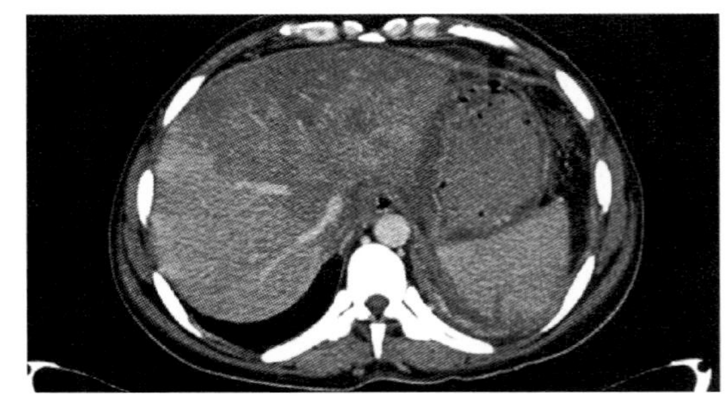

图 41.7 门静脉血栓形成患者的瞬时肝脏衰减差异
（资料来源：Anil K.Agarwal、Raja Kalayarasan 和 Amit Javed 提供）

41.4 其他静脉并发症

假性囊肿 - 门静脉瘘是慢性胰腺炎患者假性

囊肿中罕见的静脉并发症。假性囊肿 - 门静脉瘘的发生是由于假性囊肿中胰酶对静脉壁的侵蚀[26]。这是门静脉血栓形成的罕见原因之一，因为胰酶释放到门静脉会导致血管内血栓形成。由于假性囊肿是高压区，在假性囊肿 - 门静脉瘘患者中，危及生命的出血是罕见的。临床表现从有症状的腹痛到因血栓形成导致的门静脉高压症、全身性脂肪溶解和败血症继发的死亡。全身性脂肪溶解是假性囊肿 - 门静脉瘘的一种罕见表现，其特征是皮下脂肪溶解坏死导致关节痛和紫癜性结节。仅在门静脉未闭的患者中可见，因为假性囊肿的突然减压导致大量胰酶释放到循环中。假性囊肿 - 门静脉瘘的处理取决于门静脉的通畅性以及假性囊肿和胰管之间的连通性。在门静脉未闭的患者中，门静脉支架置入术是首选的初始方法，随后是胰腺假性囊肿引流术。

在门静脉血栓形成的患者中，假性囊肿和胰管连通的患者首选内镜下放置胰腺支架。如果假性囊肿未与胰管相通，则进行经皮引流手术[26，28]。无法接受微创治疗的患者考虑手术处理胰管和假性囊肿引流术。

（周树生译，杨翔审校）

参考文献

第 42 章　慢性胰腺炎局部并发症的外科治疗：适应证、技术方法、最佳时机

Ricardo Arvizu Castillo, Elena Muñoz-Forner、Luis Sabater

42.1　外科在慢性胰腺炎局部并发症治疗中的作用

慢性胰腺炎是一种严重的胰腺炎症性疾病，具有异质性演变，可对生活质量和预期寿命产生严重影响。确诊和进展期慢性胰腺炎的共同特征包括胰腺萎缩、纤维化、疼痛、导管扭曲和狭窄、钙化、胰腺外分泌 / 内分泌功能障碍和发育不良。疼痛是最常见的需要治疗的症状，其次是局部并发症和可疑癌症。慢性胰腺炎患者的治疗应始终需要多学科团队（multidisciplinary team，MDT）合作，因为这种疾病需要根据自然病程、临床表现和胰腺影像学检查来制定个体化治疗方案，包括保守治疗、介入治疗、内镜治疗和手术治疗。这种临床 - 形态学的整合被认为是慢性胰腺炎治疗的关键因素。然而，一个重要的问题是临床表现可能有很大差异，从无症状到症状非常严重，而且临床表现并不总是与组织学或形态学变化相一致。因此，必须对每个病例进行仔细评估，以确定治疗的指征和所述治疗的结果。

手术在慢性胰腺炎治疗中的作用有两方面：解决临床形态学问题，并尽可能保留最大数量的胰腺组织，因为大多数患者在慢性胰腺炎的长期发展过程中会出现胰腺外分泌或内分泌功能不全。尽管近年来治疗原则偏向内镜和介入治疗，手术被认为是患者的最后机会，但这一原则显然是不恰当的，因为在许多情况下，手术的长期延迟，即使经过多次的内镜下支架置入和支架置换，由于解剖结构扭曲或血管内血栓形成，而使手术治疗变得极为复杂。外科手术在慢性胰腺炎的治疗中仍有重要作用，MDT 应该从病例第一次汇报时就讨论手术适应证和时机，还应确定是否根据逐步递进的方法在适当的时机备选手术，而不是在其他所有方法都失败的情况下才将手术作为最后的手段[1]。内科或内镜初始治疗后需要手术治疗的患者比例从 40% 到 75% 不等[2]。在适合手术的情况下推迟手术治疗会对治疗结果产生负面影响[3]。

外科医师在讨论手术适应证和技术流程时应在多学科会诊时提出两个问题。首先，外科手术的目的是什么？是缓解顽固性疼痛，对放射介入科医师无法解决的假性囊肿进行手术引流，还是切除疑似腺癌的胰头肿瘤？其次，形态学特征是什么，是胰腺肿块、胆总管扩张还是主胰管扩张？

本章，我们将讨论慢性胰腺炎局部并发症的外科治疗：胰管狭窄和结石、假性囊肿、胃肠道和胆总管机械性梗阻、胰瘘和胸腹腔积液、假性动脉瘤形成和血管并发症（图 42.1，文后彩图 42.1）。确定正确的适应证，选择合适的技术流程，并在合适的时机进行手术干预，是治疗成功的关键。

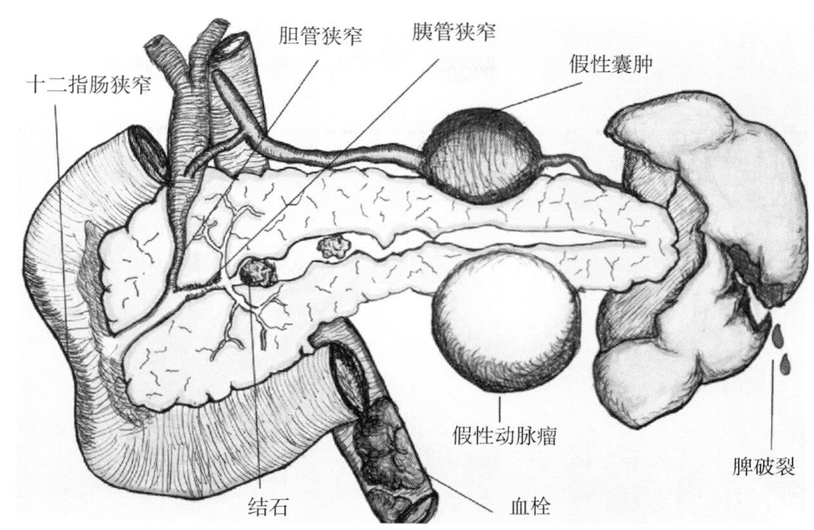

图 42.1 慢性胰腺炎的局部并发症
（资料来源：Ricardo Arvizu Castillo、Elena Muñoz-Forner和Luis Sabater提供）

42.2 胰管狭窄

慢性胰腺炎演变过程中发生的形态学改变经常导致主胰管主胰管狭窄，通常与胰管结石相关。主胰管狭窄和结石可导致疼痛、复发性胰腺炎和外分泌功能不全。胰头部显性主胰管狭窄定义为上游主胰管扩张直径 ≥6 mm 的狭窄或狭窄到造影剂不能流出 [1]。目前，内镜下放置单个支架是胰管狭窄（pancreatic duct strictures，PDS）治疗的第一步 [1-2]。

42.2.1 适应证

PDS 和导管内结石的治疗目标是导管减压。这些疾病的最初治疗方法是 ERCP、取石以及支架置入。在某些情况下，也可以进行体外冲击波碎石术。在大多数情况下，内镜治疗是成功的，但当治疗后 6 ~ 8 周评估临床疗效不满意时，应组织 MDT 再次讨论手术方案。

另外，难治性 PDS 定义为单支架置入术后 1 年仍有持续症状的显性狭窄。在这种情况下，多个胰管支架或全覆膜自膨式金属支架适用于临床试验或手术治疗 [1]。

42.2.2 外科手术治疗

胰头部无肿块的 PDS 需要 Partington-Rochelle 手术 [4-5]。

42.2.3 最佳时机

有症状或临床治疗效果不满意的患者内镜治疗后 6 ~ 8 周，或者内镜治疗无并发症的患者 1 年后 [1-2]。

42.3 胰腺假性囊肿

胰腺假性囊肿（pancreatic pseudocyst，PPC）是由反应性肉芽组织的纤维壁包裹的富含淀粉酶的液体积聚。大多数假性囊肿与胰管系统相通，在胰腺炎急性加重或继发于胰管破裂后进展。鉴别诊断包括多种其他原因的胰腺囊性肿瘤。发病率为 10% ~ 40%。PPC 相关症状的发展取决于假性囊肿的大小和解剖位置。PPC 引起的症状包括腹痛、早饱、恶心、呕吐、黄疸和继发于十二指肠和（或）胆道梗阻的体重减轻。极少数情况下，PPC 可能引发感染 [6]。

对比 CECT 是诊断 PPC 的首选影像学检查。

MRI 和 EUS 可以增加一些诊断的有用特征，如慢性胰腺炎特有的胰管异常改变，假性囊肿对主胰管的压迫，或 PPC 与胰管相通。EUS 引导下的囊肿细针穿刺及液体分析对 PPC 和囊性肿瘤的鉴别诊断也有一定价值。

42.3.1 适应证

大多数 PPC 是无症状的，不需要干预。大约 40% 的病例会自发缓解，但多达 20% 的患者也可能出现并发症。PPC 的持续时间和大小不能准确预测自发缓解或并发症发生的概率。

有症状的患者或出现并发症如感染、出血、压迫大血管或主胰管、胰管破裂伴胰瘘或胸腔积液及胃、十二指肠、胆道梗阻的患者应接受治疗。直径大于 5 cm 并且在 3 ~ 6 个月未消退的无症状 PPC 也应接受治疗 [1]。

42.3.2 技术方法

假性囊肿的治疗可通过内镜、经皮穿刺引流或手术进行。每种方法的优、缺点如下。

（1）内镜：可避免手术，但需要熟练的内镜医师操作。对于跨壁路径，必须有坚固的导管壁厚度压迫胃肠道。分辨率高，但可能需要重复操作。相关发病率中等，病死率低。它是近端狭窄的良好适应证，对于胰管结石，它允许使用碎石术和取石术。对于合并胆管狭窄的患者，内镜检查也可解决胆道并发症。

（2）经皮穿刺引流：避免手术，一般操作简单。治愈率高，胰瘘的发生率也很高，病情较温和，病死率低，但住院时间长，并可能使以后的手术复杂化。适用于感染性假性囊肿的治疗，至少作为一种临时治疗手段，对于不适合其他手术的患者也是一种选择。然而，当出现主胰管狭窄、腹水、囊内出血或怀疑恶性肿瘤时，则禁用。

（3）手术治疗：在大多数病例中难度中等，治愈率高，病情较温和，病死率低，但患者的营养和体能状态须符合能进行手术的最低标准。

因此，是否通过内镜、介入手术治疗 PPC 将取决于患者的病情和一般情况，PPC 的大小、数量和位置，与主胰管的沟通，胰管的解剖结构，是否合并胆道梗阻或十二指肠梗阻，是否存在恶性肿瘤以及有无熟练的内镜 / 介入医师 [7-8] 协助治疗。

42.3.3 外科手术治疗

对于大的或多发囊肿，合并狭窄、结石或导管破裂相关的囊肿，以及内镜或介入放射学无法解决的囊肿，应保留手术作为二线治疗。治疗 PPC 最常用的外科技术是通过囊肿胃造瘘术、囊肿十二指肠造瘘术或 Roux-en-Y 囊肿空肠造瘘术与胃肠道相通。某些情况下，可以切除 PPC，尤其是位于胰尾的孤立囊肿；在其他情况下，特别是当其他并发症与 PPC 相关时，腹腔镜侧对侧胰空肠造口术（Partington-Rochelle）或混合手术（Frey 手术）可能是有用的 [8-9]。

假性囊肿最危险的并发症是任何胰周动脉的假性动脉瘤破裂，这可能与大量内出血和高死亡风险有关。对于此类病例，首选血管栓塞。当血管造影无效、患者血流动力学不允许血管造影，或无条件进行血管造影时，应考虑手术。

42.3.4 最佳时机

任何治疗方式都应推迟到确诊后至少 6 周，因为此时在影像学上 PPC 壁的厚度应大于 5 mm。然而，如果出现出血、脓肿或感染等并发症，则必须立即进行干预。当高度怀疑恶性肿瘤时，必须尽快进行手术治疗。直径大于 5 cm 或大小增加的无症状 PPC 如果经过 3 ~ 6 个月的观察仍未消退，则应考虑治疗 [1，7-8]。

42.4 血管并发症

15% ~ 30% 的病例可出现慢性胰腺炎相关的血管并发症。少见的危及生命的出血并发症可能出现在 2% ~ 10% 的病例中。慢性胰腺炎引起的主要血管并发症包括假性动脉瘤、门静脉和脾静脉血栓形成、血肿和脾破裂 [10]。

42.4.1 假性动脉瘤

慢性胰腺炎严重出血最常见的原因与假性动脉瘤有关，其中大多数与 PPC 有关。应该考虑到，高达 40% 的慢性胰腺炎患者在病程中的某个时刻会出现假性囊肿，约 10% 的患者会出现假性动脉瘤 [11]。出血可能是由于炎症和酶活性引起胰腺或胰周动脉的假性动脉瘤随进行性扩张而破裂，或由于假性囊肿侵蚀了任何邻近的内脏血管，或由于假性囊肿的静脉破裂导致快速增大。假性动脉瘤破裂除了进入腹腔外，由于空间邻近，还可进入假性囊肿、消化道或胰管。有时假性动脉瘤直接与总胰管直接相通，或出血进入与胰管相连的假性囊肿。在这两种情况下，血液从总胰管通过 Vater 乳头到达消化道，被称为血性胰液。

假性囊肿和假性动脉瘤并发出血的病死率约为 50%，但如果没有合适的治疗，病死率可达 90%[11]。最常受累的动脉是脾动脉（40%）、胃十二指肠动脉（20%）和胰十二指肠动脉（20%）；其他部位则很少累及，例如胰背动脉（7%）、胃左动脉（2%）、肝动脉（2%）、肠系膜上动脉（2%）[10]。

临床上，假性动脉瘤可能无症状，在 CECT 检查中被发现，或者当假性动脉瘤破裂到胃或十二指肠时，表现为呕血或黑便的消化道出血。较少的情况下，它可能破裂进入腹膜腔、腹膜后，或假性囊肿内部。若假性动脉瘤破裂进入假性囊肿内部，可因囊肿内部压力增加引起自发性疼痛，有时触诊可扪及肿块、听诊可闻及杂音。破裂有时发生在胰管内，表现为通过 Vater 乳头出血，或当破裂发生在横结肠时表现为低位消化道出血或便血。在大出血出现之前，会有间歇性或反复出血的发作，这是很有特点的现象；因此，在这些患者中，任何出血迹象都应被视为非常重要的警告信号，在任何情况下都不应轻视 [12]。

怀疑假性动脉瘤的首选检查方法是 CT。它不仅可以识别假性动脉瘤出血，还可以识别其他慢性胰腺炎相关的并发症，有助于决策。但是，根据临床情况和紧急程度，可以立即进行血管造影或手术。

42.4.1.1 适应证

所有诊断为假性动脉瘤的患者，无论是有症状的还是无症状的，都应该接受治疗。

42.4.1.2 技术方法

血管造影和血管内栓塞（加或不加支架）是目前血流动力学稳定的胰腺炎患者诊断的金标准。在大多数情况下，动脉造影可以定位出血部位并止血，敏感度为 90% ~ 100%，栓塞成功率为 79% ~ 100%[12]，栓塞后病死率为 6% ~ 33%[13]。

对于无法稳定的活动性出血患者，或当动脉造影不可行或失败时，手术是必要的；在初次栓塞后再出血的情况下，也有必要手术，但根据临床情况，也可以尝试再次栓塞。另一个有争议的问题是，栓塞能否被视为术前控制或防止出血的临时措施。

在这种情况下，内镜检查的作用仅限于排除消化道出血的其他原因，如静脉曲张出血、糜烂性胃病、溃疡或胃肠道血管发育不良。

42.4.1.3 外科手术治疗

治疗动脉性假性动脉瘤有两种基本的手术方法：动脉结扎；如有假性囊肿，可行胰腺部分切除术。

急诊手术非常具有挑战性，如果出血局限在胰腺区域，外科医师在对胰腺进行任何手术操作前都应该准备腹主动脉阻断术；或者，如果该部位有活动性出血，助手可以进行硬压迫，直到可以开始钳夹[10]。一旦胰腺区域出血停止，病变血管就可以被识别，手术方式将取决于破裂血管的位置和相关的胰腺并发症。当假性动脉瘤位于胰腺尾部时，建议行远端胰腺切除术（图 42.2，文后彩图 42.2）；当位于胰腺头部时，胰十二指肠切除术应仔细权衡，考虑到这种情况下进行这种手术的高风险（虚弱和低血容量患者可能多次输血），还应考虑其他可能性，如止血缝合和填塞（如果可能的话），因此可将胰十二指肠切除术作为最后的手段[11]。

42.4.1.4 最佳时机

在不复杂的情况下假性动脉瘤应尽快治疗，应将危及生命的出血视为紧急情况。

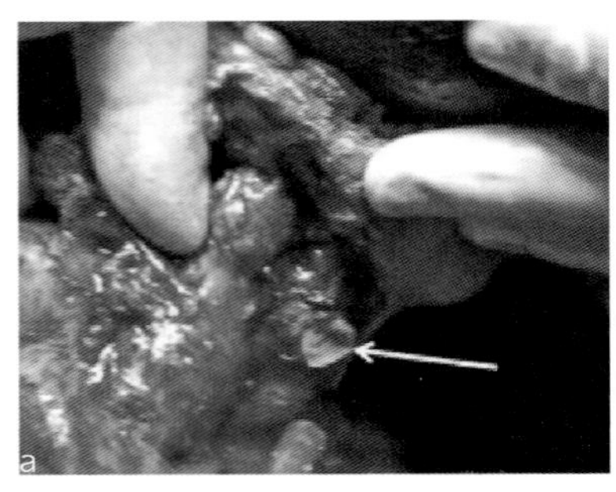

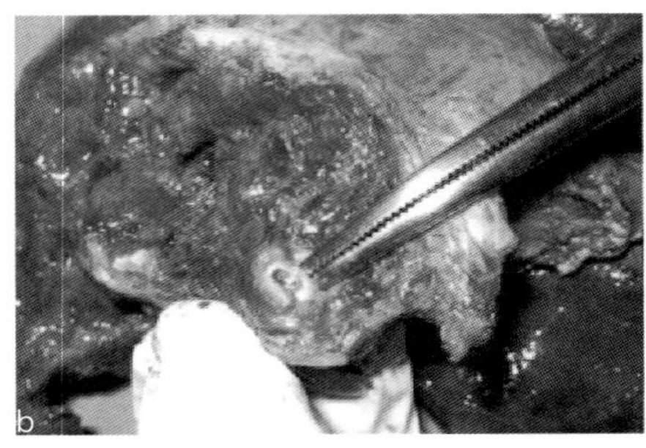

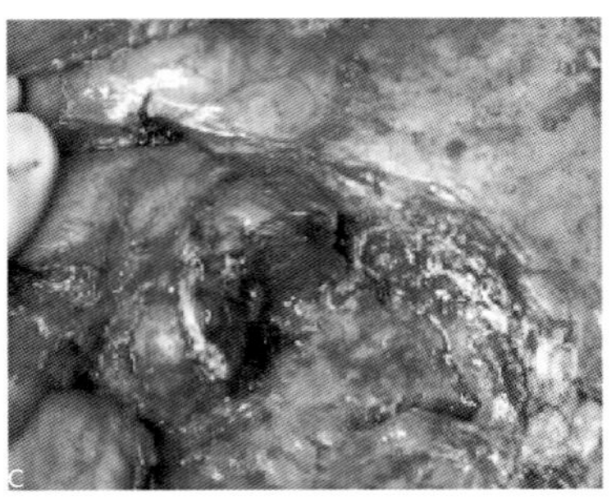

假性动脉瘤破裂是一种危及生命的并发症，本病例通过紧急剖腹探查和远端胰腺切除术治疗。a. 夹紧主动脉后，发现并解决破裂的动脉（箭头）；b. 手术标本显示被侵蚀的血管与假性囊肿壁之间相连；c. 远端胰腺切除术后的手术视野。

图 42.2 假性囊肿内假性动脉瘤破裂

（资料来源：Ricardo Arvizu Castillo、Elena Muñoz-Forner 和 Luis Sabater 提供）

42.4.2 肝外门静脉高压

肝外门静脉高压（extrahepatic portal hypertension，EPH）是指在无肝病，尤其是无肝硬化的情况下，脾 - 肠系膜 - 门静脉压轴的压力升高。EPH 可分为两种类型：内脏分支完全梗阻；一个或多个内脏分支受压或狭窄（非闭塞性）。慢性胰腺炎中静脉阻塞的原因是多方面的，包括由纤维组织或假性囊肿引起的静脉压迫，导致脾 - 肠系膜 - 门静脉狭窄，或炎症损伤血管壁导致静脉痉挛、淤滞和血栓形成。

EPH 在慢性胰腺炎中的患病率为 10% ~ 23%，非闭塞型比完全血栓型更常见。EPH 的临床重要性主要在于两种情况：静脉曲张出血或脾破裂的可能原因，以及在需要手术治疗慢性胰腺炎时对手术类型的影响[10]。

血栓形成继发脾 - 肠系膜 - 门静脉轴高压，胃或食管静脉曲张出血的发生率为 4% ~ 5%：CT 检查发现静脉曲张与出血风险相关，而内镜检查发现静脉曲张时出血风险增加 4 倍。

孤立性脾静脉血栓产生“节段性”或左门静脉高压综合征，其特征是出现胃静脉曲张而无相关的食管静脉曲张、脾大，并且肝脏大小正常。孤立性脾血栓形成并发静脉曲张的患者比例为 17% ~ 55%，出血发生率为 2% ~ 10%[10]。

由于脾静脉血栓形成，脾包膜下血肿和脾破裂罕见。

42.4.2.1 适应证

脾 - 肠系膜 - 门静脉轴血栓的诊断以 CT 为基础。慢性胰腺炎和 EPH 患者也应该进行内镜检查，以确定是否合并胃食管静脉曲张。对于急性或复发性出血的患者，脾切除术是首选的治疗方法，但术前可考虑硬化或套扎治疗，尽管治疗继发性静脉曲张时复发率高。

此外，尽管有争议，但对于因慢性胰腺炎的

其他并发症而需要手术治疗的患者，也可以考虑脾切除术。对 EPH 患者进行预防性脾切除术没有好处，也不意味着慢性胰腺炎患者仅有 EPH 就需要手术[14]。对于肠系膜上 - 门静脉轴形成的血栓继发的有症状且对药物治疗无效的腹水患者，某些中心试图通过恢复了上述患者血管内血流，成功治疗腹水，为治疗提供了新的选择。

42.4.2.2 外科手术治疗

对于 EPH 和胃静脉曲张出血的患者，手术干预仅限于脾切除，最好是腹腔镜下脾切除。在罕见的脾破裂的情况下，需紧急行脾切除术。如果在介入治疗中发现与血肿或脾脏破裂明确相关的原因，如胰尾部假性囊肿，则应进行远端胰腺切除术。

42.4.2.3 手术时机

当观察到节段性门静脉高压引起的出血，或在硬化或套扎治疗失败后，需要手术治疗。

42.4.3 胆道梗阻

胆道阻塞是晚期慢性胰腺炎患者的一个重要并发症，发生率为 3% ~ 23%，但在伴有胰腺肿块的患者中可达 60%。临床表现从偶然发现到明显黄疸各不相同[15-16]。20% ~ 50% 的患者会在 1 个月内自行消退，但 10% 会发展为胆管炎[8]。MRI 是首选的成像技术，它不仅可以评估 CBD，而且可以评估胰腺实质和胰管（图 42.3）。

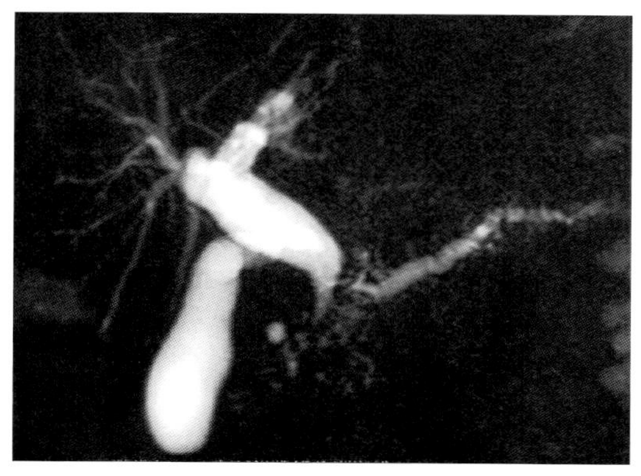

图 42.3 MRI 显示胆总管狭窄伴主胰管扩张
（资料来源：Ricardo Arvizu Castillo、Elena Muñoz-Forner 和 Luis Sabater 提供）

42.4.3.1 适应证

胆管炎发作、胆道进行性狭窄、胆管扩张、相关胆总管结石、黄疸或胆红素升高 1 个月以上，或血清碱性磷酸酶高于正常值 2 ~ 3 倍时，需要胆道引流[8]。

42.4.3.2 技术方法

对于胆总管狭窄的慢性胰腺炎患者可通过内镜或手术治疗。内镜治疗可对胆总管进行临时支架置入术，应作为一线治疗。使用多个塑料支架或全覆盖自膨式金属支架 6 个月至 1 年是一种有效的治疗方法。手术适用于支架取出后持续狭窄的患者，手术方式应取决于是否存在相关炎性包块、局部处理经验、患者合并症（如门静脉海绵状血管瘤、肝硬化）、手术风险以及患者对重复内镜操作的预期依从性[17]。

42.4.3.3 外科手术治疗

手术方式应根据形态学改变和临床情况而定。无肿块、十二指肠梗阻或任何其他并发症的孤立性纤维性胆道狭窄患者应采用肝管空肠吻合术治疗。其他局部并发症的存在将有利于外科医师进行切除或混合手术[18]。

42.4.3.4 手术时机

经过 1 年的内镜治疗后持续狭窄，应该考虑手术。对于不能排除恶性肿瘤的胆总管狭窄患者，应该尽快进行手术，最好是在第一个月内。

42.4.4 十二指肠梗阻

十二指肠梗阻是慢性胰腺炎住院患者的另一局部并发症，其中 1.2%（0.5% ~ 13.0%）的患者会发生[15]。十二指肠梗阻可分为两种类型：一种是慢性胰腺炎急性复发继发的暂时性十二指肠梗阻；另一种是由十二指肠壁纤维化和缺血性改变引起的持续性狭窄。在某些情况下，十二指肠梗阻可继发于胰头假性囊肿。当慢性胰腺炎患者表现为恶心、呕吐、腹痛、体重减轻或营养不良等梗阻性症状时，应怀疑这一并发症[6]。

42.4.4.1　适应证

十二指肠完全梗阻，或经过 2 ~ 3 周的保守治疗无反应的不全性梗阻患者应进行手术处理。

42.4.4.2　技术方法

评估通常包括直接内镜检查及 CT 和 MRI 的横断面成像（图 42.4，文后彩图 42.4）。尽管内镜下十二指肠支架置入术在技术上是可行的，但由于存在迟发性穿孔的风险，一般不适用于良性病因所致的梗阻。最初 2 ~ 3 周的治疗包括留置鼻胃管、肠内或肠外营养、纠正电解质失衡。

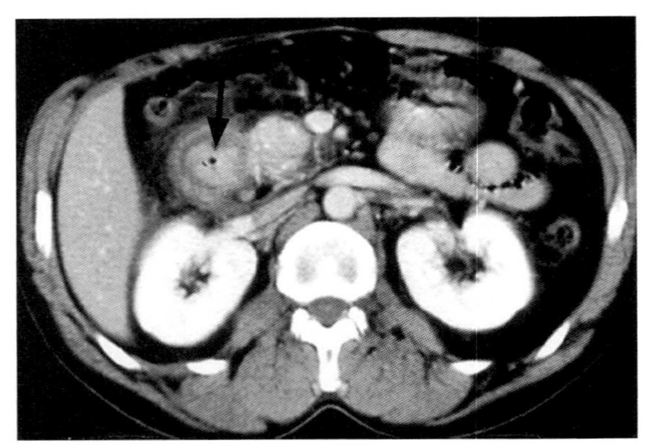

黑箭头显示几乎完全梗阻的十二指肠中仅有狭小的腔可通过，患者需做胃空肠吻合术。

图 42.4　慢性胰腺炎患者发生十二指肠梗阻

（资料来源：Ricardo Arvizu Castillo、Elena Muñoz-Forner 和 Luis Sabater 提供）

42.4.4.3　外科手术治疗

胃空肠吻合术或十二指肠空肠吻合术是孤立性十二指肠梗阻患者的首选方法。当十二指肠梗阻合并胰腺肿块、胰腺疼痛或胆道狭窄时，十二指肠梗阻的治疗应结合恰当的外科技术（切除或混合手术）[15]。

42.4.4.4　手术时机

十二指肠梗阻经2 ~ 3周保守治疗无反应后，应行手术治疗。

42.4.5 胰腺癌

慢性胰腺炎患者发生胰腺癌的风险明显高于普通人群，其发生胰腺癌的相对风险增加 13.3%。在接受随访的慢性胰腺炎患者中，胰腺癌的发病率为 1.3%，中位随访时间为 8 年，在 3 年、5 年和 10 年时的累积发病率分别为 0.6%、1.0% 和 1.6%[19]。然而，慢性胰腺炎术后 10 年发生胰腺癌的患者比例为 1.8% ~ 3.0%，20 年后为 4.0%[20]。慢性胰腺炎和胰腺癌的鉴别是一个挑战。即使经过详尽的诊断评估，也仍有多达 15 ~ 20% 的病例不能排除恶性肿瘤的可能。相反，10% 因疑似恶性肿瘤而行胰十二指肠切除术的患者组织学证实为慢性胰腺炎 [21]。因此，当可切除的炎性胰腺肿块和胰腺癌难以鉴别时，对适合手术的患者进行切除是合理的。

42.4.5.1　适应证

所有疑似恶性肿瘤的可切除的实体病变都应考虑手术干预。

42.4.5.2　技术方法

由于手术方式的变化取决于是否存在恶性肿瘤，应进行详尽的诊断检查，包括 CT、MRI 和 EUS 引导的活检。

42.4.5.3　外科手术治疗

典型的胰十二指肠切除术或保留幽门的胰十二指肠切除术适用于胰头肿瘤。对于胰体或胰尾部的肿瘤，可行胰腺远端切除术 [4-5]。

42.4.5.4 手术时机

一旦明确不能排除特定病例中的恶性肿瘤，就应考虑手术治疗。

42.4.6　胰性腹水和胸腔积液

胰腺导管系统（通常在假性囊肿破裂后）与腹腔之间的交通会产生胰性腹水。在某些情况下，有通路进入胸腔，就会导致胸腔积液。高度怀疑这一诊断时，通过胸腔穿刺术很容易确定，其中穿刺液分析显示淀粉酶水平升高（> 1000 U/L）和蛋白质含量高（> 3 g/dL）[8]。

42.4.6.1　适应证

当药物和内镜治疗失败时，需要手术治疗。

42.4.6.2 技术方法

ERCP 或 MRCP 是确定胰瘘的有效影像学技术。如果能准确定位胰瘘，建议行内镜下支架置入术。

42.4.6.3 外科手术治疗

根据当地情况，可以考虑几种手术治疗方案。在远端胰瘘的情况下可考虑远端胰切除术；如果胰瘘位于中央，可考虑行胰腺节段或中段切除术。对于合并扩张型主胰管的病例，可以施行 Partington-Rochelle 术。然而，最广泛使用和实用的技术是在去功能化 Roux-en-Y 环和瘘口之间进行吻合。

42.4.6.4 手术最佳时机

最初应施行保守治疗，比如胸 / 腹腔穿刺、肠外或肠内营养和应用至少 2 周的奥曲肽。保守治疗和内镜治疗失败后应行手术治疗 [8]。

42.5 结论

局部并发症在慢性胰腺炎患者中很常见，应该始终关注。与疾病的其他方面一样，局部并发症应在 MDT 中评估和讨论，以选择最适合每个具体病例的治疗方法。在某些情况下，需要内科保守治疗，而在其他情况下，则需要放射科医师、内镜医师或外科医师。慢性胰腺炎诊断和治疗仍然是一个重大的挑战，特别是对于外科医师：应熟练掌握手术方式，掌握保守治疗（如内科、内镜或放射治疗）的适应证、方式和局限性，以便在适当的时机采取正确的手术方式，确立正确的手术适应证。

42.6 致谢

在此感谢 Landy Menzies 女士为修改英文原稿提供的语言帮助。

（郭丰译，杨翔审校）

参考文献

第 43 章　慢性胰腺炎除假性囊肿之外其他并发症的内镜治疗

Jahangeer Basha, Rupjyoti Talukdar, D. Nageshwar Reddy

43.1　引言

慢性胰腺炎的特征是进行性纤维炎症过程，导致胰腺实质和胰管发生不可逆的形态学改变。慢性胰腺炎的常见临床表现为复发性难治性腹痛和外分泌或内分泌功能不全。其中，疼痛是最常见的症状，可显著影响生活质量[1]。慢性胰腺炎疼痛的病因是多因素的，可能由于导管内和胰腺实质压力增加、神经病变或急性炎症。其他并发症如假性囊肿、胆总管狭窄和胰腺癌也可能引起疼痛。疼痛的主要原因是由狭窄、结石或两者并存引起胰管阻塞导致的胰管高压[2]。

内镜治疗主要是根据 PD 梗阻的类型对 PD 进行减压，通过 ERCP、ESWL 或联合法来缓解疼痛。内镜治疗在其他并发症，如假性囊肿、胆道狭窄和 PD 胰瘘中也起着重要作用。EUS 在内镜治疗中也发挥着重要作用，特别是在难治性疼痛患者中用 EUS 引导腹腔神经阻滞和在 ERCP 失败患者中用 EUS 引导进行 PD 引流。内镜治疗的优点包括：成功率高，发病率低，必要时可以重复使用，也可以在内镜治疗失败后进行后续手术。因此，ESGE 推荐内镜作为一线治疗方案[3]。

在本章中，我们将介绍慢性胰腺炎并发症的内镜处理，包括胰管结石、胰管和胆道狭窄、PD 胰瘘和超声介入，特别是 EUS 引导的腹腔阻滞和 EUS 引导的 PD 引流。

43.2　胰腺结石

大约 50% 的慢性胰腺炎患者可发生胰腺结石，并通过阻塞 PD 导致导管高压而产生疼痛[2]。在一些患者中胰腺结石可能很小（< 5 mm），一般可通过直接 ERCP 和借助 Dormia 网篮或球囊拖网的括约肌切开术取出。然而，大于 5mm 的结石常嵌顿，标准 ERCP 难以取出[4-6]。这些大结石需要额外的技术来粉碎，以便于取出。其中包括使用胰胆管镜或 SpyGlass 进行导管内入路的技术，如液电碎石、激光引导碎石或 ESWL。目前，ESWL 被认为是治疗大的（> 5 mm）PD 结石的首选方法[3-4, 7-11]。

主要位于胰头或胰体的导管巨大结石患者是 ESWL 的理想治疗对象。胰尾孤立结石，胰头、胰体、胰尾广泛结石及多发 PD 狭窄的患者不宜行 ESWL。ESWL 最好使用具有二维透视和超声瞄准功能的第三代电磁碎石机（Compact Delta II，Dornier MedTech，Wessling，德国）。大多数患者首选硬膜外麻醉[12]。在体外冲击波碎石术中，不透光的结石可以在透视引导下直接定位，而透光的结石则需要造影剂通过鼻胰管来帮助定位。每例患者平均需要 3 次 ESWL（每次 ESWL5000 ~ 6000 次冲击）。成功碎石的定义为将结石破碎成< 2 mm 或 3 mm 的碎片和（或）X 线显示结石密度降低[13]。ESWL 是一种安全且耐受性良好的方法。据报道，冲击会产生轻微的不良反应，如一过性疼痛和冲击部位皮肤瘀斑[4-5]。

ESWL 的疗效已在多项研究中得到证实。根据我们的经验，在 ESWL 术后的中期（2 ~ 5 年）和长期（5 年以上）随访中，分别有 68.7% 和 60.3% 的患者疼痛完全缓解 [14]。最近一项包含 27 项研究，总共 3189 例患者的荟萃分析报告显示，导管内结石完全和部分清除的患者比例分别为 70% 和 22%。在治疗后的 2 年内，分别有 52.7% 和 33.4% 的患者完全无疼痛或仅有轻中度疼痛。总体而言，ESWL 改善了 88.2% 的患者的生活质量 [15]。在这项荟萃分析中，采取了 ESWL 与 ERCP 相结合的治疗方式。在 1 ~ 14 年的随访中，30% ~ 50% 的患者疼痛复发，6.9% 的患者需要手术治疗。在一些研究中也对单用 ESWL 而不用 ERCP 的治疗进行了评估 [16]。一项 55 例患者的随机对照试验表明，ESWL 结合 ERCP 与单用 ESWL 相比，主胰管直径减小和疼痛发作次数下降是相似的。唯一的差异是 ESWL 结合 ERCP 组的费用较高，住院时间较长 [17]。同样，在一项包含 146 例患者的回顾性研究中，两组患者术后 6 个月的疼痛缓解情况无差异 [18]。

大的 PD 结石的体内提取技术包括通过胰管镜或内镜进行的导管内激光或液电碎石术 [19-20]。应用这些方法的经验很少，成功率也不一致。这些操作在技术上是困难的，需要非常规的设备。关于腔内碎石术的数据有限。这些操作在技术上具有挑战性，并伴有不良反应。在 Attwell 等 [21] 的一项包含 38 例患者的研究中，完全和部分结石清除的患者分别有 24 例（63%）和 10 例（26%），共纳入 280 次内镜治疗，包括 88 次胰管镜检查。总体临床成功率为 74%，20 例出现手术并发症，包括 ERCP 术后胰腺炎和 1 次穿孔。目前，这些操作被视为 ESWL 失败后的二线方案 [3]。

43.3 胰管狭窄

约 18% 的慢性胰腺炎患者可出现累及主胰管的狭窄 [2]。PD 狭窄定义为主胰管狭窄伴有以下情况之一 [22-23]：①狭窄外 PD 扩张大于 6 mm；②造影剂不能沿着狭窄处或 6 Fr 鼻胰管流动；③鼻胰管持续灌注生理盐水 24 h 期间存在疼痛。内镜治疗对于单发狭窄（尤其是累及胰头或膝部的狭窄）是理想的，而累及尾部的孤立性狭窄或具有“湖泊链”外观的多发性狭窄则不适合内镜治疗 [22]。应使用大口径支架（7 ~ 10 Fr），因为其通畅性更佳 [23]。目前 ESGE 建议，对于主腔的 PD 狭窄，如果初次主胰管引流成功后症状改善，单枚 10 Fr 塑料支架可持续放置 1 年 [24]。

胰管支架置入的技术成功率为 85 ~ 98%[2，25-27]。65% ~ 95% 的患者在成功放置胰管支架后，疼痛会立即缓解，在 14 ~ 58 个月的随访中，32% ~ 68% 的患者可以维持这种效果 [2，25，27-29]。最近一项对 17 例接受胰管支架置入术的患者进行的研究表明，57% 的患者 5 年后疼痛完全缓解 [30]。

难治性 PD 狭窄定义为单次胰管支架置入术后 1 年仍持续存在症状或复发的显性狭窄。这些狭窄可采用多个塑料支架或覆膜自膨式金属支架或手术治疗。Costamagna 等 [31] 介绍了多重塑料支架置入技术，他们报道多重塑料支架置入术的技术成功率和功能成功率分别为 100% 和 94.7%。84.2% 的患者疼痛改善；然而，10.5% 的患者出现支架移位，15.8% 的患者需要再次干预。另一种治疗难治性狭窄的方法是放置全覆膜自膨式金属支架（fully coveredself-expandable metal stent，FCSEMS）。对 4 项前瞻性研究的系统性回顾显示，患者在接受 FCSEMS 治疗后，技术成功率和功能成功率均为 100%[32]。在短期随访中，85.2% 的患者无疼痛。总并发症发生率为 26.8%，其中 8.2% 的患者发生支架移位，9.8% 的患者需要再次干预。目前，仅建议在 1 年内计划更换支架的临床试验环境下使用 FCSEMS。在多个塑料支架置入和 FCSEMS 被推荐作为常规临床实践的标准治疗之前，需要进行前瞻性随机对照研究和长期随访。

常规使用直型或猪尾巴塑料支架治疗主胰管狭窄。然而，目前尚未找到理想的胰管支架。对胰管支架的设计已经进行了一些修改，如 S 形 [33]、带翼的 [34] 和凹凸形 [35] 支架。然而，这些支架的经验仅限于动物模型或小型临床试验。在常规使用之前，需要查看关于其有效性和安全性的长期数据。

43.4 胆道狭窄

3% ~ 46% 的慢性胰腺炎患者可见胆道狭窄 [36]，可由炎症引起的水肿、积液引起的压迫、纤维化或恶性肿瘤引起。排除胆道狭窄中的恶性肿瘤是非常重要的，在 ERCP 刷检或胆道活检时需要考虑恶性胆道狭窄。ESGE 指南规定，当胆道梗阻超过 4 周，表现为黄疸、无症状的血清碱性磷酸酶升高超过正常上限 2 ~ 3 倍或血清胆红素升高时，应考虑 ERCP 支架置入术 [24]。

ERCP 术中放置单个塑料支架与狭窄不完全缓解相关。该病复发率高，只有 25% 的患者在 46 个月的随访后显示持续获益 [37]。预测内镜治疗失败的一个重要因素是存在胰头钙化 [38]。现行 ESGE 指南建议对慢性胰腺炎导致的胆道狭窄放置多个塑料支架或 FCSEMS。多个塑料支架必须在原处放置至少 1 年，按计划每 3 个月更换 1 次 [24]。在随访时间相似的情况下，多个塑料支架的长期成功率为 92%，而单个塑料支架的长期成功率仅为 24%[39]。FCSEMS 置入是另一种选择，并显示出与多个塑料支架相似的疗效。FCSEMS 的优点是避免了多次更换支架所需的 ERCP 治疗。Haapamäki 等 [40] 在一项包括 60 例患者的随机对照试验中，比较了多个塑料支架与保留 6 个月的 FCSEMS，结果显示支架移除后 2 年的成功率相似（88.0%*vs*.90.9%）。他们还观察到治疗相关的发病率没有差异（23.3%*vs*.28.6%）。对内镜治疗无应答或依从性差的患者可考虑行肝总管空肠吻合术。

43.5 超声内镜引导下的腹腔阻滞

对于 ERCP 或药物治疗无效且不适合手术的顽固性疼痛患者，可考虑在 EUS 引导下进行腹腔阻滞。EUS 引导下的腹腔神经丛阻滞技术包括在 EUS 引导下将皮质类固醇（曲安奈德）和局部麻醉药（布比卡因）注射到腹腔神经丛及其周围。50% ~ 55% 的患者疼痛可得到缓解 [41-42]。然而，效果是短暂的，在治疗后 12 周和 24 周时，疼痛缓解率分别降至 26% 和 10%[43]。年轻患者（45 岁）和有胰腺手术史的患者不太可能从中获益 [43]。在缓解疼痛方面，EUS 引导下的腹腔阻滞已被证明优于 X 线引导下的腹腔阻滞 [44]。EUS 引导下的腹腔阻滞产生的不良反应比较轻微，如腹泻、低血压和短暂的疼痛加剧。

43.6 胰管渗漏

胰管渗漏是由 PD 破裂引起的，ERCP 中注射的造影剂从胰管外渗可识别 [45]。PD 的破裂可能是部分或完全的，并可能导致积液、腹水、胸腔积液和外瘘 / 内瘘 [22-23]。ERCP 联合经乳头支架置入是治疗此类患者的首选方法。其将高压导管系统转换为低压导管系统，并优先流过支架 [23]。当支架完全桥接破裂部位时，92% 的患者渗漏消失。有时，在 ERCP 过程中，可能无法完全桥接破裂部位，但即使在这些情况下，仅在破裂部位近端放置 PD 支架或经乳头短支架，也可分别帮助约 50% 和 44% 的患者解决胰瘘问题 [45]。对于胰管完全横断的患者，内镜治疗可能不成功时应考虑手术治疗。

43.7 EUS引导下进入MPD

对于有症状的主胰管梗阻和常规 ERCP 失败的病例，可以考虑 EUS 引导下进入主胰管引流。该技术包括 EUS 引导下经胃或十二指肠壁穿刺主胰管，并将导丝推进主胰管。后续步骤包括将导丝推进乳头（会合技术）或使用塑料支架直接透壁引流[46]。最近，FCSEMS 也得到了应用[47]。在 EUS 引导下成功引流主胰管后，70% ~ 90% 的患者可获得完全或大部分的疼痛缓解[48-49]。EUS 引导下的 PD 引流失败率约为 10%。10% 的患者可发生中至重度并发症，包括重症胰腺炎、穿孔、出血和血肿[50-54]。然而，尚无手术相关病死率的报道。引流成功后，20% ~ 55% 的患者发生支架移位和闭塞，需要内镜再次干预。EUS 引导下的 PD 引流被认为是 EUS 引导下最具挑战性的治疗技术之一，只在专业诊疗中心进行[55]。

（郭丰译，杨翔审校）

参考文献

第三部分

自身免疫性胰腺炎

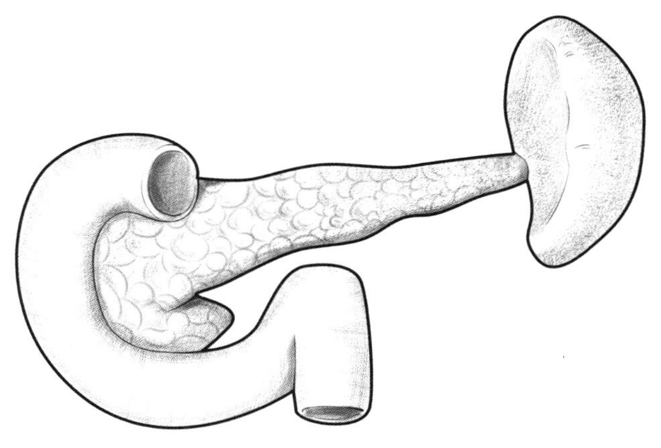

第 44 章　自身免疫性胰腺炎的定义、临床表现和分类

Miroslav Vujasinovic, J. -Matthias Löhr

44.1　定义和分类

AIP 的临床特征是经常表现为梗阻性黄疸伴或不伴胰腺肿块，组织学表现为淋巴浆细胞浸润和纤维化，治疗上表现为对类固醇的显著反应[1]。

1961 年，Sarles 等[2]首次将该疾病描述为胰腺的慢性炎症性硬化症。1995 年，Yoshida 等[3]发现其临床病理与自身免疫性肝炎相似，并确定为自身免疫性胰腺炎。

AIP 是一种特殊形式的慢性胰腺炎，具有两种组织病理学上不同的亚型：淋巴浆细胞性硬化性胰腺炎（lymphoplasmacyticsclerosing pancreatitis，LPSP）或 1 型 AIP，以及特发性导管中心性胰腺炎（idiopathic duct - centric pancreatitis，IDCP）或 2 型 AIP[4]。由于胰腺组织学通常无法获取，因此引入了 1 型 AIP 和 2 型 AIP 来描述与 LPSP 和 IDCP 相关的典型临床特征[1]。对于不能明确归类为 1 型或 2 型 AIP 患者，命名为 AIP- 未定型（AIP-nototherwise specified，AIP-NOS）[1]。

44.2　临床表现

AIP 在临床上可呈急性和慢性形式。最常见的急性表现是梗阻性黄疸和（或）胰腺肿块（表 44.1）[1]。在对典型急性 AIP 患者的随访[1]中，可见胰腺萎缩、钙化、导管扩张和晚期无痛性慢性胰腺炎的其他特征。对来自 8 个国家的 731 名 AIP 患者进行的一项大型队列研究发现，75% 的 1 型 AIP 患者以梗阻性黄疸为主要症状，而 68% 的 2 型 AIP 患者出现最常见的症状是腹痛[5]。在瑞典的一项针对 71 例患者的研究中，35% 的患者有梗阻性黄疸，22% 的患者有急性胰腺炎，39% 的患者体重减轻和（或）腹痛，84% 的患者出现其他器官受累[7]。在西班牙的一项针对 52 例患者的研究中，腹痛是最常见的临床表现（66%），其次是梗阻性黄疸（51%）、体重减轻（33%）和急性胰腺炎（31%）[8]。

表 44.1　自身免疫性胰腺炎的诊断症状

参考文献	患者数量	诊断时的症状
Kamisawa 等[5]	268	梗阻性黄疸：1 型 AIP，75%；2 型 AIP，47% 腹痛：1 型 AIP，41%；2 型 AIP，68% 急性胰腺炎：1 型 AIP，5%；2 型 AIP，34%
Hart 等[6]	1064	梗阻性黄疸：1 型 AIP，63%；2 型 AIP，25% 腹痛 / 胰腺炎：1 型 AIP，27%；2 型 AIP，64%
Vujasinovic 等[7]	71	梗阻性黄疸：1 型 AIP 和 2 型 AIP，35% 急性胰腺炎：1 型 AIP 和 2 型 AIP，22% 体重减轻 / 腹痛：1 型 AIP 和 2 型 AIP，39%

续表

参考文献	患者数量	诊断时的症状
Lopez - Serrano 等[8]	52	梗阻性黄疸：1 型 AIP，51%；2 型 AIP，60% 腹痛：1 型 AIP，66%；2 型 AIP，60% 体重减轻：1 型 AIP，33%；2 型 AIP，40% 急性胰腺炎：1 型 AIP，31%；2 型 AIP，20%
Maire 等[9]	44	腹痛：1 型 AIP，32%；2 型 AIP，37% 急性胰腺炎：1 型 AIP，25%；2 型 AIP，50% 阻塞性黄疸：1 型 AIP，28%；2 型 AIP，12% 体重减轻：1 型 AIP，10%；2 型 AIP，0

44.3 诊断

在过去的 20 年里，文献中提出了许多 AIP 的诊断标准[10-14]。根据目前最常用的国际共识诊断标准（the International Consensus Diagnostic Criteria，ICDC），AIP 的诊断是基于一个或多个以下因素的存在：胰腺实质和胰管成像、血清 IgG4 水平、其他器官受累、胰腺组织学和类固醇治疗反应[1]。

44.3.1 血清学

1 型 AIP 作为 IgG4 相关疾病（IgG4 - related disease，IgG4-RD）的一部分，血清 IgG4 升高，是唯一的最佳标志物[15]。因此，在 AIP 的 ICDC 中，只有血清 IgG4 被推荐作为血清学标志物[1]。由于正常 IgG4 的上限因实验室而异，因此在 ICDC 中只使用高于正常范围的最高值，而不是绝对值[1]。当血清 IgG4 水平高于正常上限的 4 倍时，似乎具有可能的诊断价值[16]。除非有典型的影像学表现，否则血清学标志物的升高不足以诊断 AIP[1]。对于 IgG4-RD 的诊断，血清 IgG4 在监测疾病进程方面并不准确，与并发症的发生或复发也没有充分的相关性[17-18]。

新的生物标志物，其中最重要的是 IgG4/IgG 比值，非常有前景，但需要确认其建立诊断和监测 IgG4-RD 的能力[15]。IgG4 阳性 B 细胞受体克隆的二代测序费用昂贵，目前还不能用于常规检查[19-20]。其他一些针对 AIP 的血清学标志物已经被确定，包括针对乳铁蛋白、碳酸酐酶Ⅱ、泛素、胰蛋白酶原和 N- 聚糖的自身抗体[21-24]。然而，这些都没有在全球范围用于常规临床检测。

44.3.2 组织学

1 型 AIP 的组织学特征是致密的淋巴浆细胞浸润、致密的纤维化和闭塞性静脉炎[25]。嗜酸性粒细胞通常存在，但不总是存在[26-27]。IgG4 的免疫组化染色为诊断 1 型 AIP 的关键。为了确诊 AIP，手术标本中 IgG 阳性浆细胞数量应超过 50 个 / 高倍视野（high - power field，HPF），活检样本中超过 10 个（×400 处 3 个热点的平均计数）/HPF。此外，IgG4/IgG 比值应大于 40%[15]。虽然 IgG4 浆细胞计数的增加是一个重要的发现，但如果仅单独发现，还不能诊断 AIP[28-29]。重要的是，活检显示很少或没有 AIP 证据，不能单独用于排除该诊断，除非是更有依据的诊断来替代[30]。

2 型 AIP 的特征是组织学证实的 IDCP，通常伴有粒细胞上皮病变，伴有或不伴有 IgG4 阳性细胞缺失（0 ~ 10 个细胞 /HPF）[31] 的粒细胞腺泡炎症。

44.3.3 影像学

AIP 的主要影像学特征是具有特征改变的胰腺增大和主胰管狭窄而无上游扩张。这些特征可以是弥漫性的或局灶性的。AIP 实质变化是弥漫性或（多）局部扩大，成像特征为失去正常的多叶“香肠”形（前者在 1 型中更常见，后者在 2 型中更常见），矩形的尾巴（“切尾”征），胰腺周围水肿边缘变薄，或包膜显影逐步强化。AIP 的导管改变是长节段的（例如，超过 1/3 的长度）或多灶性主胰管受累（狭窄或消失），没有上游扩张或其他阻塞性胰腺炎、跳跃性病变和扩大胰腺实质内的“导管穿透”和“冰柱”征迹象[32–35]。

EUS 提供 AIP 的影像学表现，并在诊断中发挥重要作用，最重要的是，其可以鉴别 AIP 和胰腺癌[1，36-38]。EUS 引导下的细针穿刺和细针活检用于获得足够的组织样本[15]。

44.3.4 其他器官受累

1 型 AIP 是 IgG4-RD 的一部分，这是一种免疫介导的纤维炎症疾病，可影响多个器官，导致组织破坏性损伤和器官衰竭[39]。几乎所有解剖部位都有受累的报道，除胰腺外，最常见的受累器官或解剖部位是胆道、大唾液腺（下颌下、腮腺）、泪腺、腹膜后、肾脏和淋巴结（表 44.2）[7，40-41]。在该疾病的各种表现中，自体免疫性胰腺炎（IgG4 相关胰腺炎或 1 型 AIP）是第一个被认为是一种独特的临床病理类型[42]。炎症性肠病是 2 型 AIP 患者的典型受累器官[1]。其他常见的自身免疫性疾病（如类风湿性关节炎、关节病、干燥综合征）通常不与 AIP 相关，不应纳入其他器官受累[1]。其他受累的器官可通过组织学、影像学检查（近端胆管狭窄、腹膜后纤维化）或临床检查（唾液腺肿大）[1] 进行诊断。

表 44.2 自身免疫性胰腺炎患者累及其他器官

参考资料	患者数量	其他器官受累
Kamisawa，et al.[5]	268	肝门部胆管：AIP1 型，29%；AIP2 型，23% 肾损伤：AIP1 型，8%；AIP2 型，3% 腹膜后纤维化：AIP1 型，7%；AIP2 型，0 唾液腺：AIP1 型，12%；AIP2 型，0 肺损伤：AIP1 型，3%；AIP2 型，0 炎症性肠病：AIP1 型，2%；AIP2 型，18%
Hart 等[6]	1064	唾液腺：AIP1 型，7%；AIP2 型，0 腹膜后纤维化：AIP1 型，2%；AIP2 型，0 肾损伤：AIP1 型，1.2%；AIP2 型，0 肺损伤：AIP1 型，0.6%；AIP2 型，0 炎症性肠病：AIP1 型，0.1%；AIP2 型，48%
Vujasinovic，et al.[7]	71	肝门部胆管，66% 肾损伤，18% 炎症性肠病，15% 腹膜后纤维化，4% 唾液腺，4%
Lopez - Serrano，et al.[8]	52	肝门部总管：AIP1 型，17%；AIP2 型，20 炎症性肠病：AIP1 型，4%；AIP2 型，100 腹膜后纤维化：AIP1 型，6%；AIP2 型，0 肾损伤：AIP 1 型，6%；AIP2 型，0 唾液腺：AIP 1 型，6%；AIP2 型，0

续表

参考资料	患者数量	其他器官受累
Maire 等[9]	44	肝门部胆管：AIP1 型和 2 型，9% 唾液腺：AIP1 型和 2 型，4% 炎症性肠病：AIP1 型和 2 型，23% 腹膜后纤维化：AIP1 型和 2 型，2%

44.3.5 类固醇治疗反应

建议类固醇（强的松 0.6 ~ 1mg/kg）治疗 2 周后，重新评估影像学和将 CA19-9 作为 AIP 的诊断标准之一。我们期望 AIP 患者的影像学异常有明显改善，包括胆道狭窄和胰腺肿大[1]。

44.4 治疗

据报道，10% ~ 25% 的 IgG4 - RD 患者，没有经药物、内镜或手术治疗，症状自发缓解[6, 18, 43]。所有有症状的患者（梗阻性黄疸、腹痛、胰腺后部疼痛和其他器官受累）都应考虑治疗，有时在主要炎症过程导致器官功能不全的情况下紧急治疗。如果影像上胰腺肿块持续存在，也可以建议对无症状患者进行治疗，以排除癌症和相关 IgG4 胆管炎中肝脏测试异常持续存在（胆汁淤积）[15, 43]。目前尚无相关数据支持治疗无症状的 AIP 患者能降低外分泌或内分泌不足的风险。

44.4.1 糖皮质激素

糖皮质激素治疗应以每天 0.6 ~ 0.8 mg/kg（体重）口服（典型起始剂量为 30 ~ 40 mg/d 强的松当量），持续 1 个月，以诱导缓解。糖皮质激素治疗应逐渐减量，每两周减 5 mg（减量持续 3 ~ 6 个月）。对初始治疗的反应，应在 2 ~ 4 周后，通过临床、形态学和生化标志物进行评估[40, 43-45]。存在侵袭性疾病（使用初始剂量超过 40 mg/d）的患者、老年患者、临床症状非常轻微的患者，或存在相关的合并症的患者可调整糖皮质激素初始剂量（可能使用初始剂量＜ 30 mg/d）。关于使用低剂量糖皮质激素的缓解率的数据（例如，10 ~ 20 mg/d 等量的泼尼松龙剂量）很少，因此该方案不能被推荐使用[46]。尽管在不同的研究中，类固醇的减量治疗方案各不相同，但日本专家的一致建议是：在初始剂量 2 ~ 4 周后，根据临床表现、血生化（肝酶和 IgG 或 IgG4 水平）的变化及超声、CT 和 MRCP 复查的结果，在 2 ~ 3 个月内，每 1 ~ 2 周减少 5 mg。许多专家通常每 1 ~ 2 周逐渐减少 5 ~ 10 mg/d，直到达到 20 mg/d 的剂量，然后每两周逐渐减少 5 mg。另一个可接受的方案是 40 mg/d，持续 4 周，然后每周逐渐减少 5 mg，直到停用[43]。

糖皮质激素仍然是最有效的初始治疗方法，而关于糖皮质激素维持治疗有效性的临床试验有限[18]。据报道，AIP 患者对糖皮质激素治疗的应答率为 97% ~ 100%[18]，这就是将对糖皮质激素的反应作为诊断标准的一部分原因[1]。这表明，梗阻性黄疸通过胆道支架联合糖皮质激素治疗以降低胆管炎发生的风险，不是必需的[1]。复发可能发生在正在治疗的同一器官或以前未受累的器官系统[18, 47]。没有相关数据建议长期维持低剂量糖皮质激素治疗。

复发的危险因素尚不清楚。然而，复发的一些预测因素可能是诊断时血清 IgG4 水平高、类固醇治疗后血清 IgG4 水平持续高，以及其他器官受累。复发治疗采用不同的治疗方案，其中最常见的 3 种方案是：①大剂量糖皮质激素应用后，用小剂量糖皮质激素（2.5 mg 或 5 mg）或促糖皮质激素维持治疗；②无维持治疗的大剂量糖皮质激素；③利妥昔单抗诱导伴或不伴维持利妥昔单抗。

44.4.2 免疫抑制剂

在疾病复发的情况下，推荐使用硫唑嘌呤、霉酚酸酯、他克莫司或利妥昔单抗，但支持使用某种药物优于另一种药物的数据有限 [17]。

据报道，许多患者在服用低剂量硫唑嘌呤（每天 50 mg）后复发。因此，应该在密切的临床和实验室监测下寻求 2.0 ~ 2.5 mg/kg（体重）目标剂量。然而，特别是众所周知的炎症性肠病患者，许多不良反应被报道。在法国炎症性肠病患者的前瞻性队列中，服用硫嘌呤时发生淋巴增生性疾病的风险评估为 5.28（2.01 ~ 13.90），特别是在 65 岁以上的男性中，这是 IgG4-RD 患者的特征 [48]。因此，硫唑嘌呤和其他硫嘌呤不宜用于维持治疗。

霉酚酸酯治疗应从 1 g/d 开始，在密切监测全血计数下可增加到 1.5 ~ 2.0 g/d。据报道，与硫唑嘌呤一样，许多患者在服用低剂量霉酚酸酯（每天 1g）后复发。

除糖皮质激素外，单克隆 CD20 抗体利妥昔单抗是唯一能诱导 IgG4-RD 缓解的药物。对 IgG4-RD 患者的首次研究显示，利妥昔单抗良好的治疗效果，显示了 97% 的应答率，患者的基线 IgG4-RD 应答指数显著降低，通常在治疗后 4 周内达到临床应答 [17，49-50]。

当 IgG4-RD 患者对其他疗法有禁忌或无反应时，钙调神经磷酸酶抑制剂如他克莫司或环孢素可作为该类患者的类固醇保留方案。然而，鲜有证据表明钙调神经磷酸酶抑制剂对 IgG4-RD 的疗效。

综上所述，由于缺乏关于 IgG4-RD 治疗的随机对照研究，目前尚不清楚该疾病基于循证的最佳治疗方法。在不同的国家、不同的专业和不同的器官考量上，使用何种药物治疗 IgG4-RD 的选择都有所不同。

44.5 AIP患者的结局及随访

AIP 是一种特殊的慢性胰腺炎形式，对类固醇治疗反应良好，但疾病复发率高 [4，6，51]。欧洲的研究显示 47% ~ 84% 的患者出现其他器官受累，定义为存在胰腺外病变，其中胆道受累是最常见的 [7，8，52-54]。AIP 或糖尿病患者以及胰腺切除术后，胰腺外分泌不足及其后果的可能性进一步增加 [7，55]。脂溶性维生素、镁、锌、钙、铁、血红蛋白、白蛋白和前白蛋白的缺乏与胰腺功能不全相关 [55-59]。各种病因的慢性胰腺炎患者，包括自身免疫性病因，患骨质疏松症和骨质减少的风险也很高，尤其是使用类固醇治疗的患者 [55，60-61]。据报道，5% ~ 40% 的 AIP 患者存在胰管结石 [62-63]。一些证据表明，IgG4-RD 可能与恶性疾病发生的风险增加有关。然而，由于目前对 IgG4-RD 或 AIP 患者进行了更仔细的监测，这些数据可能会受到偏倚的影响。因此，需要未来的前瞻性研究来分析 IgG4-RD 患者与年龄、性别和危险因素匹配的对照组受试者的癌症发病率 [64]。需要持续监测已知的长期后遗症（外分泌和内分泌功能不全、胰管结石），以进一步了解其全部临床意义，目前建议对 AIP 患者进行终身随访。

（郭丰译，杨翔审校）

参考文献

第 45 章 自身免疫性胰腺炎的诊断：一个临床实践方案

Nicolò de Pretis，Antonio Amodio，Luca Frulloni

45.1 引言

AIP 是一种特殊形式的胰腺炎，包括两种不同的疾病形式，即 1 型和 2 型 [1]。这两型在病理和流行病学特征上明显不同，但两者都有可疑的自身免疫性病因和对类固醇的完全反应。1 型 AIP 是 AIP 最常见的形式，被认为是一种潜在的系统性 IgG4-RD 的胰腺表现 [2]。因此，经常观察到同步或非同步胰腺外器官受累。1 型 AIP 主要影响中老年男性（60 ~ 70 岁），与血清 IgG4（＞135 mg/dL）和非器官特异性自身抗体的升高有关。在组织学上，它的特征是胰腺内淋巴细胞和 IgG4 阳性浆细胞显著浸润、结节状纤维化、闭塞性静脉炎 [3]。

2 型 AIP 较少见，没有性别差异，临床发病年龄较小。尽管已经描述与 IBD，特别是溃疡性结肠炎相关，但尚未发现血清 IgG4 升高或其他器官受累。更重要的是，其有一些组织学特征与 1 型 AIP 相同，但粒细胞上皮病变是这种亚型所特有的 [4]。尽管存在这些差异，但 1 型 AIP 和 2 型 AIP 具有相同的影像学特点和对类固醇的显著反应 [5]。

AIP 的临床发病最常见的特征是黄疸，少有腹痛、急性胰腺炎、体重减轻、外分泌和（或）内分泌功能不全。此外，一些患者可能无症状，是被偶然发现的 [6]。

影像学上，1 型 AIP 和 2 型 AIP 均可能弥散性（弥散型）或局灶性（局灶型）累及胰腺 [7]。仅从影像学上来区分不同亚型是不可能的 [8]。此外，在诊断过程中，考虑到类固醇通常是两种亚型的治疗选择，1 型 AIP 和 2 型 AIP 在诊断过程中区别可能不大 [9]。然而，1 型 AIP 通常是一种更具侵袭性的疾病，可累及多器官，类固醇治疗后复发的风险更高，因此接受维持治疗的可能性更高 [8，10]。

临床治疗该病最重要的一步是诊断，以及与局灶型胰腺癌的鉴别诊断。事实上，做到正确的诊断既可以避免对误诊为癌症的炎症性肿块进行不当手术，也可以避免对误诊为 AIP 的癌症进行类固醇治疗。

目前的诊断策略是基于 2011 年发布的 ICDC，该标准提出了诊断 AIP 的 5 个基本标准：胰腺实质与导管成像、血清学（血清 IgG4）、其他器官受累、组织学和对类固醇治疗的反应 [1]。任何标准，除对类固醇的反应外，都根据其可靠性被分为 1 级和 2 级。因此，AIP 的临床诊断需要结合更多的标准。

45.2 诊断方法

AIP 的诊断方法即使在有大量疾病经验的三级研究中心也是困难的。因此，考虑到目前还没有一个标准的方法，在本章中，我们报告了基于当前的文献和个人经验的临床建议。应该始终牢记误诊为胰腺癌的风险，并强烈建议采用多学科的方法来管理这些患者，以避免医疗事故的发生。

基于上述原因，在提出的诊断方法中，我们

分别讨论了弥漫型 AIP 和局灶型 AIP，而没有区分 1 型 AIP 和 2 型 AIP。

45.2.1 弥漫型自身免疫性胰腺炎（1 级影像：典型）

诊断弥漫型 AIP 通常比局灶型 AIP 容易，局灶型胰腺肿块性炎症更容易怀疑胰腺癌。MRI+MRCP 和（或）CT 检测到胰腺弥漫性增大，失去正常的分叶状轮廓（“香肠状”外观），注射造影剂后动脉期增强减少，门静脉期增强延迟 [11]。在某些病例中（30% ~ 40%），可能会检测到实质周围的囊状边缘 [12]。此外，MRI/MRCP 能够确定存在长段和（或）多个主要胰管狭窄，而不伴有上游扩张或仅轻度扩张。这些特征被认为是 AIP 的典型影像学表现 [1]。EUS 引导下的 FNA/ 细针活检（fine-needle biopsy，FNB）并不是强制性的。在影像学检查（肾脏、腹膜后、胆道系统）或临床检查 [双侧唾液腺和（或）泪腺增大] 中检测到血清 IgG4 升高和（或）其他器官受累，可能支持诊断。我们应该强调的是，基于 ICDC，AIP 的症状除了组织学外没有其他的标准 [1]。因此，在存在典型的影像学表现时，只有存在单一或多个其他伴随标准，才能诊断为 AIP，否则，诊断应该只视为可能。然而，先前描述的影像学表现如此特殊，即使在没有血清 IgG4 升高或其他器官受累的情况下，也应进行类固醇治疗。临床（如黄疸消退）和（或）影像学（胰腺异常的正常化）的治疗反应应在类固醇治疗 2 ~ 4 周后进行评估。因此，对类固醇的反应是 AIP 的一个诊断标准。另外，在对类固醇反应不完全的情况下，建议进行 EUS 引导的 FNA/FNB。

45.2.2 局灶型自身免疫性胰腺炎（2 级影像：不确定型 / 非典型）

考虑到实现 AIP 诊断的困难性和误诊胰腺癌的巨大风险，这种临床情况是极其具有挑战性的。不幸的是，这种鉴别诊断有时根本不可能做到，即使在专业的中心，仍然有相当大比例的患者进行 AIP 的手术切除 [13]，使患者暴露于手术相关的发病率和病死率。每一个胰腺肿块都应该被认为是一种潜在的胰腺癌，但要记住，与疑似胰腺癌手术患者的胰腺标本中良性病变的发生率相比，AIP 的年发病率较低 [1/10 万 *vs.*（7 ~ 8）/10 万][14-16]。AIP 的可能性因患者的临床特征（如青年）和（或）不完全符合胰腺癌诊断的影像学特征而增加。不幸的是，AIP 和胰腺癌的症状经常重叠。这两种疾病可能影响中老年人（60 ~ 70 岁），临床表现可能都是无症状黄疸。然而，有 IBD 病史的患者强烈提示诊断为 2 型 AIP，特别是一个年轻的患者（＜ 40 岁）。

此外，众所周知，没有足够特异性的血清学标志物来明确鉴别 AIP 和胰腺癌。特别是，即使血清 IgG4 升高（＞ 135 mg/dL）是 AIP（1 型）的特征，也不足以进行诊断。许多其他炎症和肿瘤性疾病的血清 IgG4 显著升高，如原发性硬化性胆管炎、胰腺癌和胆管癌 [17]。据 ICDC 报道，如果血清 IgG4 超过 280 mg/dL（1 级标准）[1]，AIP 的诊断特异性增加。然而，我们建议，只有在影像学怀疑为 AIP 的情况下，才应测量血清 IgG4 水平。在没有其他 ICDC 标准的情况下，与高血清 IgG4 相关的胰腺肿块不应被视为 AIP。此外，IgG4 阴性并不排除 AIP，请记住，2 型 AIP 和高达 30% 的 1 型 AIP 与血清 IgG4 升高无关。另外，尽管 CA19-9 被认为是肿瘤疾病，特别是胆胰恶性肿瘤的血清学标志物，但在 AIP 患者中也可以观察到非常高水平的 CA19-9[18]。考虑到 CA19-9 水平升高可能是继发于黄疸，高水平的该肿瘤标志物（＞ 1000 U/mL）本身并不排除 AIP，就像正常的 CA19-9 水平并不排除胰腺癌的诊断一样。

最初对AIP的怀疑主要是基于临床病史和影像学检查[CT和（或）MRI]。如果有胰腺肿块和以下影像学特征，可怀疑为AIP。

- 存在多个（一个以上）胰腺肿块。
- 胰腺肿块，造影剂注射后早期增强减弱，晚期增强延迟（在这种情况下需要专业影像科医师）。
- MRCP表现为多发、长段主胰管狭窄，无上游扩张。
- 其他器官受累，MRCP显示多发性近端胆管狭窄；腹膜后纤维化或肾脏受累的征象；临床或影像学（超声）存在双侧唾液腺和（或）泪腺增大。

单一的远端胆道狭窄不应被认为是AIP的可疑症状，因为该症状在继发于胆总管肿瘤压迫的胰腺癌中也经常被发现。对于具有上述影像学特征的患者，IgG4水平可以帮助诊断AIP。

然而，在疑似局灶型AIP中，EUS引导下组织取样是必需的。因此，可以理解许多研究关注应用EUS进行FNB或FNA细胞学检查来鉴别AIP和癌症，以及进行AIP的组织学诊断。尽管开发了许多不同的针头，来提高胰腺组织取样的数量和质量，但结果仍然令人失望。一项来自日本的最大样本的前瞻性多中心研究，招募了78名患者[19]，这些患者的影像学表现均高度提示AIP，25例（32%）患者无组织学检查，根据ICDC明确诊断为AIP。尽管经过高度筛选的人群患胰腺癌的风险极低，但有32例（41%）患者经组织学检查仍确诊为AIP。因此，必须记住，即使在选定的患者和熟练的中心，实现AIP的组织学确诊也是困难的。然而，EUS引导下FNB在胰腺癌中的敏感度很高（97%）。因此，在开始类固醇治疗前，所有怀疑AIP的胰腺肿块都必须在EUS引导下进行FNA/FNB，以排除胰腺癌。如果组织学检查显示为典型的AIP组织学表现，就能明确诊断。如果癌症的组织学报告为阴性，但AIP不确定或不典型，则需要结合其他ICDC标准（特别是血清IgG4和其他器官受累）才能开始类固醇治疗。另外，当组织学不典型、IgG4水平正常、无其他器官受累的证据时，应避免类固醇治疗，并强烈考虑手术切除。

最近，增强EUS和定量弹性成像EUS被提出作为鉴别炎症和肿瘤肿块的额外工具[20-21]。这些技术似乎很有前途，并且在经验丰富的中心进行的研究中显示出了很高的特异性和敏感度。然而，这些结果的可重复性和标准化还没有很好地建立起来。因此，我们建议对比增强EUS和定量弹性成像EUS应作为诊断检查的一部分，但不应取代FNA/FNB和其他ICDC标准（图45.1）。

总之，在非典型癌症胰腺肿块的检查过程中，除非有AIP的组织学诊断，否则需要结合ICDC进行诊断。如果没有得到组织学诊断，但胰腺癌已排除，应考虑使用类固醇治疗，治疗2～4周后若达到影像学完全缓解，则诊断成立；如果没有缓解，或不完全缓解，则必须进行手术治疗。

（郭丰译，杨翔审校）

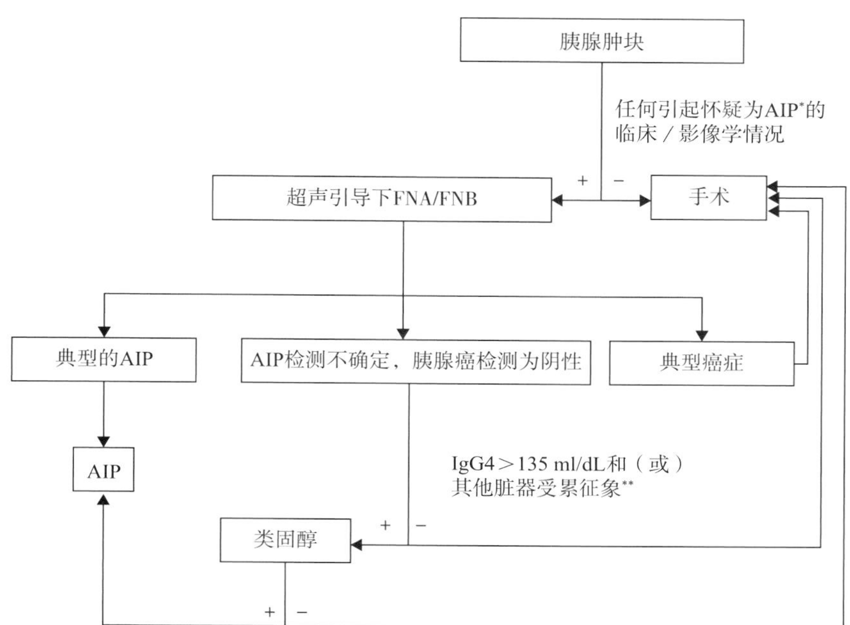

* 引起怀疑 AIP 的临床 / 影像学表现（存在多个胰腺肿块；早期强化减少，晚期延迟强化；多发和长程狭窄，主胰管上游无扩张；其他器官受累的影像学或临床证据）；** 血清 IgG4 对 AIP 的特异性随着其在血清中的水平超过 280 mg/dL 而增加。

图 45.1　胰腺肿块检查流程

参考文献

第 46 章　自身免疫性胰腺炎的临床治疗与随访

Sushil Kumar Garg and Suresh T. Chari

46.1　引言

AIP 是一种独特的慢性胰腺纤维炎性疾病，临床常表现为梗阻性黄疸伴或不伴胰腺肿块，组织学表现为密集的淋巴浆细胞浸润和纤维化，治疗表现为对皮质类固醇治疗的显著反应。组织学上具有两种不同的临床表型，即 1 型和 2 型。

46.2　临床特点

46.2.1　1 型自身免疫性胰腺炎（淋巴浆细胞硬化性胰腺炎）

淋巴浆细胞硬化性胰腺炎（lymphoplasmacytic sclerosingpancreatitis，SPLP）是一种典型的老年男性好发的疾病，80% 以上的患者年龄在 50 岁以上，80% 以上的患者是男性[1]。AIP 最常见的临床表现是无痛性梗阻性黄疸和影像学上胰腺弥漫性增大。这些患者有时也会有体重减轻和新发糖尿病，这使得临床上很难区分胰腺癌和 AIP。这些患者还可表现为局灶性胰腺肿块、急性胰腺炎、胰管狭窄，或在疾病晚期出现胰腺萎缩，伴或不伴钙化或不明原因的脂肪泻。由于 AIP 属于 IgG4 相关疾病（IgG4-RD），其他器官受累如胆管狭窄（IgG4 相关胆管炎）、肾脏受累、眼眶假性肿瘤和广泛的淋巴结病往往是重要的支持诊断的线索。

46.2.2　2 型自身免疫性胰腺炎（特发性导管中心性胰腺炎）

IDCP 最常见的临床表现是急性复发性胰腺炎，发生在近 50% 的患者中。其他表现包括无痛性梗阻性黄疸、局灶性胰腺肿块和有症状的胰管狭窄。与 1 型 AIP 相比，2 型 AIP 通常影响年轻人，没有性别偏好。在来自梅奥诊所的 43 名患者中，诊断的中位年龄为 31 岁，大约一半的患者是女性。尽管 2 型 AIP 仅限于胰腺，但与过去、现在或未来的 IBD 的相关性是支持性诊断标准之一。在前面提到的系列中，44%（43 例中 19 例）的患者患有 IBD，大多数（19 例患者中有 15 例）IBD 诊断在 IDCP 之前或与 IDCP 同时发生。

46.3　血清学

免疫球蛋白 4 亚类（immunoglobulin subclass 4，IgG4）通常占血清总 IgG 的 5% ~ 6%，正常值低于 140mg/dL。IgG4 是正常值上限的 2 倍以上，高度提示为 1 型 AIP[2]，但不排除胰腺癌。近 10% 的胰腺癌患者的 IgG4 水平也会升高，但通常低于正常水平上限的 2 倍，只有 1% 的患者的 IgG4 水平升高了 2 倍以上。目前还没有可用于检测 2 型 AIP（IDCP）的血清学标志物，IgG4 水平的升高不是该疾病的特征。

46.4　病理

1 型 AIP 的组织学特征是弥漫性淋巴浆细胞浸润、网状纤维化和伴有少量嗜酸性粒细胞的闭塞性静脉炎。胰腺小叶发炎，并伴有腺泡的显著缺失，但胰岛细胞相对保存。2 型 AIP 的特征是导管内的中性粒细胞簇。IgG4 阳性细胞可能存在，但数量要少得多。

46.5 胰腺影像学

多达85%的AIP患者出现胰腺影像学异常[3]。胰腺受累可为弥漫性、区域性或局灶性[4]。AIP的典型特征包括弥漫性实质增大、胰腺小叶轮廓消失、延迟期胰腺增强，以及腺体周围软组织边缘增强不足[4]。胰腺坏死、胰腺周围积液或假性囊肿罕见。胰腺外受累表现为胆道狭窄、肾脏病变和腹膜后纤维化。我们想证明，在CT或MRI上胰腺显示正常，并不排除AIP。

46.5.1 自身免疫性胰腺炎与胰腺癌的对比

当CT或EUS显示胰腺肿块时，应主要考虑胰腺导管腺癌。需要牢记的是，与胰腺癌相比，AIP是一种非常罕见的疾病，应该进行彻底的检查以排除胰腺癌。局灶性AIP和胰腺癌有大量重叠的影像学表现，包括低密度肿块、双管征和血管周围软组织套扎。影像学表现为主胰管单一狭窄并突然切断，上游胰管扩张超过5 mm，胰体和（或）尾部萎缩，均高度提示胰腺癌。其他有利于胰腺癌的发现包括主胰管短节段狭窄、肝转移和不伴壁增厚的胆总管狭窄[4]。

肿块与周围正常胰腺之间存在明显的界线，等衰减肿块及缺乏下游实质萎缩，有利于AIP的诊断。有利于AIP的其他表现包括弥漫性胰腺增大、长节段（超过1/3的长度）主胰管狭窄、多个部位的主胰管狭窄、“包膜”征、主胰管狭窄部位的侧支扩张和肾皮质低强化病变[4]。

46.6 诊断

在这种情况下，AIP的诊断需要高度怀疑并且熟悉疾病的临床表现。AIP的国际共识诊断标准是在一些团体提出了帮助识别AIP的诊断标准后编制的。当梗阻性黄疸患者血清IgG4水平升高，其他器官受累（如近端胆管、腹膜后、肾脏、唾液腺/泪腺）或胰腺微创活检显示淋巴浆细胞硬化性胰腺炎时，需怀疑此诊断。虽然这些表现可能会自行消失，但AIP患者对即使是短期的类固醇治疗反应也是显著的和诊断性的。表46.1提供了我们在梅奥诊所使用的诊断流程。

表 46.1 AIP 诊断：符合 A ~ C 列中任意一列标准的患者可被诊断为 AIP

A. 组织学	B. 影像学	C. 类固醇反应[a]
切除标本或胰腺活检的组织学诊断 ● LPSP，或 ● ＞10 IgG4 细胞/HPF 加以下3条中的2条。 ➢ 导管周围淋巴浆细胞浸润 ➢ 闭塞性静脉炎 ➢ 网状纤维化 ● IDCP，或 ● GEL 伴极少 IgG4 阳性细胞	弥漫性增大的腺体，边界无特征，延迟增强，伴或不伴囊状边缘，以及下列任何一种。 ● IgG4 升高 ● 其他器官受累[b] ● 网状纤维化伴淋巴浆细胞浸润 （但不符合A中的所有标准）	符合类固醇使用标准的患者的胰腺/胰腺外表现的缓解/显著改善。 ● A组或B组 ● 无典型影像学特征[c]和癌症检查阴性的患者 ➢ AIP[d]的一个具有高度提示性的特征或 ➢ AIP[e]的两个支持特征

[a] 作者强烈反对在缺乏相关证据和明确组织学的情况下，仅使用类固醇试验来区分AIP和PDAC；[b] 受累器官的典型组织学或典型影像学特征加上受累器官IgG4免疫染色阳性或影像学证据显示肝门/肝内胆道狭窄、肾脏受累、腹膜后纤维化、腮腺/泪腺增大，以及其他器官（胆囊、壶腹）IgG4免疫染色阳性、炎症性肠病（出现在30%的IDCP患者，但只有6%的LPSP患者出现，因此不考虑LPSP的其他器官受累）；[c] 局灶性腺体增大，没有高度提示癌症的特征（低密度肿块，胰腺导管扩张/截断，上游胰腺萎缩或提示肝转移，或活检病理证实转移）；[d] 血清IgG4超过上限的2倍或明确其他器官受累。[e] AIP的支持性特征：IgG4升高2倍以上，其他器官受累的临床/影像学证据（肝门/肝内胆道狭窄、肾脏受累、腹膜后纤维化、腮腺/泪腺肿大、其他器官IgG4免疫染色阳性、炎症性肠病、B列所示的影像学改变）。GEL：粒细胞上皮病变；HPF：高倍视野；IDCP：特发性导管中心性胰腺炎；LPSP：淋巴浆细胞硬化性胰腺炎。

46.7 治疗预后的定义

管理 AIP 的提供者需要对 AIP 管理流程中用于描述治疗目标和反应的术语有一个清晰的理解。

46.7.1 缓解措施

AIP 的缓解可能涉及以下几方面。

（1）症状：梗阻性黄疸和腹痛等症状的缓解。

（2）生化：由胆道狭窄引起的异常肝功能的正常化。

（3）血清学：血清 IgG4 水平恢复正常。

（4）放射学：典型的胰腺增大和主胰管不规则狭窄的消失。

（5）组织学：完全没有炎症成分。

（6）功能：胰腺的外分泌和（或）内分泌功能的恢复。

治疗的终点通常是症状缓解，同时伴有梗阻性黄疸患者的胆道狭窄恢复正常。由于胰腺可能萎缩，正常胰腺影像可能无法恢复。

46.7.2 再燃

再燃指的是尚未缓解时的疾病暴发，例如在类固醇逐渐减量期间病情加重。

46.7.3 复发

完全缓解后的疾病复发，复发可以表现为多种方式。

（1）症状：如黄疸复发。

（2）生化：肝功能异常上升到正常检测上限的 2 ～ 3 倍以上，甚至在黄疸发生之前，提示胆道复发。

（3）血清学：虽然血清 IgG4 水平的升高通常先于或伴随复发，但它也可以不伴随复发。复发也可能是血清阴性的，如不伴随血清 IgG4 的升高。因此，血清 IgG4 升高不应被认为是疾病复发。

（4）影像学：出现新的影像学异常意味着真正的复发，这可能发生在以往未累及的器官中。

（5）组织学：真正的疾病复发显示受累器官有炎症。

46.8 自身免疫性胰腺炎的治疗原则

AIP 患者可出现在急性期（梗阻性黄疸）或急性表现后的晚期几个月。治疗的最初目标是诱导缓解，即缓解临床症状、使肝酶和胰腺成像异常正常化，以控制疾病。在诱导期，由于治疗相关的并发症或疾病本身，患者往往需要辅助治疗。维持疾病的缓解是指通过维持治疗预防疾病的复发。

46.8.1 治疗指征

根据最近发布的关于 AIP 管理的国际指南[5]，初始治疗的指征包括有症状的梗阻性黄疸、腹痛和背部疼痛的患者，或存在其他相关的系统性疾病，如腹膜后纤维化，影像学上表现为持续性胰腺肿块和持续性肝脏检查异常，伴 IgG4 相关硬化性胆管炎的无症状患者[5]。对无症状患者进行治疗，以防止疾病进展为不可逆的胰腺内分泌或外分泌功能障碍、胆道狭窄或肝硬化。随着一些 AIP 患者（10% ～ 25%）在没有干预或未经类固醇治疗的情况下自发缓解，“观察等待”可能适用于一些无症状患者。治疗衰竭的疾病没有任何获益（如胰腺萎缩）。

46.8.2 诱导缓解

类固醇是所有 AIP 患者诱导缓解的一线药物，除非有使用类固醇的禁忌证。类固醇可迅速缓解疾病相关症状（腹痛、梗阻性黄疸）。如果诊断明确，可以避免胆道支架置入术，因为黄疸可以通过类固醇迅速缓解，如果胆道系统没有被器械污染，胆管炎是罕见的。随着症状的改善，治疗后影像学异常的改善也可见到。如果长期使用类固醇，疾病可以得到缓解。

46.8.2.1 类固醇方案诱导缓解

大剂量糖皮质激素[泼尼松龙 0.6 ~ 1.0 mg/（kg · d）]是未接受治疗的患者最常见的治疗方案，至少使用 20 mg/d 的激素来诱导缓解 [6]，这种高剂量的诱导治疗通常持续 4 周 [7-11]。类固醇微冲击治疗的替代方案（两个疗程的甲泼尼龙 500 mg，连续 3 天，间隔 4 天）可能对难治性病例的诱导缓解更有用 [12-14]。接受冲击剂量类固醇治疗的患者在为期 2 周的治疗结束时显示胆管狭窄有显著改善，对类固醇治疗的反应通常很迅速，在 2 ~ 3 周时有显著的影像学改善 [13]。

46.8.2.2 类固醇替代药物

当糖皮质激素单药治疗最终不能诱导缓解或控制疾病，且长期使用糖皮质激素，其毒性对患者构成高风险时，利妥昔单抗作为单一药物可诱导缓解。诱导缓解的梅奥方案包括间隔 2 周两次 1000 mg 的利妥昔单抗 [15]。与利妥昔单抗不同，免疫调节药物（硫唑嘌呤、6- 巯基嘌呤、霉酚酸酯和甲氨蝶呤）不能作为单一药物使用，但可以作为类固醇的辅助治疗来帮助诱导缓解。Hart 等 [16] 的一项研究显示，85%（68 例患者中有 56 例）的复发患者在皮质类固醇中联合硫唑嘌呤成功诱导缓解。

46.9 辅助治疗

46.9.1 糖尿病

通常，接受诱导剂量类固醇治疗的患者会出现新发糖尿病或现有糖尿病的加重。在开始使用高剂量类固醇治疗之前，应该告知这些患者需要进行血糖监测和治疗糖尿病药物的滴定。矛盾的是，在某些情况下，血糖水平实际上可能在类固醇治疗后得到改善，这可能是由于炎症得到改善和内分泌不足得到解决 [17]。

46.9.2 梗阻性黄疸

出现梗阻性黄疸的 AIP 和胆道狭窄患者需要通过 ERCP 和塑料胆道支架置入术来改善胆道引流。一旦炎症和胆道狭窄得到解决，肝酶恢复正常，这些支架通常在 6 ~ 8 周后被移除。已知因 AIP 而导致胆道狭窄的患者出现胆道复发，不一定需要 ERCP，除非他们对类固醇的重新治疗没有快速反应。

46.9.3 外分泌不足

高达 81% 的 AIP 患者可能因粪便弹性蛋白酶低而导致外分泌不足 [18]，尽管大多数患者对类固醇有反应。如果患者有持续性脂肪泻，在诱导缓解后没有缓解，那么我们考虑使用胰酶替代治疗。

46.10 患者随访

46.10.1 初步随访评估诱导治疗的反应

如果诊断尚未确定，建议在开始类固醇治疗后的 1 ~ 2 周内，通过影像学和血清学检查评估类固醇的治疗效果。因此，在对类固醇反应不佳的情况下，需要重新评估诊断，包括胰腺癌。

如果 AIP 诊断明确，那么可以在开始类固醇治疗后的 4 ~ 6 周进行重复的实验室检查和影像学检查。如果患者在诊断时出现胆道狭窄、放置了胆道支架，则可以在影像学和实验室检查结果确认狭窄消除后的 6 ~ 8 周内取出支架。

随后的随访监测外分泌或内分泌功能不全及治疗相关并发症的发生，同时维持疾病缓解，并确保没有恶性肿瘤的证据。

最初随访时间为 18 ~ 24 个月，可每 12 周对出现胆道狭窄的患者进行一次肝酶随访。孤立性胰腺受累的患者可以进行临床随访，除非有新的临床症状，否则不需要重复影像学检查。

46.10.2 如何减少类固醇

在成功诱导缓解后，逐渐减少类固醇的方法在各组之间是不同的。在梅奥诊所，我们通常会每周减少 5 mg，直到停药。在梅奥诊所的方案中，我们通常治疗患者总共 12 周。在逐渐减量期间，我们会通过症状、血清学和影像学表现监测临床反应。日本团队采用的另一种方法是每 1 ~ 2 周减少类固醇 5 ~ 10 mg/d，直到每天服用 20 mg，然后每两周减少 5 mg[6, 19]。在疾病快速和完全缓解的亚组患者中，可以考虑更快地减量，以避免长期类固醇治疗的不良反应[20]。

46.10.3 预防复发

AIP 患者的复发率可达 30% ~ 50%。由于复发率如此之高，不同的机构有不同的预防策略。2017 年[5]发表的一项国际共识声明建议，2 型 AIP 患者和疾病活动性低、没有其他器官受累或肝酶和血清学快速正常化的 1 型 AIP 患者，不应考虑维持治疗。然而，1 型 AIP 患者如有以下情况，可考虑维持治疗：①治疗前血清 IgG4 水平显著升高；②类固醇治疗后血清 IgG4 水平高；③胰腺弥漫性增大；④近端型 IgG4 硬化性胆管炎；⑤与炎症相关的其他两个以上器官受累。我们倾向于对近端胆道受累或多器官受累或曾有两次复发的患者进行维持治疗。

46.10.3.1 预防复发的治疗方法的选择

Masamune 等[21]进行了唯一一项关于维持 AIP 缓解的前瞻性随机对照研究，该研究显示，76.7% 的患者长期（3 年）使用低剂量类固醇维持缓解。在两项回顾性研究中，硫唑嘌呤 [2 mg/（kg · d）] 组也显示 75% 的患者在 3 年内保持持续缓解[22-23]。如果持续输注利妥昔单抗可在 1 型 AIP 患者中维持缓解 24 个月[24]。Majumder 等[15]的回顾性研究显示，在胰胆管 IgG4-RD 患者中，利妥昔单抗在 6 个月时维持缓解有效（86%）。

预防复发的治疗方法的选择应基于患者的年龄、合并症、患癌症的风险和个人偏好。患有多种合并症的老年患者可考虑使用长期低剂量类固醇。年轻的患者可以考虑使用硫唑嘌呤。复发风险非常高的患者，如肝内 IgG4 相关性胆管炎，应考虑输注利妥昔单抗[25]。

46.10.4 复发的治疗

接受类固醇诱导治疗的患者复发率为 27% ~ 53%[3]。目前已有一些治疗复发的方案：一种选择是用类固醇重新诱导缓解，然后逐渐减停类固醇；或每周减量 5 mg，保持低剂量（5 ~ 10 mg）的强的松以维持缓解；或同时添加免疫调节剂，持续 8 ~ 12 周，以预防复发。如果既往存在对类固醇的不耐受，利妥昔单抗可作为诱导缓解的单一药物，然后每 6 个月使用一次利妥昔单抗以维持治疗。

在大多数 AIP 病例中，复发可以通过再给药或增加类固醇的剂量控制[8]，但停用类固醇后复发很常见[16]。Kamisawa 等[8]的研究结果显示，在 126 例复发患者中，有 123 例（98%）患者通过再次类固醇治疗病情得到有效缓解。Masamune 等[21]的研究显示，76.7% 的 AIP 患者应用泼尼松龙 5.0 ~ 7.5 mg 维持治疗 3 年可有效维持病情缓解。尽管这种策略相对有效，但 1/4 的患者在接受类固醇维持治疗时复发。这种疾病的复发通常需要高剂量类固醇的拯救治疗，胆道狭窄的患者可能需要接受另一次 ERCP 治疗。在接受硫唑嘌呤联合类固醇治疗的患者中，70% 可被诱导和维持缓解，作者得出结论，对大剂量类固醇不耐受的患者可以使用硫唑嘌呤进行治疗。与本研究相反，我们的研究表明，使用类固醇加免疫调节剂治疗和单独使用类固醇治疗的患者无相似的复发生存率[24]；22% 的患者因免疫调节剂产生治疗相关的不良反应，并需要停药。

Majumder 等[15]的研究显示，86%（46 例中的 37 例）的胰胆管疾病患者在启动利妥昔单抗治疗后 6 个月内得到完全或部分缓解，如果接受利妥昔单抗诱导和维持缓解，89% 的患者在治疗 3 年时得到缓解。

在实践中，我们评估了复发的可能性和既往病史。如果之前没有复发或可能性较低，则类固醇被用于诱导缓解，而无须维持治疗。如果患者既往有复发史或有很高的复发风险，那么我们可以考虑利妥昔单抗。我们也使用利妥昔单抗治疗那些因多次复发而不能完全停用类固醇的患者，或有类固醇治疗禁忌证的患者。图 46.1 显示了我们在梅奥诊所使用的 AIP 管理流程。

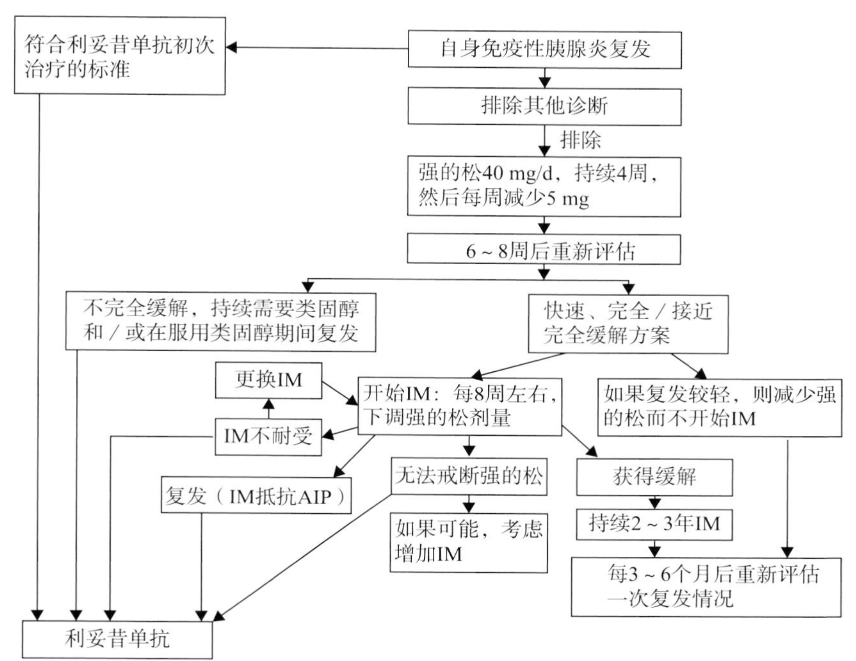

IM：免疫调节剂。

图 46.1　AIP 的管理流程

（经许可引自：Nagpal SJS，Sharma A，Chari，ST. Autoimmune pancreatitis. Am J Gastroenterol，2018，113（9）：1301. Reproduced with permission of Wolters Kluwer）

46.10.5　药物不良反应的监测

我们通常会在开始使用糖皮质激素之前检查基线的空腹血糖和 HbA1c。在开始使用利妥昔单抗之前，我们还会检测 gold-QuantiFERON、乙型肝炎病毒（HBV）和肝功能。如果 HBV 核心抗体阳性的患者免疫抑制，特别是使用利妥昔单抗，就有乙型肝炎复发的风险[26]。我们在使用免疫抑制剂期间会监测显性和隐匿性 HBV 感染患者的 HBV DNA，如果患者 HBV 核心抗体阳性，我们建议对接受利妥昔单抗治疗的患者进行 HBV 预防治疗。

46.11　总结

AIP 是一种类固醇反应性慢性胰腺炎，具有两种不同的临床表型。其临床特征表现为梗阻性黄疸伴或不伴胰腺肿块，组织学表现为密集的淋巴浆细胞浸润和纤维化，治疗上表现为对类固醇的迅速反应。AIP 的诊断基于五个主要特征，包括组织学、影像学、对类固醇的反应、其他器官的受累和血清学，这些特征不应单独使用，而应相互结合。排除胰腺癌在诊断 AIP 时是至关重要的。AIP 的治疗主要基于皮质类固醇，但利妥昔单抗正越来越多地被应用于复发性 AIP、有类固醇禁忌证或对类固醇（作为诱导和维持缓解的单一治疗）不耐受的患者。AIP 患者可能会出现外分泌和内分泌功能不全，这是自然病程的一部分，应进行相应的治疗。

（郭丰译，杨翔校）

参考文献

第四部分

囊性纤维化相关胰腺疾病

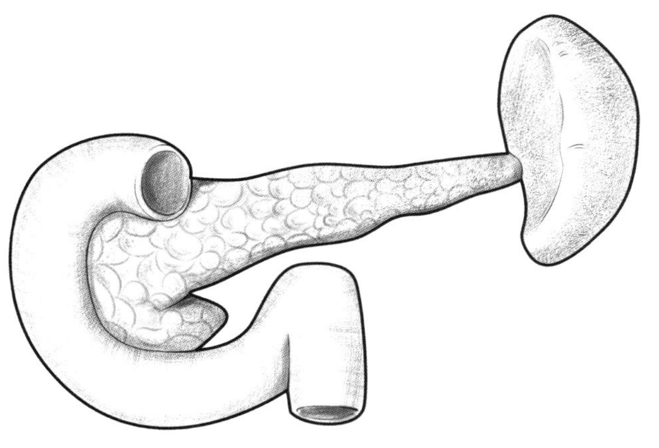

第 47 章　*CFTR* 相关胰腺疾病：基因型 - 表型相关性和 *CFTR* 修饰疗法的影响

Aimee Joy Wiseman，Chee Y. Ooi

47.1　引言

CF 是最常见和最致命的隐性疾病之一，全世界约有 85 000 人感染 [1]。从历史上看，CF 是一种多系统性疾病，由于胰腺功能不全和（或）进行性慢性化脓性肺疾病引起的营养不良导致预期寿命大大缩短。胰腺受累是 *CFTR* 基因突变相关疾病的一个标志，临床上影响胰腺疾病的状态从胰腺功能不全（pancreatic insufficiency，PI）到充盈、胰腺炎、胰腺囊肿不等。

近年来，CF 的前景发生了巨大变化：绝大多数患者现在都能存活到成年，人们对 *CFTR* 基因中不同类型的突变对 *CFTR* 蛋白产物的影响，以及由此产生的 CF 表型的差异有了更深入的了解。此外，随着针对 *CFTR* 蛋白中特异性缺陷的 *CFTR* 调节剂疗法的到来，CF 的治疗已经进入了一个令人兴奋的新时代。本章重点讨论 *CFTR* 相关胰腺疾病的基因型 - 表型相关性，以及 *CFTR* 修饰疗法对 CF 疾病的影响，特别是对胰腺的影响。

47.2　*CFTR* 基因和蛋白质

囊性纤维化是由位于染色体带 7q31.2 的 *CFTR* 基因突变引起的 [2]。该蛋白产物作用于上皮细胞的顶端作为环磷酸腺苷（cyclic adenosine monophosphate，cAMP）依赖的氯离子通道 [3]、碳酸氢盐通道 [4]，并作为其他离子通道，如上皮钠通道 [5]。这种蛋白质产物的缺陷直接或间接导致了 CF 受累器官发病，原因是导管和（或）腺体因无法在导管腔内水化大分子而出现阻塞 [6]。

第一个被发现的突变是苯丙氨酸 508（Phe508del）的 3 个碱基对缺失，占全球 *CFTR* 突变的 85%[7]。自 1989 年发现以来 [2]，已鉴定出 2000 多个 *CFTR* 突变 [8]。对于大量的 *CFTR* 突变，特别是错义突变，无法推断这种突变对基因表达或蛋白产物功能的影响。在没有临床或实验室证据证明其功能受到影响的情况下，这些突变的后果很难预先判断。

47.3　*CFTR* 突变类别

最初于 1992 年设计的一个五类系统（Ⅰ ~ Ⅴ），用于分类和预测突变如何影响 *CFTR* 介导的离子分泌 [9]，后来添加了第 6 类突变（Ⅵ）。简言之，Ⅰ类代表“蛋白质生产”突变，包括终止密码子、移码和一些剪接突变。在Ⅱ类“蛋白质加工”突变（如 Phe508del）中，错误折叠的突变蛋白质发生细胞内降解。在Ⅲ类“门控”突变（如 G551D）中，蛋白质到达质膜，但门控机制无法打开进行离子转运。在Ⅳ类“传导”突变（如 R117H）的情况下，突变蛋白到达顶端膜，但通道传导性降低。Ⅴ类或“蛋白质不足”突变通常通过改变剪接效率（例如 3849+10Kb C > T）或可能通过 *CFTR* 基因启动子区突变的影响，导致 *CFTR* 蛋白的量减少。Ⅵ类突变与顶端膜上的 *CFTR* 蛋白不稳定和由此导致的转换增加相关。

个性化和靶向药物治疗现在已经进入 CF 领域。这些新药（参见章节 *CFTR* 修饰疗法）是基于 *CFTR* 突变的类别，但迄今为止，即使在同一类别内，临床反应也是不同的。有人提出了一个包括第Ⅶ类的扩展分类系统，但仍未得到普遍接受[1]。其目的是在一定程度上考虑到这种观察的变异性，并作为在 CF 中真正实现精准医疗而努力的一部分。第Ⅶ类代表“无 mRNA 转录”突变，虽然它与第Ⅰ类突变具有相同的结果，即没有 *CFTR* 蛋白的产生，但与其他第Ⅰ类突变不同，它不能被纠正性治疗所拯救。

然而，分类系统有几个局限性：①同一类（尤其是Ⅳ～Ⅵ类）内的不同突变可能会产生不同的功能后果；②突变可能具有重叠的分子缺陷，这些分子缺陷可能属于一个以上的类别；③大多数罕见的 *CFTR* 突变，特别是错义突变的分子后果未知或无法预测；④许多突变的推断性质仍有待功能研究证实[10]。这些局限性为基因型 - 表型相关性研究带来了障碍，特别是对于与不常见的（未分类的）突变相关的 CF 表现，或与轻度 / 可变的功能障碍相关的突变，如急性复发性或慢性胰腺炎。为了克服这些问题，开发了一种替代性的 *CFTR* 突变功能严重程度测量方法，称为胰腺功能不全患病率（pancreatic insufficiency prevalence，PIP）评分（见后面 PIP 部分）。

47.4 囊性纤维化基因型-表型相关性

传统上，CF 被认为是一种多系统性疾病，在出生时表现为胎粪性肠梗阻（约 20%），并且通常表现为发育不良和肺部疾病，尤其是 PI 患者[11]。在约 15% 的 CF 人群中，患者为 PS 且通常具有较温和的表型[12]。随着 *CFTR* 突变在 CF 和类 CF 样表现患者中的鉴定，人们已经认识到，尽管 CF 是一种单基因疾病[13]，但它可以展现出广泛的临床表现和高度可变的严重程度。在青少年时期和成年期出现 CF 单器官表现的患者，接受 CF 或 *CFTR* 相关疾病的诊断，其中大多数有 PS 症状。他们的表现可能是急性复发性或慢性胰腺炎、男性不育或慢性窦肺疾病[14]。

这种临床变异可以通过遗传和环境因素的个体差异来解释。此外，在受 CF 影响的不同器官中，遗传和环境因素的相对贡献也不同。*CFTR* 基因型可以预测疾病的严重程度，因为 PI 和胎粪性肠梗阻等特征几乎只发生在携带严重 *CFTR* 基因型的患者中[15-17]。然而，肺部疾病的严重程度存在很大的差异[18]，即使是在最常见的突变 Phe508del 的纯合子患者中也是如此[2]。

可能影响临床变异性的因素如下（图 47.1）。

1. *CFTR* 相关

- 特定 *CFTR* 基因突变的功能后果。
- *CFTR* 对其他通道的影响。
- 器官特异性，如 *CFTR* 表达的差异，以及受器官或导管影响的 *CFTR* 介导的分泌依赖性。

2. 非 *CFTR* 相关

- 非 *CFTR* 修饰基因的影响。
- 环境调节因素的影响。
- 器官特异性，如器官或导管的解剖结构和功能，以及管腔内分泌物的组成和性质。

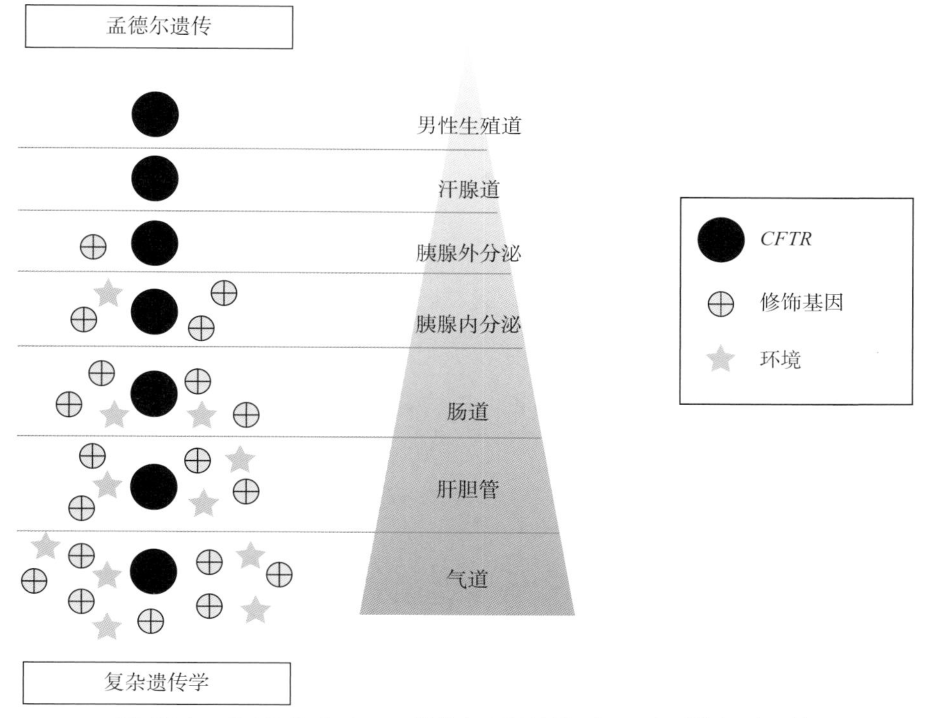

图 47.1　***CFTR*** 和非 ***CFTR*** 遗传与环境因素对 CF 表型的相对贡献
（资料来源：Aimee Joy Wiseman、Chee Y.Ooi 提供）

47.5　囊性纤维化胰腺外分泌中的基因型-表型相关性

在可能受 CF 影响的各种器官中，胰腺外分泌是 *CFTR* 功能障碍最可靠的标志，因此也反映 *CFTR* 突变的严重性。

Ahmed 等 [15] 确定了胰腺外分泌状态和突变严重程度之间的显著紧密的基因型 - 表型相关性，如先前所述的突变分类系统所定义的那样。这种基因型 - 表型关系是胰腺特有的。大多数 CF 患者在两个等位基因和 PI 上都有严重的 Ⅰ、Ⅱ 和 Ⅲ 类突变。在 Ahmed 等 [20] 的研究中，633 个杂合子中有两个已确定的 *CFTR* 基因突变，“严重”或“轻度”胰腺基因型与表型之间存在负相关。除了少数例外，两个严重突变赋予 PI，一个轻微（Ⅳ类和Ⅴ类）突变等位基因以显性方式赋予 PS。一组在两个等位基因上都有严重突变的患者在诊断时为 PS，但进展为 PI。只有 4 例（0.7%）有两种严重突变的患者仍然是 PS[15]。因此，Ⅳ类或Ⅴ类突变赋予了 *CFTR* 通道一些残余的高度可变性 [21]。PS 型 CF 患者和 *CFTR* 相关疾病患者通常在一个或两个等位基因上携带Ⅳ类和（或）Ⅴ类突变。

47.6　囊性纤维化胰腺炎中的胰腺功能不全患病率评分和基因型-表型相关性

PIP 评分于 2011 年被开发并验证，作为 *CFTR* 突变严重程度的替代指标。它是在大型人群 CF 数据库中直接评估每种基因型对胰腺外分泌影响的基础上被开发和验证的，这种影响是通过胰腺功能测试客观确定的。两种 *CFTR* 突变中较温和的突变所带来的显性表型效应、包含大量 CF 患者综合数据库的可用性、临床诊断和胰腺外分泌状态的严格确定，以及 CF 中突变类型和胰腺功能表型之间直接识别的相关性，促进了PIP 评分的发展 [22]。

PIP 评分的应用促进了 CF 人群中胰腺炎基因型 - 表型相关性和风险预测的下一步研究。这对于突变等级无法明确的罕见或不寻常的突变尤为重要 [23]。矛盾的是，与中重度疾病表型效应相关的 *CFTR* 基因型相比，其他轻度表型效应相关的 *CFTR* 基因型患胰腺炎的风险更大。胰腺腺泡细胞的保存与导管阻塞程度之间存在有限的平衡，组织不足可降低胰腺炎的风险。因此在严重的 *CFTR* 功能障碍中，胰腺腺泡组织不足可抵消胰腺炎的风险 [24]。

Ooi 等 [24] 结合遗传分析和 PIP 评分确定了胰腺炎发病时基因型、表型和年龄之间的相关性。与轻度 PIP 评分相关的基因型相当于约 71% 患胰腺炎的风险。这些作者还根据携带的等位基因的严重程度确定了发展为胰腺炎的风险等级。与那些在两个等位基因上都有中度至重度突变的人相比 [24]，有两个轻度突变的人风险最高，其次是有一个轻度突变的人（轻度 / 中度到重度）。PIP 评分随后被转化为胎粪性肠梗阻中其他非 CF 表型的研究（图 47.2）[17]。

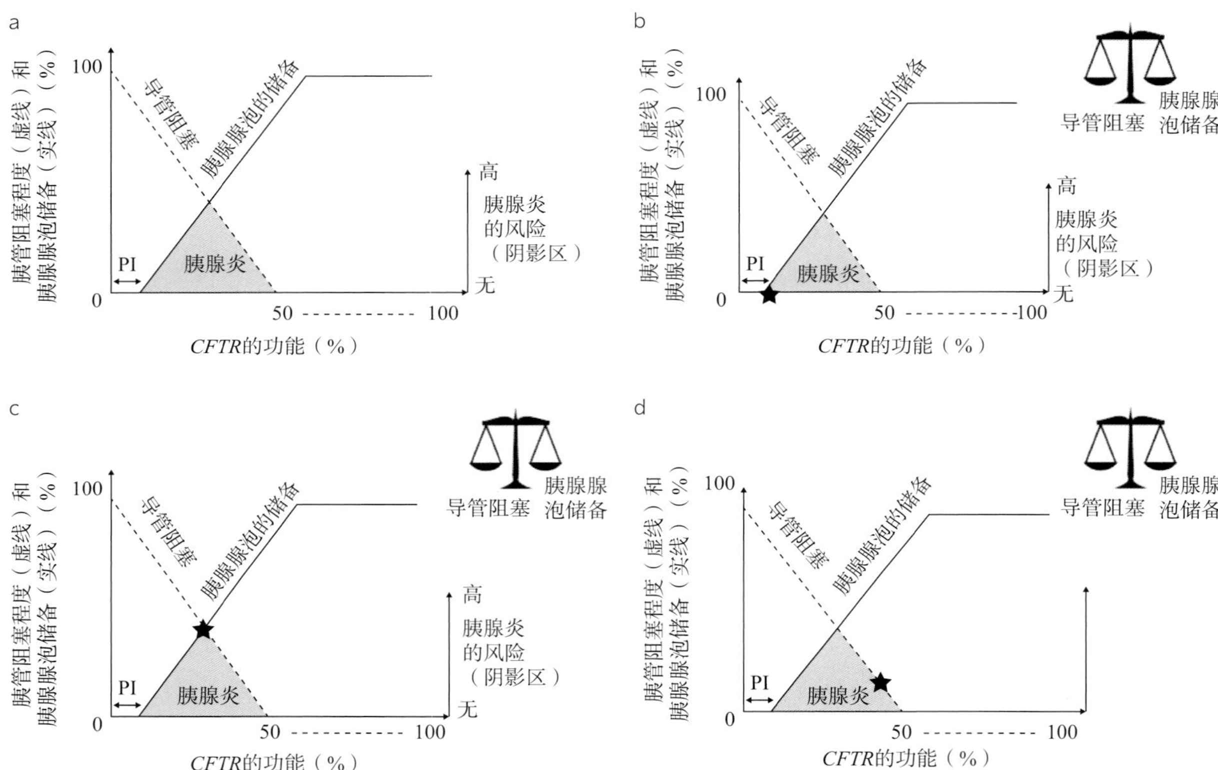

胰腺炎的发生与导管阻塞严重程度和胰腺腺泡储备程度这两个相反（但相关）因素有关。a. 胰腺炎的风险对应于导管病变程度和胰腺腺泡肿块之间的平衡；b. 星号表示单个患者发生胰腺炎的风险，天平描绘了不平衡，尽管患有严重的阻塞性疾病，但胰腺腺泡细胞储备不足导致胰腺炎，胰腺炎的风险很低；c. 星号代表胰腺炎高风险患者，当导管阻塞和胰腺腺泡储备之间达到平衡时，就会出现这种情况；d. 矛盾的是这位患者患胰腺炎的风险很低，随着疾病的进展和导管阻塞，尽管存在胰腺腺泡储备，仍会降低胰腺炎的风险。PI：胰腺功能不全。

图 47.2　一个概念模型展示了导致胰腺炎的 *CFTR* 相关因素

（资料来源：Aimee Joy Wiseman、Chee Y.Ooi 提供）

47.7 胰腺囊性纤维化和囊性纤维化跨膜转导调节因子相关疾病

目前的CF诊断标准包括CF症状或阳性家族史或新生儿筛查加上异常的汗氯化物试验（60 mmol/L）和（或）两种CF致病突变。如前所述，*CFTR*突变的个体可以表现为PI或PS。大多数PI患者具有典型表现，符合CF标准。PS患者的表现可能更为多变：一些患者有多器官表现并符合CF诊断标准，但另一些患者通常表现较晚并表现为单器官疾病。大多数PS仍具有足够的腺泡功能，无须补充胰酶即可正常消化。有些可能在成年后出现非肺部表现、胰腺炎、男性不育和无精子症，导致50%和90%的病例中一个或两个等位基因的*CFTR*突变基因分型阳性[25]。尽管有*CFTR*突变，但其中一些患者可能达不到CF的诊断阈值。对于那些表现为CF样症状且携带*CFTR*突变和（或）有*CFTR*功能障碍证据（如汗液或鼻电位差测试）但低于CF诊断阈值的患者，建立了一个命名为*CFTR*相关疾病的新诊断类别[26]。

症状性胰腺炎是CF中一种众所周知的但不常见的表现，仅发生在PS患者中。然而，在“特发性”或急性复发性甚至慢性胰腺炎患者中，*CFTR*突变携带的发生率很高[27-28]。*CFTR*功能障碍导致的急性、急性复发性和慢性胰腺炎与特发性胰腺炎无法区分。虽然单凭遗传结果并不能诊断为CF，但*CFTR*相关疾病患者有发展为CF疾病的风险。因此，*CFTR*相关胰腺炎的诊断可能先于CF的诊断，并可能与包括无精子症在内的其他病理学病症相关[29]。因此，确认性诊断检测至关重要，建议转诊至CF专科中心[22]。

47.8 囊性纤维化跨膜转导调节因子相关胰腺炎的发病机制

*CFTR*蛋白通过碳酸氢盐的分泌（碱性）和外分泌胰腺中导管蛋白的冲刷调节管腔内的PH。胰腺腺泡细胞的分泌颗粒在正常胰腺分泌期间与消化酶共同释放氢离子[30]。导管碳酸氢盐分泌的减少和腺泡腔碱化的减少，可能会促进胰腺炎的发展，因为胰腺腔酸化会导致紧密连接完整性的丧失，使消化酶泄漏到胰管腔和间质空间[28]。此外，导管管腔内PH的降低也与胰蛋白酶原向胰蛋白酶的加速转化有关，从而启动胰酶对胰腺的自动消化。胰管管腔内活化胰蛋白酶的存在也可能由于蛋白酶激活受体2抑制*CFTR*和其他管腔阴离子交换剂（SLC26）[31-32]，而导致碳酸氢盐分泌的额外减少。

Ooi等[25]发现大约50%的患有特发性胰腺炎的大龄儿童和成人携带至少1～2个*CFTR*突变，其中相当大比例的患者通过汗液和（或）鼻腔电位差检测证实了*CFTR*功能障碍。患有PS并发展为胰腺炎的患者进展为PI的风险更高[24]。内分泌胰腺出现问题的风险，包括CF相关糖尿病，也与胰腺外分泌疾病的严重程度有关[33]，然而，关于内分泌胰腺的详细讨论不属于本章的范围。

很少有研究确定了非白种人，尤其是亚洲人的*CFTR*胰腺疾病风险特征。随着基因技术和基因测序的最新进展，CF是一种主要的白种人疾病的误解已经变得明显。亚洲社区中很少有研究评估CF的风险和患病率，特别是关于亚洲人群*CFTR*突变的研究，直到最近，才有PheF508del在这个群体中的报道。最近，中国、韩国和日本的PI或胰腺炎患者被确认携带罕见的*CFTR*突变[6]：中国患者中的p.G970D[34]，日本患者中的non-*PRSS1*和non-*SPINK1* *CFTR*基因突变[35]，韩国CF患儿中的c.3272-26A＞G[36]。

47.9 胰腺囊肿

约 8% 的 CF 人群在发生胰腺囊肿时囊肿大于 1cm。在胰腺囊肿中，胰腺实质被多个大小不等的囊肿和异常的胰腺组织所替代[37]。尽管通常无症状，除了一些模糊的腹痛、早期饱腹感或恶心外，这些患者通常在 20 岁出现腹部肿块或在影像学表现时被偶然发现。迄今为止，胰腺囊肿和 *CFTR* 突变之间没有明确的相关性，尽管最近对 26 名确诊为胰腺炎患者的文献回顾显示，6 名患者有 *CFTR* 基因突变，且所有患者至少有一个 *δF508* 等位基因[38]。胰腺囊肿的治疗还不是基因靶向的，而是依靠放射性检测和（或）内镜 / 手术干预。

47.10 囊性纤维化跨膜转导调节因子修饰疗法

直到最近，CF 疾病的治疗本质上是对症支持性或预防性的。历史上，CF 患者在婴儿期或幼儿期死亡。随着针对营养和气道管理、感染和炎症的常规治疗的进展，已导致绝大多数 CF 患者存活至成年。随着直接针对缺陷 *CFTR* 的新药的出现，CF 的治疗现在进入了一个激动人心的时期。这些包括但不限于所谓的 *CFTR* 纠正剂、增效剂、稳定剂和扩增剂。随着 ivacaftor 的批准，个性化 CF 治疗的第一个突破出现了，它是Ⅲ类门控突变（如 G551D）的增强剂。

虽然应用这些药物的主要目的是阻止肺部疾病的进展和提高患者的生存率，但它们的影响是全身性的。例如 ivacaftor，不仅证明了肺部结果的改善和接近正常的排汗测试[39]，还证明了体重的显著增加[19]，超出了单纯改善肺部状况的预期[40]。此外，ivacaftor 已证明对胃肠道有益，包括恢复异常低的 PH[19]、小肠组织病理学变化[41]、减少肠道炎症和肠道微生物群变化[42]。ivacaftor 引起的小肠 PH 升高，是 *CFTR* 相关碳酸氢盐分泌恢复的有力证据，但尚不清楚这是否为胃肠道、胰管或两者的 *CFTR* 功能恢复所致。除了这些靶向疗法外，非 *CFTR* 相关的靶向治疗及基于基因和细胞的疗法的兴起，也有可能改变 CF 的结局。

尽管胰腺疾病在 CF 中几乎是普遍的，但人类对疾病发病的确切时间及最终导致胰腺损伤的不同阶段尚不清楚。CF 中外分泌胰腺传统上被认为在患者发展为 PI 时受到不可逆转的损害，这是基于 CF 的新生儿和婴幼儿的尸检结果[33]。子宫内出现胎粪性肠梗阻、基于血清胰蛋白酶原升高的胰腺炎的生化证据（构成新生儿 CF 筛查的基础）[33]，以及出现 PI 的年龄非常小[43]，进一步支持了这一观点。因此，服用 ivacaftor 的成年人营养和体重的改善最初被推测是由于肠道吸收的改善，而不是外分泌胰腺功能的恢复。然而，两项为期 24 周的 ivacaftor 试验，一项针对 2 ~ 5 岁的幼儿（KIWI）[44]，另一项针对 12 ~ 24 个月的儿童（ARRIV AL）[45]，首次证明了如果足够早地开始 *CFTR* 修饰治疗，有机会挽救和保存外分泌胰腺是可信的。这些研究可能会得出一些观察结果，但需要进一步验证。挽救治疗效果的大小可能与年龄有关：12 ~ 24 个月的儿童粪便弹性蛋白酶 -1 浓度的平均绝对变化为 164.7（SD 151.9）μg/g，而 2 ~ 5 岁的儿童为 99.8（138.4）μg/g。此外，这些研究中没有一名患者的粪便弹性蛋白酶 -1 水平高于 500μg/g。未来的研究将评估 *CFTR* 修饰治疗对外分泌胰腺的影响，包括长期使用和早期使用，以及对外分泌胰腺的影响（发展为 CF 相关糖尿病的风险），这一点值得期待。

CFTR 修饰疗法对胰腺炎发病风险的影响尚不清楚。假设根据受影响个体在 *CFTR* 功能谱上的位置，胰腺炎的风险可能增加或减少（见图 47.2）。迄今为止，有一个病例系列报

告了 6 名复发性胰腺炎患者，他们在开始使用 ivacaftor 后胰腺炎复发率降低 [46]。考虑到胰腺腺泡细胞功能与胰腺炎风险之间的反向关系，重要的是要考虑到 *CFTR* 修饰治疗是否能促进 PS 向 PI 的转化，从而增加胰腺炎的总体风险。一个 10 岁 CF 男孩的病例报告显示，他从 PI 转化为 PS（基于粪便弹性蛋白酶），随后出现胰腺炎。这进一步支持了靶向治疗可导致导管传导增强和部分胰腺腺泡细胞功能恢复的假设，足以宣告 PS 可导致临床胰腺炎 [47]。

CFTR 修饰疗法对特发性急性复发性或慢性胰腺炎患者的影响和作用尚不清楚。然而，考虑到这是一种没有特定医疗手段治疗的疾病，在 *CFTR* 修饰治疗时代，临床医师评估这些所谓的特发性胰腺炎患者是否存在潜在的 *CFTR* 缺陷将更加重要，建议转诊至 CF 中心。

47.11 结论

胰腺疾病是 CF 的一个标志。*CFTR* 突变的严重程度与胰腺外分泌状态之间存在非常紧密的基因型 - 表型相关性。CF 的临床情况已经发生了变化，人们认识到临床表现的范围扩大了，患者可存活到成年，并且出现了使用 *CFTR* 修饰疗法的精准医学，可能对胰腺（包括从 PI 到 PS 的挽救）产生影响。*CFTR* 修饰疗法的早期和靶向干预可能有助于挽救和预防 CF 相关胰腺疾病的进展，这可以更进一步地评估 *CFTR* 疗法对非 CF 相关疾病患者特发性复发性或慢性胰腺炎的影响。

（余维丽译，鹿中华审校）

参考文献

第48章　囊性纤维化的营养治疗、胰腺外分泌不足和胰酶替代治疗：临床实践规程

Jefferson N. Brownell, Laura Padula, Elizabeth Reid, Virginia A. Stallings, Asim Maqbool

48.1　引言

CF 由 *CFTR* 功能不良、无功能或缺失引起。*CFTR* 蛋白是一种在全身上皮细胞中发现的跨膜氯离子和碳酸氢根离子通道，其主要功能是促进盐、碳酸氢盐和液体穿过细胞膜。有缺陷的离子转运，以及由此引起的液体在各种上皮细胞间的流动导致了分泌物浓缩，这对依赖液体和离子通道的组织和器官产生不利影响，包括肺、肠道、生殖器官和胰腺。

与 CF 相关的初始基因缺陷是 7 号染色体上 *CFTR* 基因中的 ΔF508 变异体，现在，大约有 2000 种基因变异与 CF 相关，其中大多数与疾病相关[1]。特定的基因变异与多种 *CFTR* 蛋白功能相关，遗传修饰因子也可以解释基因型 - 表型表达的一些变化。CF 的患病率在世界范围内各不相同，该病在欧洲血统的人群中更常见，在欧洲的累积发病率约为 1/3500。在美国，白种人 CF 的发生率约为 1/3200，非裔美国人为 1/15 000[2]。

营养和 CF 的临床相关结果紧密相关，特别是关于肺功能下降和生长状态的模式。多种病因导致CF患者营养不良，包括能量摄入低于需求、高能量消耗、CF 相关糖尿病和慢性脂肪吸收不良[3]。脂肪吸收不良是由 PEI、肠道离子转运缺陷、细菌过度生长和肠道炎症多因素造成的[4]。1988 年的一项关键研究确定了 CF 患者膳食脂肪摄入、生长和生存之间的关系。加拿大多伦多的护理标准是高脂肪、高热量饮食，并有足够的胰酶来支持脂肪摄入，与低脂肪、高热量饮食，胰酶剂量较低的波士顿护理标准相比，多伦多的患者有更好的线性生存率。更引人注目的是在优秀学术医疗中心接受护理的两组患者之间的病死率差异：波士顿患者的中位生存期为 21 岁，而多伦多患者的中位生存期为 30 岁[5]。进一步的研究已经确定了营养状况和肺功能之间的横向和纵向关系[6-8]。

高达 95% 的 CF 患者可能患有 PEI，在这种情况下，胰腺不能分泌足够的消化蛋白酶、淀粉酶、脂肪酶和富含碳酸氢盐的液体，而这些液体是充分消化和吸收大量营养素所必需的[9]。鉴于脂肪的热量密度很高，膳食脂肪吸收不良是粪便中能量大量损失的原因，导致营养不良和能量负平衡，并可能缺乏脂溶性维生素和必需脂肪酸。脂肪吸收不良也是 PEI 的主要原因，特别是脂肪泻、腹痛、腹胀和胃肠胀气。因此，大多数 CF 患者的主要治疗方法之一是采用 PERT 减少脂肪吸收不良。

新生儿筛查项目在一些国家，如美国、巴西、阿根廷、墨西哥、澳大利亚和新西兰普遍开展，并由欧洲 CF 协会推荐，为在明显发病开始之前早期启动 PERT 和其他营养干预提供了机会[10]。早期诊断和饮食干预，特别是增加脂肪和热量的摄入，可以提高生长潜力和改善临床预后；早期 CF 营养支持与后期肺功能衰退率降低相关[7, 8, 11]。

48.2 胰腺外分泌不全的机制

胰腺中的腺泡细胞分泌消化酶，包括脂肪酶、淀粉酶和蛋白酶，而导管细胞通过 *CFTR* 分泌氯化物，促进导管内液体和碳酸氢盐的分泌。由于 *CFTR* 缺失或缺陷导致氯化物分泌受损，导致胰腺分泌物黏稠，最终造成导管阻塞，并且随着时间的推移，导致外分泌和内分泌胰腺组织发生纤维脂肪转化。*CFTR* 基因变异的严重程度与 PEI 的严重程度相关，具有更严重突变等级（Ⅰ、Ⅱ、Ⅲ）的人可能具有更完全和更早的 PEI 发作，通常在出生时。具有基因突变程度较轻（Ⅳ、Ⅴ）的人通常保留了胰腺功能，然而，由于这些人有部分 *CFTR* 的功能，其患胰腺炎的风险增加。由于胰腺炎的反复发作和胰腺组织的逐渐破坏，随着时间的推移，许多人发展为 PEI[12-13]。

PEI 对脂肪吸收的有害作用是双重的：首先，胰脂肪酶的缺乏减少了甘油三酯的消化和吸收；其次，没有富含碳酸氢盐的胰液分泌物，肠腔内的酸性会比健康人更强，从而削弱消化和吸收过程。

虽然胃脂肪酶存在于 CF 患者的肠腔中，但这些脂肪酶主要作用于短链和中链甘油三酯，只有胰腺来源的脂肪酶才能消化长链甘油三酯。除了提供主要的能量来源外，长链甘油三酯还包括两种必需脂肪酸（essential fatty acids，EFA），即亚油酸和 α - 亚麻酸，它们是免疫功能和生长途径中类花生酸合成所必需的。如果没有胰脂肪酶，饮食中的甘油三酯就不能被消化成用于吸收的游离脂肪酸和酰基甘油。甘油三酯不能与胶束结合，因此很难被肠上皮细胞吸收。肠道中未被吸收的多余脂肪会导致腹胀、胀气、脂肪泻，并可能导致肠道微生物组和代谢组的变化。

随着肠道和胰腺碳酸氢盐分泌的减少，十二指肠腔几乎保持与胃环境一样的酸性，这种持续酸化具有多重下游效应。首先，它导致胆汁盐的沉积，降低膳食脂肪乳化的胆汁盐利用率，减少胶束形成，并导致脂肪热量、脂溶性维生素和 EFA 的吸收减少。胰脂肪酶在 pH 高于 4 时有活性，PEI 患者胃和十二指肠的酸性 pH 会不可逆地使天然或外源性脂肪酶失活（在 PERT 的情况下）。为了抵消胃和十二指肠的酸性环境，大多数商业 PERT 制剂都具有耐酸性，并在 pH 为 5.0 ~ 5.5 以下降解。没有足够的胰十二指肠碳酸氢盐分泌，PERT 酶可能不会从肠道涂层中释放出来，直到胶囊通过十二指肠和近端空肠的最佳吸收表面，导致游离脂肪酸减少、胶束形成减少，因此，在小肠中吸收大量的维生素和 EFA 的机会减少。

48.3 胰腺外分泌不全的诊断

在 CF 患者中，PEI 通常是基于诊断时的基因检测而假设的，并通过粪便弹性蛋白酶 - 1 测量进行确认。弹性蛋白酶是由胰腺分泌的一种酶，与胆汁酸结合，在消化道中不被降解。该检测具有高度敏感度和特异性（分别为 98% 和 80%），一般阈值为 200 μg/g（粪便）或更高，但在轻度 PEI 患者中其敏感度较低。单克隆抗体检测是非常可取的，因为单克隆抗体不会像多克隆检测那样与肠道环境中的细菌抗原或猪瘟衍生的 PERT 发生反应而产生假阳性结果。当粪便呈水样时，可能会因稀释而出现假阳性结果，因此需要成形的斑点样本才能获得可靠的结果。除了粪便弹性蛋白酶之外，诊断 PEI 的金标准是脂肪吸收系数，它通过完整的 72 h 粪便脂肪收集和完整的膳食脂肪摄入测量计算得出。

在美国以外，^{13}C 混合甘油三酯呼气试验可用于评估 PEI。口服 ^{13}C 标记的甘油三酯后，随着甘油三酯被胰脂肪酶水解，从而测量呼出的 $^{13}CO_2$[14]。该测试的准确性可能会受到胃排空率、CO_2 黏膜吸收、细菌过度生长或其他因素的影响。在慢性胰腺炎患者中，^{13}C 测试已被用于确定最佳的个体化 PERT 剂量 [15]。一种针对脂肪吸收不良的血液测试已经开发出来，并在 CF 患者中得到验证。在该方法中，患者被给予注射等量的十五烷酸（一种游离脂肪酸）和十七烷酸（一种甘油三酯）[16]。评估血清浓度并计算相对吸收，以确定甘油三酯吸收不良的程度。该测试目前尚未商业化，但已用于研究中，以确定最佳 PERT 剂量时间，并区分具有正常胰腺功能的受试者，以及那些来自 CF 和慢性胰腺炎的 EPI[17-18] 患者。

胰腺外分泌功能的直接测量，如使用 Dreiling 管直接测量碳酸氢盐和胰酶输出，由于是有创操作且缺乏标准化，因此很少用于 CF 患者 [19]。

48.4 胰腺外分泌功能不全的营养影响和治疗方法

如前所述，脂肪吸收不良的后果具体包括由于粪便能量损失造成的负能量平衡和多种微量营养素缺乏的风险增加。脂肪分解受损和胆汁盐组成的改变会减少肠黏膜胶束形成，导致脂溶性维生素 A、维生素 D、维生素 E、维生素 K 及 EFA 和脂肪源性热量的吸收减少。CF 患者的 EFA 状态与重要的肺部预后相关 [20]。由于碳酸氢盐分泌减少导致的肠道酸化可能会损害膳食维生素 B_{12}、钙、镁、铁、锌和硒的吸收 [3]。

PEI 采用猪源胰酶药物进行 PERT 治疗，这些酶可随正餐和零食口服，以替代丢失的胰腺消化酶。每种 PERT 产品都含有从猪胰腺提取物中提取的脂肪酶、蛋白酶和淀粉酶的组合，以及其他生物活性成分。酶的剂量可以基于体重或脂肪摄入量，剂量单位为脂肪酶单位 / 粒。如前所述，大多数 PERT 产品是肠溶胶囊，包含单独包衣的小微球或微片剂，以保护酶免受胃内酸性环境的影响。肠衣的设计是为了让酶在十二指肠的碱性环境中被激活，在那里开始吸收营养物质 [21]。表 48.1 列出了市场上常见的 PERT 配方。

表 48.1　胰酶替代疗法配方

肠溶制剂	胶囊含有肠内包衣微球或微片：包衣保护酶免受胃酸的伤害，并允许在十二指肠给药时激活 药物使用 ● 在喂食 / 正餐 / 零食 / 饮料开始时口服 ● 整个或打开吞下，并洒在少量酸性食物（如苹果酱）上
非肠溶制剂 （Viokace™）	粉末状片剂，最常用于肠内管喂养的患者 药物使用 ● 碾碎并添加到肠内配方，在肠内管给药之前，提前消化营养
含脂肪酶的试剂盒 （RELiZORB™）	仅供脂肪酶药盒，仅供持续管饲给药患者使用 药物使用 ● 与肠内管喂食装置连接在一起 ● 肠内配方液流经药筒，脂肪在进入患者体内前被水解

所有胰酶产品的药理学通用名是胰脂肪酶。目前在美国市场上以通用名称“pancrelipase”上市的所有胰酶产品都必须获得 FDA 的批准。美国市场上不推荐任何非专利产品用于治疗 CF 中的 PEI 或任何其他胰腺疾病。

在美国，根据 CF 基金会关于酶起始剂量和每日剂量范围的指南，每位 CF 和 PEI 患者的 PERT 剂量应个体化（表 48.2，表 48.3）。一旦临床诊断出 PEI，就应立即使用脂肪酶，如果患者有两个与 PEI 高度相关的 CF 疾病变体，则应提前使用脂肪酶。对于婴儿，建议的脂肪酶起始剂量是每 120 mL 母乳或配方奶粉摄入 2000 ~ 5000IU。新生儿的初始喂养量每次可能少于 120 mL，但只要喂养量不少于 60 mL，脂肪酶的初始剂量就应保持不变

（2000 ~ 5000IU）。在婴儿期，通常根据脂肪吸收不良的症状和（或）体重增加不佳的情况，逐步增加脂肪酶的剂量[22]。

表 48.2 PERT 的剂量推荐

PERT 计量方法	喂养类型和剂量
基于体重	口服喂养 剂量范围：每餐 500 ~ 2500 IU/kg
基于脂肪	剂量范围：每克脂肪 500 ~ 4000 IU

在婴儿期后被诊断为 CF 和 PEI 的患者中，采用基于体重的给药指南。美国 CF 基金会推荐的起始剂量为每餐 1000 IU/kg，直到 4 岁。对于在诊断和治疗开始时年龄超过 4 岁的患者，初始剂量为每餐 500 IU/kg。零食的剂量通常是每餐推荐剂量的一半。这些只建议作为初始剂量，并建议对新诊断的 CF 和 PEI 患者进行频繁的随访，以评估间隔临床病史，确定脂肪酶剂量是否足够。营养状况往往在 PERT 开始后迅速改善，随着体重和食物摄入量的增加，以及所需脂肪酶的增加，可能需要经常调整剂量。PERT 的最大推荐剂量是每餐 2500 IU/kg，每天 10 000 IU/kg[22]。如果达到最大推荐剂量后，吸收不良的症状仍然存在，应评估吸收不良的其他原因，包括适当的给酶时间、坚持给药方案，以及其他非胰腺原因的吸收不良。每日剂量超过 10 000 IU/kg 的 CF 患者与纤维化结肠病和结肠狭窄有关[23-24]。

所有的 PERT 酶都应该在吃饭或吃零食之前立即服用，以获得最佳疗效[17]。理想情况下，在开始进餐前吞下整个胶囊。对于无法吞咽胶囊的婴幼儿，应在开始用餐之前，将胶囊打开，用勺子将肠道微球 / 微片放入水果泥（通常为苹果酱）中[21]。鼓励在幼年时吞胶囊，以减轻酶的管理和有效性。不建议碾碎小珠，因为这会破坏肠溶衣，可能会降低药物疗效。

肠溶衣胶囊有多种品牌和剂量。这些产品通过品牌名称进行标识，然后是剂量强度，即每个胶囊的脂肪酶单位数。剂量强度因品牌而异，但一般为每粒胶囊 3000 ~ 40 000 IU。患者的脂肪酶需求随着体重和每日脂肪摄入量的增加而增加，剂量通过使用更大的胶囊（如从 3000 脂肪酶单位 / 胶囊到 5000 脂肪酶单位 / 胶囊）而增加。

表 48.3 口服、丸剂和连续管饲的给药指南

患者的年龄	基于年龄的推荐剂量	管理的重点指导	滴定法
口服喂养：使用肠溶制剂			
12 个月以内的早产儿和足月婴儿	开始时，每次服用 60 mL；起始剂量：3000 脂肪酶单位 / 每次进食； 范围：1000 ~ 2500 IU/kg 食物； 最大量：每天 10 000 IU/kg	打开胶囊，在苹果酱上撒上少量酶，在喂食开始时给药； 即使有一部分喂食是肠内给药，也要口服； 不要通过管饲给药，否则会堵塞导管； 检查婴儿口腔是否有残留的珠子和黏膜刺激； 使用皮肤屏障霜并监测肛周刺激	根据吸收不良和（或）体重增加不良的临床症状，每剂量增加一粒胶囊
儿童、青少年和成人	开始剂量（1 ~ 4 岁） • 每餐有 1000 IU/kg • 滴定到每餐最多 2500 IU/kg 范围：每餐 500 ~ 2500 IU/kg； 上限：每天 10 000 IU/kg； 零食剂量：一般的饭量	如果不能完全吞下胶囊，则打开胶囊，将酶珠撒在少量酸性食物上，如苹果酱； 用餐时间超过 30 min：分次给药，在用餐开始和用餐中途给药	根据吸收不良和（或）体重增加不良的临床症状，每剂量增加一粒胶囊

续表

患者的年龄	基于年龄的推荐剂量	管理的重点指导	滴定法
管饲：弹丸式喂养			
肠溶衣酶	根据重量 ● 起始剂量，儿童：每次 500 ~ 1000 IU/kg； ● 范围：每餐 500 ~ 2500 IU/kg； ● 最大值：10 000 IU/kg	仅在患者能够口服酶的情况下使用； 在开始喂食时给予； 从剂量范围的低端开始； 每次喂食时服用大于或等于 60 mL	
	脂肪的克数 ● 典型剂量：每克脂肪 1800 ~ 2200 IU； ● 范围：每克脂肪 500 ~ 4000 IU	根据配方中脂肪的总克数给酶剂量	
非肠溶衣酶（Viokace™）	脂肪的克数： 典型剂量：每克脂肪 1800 ~ 2200 IU； 范围：每克脂肪 500 ~ 4000 IU	仅在患者不能口服肠道包膜酶的情况下使用； 碾碎 Viokace™ 并将其添加到配方中； 至最接近表中 Viokace™ 的半片； 剂量选择为每片 10 440 或 20 880 IU； 来自 Viokace™ 的脂肪酶单位（非肠溶酶）不计入每天 10 000 IU/kg 的最大总剂量	
管饲：连续 / 夜间肠内喂养			
酶试剂盒（RELiZORB™）	患者≥ 5 岁 开始剂量：每 500 mL 配方液一盒； 最大剂量：每 24 h 两盒； 建议用量：24 ~ 120 mL/h	不适用于含膳食纤维或者是混合配方（原因造成堵塞） 最小进管速度为 24 mL/h； 如果流速小于 24 mL/h，使用碾碎（Viokace™）方法如下	
非肠溶衣酶（Viokace™）	脂肪的克数 起始剂量：每克脂肪 1800 ~ 2200 IU； 范围：每克脂肪 500 ~ 4000 IU	碾碎 Viokace™，添加到配方奶中，当每小时服用 15 mL 配方奶 / 母乳时启动，取最接 Viokace™ 的半片； Viokace™ 给药选择为每片 10 440 或 20 880 IU； 来自 Viokace™ 的脂肪酶单位（非肠溶衣酶）不计入每天 10 000 IU/kg 的最大总剂量	
肠溶酶制剂	口服胶囊 在管饲配方中，剂量依重量或脂肪克数为基础 范围：每餐 500 ~ 2500 IU/kg； 最大值：每天 10 000 IU/kg 脂肪克数 典型剂量：每克脂肪 1800 ~ 2200 IU； 范围：每克脂肪 500 ~ 4000 IU	这一选择适用于已服用夜间饲料 2 年的患者，当 RELiZORB™ 或 Viokace™ 不可用时，可口服酶 在开始管饲时使用一餐剂量的酶。 当接受 15 mL/h 的配方奶 / 母乳时，患者可能需要额外半剂量的酶 由于堵塞的风险，不建议通过任何肠管使用肠溶酶	

以重量为基础的给药是胰脂肪酶更常见的给药方法，然而，如果吸收不良症状在基于体重的给药中持续存在，这些患者可能从以脂肪摄入为基础的给药方案中受益。这种方法根据每餐或零食消耗的脂肪量调整脂肪酶的剂量，因此患者可能根据所消耗的膳食脂肪含量服用不同数量的胶囊。美国 CF 基金会建议使用每克脂肪 500 ~ 4000 IU 的胰脂肪酶剂量，平均每克脂肪 2000 IU，这是 CF 和 PEI 患者护理中经常推荐的剂量[22]。这种方法可用于对 PEI 管理具有挑战性的患者，他们可能需要一种更有针对性的方法。由于零食的脂肪含量差异很大，基于脂肪摄入为基础的给药方案也可能适合零食摄入者。

有些 CF 患者需要在醒着的时候进行间歇性肠道喂养，或者在 8 ~ 12 h 内连续进行肠道喂养，以达到最佳的总热量摄入和营养状态。栓塞式管饲的 PERT 是按体重或按计划的总补给量中的脂肪克数定量。当开始喂养时，给药量大于或等于 60 mL 时，口服肠内包膜肠溶衣酶。如果不能口服酶，则可以使用非肠溶衣酶制剂，并根据计划按照补充喂养的总脂肪克数给药。PERT 胶囊可以粉碎并添加到管饲食物中，在输注前和输注过程中水解脂肪、蛋白质和碳水化合物成分[21]。典型的剂量为每克脂肪 1800 ~ 2200 IU，范围为每克脂肪 500 ~ 4000 IU[25]。

目前还没有关于在连续通宵肠道喂养期间提供 PERT 的指南。历史上，一种常见的做法是患者在开始夜间连续喂养时服用正常膳食剂量的胰酶，有时从睡眠中醒来，在夜间和早晨喂养结束时服用额外的酶。这种做法对促进一些患者的体重增加是有效的，但是，其他患者的体重增加很少，而且继续出现吸收不良的症状[26-27]。另一种做法是将非肠溶胰脂肪酶粉碎成粉末，并将粉末添加到肠溶配方中，在输注前和输注过程中开始消化配方。如果没有非肠溶衣酶，则另一种做法是将肠内包被微球混合在浓稠的花蜜中，并在喂食过程中的间隔时间内直接通过鼻饲管注入。后一种选择必须谨慎对待，因为它们都是 PERT 产品说明书外的使用方法，违反了制造商的建议，可能无效，并可能导致喂食管阻塞，干扰喂养方案和睡眠。

FDA 批准了两种连续喂养胰脂肪酶的方法。第一种方法是使用 4000 IU 剂量的肠溶酶产品，该产品含有碳酸氢盐，并将胶囊的内容物与苹果酱混合，在输液期间每隔几小时通过一个 14Fr 或更大的进食管给药[28]，一次最多可以给两粒胶囊，但因夜间需多次给药，给护理人员带来了很大的护理负担；第二种方法是 FDA 批准的仅供 5 岁及以上儿童专用的脂肪酶试剂盒，以 24 ~ 120 mL/h 的速度连续输注[29]。用含有脂肪酶的小珠子填充药盒，放在配方袋和患者之间的输液管中。当配方流经药盒时，配方中的 TG 被水解，然后继续注入患者体内。滤芯按配方体积给药，每 500 mL 配方使用一滤芯。该药盒不能与含有纤维的配方一起使用。一项多中心、前瞻性、随机对照研究表明，在使用药盒进行肠内喂养时，脂肪酸二十二碳六烯酸和二十碳五烯酸的血浆浓度增加[30]。患者还报告说，使用脂肪酶胶囊后，胃肠道症状出现的频率和严重程度有所改善，但体重没有增加。这种胶囊只含有脂肪酶，它可能更适合从肠内营养中获得补充热量的患者，而不是作为热量和营养的主要来源。

PERT 方案满足患者个体化的需要是非常重要的。与 CF 营养师合作，管理胰脂肪酶产品的选择及口服和（或）肠内喂养的剂量，将促使形成一个对患者和护理人员都有效的治疗方案，减少错误，并提高这些复杂患者营养护理和监测的一致性[31]。

48.5 胰腺外分泌功能不全患者的随访护理

如果 PEI 患者在治疗范围内使用了 PERT，仍然生长不佳（儿童）和（或）体重减轻（儿童和成人），则有几个额外的因素需要考虑。最常见的问题是 PERT 是否按规定服用，PERT 是否与零食或饮料一起提供，而不仅仅是正餐。此外，还需确保药物得到适当的储存和处理，包括在室温下保存（没有极端的温度），并且药物没有过期。

酶方案可能需要优化，增加剂量至每餐最多 2500 IU/kg，或每餐推荐的最大脂肪剂量。如果进餐时间超过 30 min，将酶的剂量分开可能是有益的，但尚未在 CF 患者中得到充分评估。基于肠道酸化甚至可以抑制外源性 PERT 的原理，一些患者可能从添加的抑酸药物中受益，如组胺 H_2 受体拮抗剂或质子泵抑制剂[31]。值得注意的是，Cochrane 最近的一篇综述发现，没有足够的证据推荐将抑酸作为标准治疗，但这并不妨碍治疗者根据患者个人情况考虑抑酸。

如果 PERT 被适当地服用和储存，但体重没有增加，全面地询问病史可能会发现吸收不良的其他原因，包括胃食管反流病、感染性原因（肠道菌群失调和原发性感染）、过多的果汁或甜饮料摄入、乳糖或其他饮食不耐受或其他胃肠道疾病。将这些患者转诊给熟悉 CF 的胃肠病专家进行评估潜在的非胰腺症状和体征，将使患者受益。在这些患者中，仍然需要关注营养状况的标志物，包括微量营养素状况。

48.6 CF营养护理的未来

在 *CFTR* 通道调节药物的时代，包括增加缺陷通道开放概率的增强剂，以及导致细胞表面更多 *CFTR* 通道的校正器，患者对这些药物的反应可能会改变营养支持的前景。这些药物与成人和儿童体重增加、BMI 改善，以及减少静息能量消耗、粪便脂肪减少和肠道炎症有关[32-35]。*CFTR* 调节剂疗法也改善了饮食摄入的质量[36]。最近的病例报告表明，一些患有 PEI 的儿童早期接受调节剂治疗可能会恢复胰腺功能[37]。同时，*CFTR* 功能不全的患者患胰腺炎的风险更高，而 PEI 患者在开始调节剂治疗后曾发生过急性胰腺炎[38]。

营养优化对于 CF 和 PEI 患者来说是至关重要的，其可以改善预后，最大限度地提高肺功能、生活质量和最终生存的机会，治疗的基石是 PERT。虽然有剂量指南，但有必要对每个 CF 和 PEI 患者进行个体化的团队治疗。应定期监测营养状况、PERT 剂量和 PERT 的使用情况。

（余维丽译，鹿中华审校）

参考文献

第五部分

胰腺癌

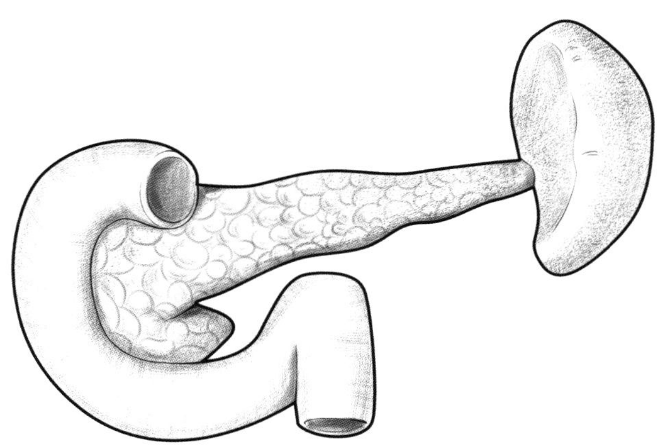

第 49 章　胰腺癌的流行病学影响

Patrick Maisonneuve

49.1　目前胰腺癌的负担

胰腺癌通常被认为是一种不常见的癌症，但由于早期检出率低和预后差，其实际上代表了一种常见的癌症死亡类型，特别是在老年人群中[1]。

2018 年，胰腺癌成为全球第十二大最常见的癌症，共有 458 918 例新病例，占所有癌症诊断的 2.5%（图 49.1）。其在男性（243 033 例新病例，占所有癌症诊断的 2.6%）和女性（215 885 例新病例，占所有癌症诊断的 2.5%）中的发病率相当（表 49.1）[2-3]。

胰腺癌是一种致命的恶性肿瘤，全世界男女的估算死亡人数大致相同（432 242 人），使其成为第七大最常见的癌症死亡原因，占所有癌症死亡人数的 4.5%（图 49.1）。同样，在男性（226 910 人死亡，占所有癌症死亡人数的 4.2%）和女性（205 332 人死亡，占所有癌症死亡人数的 4.9%）中，可归因于胰腺癌的死亡人数相当（表 49.1）[2-3]。

胰腺癌的发病率和病死率差异很大，其中发达国家发病率高，欠发达国家发病率低。人类发展指数（human development index，HDI）是一个关于预期寿命、受教育程度和人均收入指标的综合统计数据（http：//hdr.undp.org/en），在 HDI 极高的国家，胰腺癌是男性所患所有癌症死亡的第四大最常见的原因（占癌症死亡人数的 6.5%，位于肺癌、结 / 直肠癌、前列腺癌之后），亦是女性所患所有癌症死亡的第四大最常见的原因（占癌症死亡人数的 7.8%，位于肺癌、乳腺癌、结 / 直肠癌之后）。在 HDI 高的国家，胰腺癌是男性癌症死亡的第七大最常见的原因（占所有癌症死亡人数的 3.7%），位居胃癌、肝癌和食管癌之后，并成为女性癌症死亡的第八大最常见原因（占所有癌症死亡人数的 4.6%），位居胃癌、肝癌、食管癌和宫颈癌之后。在被列为低 HDI 或中等 HDI 的欠发达国家，胰腺癌仍然是一种罕见的癌症死亡原因，在男性和女性中排名第 13 位，仅占所有癌症死亡人数的 1.8%

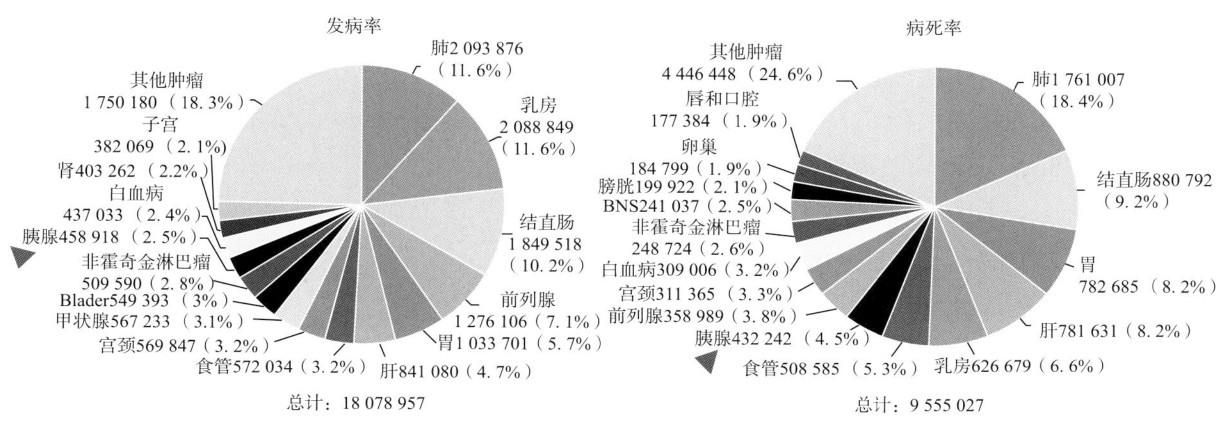

图 49.1　2018 年全球新发癌症病例和死亡人数估计，包括性别和所有年龄段

［资料来源：全球癌症观察站：今日癌症。里昂，法国：国际癌症研究机构。可在 https://gco.iarc.fr/today 获取（2019 年 8 月 20 日访问）］

（表 49.1）[2-3]。

在欧盟的 28 个成员国中，胰腺癌是第七大最常见的癌症类型，2018 年估计有 100 005 例新病例，占所有新发癌症病例的 3.0%（表 49.1）[1-3]。它是男性中位于前列腺癌、肺癌、直肠癌、膀胱癌、肾癌、黑色素瘤和非霍奇金淋巴瘤之后的第八大最常见癌症（50 651 例新病例，占所有癌症病例的 2.8%），也是女性中位于乳腺癌、结 / 直肠癌、肺癌、子宫癌和皮肤黑色素瘤之后的第六大最常见的癌症（49 354 例新病例，占所有癌症病例的 3.3%）。2018 年，男女患者的死亡人数相当（共 95 373 人），这使得胰腺癌成为欧盟的第四大最常见癌症死亡原因。据估计，男性胰腺癌死亡人数为 48 312 人（占所有癌症死亡人数的 6.0%），位于肺癌、结 / 直肠癌和前列腺癌之后。女性胰腺癌死亡人数为 47 061 人（占所有癌症死亡人数的 7.5%），位于肺癌、乳腺癌和结 / 直肠癌之后（表 49.1）[3]。

表 49.1　按地区和性别划分的 2018 年估计胰腺癌新病例和死亡数

	2018 年新增胰腺癌病例，所有年龄段						2018 年死于胰腺癌，所有年龄段					
	两性		男		女		两性		男		女	
	排名	病例（%）	排名	病例（%）	排名	病例（%）	排名	死亡（%）	排名	死亡（%）	排名	死亡（%）
全世界	#12	458 918（2.5%）	#12	243 033（2.6%）	#11	215 885（2.5%）	#7	432 242（4.5%）	#7	226 910（4.2%）	#7	205 332（4.9%）
HDI												
极高 HDI[a]	#8	242 788（3.0%）	#10	123 548（2.8%）	#6	119 240（3.2%）	#3	226 272（7.1%）	#4	114 700（6.5%）	#4	111 572（7.8%）
高 HDI[b]	#10	171 548（2.6%）	#8	95 583（2.7%）	#11	75 965（2.5%）	#7	162 903（4.1%）	#7	89 075（3.7%）	#8	73 827（4.6%）
中等 HDI[c]	#21	35 710（1.3%）	#17	19 250（1.4%）	#16	16 460（1.1%）	#15	34 547（1.9%）	#14	18 714（1.9%）	#14	15 833（1.8%）
低 HDI[d]	#18	8666（1.3%）	#14	4542（1.7%）	#18	4124（1.0%）	#13	8321（1.8%）	#13	4313（2.2%）	#13	4008（1.5%）
选定国家												
日本	#6	43 119（4.9%）	#7	21 620（4.3%）	#5	21 499（5.7%）	#4	37 358（9.1%）	#5	18 454（7.8%）	#3	18 904（10.9%）
美国	#11	50 846（2.4%）	#10	26 612（2.3%）	#9	24 234（2.5%）	#3	45 574（7.4%）	#4	23 636（7.3%）	#4	21 938（7.5%）
欧盟（28 个成员国）	#7	100 005（3.0%）	#8	50 651（2.8%）	#6	49 354（3.3%）	#4	95 373（6.7%）	#4	48 312（6.0%）	#4	47 061（7.5%）
俄罗斯	#8	19 343（3.6%）	#7	9258（3.8%）	#9	9815（3.4%）	#5	20 057（6.4%）	#5	9995（5.9%）	#4	10 062（7.0%）
澳大利亚	#10	3601（1.8%）	#10	1787（1.5%）	#8	1814（2.3%）	#4	3183（6.4%）	#4	1746（6.2%）	#4	1437（6.7%）
加拿大	#12	5139（2.1%）	#9	2656（2.1%）	#11	2483（2.0%）	#3	5154（6.3%）	#4	2642（6.2%）	#4	2512（6.4%）
巴西	#10	12 594（2.3%）	#14	6188（2.2%）	#9	6406（2.3%）	#6	11 858（4.9%）	#7	5938（4.6%）	#5	5920（5.2%）

续表

	2018 年新增胰腺癌病例，所有年龄段						2018 年死于胰腺癌，所有年龄段					
	两性		男		女		两性		男		女	
	排名	病例（%）	排名	病例（%）	排名	病例（%）	排名	死亡（%）	排名	死亡（%）	排名	死亡（%）
中国	#8	116 291（2.7%）	#7	66 803（2.8%）	#11	49 488（2.6%）	#6	110 390（3.9%）	#6	61 364（3.4%）	#7	49 026（4.6%）
印度	#23	10 860（0.9%）	#21	5279（0.9%）	#17	5581（1.0%）	#17	10 528（1.3%）	#19	5170（1.3%）	#14	5358（1.4%）

资料来源：来自全球癌症观察站的数据：今日癌症。法国里昂：国际癌症研究机构。可在 https://gco.iarc.fr/today 获取（2019 年 8 月 20 日访问）。

[a] 极高的 HDI 国家 / 地区：阿根廷、澳大利亚、奥地利、巴林、比利时、文莱、加拿大、智利、克罗地亚、塞浦路斯、捷克、丹麦、爱沙尼亚、芬兰、法国、德国、希腊、关岛、匈牙利、冰岛、爱尔兰、以色列、意大利、日本、科威特、拉脱维亚、立陶宛、卢森堡、马耳他、新喀里多尼亚、新西兰、挪威、波兰、葡萄牙、波多黎各、卡塔尔、韩国、沙特阿拉伯、新加坡、斯洛伐克、斯洛文尼亚、西班牙、瑞典、瑞士、荷兰、阿联酋、英国和美国；[b] 高 HDI 国家 / 地区：阿尔巴尼亚、阿尔及利亚、亚美尼亚、阿塞拜疆、巴哈马、巴巴多斯、白俄罗斯、伯利兹、波黑、巴西、保加利亚、中国、哥伦比亚、哥斯达黎加、古巴、多米尼加共和国、厄瓜多尔、斐济、法属波利尼西亚、格鲁吉亚、伊朗、牙买加、约旦、哈萨克斯坦、黎巴嫩、利比亚、马来西亚、毛里求斯、墨西哥、蒙古、黑山、阿曼、巴拿马、秘鲁、马其顿、罗马尼亚、俄罗斯、萨摩亚、塞尔维亚、斯里兰卡、苏里南、泰国、特立尼达和多巴哥、突尼斯、土耳其、乌克兰、乌拉圭和委内瑞拉；[c] 中 HDI 国家 / 地区：孟加拉国、不丹、玻利维亚、博茨瓦纳、佛得角、埃及、萨尔瓦多、赤道几内亚、加蓬、加纳、危地马拉、圭亚那、洪都拉斯、印度、印度尼西亚、伊拉克、吉尔吉斯斯坦、老挝、马尔代夫、摩洛哥、纳米比亚、尼加拉瓜、巴拉圭、菲律宾、摩尔多瓦、南非、巴勒斯坦、叙利亚、塔吉克斯坦、东帝汶、土库曼斯坦、乌兹别克斯坦、瓦努阿图、越南和赞比亚；[d] 低 HDI 国家 / 地区：阿富汗、安哥拉、贝宁、布基纳法索、布隆迪、柬埔寨、喀麦隆、中非、乍得、科摩罗、科特迪瓦、吉布提、厄立特里亚、埃塞俄比亚、几内亚、几内亚比绍、海地、肯尼亚、莱索托、利比里亚、马达加斯加、马拉维、马里、毛里塔尼亚、莫桑比克、缅甸、尼泊尔、尼日尔、尼日利亚、巴布亚新几内亚、卢旺达、塞内加尔、塞拉利昂、所罗门群岛、索马里、南苏丹、苏丹、斯威士兰、坦桑尼亚、冈比亚、多哥、乌干达、西撒哈拉、也门和津巴布韦。

图 49.2 显示了特定国家和欧盟 28 个成员国的世界胰腺癌年龄标准化病死率（age-standardized mortality rates for the world，ASRW）。在男性中，俄罗斯、日本和欧盟的病死率较高，美国、加拿大和澳大利亚的病死率中等，而中国、巴西和印度的病死率较低。在欧盟内部，各国男性和女性的年龄标准化病死率存在双重差异。在男性中，东欧国家和位于波罗的海周围的国家（匈牙利、拉脱维亚、爱沙尼亚、立陶宛、斯洛伐克、保加利亚和捷克）的病死率最高，ASRW 不低于 10.0/10 万；而在爱尔兰、英国、地中海国家（西班牙、葡萄牙、意大利和希腊）、比利时、卢森堡和荷兰，病死率最低，ASRW 不超过 8.2/10 万。在女性中可以观察到略有不同，匈牙利、马耳他共和国和北欧国家（芬兰、瑞典和丹麦）的病死率最高，ASRW 不低于 6.9/10 万，而葡萄牙、西班牙、希腊和塞浦路斯及爱尔兰的病死率最低，ASRW 不超过 5.0/10 万 [3]。

全球癌症观察站及国际癌症研究机构（可在 https://gco.iarc.fr/today 获取）提供的数据进一步说明了这一点，它显示了全球胰腺癌病死率的分布情况，并证实了不同国家间胰腺癌的 ASRW 存在巨大差异，其中欧盟、欧洲其他国家及北美、澳大利亚、新西兰、阿根廷、巴西和南非的

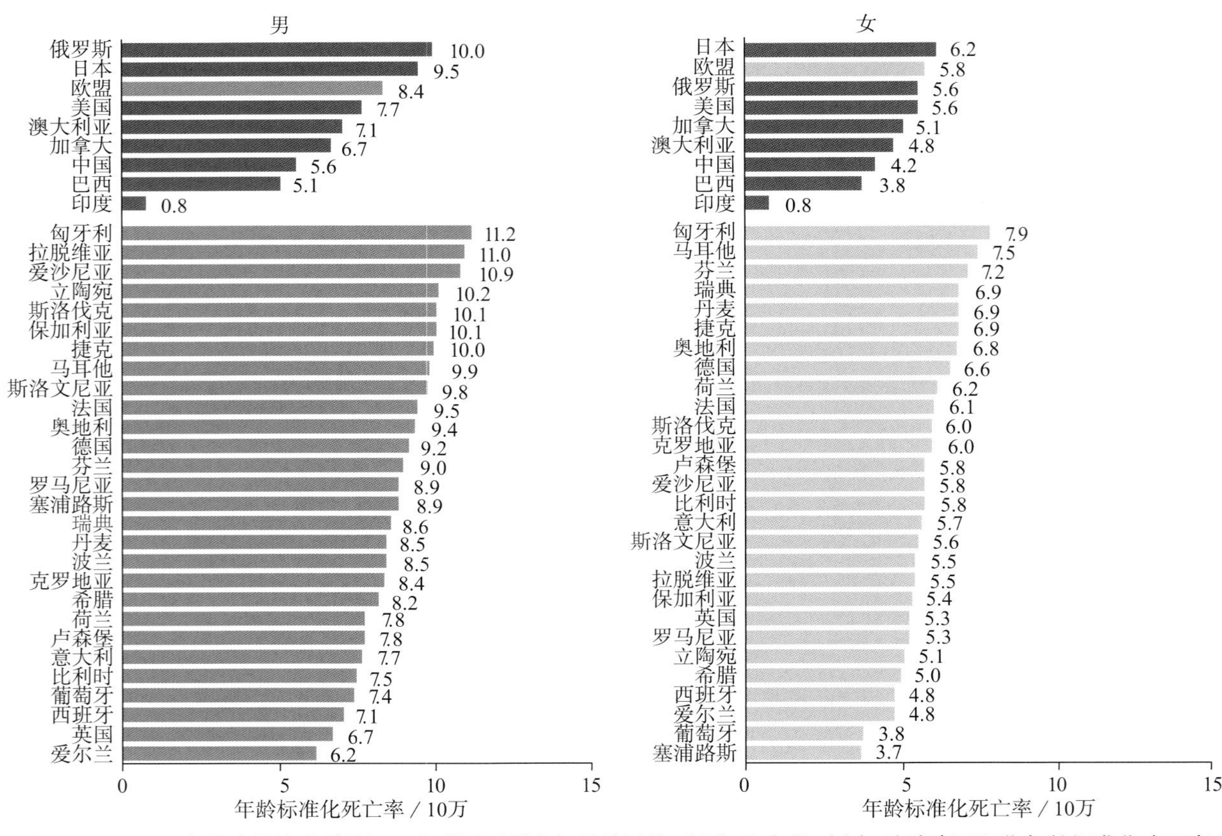

图 49.2　2018 年选定国家和欧盟 28 个成员国所有年龄的男性（左）和女性（右）胰腺癌国际化年龄标准化病死率

[资料来源：全球癌症观察：今日癌症。里昂，法国：国际癌症研究机构。可在 https://gco.iarc.fr/today 获取（2019 年 8 月 20 日访问）]

病死率最高。相反，非洲和南亚等欠发达国家的病死率较低 [3]。

49.2　时间趋势

胰腺癌的发病率和病死率在过去 50 年中显著增加，但这种增长很大程度上归因于疾病诊断和探查水平的提高，特别是在老年人群中，也归因于编码实践 [4] 中较小程度的改变。胰腺癌由于很难诊断，因此通常保持沉默，直到达到一个进展的阶段。

胰腺的位置较深，诊断时患者的高龄也导致可切除的肿瘤数量有限，并经常缺乏组织学确认。胰腺癌的准确诊断依赖于现代影像学，包括内镜下逆行胰胆管造影、CT、EUS、MRCP 和更近期的内镜超声细针抽吸。如果没有这些诊断工具和胰腺专家的专业知识，那么许多胰腺癌可能在过去被不当地诊断和（或）登记，特别是表现为弥漫性转移性疾病或老年人、虚弱人群的肿瘤，甚至现在在低收入国家 [4] 也可能如此。

将观察限制在现代时期和有适当诊断工具的国家，进行年龄调整后的发病率只有很小变化。利用来自 SEER 登记处的数据，Gordon-Dseggu 等 [5] 评估了美国胰腺癌发病率的时间趋势，并报告了 1992 — 2013 年的年百分比改变，从黑种人男性的 –0.31% 到亚洲 / 太平洋岛民女性的 1.23%。笔者的结论是，胰腺癌患病率总体上一直在增加，但组成模式随着人口统计群体的不同而不同，许多趋势与生活方式风险因素的流行变化伴行，如吸烟、超重和肥胖、糖尿病，同时，在过去40年里诊断方法也不断改进。整个欧洲也报告了类似的结果，1999 — 2007年平均年百分比变化，英国和爱尔兰为0.7%，东欧变化为1.3%[6]。图49.3显示了2005 — 2019年胰腺癌病死人数的增加与美国年龄标准化病死率的不变之间的对比。

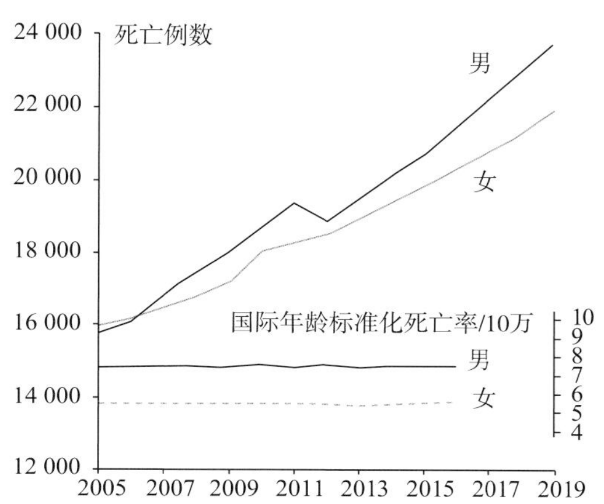

图49.3 2005—2019年，美国男女因胰腺癌造成的估计死亡人数和年龄标准化病死率

[资料来源：2005 — 2019年发表在CA：A Cancer Journal for Clinicians上的“癌症统计”系列数据；国际年龄标准化病死率来自世界卫生组织信息，证据和研究部，病死率数据库（2019年8月20日访问）]

49.3 胰腺癌的危险因素

胰腺癌的危险因素是广泛的，并已在多个综述[7-8]中总结。与肺癌、间皮瘤或子宫颈癌不同，其主要是由单一因素（分别是烟草烟雾、石棉和人类乳头瘤病毒）引起的，胰腺癌与许多涉及多种不同途径的危险因素有关[7]。

表49.2概述了来自胰腺癌病例对照联盟（PanC4，https://panc4.org）和胰腺癌队列联盟（PanScan，https://dceg.cancer.gov/research/cancer-types/pancreas/panscan）的一系列报告的结果。PanC4是一个进行胰腺癌流行病学病例对照研究的国际联盟，其目标是提高对胰腺癌的病因或原因和预防因素的科学认知水平。这些因素包括环境、生活方式、饮食、遗传和社会因素。PanC4目前有来自世界许多地区的26项病例对照研究，包括北美、西欧和东欧、中东。PanScan由NCI队列联盟中的十几个前瞻性流行病学队列研究组成，这些研究的领导人共同努力调查胰腺癌的病因和自然史。

表49.2 胰腺癌的危险因素：来自胰腺癌病例对照联盟（PanC4）和胰腺癌队列联盟（PanScan）的汇总分析结果

风险因素	参考文献	组织	研究数量	分层	相对危险度RR（95% CI）
遗传性	Chen，et al.（2019）[16]	PanC4	9个病例对照研究（3568例）	应用连锁不平衡和次要等位基因频率分层GREML（GREML-LDMS）方法对GWAS数据进行计算	总体遗传率为21.2%（SE4.8%）
家族史	Jacobs，et al.（2010）[12]	PanScan	10个巢式病例对照队列研究（1183例）	胰腺癌家族史	1.76（1.19 ~ 2.61）
ABO血型	Wolpin，et al.（2010）[51]	PanScan	12个巢式病例对照队列研究（1534例）	非O型 *vs*. O型	1.42（1.22 ~ 1.65）
	Antwi，et al.（2018）[15]	PanScan	5个巢式病例对照队列研究（1268例）	非O型 *vs*. O型	1.36（1.07 ~ 1.75）

续表

风险因素	参考文献	组织	研究数量	分层	相对危险度 RR（95% CI）
ABO 血型		PanC4	6 个病例对照研究（2414 例）	非 O 型 *vs.* O 型	1.28（1.13 ～ 1.44）
烟草	Lynch, et al.（2009）[21]	PanScan	8 个巢式病例对照队列研究（1481 例）	目前吸烟（8 个研究） 戒烟（8 个研究）	1.77（1.38 ～ 2.26） 1.09（0.91 ～ 1.30）
	Bosetti, et al.（2012）[22]	PanC4	12 个病例对照研究（6507 例）	目前吸烟者； 戒烟者； 目前＜ 15 支 / 天； 目前 15 ～ 25 支 / 天； 目前＞ 25 支 / 天	2.20（1.71 ～ 2.83） 1.17（1.02 ～ 1.34） 1.60（1.20 ～ 2.13） 2.30（1.76 ～ 3.01） 3.03（2.23 ～ 4.12）
	Bertuccio, et al.（2011）[23]	PanC4	11 个病例对照研究（6056 例）	仅吸香烟； 仅吸雪茄； 仅吸烟斗	1.50（1.39 ～ 1.62） 1.62（1.15 ～ 2.29） 1.06（0.69 ～ 1.63）
酒	Michaud, et al.（2010）[52]	PanScan	8 个巢式病例对照队列研究（1530 例）	30 克 / 天 [*vs.*（0 to ＜ 10）克 / 天]	1.23（0.97 ～ 1.57）
	Lucenteforte, et al.（2012）[24]	PanC4	10 个病例对照研究（5585 例）	[1，4）杯 / 天 [*vs.* [0，1）杯 / 天]； [4，5] 杯 / 天 [*vs.* [0，1）杯 / 天]； 6 杯 / 天 [*vs.* [0，1）杯 / 天]； 9 杯 / 天 [*vs.* [0，1）杯 / 天]	0.91（0.71 ～ 1.17） 1.22（1.01 ～ 1.48） 1.46（1.16 ～ 1.83） 1.60（1.16 ～ 1.22）
体重指数	Arslan, et al.（2010）[29]	PanScan	12 个巢式病例对照队列研究（2170 例）	超重男性； 肥胖男性； 严重肥胖男性； 超重女性； 肥胖女性； 严重肥胖女性	1.09（0.89 ～ 1.33） 1.23（0.93 ～ 1.63） 1.48（0.92 ～ 2.39） 1.31（1.07 ～ 1.60） 1.19（0.93 ～ 1.54） 1.61（1.12 ～ 2.33）
糖尿病	Elena, et al.（2013）[30]	PanScan	12 个巢式病例对照队列研究（1621 例）	自述糖尿病； 2 ～ 8 年病史； 9 余年病史	1.40（1.07 ～ 1.84） 1.79（1.25 ～ 2.55） 1.02（0.68 ～ 1.52）
	Bosetti, et al.（2014）[31]	PanC4	15 个病例对照研究（8305 例）	糖尿病病史（年） （0，1） [1，2） [2，5） [5，10） [10，15） [15，20） [20，＋∞） 口服药控制 胰岛素控制	1.90（1.72 ～ 2.09） 10.3（7.48 ～ 14.2） 3.68（2.84 ～ 4.77） 2.92（2.44 ～ 3.50） 1.84（1.54 ～ 2.20） 1.69（1.36 ～ 2.09） 1.54（1.17 ～ 2.03） 1.30（1.03 ～ 1.63） 0.92（0.69 ～ 1.23） 2.66（2.07 ～ 3.43）

续表

风险因素	参考文献	组织	研究数量	分层	相对危险度 RR（95% CI）
胰腺炎	Duell，et al.（2012）[33]	PanC4	10 个病例对照研究（5048 例）	胰腺炎（＞2 年）	2.71（1.96 ~ 3.74）
过敏	Olson，et al.（2013）[34]	PanC4	10 个病例对照研究（3567 例）	任何过敏； 花粉过敏； 动物过敏	0.79（0.62 ~ 1.00） 0.74（0.56 ~ 0.96） 0.62（0.41 ~ 0.94）
溃疡	Bosetti，et al.（2013）[53]	PanC4	10 个病例对照研究（4717 例）	溃疡病史； 胃切除； 胃切除 2 年； 胃切除 3 ~ 10 年； 胃切除超过 10 年	1.10（0.98 ~ 1.23） 1.53（1.15 ~ 2.03） 6.18（1.82 ~ 21.0） 1.53（0.69 ~ 3.39） 1.01（0.65 ~ 1.55）
月经与生育因素	Lujan-Barroso，et al.（2016）[54]	PanC4	11 个病例对照研究（2838 例）	子宫切除术； 激素替代治疗； 子宫切除术和激素替代治疗	0.78（0.67 ~ 0.91） 0.84（0.64 ~ 1.10） 0.64（0.48 ~ 0.84）
膳食炎症指数	Antwi，et al.（2018）[15]	PanScan	5 个巢式病例对照队列研究（1268 例）	每增加 1.72 个单位（SD） Q5 *vs*. Q1	1.09（1.02 ~ 1.15） 2.29（1.88 ~ 2.80）
		PanC4	6 个病例对照研究（2414 例）	每增加 1.87 个单位（SD） Q5 *vs*. Q1	1.20（1.17 ~ 1.24） 2.20（1.85 ~ 2.61）

注：膳食丙烯酰胺摄入量与胰腺癌之间没有关联（Pelucchi 等人[55]）或与单碳代谢基因多态性之间没有关联（Leenders 等[56]）。GWAS：全基因组关联研究；HRT：激素替代疗法。

49.3.1 遗传

遗传和基因因素是重要的危险因素，因为可以帮助识别高危人群，使得筛查方案可以实施[9]。大约 10% 的胰腺癌患者有一级亲属受到该疾病的影响，而类似比例的患者遗传性胰腺癌易感基因中存在种系突变[8]。这些基因包括遗传性胰腺炎（*PRSS1*）、遗传性非息肉病性结直肠癌或 Lynch 综合征（*MSH2*、*MLH1*）、遗传性乳腺癌和卵巢癌（*BRCA1*、*BRCA2*）、家族性非典型性多发性痣 - 黑色素瘤综合征（*P16*）、Peutz-Jeghers 综合征（*STK11*）、共济失调毛细血管扩张症（*ATM*）、家族性腺瘤性息肉病、家族性胰腺癌、von Hippel-Lindau 综合征（*VHL*）、利 - 弗劳梅尼综合征（*p53*）或范科尼贫血（*FANC*）[10]。即使在与这些癌症综合征相关的基因中没有已知的种系突变，有胰腺癌阳性家族史的人患该疾病的风险约为普通人群的 2 倍，风险随受影响亲属[11]的数量而变化。在一项基于 PanScan 的 10 个巢式病例队列的对照研究中，Jacobs 等[12]报道称，父母、兄弟姐妹或儿童的胰腺癌家族史与胰腺癌风险增加相关，其风险比为 1.76（95%*CI*：1.19 ~ 2.61）[12]。

在非 O 型血型或 ABO 基因（rs9543324，rs401681）中有特定单核苷酸多态性的人群中，也观察到胰腺癌的发病风险中度增加（从 1.3 到 1.5）[13-15]。基于来自 PanC4 的数据，Chen 等[16]估计胰腺癌的总体遗传率为 21.2%，略高于以往报道的水平[17-19]。

49.3.2 其他危险因素

许多人口统计学、人体测量学、环境、职

业、医疗和生活方式因素已被研究并确定为胰腺癌的危险因素，但大多数仅与患该疾病的风险中度相关，其中多数在普通人群中占比较低。因此，大多数危险因素的人群归因分值（population attributable fraction，PAF）较小[7]。

吸烟是最重要和已确定的生活方式危险因素，约占所有胰腺肿瘤[20]的20%。当前吸烟者患胰腺癌的风险大约是非吸烟者的2倍[21-22]，并且随着吸烟者吸烟数量的增加而增加。在PanC4的一份报告中，Bosetti等[22]称，当前每天吸烟超过25支的吸烟者患胰腺癌的风险为非吸烟者的3倍[优势比（*OR*）3.03，95% *CI* 2.23 ~ 4.12]。也有证据表明患癌风险与其他形式的吸烟有关，包括抽雪茄[23]。

虽然大量饮酒是胰腺炎的常见病因，但其只与中度的胰腺癌风险增加有关。在一项PanC4的汇总分析中，Lucenteforte等[24]报告每天饮用4 ~ 5杯含酒精饮料、每天饮用6杯或以上含酒精饮料、每天饮用9杯或以上含酒精饮料人群的胰腺癌患病风险分别为1.22（95%*CI*：1.01 ~ 1.48）、1.46（95%*CI*：1.16 ~ 1.83）、1.60（95%*CI*：1.16 ~ 2.22）。

有部分因素与代谢综合征[25]相关，包括超重和肥胖[26]、糖耐量受损[27]和长期糖尿病[28]，也增加了胰腺癌的发病风险。在一项PanScan的分析中，Arslan等[29]证实超重和肥胖女性的发病风险过高，但男性没有。在许多荟萃分析中发现，糖尿病病史与胰腺癌发病风险的增加相关，并在PanScan[30]的汇总分析中得到了证实。在PanC4[31]的一项研究中特别调查了糖尿病和胰腺癌诊断之间的时间间隔的重要性。在这项15例病例对照研究的汇总分析中，有糖尿病病史使得患胰腺癌风险加倍。对于使用胰岛素的患者，其患胰腺癌的风险比为2.66（95%*CI*：2.07 ~ 3.43）。新近诊断为糖尿病的患者患胰腺癌风险很高（＜1年，*OR*：10.3，95%*CI*：7.48 ~ 14.2），随着糖尿病持续时间的增加而降低。然而，糖尿病病史超过20年的患者患胰腺癌的风险仍然显著升高（*OR*：1.30，95%*CI*：1.03 ~ 1.63）[31]。

其他疾病，如慢性胰腺炎[32]病史，也与胰腺癌的风险增加有关。在一项PanC4研究中，有胰腺炎病史的患者，没有明确为急性或慢性，发生胰腺癌的风险是未患过胰腺炎者的2.71倍（95% *CI*：1.96 ~ 3.71）[33]。

相比之下，特发性过敏史一直与胰腺癌的发病风险降低相关。特别是Olson等[34]证实了任何过敏（*OR*：0.79，95%*CI*：0.62 ~ 1.00）、花粉热（*OR*：0.74，95%*CI*：0.56 ~ 0.96）和对动物过敏（*OR*：0.62，95%*CI*：0.41 ~ 0.94）对胰腺癌的进程有保护作用。

文献中报道的其他危险因素包括胆石症[35]和幽门螺杆菌感染[36]、乙型肝炎[37]或丙型肝炎[38]病毒感染，而使用二甲双胍[39]可能与胰腺癌风险降低相关。

只有有限的证据表明饮食和患胰腺癌风险之间的联系，如增加红肉和加工肉类的摄入会增加患胰腺癌的风险[40]，而增加水果、蔬菜[41]和叶酸[42]的摄入会降低患胰腺癌的风险。特别有趣的是，来自PanC4和PanScan的报告显示，具有高炎症潜力的饮食会增加患胰腺癌的风险。在这两个数据集中，“能量调整饮食炎症指数”最高1/5的受试者的胰腺癌发病率是最低1/5的受试者的2.2倍[15]。

对胰腺癌的可归因部分是由于潜在的可改变的胰腺癌危险因素

只有少数行为或暴露的危险因素可能被改变，并且它们仅共同导致了所有胰腺癌中的一小部分。表49.3列出了全球不同人群中所有可改变的危险因素、吸烟和超重导致的胰腺癌比例。

在全球范围内，所有潜在的可改变的危险因素的PAF范围从中国[43]男性的11.7%、女性的8.3%到中东国家[44]男性的40%、女性的33%。

吸烟的 PAF 范围从中国的 6.6% 到英国[45]的 28%。超重的 PAF 在不同国家也有所不同，最高为美国（16.7%）[46]，最低为中国（3.9%）[43]，其次为加拿大（6.7%）[47]和巴西（6.0%）[48]。

这些结果符合 Tomasetti 和 Vogelstein[49]的估计，他们使用外显子组测序数据和极其保守的假设环境因素的影响发现，18% 的胰腺癌驱动基因突变是由于环境因素，最多 5% 是由于遗传因素，剩下的 77%（95%*CI*：67% ~ 84%）是由于非环境和非遗传因素，可能是随机 DNA 复制错误导致的。

表 49.3 潜在可改变的胰腺癌危险因素的人群归因分值

国家		所有潜在可改变危险因素	吸烟	超重
美国[46]	男	26.0%	11.7%	16.3%
	女	24.5%	8.5%	17.5%
	总体	—	10.2%	16.7%
加拿大[47]	总体	24.7%	19.3%	6.7%
巴西[48，57]	男	33.9%	—	6.4%
	女	24.7%	—	5.6%
	总体	—	—	6.0%
法国[58-59]	男	—	24.9%	11.3%
	女	—	17.0%	8.3%
	总体	—	21.2%	9.8%
英国[60]	男	34.2%	23.4%	14.0%
	女	28.7%	20.4%	10.5%
	总体	31.5%	21.9%	12.3%
英国[45]	总体	—	28.7%	12.2%
澳大利亚[61]	男	29.2%	22.1%	9.1%
	女	28.2%	23.5%	6.2%
	总体	28.7%	22.8%	7.7%
日本[62-63]	男	23.9%	25.5%	—
	女	11.6%	7.7%	—
	总体	18.2%	—	—
中国[43]	男	11.7%	8.5%	3.5%
	女	8.3%	4.0%	4.4%
	总体	10.2%	6.6%	3.9%
中东国家[44]	男	40.0%	25.0%	15.0%
	女	33.0%	18.0%	15.0%

续表

49.4 未来胰腺癌的负担

生活方式和环境因素只影响一小部分胰腺癌病例，随着时间的推移它们的变化对年龄矫正后的胰腺癌时间趋势影响很小，在过去几十年里，人口老龄化仍然是导致胰腺癌病例数大量增加的最重要的因素[50]（见图 49.3）。事实上，在西方化国家，一个多世纪以来，预期寿命一直在不断增加，而每个家庭的子女数量普遍减少，导致人口年龄结构发生了巨大的变化。更多的一部分人现在达到了癌症发生更频繁的年龄。人口老龄化将继续显著影响新发癌症病例的数量，特别是胰腺癌，尽管与特定年龄有关的发病率保持稳定。

为了说明和量化胰腺癌未来的负担，笔者从来自国际癌症研究机构（International Agency for Research on Cancer，IARC）[3]的 GLOBOCAN 项目（Cancer Tomorrow）检索了 2018 — 2040 年选定的代表性国家预测的癌症发病率。这些预测是在假设不同年龄癌症发病率随时间变化不变的前提下做出的，数量的变化完全归因于人口年龄分布的变化（人口变化）。表 49.4 列出了 2020 年、2025 年、2030 年胰腺癌新发病例的估计数量，与 2018 年估计的病例数相比，各自百分比的变化。

据估计，2018 年全球将确诊 458 918 例新的胰腺癌病例。仅考虑人口结构变化，到 2040 年，这一数字将增加到 815 276 例（+77.7%），这相当于增加了 356 358 例新病例，其中大部分是老年患者。这种变化因国家而异，取决于预期的人口变化。在罗马尼亚等国家，人口的年龄结构预计在 2018 年至 2040 年不会发生太大变化；在俄罗斯联邦，预期寿命将保持较低水平；在日本，人口老龄化已经发生，癌症病例数量将略有增加（< 20%）；而在一些国家，预计年龄结构将发生重大变化，特别是由老龄化引起的，新增癌症病例数将大幅上升：西班牙 + 46%，美国 + 50%，加拿大 + 57%，澳大利亚 + 66%，印度 + 72%，中国 + 86%，巴西甚至翻倍（ + 103%）（表 49.4）。

表 49.4 预测全球选定国家 2018 年至 2040 年的胰腺癌发病率负担

	2018	2020		2025		2030		2035		2040	
	例数（n）	例数（n）	变化	例数（n）	变化	例数（n）	变化	例数（n）	变化	例数（n）	变化
罗马尼亚	3106	3151	（+1.4%）	3272	（+5.3%）	3393	（+9.2%）	3495	（+12.5%）	3569	（+14.9%）
俄罗斯	19 343	19 720	（+1.9%）	20 746	（+7.3%）	21 676	（+12.1%）	22 404	（+15.8%）	22 865	（+18.2%）
日本	43 119	44 447	（+3.1%）	47 269	（+9.6%）	49 475	（+14.7%）	50 903	（+18.1%）	51 266	（+18.9%）
德国	19 067	19 556	（+2.6%）	20 852	（+9.4%）	22 097	（+15.9%）	23 312	（+22.3%）	24 397	（+28.0%）
意大利	13 599	13 990	（+2.9%）	14 997	（+10.3%）	16 001	（+17.7%）	16 988	（+24.9%）	17 816	（+31.0%）
欧盟 28 个成员国	100 005	102 992	（+3.0%）	110 891	（+10.9%）	118 883	（+18.9%）	126 470	（+26.5%）	132 827	（+32.8%）
波兰	5786	5978	（+3.3%）	6476	（+11.9%）	6955	（+20.2%）	7393	（+27.8%）	7721	（+33.4%）
法国	13 967	14 417	（+3.2%）	15 581	（+11.6%）	16 781	（+20.1%）	17 902	（+28.2%）	18 734	（+34.1%）
英国	11 374	11 765	（+3.4%）	12 842	（+12.9%）	13 980	（+22.9%）	15 097	（+32.7%）	16 086	（+41.4%）
荷兰	2947	3083	（+4.6%）	3424	（+16.2%）	3760	（+27.6%）	4047	（+37.3%）	4256	（+44.4%）
西班牙	7765	8055	（+3.7%）	8807	（+13.4%）	9658	（+24.4%）	10 532	（+35.6%）	11 333	（+45.9%）
美国	50 846	53 241	（+4.7%）	59 587	（+17.2%）	65 891	（+29.6%）	71 553	（+40.7%）	76 146	（+49.8%）
加拿大	5139	5420	（+5.5%）	6157	（+19.8%）	6894	（+34.2%）	7548	（+46.9%）	8072	（+57.1%）
澳大利亚	3601	3788	（+5.2%）	4311	（+19.7%）	4880	（+35.5%）	5456	（+51.5%）	5981	（+66.1%）
印度	10 860	11 484	（+5.7%）	13 140	（+21.0%）	14 912	（+37.3%）	16 778	（+54.5%）	18 690	（+72.1%）
中国	116 291	124 086	（+6.7%）	146 036	（+25.6%）	169 647	（+45.9%）	193 840	（+66.7%）	216 356	（+86.0%）
巴西	12 594	13 540	（+7.5%）	16 140	（+28.2%）	19 048	（+51.2%）	22 227	（+76.5%）	25 553	（+102.9%）
世界	458 918	484 486	（+5.6%）	557 688	（+21.5%）	639 030	（+39.2%）	726 740	（+58.4%）	815 276	（+77.7%）

49.5 结论

胰腺癌是癌症相关死亡的一个主要原因，并且这种原因越来越多。过去观察到的增长部分可归因于诊断和编码实践的变化，而人口老龄化在很大程度上是当今观察到的病例数量和死亡数量大幅增长的原因，特别是在老年人中。到2040年，世界范围内的绝对病例数将进一步增加（75%以上），这给护理人员带来了特殊的挑战。胰腺癌是一种多因素疾病：遗传和基因因素与癌症发展的高风险相关，但仅占一小部分，而环境和生活方式风险因素可能占10% ~ 30%。采用健康的生活方式可以大大减少胰腺癌，以及其他形式的癌症和其他非肿瘤性慢性疾病的负担，这些疾病具有共同的风险因素。

（郭丰译，余维丽审校）

参考文献

第 50 章　胰腺癌发生的分子和遗传学基础：哪些概念具有临床相关性？

Ihsan Ekin Demir, *Carmen Mota Reyes*, *Elke Demir*, and *Helmut Friess*

50.1　引言

癌症是一种具有遗传性的复杂疾病，它鞭策临床医师和研究人员利用癌症分子和遗传基础开发靶向疗法。因此，在过去的 15 年中，我们目睹了新型分子疗法的发展，这些疗法专门针对癌症内在的信号通路、表面受体及不同类型癌症中遗传不稳定性的影响。这种发展分子疗法的趋势目前也出现在胰腺癌的治疗中，分子疗法得到实施，而且初步结果看起来很有前景。

在试图了解胰腺癌发生的分子和遗传基础时，已经很清楚，胰腺癌背后复杂分子生物学的临床相关内容集中在五大治疗领域：①基于胰腺癌基因组和转录组亚型开发个体化治疗方案；②用于癌症药物反应预测的类器官；③加强激活免疫监视和抑制免疫抑制；④利用胰腺癌细胞的代谢改变；⑤利用纤维化肿瘤微环境。

50.2　基于胰腺癌基因组和转录组特征的个体化治疗

先进测序技术的发展，以及标准化生物库的建立，使得胰腺癌在基因组和转录组水平上的特征得到了体现[1]（图 50.1）。在 Bailey 等[2]最近的一项研究中，作者通过全基因组、深度外显子组测序及拷贝数分析，对 456 例胰腺癌标本进行了综合基因组分析，以确定在胰腺癌发生中重要的突变机制和候选基因事件。这些基因数据与 RNA 表达谱相结合，使人们能够全面了解胰腺癌发生背后的分子改变[2]。因此，作者阐明了 32 个反复突变的基因，这些基因聚集于 10 条通路上，包括 KRAS、TGF-β、WNT、NOTCH、ROBO/SLIT 信号通路及 G1/S 转换、SWI-SNF、染色体修饰、DNA 修复和 RNA 加工。在转录组分析中，他们可以确定四种亚型，即鳞状细胞、胰腺祖细胞、免疫原性和异常分化的内分泌外分泌（aberrantly differentiated endocrine exocrine，ADEX）亚型，所有这些亚型都与肿瘤的病理特征相关。例如，鳞状细胞肿瘤含有更多的 *TP53* 和 *KDM6A* 突变，并显示 *TP63* 转录网络上调，胰腺内胚层细胞命运决定基因高甲基化，以及较差的预后[2]。此外，胰腺祖细胞肿瘤优先表达参与早期胰腺发育的基因（*FOXA2/3*、*PDX1* 和 *MNX1*）、ADEX 肿瘤更多的是 KRAS 激活及外分泌（NR5A2 和 RBPJL）和内分泌（NEUROD1 和 NKX2-2）分化。有趣的是，免疫原性肿瘤含有上调的免疫网络，包括参与获得性免疫抑制的途径，并被发现更有可能对免疫疗法产生反应。基于这一分析，笔者可以确定某种亚型比其他亚型的胰腺癌更有可能对免疫疗法产生反应。

在另一项研究中，Waddell 等[3]对 100 例胰腺癌患者进行了全基因组测序和拷贝数变异分析，发现大的染色体重排普遍存在，导致基因破坏，并影响了胰腺癌的几个重要基因驱动因素。然而，他们还可以确定与胰腺癌发生相关的新型基因驱动因素，如 *KDM6A* 和 *PREX2*。根据基因结构变异特点，他们将这些病例分为四种具有潜在临床效用的亚型，即稳定型、局部重排型、分散型和不稳定型[3]。有趣的是，这些亚型的基因中有很大一部分有局灶性扩增，其中含有可靶向用药的癌基因，如 *ERBB2*、*MET*、*FGFR1*、*CDK6*、*PIK3R3* 和 *PIK3CA*。基因组不稳定与 DNA 维持基因失活、DNA 损伤修复效率受损并存。因此，大多数具有这些 DNA 维持特征缺陷的个体都明显受益于基于铂的治疗，如 *BRCA* 突变。基于这一分析，笔者得出结论，基于铂的疗法对有 DNA 修复缺陷的胰腺癌患者非常有用[3]。因此，这种深入的基因组分析能够识别患者亚型，这些亚型可能会从特定的分子治疗中显著获益，而在以前的传统治疗方案中可能没有考虑到这些亚型。

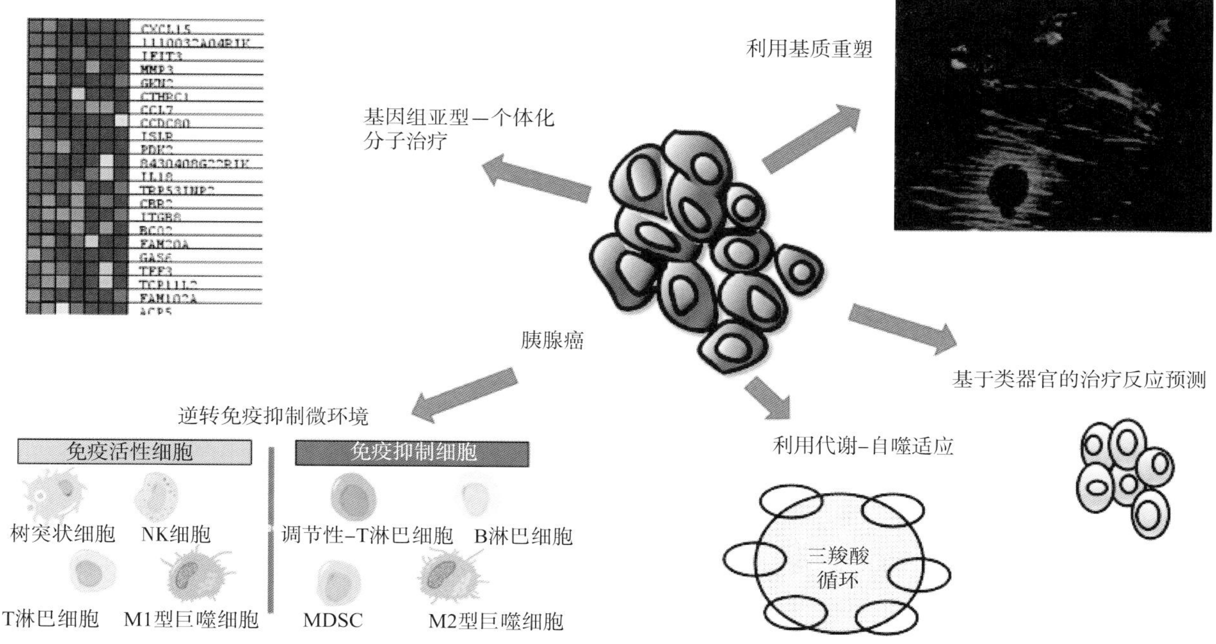

在理解胰腺癌复杂分子特征方面取得的巨大进展揭示了这些已被发现的五个临床相关方面：①基于胰腺癌基因组和转录组亚型的个体化疗法的进展；②用于预测反应性的类器官；③增强免疫监视的活性和免疫抑制的阻抑；④利用胰腺癌细胞中的代谢改变（包括自噬）；⑤利用纤维化肿瘤微环境。尽管这些分子特征尚未在临床实践中得到充分的应用，但它们很可能在未来 20 年内显著影响胰腺癌的治疗。

图 50.1　胰腺癌分子和遗传特征的临床相关方面

（资料来源：Ihsan Ekin Demir、Carmen Mota Reyes、Elke Demir 和 Helmut Friess 提供）

50.3　用于预测反应性的类器官

另一个与临床相关、拓宽视野的发现是将类器官技术应用于胰腺癌研究[4]。类器官是从原发性肿瘤组织中分离的微小上皮组分，可在三维培养环境中培养和传代[5]。与传统的二维培养系统不同，原代分离的上皮细胞可以在三维环境中生长，该环境中含有抑制体外二维培养设置所产生的应力的因素。因此，与二维细胞相比，类器官被反复证明能更好地反映上皮细胞或癌细胞的群体动态[4]。类器官技术最近也应用于胰腺癌研究[6]，最重要的发现之一是胰腺肿瘤类器官能够成功地进行三维培养，并且与供体患者的遗传特征一致性能超过 98%[6]。基于这一事实，研究人员提出，类器官同样可以用于预测个体对选定化疗方案的反应。因此，来源于不同个体的类器官暴露于不同的药物治疗方案，由此可发现其对多种药物的不同反应。与此相似的是，*BRCA* 缺失的患者，其类器官对奥沙利铂或奥拉帕利表现出高反应 [6]。尽管在临床上实施大规模的类器官培养和预测存在技术和基础设施方面的挑战，但类器官无疑是正确预测治疗反应的一个非常有价值的工具，并且在不久的将来会发现更多的临床应用，包括对接受新辅助化疗患者的治疗反应预测。

50.4 加强激活免疫监视和阻止免疫抑制

由于免疫检查点疗法和免疫疗法在不同恶性肿瘤（包括肾细胞癌、肺癌或黑色素瘤）中的应用，我们正在见证治疗成功的重大突破 [7]。事实上，免疫检查点抑制剂的应用已被证明能显著增强多数患者的免疫监视和治疗反应。然而，还没有在胰腺癌患者中取得类似成功率的报道。因此，研究人员集中研究了胰腺癌化疗未能成功的原因，发现胰腺癌微环境的特点是缺乏具有免疫活性的免疫细胞，并将这种情况称为“免疫寒冷”和“免疫排斥”[8]。此外，已经发现免疫细胞被特异性地排除在肿瘤微环境之外 [9]，这被认为进一步导致了胰腺癌的免疫治疗抵抗。而且人们逐渐认识到胰腺肿瘤表现出低程度的“新抗原”呈递，因此刺激抗原呈递很少 [10]。为了绕过胰腺癌的这些免疫抑制特性，研究人员发现，抑制癌细胞上的某些特定趋化因子受体可能会对改善免疫治疗效果产生有益的影响。例如，上皮 *CXCR2* 的缺失 [11] 或 *CXCR4* 趋化因子受体的抑制可导致胰腺癌微环境中免疫活性 *CD3* 阳性 T 细胞和活化的含颗粒酶 B 的 *CD8* 阳性细胞毒性 T 细胞的数量显著增加 [12]，从而改善临床前遗传诱导小鼠模型的治疗反应。同样，抑制参与 DNA 损伤反应的激酶已被证明可增加肿瘤 1 型干扰素应答，导致 *PD-L1* 表达增加，从而提高胰腺肿瘤对免疫检查点抑制的敏感度 [13]。已发现抑制 *CD8* 阳性细胞抗肿瘤活性的一种细胞亚类是髓系细胞，它能够诱导肿瘤细胞上 *PD-L1* 的表达 [14]。此外，通过鲁索利替尼（Ruxolitinib）抑制 JAK-STAT3 信号通路来抑制免疫抑制性细胞因子的分泌，从而导致 T 细胞活化增加，并提高抗 *PD-1* 免疫疗法的疗效 [15]。我们可以期待在未来几年中发现更多的分子和细胞靶点，以提高胰腺癌的免疫治疗反应性，这些靶点很可能最终转化为临床应用。

50.5 利用胰腺癌细胞的代谢变化

胰腺癌背后分子生物学的一个深入研究方面是胰腺癌发生过程中出现的代谢紊乱 [16]。作为一项基本原则，我们应该考虑到代谢变化主要是 *KRAS* 癌基因活化、突变的结果。异常激活的 *KRAS* 基因与更高的合成代谢状态有关，并且可支持肿瘤生长。这种状态的一个典型特征是耗竭营养 [16 ~ 18]。这通常通过自噬和糖酵解增加来实现，从而导致乳酸分泌增加 [19]。分泌的乳酸盐可作为微环境中其他癌细胞的燃料来源 [19]。星状细胞为癌细胞提供丙氨酸，丙氨酸也可被邻近的胰腺癌细胞消耗 [20]。此外，耐药癌细胞对葡萄糖的依赖性较低，更多地依赖氧化磷酸化 [21]。在实验模型中已得到验证，抑制氧化磷酸化可以在初次化疗或化疗失败后阻止已经耐药的癌细胞生长 [21]。尽管非常有趣和复杂，但使用自噬抑制剂和氧化磷酸化抑制剂的临床研究结果尚不可用，不过在不久的将来仍值得期待 [22]。

50.6 针对肿瘤基质的靶向治疗

胰腺癌的另一个可能与临床治疗相关的分子层面的机制是肿瘤基质的高度活化 [23]。众所周知，胰腺癌微环境中含有大量活化的胰腺星状细胞，这些细胞产生大量的胶原蛋白并导致细胞外基质沉积。尽管最初认为这些基质可支持肿瘤生长[23]，但后来的研究表明，不加选择地去除肿瘤基质会导致肿瘤生长失控，并使预后恶化[24-25]。其他研究假设，与其去除全部基质，不如“选择性”地重塑基质，如通过透明质酸酶降解基质中的透明质酸[26]，可能更有利。尽管这在临床前研究中屡屡证明是有用的，但最近发表的一项临床研究再次表明，即使是这种方法也会导致实质性的肿瘤进展，并且实际上会使接受改良 FOLFIRINOX 治疗转移性胰腺癌患者的预后恶化[27]。尽管胰腺癌选择性基质靶向治疗的结果令人失望，但仍需要从分子角度选择性地解决胰腺癌中的基质问题。目前尚不清楚是什么使胰腺癌基质和活化的胰腺星状细胞如此特殊[28 ~ 32]。这些因素似乎是充分的免疫反应受抑制和免疫治疗失败的原因。

50.7 总结

综上所述，胰腺癌背后的分子生物学临床相关方面包括基于胰腺癌患者基因组和转录组特征的个体化治疗、通过提高局部新抗原呈递来改善免疫治疗、利用胰腺癌细胞自噬和分子紊乱的上调介质，以及针对严重肿瘤组织增生关键组分的靶向治疗（图 50.1）。提高对胰腺癌分子和基因改变的理解和特异性靶向治疗是不久的将来使胰腺癌患者的治疗和预后得到显著改善的因素。

（郭丰译，余维丽审校）

参考文献

第 51 章　新发糖尿病作为胰腺癌的先兆：可实现早期诊断吗？

Dana K. Andersen, Suresh T. Chari, Eithne Costello, Tatjana Crnogorac-Jurcevic, Phil A. Hart, Anirban Maitra, Stephen J. Pandol

51.1　引言

1958 年的一项研究发现，患有胰腺癌的 209 名患者中有一半患有糖尿病（diabetes mellitus，DM）[1]。大量的流行病学研究随后证实了其相关性 [2]，但直到近期，才认识到 DM 具有促进肿瘤形成的作用。在确诊胰腺导管腺癌（pancreatic ductal adenocarcinoma，PDAC）后的 24 ～ 36 个月，其中较多患者被诊断为 DM[2-3]，故怀疑一些 DM 病例实际上是由 PDAC 引起的 [4]。这一假设得到了 Pannala 等 [5] 研究结果的支持，超过半数伴有新发糖尿病（new-onset diabetes，NOD）的 PDAC 患者在肿瘤切除后进行 DM 康复。因此，NOD 被认为是治疗 PDAC 的潜在靶标，但将 PDAC 相关 DM（PDAC-associated DM，PDAC-DM）与更普遍的 2 型 DM（type 2 DM，T2DM）区分开来，仍然是目前存在的挑战 [3]。在本章中，我们归纳总结了将 NOD 定义为 PDAC 先兆的临床研究，描述了正在进行的 PDAC-DM 新型生物标志物鉴定工作，并提出了能够在疾病早期识别 PDAC 的策略。

51.2　PDAC中DM的流行病学

51.2.1　DM 和 PDAC 的双重因果关系

如果 DM 或其临床表现（如高血糖或高胰岛素血症）是 PDAC 发展的风险因素或促成机制，那么随着时间的推移，癌症的风险将逐渐上升，因此 DM 持续时间越长癌症风险越高。然而，在大多数流行病学研究中，DM 和 PDAC 的时间–风险关系呈两种模式，其中低危患者（糖尿病合并 PDAC 大约是非糖尿病患者的两倍）糖尿病缓慢进展，但高危患者的糖尿病发病时间短或为新发糖尿病 [2, 6, 7]。这种关系是双重因果关系的一个例子，DM 既是 PDAC 的原因也是结果。这种双重因果关系不仅混淆了流行病学研究的解释，也掩盖了一个重要观察结果，PDAC 通常不伴有腹部症状，而是随着 DM 的发展而出现。超过 50% 的 PDAC 患者在确诊 PDAC 后 3 年内发展为 DM[8]。

DM 是一系列高血糖疾病的统称，这些疾病由不同的病因引起，对不同的治疗方案具有良好的反应，具有不同的自然病程。除了 1 型 DM（type 1 DM，T1DM）和 T2DM 外，第 3 种糖尿病（继发于胰腺外分泌疾病的 DM）在成人中也很普遍，称为胰源性或 3c 型 DM（type 3c DM，T3cDM）。在 75% ～ 80% 的病例中，T3cDM 是伴随着胰腺炎发生的，但仍有 8% ～ 9% 的 T3cDM 是由 PDAC 引起的 [9]。因此，新发 T3cDM 可以作为诊断 PDAC 的一个指标 [3]。

51.2.2　NOD 是副肿瘤进展的证据

由于 PDAC-DM 通常是新发的，一个可能的假设是与PDAC相关的NOD是由肿瘤引起的副肿瘤现象。PDAC是一种高度引发DM的状态[3，5，10-12]，根据DM诊断方法，所有PDAC-DM中NOD的发病率为40% ~ 80%[5，13 ~ 17]（图51.1）。在肿瘤发生前，放射学方法可检测到PDAC空腹血糖升高[11，17，18]，这表明PDAC相关的NOD不能归因于肿瘤对胰腺的破坏。此外，PDAC-DM和高血糖症通常在肿瘤手术切除后消除，切除一半胰腺后，患者的血糖状态反而得到了改善[5，11]。这些临床观察结果得到实验室证据的进一步支持。实验表明PDAC细胞系上清液具有代谢活性，已证明在体外可破坏葡萄糖代谢，在体内可通过引起人和大鼠胰岛分离的β细胞的功能障碍而导致高血糖症[14，17 ~ 19]，还能诱导培养的肝细胞和成肌细胞产生胰岛素抵抗[20，21]。此外，Javeed等[22]还发现PDAC来源的外泌体可导致人类β细胞的副肿瘤功能障碍，并抑制胰岛素分泌。

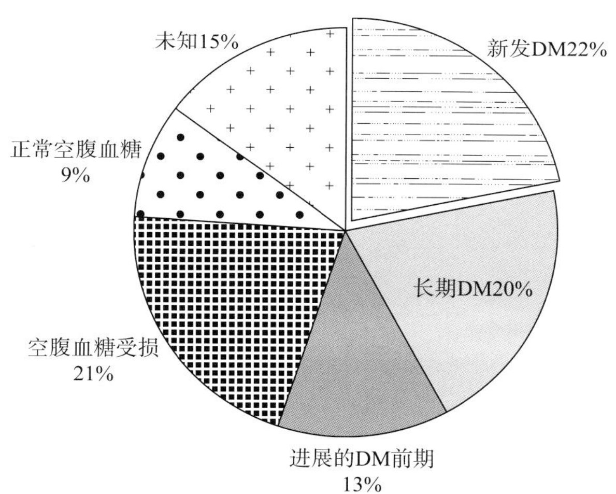

图51.1 219名PDAC受试者队列基于空腹血糖水平的血糖状态分布

（资料来源：Singhi等[8]经Elsevier许可转载）

51.3 使用NOD对PDAC进行早期诊断

51.3.1 通过早期诊断PDAC提高整体生存率的必要性

为了响应《2012年顽固性癌症研究法案》（美国公法112-239，§1083）“制定科学框架”以促进“顽固性或致命性癌症的治愈取得进展”的号召，包括PDAC在内，美国国家癌症研究所（National Cancer Institute，NCI）制订了四项研究计划[23]。其一，NCI专家小组建议“深入了解PDAC与NOD之间的生物学及临床关系”。其二，评估“纵向筛查方案，同时开发新的分子和影像生物标志物，以应用于PDAC高风险患者……这些患者可能是早期手术干预的适应人群”。

有充分的证据表明，癌症早期诊断可以提高患者的生存率[24]。然而，PDAC的早期筛查充满困难，由于疾病早期的许多症状是非特异性的，且与几种更常见的胃肠道疾病共存。此外，大多数患者在疾病晚期才出现症状，手术是目前唯一能使患者延长生存期的治疗方法，外科手术仅对15% ~ 20%的PDAC患者有效。庆幸的是，对于肿瘤在20 mm以下且不累及淋巴结的局部病灶患者，术后5年生存率为30% ~ 60%，对于肿瘤在10 mm以下的，术后5年生存率可进一步提高为75%以上[25，26]。即使肿瘤非常小，PDAC也很容易发生转移[27，28]，因此必须尽早诊断该疾病。

不幸的是，目前还没有方法可以在非常早期就可以预测和识别PDAC。例如，最常用的PDAC生物标志物CA19-9，目前用于PDAC患者的临床监测，但缺乏作为早期诊断生物标志物所需的敏感度和特异性[29]。另一个重要的限制因素是缺乏用于早期诊断的敏感无创的成像方法。Gangi 等 [18] 发现，在诊断前 2 ~ 18 个月进行 CT 检查，50% 的扫描中存在明确或疑似 PDAC 的表现，但只有 7% 的人记录了疑似 PDAC[18]。总而言之，PDAC 的早期诊断应该会带来更好的结果，但我们目前的医疗手段不足以识别绝大多数早期疾病患者。

51.3.2　为什么 NOD 是早期诊断的重要靶标

由于 PDAC 在普通人群中很少见，目前已采用 DEF（定义、丰富和查找）方法制定针对性的筛查策略来识别早期无症状的 PDAC[30]。与用家族史定义高危人群的家族性胰腺癌不同，散发型胰腺癌直到发病才被确定为高危人群。Chari 等 [31] 首次报道了在 2122 名 50 岁以上 NOD 受试人群队列中，有 18 名（发病率比普通人群高 0.85% 或为普通人群的 6 ~ 8 倍）符合 DM 标准的患者 6 年内被诊断为 PDAC。在随后的病例对照研究中，Chari 等发现，与年龄和性别匹配的对照组相比，PDAC 患者的 DM 患病率从癌症诊断前的 24 ~ 36 个月开始持续增加 [3, 5]。近期，这些发现在其他研究队列中也得到验证 [11, 32]。因此，流行病学数据表明，50 岁以上的 NOD 患者可定义为散发性 PDAC 的高风险人群（图 51.2）。

为了使早期诊断策略具有实际意义，临床医师应该在受试者无症状且体能状态良好时进行诊断，从而增加可手术治疗患者的比例，提供延长生存期的可能性。从 NOD 到临床诊断 PDAC 的中位时间为 6 ~ 9 个月，这比 PDAC 相关的晚期癌症症状（恶病质、厌食和体能状态变差）的出现早几个月 [17, 31, 33-34]。此外，大多数Ⅰ期或Ⅱ期肿瘤患者在癌症确诊时伴有 DM，这表明 DM 在早期 PDAC 中也很普遍，因此在 NOD 时进行筛查应确定更多可切除的小肿瘤 [5, 11, 35]。在对 PDAC 诊断前进行其他适应证的 CT 扫描的回顾性分析显示，在 PDAC 确诊前 6 个月或更早，没有Ⅳ期疾病发生的迹象，进一步支持了在 NOD 时识别 PDAC 会降低肿瘤分级的假设 [17, 18]。

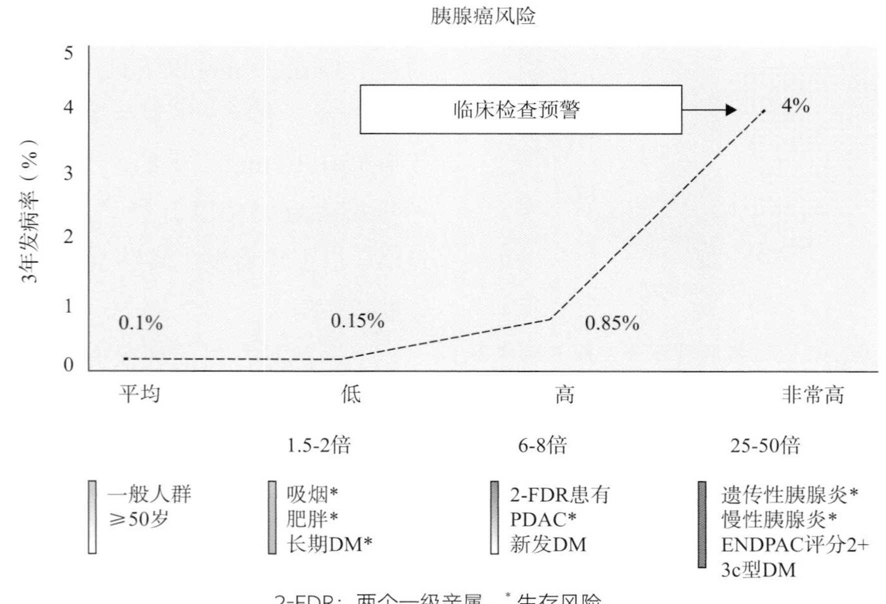

2-FDR：两个一级亲属。* 生存风险。

图 51.2　PDAC 在相关条件下的 3 年发病风险

（资料来源：Sharma 和 Chari[15] 经 Springer Nature 许可转载）

51.3.3 研究 NOD 的挑战与机遇：寻找高危人群

全球超过 4.5 亿人患有糖尿病，其中美国有 3000 万 DM 患者，约占总人口的 9.4%[36]。欧洲大约有 6000 万糖尿病患者，且由于不健康的西方饮食习惯和久坐不动的生活方式，患病率持续上升[37]。50 岁以上的 NOD 受试者约有 90% 患有 T2DM，其他类型和病因的 DM 也在该年龄组，包括成人起病的 T1DM，以及由其他疾病、遗传异常和药物引起的继发性 DM。在美国，18 岁以上的受试者中，DM 每年发病人数约为 150 万人，尽管胰腺癌的发病人数仅有 5 万多人，但其中约 25% 的患者将在确诊癌症后 36 个月内患上 DM[3]。因此，PDAC 发生在大约 1% 的 NOD 患者中，这意味着针对 NOD 患者检测 PDAC 的所有筛查方法都必须近乎 100% 安全、100% 准确且经济实惠。来自法国、日本和美国的研究报告显示，对所有 NOD 受试者进行 CT 筛查是非常不现实的，同时 CT 筛查也无法成功检测到早期疾病[31，38-39]。

诊断 PDAC 最常用的生物标志物是 CA19-9，但该标志物对检测早期疾病的敏感度低，且缺乏 Lewis A 血型抗原的人群中有 5% ~ 10% 不表达该标志物[29]。因此，需要时间来完成 PDAC 高风险 NOD 患者亚群的鉴定，在这些亚群中可以开发新的生物标志物，并且开展进一步的筛选工作，以避免不可接受的假阳性率[40]。

51.4 扩充NOD队列来筛选PDAC的方法

51.4.1 T3cDM 的作用和新发 T3cDM 的意义

鉴定 PDAC 高风险的 NOD 患者队列的一种方法是识别由肿瘤引起的与其他类型不同的糖尿病类型。在对马尔堡 - 吉森大学（Marburg-Giessen University）附属医院约 1900 名 DM 患者的一项研究中，通过查阅医疗记录和实验室检测来评估 DM 病因[9]。其中，T2DM 占 67.7%，T1DM 占 23.1%，而 9.2% 被归为胰源性 DM 或 T3cDM（图 51.3）。在 T3cDM 患者中，最常见的潜在疾病是慢性胰腺炎（79% 的受试者），

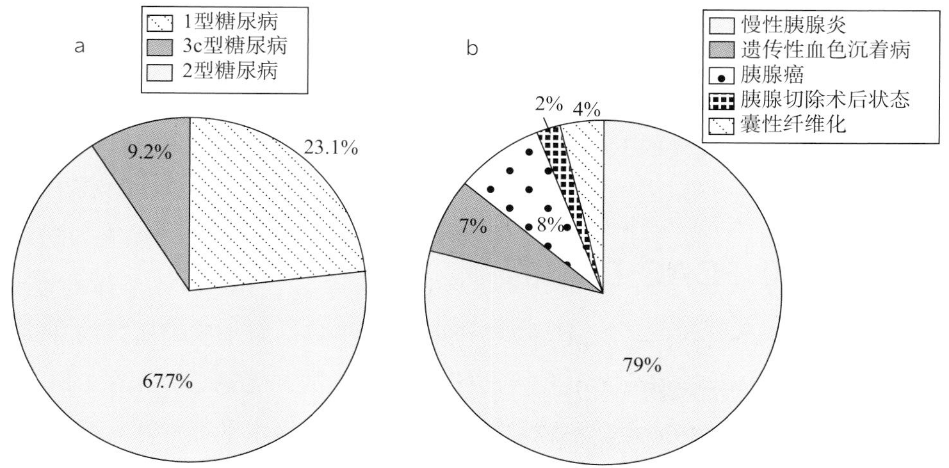

a.1868 名糖尿病患者队列中 3c 型糖尿病的患病率；b.117 名 3c 型糖尿病受试者不同病因的占比。

图 51.3 3c 型糖尿病的患病率和病因

（资料来源：Ewald 等[9]经 John Wiley&Sons 许可转载）

而8%的患者是胰腺癌引起的。在T3cDM人群中，由PDAC引起的DM患病率为1/12，这完全在全面筛查肿瘤的范围内。因此，近期流行在NOD患者中识别T3cDM，作为筛查PDAC高危人群的方法，对这些人群开展进一步检测或监测是可行的，并且可能发现早期PDAC。尽管目前已提出将T3cDM与更普遍的T2DM区分开来的标准[9, 41]，但仍亟须进一步验证。

51.4.2 使用临床和算法诊断统计建模

虽然新发高血糖或糖尿病可以作为首个临床指标或“筛子”来鉴定PDAC高风险队列，但该标准的特异性太低，不能用作临床实践中筛查研究的指标。Chari及其同事开发了ENDPAC（enriching new onset diabetes for pancreatic cancer）模型[42]预测胰腺癌，该模型将体重变化（ΔBW）、血糖变化（ΔBG）和年龄作为确定ENDPAC评分的标准，该评分将随后3年的PDAC发病风险分为低风险（ENDPAC评分＜0分）、中风险（ENDPAC评分为0 ~ 2分）和高风险（ENDPAC评分≥3分）。最后一个亚类的3年PDAC发病风险为3.6%，与用胰腺CT扫描等成像方法进行筛查的“可接受”风险的阈值接近，特别是对于像PDAC这样的高致死性疾病。正如后续章节中进一步讨论的那样，ENDPAC评分将成为在美国进行的最大规模的NOD受试者前瞻性研究的重要组成部分。

51.4.3 T3cDM和PDAC-DM的生物标志物

51.4.3.1 T3cDM生物标志物

目前，胰源性糖尿病最有希望的候选生物标志物是胰岛激素胰多肽（pancreatic polypeptide，PP）。这种激素由胰腺腹叶或钩突分泌，以响应营养摄入，通常在混合膳食刺激后上升4 ~ 5倍，并持续升高2 ~ 3个小时。正常情况下，PP水平伴随年龄增长而升高，且在T2DM人群中最高[43]，但数据显示在患有慢性胰腺炎或胰腺癌的受试者中PP降低。研究报道的慢性胰腺炎或PDAC患者中，空腹PP水平并不一致[44 ~ 46]，但比较混合膳食刺激后PP水平相对变化时，发现了一致的差异。例如，一项初步研究表明，与T2DM相比，PDAC继发NOD的受试者在混合膳食刺激30 min后，PP水平的相对上升显著降低（60% *vs*. 135%；$P = 0.03$）[44]。2013年，一个多学科专家小组提出，对混合膳食的PP水平反应迟钝应被视为T3cDM的诊断标志物[41]，且该建议正在DETECT研究中进行进一步验证。

研究生物标志物时，一个重要的考虑因素是并非所有胰源性糖尿病亚型（例如，由慢性胰腺炎、囊性纤维化、胰腺切除术或PDAC所导致的）都一定具有相同或重叠的生物标志物。因此，对潜在胰腺疾病及其他潜在的混杂因素进行详细分类是非常有必要的，需要进一步评估包括葡萄糖代谢的生理指标、蛋白质组学、代谢组学和细胞因子谱等在内的其他分析物，作为T3cDM和PDAC-DM可能的生物标志物。

54.4.3.2 PDAC-DM生物标志

通常生物标志物研究没有根据糖尿病状态对PDAC患者进行分层，代表长期或新发T2DM患者的对照组很少被纳入研究。因此，目前缺乏能够区分PDAC-DM和T2DM的生物标志物。值得注意的是，PDAC-DM的潜在调节物肾上腺髓质素是一个例外[47]。与患有NOD的非癌症患者相比，许多PDAC-DM个体的血浆肾上腺髓质素水平升高。肾上腺髓质素的升高是具有癌症相对特异性的，无论是否存在DM，非癌症患者中肾上腺髓质素水平都较低。然而，由于肾上腺髓质素是一种在感染性休克等急性炎症条件下表达和释放的蛋白质，因此它本身并不是PDAC的特异性生物标志物。

Jenkinson 等[48]的研究表明，与对照组相比，在 PDAC 确诊前 24 个月可观察到 PDAC 患者的循环血清凝血酶敏感蛋白 -1（circulating serumthrombospondin-1，TSP-1）的水平降低。有趣的是，与长期患有 DM 的非癌症个体相比，糖尿病患者的 TSP-1 水平降低的频率更高，这一结果增加了 TSP-1 作为 PDAC-DM 标志物的可能性。但仍需要进一步研究来确定 NOD 患者循环中的 TSP-1 水平。

无论 PDAC 患者的 DM 状态如何，对 PDAC 具有高度特异性的生物标志物都有利于 NOD 患者 PDAC 的早期诊断。多种分析物组合可能会提供更有价值的预测结果。例如，Mellby 等[49]报道了一种由 29 种蛋白质组成的生物标志物特征，该生物标志物特征能够将Ⅰ期和Ⅱ期 PDAC 患者与正常对照区分开来，其接受者-操作者曲线下面积（area under the curve，AUC）为 0.96。当测试区分慢性胰腺炎和早期 PDAC 的鉴别能力时，其生物标志物特征的 AUC 为 0.84。Kim 等[50]报道了循环 TSP-2 与 CA19-9 联合使用具有可观的鉴别能力，这种组合在区分所有阶段的 PDAC 与对照（验证集中的 AUC ＞ 0.95）和慢性胰腺炎（AUC ＞ 0.84）方面都显示出良好的结果。

Radon 等[51]报道了尿液中的 3 种蛋白质生物标志物，可将Ⅰ期和Ⅱ期 PDAC 患者与健康对照组患者区分开来，其 AUC 为 0.92，当与 CA19-9 组合预测时，AUC 增加到 0.97（早期阶段 PDAC 与慢性胰腺炎的比值为 0.88）。此外，该小组还开发了一种附属风险评分——PancRISK，它可以将患者划分为 PDAC 发病高风险或正常风险[52]。目前正在通过研究确定这一结果及其他候选生物标志物在区分 PDAC 和相关对照（包括 NOD 受试者）方面的表现。

51.5 目前的研究工作

51.5.1 CPDPC NOD 研究

2014 年，美国国家糖尿病、消化和肾脏疾病研究所与 NCI 共同发起并成立了慢性胰腺炎、糖尿病和胰腺癌研究联盟（Chronic Pancreatitis, Diabetes and Pancreatic Cancer，CPDPC）[53]。CPDPC 建立的核心研究就包括 NOD 研究[30]。NOD 研究的目标是召集 10 000 名 50 岁以上的 NOD 受试者队列：①评估该 NOD 队列中 PDAC 的 3 年发病率；②建立来自 PDAC 和 NOD 对照的临床标志物的生物样本库；③对潜在的生物标志物进行Ⅲ期验证研究，以鉴定 NOD 患者隐匿性 PDAC；④为开发未来用于 NOD 患者 PDAC 早期诊断的介入筛查方案提供平台，该方案将结合影像学研究和临床算法来筛查早期侵袭性 PDAC。根据 Chari 等[31]的估算，在研究期间这 10 000 名患者队列中被诊断出 PDAC 的人数为 85 ~ 100 人。血液样本将被等分并存储，用于检测 PDAC 早期诊断的潜在生物标志物，从而计算测试特征（敏感度、特异性、阳性预测值和阴性预测值），预测 1 年、2 年、3 年和 5 年期 PDAC 发病风险。

51.5.2 英国癌症研究中心资助的英国早期诊断倡议研究

一项类似于 CPDPC NOD 的研究目前也正在英国进行。该研究获得英国癌症研究中心的资助，旨在建立一个由 2500 名 50 岁以上且在过去 6 个月内被诊断出 DM 的人群组成的队列。受试者将从英国医院和普通医疗机构中招募。生物样本、问卷和临床数据将按照实验室良好临床实践标准收集，并尽可能按照 CPDPC NOD 研究收集方法进行标准化。招募工作与为高风险 NOD 组开发生物标志物的工作同时进行。生物标志物的特异性有望区分 T3cDM（包含 PDAC-DM）和

T2DM，将在现有的高危人群中进行测试，包括对欧洲遗传性胰腺炎和胰腺癌登记处（European Registry of Hereditary Pancreatitis and Familial Pancreatic Cancer，EUROPAC）的NOD患者进行试点。将开发和（或）改进使用NOD的生物标志物的方案。将在NOD队列中评估联合生物标志物和流行病学/临床特征分析检测PDAC的敏感度/特异性，并将评估PDAC早期诊断的成本效益。UK-NOD样本将用于未来PDAC早期诊断的相关研究。

51.5.3 CPDPC DETECT研究

为了确定T3cDM的单个或多个生物标志物，一项名为"混合膳食试验评估胰腺癌和慢性胰腺炎继发的胰源性糖尿病（diagnosis and characterization of pancreatogenic diabetes secondary to pancreatic cancer and chronic pancreatitis，DETECT）诊断和特征"的多中心临床研究已经启动[54]。这项研究代表了CPDPC的另一项核心研究，旨在制定区分由胰腺癌和慢性胰腺炎引起的胰源性DM和T2DM的策略。本研究的主要目的是评估混合膳食刺激后的PP反应，作为区分这3种疾病组的一种手段。以近期发病的糖尿病患者接受2 h的混合膳食刺激试验，该试验除了测量连续PP水平外，同时对葡萄糖稳态的其他测量（包括葡萄糖、胰岛素和C肽水平）进行了评估，以比较胰岛素分泌和胰岛素抵抗的不同模式。此外，为了控制潜在的混杂变量，该研究比较了胰高血糖素和肠促生长素的反应，并对受试者进行详细的临床表型分析。除了实现主要和次要目标外，该研究还将建立一个生物样本库，作为未来开发和转化的研究平台。

51.5.4 美国和英国筛查方法的共同点

验证和实施用于临床实践的PDAC早期诊断生物标志物是大西洋彼岸科学家和临床医师共同迫切需要实现的目标。由于PDAC发病率低，需要共同的方法和多中心合作才能针对该疾病取得可观的进展。关于前面提到的PDAC尿液生物标志物，洛杉矶Cedars Sinai医学中心和英国伦敦玛丽女王大学Barts癌症研究所合作开发出一种很有前景的尿检方案。该研究最近获得了胰腺癌研究基金（Pancreatic Cancer Research Fund，PCRF）的资助，目前已被批准在大型前瞻性临床研究UroPanc中进行验证，该研究的样本将在英国收集并在美国化验。值得注意的是，除了其他相关指标外，有关DM状态的信息也将被收集。

51.5.5 PDAC继发性NOD研究中的挑战

由于NOD研究的紧迫性明显次于PDAC研究，在有效研究和进一步描述这种情况时存在诸多挑战。在统计学上，NOD患者中胰腺癌发病率很低。因此，所有旨在评估系列临床预测和（或）生物标志物数据的研究都需要大样本量才能具有统计学意义。一个现有队列研究的例子是护士健康状况研究，该研究报道了进展为癌症的受试者在诊断前各种标志物的差异[55，56]。同样地，其他的现有队列研究，如欧洲癌症和营养前瞻性调查（European prospective investigation into cancer and nutrition，EPIC）[57]、英国卵巢癌筛查协作试验（UK collaborative trial of ovarian cancer screening，UKCTOCS）[58]、女性健康倡议（womens health initiative，WHI）[59]及胡萝卜素和视黄醇疗效试验（carotene and retinol efficacy trial，CARET）[60]不是为PDAC早期诊断而设计的，PDAC是偶然发生的。尽管在PDAC确诊前收集了样本，但没有系统地收集与PDAC相关的信息，如家族史或慢性胰腺炎的存在。同时，缺少有关DM发病、血液中糖化血红蛋白

（HbA1c，一种“慢性”高血糖指标）和CA19-9水平等重要数据。简而言之，现有队列无法帮助解决区分PDAC-DM和T2DM的问题。开发前瞻性队列以针对性解决这些限制往往需要多中心协作，但这种研究设计成本高昂，通常需要大量的联邦/慈善资金支持。目前这方面的成功案例包括美国的CPDPC NOD研究[30]和英国的癌症研究早期检测倡议。

另一种替代方案是研究已经发展为PDAC（如流行性PDAC）的NOD患者的临床模式或生物标志物。确定的DM诊断方法是开展回顾性研究的一个重要考虑因素。例如，大多数数据库管理研究依赖糖尿病或药物使用的诊断编码，常常造成诊断不充分，低估了糖尿病的真正负担。虽然该策略解决了前瞻性研究需要招募大量受试者的难题，但也带来了其他挑战。多项研究表明，PDAC-DM通常在肿瘤手术切除或有效化疗后得到改善[5, 13, 61]。因此，人们越来越认识到应在未接受过治疗的患者中开展诊断生物标志物或生物标志物特征的研究，这对于DM标志物的开发尤其重要。

最后，虽然没有经过严格的研究，但根据我们的经验，近期确诊PDAC的患者常常有意愿，但却由于存在与癌症相关的症状和与诊断相关的心理困扰，而无法承诺参与临床研究。因此，依据NOD进展来诊断PDAC的能力的持续性和进一步研究能否成功受到普通人群中恶性肿瘤罕见性、研究设计及受试者意愿和能力等因素的影响。

51.6 给从业者的总结和建议

在上述正在进行的研究项目确立了从所有NOD患者中鉴定出PDAC最高风险人群的有效方法前，临床医师没有足够的信心来为自己的患者提供最佳护理。由于PDAC患病率很低，没有足够的证据证明对长期T2DM患者或其他非典型的NOD患者进行筛查研究是合理的。如果NOD患者有胰腺疾病的既往史或家族史，或者NOD患者消瘦、体重减轻且没有T2DM家族史，可能会增加对NOD患者患有T3cDM的怀疑。此时，临床医师需要与患者讨论影像学检查的必要性以评估胰腺的完整性。

正在开展的研究验证T3cDM和（或）PDAC-DM的生物标志物时将面临更大的挑战。在庞大的人群中解决成本问题并评估单种或多种生物标志物的安全性需要一定时间，说服忙碌的初级保健提供者并改变他们的实践模式也并非易事。但是，作为一种不可避免的致命性疾病，攻克PDAC的目标指日可待。

51.7 致谢

感谢美国国家癌症研究所的Jo Ann S.Rinaudo博士和美国国家糖尿病、消化和肾脏疾病研究所Stephen P. James博士对稿件的审阅意见。

（陈熙译，杨翔审校）

参考文献

第 52 章　胰腺癌的筛查：目标人群的筛查及临床实践方案

Christopher Paiji, Anne Marie Lennon, and Elham Afghani

52.1　引言

在未来 10 年，胰腺腺癌（以下称为胰腺癌）预计将成为所有癌症患者的第二大死亡病因[1～3]。在美国，胰腺癌患者诊断后 5 年生存率仅为 9%。尽管有如此高的病死率，美国预防服务工作组（the United States Preventive Services Task Force，USPSTF）仍不建议对普通人群进行胰腺癌的常规筛查[4]，其主要原因在于胰腺癌的发病率较低，筛查具有巨大的挑战性，这就要求筛查指标必须具有非常高的特异性，才能避免胰腺癌的误诊。而这一问题的有效解决方法之一是筛选出可能从筛查中获益的高风险人群[5]。在本章中，我们将重点讨论筛选这些高风险人群的基本原则，同时介绍当前推荐的筛选方案。

52.2　目标人群

目前的筛查策略主要针对那些较普通人群中有更高胰腺癌患病风险的个体。主要包括两类人群：①具有胰腺癌家族史或具有与胰腺癌相关的基因突变的人群；② IPMN 或胰腺黏液性囊性肿瘤（mucinous cystic neoplasm，MCN）的人群。本章重点关注前者，对于 IPMN 及 MCN 患者的管理将在第 71 ～ 77 章详细讨论。

52.2.1　与胰腺癌相关的种系基因突变

已证实有几种种系基因的突变会增加胰腺癌的患病风险，表 52.1 展示了各种系基因突变导致的相关遗传性癌症综合征及其导致胰腺癌发生的相对风险及终身风险。

表 52.1　与胰腺癌相关的种系基因突变

相关遗传性癌症综合征	突变	患胰腺癌相对风险	患胰腺癌终身风险
Peutz-Jeghers 综合征	*STK11*	76% ～ 132%	11% ～ 36%
遗传性胰腺炎	*PRSS1*	87%	25% ～ 44%
家族性非典型多发性痣黑色素瘤	*CDKN2A*	46.6%	17%
遗传性非息肉病性结直肠癌 / Lynch 综合征	*MLH1*	8.6%	3.7%[a]
	MSH2		
	MSH6		
	PMS2		
遗传性乳腺癌 / 卵巢癌	*BRCA1*	2.26%	3.6%
	BRCA2	3.51%	10%
	PALB2	未知	未知
共济失调毛细血管扩张症	*ATM*	2.7%	未知

注：[a]70 岁时累积风险。

52.2.1.1 Peutz-Jeghers 综合征

Peutz-Jeghers 综合征是一种涉及 *STK11/LKB1* 基因的常染色体显性遗传综合征。它与嘴唇、颊黏膜、眶周区域和错构瘤性息肉中的黏膜皮肤黑色素沉着有关。许多癌症的发生都与这种综合征相关，比如乳腺癌、胃癌、小肠癌、卵巢癌、子宫内膜癌、宫颈癌、睾丸癌和胰腺癌。患这种综合征的人群在 15 ～ 64 岁年龄段，癌症发生的累积风险为 93%[6]。Peutz-Jeghers 综合征患者患胰腺癌的风险较正常人增加 132 倍，其患胰腺癌的终身风险为 36%。这些人群往往年轻时就确诊胰腺癌，平均确诊年龄为 41 岁（15 ～ 64 岁）[7]。

52.2.1.2 遗传性胰腺炎

遗传性胰腺炎是一种常染色体显性遗传综合征，不完全外显，其主要涉及阳离子胰蛋白酶原基因 1（cationic trypsinogen gene 1，*PRSS1*）功能的获得性突变，导致胰蛋白酶提前激活，最常检测到的突变位点是 p.R122H 和 p.N29I[8]。遗传性胰腺炎与年轻时反复发作的急性胰腺炎、慢性胰腺炎以及胰腺内分泌、外分泌功能不全有关。其导致胰腺癌的患病风险增加 53 倍，终身患病风险达 40%。需要注意的是，父系遗传的人群终身患病风险达 75% 甚至更高[9-10]。其平均确诊年龄为 56.9 岁[9]，70 岁时因胰腺癌死亡的累积风险达 7.2%[8]。

52.2.1.3 家族性非典型多发性痣黑色素瘤

家族性非典型多发性痣黑色素瘤（familial atypical multiple mole melanoma，FAMMM）是一种家族性皮肤恶性黑色素瘤和多发性非典型性前体痣。它是一种涉及编码 p16-Leiden 的抑癌基因细胞周期蛋白依赖性激酶抑制剂 2A（cyclin dependent kinase inhibitor 2A，CDKN2A）突变的常染色体显性遗传综合征，具有可变的外显率。这导致了多种非典型痣的发展。与之相关的癌症包括皮肤和眼部黑色素瘤、呼吸道肿瘤、软组织肿瘤、基底细胞癌和鳞状细胞癌[11]。在 FAMMM 人群中，胰腺癌是仅次于黑色素瘤的第二常见癌症。FAMMM 人群胰腺癌的患病风险较普通人高出 47 倍，到 75 岁时患胰腺癌的累积风险为 17%[12，13]，其中位确诊年龄为 58 岁。

52.2.1.4 遗传性乳腺癌和卵巢癌

遗传性乳腺癌和卵巢癌患者其胰腺癌的患病风险会增加。一些与 DNA 修复相关的基因突变包括乳腺癌易感基因 1（breast-cancer susceptibility gene1，*BRCA1*）、*BRCA2*、*BRCA2* 定位协作基因（partner and localizer of breast-cancer susceptibility gene 2，*PALB2*）和共济失调毛细血管扩张症基因与遗传性乳腺癌和卵巢癌有关。其中 *BRCA1*、*BRCA2* 和 *PALB2* 突变具有常染色体显性遗传的特点，而共济失调毛细血管扩张症基因突变具有常染色体隐性遗传的特点。*BRCA1* 突变与乳腺癌、卵巢癌、前列腺癌、结肠癌和胰腺癌相关，而 *BRCA2* 突变除了与上述癌症相关外，还与黑色素瘤相关。*BRCA2* 基因突变人群的平均确诊年龄为 63 岁，其患胰腺癌的风险较正常人增加了 3.5 ～ 5.9 倍，终身患病风险为 10%[14 ~ 16]。*BRCA1* 基因突变人群患胰腺癌的风险较正常人增加了 2.5 ～ 3 倍，终身患病风险为 3.6%[17-18]。*PALB2* 基因突变与乳腺癌、卵巢癌和胰腺癌相关，其胰腺癌患病风险较正常人增加 6 倍[19]。

52.2.1.5 Lynch 综合征

Lynch 综合征是一种常染色体显性遗传综合征，由 4 种错配修复基因 [mutL 同源物 1（mutL homolog 1，*MLH1*）、*MSH2*、*MSH6*、*PMS2*] 之一发生突变所致。它与多种癌症的早期发病有关，包括结直肠癌、子宫内膜癌、肝胆癌、脑癌（神经胶质瘤）、皮脂腺肿瘤、卵巢癌、小肠癌、胃癌、泌尿系统肿瘤、皮肤癌和胰腺癌。Lynch 综合征患者胰腺癌的发病风险较正常人增加 9 ～ 11 倍，到 70 岁时其患胰腺癌的累积风险为 3.7%[20]。这些人群胰腺癌发病相对较早，确诊时的中位年龄为 52 ～ 56 岁。

52.2.1.6　共济失调毛细血管扩张症

共济失调毛细血管扩张症是一种常染色体隐性遗传综合征，其DNA修复基因发生突变，导致丝氨酸/苏氨酸激酶发生改变，进而导致免疫功能障碍、进行性神经系统异常（包括小脑共济失调和动眼神经功能丧失）及结膜和皮肤毛细血管扩张[21]。它与许多癌症有关，包括淋巴瘤、白血病和乳腺癌[22]。有研究表明共济失调毛细血管扩张症人群胰腺癌的患病风险较正常人增加2倍[23]。

52.2.2　家族性胰腺癌家族史

家族性胰腺癌的诊断基于受累的家庭成员数量及其与先证者的关系，见表52.2。其家族成员的患病风险与其一级亲属（first-degree relatives，FDRs）中患胰腺癌的数量直接相关。若家族成员有1个FDR患胰腺癌，其患病风险较正常人增加4.6倍，终身患病风险为4.7%[24, 25]。若家族成员有2个FDR患胰腺癌，其患病风险较正常人增加6.4倍，终身患病风险为8%～12%[6, 25]。若家族成员有3个或3个以上的胰腺癌亲属，且其中至少一个为FDR时，这些人群的胰腺癌患病风险较正常人高32倍，且终身患病风险高达40%[24-25]。

表52.2　家族史与胰腺癌发病风险

患胰腺癌一级亲属人数	患胰腺癌的相对风险	患胰腺癌终身风险
3个及3个以上	32%	38.5%
2个	6.4%	8%～12%
1个	4.6%	4.7%
无	1%	1.6%

52.3　筛查模式

52.3.1 影像学筛查

影像学检查是制定筛查策略的基石。经腹超声价格低廉且应用广泛，但无法持续对胰腺进行成像，因此不推荐用于常规筛查。氟代脱氧葡萄糖正电子发射断层扫描（fluorodeoxyglucose positron emission tomography，FDG-PET）的成功率有限。虽然放射性核素 ^{18}F-氟脱氧葡萄糖被肿瘤细胞特异性吸收，据报道其敏感度达90%，特异性达76%[26]，但是它对解剖细节的成像不足，无法识别小病灶或不含有足够的高代谢肿瘤细胞来积累葡萄糖的病灶。因此，目前不推荐FDG-PET用于常规筛查。ERCP同样不推荐用于常规筛查，因为它远比EUS或MRI更具侵入性，并且发生相关不良事件的风险较高。三相胰腺成像的多层螺旋电子计算机断层扫描（multidetector computed tomography，MDCT）应用广泛，并且提供出色的胰腺成像，其识别胰腺实性病变的敏感度和特异性高达90%和99%。使用深度学习和高级放射组学对MDCT进行的研究表明，其对胰腺癌的识别能力得到明显改善[27, 28]。尽管有这些优点，但由于其需要反复成像，同时反复辐射暴露可能使患者长期风险增加。因此，目前不建议将MDCT用于胰腺癌的常规筛查[29]，CT目前只适用于无法进行MRI或EUS检查的患者。综合以上种种问题，目前推荐MRI联合MRCP和EUS共同用于胰腺癌的筛查。MRI无电离辐射，能清楚显示主胰管及其与胰腺囊性病变的关系，并且在检测胰腺癌方面与CT具有相似的敏感度。EUS是目前最敏感的筛查方式，其在识别小胰腺癌或附壁结节方面优于CT或MRI[30-31]。EUS的另一个优点是，可在必要时对组织进行取样。然而，与CT或MRI相比，EUS更具侵入性且成本更高，并且其诊断结果与观察者的水平有关[32]。根据目前的研究，专家共识建议将MRI/MRCP和EUS作为筛查的一线检查[29]。

52.3.2 生物标志物

肿瘤标志物糖类抗原19-9（carbohydrate

antigen19-9，CA19-9）在多种癌症中可表现为水平升高，包括胆管癌、胃癌、结肠癌、肝细胞癌、卵巢癌、肺癌和胰腺癌[33]。然而，许多良性疾病也可导致CA19-9升高，比如良性胆道梗阻、急慢性胰腺炎、甲状腺炎和肝炎等。尽管CA19-9可用于胰腺癌确诊患者的随访检查，但它不用于常规筛查，因为它对小胰腺癌的敏感度很低，并且在5% ~ 10%没有LewisA抗原的白色人种中呈阴性[33]。目前指南推荐当怀疑患者有胰腺癌的可能性时，才进行这项检查[29]。其他的生物标志物，如肿瘤DNA，很有应用前景，但仍需要更多的研究进一步证实，目前不推荐使用[34，35]。

52.4 筛查方案

52.4.1 筛查人群及何时筛查？

国际胰腺癌筛查联盟（The International Cancer of the Pancreas Screening Consortium，CAPS）已经制定了针对高危人群的胰腺癌筛查的共识指南，最初于2013年发布，并于2019年更新[29]。指南建议对有*BRCA2*、共济失调毛细血管扩张症、*BRCA1*、*PALB2*、*CDKN2A*、*STK11*、*MLH1*和*MSH2*种系基因突变的个体进行筛查（表52.3）。对于*CDKN2A*和*STK11*基因突变携带者，无论他们是否有胰腺癌家族史，均建议对其进行筛查，因为他们的终身患病风险很高。对于共济失调毛细血管扩张症、*BRCA2*和*PALB2*基因突变的携带者同时有胰腺癌亲属应进行筛查[29]。*BRCA1*基因突变的携带者也应该接受筛查，然而，是否同时需要一级亲属患胰腺癌这一家族史仍存在争议。Peutz-Jeghers综合征应该在30 ~ 40岁时开始筛查，*CDKN2A*基因突变携带者应在40岁开始筛查，其他高危人群应在50岁开始筛查或比最年轻的受累血亲年轻10岁开始筛查。对于遗传性胰腺炎患者[*PRSS1*或羧肽酶A1（carboxypeptidase A1，CAP1）突变]，建议从40岁开始接受筛查或在首次胰腺炎发作后20年开始筛查[29]。2019年更新的指南中建议，对于具有明确家族病史且符合筛查标准的患者，

表52.3 筛查建议

相关遗传性癌症综合征	突变	筛查建议	何时开始筛查**
基因突变			
Peutz–Jeghers综合征	*STK11*	无论有无家族史	40岁时或比最年轻的受累血亲年轻10岁
家族性非典型多发性痣黑色素瘤	*CDKN2A*	无论有无家族史	40岁时或比最年轻的受累血亲年轻10岁
遗传性非息肉病性结直肠癌/Lynch综合征	*MLH1*	一个FDR受累	40岁或45岁时或比最年轻的受累血亲年轻10岁
	MSH2		
	MSH6		
	PMS2		
遗传性乳腺癌和卵巢癌	*BRCA1*	一个FDR受累	40岁或45岁时或比最年轻的受累血亲年轻10岁
	BRCA2	一个FDR受累	
	PALB2	一个FDR受累	

续表

相关遗传性癌症综合征	突变	筛查建议	何时开始筛查 **
共济失调毛细血管扩张症	*ATM*	一个 FDR 受累	50 岁时或比最年轻的受累血亲年轻 10 岁
遗传性胰腺炎	*PRSS1*		40 岁时或者第一次胰腺炎发作后 20 年
	CPA1		
家族史			
3 个及 3 个以上亲属 *	/	筛查	50 岁时或比最年轻的受累血亲年轻 10 岁
2 个亲属 *	/	筛查	
1 个亲属 *	/	无须筛查	/

* 其中一人是被监视对象的一级亲属（FDR）。

** 关于开始筛查的最佳年龄尚无共识，一些组织考虑更早开始监测。关于这个主题的其他信息可在参考文献 [29] 中找到。

均应行种系基因检测 [29]。

52.4.2 如何筛查？

目前指南推荐 MRI/MRCP、EUS 及空腹血糖或 HbA1c 检查作为基础筛查方法 [29]。在我们的实践中，随访采用 MRI/MRCP 与 EUS 交替检查，检查间隔时间取决于是否存在令人担忧的特征。如果患者是低风险（无令人担忧的特征的胰腺囊肿）或无相关担忧特征，则每 12 个月随访一次。在我们中心，具有相关担忧特征（主胰管狭窄、主胰管扩张、实性病变＜ 5 mm）的患者需要接受 EUS 检查，并且我们会在多学科会议上讨论他们的病例情况。如果有任何影像学检查怀疑有恶性肿瘤或者细胞学检查显示出高级别不典型增生或浸润性癌症，则将他们转诊给外科医师讨论手术的利弊。如果患者存在相关病变，但影像学和 EUS 无法确定，则在多学科会议上讨论其情况并制订治疗计划。如果多学科小组建议进行监测，则对这些患者进行密切随访，并在 3 ～ 6 个月内重复进行影像学检查并联合使用 EUS。对于具有明确家族史或已知基因突变的新发糖尿病患者，应立即行 EUS 检查。

52.5 筛查和监测项目的结果

目前，已经有一些研究报告了对高危人群进行筛查的结果，表明在接受筛查的患者中 5% ～ 16% 确诊为胰腺癌 [3，36 ～ 39]。Poley 等筛查了 44 名高危人群，在接受 EUS 筛查的高危人群中，16% 被发现有 IPMN，6.8% 有无症状肿块 [36]。Vasen 等评估了 79 名具有 p16-Leiden 突变的高危个体每年的 MRI/MRCP，其中 9% 的患者被诊断出胰腺癌，平均诊断年龄为 59 岁，这项研究的主要发现之一是在最初的 MRI/MRCP 检查中有 4 例胰腺癌患者漏诊 [37]。在一项队列研究中，Ludwig 等采用 MRI/MRCP（必要时联合 EUS）评估了 309 名高风险个体，最终 5.5% 的患者接受外科手术治疗 [38]。Verna 等联合使用 MRI、EUS 和 CA19-9 对 51 名高危个体进行了研究，他们在 12% 的患者中发现了肿瘤性胰腺病变 [39]。迄今为止发表的最大规模的研究是由 Canto 团队进行的 [3]，他们使用 EUS、MRI 和（或）CT 监测了 364 名高危人群，在 5.3% 的患者中检测到胰腺癌。16 年期间，7% 的患者肿瘤发生进展，中位确诊年龄为 67 岁。在一项对高危人群胰腺癌筛查的系统回顾中发现，对高危人群进行筛查可发现早期肿瘤，从而可通过早期干预改善预后，进而显著提高治愈率（60% *vs.* 25%；$P = 0.011$），并且延长中位生存时间（14.5 个月 *vs.* 4 个月；$P < 0.001$），然而 3 年总体生存率无显著提高。

52.6 胰腺癌筛查项目的成本效益

目前，许多研究针对高危人群筛查是否具有成本效益进行了研究。Corral 等分析了 19 项使用 EUS 或 MRI/MRCP 来筛选无症状高危个体的队列研究 [40]。在每 100 例患者的年筛查中，高危病变为 0.74 例，胰腺癌为 0.38 例，相当于需要对 135 名患者进行筛查，以确定一个高风险病变。如果筛选特定的基因突变携带者，如 Peutz-Jeghers 综合征或 *CDK2NA* 突变携带者，诊断率就会随之增加。还有研究对筛查项目的净收益和总体成本效益进行了分析。Rulyak 等开发了一个假设模型，对 100 名高风险个体分别采用筛查和不筛查的策略，比较两种策略的结果并将其作为该模型算法决策的一部分 [41]。其通过计算增量成本效益比（成本差异除以两种策略之间的结果差异）来确定成本效益。其结果表明，筛查组较非筛查组有更高的成本效益，他们发现筛查策略节省了 1758 个生命年，而非筛查策略节省了 1720 个生命年，这相当于筛查策略节省了 16 885 美元的增量成本效益比。Bruenderman 等 [42] 利用医疗保险和全国平均定价来估计筛查项目中每年增加的成本，并对 13 篇胰腺癌筛查方法的研究进行了评估，结果发现使用 MRI/MRCP 筛查具有更高的成本效益。

52.7 结论

胰腺癌的 5 年生存率仍然很低，不到 10%。对患者进行筛查可早期识别高级别不典型增生或早期胰腺癌从而改善患者的预后。目前不建议对中等风险个体进行筛查，但建议对已知有胰腺癌相关的基因突变或有明确胰腺癌家族史的个体进行筛查。尽管缺乏长期生存的数据，但相关研究已证实在无症状个体中早期筛查胰腺癌和癌前病变可取得令人满意的结果。今后仍需要医师与科学家进行持续合作，以确定新的筛查方式，从而帮助我们识别那些最有可能发展为胰腺癌的个体，并使之从筛查中受益。

52.8 致谢

这项研究得到了卢斯特加尔滕胰腺癌研究基金会、索尔 · 戈德曼胰腺癌研究中心、本杰明贝克奖学金和美国国立卫生研究院资助项目 P50-CA062924 的支持。

（陈江明译，余维丽审校）

参考文献

第 53 章　胰腺癌生物标志物的临床意义

David Anz, Ignazio Piseddu, Marlies Köpke, Ujjwal M. Mahajan, Julia Mayerle

53.1　引言

胰腺癌（pancreatic cancer，PC）在美国和加拿大是癌症相关死亡的第四大原因，其发病率在西方国家也逐步增加[1]。超过 80% 的病例在诊断时已处于晚期而无法治愈。尽管化疗方案在过去几年里取得了一些进展，但晚期 PC 的预后仍然很差，诊断后的平均总生存期不到 1 年[2]。唯一的治愈方法是扩大根治术，并辅以联合术后化疗，但是这种治疗方案仅限于早期癌症。PC 通常难以实现早期诊断，因为该病早期往往缺乏症状，并且一旦确诊为浸润性癌，则疾病进展迅速。这是特别不幸的，因为胰腺肿瘤的癌前病变过程相对明确且持续多年[3]：胰腺导管上皮的改变导致胰腺上皮内瘤变（pancreatic intraepithelial neoplasia，PanIN），之后进展为恶性肿瘤。IPMN 是一种临床常见的病变，根据其分化程度和形态学特征可进展为恶性肿瘤[4]。相比之下，在结肠癌中，腺瘤作为一种癌前病变，容易被检测出并通过早期切除预防癌变。

因此，寻找有效的 PC 生物标志物已成为重要的研究方向，并且在过去 10 年里取得了一些非常有价值的成果。但即便如此，临床上仍然缺乏具有足够敏感度和特异性的早期生物标志物。使用现代的蛋白组学和代谢组学方法，以及检测非编码 RNA 和癌症相关 DNA，可以鉴定和评估新的标志物和特征以用于临床。到目前为止，CA19-9 是临床上唯一一种已经确定的生物标志物，但它仅适用于疾病监测。

同时，2 型糖尿病的发病与 PC 的诊断密切相关，表明 PC 患者可能会出现代谢方面的改变。寻找与肿瘤相关的代谢产物或代谢特征研究前景较好，且需要更深入的研究。在本文中，笔者校订了 CA19-9 的临床实用性，并对通过新型生物标志物进行早期肿瘤检测的最新进展进行了综合阐述。

53.2　早期发现胰腺癌的难点

使用生物标志物检测早期 PC 的主要问题在于，PC 在一般人群中发病率相对较低，约 0.1‰（前列腺癌发病率则为 1.1‰），因此，即使是高度特异性的生物标志物也会导致大量假阳性结果，从而需要进一步的诊断。尽管老年人的发病率达到 63/100 000（> 65 岁），但对于现实的筛选方案来说是不够的。因此，筛查需要限制在有罹患 PC 风险的队列中进行。在遗传性 PC 患者中，包括 Peutz-Jeghers 综合征、遗传性非息肉性结直肠癌、遗传性胰腺炎和家族性 PC 等不同综合征组成的异质群体的发病率最高。根据疾病类型和危险因素的不同，这些患者的发病率最高可增加 154 倍[5]。PC 的另一个重要危险因素是新发的糖尿病，因为 PC 即使在早期阶段也会引起葡萄糖不耐受[6]。根据所分析的队列，在新发糖尿病后 3 年内诊断出 PC 的相对风险增加 13 倍[7]。PC 筛查的目的应当是检测出早期肿瘤（Ⅰ期，< 2 cm），因为这些肿瘤具有良好的长期预后，5 年生存率超过 75%[8]。在最近的一项研究中，Ghatnekar

等[9]使用概率方法对PC的筛查进行了成本效益分析，根据他们的计算，使用一种新的假设生物标志物（对于检测小肿瘤具有88%的敏感度和85%的特异性），筛查高危人群如遗传性PC患者或新发糖尿病患者可能具有成本效益。总之，新的生物标志物需要能够可靠地检测早期肿瘤，并且仅局限于PC风险较高的人群中。

53.3 临床确定的胰腺癌生物标志物的作用

截至目前，临床上唯一公认的PC生物标志物是CA19-9分子，也称为唾液酸化Lewis A抗原。CA19-9是一种具有跨膜结构域的复杂糖蛋白，需要完整的Lewis基因产物，尤其是岩藻糖基转移酶的存在。根据人类学的不同，有6% ~ 20%的人Lewis A和Lewis B抗原阴性，不能产生CA19-9，因此会导致PC假阴性。1981年，该分子被发现为结肠癌和PC的肿瘤标志物[10]。CA19-9在胰腺、胆道上皮细胞及胃肠道上皮细胞表达[11]。在健康人群的血清中也可以检测到较低浓度的CA19-9。

在癌环境中，胰腺肿瘤细胞产生大量CA19-9，其机制可能与肿瘤内缺氧导致的糖蛋白表达改变有关[12]。除了在PC中表达外，胆管癌、胃癌、肠癌等其他种类的肿瘤也可产生CA19-9，但仅在疾病的进展期出现，并且阳性率较PC更低[13]。在非肿瘤个体中，CA19-9可以在有胆汁淤积性疾病的患者中升高，也可能在胰腺炎、肝硬化、憩室炎甚至类风湿关节炎和心力衰竭的患者中升高[13]。这也是CA19-9对于PC检测特异性不足的原因。CA19-9作为肿瘤标志物时公认的截断值是37 ku/L。回顾24项对比PC患者与健康人群的研究，CA19-9检测PC的敏感度为80%，特异性为90%，尤其是对于直径小于3 cm的PC，只有一半的患者血清能检测到CA19-9升高[13]。

如果CA19-9在肿瘤患者的血清中被检测到升高，便可以作为一个随访监测指标。在成功进行R0切除后的4 ~ 6周，CA19-9会缓慢下降至正常，并且在转移性肿瘤接受化疗后，CA19-9也会下降[14]。术后CA19-9水平的正常化较持续升高的患者预后更好（17个月 *vs.* 7个月）[13]。另外，在转移性疾病中，化疗后CA19-9变化趋势也是预测临床结局的重要指标[15-16]。

除了作为PC患者随访的指标，CA19-9还可以用于临床评估IPMN的预后[17]。在IPMN中，血清CA19-9升高预测恶性肿瘤的敏感度为42%，特异性为89%[18]。为了评估分支胰管型IPMN的恶变风险，壁结节或囊肿快速增长、CA19-9水平升高被认定为担忧特征，也是恶性肿瘤的预测因子[17, 19]。总之，尽管CA19-9不适合作为筛查的指标，但对于预测PC预后和IPMN的恶变风险有重要参考意义。

53.4 新型生物标志物在早期癌症检测中的应用

53.4.1 代谢物组学

众所周知，癌细胞利用异常的新陈代谢途径来确保生存和增殖。恶性肿瘤细胞的一个主要代谢特征是即使在有足够氧气的情况下仍以葡萄糖酵解为主要能量获取方式，即Warburg途径[20]，同时伴随着糖酵解酶的表达增强和代谢特征的改变。除了糖代谢改变外，脂质代谢的改变也是癌细胞的一个典型特征[21]。通过NMR和质谱法提高对低分子量产物（如糖类、脂质、氨基酸）的检测水平，使得健康状态下的代谢足迹能够被检测。此外，对于几种特定类型的癌症，已知一系列具有特征模式的代谢变化。这些特征可作为早期疾病检测和预后评估的预测性生物标志物。迄今为止，最有代表性的应用是在卵巢癌中，一项使用核磁共振波谱的研究定义了一种血清代谢特征，该特征能够正确区分所有 38 名癌症患者和 33 名对照者，具有 100% 的敏感度和特异性 [22]。尽管这些发现还需要在更大范围的研究中验证，但它们已经证明了代谢组学作为癌症生物标志物的高度潜力。

在 PC 中也存在一系列代谢变化。*KRAS* 基因的突变对这些患者的一些特定代谢模式非常重要 [23]。此外，与健康个体相比，PC 中的肿瘤细胞暴露于缺氧环境也会导致重要的代谢变化。

最近进行了几项旨在通过其代谢特征来检测 PC 的临床研究。Kobayashi 等 [24] 用预先确定的代谢模式分析了 42 例 PC 患者、23 例慢性胰腺炎患者和 41 例健康对照者的血清样本，检测出 PC 的敏感度为 71%、特异性为 78%。其他几个小组分析了 PC、肝胆疾病、慢性胰腺炎和健康对照组的代谢谱，发现 PC 患者与良性疾病相比有显著的变化，根据各自的方案，癌症检测的 AUC 为 0.83 ～ 0.97[25 ~ 27]。

一项代谢生物标志物研究确定了一组 9 种代谢物（在近 500 种代谢物中），同时结合 CA19-9，能够以高敏感度和特异性区分 PC 和慢性胰腺炎患者 [28]。为了确定相关的代谢产物，将 34 名 PC 患者、43 名慢性胰腺炎患者和 104 名健康对照者进行了比较。通过质谱和液相色谱分析，确定了 9 种代谢产物，其中大部分为脂质。利用另一组患者评估这些指标是否适合在慢性胰腺炎患者中排除 PC，结果显示代谢模式联合 CA19-9 的诊断性能可以达到 90% 的敏感度和 91% 的特异性。鉴于在慢性胰腺炎患者中 PC 的发生率为 2%，代谢特征的阴性预测值为 99.9%。就纳入的患者数量而言，这项工作是迄今为止在癌症检测中最大的代谢组学研究，并证明代谢特征能够作为早期生物标志物。利用代谢模式识别癌症的方法是非常有前景的，有可能成为临床常规检查手段，但还需要进一步的临床验证和标准化。

53.4.2 循环肿瘤细胞

100 多年前，肿瘤细胞便已经能够作为血液中的循环细胞被检测到 [29]，然而，在疾病的早期检测它们仍然是一个难题。对于早期癌，目前临床上仍没有可用的检测循环肿瘤细胞（circulating tumor cells，CTCs）的方法 [30]。这是由于循环肿瘤细胞检测复杂的同时缺乏灵敏度。此外，大多数研究只包括少数病例，并且没有前瞻性研究 [30]。

然而，利用 CTCs 检测筛查未知癌症非常有吸引力并且具有巨大潜力。CTCs 的生物学基础是肿瘤含有渗漏的不典型血管，使脱落的肿瘤细胞进入循环 [31]，目前已有几种成熟的检测方法，其中许多是基于对上皮细胞表面标记物的识别，如上皮细胞黏附分子（epithelial cell adhesion molecule，EPCAM），其次是对典型基因特征的识别 [32]。此外，免疫染色结合荧光原位杂交（fluorescence in situ hybridization，FISH）或使用微流控基因阵列可用于 CTCs 的鉴定 [33-34]。通常 CTCs 在晚期肿瘤患者中可被检测到 [35]。

已有多项研究对 PC 中的 CTCs 进行了研究 [36]。根据所分析患者队列的不同，CTCs 在 PC 中的检出率从 40% 至 100% 不等。有研究表明，在 PC 患者中 CTCs 的存在与不良预后相关 [37-38]。Ankeny 等 [34] 应用微流控基因芯片技术检测 72 例 PC 患者血液中 CTCs 的情况，54 例呈阳性，敏感度为 75%，特异性为 96%。Court 等 [39] 的另一项研究使用同样的技术在 100 例 PC 患者中发现 78 例 CTCs 患者，患者数量与疾病分期密切相关。CTCs 在 Ⅰ 期癌症患者中仅有 44%，而在Ⅳ期癌症患者中为 97%。Chang 等 [40] 也有类似的发现，在 63 例 PC 患者中有 51 例（81%）检测到了 CTCs，并发现血液中 CTCs 的数量与患者预后之间存在显著相关性。总之，尽管 CTCs 的检测对于 PC 有相对特异性，同时检测技术可行。但它强烈依赖于肿瘤分期，其敏感度不足以使该技术作为临床实践中的早期检测标志。

53.4.3 游离 DNA

40 多年前在癌症患者的血清中便可以检测到较多短的（70 ~ 200 bp）双链 DNA[41]。有研究表明，这种游离 DNA 来源于肿瘤细胞，像 DNA 携带特征性突变这样具有特别相关性的观察结果在原发性肿瘤中也能检测到[42]。在大多数种类的癌症中，游离 DNA 的数量与肿瘤分期和肿瘤负荷相关[43]。*KRAS* 基因的突变是 PC 的关键遗传改变，也可以在血清中的游离 DNA 中检测到[44]。在一项对 155 例 PC 患者进行的 *KRAS* 分析中，48% 可切除肿瘤和 90% 的转移性肿瘤检测到肿瘤来源的游离 DNA[45]。另一项研究在 33% 的可切除 PC 患者的游离 DNA 中也发现了 *KRAS* 突变（*n*=221）[46]。这表明肿瘤来源的游离 DNA 在很大程度上取决于肿瘤分期。Sausen 等[47]描述了类似的检出率，在 43% 的局限性疾病患者中检测到肿瘤来源的游离 DNA。除 PC 检测外，游离 DNA 也可用于诊断胰腺囊性病变。*KRAS* 和 *GNAS*（另一种与胰腺癌发生有关的基因）的分析有助于诊断 IPMN：Berger 等[48]在 21 例 IPMN 患者中有 15 例（71%）发现游离 DNA 中的 *GNAS* 突变，但在健康对照组或浆液性囊腺瘤患者中均未发现。

随着新技术的发展，已经可以检测到血清中表观遗传修饰的游离 DNA。在癌症中，DNA 甲基化通常是会发生改变的，特定位点的甲基化是肿瘤的生物学特征。研究表明，在 PC 中分析游离 DNA 中预定的甲基化模式可以大大提高肿瘤检测的灵敏度。通过对单个基因（*NPTX2*）甲基化状态的分析，可以在癌症（*n*=104）或慢性胰腺炎（*n*=60）患者队列中以 80% 的敏感度检测 PC[49]。Yi 等[50]鉴定 *BNC1* 和 *ADAMTS1* 为 PC 中甲基化状态改变的新基因，并用血清中游离 DNA 检测 PC（*n*=42，健康对照组 *n*=26），敏感度为 81%，特异性为 85%。使用多基因甲基化状态分析可以达到更高水平的敏感度：Liggett 等[51]研究了 17 个不同基因的甲基化模式，其区分 PC（*n*=30）和慢性胰腺炎（*n*=30）的敏感度为 91%，特异性为 91%。游离 DNA 分析除作为 PC 早期诊断指标外，还可作为预测预后的指标。研究显示有些特定位点突变（如 *KRAS*）预示着不良预后[47]（Lee 等[36]综述）。此外，游离 DNA 可用于 PC 的分子评估，从而预测靶向治疗方法[52]。总之，虽然目前还没有成熟的临床试验，但游离 DNA 检测在 PC 早期发现和预测预后方面可能发挥非常重要的作用。

53.4.4 游离微小 RNA

非编码 RNAs 在基因表达调控中发挥着重要作用。特别是具有高度的细胞外稳定性，并且参与癌症相关转录后蛋白表达调控的微小 RNA[53]。在肿瘤患者中，大量不同的 miRNAs 被释放到循环中，并可作为诊断和预后的生物标志物[54]。为了早期发现 PC，Schultz 等[55]分析了 409 例 PC 患者和 312 例健康对照者的游离微小 RNA 情况：两种微小 RNA 与 CA19-9 联合预测验证队列中 PC 的敏感度为 85%，特异性为 98%。然而，在验证队列中最佳的微小 RNA 组合在诊断准确性方面并不优于单独的 CA19-9。Xu 等[56]研究显示：在 156 名 PC 患者和 65 名健康对照者的队列中将 miR-486-5P 作为早期肿瘤检测的候选基因，癌症检测的敏感度为 75%，特异性为 87%，其 AUC 为 0.861。Li 等[57]的研究显示：纳入 41 例 PC 患者和 19 例正常人群，微小 RNA miR-1290 的敏感度为 88%，特异性为 84%。许多进一步的研究已经证实了游离微小 RNA 对 PC 的诊断价值，对未来的研究有重要意义[58 ~ 60]（Wald 等[61]综述）。除微小 RNA 外，其他类型的非编码 RNA 已证实在 PC 早期诊断的潜在价值[44]。然而，到目前为止还没有一种游离 RNA

用于常规临床实践，但这一领域的大量工作预示着游离 RNA 最终可能有助于 PC 诊断或随访，但目前仍缺乏前瞻性临床验证。

53.4.5 外泌体

外泌体是大小约 0.1 μ m 的脂质双层膜囊泡，由包括肿瘤细胞在内的多种细胞分泌，内部含有多种生物学大分子，包括蛋白质、脂质和核酸等，是其组织起源的特征 [62]。外泌体在细胞外空间非常稳定，几乎存在于所有体液中，如血液、唾液、腹水和粪便。外泌体含有大量来自其来源细胞和组织的信息，当被其他细胞吸收时，可以影响和调节宿主细胞。通过这种方式，外泌体在细胞间通讯和免疫调节中发挥重要的作用 [63]。在 PC 中，外泌体参与调节肿瘤细胞增殖、转移和诱导化疗耐药 [64 ~ 66]。由于外泌体含有其起源组织的特定信息，并且在循环中稳定，因此在生物标志物研究领域中具有重要的意义。外泌体可以通过免疫磁珠法、超速离心或膜过滤从血液中分离出来，用特定的方法分析其蛋白质、脂质、DNA 或 RNA 的含量 [67]。

2015 年，Madhavan 等 [68] 研究了一组血清外泌体表面蛋白与细胞微小 RNA，分析了 131 例 PC 患者和 79 例健康或良性胰腺疾病或其他不同恶性肿瘤患者，检测 PC 的灵敏性为 100%，特异性为 80%；对于一般的恶性肿瘤检测，特异性甚至更高，可达 93%。同年，Melo 等 [69] 发表了一项最令人兴奋的 PC 诊断标记物的研究，该小组分析了 PC 小鼠和人循环外泌体的蛋白表达，发现 Glypican-1 在癌宿主的外泌体上特异性表达。Glypican-1 是一种硫酸乙酰肝素蛋白聚糖，前期证实在 PC 中过度表达，它是生长因子的调节因子 [70]。Melo 等纳入 236 例 PC 患者（实验队列 180 例，验证队列 56 例）和 120 名健康献血者，进行血清外泌体 Glypican-1 检测，实验组和验证组中敏感度及特异性均达到 100%，同时阳性和阴性预测值均为 100%。循环中的外泌体 Glypican-1 水平与肿瘤负荷相关，术后下降程度是预后的预测指标。然而，该研究成果不能被其他研究团队重复，因此怀疑该研究中使用的 Glypican-1 抗体是否为特异性的。毫无疑问，血清外泌体分析是早期 PC 诊断的有力工具，值得进一步的前瞻性临床验证。

53.5 总结

PC 的发病率和病死率均较高，早期诊断可显著提高生存率。目前，临床上唯一确定的 PC 生物标志物是血清 CA19-9，其通常用于疾病监测。CA19-9 检测诊断 PC 的敏感度和特异性决定了其不足以作为筛查甚至早期诊断标志物。现如今有几种通过血液检查来检测癌症的新方法可用，见表 53.1。肿瘤会显著改变机体的关键代谢途径，通过血液分析发现的肿瘤代谢改变的蛛丝马迹可用于 PC 诊断，其敏感度和特异性优于 CA19-9。此外，血清中的 CTCs、游离 DNA 和 RNA 可用于 PC 的早期诊断。含有肿瘤特异性蛋白和核酸等循环肿瘤外泌体可用于 PC 诊断，同时具有高度的敏感度和特异性 [69]；然而，目前这些研究缺乏前瞻性的验证。此外，在实体肿瘤诊断方面，不同诊断方法组合可能具有更加广阔的应用前景 [71]。目前，临床上还没有一种新方法可用于肿瘤早期诊断，这些新技术需要进一步标准化，并且其在临床常规中的适用性有待建立。此外，还需要大规模的临床研究来证实新的循环生物标志物的有效性。总之，未来体液生物标志物领域的巨大进展将有助于降低 PC 病死率。

表 53.1　胰腺癌的生物标志物

参考文献	年份	疾病（纳入病例数）	AUC（敏感度和特异性）
代谢物组学			
Mayerle[28]	2018	PC（272）*vs.* CP（281）	AUC0.94 敏感度 90% 特异性 91%
Kobayashi [24]	2013	PC（42）*vs.* CP（23）*vs.* HI（41）	敏感度（71%），PC 与非癌特异性（78%）
Bathe [25]	2011	PC（56）*vs.* 肝胆疾病（43）	AUC 0.837
Ritchie [26]	2013	PC（40）*vs.* HI（50）	AUC 0.92 ~ 0.97
Leichtle [27]	2013	PC（40）*vs.* CP（23）*vs.* HI（40）	AUC 0.891
循环肿瘤细胞			
Ankeny [34]	2016	PC（72）*vs.* HI（28）	AUC 0.867 敏感度 75% 特异性 96%
Court [39]	2018	PC（100）*vs.* HI（26）	敏感度 78% 特异性 96%
无细胞 DNA			
Park [49]	2012	PC（104）*vs.* CP（60）	敏感度 80% 特异性 75%
Yi [50]	2013	PC（42）*vs.* HI（26）	敏感度 81% 特异性 85%
Liggett [51]	2010	PC（30）*vs.* CP（30）	敏感度 91% 特异性 91%
无细胞微小 RNA			
Schultz [55]	2014	PC（409）*vs.* HI（312）	AUC 0.94 敏感度 85% 特异性 98%
Xu [56]	2016	PC（156）*vs.* HI（65）	AUC 0.861 敏感度 75% 特异性 87%

续表

参考文献	年份	疾病（纳入病例数）	AUC（敏感度和特异性）
外泌体			
Melo[69]	2015	PC（236）*vs.* HI（120）	AUC 1 敏感度 100% 特异性 100%
Madhavan [68]	2015	PC（131）*vs.* HI（20）*vs.* CP（25）*vs.* 良性胰腺肿瘤（22），非胰腺癌患者（12）	敏感度 100% 特异性 80%（与其他所有患者相比）特异性 80%（与其他所有非癌症患者相比）
CA19-9			
Steinberg [13]	1990	荟萃分析数据	敏感度 80% 特异性 90%

注：PC：胰腺癌；CP：慢性胰腺炎；HI：健康人群。

（陈江明译，余维丽审校）

参考文献

第 54 章　胰腺癌分期的临床应用

Akhil Chawla，*Andrew J. Aguirre*

54.1　引言

2019 年，估计将有 56 770 名患者被诊断为胰腺导管腺癌（pancreatic ductal adenocarcinoma，PDAC）[1]。作为最致命的恶性肿瘤之一，胰腺癌每年将导致约 45 750 人死亡。目前在美国胰腺癌在所有癌症病死率中排名第三，预计到 2030 年将超过结直肠癌成为第二大最常见的癌症死亡原因 [2]。确诊后，患者 1 年存活率只有不到 25%，5 年存活率不超过 9%[3]。

目前，PDAC 的治疗是根据临床分期来决定的。有局部区域病灶的患者可以考虑进行多模式治疗，包括手术和化疗，同时进行或不进行放射治疗。生存周期的长短取决于手术是否切除所有临床明显病灶，以及是否根除原发性肿瘤部位以外的微小恶性肿瘤。这些隐蔽病灶通常以疾病复发和远期疾病进展的形式影响患者的生存率，但即使在根治性切除和完成系统治疗后，根据报道其复发率也高达 85%[4-5]。在诊断为 PDAC 的患者中，只有 20% 的患者有局部区域病灶，适合手术切除 [6]。那些临床病灶明显扩散到胰腺和区域淋巴管之外的患者一般不考虑手术治疗。考虑到分期和治疗的复杂性，诊断为 PDAC 的患者应该进行多学科评估。

在这一章中，我们重点介绍目前 PDAC 的分期，以及它们与现代多模式治疗的相关性。尽管既往被诊断为 PDAC 的患者生存率很低，但在过去的 15 年里，我们看到晚期患者的无病生存率和总生存率有所增加 [7]。

54.2　临床分期

美国癌症联合委员会（American Joint Committee on Cancer，AJCC）的肿瘤 / 淋巴结 / 转移（tumor/node/metastases，TNM）分类被广泛用于 PDAC 的分期。临床分期一般由肿瘤的大小、淋巴结受累和影像学中远处扩散的程度来评估。由国际专家组成的多学科工作组于 2018 年报告了第 8 版《胰腺癌和肝胆癌 AJCC 癌症分期手册》[8-9]。

表 54.1 和表 54.2 显示了 AJCC TNM 分类的第 8 版。与第 7 版对比其针对 T 分期和 N 分期进行了修订。具体来说，根据肿瘤的大小（以 cm 为单位），T_1 肿瘤现在被细分为 T_{1a}、T_{1b} 和 T_{1c}。T_2 和 T_3 肿瘤分期中删除了第 7 版中“胰腺外扩展”这一术语，改为以肿瘤大小做为基准来描述局部肿瘤侵袭的严重程度。这些变化使得对 T 分期的判断更加客观。与此相一致，T_4 肿瘤现在被归类为累及动脉的肿瘤，不再进行可切除性的评估。在淋巴结分期方面，现在根据阳性淋巴结的数量将淋巴结阳性疾病 N 细分为 N_1 型和 N_2 型，分期系统的其余部分保持不变。该系统已经得到了许多小组的验证 [10-12]，其中包括一项评估 2318 名患者的结果的多机构研究 [13]。这项研究的作者得出结论，与第 7 版相比，第 8 版在不损失预后准确性的情况下，在四个阶段中的每一个阶段对患者进行了更均匀的分层。虽然 AJCC 分期系统可以准确地预测每个阶段的预后，但该系统没有考虑到患者的特定特征，如分子和基因变化及患者的表现状况，这些因素都已被证明可显著改变个体预后 [14-16]。

表 54.1 美国癌症联合委员会（AJCC）胰腺癌的 TNM 分期（第 8 版）

T	原发性肿瘤的定义
T_X	无法评估原发性肿瘤
T_0	没有发现原发性肿瘤的证据
T_{is}	原位癌
T_1	肿瘤最大直径≤ 2 cm
T_{1a}	肿瘤最大直径≤ 0.5 cm
T_{1b}	0.5 cm ＜肿瘤最大直径＜ 1 cm
T_{1c}	1 cm ≤肿瘤最大直径≤ 2 cm
T_2	2 cm ＜肿瘤最大直径≤ 4 cm
T_3	肿瘤最大直径＞ 4cm
T_4	肿瘤累及腹主动脉、肠系膜上动脉和（或）肝总动脉，大小不一
N	区域淋巴结的定义（N）
N_X	无法评估区域淋巴结
N_0	无区域淋巴转移
N_1	1 ～ 3 个区域淋巴结转移
N_2	4 个或 4 个以上区域淋巴结转移
M	远处转移的定义
M_0	无远处转移
M_1	有远处转移

表 54.2 AJCC 预后分期分组

T	N	M	预后分期分组
T_{is}	N_0	M_0	0
T_1	N_0	M_0	Ⅰ A
T_1	N_1	M_0	Ⅱ B
T_1	N_2	M_0	Ⅲ
T_2	N_0	M_0	Ⅰ B
T_2	N_1	M_0	Ⅱ B
T_2	N_2	M_0	Ⅲ
T_3	N_0	M_0	Ⅱ A
T_3	N_1	M_0	Ⅱ B
T_3	N_2	M_0	Ⅲ
T_4	任何 N	M_0	Ⅲ
任何 T	任何 N	M1	Ⅳ

资料来源：Chun 等的数据 [8]。

54.3 其他影响预后的因素

术前通过 CA19-9 可以评估拟行切除术患者存在隐匿性转移性病灶的可能性 [17]。当术前与术后进行该项评估时，可预测接受了切除术患者的生存率 [18]。切除术后 CA19-9 水平也可作为评估是否存在残余隐匿性病灶的一个指标。在 PDAC[19] 治疗相关的一项多中心临床试验中此值已被用作最近的排除标准 [20]。正如将进一步讨论的那样，CA19-9 在接受新辅助治疗的患者中是一项有价值的血清标志物。

PDAC 是否完整切除取决于根治性胰腺切除后最终确定的病理切缘，这已被发现与 PDAC 的预后密切相关 [8]。如果肿瘤位于边缘 1 mm 以内，则最终边缘状态被认为是显微镜阳性（R_1）。这个 1 mm 的临界值是由欧洲胰腺癌研究小组确立的，现在在国际上得到了广泛的应用。与 R_0 切除相比 [21]，切缘在 1 mm 以内的阳性切缘与较低的无病生存率和总生存率相关。其他组织学特征，如肿瘤分级、神经周围侵犯和淋巴血管侵犯也被证明可用于 PDAC 的预后评估 [22-23]。虽然这些变量增加了分期的信息，应该在标准化的病理报告中明确说明，但它们并不像报告所描述的其他变量那样对预后有预测作用 [8]。对新辅助治疗反应的分类也被证明对 PDAC 的预后有影响 [24-25]，并在本章中进一步讨论。

54.4 临床相关的分子特征

最近对 PDAC 的基因组研究确定了该病的分子特征，并确定了许多临床相关的 PDAC 分子亚型 [26-27]。在 *KRAS*、DNA 损伤修复、转化生长因子 -β（transforming growth factor-β，TGF-β）、染色质重塑等关键信号通路中发现了许多基因突变或复制数改变 [28 ~ 33]。特别是在 25% ~ 40% 的 PDAC 患者中发现了 DNA 损伤修复途径的变化，这些变化可能与某些化疗或靶向治疗药物的治疗反应有关[32，34]。一小部分胰腺癌（约 1%）存在错配修复基因变化，并表现出可能对免疫治疗药物产生反应的高度突变表型[35-36]。此外，在 PDAC 中已经发现了一些其他临床上可操作的改变，特别是在 KRAS 野生型肿瘤中[29，37]。此外，多项研究已经确定在胰腺癌患者中多种种系基因突变率很高[34，38-42]，促使美国国家综合癌症网络（National Comprehensive Cancer Network，NCCN）建议在所有胰腺癌患者中进行种系基因筛查[43]。

多项研究还利用微阵列或 RNA 测序研究了基因表达模式，并确定了 PDAC 的不同 RNA 特征[28-29，44-45]。Collisson 等首先定义了 3 种 PDAC 基因表达亚型[45]，包括经典亚型、准间质亚型和外分泌样亚型。Moffitt、Yeh 和他的同事后来使用基因表达数据的计算方法来分离肿瘤、间质和正常细胞的基因表达，以定义两个肿瘤的特异性特征，包括一个经典亚型以及一个类似于乳腺癌和膀胱癌基本亚型的基底样基因表达程序[44]。Moffitt 和他的同事证明，基底样类 PDAC 肿瘤的预后比那些使用经典基因表达程序的肿瘤要差得多，最近 COMPASS 研究的初步工作表明，这些基因表达特征也可能对化疗反应具有预测潜力[46]。此外，Moffitt 和他的同事还识别了两个间质特异性的基因表达特征，并证明了间质和肿瘤特异性亚型的组合代表了不同的生物学特征，具有不同的预后意义。国际癌症基因组联盟（International Cancer Genome Consortium，ICGC）随后定义了 PDAC 的 4 种主要基因表达亚型，包括与 Collisson 和 Moffitt 经典亚型高度重叠的胰腺祖细胞亚型，以及与 Moffitt 基底样亚型非常相似的鳞状分类[28]。癌症基因组图谱（the cancer genome atlas，TCGA）项目随后提供了进一步的数据，强调在这些类别的 PDAC 肿瘤中存在两种主要的肿瘤特异性基因表达模式，定义了不同的肿瘤生物学。除了这些 mRNA 亚型，非编码 RNA 及蛋白质表达也被用于对 PDAC 样本进行分子分层[29]。此外，Tuveson 和他的同事还获得了 PDAC 的有机模型，并进行了药物敏感度分析，以阐明新的功能亚型，并定义预测化疗敏感度的基因表达特征[47]。

这些研究明确定义了 PDAC 的多个分子亚型，其中许多在目前具有临床适用性。此外，随着胰腺癌的分子靶向治疗模式的发展，这些分子标志物将具有越来越重要的临床意义。因此，未来需要将这些 PDAC 的分子分层完全纳入修订的临床分类和分期系统。

54.5 非转移性疾病的影像学分类

在过去的 10 年中，一种实用的治疗非转移性 PDAC 的方法已经发展起来。这种方法强调使用横断面成像来估计原发性肿瘤相对于周围血管系统的局部受累程度。这种分类的前提是确定哪些患者可能从根治性切除中受益，并预测是否有能力进行切缘阴性切除。这种分类将原发性肿瘤分为可切除、交界性可切除和局部晚期。NCCN 指南定义见表 54.3。不同类型之间的区别在于原发性肿瘤累及肠系膜上静脉和门静脉，以及肠系膜上动脉、腹腔主干及其分支。术语“毗连”和“包绕”已经应用得很普遍，指的是肿瘤-血管界面的接触程度，分别定义为≤ 180° 或＞ 180°。这种分层最常用于胰头和钩突肿瘤，但也适用于胰体和胰颈的肿瘤。

表 54.3 定义可切除状态的标准

可切除性状态	动脉	静脉
可切除	肿瘤未侵及动脉（腹腔干、肠系膜上动脉或肝总动脉）	肿瘤未侵及肠系膜上静脉、门静脉或侵犯≤ 180°，无静脉轮廓不规则
交界性可切除[a]	胰头 / 钩突 ● 实体瘤侵及肝总动脉，未扩展到腹腔干或肝动脉分叉，允许安全、完整的切除和重建； ● 实体肿瘤侵犯肠系膜上动脉≤ 180°； ● 实体肿瘤侵及变异动脉解剖结构（如右肝副动脉、替代右肝动脉、替代肝总动脉、替代 / 副动脉起源的变异动脉），如果存在，应注意肿瘤是否侵犯及累及程度，因为它可能影响胰体 / 胰尾的手术计划； ● 实体瘤侵犯腹腔干≤ 180°； ● 实体瘤侵犯腹腔干＞ 180° 而不累及主动脉，胃十二指肠动脉完整且未受累，因此允许采用改良的 Appleby 手术（一些小组成员倾向于将这些标准归入无法切除的类别）	● 实体瘤侵及肠系膜上静脉或门静脉＞ 180°，侵犯静脉≤ 180°，伴静脉轮廓不规则或静脉血栓形成，但在受累部位近端和远端有合适的血管，允许安全和完整的切除和静脉重建； ● 实体瘤侵及下腔静脉
不可切除[a]	● 远处转移（包括非区域淋巴结转移） ● 头部 / 钩突： - 实体瘤侵犯肠系膜上动脉＞ 180°； - 实体瘤侵犯腹腔干＞ 180°； ● 胰体和尾部： - 实体瘤侵犯肠系膜上动脉或腹腔干＞ 180°； - 实体瘤侵犯腹腔干和主动脉	头部 / 钩突 ● 因肿瘤受累或闭塞而无法重建的肠系膜上静脉 / 门静脉（可由肿瘤或微血栓引起）； ● 侵犯汇入肠系膜上静脉的最近端的引流空肠的分支血管胰体和尾部； ● 因肿瘤受累或闭塞而无法重建的肠系膜上静脉 / 门静脉（可由肿瘤或微血栓引起）

资料来源：美国国家癌症综合网络《NCCN 肿瘤学临床实践指南》[43]。

注：[a] 实体肿瘤侵犯血管可表现为胰周血管周围脂肪轮廓模糊 / 密度增高（通常在新辅助治疗后可见），这一发现应在分期和后续扫描中报告。应在多学科会议 / 讨论中协商一致地对这些患者的可切除性做出决定。

目前对可切除的 PDAC 患者，新辅助治疗是标准治疗中的一部分[19]。尽管根据影像学标准，可切除的 PDAC 未显示有远处病变的临床证据，但高达 17% 的患者在手术时被发现存在术前影像未发现的转移瘤[48]，超过 2/3 的患者被发现在切除后的病理上合并淋巴结受累[49]。此外，只有不到 15% 的患者在根治性胰腺切除术后实现了长期生存[50]。这些数据都表明大多数可切除的 PDAC 患者在出现症状时都有隐匿性微转移病变。虽然回顾数据显示在这一人群中使用新辅助治疗有好处，但目前没有一级证据支持这一做法。评估早期可切除疾病的新辅助治疗的临床试验将进一步深入了解在这种情况下的潜在好处[51-52]。

交界性可切除疾病患者通常比可切除的 PDAC 患者预后更差[6]。交界性可切除的 PDAC 与亚临床转移和较高的边缘阳性切除率有关，仅接受手术治疗的中位生存期不到 14 个月[53-54]。确诊为交界性可切除或局部可切除的晚期 PDAC 患者，尤其是肿瘤与脉管系统相邻近且边缘病理阳性可能性大的患者[55]建议接受新辅助化疗，在某些中心，甚至进行新辅助放射治疗。到目前为止，回顾报告已经表明接受新辅助化疗的边缘可切除和局部晚期患者的存活率有所提高[56-57]。在目前的多机构随机临床试验中，放射治疗的使用仍然是一个活跃的研究领域[53，58-59]，包括ALLIANCE 方案 A021501（NCT02839343），评估边缘可切除疾病在术前结合或不结合低分割放射治疗的使用情况[60]。

重要的是，这种评估非转移性 PDAC 可切除性的方法没有考虑其他重要的肿瘤特征，包括临床淋巴结受累、血清肿瘤标志物和患者的表现状况。除了影像学分类外，所有这些变量都应该被普遍用于确定哪些患者可以从早期切除与新辅助治疗中受益。此外，随着 PDAC 分子分层的预后和预测价值得到更好的认识，这些特征也应该被纳入到关于治疗顺序的决策中。一般而言，交界性可切除肿瘤的患者，如果病变没有进展或在术前治疗期间表现出临床反应的患者应进行手术探查，并有可能进行根治性切除。呈现局部晚期表现的肿瘤患者最终可能只有在对临床治疗有反应且确认能够安全可靠地切除肿瘤，获得阴性切缘时才考虑手术。那些病变持续进展的患者，通常只有采取姑息性治疗。

虽然这种影像分类法有助于对多学科团队治疗非转移性 PDAC 的方式进行分类，并对临床试验设计有一定的意义，但它并不能完全表现肿瘤生物学特征。在术前明确可切除的患者中，术后不久出现的转移性病灶的表现，就是这种方法在确定哪些患者可以从手术中受益时不可靠的最好例子。术前需要掌握更可靠的预后和生存决定因素，以避免实施不必要的胰腺切除术，因为不必要的手术与发病率和病死率有关。鉴于新辅助治疗在一些患者中存在优势，需要改进策略来适当地选择那些随后可能从根治性切除中受益的患者。

54.6 影像检查用于分期

54.6.1 计算机断层扫描

CT 是胰腺癌分期的首选影像方法。与 MRI 相比，它具有空间分辨率高、可获得性广、成本相对较低等优点。它的使用受到造影剂过敏或肾功能不佳者静脉注射造影剂的限制。对于那些不能耐受静脉注射造影剂的人，最好用 MRI 进行分期。当遇到胰腺炎或胆道梗阻引起的相关严重炎症时，原发性肿瘤 CT 检查的可视化可能会遇到挑战。CT 能很好地发现肿大的淋巴结，提示淋巴结受累，并能发现远处内脏和腹膜部位的病灶。

NCCN 临床指南推荐胰腺 CT 扫描[43]。螺旋 CT 成像是在动脉和门静脉增强的晚期进行的。动脉期显示原发性肿瘤。原发肿块在动脉期与周围胰腺相比，通常表现为血管稀少。门静脉期最能显示血管受累和远处转移。胰腺 CT 方案采用水或中性口服造影剂，以更好地区分十二指肠和胰腺。通过 1 mm 的切片进行图像采集，可以描绘肿瘤的异常血管解剖和血管受累情况。

54.6.2 磁共振成像

在造影剂过敏或肾功能障碍无法进行 CT 分期的情况下，MRI 优势明显。MRI 特别适用于进一步确定可疑肝转移灶的特征。通常情况下，高质量的肝脏 MRI 可以诊断或排除转移性病灶，而不需要经皮穿刺活检。MRI 结合磁共振胆胰管成像能很好地显示胆管和胰管，在胰腺囊性病变和肿瘤的分类及判断是否累及主胰管方面有很大的实用价值。

MRI 比 CT 更昂贵，需要更长的时间才能获得图像，这需要患者能够忍受长时间躺在 MRI 机架上。MRI 图像质量高度依赖于患者保持不动，因为运动伪影可能会影响影像学结果。

54.6.3 正电子发射计算机断层成像

现代正电子发射计算机断层成像（positron emission tomography，PET）/CT混合扫描仪可以将高质量的CT图像与PET成像结合在一起。目前，PET在胰腺癌分期中的应用有限。NCCN指南指出，它的临床实际价值尚不清楚[43]。在实践中，PET在术前区分可疑结节或肿块方面几乎没有帮助，这些可疑结节或肿块可能被认为是局部区域疾病。胰腺癌的PET由于有反应性结节而有很高的假阳性，所以这一策略使用得很少[61]。如果使用，PET应该在任何侵入性介入治疗后6周进行[62]。

54.6.4 内镜超声

在过去的10年中，经验丰富的内镜医师在胰腺癌治疗中的作用已经从应用ERCP实施胆道减压扩展到EUS检查，同时可附加或不附加细针抽吸（FNA）或粗针穿刺活检。它的使用价值和可及性已被广泛接受，特别是在评估原发性肿瘤及获得诊断组织方面，这通常是新辅助治疗之前必须做的。当胰腺肿块小于2cm时，使用EUS显示胰腺原发肿块尤为重要[63]。EUS结合活检是一种侵入性手术，存在出血、胰腺炎和肿瘤种植的理论风险，NCCN认为这种风险可能比CT引导下经皮活检的风险要小[43，64]。EUS对可疑胰周结节的细针穿刺活检及放射治疗计划的定位也是有益的[64]。

54.6.5 推荐的放射学报告格式

随着新辅助治疗在非转移性PDAC中的应用日益增多，建议将放射学报告标准化，以便临床医师能够正确地对肿瘤进行分类，并计划根治性切除的时机和方法。

影像学报告应包括对原发性肿瘤的大小、位置及对胆总管和胰管影响的评价。对于可能扭曲解剖结构的干预或胰腺炎引起的邻近炎症应做出描述说明。应该有结构化的血管解剖报告，包括是否存在与肠系膜上动脉、肝总动脉、腹腔干、脾动脉、肠系膜上动脉或门静脉主干相关的浸润或包绕。此外，如果存在变异的解剖结构，应明确报告。最后，胰腺外的发现应该是具有特征性的。具体地说，注释应包括可疑或不确定的肝脏病变、腹膜或大网膜结节、腹水和可疑淋巴结，当它们大于1cm、呈圆形和密度不均匀时，通常被认为是恶性的[8，64]。

54.7 评估对新辅助治疗的反应

54.7.1 临床评估

PDAC的新辅助治疗对患者和医师一直是一个有吸引力的选择，因为它有潜在的好处，包括降低肿瘤分期，提高切缘阴性切除率，减少淋巴结受累，以及更好地选择患者进行根治性切除[21，54，65-67]。手术前提供的治疗也可能具有更好的治疗耐受性和完成率。

PDAC的反应和进展使用修订的实体肿瘤反应评估标准（Response Evaluation Criteria in Solid Tumors，RECIST）指南（1.1版）提出的国际标准进行评估[68]。RECIST指南中使用了肿瘤病变最大直径的变化和淋巴结的短轴测量。然而，从实际的角度来看，困难在于评估边缘可切除性或局部晚期患者的可切除性，这些患者在几个月的治疗后没有表现出进展的迹象。新辅助治疗后的预测仍然是目前可用的成像技术的一个挑战。新辅助治疗可诱导PDAC内致密的纤维化反应，常以细胞外基质替代肿瘤[69]。虽然肿瘤体积的缩小肯定是疗效的标志，但CT成像不能预测切缘阴性切除或治疗后病理完全反应[67-70]。那些肿瘤-血管界面难以区分的患者可以接受手术探查和术中冰冻切片活检，以确定可切除性。这种评估肿瘤边缘的方法存在固有的不准确性[71]。在术前确定病例性质有利于判断患者的预后，有助于选择可能从手术中获得最大好处的患者。目前唯一有效的评估治疗反应的血清生物标志物是血清 CA19-9[25, 72-73]。其他可能有助于新辅助治疗后生存率提高的因素包括主要或完全的病理反应，以及术前延长化疗持续时间[24, 25]。

54.7.2 病理评估

Evans[74]、美国病理学家协会（College of American Pathologists，CAP）和 MD Anderson 肿瘤消退分级方法[75-76]是最常用的新辅助治疗后肿瘤消退的病理测量系统。虽然每一种方法都已得到验证[77-78]，但回归分级系统主要基于对仍在治疗领域的腺癌比例的评估。然而，这些评分系统已被证明受到观察者间高度可变性的限制[75, 79]。尽管完全的病理反应与存活率的提高有关，但这种结果只发生在约 6% 的患者中。约 14% 的患者出现了近乎完全缓解的反应[24, 80]。综上所述，应建立更好的评分模型，以提供有关对新辅助治疗有中等或有限反应的患者的预后信息。此外，目前尚不清楚放疗联合化疗对目前的肿瘤控制有何影响。可以看出，在可见的原发性肿瘤野中添加消融性剂量的辐射可以改变评分。

54.8 未来的方向

由于目前用于胰腺癌的分期系统旨在简化结果预测和指导临床护理，胰腺癌的治疗模式正在发生巨大变化。随着化疗、放射治疗和新辅助治疗联合应用的增多，预测胰腺癌患者的分期生存率将变得越来越复杂。先进成像技术的发展，加上对 PDAC 分子和基因改变的更多了解，将产生更复杂和个性化的方法，使用这种方法来评估结果，并最终指导治疗。

54.9 致谢

A.J.A. 得到了以下机构的资助：美国胰腺癌行动网络、Lustgarten 基金会、Danafarber 癌症研究所 Hale 胰腺癌研究中心、Isenberg 胰腺癌创新基金、Doris Duke 慈善基金会及国家癌症研究所 K08 CA218420-01、P50CA127003 和 U01 CA224146。A.J.A. 曾为 Oncorus 公司和 Merck 公司提供咨询，并从 Mirati 治疗公司获得研究资金。

（周大臣译，胡秋源审校）

参考文献

第 55 章　胰腺癌影像学诊断与分期：基本的成像方法及影像诊断信息有哪些？

Megan H. Lee，Elliot K. Fishman

55.1　引言

影像学检查对胰腺癌的诊断和分期至关重要。有多种成像方法，如 CT、包含 MRCP 的 MRI 和超声。CT 和 MRI 是胰腺肿块诊断、分期和随访的主要影像学方法。最常见的胰腺恶性肿瘤是胰腺癌，CT 是其首选的影像成像方法，可以准确对其进行分期和检测有无转移，并对选择适当的治疗有重要意义。

55.2　CT成像技术

多期 CECT（包含动脉期和门静脉期），可以准确评估血管受累情况及分级。其方法如下。通过肘部前静脉注射造影剂（100 ~ 120 mL），注射速率为 5 mL/s。注射后延迟 30 s 扫描得到动脉期图像，这期图像提供了腹腔干动脉、肝动脉和肠系膜上动脉最佳强化效果，方便评估血管受累情况。动脉期图像也有助于识别血供丰富的胰腺肿瘤，如神经内分泌肿瘤。延迟 60 s 扫描获得门静脉期图像，这期图像可见到门静脉和肠系膜上静脉最佳强化，以及胰腺实质强化。

在接受检查前 20 min 内，患者饮清水 750 mL 以充盈胃和小肠，这有助于检测壶腹周围的肿块。清水替代口服造影剂还有利于血管系统的三维后处理 [1]。

由于肠系膜根部具有复杂的解剖结构，多平面重组对于胰腺癌的准确分期至关重要。特别是动脉期和门静脉期的冠状面重组可准确评估血管受累程度。三维重组技术如容积再现和最大密度投影（maximum intensity projection，MIP）图像也非常有用。

55.3　解剖

胰腺内肿块可描述为位于胰腺的头部、颈部、体部或尾部。胰腺头部位于肠系膜上血管的右侧，包括位于十二指肠框里的钩突。胰腺的颈部位于肠系膜上血管的前面。胰腺的体部位于肠系膜上血管的左侧，并在脾门处延续为胰尾。胰管是一条低密度细管状结构，管径不超过 2 mm。

胰腺由腹侧和背侧胰芽旋转、融合发展而来。胰腺解剖结构的异常通常是由胚胎学发育的变化引起。最常见的异常是胰腺分裂症，发生原因为腹侧和背侧胰芽不融合。这导致腹侧导管只引流腹侧，背侧导管只引流背侧。其他异常包括环状胰腺和异位胰腺 [2]。

55.4　胰腺癌

55.4.1　肿瘤检测

与胰体部或尾部的肿块不同，胰头部的肿块通常较早出现胆道梗阻（图 55.1，图 55.2）。胰头肿块常阻塞胆总管和胰管，导致典型的“双

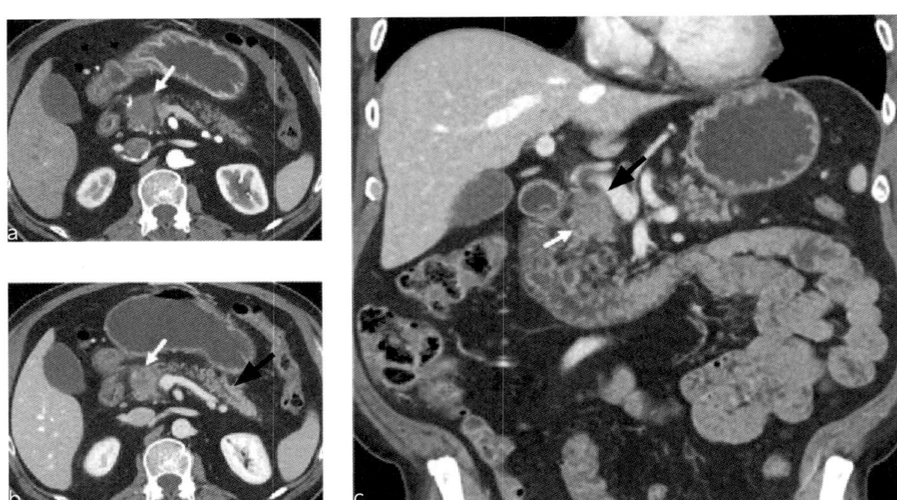

a. 横轴位动脉期图像；b. 横轴位门静脉期图像；c. 冠状位门静脉期图像。胰头可见一个低强化、边界不清的肿块（图 a ~ 图 c 中的黑箭头），上游胰管扩张（图 b 中的黑箭头）。图 c 中的冠状面多平面重组显示肠系膜上静脉与肿块边缘邻接（黑箭头）。

图 55.1　男性，76 岁，胰腺癌

（资料来源：由 Megan H. Lee 和 Elliot K.Fishman 提供）

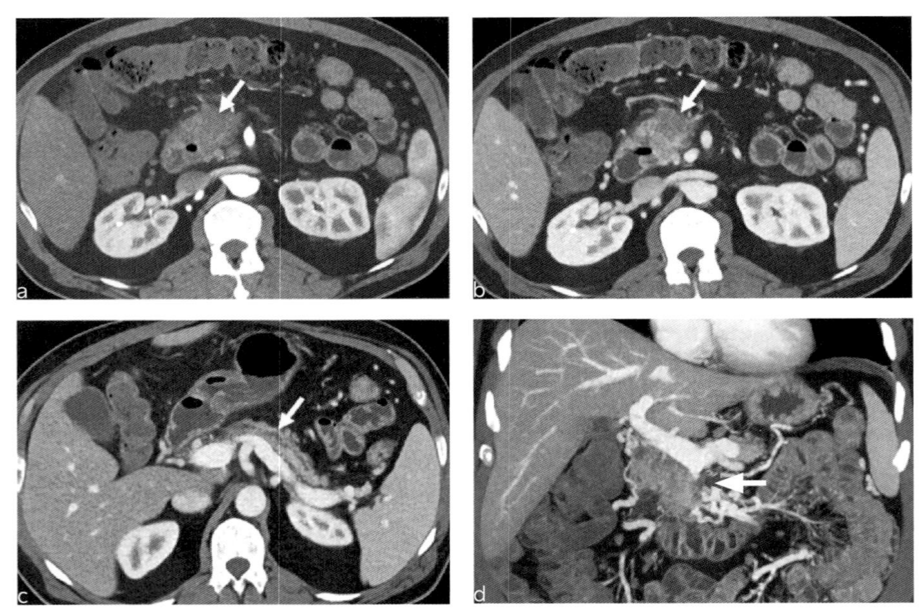

a．横轴位动脉期图像；b、c．横轴位门静脉期图像；d．冠状位门静脉期 MIP 图像。胰头区可见一个低强化、边界不清的肿块（图 a、图 b 中的白箭头），胰管扩张（图 c 中的白箭头）。冠状位 MIP 图像上显示肠系膜上静脉阻塞伴侧支血管形成（图 d 中的白箭头）。

图 55.2　男性，53 岁，胰腺癌

（资料来源：由 Megan H. Lee 和 Elliot K.Fishman 提供）

管”征。钩突的肿块如果足够大，也会引起导管梗阻。相反，由于胰腺尾部的肿块没有上游导管扩张，经常于晚期发现。患者因其他病因行影像学检查时被偶然发现胰腺肿瘤。

疑诊胰腺肿瘤时，CT 是首选的成像方法。通常采用多期增强胰腺扫描方案，CT 多期增强扫描检测胰腺肿瘤的灵敏性大于 90%[3]。MRI 也是一种成像方法，但不作为首选方法，因为它扫描时间长、价格昂贵。而且由于图像采集时间更长，MRI 也更容易发生运动伪影。超声可以检测到胆总管扩张，但由于胰周包绕着大量的肠腔气体和无回声声窗，超声对整体胰腺检测不足，成人的胰尾几乎无法见到。

胰腺癌是一种相对于正常胰腺实质而言最常见的低强化肿块，在正常实质强化的背景下，门静脉期最明显。偶尔，不易发现的小肿块可能在动脉期观察更好。

较小的肿块常与胰腺实质等密度，所以每一期图像都要仔细观察。除非肿块较大，否则在平扫 CT 检查时很难发现病变。胰腺癌的间接征象包括上游胰管扩张和胰实质萎缩。胰管或胆总管扩张是最常见的继发征象，发生率为 63%。故在没有梗阻性结石的情况下，即使没有可见的肿块，上游胰管突然扩张，也应疑诊胰腺癌，采取相应的措施去排查，包括组织活检。

在原因不明的胆道梗阻的患者中，MRCP 是一个非常有用的辅助检查方法，因为它可以很好地评估胆管树。除了胰头肿块可引起胆道梗阻外，其他原因如结石、胆管癌、壶腹癌和胆道狭窄也会引起梗阻扩张，MRCP 有助于排除这些病因。此外，MRCP 还可以发现异常的胆道解剖结构[3]。

55.4.2 初始评估

胰腺癌的初始评估包括局部病灶累及程度及远处转移的识别。这两个因素有助于决定患者是否需要进行手术切除。在有局部侵袭但没有转移性疾病的情况下，可先采取新辅助化疗或放化疗以达到病灶可被切除的标准。然而在非转移性病例中定义可切除的肿瘤及切除的边缘范围可能会根据所遵循的不同指南而有所不同，影像学的作用是提供对肿瘤范围的全面和详细的描述[4]。

55.4.2.1 局部侵袭

因为胰腺没有包膜（图 55.3），胰腺癌可侵袭周围的结构。周围结构包括胰周脂肪、胰周器官和血管。在一些病例中，可见到肿块明显侵袭另一个器官。有时也见到在肿块和其他器官之间的脂肪间隙消失。这种情况可能是由纤维增生造成，但在影像学上，这种征象出现被认为是可疑的侵袭。胰腺癌可能累及的周围器官包括十二指肠、软骨膜、横结肠和脾脏。除十二指肠外，任何这些器官的侵袭都能使患者失去原发性胰十二指肠切除术的机会[1, 4]。

鉴别血管是否受累在胰腺癌的分期中是很重要的。由于胰腺癌的侵袭性，腹腔干动脉、肠系膜上动脉、门静脉、肠系膜上静脉和脾静脉可能有轻微的累及。没有进行过新辅助化疗或放化疗的患者，有血管受累征象则不符合原发性胰十二指肠切除术的条件。在 CT 上，血管受累根据其严重程度可有多种表现。血管受累的程度按照肿瘤与接触的血管周围程度的百分比可以被描述为邻接（＜50%）或包绕（＞50%）。某些情况下，肿块本身可能会接触到血管，有时可见脂肪从肿块延伸到血管。在更严重的病例中，可见到静脉受累从而导致血管狭窄或闭塞。但大多数会有侧支血管形成代偿机制防止终末器官缺血[1, 4]。多层螺旋 CT 对胰腺癌血管侵袭诊断的敏感度和特异性分别为 70% ~ 96% 和 82% ~ 100%[4]。

虽然血管受累患者需要进行胰十二指肠切除术前的新辅助治疗，但在特定中心，肿瘤发生于胰体部或尾部，同时累及腹腔干的患者可能有机会接受改良的 Appleby 手术，即胰远端切除术伴脾切除术和腹腔干重建。肝脏通过胃十二指肠动脉和胰十二指肠侧支动脉供血，但在某些情况下，可能会重建一个肝动脉到腹主动脉的侧支。但在采用这种术式前一定要明确除了腹腔干之外没有其他血管受累[5-6]。

虽然新辅助治疗后的可切除性评估遵循相同

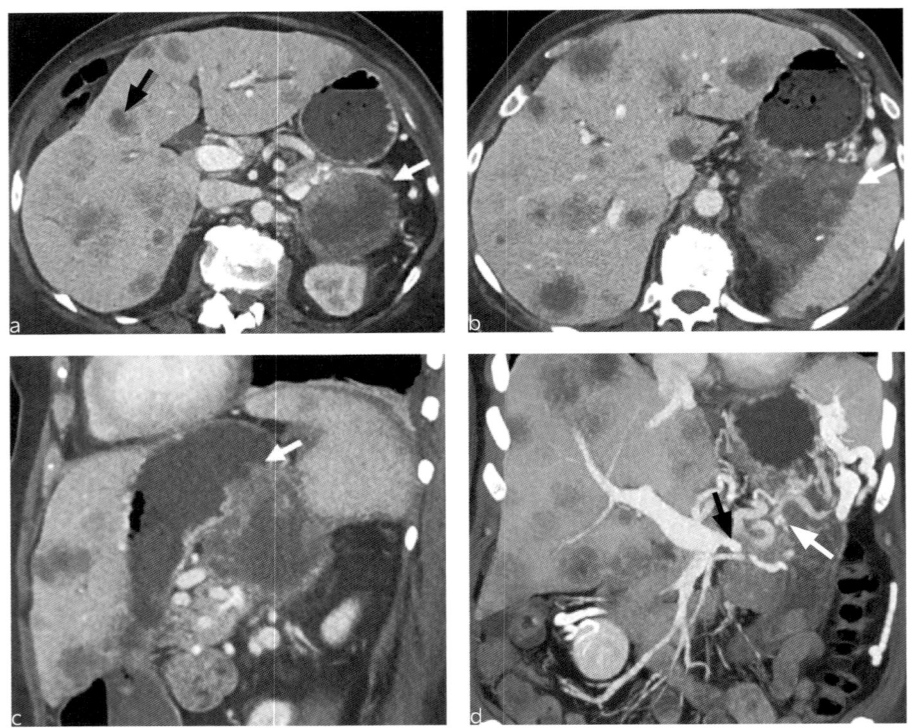

a、b. 横轴位门静脉期图像；c. 矢状位门静脉期图像；d. 冠状位门静脉期 MIP 图像。胰腺尾部大肿块（图 a 中的白箭头）。肝脏多发性转移（图 a 中的黑箭头）。此外，还累及脾脏（图 b 中的白箭头）和胃（图 c 中的白箭头）。脾静脉闭塞（图 d 中的黑箭头），有多个脾周侧支血管（图 d 中的白箭头）。

图 55.3　女性，68 岁，胰尾部中央坏死性胰腺癌

（资料来源：由 Megan H. Lee 和 Elliot K.Fishman 提供）

的原则，但是新辅助治疗后 CT 确定可切除性的准确性降低。且由于局部浸润胰腺癌和周围纤维化的 CT 表现相似，CT 通常倾向于降低可切除性 [7-8]。

55.4.2.2　转移

胰腺癌累及的淋巴结包括腹腔干周围、肠系膜上、腹膜后、膈肌脚后和门静脉周围淋巴结，虽然临床上常采用直径超过 1 cm 作为诊断标准，但众所周知，小于 1 cm 的淋巴结也可以转移，在影像学上很难与正常淋巴结区分。

其他转移部位包括肝和肺。肝转移病灶多见于门静脉期，与正常肝实质相比，转移灶呈低密度。胸部 CT 在初始评估时确定有无肺转移。当肺结节较少且较小时，与既往影像学检查的比较有助于评估是否为转移。

在晚期病变中，通常有腹膜转移，表现为腹膜和网膜结节和肿块。在疾病早期，腹膜沿线可能只有少数毫米等级的结节，不易发现。腹膜转移常伴有腹水，故在出现新的腹水时，应仔细观察腹膜 [1]。

55.4.3　术后影像学

胰腺癌最常见的手术方法是 Whipple 手术，包括胰十二指肠切除术、胆囊切除术、胆总管切除术、胰头切除术联合胰空肠吻合术、肝空肠吻合术和胃空肠吻合术。保留幽门的 Whipple 手术保持幽门完整，并以十二指肠空肠造口代替。

55.4.3.1　术后正常外观

由于切除了奥迪括约肌，胆管积气在 Whipple 手术后的患者中是一个常见的表现。在术后急性期到亚急性期，在术区通常可见沿着腹腔和肠系膜上动脉的手术瘢痕组织。这往往很难与放疗后改变或复发性浸润性疾病区分。动态观察影像学是鉴别的关键点，术后瘢痕会与术后变化一致。

55.4.3.2 术后并发症

在 Whipple 手术后，并发症包括那些可在任何腹部手术中所见的并发症，如腹水和切口沿线的皮下积液。此外，也会出现手术包括胰空肠吻合术或胃空肠吻合术中的吻合口裂开，在 CT 上通常表现为腹腔内游离空气，多在裂开部位附近出现。

其他并发症包括胰瘘引起的积液、胃幽门梗阻。血管并发症尤其是胃十二指肠动脉或肝动脉的假性动脉瘤也不少见。

55.4.4 术后复发和转移

在评估疾病是否复发时，仔细观察术区是很重要的。胰空肠吻合术后，复发的小肿块在重叠的肠管中很难发现。其他复发和转移的观察部位包括肝、肺和周围的淋巴结。

在刚刚手术后的阶段，可能会有反应性胰周淋巴结增大，但这些淋巴结的大小应该会随着时间的推移而减小。对于胰腺癌患者，需要仔细观察腹膜，特别是在新发腹水出现时[1]。

55.5 结论

影像学在胰腺癌的诊断、管理和分期中起着关键的作用，多期 CECT 扫描是首选的检查方法。在初始评估时，发现有无局部侵袭和转移性疾病以确定是否适合手术切除是至关重要的。动脉期和门静脉期图像可准确评估血管受累程度。尽管 MRI 通过水成像序列和 MRCP 增加了更多辅助信息，但其他胰腺病变也可以进行 CT 检查，如黏液性囊性肿瘤、浆液性囊腺瘤和导管内乳头状黏液瘤（图 55.4）。

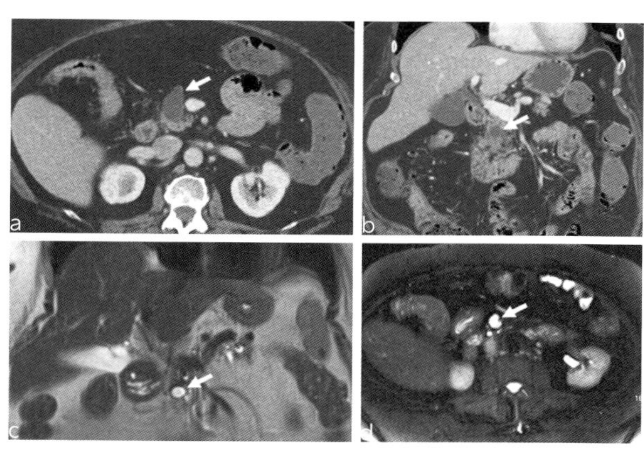

a. 横轴位门静脉期图像；b. 冠状位门静脉期图像；c. 冠状位 T_2 脂肪抑制图像；d. 横轴位 T_2 脂肪抑制图像。胰头低密度病灶（图 a、图 b）对应 T_2 高信号病灶（图 c、图 d）。

图 55.4 女性，67 岁，导管侧支乳头状黏液瘤
（资料来源：由 Megan H. Lee 和 Elliot K.Fishman 提供）

（赵红译，胡秋源审校）

参考文献

第56章　超声内镜及相关方法（弹性成像、对比增强）在胰腺癌可切除性诊断和评估中的作用

Marc Giovannini

56.1　引言

消化道EUS是一项相对较新的技术，其首次报道可追溯到20世纪80年代初。EUS的历史可以分为两个阶段，第一阶段是20世纪80年代和90年代，在这一阶段，EUS主要作用是描述性的。它能够更准确地确定食道癌、胃癌、胰腺癌和直肠癌的局部扩散程度[1]。与ERCP相比，它还能以一种侵入性更小的方式对胆总管结石进行诊断。然而，人们很快发现EUS图像的特异性很低（50%～60%），特别是在诊断肿瘤淋巴结和胰腺肿块时。1991年，扇形线性探头的出现使在超声引导下对这些病变进行活检成为可能[2]。这使得EUS的特异性显著提高，特别是在诊断癌变方面（目前约为95%）。

56.2　超声内镜对胰腺癌的诊断和分期

EUS在诊断胰腺恶性病变中的地位取决于两个方面的考虑。

（1）EUS是诊断小肿瘤（直径＜3 cm）的最佳技术。它的灵敏性高于CT、经皮超声或MRI，与ERCP相同，但不具有侵入性。但是，EUS鉴别慢性胰腺炎结节与腺癌的特异性仍然很差。

（2）EUS也适用于评估基于CT判断可切除肿瘤的局部区域扩展。在诊断血管和淋巴结受累方面，EUS的表现似乎优于其他成像技术，尽管最近的研究报告的结果不如1992—1994年的研究报告。

本章分析了EUS评估胰腺癌可切除性的结果，并将这些结果与常规检查（经皮超声、CT、MRI和血管造影）的结果进行了比较。

56.2.1　根据超声内镜的检查结果对胰腺癌进行分类

EUS检查在评估胰腺肿瘤局部区域扩散时，旨在回答以下5个问题。

- 有无静脉受累（门静脉、肠系膜上静脉、脾静脉）?
- 有无动脉受累（肠系膜上动脉、腹腔动脉）?
- 有无淋巴结受累?
- 有无腹膜癌的迹象（腹水激增）?
- 有无左肝叶继发性病变?

根据这5个问题的回答将肿瘤分类如下。

T_X　原发性肿瘤，无法评估；

T_0　无原发性肿瘤证据；

Tis　原位癌；

T_1　局限于胰腺的肿瘤，最大径小于2 cm；

T_2　局限于胰腺的肿瘤，最大径大于2 cm；

T_3　肿瘤延伸至胰腺以外但未累及腹腔干或肠系膜上动脉；

T_4 肿瘤累及腹腔干或肠系膜上动脉（不能切除的原发性肿瘤）；

N_0 无淋巴结累及；

N_1 出现恶性淋巴结；

M_0 无远处淋巴结、内脏转移或腹膜癌征象；

M_1 远处淋巴结：头部肿瘤的腹腔淋巴结、主动脉腔间淋巴结、纵隔淋巴结。

分类为 T_4N_0/N_1 的肿瘤是一定不可切除的，尽管肿瘤不可切除的标准在不同外科团队之间有很大差异是公认的。这是因为有些团队会在门静脉受到影响时对其进行切除 / 重建，但是没有这种手术方法能增加患者的生存率的相关报道。现在，此类病变在被评估为不可切除之前，应该通过新辅助化疗进行治疗。

56.2.2 超声内镜在胰腺癌诊断中的作用

EUS 是诊断胰腺小肿瘤（直径＜ 3 cm）最合适的方法，其敏感度高于 CT、经皮超声和 MRI，与无侵入性的 ERCP 相似。然而，EUS 在区分慢性胰腺炎结节和腺癌方面的特异性仍然很差（60% ~ 75%）。主要问题在于对慢性胰腺炎发展成的腺癌的诊断，因为 EUS 很难确切地识别慢性胰腺炎组织内低回声区的恶性特征。阳性诊断需要活检标本。

EUS 是鉴别胰腺肿块的一种高度敏感和特异的方法，EUS 引导下进行 FNA 是一种安全有效的确诊方法。在大多数已发表的系列研究中，EUS 检测胰腺病变的灵敏度为 85% ~ 99%[3]。一项研究比较了 81 名疑似胰腺癌患者的多排螺旋 CT、EUS 和 EUS-FNA 检查结果[4]。总的来说，三者诊断癌症的准确率分别为 74%、94% 和 88%。对于 CT 检查未识别到肿块的患者，EUS 和 EUS-FNA 对胰腺肿瘤的诊断准确率为 92%。

因为具有高分辨率，EUS 对胰腺小病变的检测特别有用。一项报道中比较了不同方法检测直径小于 30 mm 的胰腺肿瘤（n = 49），EUS、CT 和 MRI 的灵敏度分别为 93%、53% 和 67%[5]。对于 20 mm 以下的胰腺肿瘤，EUS 的灵敏度高于 CECT（94.4% *vs*. 50.0%，n = 36）[6]。一些报道显示，EUS 可以检测到其他方法无法识别的胰腺肿瘤[4, 7 ~ 9]。一项针对上述报道中四项研究的荟萃分析（n=206）显示，当螺旋 CT 检查结果不确定时，EUS 检测胰腺恶性肿瘤的敏感度为 85%，特异性为 58%[10]。由此可见，EUS 的高度敏感度得到了反复证实。基于以上研究结果，日本胰腺病学会的临床指南推荐 EUS 作为可疑胰腺癌患者的诊断选项之一，与 CT 和 MRI 并列[11]。

56.2.3 超声内镜与横断面成像技术在评估胰腺癌局部扩展方面的准确性比较

56.2.3.1 T 和 N 分期的准确性

文献资料显示，EUS 对胰腺癌局部分期的可靠性为 80% ~ 85%，对淋巴结分期的可靠性为 72% ~ 75%[12 ~ 22]。根据 1995 年 Rösch 等对 250 例患者的研究结果，EUS 对 T 分期的准确率为 80%，对 N 分期的准确率为 72%[22]。

所有这些研究中都将 EUS 数据与手术探查的结果进行了比较。总的来说，EUS 对胰腺肿瘤分类的准确率为 80%，对淋巴结受累情况评估的准确率为 72%。

此外，EUS 的可靠性不会因胰腺病变的分期而异（表 56.1）[16]。

56.2.3.2 血管受累的评估

在美国癌症联合委员会（American Joint Committee on Cancer，AJCC）2010 年 分 期标准中，潜在可切除的 T_3 肿瘤与涉及腹腔动脉或肠系膜上动脉的 T_4 不可切除肿瘤有所不同[23]。EUS 检测肿瘤血管侵犯的敏感度和特异性分别为 42% ~ 91% 和 89% ~ 100%[24 ~ 29]。在荟萃分析中，EUS 总的敏感度和特异性分别为 66% ~ 86% 和 89% ~ 94%[30 ~ 32]，EUS 的敏感度因靶血管的不同而异。例如，EUS 对门静脉肿瘤侵袭的敏感度超过 80%[33 ~ 35]，并始终优于 CT[25，33，36-37] 和血管造影 [33-34，36-37]；相比之下，EUS 对肠系膜上静脉、肠系膜上动脉、腹腔动脉肿瘤的敏感度较低 [1，25，26，37]。这是因为在技术上很难提供这些血管的完整图像，有时是钩突或胰头下部的大肿瘤遮挡造成的。

表 56.1　EUS 在胰腺癌分期中的可靠性

分期	患者例数	EUS 分期准确率
T_1	24	80%
T_2	67	81%
T_3	75	85%
N_0	79	76%
N_1	142	81%

56.2.3.3　淋巴结浸润

最后一个问题是淋巴结的扩散，特别是在梗阻性黄疸的病例中，经常会遇到肝蒂的炎性淋巴结。当在插入胆道支架后进行 EUS 时，处理这个问题甚至变得更加困难。当然，在存在远隔淋巴结（纵隔或主动脉）的情况下，EUS 引导下的活检是必须的，以区分炎性淋巴结和恶性淋巴结。

多排螺旋 CT 的发展改变了 1995 年以前文献中报道的数据。Legmann 等比较了 30 名患者的 EUS 和多排螺旋 CT 的检查结果，以评估肿瘤的可切除性 [38]。他们发现两种方法在诊断敏感度（100% *vs*. 92%）、阳性可切除性（93% *vs*. 93%）和阴性可切除性（86% *vs*. 100%）方面没有差异。EUS 对诊断远处淋巴结浸润，特别是腹腔淋巴结（胰腺头部肿瘤）和腰主动脉淋巴结方面可靠性更强 [38]。显然，只有 EUS 引导下活检才能确认肿瘤是否侵犯淋巴结。

最后，超声检查可显示腹膜癌变的征象，如胃或十二指肠周围有少量腹水积液（此征象是腹膜癌的典型表现），在无门静脉血栓的情况下，超声检查对其敏感度约为 85%。EUS 还可以对左肝进行精确评估，在某些情况下可以显示小于 1 cm 的小转移，而这些转移灶在 CT 上可能被忽略。

56.3　超声引导下细针活检

最近一项 1292 例患者的荟萃分析发现，与 22 号针 [39] 相比，25 号针的敏感度更高（93% *vs*. 85%），但特异性相似（97% *vs*. 100%）。此外，理想的 EUS-FNA 技术还没有建立起来，操作者之间的差异很大。是否使用吸力还有待商榷。其他技术，例如毛细管抽吸（缓慢抽出探针）和“扇形展开”（不同轨迹多次通过病变内的不同区域）也得到了研究。可以明确的是，细胞病理学家或技术人员的快速现场评估可以提高诊断率。

EUS 针芯活检越来越多地用于实体病变的取样，一些专用芯针在市场上有售。使用与传统 FNA 类似的技术可以获得核心区组织碎片。该技术提供了结构信息，并在胰腺癌中提供了分子图谱，这对靶向治疗的研发至关重要。一项研究表明，与相同病变的标准 FNA 相比，使用弗兰森活检针获得的组织总量和肿瘤产量分别增加了 20 倍和 7 倍 [40]。

几项研究比较了 EUS 引导的 FNA 和 FNB，但均未能证明前者的优越性。最近的一项多中心随机对照试验比较了常用的 25 号 FNA 针和新设计的 20 号 FNB 针的性能 [41]。在这项国际多中心研究中，将连续出现实体病变的患者随机分为两组，分别使用 25 号 FNA 针（Echo Tip Ultra）和 20 号 FNB 针（ProCore）活检。主要评估的是二者对恶性肿瘤诊断的准确性和Bethesda分类的准确性（非诊断性、良性、非典型、恶性），还评估了技术成功率、安全性和样本质量。进行多变量和补充分析以调整混杂因素。共有608名患者被分配到FNA（*n*=306）和FNB（*n*=302）活检，其中包括312例胰腺病变（51%）、147例淋巴结病变（24%）和149个其他病变（25%）。25号FNA和20号FNB的技术成功率分别为100%和99%（*P*=0.043），不良事件方面无差异。在组织学产量（77% *vs*. 44%；$P<0.001$）、恶性肿瘤诊断的准确性（87% *vs*. 78%；*P*=0.002）、Bethesda分类（82% *vs*. 72%；*P*=0.002）方面，20号FNB针优于25号FNA针。当对适应证、病变大小、通过次数和现场病理学家的存在进行校正时，结果是稳定的（*OR* 3.53，95%*CI*：1.55 ~ 8.56；*P*=0.004），并且在各中心之间没有差异（*P*=0.836）。

因此，就组织学产量和诊断准确性而言，20号FNB针优于25号FNA针[41]。

56.4 超声内镜弹性成像

56.4.1 弹性成像理论与技术

众所周知，弹性成像是乳腺超声震颤技术的一个分支，其原理是基于某些疾病（如癌症）会导致组织硬度（所谓的弹性模量）产生变化。在进行乳腺超声检查时，要求患者发出“嗡嗡”声，同时使用彩色或能量多普勒检查乳房[42 ~ 44]。乳房较软的部分对“嗡嗡”声的反应更强烈，而癌症和其他硬块的振动更少，因此被视为颜色下降的区域，但二者在普通超声检查中是等回声的。弹性成像通过对组织施加轻微的压缩并比较压缩前后获得的图像来检查组织的弹性特性。然后使用交叉相关技术对前后数据进行比较，以确定每一小部分组织在超声换能器施加的压缩作用下的位移量[45 ~ 47]。弹性模量（组织弹性分布）可由所检查结构的应变和应力计算。虽然可以根据压缩前后从组织结构返回的射频信号估计应变场，但不可能直接测量组织内部的应力场。另一个问题是，较硬的组织结构受到挤压后，通常会发生横向移位[47]。用传统的二维方法来表示这种侧滑的体积几乎是不可能的，但该方法对于精确计算所检查结构的组织弹性是必不可少的。为了克服这些问题，研究者提出了扩展组合自相关方法，该方法可以在三维有限元模型的基础上重建被检测结构的组织弹性。这种新技术能够高度准确地估计组织弹性分布，并能充分补偿侧向移位，可以通过弹性成像模块进行实时弹性成像。

56.4.2 超声弹性成像在胰腺癌诊断中的作用

EUS是诊断胰腺小肿块和进行此类病变组织学检测的最佳技术。然而，在10% ~ 15%的病例中，EUS-FNA是无效的。自2006年（首次发表EUS弹性成像）以来，许多研究试图证明EUS弹性成像可以取代EUS-FNA。EUS弹性成像（应变比或半定量）的主要问题是特异性低，而且在手术过程中图像的重现性差。软组织的弹性在很大程度上取决于其分子组成部分（脂肪、胶原蛋白等）以及这些分子组成部分的微观和宏观结构组织。例如，在正常的胰腺中，腺体结构可能比周围的结缔组织更紧实，而结缔组织又比皮下脂肪更紧实。EUS弹性成像技术可以通过改进的软件对生物组织的硬度或刚度进行估计和成像。众所周知，某些病理状态（如恶性肿瘤）往往表现为组织力学性质的变化。据相关信息，良性病变的弹性特性相当均匀，比如整个良性肿瘤。另外，恶性肿瘤以一种非常混乱的方式生长。因此，在某一特定的恶性肿瘤中，肿瘤某个区域的弹性特性可能与另一个区域显著不同。与测量这些组织变化相关的概念是传统医学超声成像基本原理的延伸。该原理是基于这样一个事实：当外部对组织施加小位移时，组织会轻微变形[45-46，48]。

另一项限制是剪切波弹性成像（例如FibroScan）不适用于EUS，EUS弹性成像始终是对目标组织和正常组织进行比较。然而，为了获得准确的对比结果，目标的兴趣区域应与正常组织处于相同水平且大小相同，但在常规实践中很难实现，这也解释了已发表的论文中炎症性胰腺肿块和胰腺癌界限的不同。

在最近发表的一项报道中，作者将弹性成像模式分为两组[49]：①软性病变，即比周围胰腺实质硬度更低或硬度相似的病变；②硬性病变，即比周围胰腺实质硬度更高的病变。这种分类是合理的，因为该研究评估的病变较小（平均直径为11 mm），并被正常胰腺实质包围。然而，该分类不能用于较大的肿瘤。EUS弹性成像能够以较高的准确度（NPV为98%）排除胰腺恶性肿块，这是临床上对EUS弹性成像感兴趣的主要原因。类似的淋巴结评估结果已在2009年被发表（101例患者的NPV为91.2%）[50]。

最近，一项荟萃分析选择了17项研究（1537例患者，1544个病灶）以评估EUS定性弹性成像、EUS应变比弹性成像、对比增强-EUS（contrast enhanced-EUS，CE-EUS）和EUS-FNA对胰腺肿块的诊断价值。其综合敏感度和特异性如下：定性EUS弹性成像分别为97%和67%；应变比弹性成像分别为98%和62%；CE-EUS分别为90%和76%；EUS-FNA分别为84%和96%[51]。EUS弹性成像是鉴别胰腺实性肿块的可靠方法，尽管不同诊断方法的敏感度和特异性非常相似。EUS弹性成像和CE-EUS都是EUS-FNA的有效补充方法[52-53]。

如今，CE-EUS和EUS弹性成像的系统性组合提高了两种技术的准确性，并且当EUS-FNA的结果不确定时，它们可提供有用的数据（图56.1～图56.5，文后彩图56.1～图56.5）。Lgnee等的报告也得出了同样的结论，但如果使用CE-EUS进行类似的研究，结果将会很有趣，因为在原始报告中，50%的胰腺小病变为神经内分泌肿瘤，CE-EUS很容易对其做出诊断（表现为高强化病变）[49]。

然而，EUS弹性成像不仅仅用于胰腺恶性肿块的诊断。最近的一篇报道显示，正常胰腺实质的EUS弹性成像可以预测惠普尔切除后发生胰瘘的风险，胰瘘患者的平均组织弹性明显高于无胰瘘患者（85.4 *vs.* 55.6；$P < 0.001$）[54]。

综上所述，EUS弹性成像是排除胰腺小恶

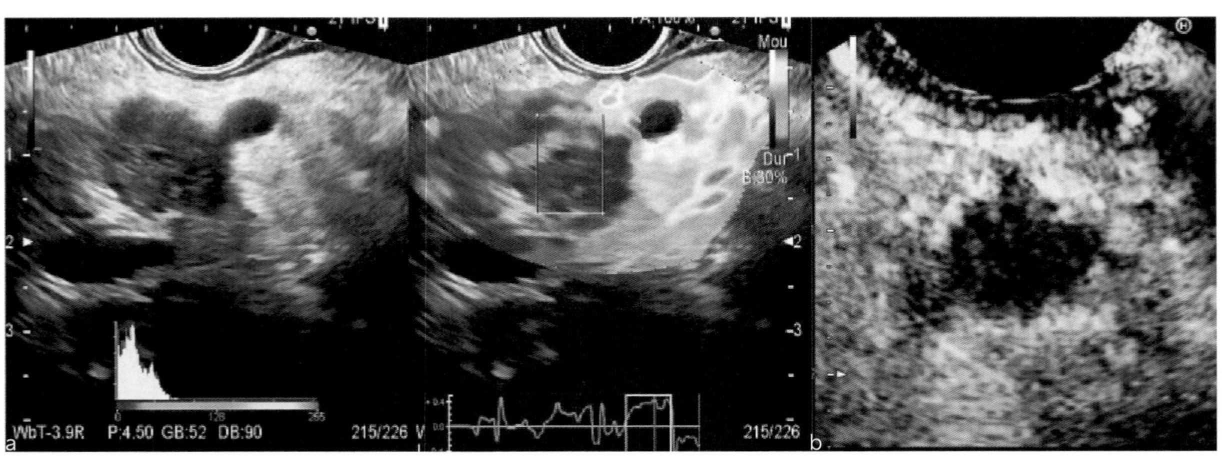

图 56.1　a. EUS 弹性成像显示硬性病变；b. CE-EUS 无增强

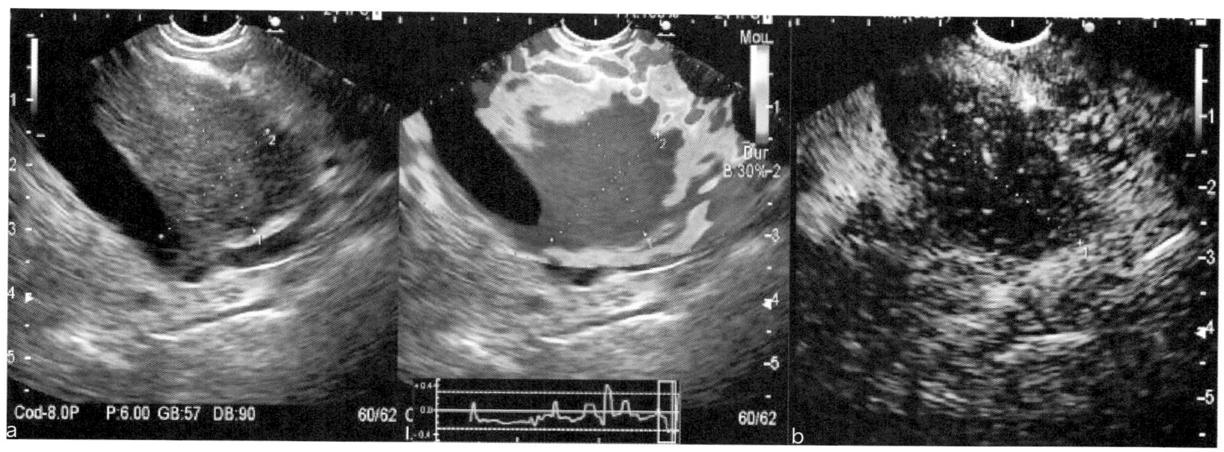

图 56.2 a. EUS 弹性成像显示硬灶边缘不规则；b. CE-EUS 无增强

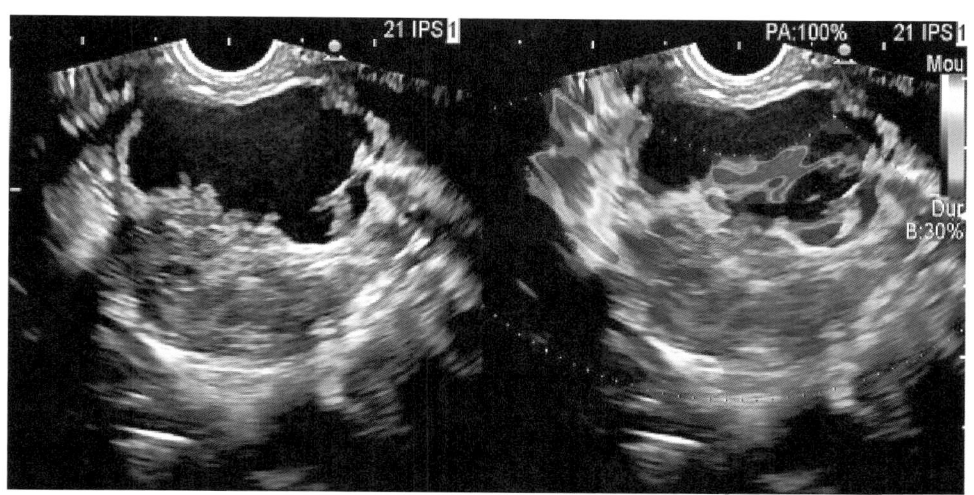

实体部分看起来很僵硬，证实了恶性病变的诊断。

图 56.3 囊腺癌

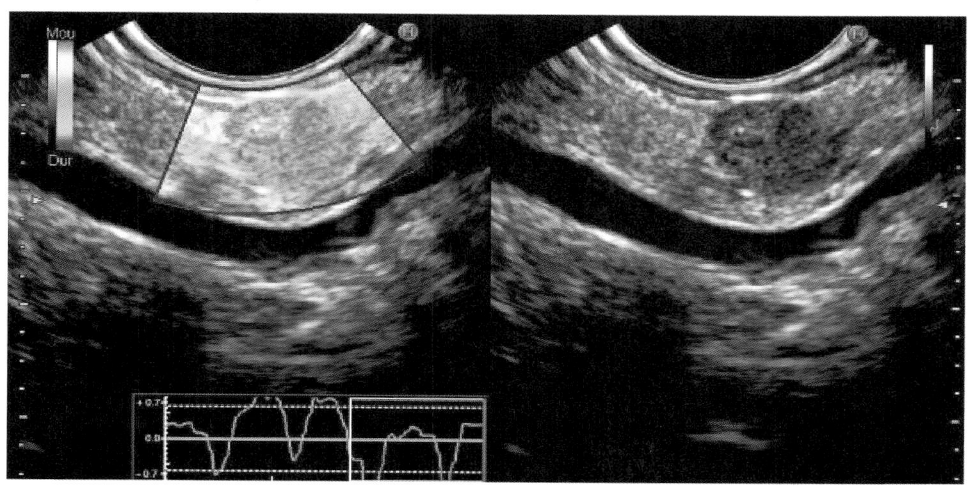

图 56.4 弹性成像显示软性病变（绿色），比正常胰腺实质更软

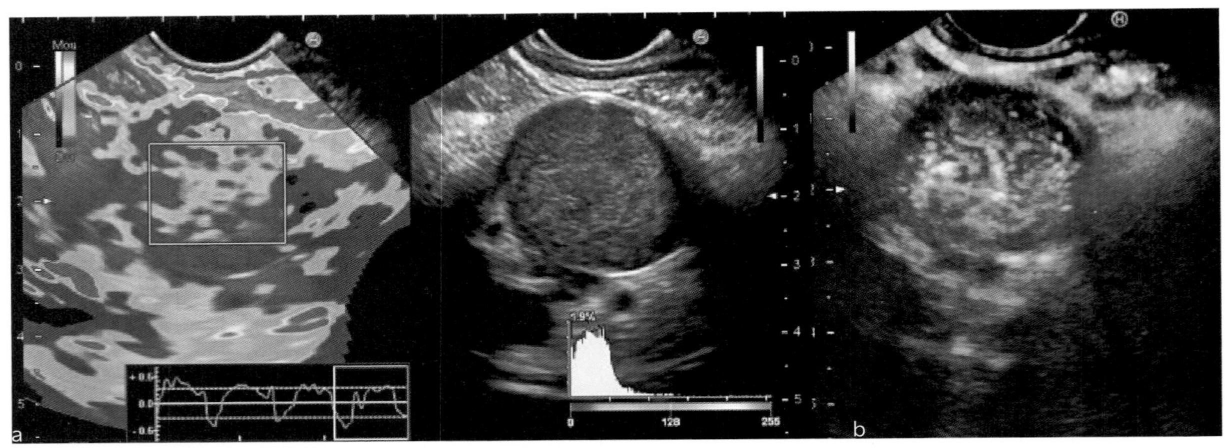

图 56.5　a. 弹性成像显示轻度硬性病变，弹性与正常胰腺实质相同；b. CE-EUS 增强快速洗脱

性肿瘤的良好工具。CE-EUS 的加入提高了弹性成像的准确性，但这两种技术不能取代 EUS-FNA 和（或）FNB。在 95% 的患者中，两个阴性的 EUS-FNA 结果加上一个软性的胰腺病变可以排除胰腺腺癌的诊断。

56.5　对比增强超声内镜

56.5.1　概论

超声造影剂结合对比度特异性成像技术越来越多地被临床实践接受，用于一些器官的诊断成像和常规术后检查。对于那些未深入涉足该领域的人来说，可能很难跟上这一技术的快速发展。2003 年 3 月，在哥本哈根举行的欧洲超声医学与生物学联合会大会上，与会者一致认为，有必要编制一份文件以描述基本技术要求、拟议的研究人员资格、建议的研究程序和步骤、图像判读指南、推荐和确定的临床指征以及安全注意事项 [55]。

作为血液示踪剂，超声造影剂的发展克服了传统的 B 型和彩色或能量多普勒超声的局限性，使实质微血管显示成为可能 [56]。根据造影剂和超声模式的不同，在间歇或连续成像中可以看到病变动态增强模式。增强模式的描述是在随后的血管期（如动脉期、门静脉期和肝脏病变晚期），类似于 CECT 和（或）增强 MRI。对比增强超声和对比 CECT 或 MRI 并不等同，因为超声造影剂的药代动力学不同，且局限于血管内空间，而目前批准的大多数 CT 和 MRI 对比剂都能迅速从血池清除到细胞外空间。

对比增强超声的一个内在优势是，它能够实时评估对比增强模式，与其他成像方式相比，具有更高的时间分辨率，不需要预先定义扫描时间点或执行推注跟踪。此外，由于患者耐受能力强，可以重复使用超声造影剂。除了静脉注射外，这些造影剂还可用于腔内应用（如膀胱内给药）。

与其他类型的超声相比，超声造影研究受到同样的限制：一般来说，如果常规超声不理想，那么超声造影研究可能会令人失望。

目前，有 4 种经肺超声造影剂在欧洲获得批准并销售。

（1）Levovist®（以半乳糖和棕榈酸为表面活性剂的气体）：由 Schering 公司于 1996 年推出。主要适用于心脏、腹部、膀胱输尿管反流和经颅超声。

（2）Optison®（全氟丙烷，包括封装在白蛋白外壳中的八氟丙烷）：由 GE Healthcare 于 1998 年推出。迄今为止仅适用于心脏超声。

（3）SonoVue®（封装在磷脂外壳中的六氟化

硫）：由 Bracco 于 2001 年推出。批准的适用范围是心脏（心内膜边界圈定）、大血管（大脑和外周动脉，门静脉）和微血管（肝脏，胰腺和乳腺局灶性病变的特征）超声。

（4）Luminity®（全氟丙烷，由脂质外壳封装的八氟丙烷组成）：由 Bristol-Myers Squibb 于 2006 年推出。迄今为止仅适用于心脏超声。

其他的超声造影剂在欧洲以外的地方得到批准或者正在接受审查。

目前用于超声诊断的造影剂的特点是微气泡结构，由壳体稳定的气泡组成并充当血池剂。它们能增强超声后向散射，因此能有效增强血流评估的回声性。虽然传统超声可以检测到高浓度的微泡，但在实践中，它们的评估通常需要特定的对比成像模式。

对比特异性超声模式通常基于来自组织的线性信号的抵消和（或）分离，以及来自微泡的非线性响应的利用。微气泡的非线性反应基于两种不同的机理。

（1）低声压下微泡振荡的非线性响应：选择微泡振荡的非线性响应，使微泡的破坏最小化。

（2）微气泡破坏引起的高能宽带非线性响应：非线性谐波超声信号也可能出现在组织本身，这是由于声波在通过组织传播时的失真。在给定频率下，这种来自组织的谐波响应的程度随着声压的增加而增加，而声压与机械指数（mechanical index，MI）成正比。

低溶解度气体造影剂（如 SonoVue、Option、Luminity）的特点是在低声压下提高了的稳定性和良好的共振行为。这一特点允许在低 MI 下进行最小破坏性的对比度特异性成像，并允许在几 min 内进行有效的研究，实时显示动态增强模式。此外，低 MI 技术可有效抑制组织信号，因为当使用低声压时，组织的非线性响应最小。能否在高压下使用充满空气的微泡（例如 Levovist）进行超声成像取决于微泡破裂，这是实时成像的一个重要限制。

56.5.2 对比增强超声内镜在胰腺癌诊断中的作用

造影剂已用于经腹超声，以帮助评估肝脏或肾脏病变。造影剂是由脂膜包裹的惰性气体组成的微泡，在 EUS 检查期间通过静脉注射使用。在低 MI 谐波超声下，病变血管内可见微泡，显示组织灌注模式。它可以区分与癌一致的低强化病变、局灶性慢性胰腺炎等强化结节和高强化神经内分泌病变。最近对 1139 名患者进行的荟萃分析发现，CE-EUS 诊断胰腺癌的敏感度和特异性分别为 94% 和 89%[57]。CE-EUS 最重要的临床应用是针对最初 EUS-FNA 阴性的患者。

CE-EUS 在 EUS-FNA 阴性的情况下可能有用。最近，对 EUS-FNA 的大多数研究发现，其 NPV 为 26% ~ 44%[58 ~ 64]，与早期研究的 NPV 在 75% 左右[59-60]形成对比。在 Oshikawa 等[65]的研究中，47% 的患者第一次活检结果为阴性，但后来通过重新穿刺或手术诊断为恶性肿瘤。总之，胰腺 EUS-FNA 的 NPV 为 30% ~ 33%。从理论上讲，有必要进行新的穿刺以确保样本是标准的组织，CE-EUS 有可能避免第二次手术。

关于使用 SonoVue 时的假阴性结果，我们发现高回声（增强对比图）的腺癌总是低分化腺癌或与 IPMN 相关。这提示低分化腺癌的血管密度不同于高分化腺癌。这些结果与 CE-EUS 的研究相似[66-67]。肿瘤组织的分化程度、纤维化程度和血管闭塞程度的差异可能与增强行为的差异有关。

关于 CE-EUS 和内分泌肿瘤，一份使用 Levovist 的病例报告描述了一种可能对小型胰岛素瘤精确定位有用的诊断方法[68]。内分泌肿瘤有强烈的对比增强模式和快速洗脱，提示血管过度病变。这些结果与 CE-EUS 的结果相似[6667，69-70]。这些血管图像与几乎所有的胰腺导管癌不同。因此，CE-EUS 增强模式能鉴别胰腺癌和内分泌肿瘤，从而对此类病变做出有效诊断。此外，由于“标准”EUS 具有同时显示小病灶和肿瘤血管的出色能力，已被认为对胰腺内分泌肿瘤的定位有很大的价值[71-72]。因此，CE-EUS 可提高胰腺肿瘤的诊断灵敏度。

胰腺的转移性病变很少见（5% ~ 10%）[73]，但却是引起局灶性胰腺病变的重要原因。我们团队首次描述了 CE-EUS 中胰腺转移的增强模式[74]。5 例患者中有 4 例（80%）的转移灶表现为回声增强，可能证明其过度血管化。唯一的非增强型胰腺转移来自一例结肠癌患者。CE-EUS 有助于原发性胰腺癌和胰腺转移的鉴别诊断，因此对选择适当的治疗策略（例如选择化疗而不是手术）具有决定性影响。但是，组织学检查仍然是胰腺肿瘤鉴别诊断的标准。

56.6 结论

EUS 是诊断胰腺小肿瘤的最佳微创方法。EUS 引导下活检技术的发展增加了该技术的特异性，并证明了并非所有胰腺肿块都是腺癌（约 70% 为腺癌，30% 为其他组织学来源）。EUS 引导下的活检在可切除胰腺癌术前治疗的进展中具有关键作用。CE-EUS 和弹性成像可在活检无法确定的情况下使用。

（曹利军译，胡秋源审校）

参考文献

第 57 章　超声内镜引导下细针穿刺 / 细针活检在胰腺实性病变中的应用：何时是指征，最优的技术方法是什么？

Mihai Rimbas, Gianenrico Rizzatti，Alberto Larghi

57.1　引言

胰腺实性病变（pancreatic solid lesion，PSL）包括多种良性和恶性疾病，需要采用不同的方法治疗。肿瘤和炎症 / 自身免疫性疾病之间的区别需要结合临床症状和最先进的影像学检查才能彻底诊断清楚。影像学图像不仅有助于鉴别诊断，还可以提供远处转移灶的情况以及胰腺肿块与邻近组织（胆管、十二指肠、局部重要血管和其他器官）的关系，这对确定下一步诊治决策至关重要。存在临床症状的病例大多与恶性疾病有关，但有时也会在无症状的个体中发现 PSL。80% 的胰腺导管腺癌（pancreatic ductal adenocarcinoma，PDAC）患者表现为黄疸、体重下降，并伴有后背痛[1]。在偶然发现的 PSL 中，最常见的是胰腺神经内分泌肿瘤（panc reatic neuroendocrine neoplasm，PanNEN）（23% ~ 42%）、PDAC（31% ~ 34%）、胰腺实性假乳头状瘤（3% ~ 15%）和局灶性慢性胰腺炎（0 ~ 11%）[2]。一旦诊断明确，需要决定是否对患者进行活检。如果有指征，EUS 引导组织获取术（endoscopic ultrasound-guided tissue acquisition，EUS-TA）所取得的细胞学和（或）组织学标本检查是最终诊断的金标准，采集方法可分为经胃或经十二指肠的 EUS 引导下细针穿刺（endoscopic ultrasound-guided fine-needle aspiration，EUS-FNA）和细针活检（endoscopic ultrasound-guided fine-needle biopsy，EUS-FNB）[3]。

在这一章，我们将探讨哪些 PSL 患者需要 EUS-TA 以及哪些是最佳的技术方法，后者与各中心的病理科技术能力密切相关。

57.2　超声内镜引导下组织获取的指征

评估 PSL 患者是否需要 EUS-TA 是一个合理的重要步骤。对于肝转移患者，首选的诊断性检查是经皮穿刺活检，除非是经皮穿刺无法到达的孤立病灶（如肝尾状叶）。在这种困难的情况下，EUS-TA 应同时采集原发和继发病灶。这对于存在转移的 PanNEN 患者尤其重要，因为组织 Ki-67 染色的结果可以区分原发病灶和继发病灶，从而影响治疗决策[4]。不久的将来，原发病灶和肝转移灶的两处取样将会有力地推动 PDAC 的正确治疗决策[5]。

对于适合新辅助治疗的局部晚期或边缘可切除的胰腺肿瘤，在进行治疗前必须获得组织病理的确认。欧洲胃肠镜学会（European Society of Gastrointestinal Endoscopy，ESGE）建议将 EUS-TA 作为明确诊断的首选检查[3]。Volmar 等的回顾性研究发现[6]，在1050例PSL中，EUS引导下细针穿刺（n =843）比CT（n =67）或超声（n =140）引导下的经皮细针穿刺诊断更准确。此外，在调整病灶大小后，EUS对3 cm以下病灶的诊断准确率明显高于超声或CT（P = 0.015）。随后，一项前瞻性随机对照研究[7]纳入41例EUS-FNA取样患者和43例CT/US-FNA取样患者，结果表明CT/US-FNA组和EUS-FNA组检测到恶性肿瘤的敏感度分别为62%和84%，EUS-FNA组比CT/US-FNA组有着更高的准确性（P = 0.074）。作者认为，EUS组和经皮穿刺组的结果未发现显著性差异是由于未收集到预期数量的患者。但从实际角度出发，具体选择哪一个取样方法，其实高度依赖于当地医院的经验和EUS或放射介入的技术能力[8]。最近，一项针对医保患者的回顾性追溯分析发现，在过去的5年（2006 — 2010年），EUS-FNA越来越多地被用于恶性胰腺肿瘤活检中，但经皮穿刺技术仍然是使用最普遍的[9]。经皮穿刺方法更适用于存在镇静相关风险或手术导致上消化道解剖结构异常的患者中。但是，EUS仍有它的自身优势，它可以提供肿瘤分级的附加信息，比如：非局部的淋巴结转移情况，如主动脉腔静脉内、主动脉周围和（或）之前未发现的少量腹水，高度提示腹膜受累。此外，早期行EUS引导腹腔神经丛毁损术（EUS-guided celiac plexus neurolysis，EUS-CPN）可同时用于治疗疼痛。临床随机双盲对照试验证实其效果优于晚期EUS-CPN[10]。

如果其他活检方法失败或之前在三级医疗中心没有进行过EUS-FNA，强烈建议进行或重复进行EUS-FNA检查[11-12]。总的来说，PSL的EUS-FNA是安全的[13]，平均准确率约为85%[14]，相比经皮穿刺技术具有更低的肿瘤播散风险[15]。同时也能通过快速现场细胞病理学检查（rapid on-site cytopathology examination，ROSE）评估标本，以获得更高的准确率，但这一结论是有争议的[16 ~ 19]。另外，ROSE并不是所有的中心都能提供，同时也会增加花费。

可切除肿块的取样路径不是直接确定的，术前是否需要在组织学上证实恶性肿瘤仍存在争议。医师必须平衡每个患者进行EUS-TA的获益和风险。近期大量文献综述中的专家意见[20-21]倾向于避免术前活检，原因如下：①播散的风险，EUS一般很少涉及此类问题，特别是经十二指肠穿刺取样时，因为在行胰十二指肠切除术时，针道一般会被切除[15]；② FNA的阴性预测值低（根据阴性结果不能排除恶性肿瘤）[22-23]；③术前EUS-TA对提高总的生存率和肿瘤特异性生存率无效[24]。其中一篇关于胰头占位的论文中，专家的意见是强烈反对进行术前组织学诊断，除非高度怀疑自身免疫性胰腺炎（autoimmune pancreatitis，AIP）、胰腺淋巴瘤或只有当确诊为恶性肿瘤，患者愿意接受手术时再行EUS-TA检查[21]。对疑似恶性肿瘤的患者行胰十二指肠切除术，术后手术标本检查为良性的比率在5% ~ 13%[21]。而这种趋势并没有随着时间的推移而降低，手术标本检查后最常见的诊断是AIP。显然，随着对AIP影像形态上的认识和了解，不必要的手术可能会减少。

研究PSL的金标准是先对可切除的PSL患者进行分层，其中一个非常重要的方法是根据多排螺旋CT（multidetector CT，MDCT）上的病变表现来分层（图57.1）。尤其是通过MDCT评价PSL的血管表现有助于鉴别诊断，并决定是否需要sEUS-TA。通过对比增强检查，可以将PSL与其周围正常的胰腺实质相比较，能观察到3种不同的强化形式：低强化、等强化和高强化。

低强化是PDAC最常见的一种形式，预测的敏感度为92% ~ 96%，准确率为82% ~ 95%[25-26]。大约95%的病例中，非低强化形式（等强化和高强化）与PDAC以外的诊断相关[25]，但它们缺乏特异性，可以在有着不同预

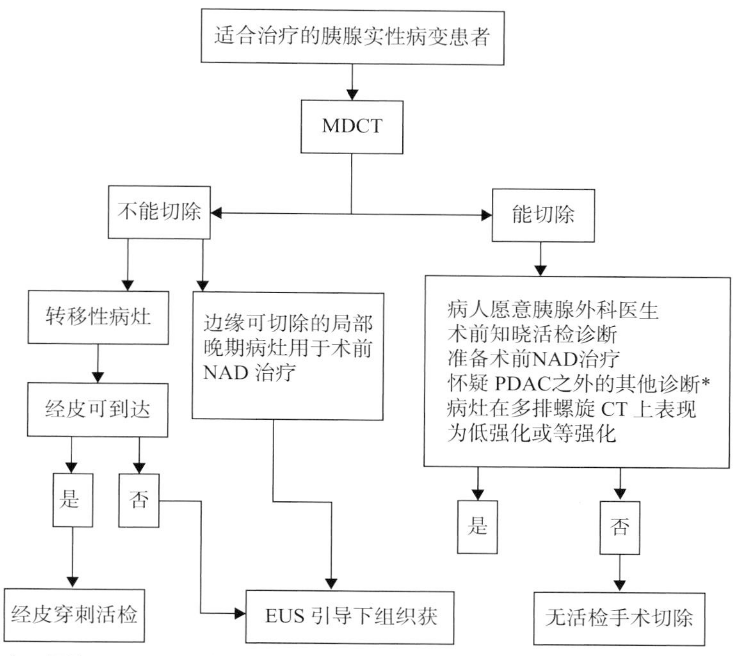

MDCT：多层螺旋CT；NAD：新辅助治疗；PDAC：胰腺导管腺癌；* 其他诊断：如自身免疫性胰腺炎和胰腺淋巴瘤。

图 57.1　胰腺实性病变患者的诊治流程

后和侵袭性的PSL中观察到，因此需要特殊管理[27-29]。大多数非低强化的PSL常见诊断有：PanNEN、胰腺转移瘤、胰腺腺泡细胞癌、假实性浆液性囊腺瘤、胰内副脾、胰腺实性假乳头状肿瘤、肿块性胰腺炎和其他罕见肿瘤[30]。对于PanNEN，高强化的阳性预测值仅为56%[26]，并且无论是等强化还是高强化均与病变侵袭性无关联[31]。因此，对于所有等强化或高强化的病灶，EUS-TA似乎是用于明确诊断和决定危险分层最合适的检查手段。例如，除大小（小于或大于2 cm）外，Ki-67的表达也会影响PanNEN的治疗决策。

MDCT发现病灶的形态学特征也有助于推测某一特殊的诊断。之前，一项关于PanNEN的大型回顾性外科系列研究报道，不规则形状/边缘与肿瘤侵袭性相关[32]。肿瘤边缘的形态学可以反映肿瘤的生长情况。包膜完整的非侵袭性结节通常观察到光滑的边界。相反，不规则/不确定的边缘可能是肿瘤伪足和浸润性生长的表现，一般与侵袭性更强的肿瘤相关。

在过去的几年，一些重大的革新可能会给PSL的治疗带来真正意义上的突破，而不是仅限于切除。首先，最近的数据支持对可切除的病例也进行新辅助治疗[33-34]。如果其成为标准治疗手段，那么在新辅助治疗之前，获得组织病理学诊断将是必不可少的。其次，PDAC的全基因组测序揭示其有4种亚型（内外分泌异常分化型、胰腺祖细胞型、鳞型和免疫原型），具有不同的预后和对治疗的反应[35]。其分子学特征可能会成为判断预后和（或）提供分层治疗的依据，但这需要大量的肿瘤组织标本。到目前为止，只有手术标本能满足这一需要。然而，现在新一代EUS引导下穿刺活检已能为肿瘤的分子学研究提供足够的组织标本，开创了个体化治疗胰腺癌的新时代[36]。这种活检针的表现优于以前的细针，采集的标本可用于评估组织结构及判断细胞与基质的关系。这在理论上可以减少假阳性和假阴性，获得更高的阴性预测值，从而可以克服

EUS-TA 作为术前诊断工具的主要局限[37 ~ 39]。

对 PSL 行 EUS-TA 的绝对禁忌证包括[40]：

- 对患者的进一步治疗没有帮助。
- 无法修复的凝血功能障碍（血小板计数＜ 50×10^9/L 或国际标准化比值＞ 1.5）[41]。
- 根据现有指南，抗凝血剂或 ADP 受体拮抗剂在术中不能停用。
- 无法避开的大血管。

57.3　超声内镜下组织获取的最佳技术方法

随着时间的推移，EUS-TA 的最佳技术方法已发生了变化，表现在技术上的改进和设计了专门用于 EUS-FNB 的新一代活检针。在 EUS-FNA 时代，技术手段在很大程度上取决于各个医疗机构可提供的资源（表 57.1）。

尽管各种荟萃分析的结果存在争议[16, 18]，但仍强烈推荐术中 ROSE 检查以提高诊断的准确性[16 ~ 19]。因为 EUS 医师获益与否取决于专业的细胞病理学家是否对细胞标本进行了充分的直接评估。如果需要，细胞病理学家可以要求现场提供额外的标本用于辅助检测，如流式细胞术、免疫组化或微生物分析。但是，细胞病理学专科又是一个复杂的医学专业，特别是与胰腺标本相关的样本[42]。此外，ROSE 也没有得到普及，特别是在除三级医疗中心以外的医疗机构[42]。因此，在一些作者看来，由于需要细胞病理学的支持，EUS 的实用性受到限制，进而影响其普及[43-46]。

表 57.1　基于各中心的可用性和资源，制定胰腺实性病变中 EUS 引导下组织获取的策略

细胞病理学支持	2016 年以前			2016 年以后	
	有 ROSE 的 EUS-FNA	EUS-FNA 涂片和细胞块	EUS-FNB[a]	有 TIC 的 EUS-FNB	EUS-FNB[b]
操作间有细胞病理学家	√			√	
医院有细胞病理学家		√			√
没有细胞病理学家		√	√		√

注：[a] EUS-FNB 选用 ProCore 22G 和 19G 穿刺针或标准 19G 穿刺针[9]。[b] 越来越多人的推荐新型 EUS-FNB 穿刺针（Sharkcore 22G、Acquire 22G、ProCore 20G）来代替 EUS-FNA 穿刺针[67]。EUS：EUS；FNA：细针穿刺；FNB：细针活检；ROSE：快速现场细胞病理学检查；TIC：印片细胞学技术。

在一些没有 ROSE 的医疗中心，通过训练内镜操作者本人对标本的充分性进行评估，可以使诊断准确率提高 22%，而不确定诊断率降低 18%[47]。然而，在现实医疗环境中，由于受限于时间，这种培训可能很难完成。其他选择包括使用已上市的 FNB 活检针（ProCore 22G 或 19G）和 19G 标准针进行活检，或通过多次 FNA 制备细胞块。美国中心大多推荐多次 FNA。FNA 材料是通过离心收集瓶获得的。虽然制备细胞块的过程与经典组织块制备相似，但最关键的缺点是因滤过、细胞簇分解和细胞外基质丢失而导致部分细胞的丢失。这一缺点可能会隐匿一些恶性肿瘤的特征，从而影响诊断。如果直接涂片检查没有确诊，那么基于细胞块技术做出恶性诊断的可能性微乎其微。此外，使用细胞块技术的 EUS-FNA 的诊断率只有 75% 左右，而且需要专门的技术人员，增加了成本[48-49]。另一种方法是将 EUS-FNA 中获得的肉眼可见的白色小组织碎片

分离，并保存在细胞块溶液中，剩下的标本直接涂片，作为细胞学标本处理。细胞学和组织学评估应该相互补充，即便没有 ROSE，两者结合仍可获得较高的诊断准确性[40]。

在过去的 4 年里，专门为 EUS-FNB 设计的新型活检针已经被引入临床，这项创新可能会彻底改变 EUS-TA 的规范。有 3 篇报道介绍了这项创新。第一篇报道是关于一项随机交叉研究，比较了 22G 标准针与 22G Franseen 活检针（AcquireTM，Boston Scientific Inc.，Marlborough，MA，USA），这两种穿刺针被随机连续应用于 46 个 PSL 患者[38]，均采用细胞块技术获取组织学标本。总的来说，FNB 活检针在以下指标中明显优于 22G 标准针：全部组织的中位面积（6.1 mm^2 *vs*. 0.28 mm^2；$P < 0.0001$）、肿瘤取样面积（0.68 mm^2 *vs*. 0.099 mm^2；$P < 0.0001$）、促增生纤维化面积（3.9 mm^2 *vs*. 0；$P < 0.0001$）、维持组织结构率（93.5% *vs*. 19.6%；$P < 0.0001$）和细胞块诊断率（97.8% *vs*. 82.6%；$P = 0.03$）。此外，作者能够利用专门的图像软件量化组织成分，以证实使用新型 22G FNB 针获取组织中真实的组织学情况。这是一个巨大的进步，因为之前的观察结果显示 22G 标准针和老一代 FNB 针（ProCore 22G）核心组织活检能力是相同的[50]。此外，作者同样指出，另一种 FNB 针，22G SharkCoreTM 穿刺针（Medtronic plc，Fridley，MN，USA）在 50 例 PSL 患者中显示出与 Acquire 针完全相似的性能[51]。无论是细胞块（96% *vs*. 92%）还是 ROSE（94% *vs*. 98%），两种穿刺针的诊断准确率都非常高。作者认为这些新一代的 FNB 针无须再进行 ROSE。

第二篇重要报道是 ASPRO 研究，这是一项国际多中心随机研究，对用于 EUS-FNB 的 ProCore 20G 针（Cook Medical，Bloomington，IN，USA）和用于 EUS-FNA 的 25G 标准针进行了比较，纳入了 612 例 PSL、淋巴结或其他病变需要采样的患者[39]。13 个参与中心采用了各自的 FNA 和 FNB 技术（7 个中心使用了 ROSE 技术）。总的来说，相比于 25G 标准针，20G FNB 针对恶性肿瘤有更高的诊断准确率（87% *vs*. 78%；$P = 0.002$）和敏感度（90% *vs*. 82%；$P = 0.008$）。在分类（Bethesda 标准）的准确率方面，20G FNB 优于 25G FNA（82% *vs*. 72%；$P = 0.002$）。最终，多元 logistic 回归分析显示，这一结果与适应证、病灶大小、穿刺次数和 ROSE 无关（$P = 0.004$）[39]。

第三篇报道来自 Orlando 团队，其标题听起来像是 EUS-FNA 的墓志铭[37]。这项研究纳入了 1662 个病例，其中 1028 例采用 EUS-FNA，而 634 例采用 EUS-FNB。EUS-FNB 组中细胞块的诊断准确率明显较高（69.9% *vs*. 92.7%；$P < 0.001$）。另外，2127 例胰胆管实性病变的患者接受了 EUS-FNA（1449）和 EUS-FNB（678）用于 ROSE，两组诊断的准确率无明显差异（98.6% *vs*. 99.1%；$P = 0.28$），但仍然是 EUS-FNB 组更高。用于 ROSE 的 FNB 标本通过印片细胞学（touch imprint cytology，TIC）技术获得。简单来说，该技术是将获得的材料放在涂片上并检查固体成分，然后，将“蠕虫状”核心组织标本从带血迹的材料中分离出来，转移到一个干净的玻片上，并用另一个玻片轻轻地推压。第一次推压剩下的实体组织（如果有的话）放在福尔马林中进行组织学评估[37]。

总之，EUS-FNB 的表现优于 EUS-FNA，其获取的组织学标本具有非常高的诊断准确率。在进行 ROSE 检查的能力方面也优于 EUS-FNA（图 57.2 ~ 图 57.4，文后彩图 57.2 ~ 图 57.4）。此外，最近的一篇论文报道了所有新一代的 FNB 穿刺针可以提供足够的样本用于 DNA 和 RNA 全基因组提取和 RNA 测序，这样就有机会研究 PDAC 中的分子亚型，使其在未来的临床试验中用于指导治疗成为可能[36]。

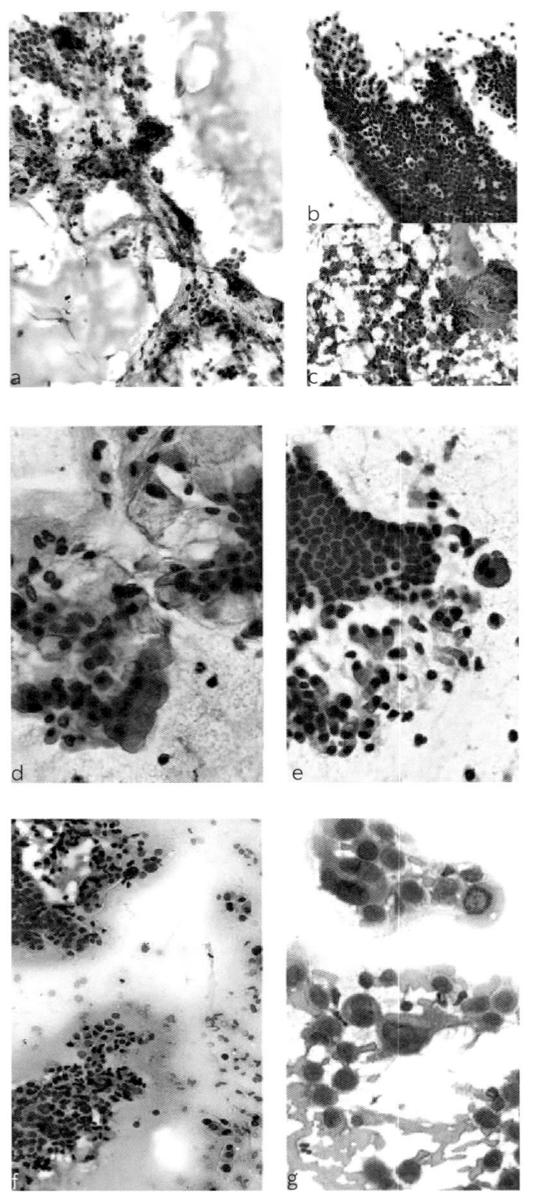

a. 正常腺泡结构，中间有少量粒细胞，与正常标本一致；b. 单层十二指肠黏膜，带有散在的腺泡细胞，提示十二指肠壁细胞污染；c. 一小片胃小凹上皮和壁细胞，拥有颗粒状细胞质和规则的细胞核，提示胃壁细胞污染；d. 上皮细胞聚集，伴有细胞核轻度多形性，核膜不规则，细胞质丰富，有多形性的倾向，提示恶性肿瘤；e. 导管上皮细胞周围有粘连，细胞核呈轻度多形性改变，划为不典型；f. 细胞核大小不一与细胞黏附力下降的三维团簇图形，与恶性肿瘤表现一致；g. 高倍视图显示低分化腺癌。

图 57.2　胰腺实性病变的 EUS-FNA 细胞学涂片

（资料来源：Adele Fornelli 博士提供）

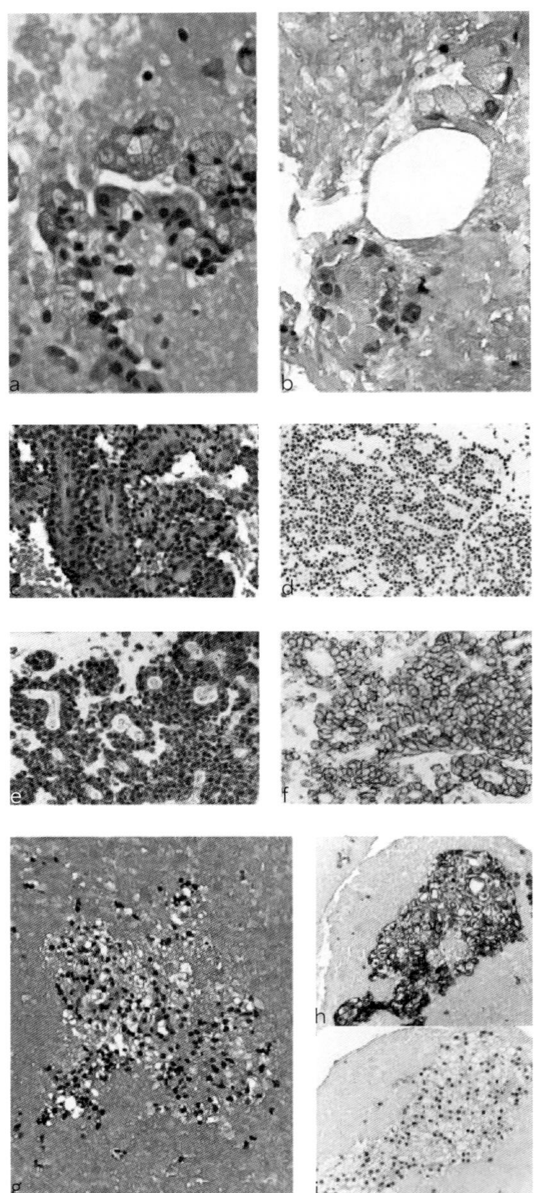

a. 细胞块显示为胰腺导管腺癌细胞，有大量细胞质黏蛋白，核质比低；细胞核形状不规则。b. 标本材料为小腺体聚集的腺癌细胞，表现为多形核，核仁突出，细胞质呈细微空泡状。c. 细胞块由小毛细血管包绕的单形细胞组成，提示为胰腺实性假乳头状瘤。d. 免疫组化显示孕激素抗体染色呈现弥漫性核阳性。e.β-catenin 抗体染色呈现细胞核、细胞质阳性。f.CD56 免疫染色黏附于细胞膜上。g. 小组织碎片由中度核多形性和透明细胞质的上皮细胞组成，诊断为肾细胞癌转移灶。h.CD10 抗体染色在细胞膜上获得良好修饰。i.PAX8 抗体染色显示弱核阳性。

图 57.3　胰腺实性病变细胞块的 EUS-FNA 涂片

（资料来源：Adele Fornelli 博士提供）

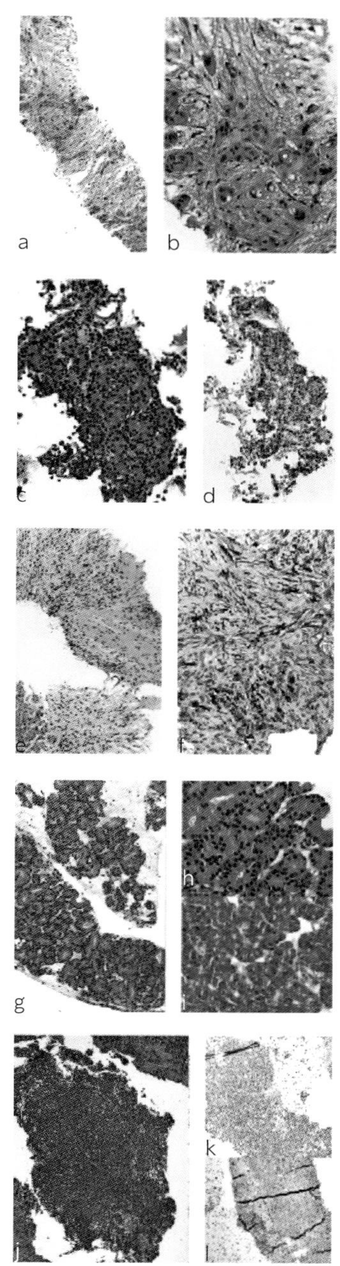

a. 浸润性导管腺癌的纤维组织组成的组织核心细胞；b. 高倍镜显示明显的核多形性和胞浆内空泡；c. 分化良好的神经内分泌肿瘤由上皮样细胞；d. 细胞核规则，呈玫瑰花结状，弥漫性嗜铬粒蛋白抗体强阳性；e. 胰腺核心薄壁组织有少量腺泡和密集的炎性浸润；f. 提示自身免疫性胰腺炎，IgG4 免疫染色阳性大多数浆细胞；g. 高分化腺泡细胞癌由上皮细胞呈腺泡生长模式；h. 其中在高倍镜下的细胞质呈嗜酸性，颗粒状，充满酶原颗粒；i.PAS 染色在肿瘤细胞的细胞质中呈阳性；j. 小到中等淋巴细胞；k.cyclinD1 阳性；l.CD5 阳性与套细胞淋巴瘤。

图 57.4　胰腺实性病变 EUS-FNB 组织学标本

（资料来源：Adele Fornelli 博士提供）

最后一个有待确定的因素是在 EUS-FNB 时代 ROSE 的剩余成本效益。一项国际多中心的随机对照研究正在进行，将使用 FNB 针的 EUS-FNB 和用于 ROSE 的 EUS-FNB 进行比较，相信不久将给出答案 [52]。重要的是，在这项正在进行的研究中，各参与中心之间的操作流程应该标准化，EUS-FNB 收集的标本应该作为活检标本直接放在福尔马林中进行后续的检查。

在此基础上，我们认为 EUS-TA 在世界范围内的推广，尤其是在细胞学不发达的国家，不仅要考虑技术因素和所采用的组织评估方法，还要考虑成本和资源，这可能因国家而异。考虑到这一点，我们认为 EUS-FNB 应该始终用于评估 PSL 患者，有条件的话可结合 ROSE，使用 TIC 技术对获得的标本进行评估，并收集细胞进行 DNA 分析，用于研究。事实上，来自 ROSE 的细胞学标本中含大量纯肿瘤细胞，相比于组织学标本，它似乎是一个更可靠的 DNA 来源，因为组织学标本中更多的通常是间质细胞。为此，一般认为超过 1000 个细胞（相当于超过 10 ng 的 DNA）是进行分子学分析的合适标本 [53]。另外，在没有 ROSE 的胆胰转诊中心，要对内镜医师进行培训，大力鼓励细胞病理学家或细胞技术专家将 TIC 技术用于 FNB 标本，以便建立生物库。最后，对于 EUS-FNB 难以明确诊断的疑难病例，需要重复取样，由细胞病理学家使用 TIC 技术用于 ROSE 评估。

57.4　进行EUS-TA的一般原则

EUS-TA 可以在咪达唑仑单独 / 联合阿片类药物的清醒镇静或异丙酚的深度镇静下安全地进行 [40]。对于转移性病灶，应首先取样，以避免在使用单根针时污染后续其他部位的标本 [40]。

在穿刺病灶前，应尽量采取直视位，以方便

移动，确保减少针头摩擦及穿刺针与超声平面视角的偏离[41]。强烈推荐使用彩色多普勒来识别穿刺路径上的血管，辨别胆总管，在取样时避免穿过，以免发生胆管炎。应该采用快速垂直刺入的方式进入 PSL，病灶的取样采用扇形技术。该技术明确诊断比标准操作技术需要的穿刺次数更少[54]。

57.4.1 超声内镜引导下细针穿刺

在 EUS-FNA 过程中，先用穿刺针在每个采样部位的病灶内进行 10 ～ 20 次往复运动，然后操作者再抽吸标本，之后将穿刺针从病变和内镜中取出。现已针对多个因素对取样结果的影响进行了研究。

57.4.1.1 穿刺次数

在没有 ROSE 的情况下，一项对 33 例 PSL 患者的早期研究表明，要使诊断恶性肿瘤的敏感度达到 83%，需要 7 次穿刺[55]。然而，最近的几项研究表明，在 PSL 患者中，平均 3 次穿刺就能使恶性肿瘤的诊断率超过 85%[56]。

57.4.1.2 针头尺寸

有 4 篇系统综述和荟萃分析比较了 25G 针和 22G 针的诊断效能[57 ~ 60]。只有两篇认为 25G 针略有优势[57-58]。当镜头尖处于极度弯曲的位置时，使用 25G 针可以更容易经十二指肠进入胰腺头部或钩突部的 PSL。事实上，一项前瞻性研究表明，在使用 22G 或 25G 针进行的 548 例 EUS-FNA 手术中，11.5% 的病例因头部或钩突部 PSL 从 22G 针换成 25G 针。将这一结果应用于第二组 500 名 PSL 患者中，用 25G 针进行了头部 / 钩突部肿块的 EUS-FNA，其失败率降至 1.8%[61]。

57.4.1.3 抽吸的使用

各种前瞻性和随机对照研究比较了抽吸在 EUS-FNA 中的作用，产生了有争议的结果。最近一项大型单中心随机对照研究纳入了接受 EUS-FNA 的 352 例 PSL 患者，比较了 22G 和 25G 穿刺针有抽吸或无抽吸的结果。与其他技术相比，带抽吸的 22G 针需要更多的穿刺次数才能获得用于现场诊断的足够标本（P = 0.003），结果必然带来更多的血液污染（P = 0.01），导致在经十二指肠穿刺时整体诊断的准确性较低（P = 0.004）[62]。相反，在另一项多中心前瞻性随机研究中，采用 22G FNA 穿刺针对 PSL 进行取样，结果发现用 20 mL 注射器抽吸，获取的标本充分性和诊断准确性更好（分别为 87.5% 和 86.2%），而 10 mL 注射器抽吸的结果分别为 76.1% 和 69.0%，不抽吸的结果分别为 45.4% 和 49.4%[63]。

57.4.1.4 管芯的使用

使用管芯在预防胃肠道上皮细胞污染方面，以及在取样过程中所获标本的充分性和诊断效率方面都没有优势[64]。

57.4.2 超声内镜引导下细针活检

目前还没有研究评估如何具体实施 EUS-FNB。Varadarajulu 等建议使用扇形穿刺技术实施 EUS-FNB，即在 3 个或 4 个位置多点取样，每个位置使用较少的来回动作（2 ～ 3 次即可）[65]。此外，作者建议不要在同一个病灶中反复 FNB 穿刺超过 3 次，因为反复穿刺活检可能会产生血凝块。

本章的作者之一（A.L.）自 2008 年开展 EUS-FNB 以来，提出了一项新的 EUS-FNB 技术[66]。将穿刺针插入目标病灶后，在病灶的 3 ～ 4 个不同区域中进行单次往复动作，即随着穿刺针回缩，大刻度盘向上移动，获得新的穿刺位置 / 角度。如果需要，也可以完全缩回针头以对准病灶的不同区域。这项技术从理论上控制了标本的血液污染，并可获得较大的组织样本。因为在病灶内的移动有限，产生的组织碎片也较少。事实上，最近我们的首席病理学家与其他 4

位专家和5位非专业的病理学家举行了会面，对ASPRO研究期间获得的大量患者细胞学和组织学标本进行了重新梳理[39]。他从会议回来，自豪地告诉我们，我们的组织学标本在数量上和质量上都是最好的，其他所有病理学家都问他这些标本是如何处理的。他们认为是特殊的处理方法导致了更好的结果。令人惊讶的是，在与会者看来，我们处理标本的方法是最为简单的，即把标本按标准内镜活检的方式直接放在福尔马林中，用生理盐水冲洗针头。但是，这些方法需要设计恰当的研究进一步验证。

57.5 结论

EUS引导下的组织获取正迅速从EUS-FNA转向EUS-FNB。这一技术更加高效和简单，即使在三级医疗中心之外也可进行，不需要ROSE也能保证诊断的准确性。EUS-FNB还可以提供标本用于额外的诊断检查，以便对PSL患者实施个性化治疗。ROSE在EUS-FNB时代的作用似乎仅限于研究目的和疑难案例。接下来，还需要进一步的研究来确定EUS-FNB获得足够组织完成所有检测的精确穿刺次数。

57.6 鸣谢

作者非常感谢Adele Fornelli博士为本章提供的相关细胞学涂片、细胞块和组织学标本图片。

（张频捷译，胡秋源审校）

参考文献

第 58 章　可切除胰腺癌的外科手术治疗：最优策略有哪些？

Jan G. D'Haese，Bernhard W. Renz，Jens Werner

58.1　引言

PDAC 的首选治疗方式仍是手术，预计到 2030 年，PDAC 将成为欧洲癌症相关死亡的第二大原因 [1]。目前不能行外科手术治疗的 PDAC 患者预后仍然很差，但随着近年来辅助治疗方式的发展，可行外科手术治疗的 PDDC 患者的预后已大大改善 [2]。接受辅助治疗的患者中位生存期甚至超过 5 年 [2]。同时，近年来，手术技术也有了进步，通过高度标准化的流程，手术变得更加安全。此外，适应证的不断扩大使得以前无法切除的肿瘤现在有了切除的可能。越来越多的最初局部不可切除的肿瘤患者通过姑息性 / 新辅助化疗后便有了进行外科手术治疗的可能。然而，迄今为止，常规新辅助化疗在可切除胰腺癌患者中仍然没有应用。本章概述了可切除 PDAC 的外科手术治疗和最佳治疗策略。

58.2　可切除胰腺癌的标准淋巴结清扫和切除术

一期手术切除后辅以辅助化疗是可切除胰腺癌的标准治疗方法，但仅有 20% ~ 25% 的胰腺癌患者可行外科手术治疗。这一低比例是因为大多数胰腺癌患者在确诊时已经处于晚期，即伴有远处转移或局部浸润。近年来，在大型临床诊疗中心，可切除 PDAC 患者的比例略有增加，现在有更多根治性胰腺切除手术在施行。胰腺癌的标准切除术包括胰腺切除术、区域淋巴结清扫术及沿着主动脉的淋巴结清扫术，尤其是沿着腹腔干和肠系膜上动脉（superior mesenteric artery，SMA）之间的间隙清扫淋巴结 [3]。并根据肿瘤的位置，切除胰头（Kausch-Whipple 手术）或胰尾（胰体尾切除术）。对于晚期肿瘤，尤其是胰体肿瘤，必须进行全胰切除术。如今，在经验丰富的临床诊疗中心，全胰切除术可以获得良好的长期预后 [4]。

58.2.1　胰十二指肠切除术

胰十二指肠切除术（Kausch-Whipple 术）是胰头部肿瘤的标准治疗方法。该手术需要将胰头、钩突连同十二指肠、第一空肠袢、胆囊和胆总管下端整体切除，于门静脉 / 肠系膜上静脉（superior mesenteric vein，SMV）轴的上方离断胰腺。以前经典的胰十二指肠切除术需要行远端胃切除。在过去的 20 年里，保留幽门的胰十二指肠切除术逐渐取代了经典的胰十二指肠切除术。保留幽门的优点是完全保留了胃，因此术后消化更符合生理功能，同时与经典手术相比，患者的预后不受影响。

在手术策略的发展方面，已开发了多种新的方法，可在实际切除之前评估肿瘤的可切除性。目前临床上较新的手术入路有：①“悬吊法”，即沿 SMA 从主动脉起端到肠系膜出口建立一个隧道，以评估切除 SMA[5] 的可能性；②“动脉先行入路”，是一种沿着肠系膜根部走行，于空肠近端和十二指肠空肠降部左侧软组织内游离 SMA 的技术，以排除肿瘤浸润（图 58.1，文后彩图 58.1）[6]；③“钩突优先入路”，即从右侧将胰头和钩突完全游离[7]。在胰腺被离断之前，SMA 和 SMV 都可以被安全地解剖出来（图 58.2，文后彩图 58.2），离断胰腺是手术切除阶段的最后一步。以上这些新技术的应用使得胰头肿瘤的手术更加安全。特别是确认可切除的探查阶段，已经变得更加标准化。随着越来越多的患者在接受新辅助治疗后再行手术，手术探查和可切除性评估变得越来越重要。

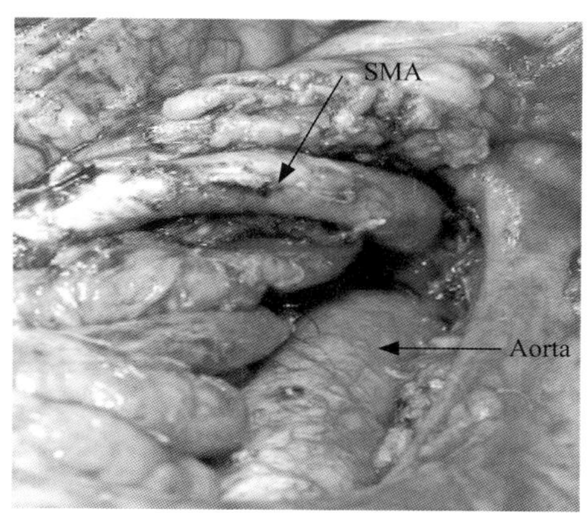

该入路可在手术早期排除肿瘤浸润 SMA。SMA 暴露在左侧十二指肠肠弯曲，并沿着肠系膜根部的组织从软组织中剥离；SMA：肠子膜上动脉；Aorta：主动脉

图 58.1 动脉优先入路

（资料来源：©Jens Werner。经作者许可转载）

胰十二指肠切除术的一个重要组成部分是标准化清扫肝十二指肠韧带、胰周和十二指肠周围淋巴结。清扫淋巴结的过程中，SMA 右侧和腹腔干周围所有软组织均需要被切除。同时，为了减少局部复发的风险，SMA 起始段、腹主动脉和腹腔干形成的三角区域内的所有淋巴结都应该切除。超出范围的淋巴结清扫（如在主动脉间隙的淋巴结清扫）已被证实会增加术后并发症的发生。因此，国际胰腺外科研究小组（International Study Group on Pancreatic Surgery，ISGPS）[8] 的一份共识声明中不建议进行超出标准范围的扩大淋巴结清扫。

胰十二指肠切除术的另一个重要部分就是胰管引流和胰腺残端的重建。术后胰瘘仍然是该手术最常见的并发症。大部分大型临床诊疗中心更倾向于采用胰空肠吻合术而不是胰胃吻合术。然而，一项大型随机对照试验显示这两种方案在预后上没有任何显著差异[9]。因此，对于胰腺残端的重建没有一般性的建议。在我们中心，我们采用双层端侧胰肠吻合术。

58.2.2 胰体尾切除术

胰体尾切除术适用于胰体部和胰尾部的肿瘤。在胰尾部肿瘤切除术中，需将脾脏、局部淋巴结及中央淋巴结同时切除。由于缺乏早期症状，胰尾部的肿瘤通常比胰头部的肿瘤诊断得更晚，因此确诊肿瘤的同时往往发现已合并局部进展，包括浸润邻近的血管和器官。通常，这类晚期肿瘤只能采用扩大的多脏器联合切除。

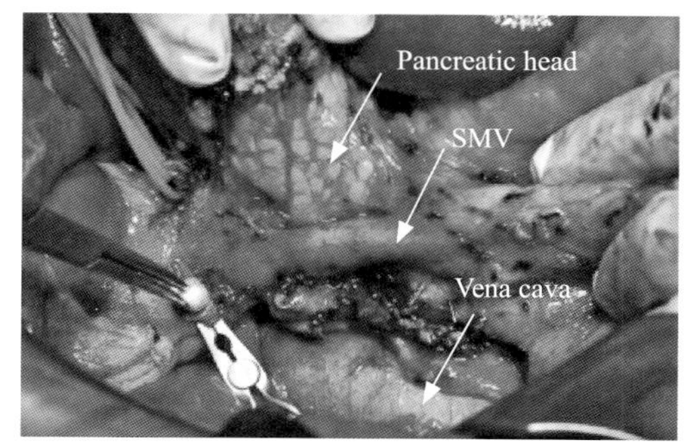

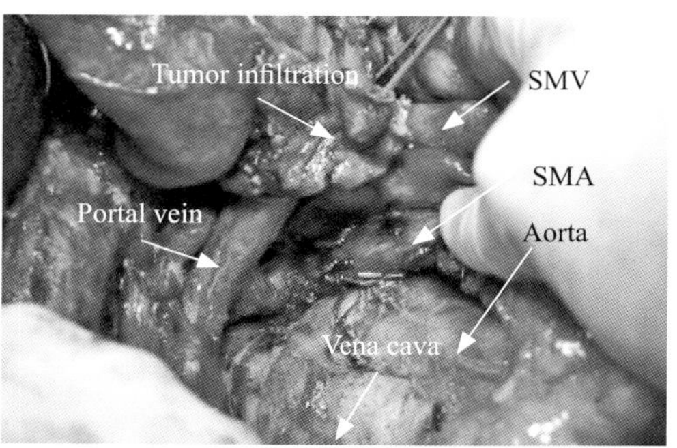

在该入路中，无须事先剥离胰颈，从右侧移动整个胰头。在这种情况下，胰头的肿瘤可以安全地从 SMA 和 SMV/ 门静脉中游离出来，胰腺的分离是切除阶段的最后一步。如右图所示，该入路在 SMV/ 门静脉肿瘤浸润的情况下尤其有效

图 58.2 钩突前入路

（资料来源：改编自 Hackert 等[7]。经 Springer Nature 许可转载）

2003 年，Strasberg 等[10]首次描述了一种顺行入路根治性治疗胰尾肿瘤的方法。通过这种根治性顺行模块化胰脾切除术（radical antegrade modular pancreatosplenectomy，RAMPS），胰体尾肿瘤切除变得更加彻底，从而提高了患者的远期生存率[11]。根据肿瘤的大小和位置，Strasberg 将其分为前入路 RAMPS 手术和后入路 RAMPS 手术。在前入路 RAMPS 手术中，肾筋膜和肾周脂肪与胰尾一起被整体切除。更晚期的肿瘤采用后入路 RAMPS 手术，其中左肾上腺与肾筋膜和肾周脂肪一起被切除。

不论是使用闭合器还是手工缝合胰腺残端，胰体尾切除术后胰瘘的发生率都要比胰头切除术高 30% 左右[12]。有研究表明，将肝圆韧带等自体组织缝合在胰腺断端可减少胰体尾切除术后胰瘘的发生率[13]。

58.3 微创手术

越来越多的大型临床诊疗中心采用腹腔镜或机器人技术进行胰腺切除术，尤其是胰体尾切除术。荷兰胰腺癌协会于 2018 年发表了第一项比较开放式胰体尾切除术和微创胰体尾切除术的大型随机对照试验（LEOPARD 试验）[14]。在这项研究中，与开放式胰体尾切除术相比，微创胰体尾切除术缩短了术后胰腺功能恢复的时间。尽管并发症的总体发生率没有降低，但微创手术组患者胃排空延迟较少、生活质量较高，同时还不会增加成本[14]。然而，值得注意的是，这项研究中仅有不到 20% 的研究人群是因为恶性肿瘤而接受手术。最近发表的一项泛欧倾向评分匹配研究——DIPLOMA 试验显示，微创胰体尾切除术与开放性手术患者的存活率相当。然而，腹腔镜手术组中肾筋膜切除率和淋巴结检出率明显降低。该研究小组目前正在招募一项相应的 DIPLOMA 随机对照试验，以证明微创手术对胰腺体部癌症或尾部癌症患者的潜在益处，计划在 2020 年年底取得初步结果。

微创胰头切除术非常复杂，手术者学习周期较长，可能不是一个好的选择。在最近发表的 LEOPARD-2 试验中，腹腔镜胰十二指肠切除术后并发症相关的病死率比开放式切除术更高，并且在胰腺功能恢复时间上组间无差异。该试验因结果令人担忧而被提前停止[15]。因此，目前不推荐腹腔镜胰头切除术。未来机器人辅助设备的启用可能会克服此难题，但这需要在未来高质量的随机对照试验中得到验证，然后才能应用到临床实践中。

58.4 胰腺癌扩大切除术

局部晚期胰腺癌患者在大型胰腺临床诊疗中心接受扩大切除治疗，可增加切除率同时延长术后生存周期。扩大切除术包括血管切除和联合多脏器切除。根据美国癌症联合委员会 TNM 分级系统[3]，浸润其他邻近器官如胃、结肠、小肠、肾上腺、脾脏或肾脏等的肿瘤被归类为 T_3 期肿瘤。多中心临床对照研究发现：T_3 期胰腺癌患者多脏器联合切除后的病死率和长期效果与对照组（标准切除术）相当。接受扩大性胰腺切除的患者，尤其是同时进行结肠切除的患者，围手术期并发症发生率增加[16～18]。

由于胰腺头部和胰体肿瘤生长在肠系膜血管和腹腔干附近，这些肿瘤常累及肠系膜或门静脉，长期以来被认为是不可切除的[19]。现如今，肿瘤累及门静脉、肠系膜静脉，即使在环状包裹或完全闭塞的情况下也可以安全切除。静脉切除的唯一前提是存在可连接的远端 SMV，以确保手术后血液从小肠静脉回流，没有可连接的远端 SMV 可能导致无法切除。大型荟萃分析研究已经证明：与不进行静脉切除的胰腺切除术相比，静脉切除不会导致并发症发生率和病死率的增加或长期生存率的降低[20-21]。因此，切除受累静脉的胰腺癌切除术已被视为当前的治疗标准，术中静脉重建几乎都是采取端端吻合术（图 58.3，文后彩图 58.3）。在联合大段静脉切除的病例中，通常可以通过 Cattel-Braasch 手法实现静脉端端吻合，即游离右侧结肠并打开脏腹膜至 Treitz 韧带，将肠管牵向头侧，从而全程显露十二指肠，同时切断肝镰状韧带、右冠状韧带及右三角韧带以游离肝脏，使之能够向下推移，从而减少血管吻合时的张力。此手法很少需要血管替代，但如果需要的话，可以进行血管替代手术获得类似的效果[22]。因此，血管重建是胰腺专科医师必须掌握的技术。

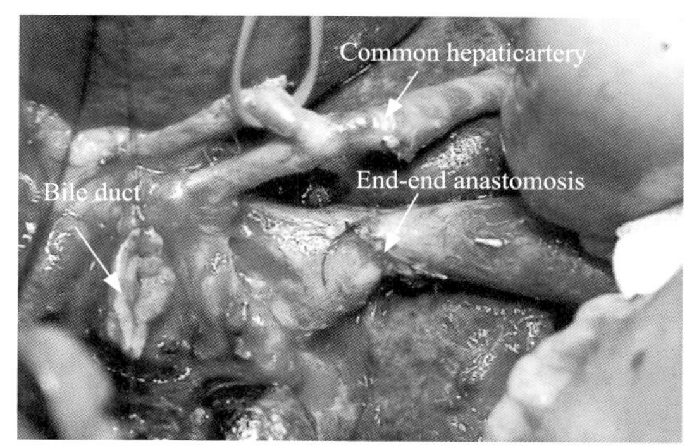

在大多数情况下肠系膜上静脉的肿瘤浸润几乎可以安全切除。如图所示，可以进行端 - 端吻合重建

图 58.3　静脉切除后的端 - 端吻合

（资料来源：©Jens Werner。经作者许可转载）

美国癌症联合委员会把 SMA、腹腔干或肝动脉浸润的胰腺肿瘤认为是 T_4 期肿瘤[3]。尽管动脉切除和重建在许多情况下是可行的，但 T_4 肿瘤通常被认为不适合进行手术。因为围手术期并发症的发生率和病死率显著增加，所以这些动脉的切除和重建只应在有高度适应证的患者中进行。但是，越来越有效的新辅助治疗方案使得可外科手术治疗患者人数稳步增加。

58.5　未来展望

虽然胰腺切除术在技术上仍有难度，但可以在并发症发生率和病死率较低的胰腺诊疗中心进行。几项研究发现，胰腺手术量与预后之间存在着密切的关系，手术量较低的临床诊疗中心病死率很高。最近德国的一项研究也证实了这个结果，其超过 50% 的胰腺切除患者未在胰腺中心进行手术，病死率更高[23]。此外，作者模拟了每年 21 例中等规模的集中化治疗，并证明了这一举措能防止德国每年 94 位住院患者在胰腺手术后死亡[23]。因此，不仅在德国，我们必须进一步推广集中治疗胰腺癌患者。

越来越多地使用有效的辅助治疗和（或）新辅助化疗可能会使手术适应证更加积极。如前所述，这可能会导致目前非常规切除手术的增加，包括复杂的动脉切除和重建。即便是肝和（或）肺切除也可能进一步提高寡转移性胰腺癌的生存率，并可能进入未来的临床常规。

最后，机器人辅助设备使用的增加可能会改变未来的临床实践。即使在今天，机器人切除术在胰腺诊疗中心也越来越频繁地进行，大多数大型临床诊疗中心也开始进行远端胰腺切除术，有些甚至进行更复杂的胰头切除术。目前，这些手术的证据非常少，与开放手术相比，生存获益不大。尽管如此，笔者认为这些机器人手术可能并不比腹腔镜手术差，因此期盼机器人手术尽快进入胃肠道和胰腺常规手术。

（李贺译，胡秋源审校）

参考文献

第 59 章　胰腺手术后的并发症：应该如何应对？

Tommaso Giuliani, Giovanni Marchegiani, Giuseppe Malleo, Claudio Bassi

59.1　引言

术后并发症是胰腺手术中最值得讨论的话题之一。事实上，胰腺手术并发症的发生率是所有腹部手术中最高的，发生率为 30% ~ 60%。手术后并发症不仅会增加医疗负担，也给术后管理带来了极大的挑战。发生术后并发症的患者病死率超过 5%[1]，并发症的发生给患者康复带来了不良影响，延长了患者的住院时间，导致医疗资源的大量投入和医疗成本的增加[2]。国际胰腺外科研究小组（International Study Group of Pancreatic Surgery，ISGPS）提供了胰腺术后并发症的标准定义和基于临床的分类方法。胰腺切除术后最常见的并发症包括术后胰瘘（postoperative pancreatic fistula，POPF）、胰腺切除术后出血（postpancreatectomy hemorrhage，PPH）、胃排空延迟（delayed gastric emptying，DGE）、术后胆瘘和乳糜漏（表 59.1）。

本章提供了胰腺术后最常见并发症的基本定义和分类，并根据最新证据提供了主要的诊断工具及治疗的关键点。

表 59.1　ISGPS 对胰腺并手术后发症的定义

并发症	ISGPS 定义	公布日期及参考文献
术后胰瘘	术后第 3 天或之后检测到任何引流液中淀粉酶水平超过规定正常上限的 3 倍。该情况需要结合临床判断	2016[3]
胰腺切除术后出血	胰腺术后任何出血的情况	2007[4]
胃排空延迟	术后需要保留鼻胃管的时间超过 3 天，或需要在术后维持鼻胃管，或术后第 3 天以后因持续呕吐而需要重新插入鼻胃管，也包括术后第 7 天或之后不能耐受固体食物的情况	2007[5]
术后胆瘘	在术后第 3 天或之后通过腹腔引流管排出的液体中胆红素浓度达到同一时间测量的血清胆红素浓度的 3 倍或以上。这个定义也包括需要放射学介入（介入置管引流）和因为胆汁淤积以及胆汁性腹膜炎而重新手术的情况	2011[6]
乳糜漏	在术后第 3 天或之后，从引流管、引流部位或伤口流出的乳白色液体中 TG ≥ 110 mg/dL 或 1.2 mmol/L	2016[7]

59.2　术后胰瘘

59.2.1　定义及分类

POPF 是胰腺切除术后最常见和最棘手的并发症。胰液的渗漏可导致一系列临床症状，从轻微的临床改变到严重到需要侵入性手术，甚至最终导致患者死亡[8-9]。另外，其他并发症，如 DGE 和 PPH 的发生通常也与 POPF 的发展有关。

第一次明确 POPF 的定义由国际胰腺外科研究小组于 2005 年提出，包括 A、B、C 三个严重程度分级 [8]。该分类法在世界范围内被广泛采用，使胰腺术后并发症得到了正确的评价，并引发了对不同胰腺手术策略和结果的比较 [2，10 ~ 13]。9 年后，该小组又提出了关于 POPF 的新的定义及分类。新的定义和分级系统只包括需要改变术后管理的 POPF，并引入了新的标准，以便更好地划分 POPF 的不同等级 [3]。目前，POPF 是指，在术后第 3 天任何引流液淀粉酶水平超过规定正常上限的 3 倍。该条件必须结合临床表现判断。其严重程度只有两个等级（B 和 C）。B 级 POPF 意味着需要进行治疗性干预，包括给予抗生素、肠内或肠外营养、输血、胰蛋白酶类似物和（或）任何干预性（但不是手术）程序，如经皮或内镜引流，或是血管造影。相反，C 级 POPF 只包括出现威胁生命的情况，即出现单个或多个器官衰竭和（或）需要重新手术。与 POPF 定义不同的是，临床上会出现一种名为“生化瘘”的情况，即没有导致临床相关表现的引流液淀粉酶的增加。这种情况也适用于出院后仍保留引流管的患者，但是持续时间不超过 3 周。

59.2.2 发生率及危险因素

胰十二指肠切除术的 POPF 发生率为 11.4% ~ 27%[14–19]，已知的术前风险因素包括性别、BMI、糖尿病、心血管疾病和病理学上的非恶性疾病 [20]。术中发现胰管口径大小、残余胰腺质地和实际失血量被证明是决定 POPF 发生的主要因素 [21 ~ 24]。我们已经建立了一些预测 POPF 的风险模型 [12，21，24 ~ 26]，其中最常用和最受认可的是瘘管风险评分（fistula risk score，FRS）和替代性瘘管风险评分（alternative fistula risk score，a-FRS）[21-22，24，27]。虽然这些风险模型是在术中进行评估，但是都考虑到了一些术前和术中的变量（表 59.2）。

表 59.2 瘘管风险评分和替代性瘘管风险评分

瘘管风险评分	分数
危险因素	
腺体质地	
坚硬	0
柔软	2
病理学结果	
胰腺癌或慢性胰腺炎	0
所有其他类型	1
胰管直径（mm）	
＞ 5.0	0
4.0 ~ 4.9	1
3.0 ~ 3.9	2
2.0 ~ 2.9	3
＜ 1.9	4
估计术中失血量（mL）	
＜ 400	0
401 ~ 700	1
701 ~ 1000	2
＞ 1000	3
得分（各项总和）	
风险状况	无风险（0 分），轻度风险（1 ~ 2 分），中风险（3 ~ 6 分），高风险（7 ~ 10 分）
替代性瘘管风险评分	**分数**
危险因素	
腺体质地	
坚硬	0
柔软	1
BMI（kg/m^2）	
数值	
胰管直径（mm）	
数值，最高值为 5	

续表

替代性瘘管风险评分	分数
得分	{exp[−3.136+0.947（腺体质地得分）+0.0679（BMI）−0.385（胰管直径）]}/{1+exp[−3.136+0.947（腺体质地得分）+0.0679（BMI）−0.385（胰管直径）]}
风险状况	低风险（0 ~ 5%），中风险（5% ~ 20%），高风险（≥ 20%）

资料来源：改编自 Callery 等 [21] 和 Mungroop 等 [24]。

尽管 POPF 在远端胰腺切除术后发生的频率较高，发生率从 14.7% 到 29% 不等 [19, 28-30]，但是与胰腺十二指肠切除术相比，其临床症状较轻 [19]。术前危险因素包括年龄、低白蛋白血症、内脏肥胖和潜在疾病 [28, 31-32]。在术中变量中，胰腺质地较软、胰腺厚度较大、胰腺管扩张，都会增加术后 POPF 的风险 [29, 33]。尽管有这些众所周知的风险因素，但目前还没有一个可靠的预测指标可以评估 POPF 发生的可能性 [28]。

胰腺的部分切除术，如中央腺体切除术和胰腺局部剜除术，虽然保留了器官的最佳功能，但 POPF 的发生率最高。中央腺体切除术后胰瘘的发生率约为 30%[34-35]，胰腺局部剜除术后胰瘘的发生率约为 50%[36-38]。这种情况发生的原因是中央腺体切除术有两个可能的泄漏点（胰腺吻合口和胰腺横断面），而局部剜除术会暴露出大片的实质表面，肿瘤的位置越深，术后就越容易发生 POPF[39]。

59.2.3 缓解策略和治疗方法

根据患者的病情及相关风险因素，我们可以采取有针对性的方法来预防 POPF。比如预防性地使用生长抑素 [40-41]、放置吻合口支架 [42]、进行胰腺胃吻合重建 [43] 和腹腔内引流 [44] 已被证实可以作为缓解 POPF 病情发展的策略。胰十二指肠切除术的高风险患者适用于用外置支架进行重建的胰腺空肠吻合术。我们强烈推荐放置腹腔内引流，不需要预防性使用生长抑素 [45]。在低风险的患者中，术后不放置引流管也是安全的 [44]。迄今为止没有任何方法可以显著降低远端胰腺切除术的 POPF 发生率 [46]。尽管有一些证据表明切割闭合器加固可能是有效的 [30, 47]，但与吻合术和缝合术相比，这种技术的优越性仍然存在很多争议 [48 ~ 51]。尽管常规腹腔引流似乎并不影响 POPF 的发生率，但它可以减轻并发症的严重程度 [52]。

很多患者的临床表现均与 POPF 的进展有关。腹部体征、肠道功能受损、发热和炎症标志物升高是一些最常见的临床表现。虽然它们经常在术后数天出现，但是其在早期的临床表现并不少见 [53]。尽管 CECT 能帮助确诊 POPF 引起的腹腔积液并描述其特征 [54-55]，但并不是必须行放射影像学检查。

一旦出现 POPF，治疗的基本策略是保持引流通畅和抑制食物引起的胰液分泌。抑制食物引起胰腺分泌需通过 TPN 或在肠内营养的支持下施行低脂饮食 [56]。事实上，营养支持在保守治疗中具有关键作用。每天的目标能量供应范围为 20 ~ 30 kcal/kg[57]。在某些诊疗中心，使用生长抑素或生长抑素类似物治疗 POPF 是临床实践的一部分 [40, 58]。但是目前尚缺乏有力的证据支持其在 POPF 保守治疗中的疗效 [40, 59]。当发生超级感染时，建议及时使用抗生素。干预措施对于治疗 POPF 相关的腹腔积液和脓肿至关重要。在实时超声或 CT 引导下，许多患者可以通过经皮引流成功处理腹腔积液和腹腔脓肿，而不需要再次手术 [60]。内镜在 POPF 的治疗中发挥着越来越重要的作用。在可行的情况下，可以在内镜下经胃部穿刺引流腹腔积液 [61-62]，也可以通过奥迪括约肌切开有效治疗胰腺远端切除术后的 POPF[63-64]。虽然大多数 POPF 可以通过非手术方式处理，但有时也需要再次手术，比如逐渐恶化的 POPF，这类 POPF 患者通常伴有相关器官衰竭、严重的腹膜炎或大出血。这类手术主要的手术策略是胰腺周围区域的清创和引流，尝试修复渗漏部位 [65]，切除胰腺–肠道吻合口，并进行残余腺体结扎或封闭，直至完成胰腺切除术 [11]。然而，鉴于 POPF 再次手术的高病死率和发病率 [66]，手术应视为所有保守治疗失败的最后手段。

59.3 胰腺切除术后出血

尽管与 POPF 相比，PPH 的发生率较低 [67]（据报道，胰腺切除术后 PPH 的发病率为 3% ～ 10%[68-69]），但 PPH 仍然是主要的术后并发症，其病死率在 30% ～ 50%[70]。

ISGPS 推荐，根据出血时间和出血严重程度这两个主要标准，将 PPH 分为 3 个等级（A、B 和 C）。以术后 24 h 为界限，将 PPH 分为早期出血和迟发性出血，早期出血为术后 24 h 内的出血，迟发性出血即为术后 24 h 后发生的出血。严重性评分见表 59.3。出血可以是管腔内出血或腹腔内出血，通过引流管可以证实 [4]。PPH 的分类见表 59.4。

术后出血的处理需根据临床情况而定，需要考虑出血时间以及可能出血的部位。早期出血的原因一般是术中止血不成功或患者患有潜在的凝血病。此时的 PPH 对术后过程没有影响 [71]，而且绝大多数患者基本没有症状。然而，当出血严重时，建议重新进行剖腹探查，目的是找到并控制出血点 [67，72]，这种方法通常能保证术后患者顺利痊愈。晚期 PPH 往往具有挑战

表 59.3 由 ISGPS 提供的胰腺切除术后出血的严重程度分级

	轻度	严重
失血量	血红蛋白浓度下降＜ 3 g/dL	血红蛋白浓度下降≥ 3 g/dL
容量复苏 / 输血	容量复苏或输血 （在手术结束后 24 h 内输入 2 ～ 3 个单位的红细胞，如果手术后超过 24 h 则为 1 ～ 3 个单位）	临床上有明显的病损表现（即心动过速、低血压、少尿和低血容量休克）和有输血需要（＞ 3 单位红细胞）
是否需要进行侵入性（或介入性手术）治疗	不需要（在条件允许时可考虑已内镜下治疗吻合口出血）	需要

资料来源：Wente 等的数据 [4]。

表 59.4 胰腺切除术后出血的 ISGPS 分类法

分级	发病时间和严重程度			治疗效果
	早期 （≤ 24 h）	晚期 （＞ 24 h）	临床症状	
A	轻度、腔内或腔外出血		无症状	不需要治疗
B	重度、腔内或腔外出血	轻度、腔内或腔外出血	临床症状通常为良好 / 中度，很少威胁到生命	输液 / 输血，中级 / 高级 ICU，治疗性内镜检查，栓塞，再次开腹手术治疗早期 PPH
C		重度、腔内或腔外出血	器官功能严重受损并有生命危险	定位出血、血管造影和栓塞（内镜）或重新开腹手术，以及转入 ICU 治疗

资料来源：Wente 等 [4]，经 Elsevier 公司许可转载。
注：ICU，重症监护室。

性，其发病机制是多种多样的。最常见的原因包括继发于POPF或腹腔内脓肿的血管侵蚀、术中止血措施的后期失效、动脉假性动脉瘤及管腔内溃疡[73]。在这种情况下，通过手术找到出血点可能会有挑战性[74]。血管造影（如果是管腔外出血）和内镜检查（如果是管腔内出血）是主要的代表性治疗方法[75]。手术的适应证是血流动力学不稳定、病情恶化、多器官衰竭和败血症。

鉴于这些假设，除了早期的轻微症状外，增强腹部CT对所有PPH病例都至关重要，可能有助于识别出血来源，并根据出血点部位制定后续相应的处置方案。此外，我们应当注意到晚期大出血之前可能有轻度自限性前哨出血[76]，因此，强烈建议在这些病例中及时进行腹部CT扫描，以排除血管性病变。

59.3.1 胃排空延迟

DGE是很少危及患者生命的并发症，但当它发生时可严重影响患者的术后恢复。患者的不适会影响其康复，住院时间的延长、再入院率的升高都会增加治疗费用[77-79]。在胰腺手术后DGE的发生率为13%～40%[5，78，80]。其发病机制通常与潜在条件有关，如POPF或术区局部炎症引发的腹腔脓肿。而且，动脉血供的阻断和（或）去神经支配可直接产生幽门痉挛从而触发胃瘫。目前已经证实术中失血量、手术时间、门静脉切除、手术方式（胰十二指肠切除术与保留幽门的胰十二指肠切除术）和重建的类型（结肠前与结肠后、手工缝合与吻合器十二指肠空肠吻合术、胰胃吻合术与胰空肠吻合术）是可能的影响因素[79-82]。无论潜在机制如何，ISGPS将DGE定义为术后需要保留鼻胃管（nasogastric tube，NGT）3天以上或术后超过3天因明显呕吐需要重新插入NGT的情况。此外，术后第7天或7天之后无法耐受固体饮食也包括在定义中。基于NGT维持时间和其他临床特征将其分为3个等级（A、B和C）[5]（表59.5）。

表59.5 延迟胃排空的ISGPS分类

DGE分级	需保留鼻胃管	术后无法耐受固态饮食的天数	呕吐/胃胀	使用促动力剂
A	4～7天或POD＞3天重新放置	7	是/否	是/否
B	8～14天或POD＞7天重新放置	14	是	是
C	＞14天或POD＞14天重新放置	21	是	是

资料来源：Wente等[5]，经Elsevier公司许可转载。
注：POD，术后天数。

因此，DGE的诊断是基于放射造影剂对比检查中吻合口的排空速度慢于正常值这一临床表现[83]。内镜检查可用于检测潜在病因，如食管真菌感染或吻合口周围溃疡。腹部超声或CT也有助于排除可阻碍胃排空的腹腔积物。

针对病因处理是治疗DGE的关键。对症治疗包括鼻胃管进行胃肠减压和禁食。考虑到长期禁食和POPF的可能[84]，建议营养支持。然而，肠内注射和全胃肠外营养谁更具备优越性尚未明确[85，86]。低剂量红霉素是一种可行的选择，因为它可以通过与胃动素受体结合来增强胃动力[87]。

59.4 胆瘘

胆瘘是胰十二指肠切除术后可能出现的一种并发症。它是指术后3天引流液中胆红素的浓度超过血清胆红素的3倍，或者出现局部胆汁积液，需要穿刺或再手术的情况。国际肝脏外科研究小组（international study group of liver surgery，ISGLS）将其分为3个等级（表59.6）。

表 59.6 胆瘘的 ISGLS 分级

胆瘘分级	临床状况	临床症状	留置引流管（＞1 周）	需要进行诊断评估	放射影像学检查阳性（胆汁瘤、脓肿或渗漏）	放射或内镜介入	再手术	住院时间是否延长
A	轻度受损	基本上没有	否	否	可疑阳性	否	否	通常否
B	中度受损	可能有腹痛和（或）感染的表现	通常是	通常是	通常阳性	通常是[a]	否	通常是
C	重度受损	可能有单器官或多器官衰竭和（或）胆汁性腹膜炎等危及生命的情况	是	是	通常阳性	否 / 是	是	是

资料来源：Koch 等[6]，经 Elsevier 公司许可转载。

[a]A 级胆汁泄漏持续 1 周以上的患者，无论是否需要治疗干预，均诊断为 B 级胆汁渗漏。

术后胆瘘发生率不超过 8%[88-91]，尽管它会导致住院时间延长和发病率升高[91]，但预后良好。胆肠吻合术的失败可能与手术技术相关，特别是在胆管较薄[89]或者阻断了吻合口血供的情况下失败率更高。后者通常由肝十二韧带骨骼化或者胆管周围广泛的淋巴结清扫引起。

胆瘘的诊断是基于临床特征以及引流液胆红素的测定。但是，排除并发 POPF 也是至关重要的。事实上，当与 POPF 相关时，胆肠吻合口并发胆瘘的发病率将显著增加，病死率可以高达 34%[90]。

该并发症通常采取保守治疗。50% 的胆瘘患者[91]可通过静脉补液维持电解质平衡，并持续腹腔冲洗引流可获得治愈。对长期胆瘘患者可行经皮经肝胆道引流促进吻合口的愈合。特别是对于孤立的胆道并发症，往往无再次手术的必要。

59.5 乳糜漏

乳糜漏是指术后 3 天见乳糜样液体引出，在接受胰腺切除术的患者中发生率为 4% ~ 10%[7, 92-93]。这是由 ISGPS 进行评估和分类的最后一种胰腺手术相关并发症（表 59.7）。

其发病机制为靠近胰头或胰颈的乳糜池和（或）其分支损伤。在新辅助治疗的时代，扩大淋巴结清扫术开展得越来越多，这可能会大大促进这种并发症的发生。除了影响吸收和营

表 59.7 乳糜漏的 ISGPS 分级

乳糜漏	治疗结果	与乳糜漏直接相关的（手术）引流或再入院	和乳糜漏相关的住院时间延长
A	无或经口饮食限制[a]	否	否
B	鼻肠营养与饮食限制 a 和（或）TPN，持续性介入放射学的经皮引流、手术引流或药物（奥曲肽）治疗	可能	是
C	其他侵入性住院治疗、进入 ICU 和（或）死亡	可能	是

资料来源：Besselink 等[7]，经 Elsevier 公司许可转载。

[a]含 / 不含中链 TG 的无脂饮食。

养不良，乳糜漏也可能积聚并导致腹部形成包裹性积液，最终可能发生反复感染并影响术后病程[93]。

在诊断方面，乳白色的引流液通常有很强的提示作用。通过对引流液进行 TG 分析是必要的，引流液量能更好地预测预后和对治疗的反应[93]。

针对乳糜漏，目前主流的治疗方法是低脂饮食，限制长链 TG 的摄入。使用 TPN 的营养支持能够保证足够的热量摄入[94]。注意对引流管的维护可以防止形成乳糜性腹水和（或）腹腔积液，当此类情况发生时，可能需要经皮引流。

59.6　加强术后恢复方案的总结

与其他几个外科领域一样，加强术后恢复（enhanced recovery after surgery，ERAS）方案目前在胰腺手术中发挥着核心作用[95-96]。最有力的措施包括术前戒烟、戒酒、预防性使用抗生素，术后尽早拔除 NGT 和导尿管，并尽早下床活动。只要不发生 POPF（胰十二指肠切除术后第 1 天引流液中的淀粉酶＜ 5000 U/L 是一个有效的临界点），应尽早拔除腹腔引流管[97-98]。就减少住院时间和降低医院费用而言，这些建议措施是安全有效的[96，99-100]。然而，业内普遍认为，这种策略并不能有效减少并发症的发生。一方面，它们加速了术后普通患者的恢复；另一方面，少部分术后情况比较复杂的患者并不能从这些计划中受益，需要更谨慎地治疗。应在早期识别这些目标患者，以制定个性化的术后管理方案。

在处理胰腺手术的术后并发症时，另一个讨论点是关于集中治疗。有明确证据证实，医院胰腺手术量是胰腺手术后死亡的一个重要独立变量[101-103]。毫无疑问，经验丰富的外科医师能够在预测、减轻及避免术后并发症方面发挥作用。然而，对于胰腺手术这种高风险手术，所有术后管理相关的医疗服务甚至更加重要。放射科、介入放射科、内镜科、胃肠科和营养科的专家在胰腺切除术患者的术后管理方面具有丰富的经验，是治疗术后并发症的基石。这使得胰腺手术成为高手术量的专科医疗中心才有能力开展的一类手术。

59.7　结论

目前，胰腺切除术后并发症的发生率仍然很高。ISGPS 为 POPF、PPH、DGE、胆瘘及乳糜漏这些并发症建立了标准化的定义和临床分级系统。这些分级系统能够提供术中和术后比较客观技术和管理决策。然而，这些并发症的管理策略往往是根据患者的情况和当地外科专家的决议形成，并不一定基于现有的高水平证据。具备适当的资源和多学科并发症管理经验的高手术量专业医疗机构的发展可能会进一步改善相关证据和结果。

（李贺译，胡秋源审校）

参考文献

第 60 章　胰腺癌的新辅助治疗：时机和方式

Marta Sandini，*Thilo Hackert*，*Ulla Klaiber*，*Markus W. Büchler*，*John P. Neoptolemos*

60.1　背景

自 2001 年欧洲胰腺癌研究组织（European Study Group for Pancreatic Cancer，ESPAC）首次发表第一例重要的随机试验以来，胰腺导管腺癌的外科手术治疗发生了巨大变化，从而促进了辅助治疗的进一步完善，也促进了临界性可切除胰腺癌，甚至是近期一些不可切除的晚期局部胰腺癌综合外科手术治疗的发展[1-2]。

60.1.1　从辅助治疗试验中了解胰腺癌

ESPAC-1 试验是一项大型随机试验，首次表明了在胰腺癌切除术后使用 5- 氟尿嘧啶（5-fluorouracil，5-FU）和亚叶酸的辅助化疗效果显著，然而也证明了辅助同步放化疗并不能延长生存期[1, 3-5]。2010 年的 ESPAC-3 试验显示，吉西他滨辅助单药治疗在提高生存率方面不如 5-FU 和亚叶酸，但毒性较小[6]。ESPAC-3 试验的进一步分析表明，推迟行辅助化疗并不影响生存率，且完成所有周期（6 个月的辅助化疗）与完成较少周期相比，能显著提高生存率[7]。2013 年，Liao 等在一项胰腺癌切除后辅助治疗的网络荟萃分析中得出结论，5-FU 或吉西他滨化疗是胰腺癌的最佳辅助治疗方案，能将术后病死率降低约 1/3，而同步放化疗在延长生存期方面效果较差，且比单独化疗毒性更大[8]。

2017 年的 ESPAC-4 试验表明，使用吉西他滨联合卡培他滨的辅助化疗甚至比吉西他滨或 5-FU 联合亚叶酸更有效，吉西他滨联合卡培他滨将 5 年生存率从单纯切除的 8%、5-FU 联合亚叶酸或吉西他滨单药的 16%，提高到近 30%[3-4, 6, 9-10]。结直肠癌和消化道癌协调行动组织（Actions Concertées dans les Cancers Colorectaux et Digestifs，ACCORD）和加拿大癌症试验协会胰腺腺癌组（Canadian Cancer Trials Group Pancreatic Adnocarcinoma，CCTGPA）的试验表明，能够耐受改良版 FOLFIRINOX（亚叶酸、5-FU、伊立替康和奥沙利铂）的患者，其 5 年生存率可提高到接近 50%[11]。

60.1.2　切缘阳性、局部复发和总生存率的相关性

ESPAC-3 试验的二次分析同样表明，切缘（R）特别是肿瘤边缘 R_1 阳性状态、肿瘤分化差、淋巴结阳性状态、WHO 组织学分型种类≥ 1、肿瘤最大直径和仅后切缘 R_1 阳性，均与整体生存率和无复发生存时间的降低具有独立且显著的相关性[12]。此外，整体切缘 R_1 阳性状态、淋巴结阳性状态、WHO 组织学分型种类≥ 1 和肠系膜上缘或内侧切缘 R_1 阳性状态均与局部复发显著相关[12]。ESPAC-4 试验的二次分析表明，局部复发和远处复发之间的复发时间、后续生存时间与整体生存时间之间没有显著差异[13]。与那些局部复发或转移到肝脏等其他部位的患者相比，转移到肺的患者生存期更长[13]。所以，胰腺癌似乎表现为一种全身性疾病，在切除后需要进行有效的全身性治疗[13]。

这些研究显示，切缘阳性与总生存率的降低相关，例如在ESPAC-4试验中，5年生存率从40%降低到20%[9]。切缘阳性也与局部复发的可能性增加有关[12]，但这本身并不是导致生存率降低的原因，而是反映了发生系统性疾病可能性的增加[13]。因此，旨在减少 R_1 的策略可能会减少后续的局部复发，但不会提高整体生存率。

60.2 新辅助治疗

60.2.1 新辅助化疗的基本原理

新辅助化疗是针对可切除、临界可切除及局部晚期PDAC的一种新兴概念。

60.2.1.1 可切除的胰腺癌

可切除胰腺癌的治疗标准是尽早切除和辅助化疗[14-17]。对于明显可切除且无高危特征（包括CA19-9水平显著升高、明显消瘦和极度疼痛，以及边缘可切除病灶、巨大原发性肿瘤和区域肿大淋巴结的影像学表现）的肿瘤患者，仅在临床试验中推荐新辅助治疗[14-15，17]。

可切除PDAC的新辅助治疗的论点是，根据以下经验观察，切除前给予新辅助化疗将提高生存率：

- 实验和临床研究表明，从早期发病到确诊时，PDAC均表现为一种全身性疾病[9，12-13，18]。
- 辅助化疗后的复发率较高[11-13]。
- 并非所有患者在胰腺切除术后均能恢复良好，进而行辅助化疗[19]。

60.2.1.2 临界可切除及局部晚期的胰腺癌

新辅助治疗的主要目的是提高切除率和整体生存率[15，20-21]。然而，反复提出的新辅助放疗可能是在“消除”临界可切除肿瘤的手术切缘方面发挥作用，从而提高 R_0 切除率。局部控制事实上是一个混淆概念[15，20-22]，因为并未证明局部控制可转变为生存率的提高[9，12-13，18]。此外，约20%的肿瘤可切除患者在新辅助治疗后没有进行手术切除，而临界性可切除肿瘤患者的比例上升至60%左右[23，24]。

目前，相对缺乏Ⅱ期和Ⅲ期证据来支持在可切除、临界性可切除及局部晚期PDAC的患者中使用新辅助治疗[10，25]。Gillen等在2010年对111例非对照系列的患者对于新辅助疗法的反应率和切除率进行了荟萃分析，结果显示，新辅助治疗不太可能对肿瘤可切除的患者有益[26]。另外，约1/3的肿瘤不可切除患者在新辅助治疗后有望转变为肿瘤可切除，其生存率与原发性可切除肿瘤患者相当[26]。最近的研究使证据基础得到了明显提高，但仍需仔细分析，其在一定程度上也导致了新辅助治疗和实践指南的使用差异。

60.2.2 新辅助治疗指南

指南在可切除、临界性可切除以及局部晚期PDAC患者的新辅助治疗方面提出了不同的观点。英国国家卫生与临床优化研究所（National Institute for Health and Care Excellence，NICE）的指南和日本胰腺协会有关胰腺癌的临床实践指南都指出，新辅助治疗作为临床试验的一部分，仅适用于可切除胰腺癌患者[14，17]。

美国国立综合癌症网络（National Comprehensive Cancer Network，NCCN）肿瘤学临床实践指南指出，对于明显可切除且没有高危特征的肿瘤患者，应直接进行外科手术治疗[15]。对于有高危特征，包括具有影像学表现、CA199显著升高、原发性肿瘤巨大、区域淋巴结肿大、明显消瘦、极度疼痛的患者，需要活检确认为腺癌后，方可考虑行新辅助化疗[15]。此外，接受新辅助放化疗或单独化疗的患者可能会在手术和多学科评估后接受额外化疗[15]。对于临界性可切除肿瘤且无转移的患者，推荐的特定新辅助方案的相关证据有限，且关于化疗和放化疗的方案也各不相同[15]。英国指南同样指出，新辅助治疗作为临床试验的一部分，仅适用于可切除胰腺癌患者[14]。日本胰腺协会推荐将放化疗或单独化疗作为局部晚期不可切除胰腺癌的主要治疗方法[17]。需要注意的是，“新辅助”一词应用于术前化疗，而“诱导”一词应用于放疗前化疗。

60.2.3　可切除性分类

根据新辅助治疗的指南，临床诊断必须通过EUS引导下的原发性肿瘤活检或在ERCP中取样检测，再通过共轴成像来评估肿瘤的可切除性[10，15，27-28]。对于可切除性的定义，有两个被广泛认可的来源：一个是美国肝胆胰协会（American Hepato-Pancreato-Biliary Association，AHPBA）、外科肿瘤学会（Society of Surgical Oncology，SSO）和消化道外科学会（Society for Surgery of the Alimentary Tract，SSAT）的联合共识指南[29]；另一个是M.D.安德森分类[30-31]（表60.1）。NCCN对AHPBA/SSO/SSAT分类做了进一步修改[15]（表60.2），且NCCN对可切除性的定义随后被国际胰腺外科研究小组采用[32]。对于新确诊但未接受胰腺CT扫描的胰腺癌患者，应行胰腺CT扫描，包括胸部、腹部和骨盆。肿瘤的可切除性根据横断面成像上关键的邻近血管受累程度来进行分类，即腹主动脉及其分支、肠系膜上动脉、肠系膜上静脉和（或）门静脉[10，15，27-28]。其他的分类方式包括氟脱氧葡萄糖-正电子发射断层显像/CT（FDG-PET/CT）（在CT提示局部病灶的情况下排除远处转移）、MRI检查（针对疑似肝转移）和腹腔镜超声检查（针对疑似小体积的腹膜病灶）[10，27，33-36]。

通常，高达20%的患者主要表现为可切除肿瘤，约30%的患者为临界性可切除肿瘤，约20%的患者为局部晚期、无转移性肿瘤[10，27]。遗憾的是，这几种定义在影像表现上仍然存在很大差异，在不同机构之间无法进行准确的有意义的比较，因此需要进行随机对照试验。Katz等分析了129例均为“临界性可切除”患者的多层螺旋CT扫描结果后发现，按照AHPBA/SSO/SSAT分类，临界性可切除患者为122例，局部晚期患者为7例；而按照M.D.安德森分类，潜在性可切除患者为52例，临界性可切除患者为77例[37]。

在新辅助治疗后用共轴成像重新复原原发性肿瘤并不能预测肿瘤的可切除性[38-40]。在临床实践中，这意味着对于临界性可切除或局部晚期患者，在没有足够远处转移证据的良好状态下，不需考虑共轴成像复原后原发性肿瘤体积的变化，都应进行试验性切除。

表60.1　AHPBA/SSO/SSAT分类和M.D.安德森分类

AHPBA/SSO/SSAT分类				M.D.安德森分类		
定位	潜在可切除	临界性可切除	局部晚期	潜在可切除	临界性可切除	局部晚期
SMV/HPV	无累及[a]或包绕[b]	累及、包绕或闭塞	不可重建	累及或包绕但无闭塞	短段闭塞	不可重建
SMA	无累及或包绕	累及	包绕	无累及或包绕	累及	包绕
CHA	无累及或包绕	累及或短段闭塞	长段闭塞	无累及或包绕	累及或短段闭塞	长段闭塞
腹主动脉	无累及或包绕	无累及或包绕	累及	无累及或包绕	累及	包绕

资料来源：数据来自Gillen等[26]、Strobel等[27]和Al-Hawary等[28]。
a＜180°血管周径。b＞180°血管周径。SMV：肠系膜上静脉；HPV：肝门静脉；SMA：肠系膜上动脉；CHA：肝总动脉。

表 60.2　NCCN 胰腺癌指南第 2019.03 版定义可切性

可切除状态	动脉	静脉
可切除	肿瘤未累及动脉（CA、SMA 或 CHA）	肿瘤未累及 SMV 或 PV，或包绕静脉＜ 180° 但静脉轮廓规则
临界可切除	胰头 / 钩突变化 ● 实体瘤累及 CHA，不延伸到腹腔干或肝动脉分叉，可以进行安全和完整的切除和重建 ● 实体瘤包绕的 SMA≤180° ● 实体瘤累及变异动脉解剖结构（例如：副肝右动脉、被替换的肝右动脉、被替换的 CHA 以及被替换的动脉和副动脉的起源），应注意肿瘤是否累及血管和累及程度，若累及，可能影响手术方案 胰腺体 / 尾部 ● 实体瘤累及 CA ＜ 180° ● 实体瘤累及 CA ＞ 180° ，未累及主动脉，且胃十二指肠动脉完好无损，因此允许改良的 Appleby 手术（一些成员倾向于将这些标准归入无法切除类）	胰头 / 钩突变化 ● 实体瘤累及 SMV 或 PV ＞ 180° ，或＜ 180° 且静脉轮廓不规则或血栓形成，但在受累部位的近端和远端有合适的血管，可以进行安全和完整的切除和静脉重建 ● 实体瘤累及 IVC
无法切除	远处转移（包括非区域淋巴结转移） 胰头 / 钩突变化 ● 实体瘤累及 SMA ＞ 180° ● 实体瘤累及 CA ＞ 180° ● 实体瘤累及第一空肠 SMA 分支 胰体和胰尾 ● 实体瘤累及 SMA 或 CA 的＞ 180° ● 实体瘤累及 CA 和主动脉	胰头 / 钩突变化 ● 由于肿瘤累及或闭塞而无法重建 SMV/PV（可能是由于肿瘤或混合血栓引起） ● 累及汇入 SMV 的最近端空肠分支 胰体和胰尾 ● 由于肿瘤累及或闭塞而无法重建 SMV/PV（可能是由于肿瘤或混合血栓引起）

注：CA：腹腔动脉；CHA：肝总动脉；PV：门静脉；SMA：肠系膜上动脉；SMV：肠系膜上静脉；IVC：下腔静脉。
资料来源：来自 Tempero 等，经美国国立综合癌症网络（https：//www.nccn.org）许可转载 [15]。

60.2.4　可切除和邻近可切除胰腺癌的新辅助治疗试验

两组来自德国和博洛尼亚的Ⅱ期研究结果显示，病灶可切除患者的生存率无显著差异，但是其规模较小，仅分别纳入 66 例和 38 例，推荐证据不强（表 60.3）[41-42]。同样来自德国的一项 Neonax 试验，在病灶可切除患者中比较了新辅助治疗联合辅助治疗和仅辅助治疗的疗效差异，其中辅助治疗方案为白蛋白结合型紫杉醇 + 吉西他滨 [43]。该项研究纳入了 166 例患者，其安全性中期分析结果显示，新辅助治疗组的 25 例患者中有 20 例（80%）接受了手术，而辅助治疗组的 23 例患者中有 21 例（91.3%）接受了前期手术 [44]。新辅助治疗组未能进行手术切除的原因：2 例术中发现存在肝脏转移灶；1 例胆汁淤积未得到控制；2 例患者拒绝手术。而辅助治疗组未能进行手术切除的原因均为患者拒绝手术 [44]。新辅助治疗组 60% 的患者和辅助治疗组 39.1% 的患者发生了至少 1 起 3 级或 3 级以上的 NCI-CTCAE 不良事件 [44]。在 PACT-15 试验中发现，与术前和术后联合使用顺铂、表柔比星、吉西他滨和卡培他滨（PEXG）的新辅助治疗组相比，两个辅助治疗组的 1 年内无事件率分别为 50% 和 66%[45]。

PANACHEOPRODIGE48 也是一项正在进行中的Ⅱ期随机试验，它将 mFOLFIRINOX 或 5-FU、亚叶酸和奥沙利铂（FOLFOX）新辅助治疗与手术后辅助化疗进行比较[46]。

表 60.3 可切除和临界可切除胰腺癌新辅助治疗方案的随机临床试验

试验	文献	招募时间	治疗方案	患者数量	中位总生存期（月）	5 年总生存率（%）	注解
可切除胰腺癌							
德国多中心	Golcher 等[41]	2003—2009 年	CRT+ 手术 + GEM	33	17.4	—	由于招募速度缓慢，本试验提前终止
			前期切除 + GEM	33	14.4 $P = 0.79$	—	不显著
博洛尼亚单中心	Casadei 等[42]	2007—2014 年	CRT+ 手术	18	19.5	—	由于招募速度缓慢，本试验提前终止
			前期切除	20	22.4	—	不显著
NEONAX，德国，多中心	Ettrich 等[43]	2015 年至今	术前 2 个周期，术后 4 个周期 GEM+Nab-P	25	—	—	目标纳入 166 例患者。中期分析：20 例（80%）患者接受了手术，而 23 例患者中有 21 例（91.3%）接受了直接手术。60% 的新辅助治疗组患者和 39.1% 的辅助治疗组患者发生了 NCI-CTCAE 3 级
PACT-15，意大利多中心	Uhl 等[44]		前期切除 + GEM	23	—	—	
	Reni 等[45]	2010—2015 年	PEXG 3 个月 + 手术 +PEXG 3 个月	26	—	—	患者年龄 ≤ 75 岁；Karnofsky PS ＞ 60：组织学检查确诊为Ⅰ ~ Ⅱ期；93 例患者被随机分组，但一个中心有 5 例患者被排除在外 1 年时无事件发生人群：6/30（23%，95%*CI* 7 ~ 39） 15/30（50%，95%*CI* 32 ~ 68） 19/29（66%，95%*CI* 49 ~ 83）
			一期切除 + GEM 6 个月	30	—	—	
			前期切除 + PEXG 6 个月	32	—	—	

续表

试验	文献	招募时间	治疗方案	患者数量	中位总生存期(月)	5年总生存率(%)	注解
临界可切除胰腺癌							
韩国，多中心	Jang 等 [47]	2012—2014 年	CRT+GEM+手术 +GEM+CRT	27（8）	21	—	目标为 110 例患者。但单侧 α 值为 0.05，实际完成符合方案治疗的患者分别为 8 例和 6 例，不具有统计学意义 中期分析计划在纳入 50% 病例时进行，p 值不显著
			前期切除 +GEM+CRT	23（6）	12 单侧 $P = 0.028$	—	
可切除和临界可切除胰腺癌							
PREOPANC，荷兰，多中心	VanTienhoven，et al.[48]	2013—2017 年	CRT+ 手术 + GEM	119（临界，63）	17.1	—	接受新辅助治疗的 119 例患者中有 72 例（60%）切除，接受前期手术的 127 例患者中有 91 例（72%）切除。前期手术的患者预后较差，手术探查时肿瘤转移率高，中位生存期仅 16.8 个月。并不显著
			前期切除 + GEM	127（临界，58）	13.7 $P = 0.0742$	—	
Prep-02/JSAP-05，日本，多中心	Motoi 等 [49]	2013—2016 年	GEM+S1+手术 +S1	182（未切除，42）	36.7	—	ECOG = 0.1。年龄＜ 80 岁。吉西他滨 +S1 新辅助治疗 2 个周期。两组 S1 辅助治疗 6 个月。这是一项针对可切除胰腺癌的试验，但并非所有胰腺癌都被切除。在 JASPAC-01 试验中，S1 辅助治疗组的中位生存期为 44.1 个月
			前期切除 +S1	180（未切除，51）	26.6 $P = 0.015$	—	

注：CRT，放化疗；GEM，吉西他滨；Nab-P，白蛋白结合型紫杉醇；PEXG，顺铂、表柔比星、吉西他滨、卡培他滨。

60.2.5 临界可切除胰腺癌的新辅助治疗试验

来自韩国的一项研究声明，与单独辅助放化疗和化疗相比，新辅助放化疗和化疗的生存率更高（其次是辅助放化疗和化疗），但该试验的设计和实施缺乏说服力 [47]。在纳入 58 例患者后进行的中期分析结果显示，新辅助治疗组的生存率有显著提高，因此该试验终止 [47]。该试验设计目标需求为 110 例患者，但这是在单侧 α 值为 0.05 的情况下，对于概念验证试验而言，这一数值在统计学上无效。事实上，分别只有 8 例和 6 例患者实际完成了治疗方案，使得数据波动大，得出的结论并不可靠[47]。此外，在纳入55例患者后进行中期分析，该分析同样自动将0.05的单侧α值转换为不显著值[47]。ESPAC-5F Ⅱ期可行性随机试验对新辅助放化疗、吉西他滨+卡培他滨联合新辅助治疗及FOLFIRINOX新辅助治疗与前期手术进行比较，该试验已完成招募（$n = 93$），目前试验正在进行中（https：//doi.org/10.1186/ISRCTN89500674）。

60.2.6 可切除和临界可切除胰腺癌的新辅助治疗试验

PREOPANC试验随机分配了246例符合条件的患者，一组包含63例临界可切除的119例患者接受新辅助治疗（和吉西他滨辅助治疗），一组包含58例临界可切除的127例患者接受前期手术和吉西他滨辅助治疗[48]。接受新辅助治疗的119例患者中有72例（60%）可切除，接受前期手术的127例患者中有91例（72%）可切除。本试验选择的患者质量不佳，因为大部分患者在术中已发现转移，而在前期手术切除组中转移比例更高。手术切除患者的中位生存时间较短，仅为16.8个月[48]。Ⅱ/Ⅲ期PREP-02/JSAP-05是一项来自日本的多中心试验，对吉西他滨联合S1新辅助治疗+替吉奥（S1）术后辅助治疗与前期手术后+S1术后辅助治疗进行比较[49]，两组患者均接受6个月的S1术后辅助治疗。尽管这项研究是在可切除胰腺癌患者中进行的试验，但在新辅助治疗组的182名患者中有42名未被切除，而在仅辅助治疗组的180名患者中有51名未被切除，中位生存率分别为36.7个月和26.6个月（$P = 0.015$）[49]。在PREP-02/JSAP-05试验中，前期手术后辅以S1辅助治疗组的中位生存期为26.6个月。难以解释的是，在JASPAC-01随机试验中，将相同方案与前期手术后辅以吉西他滨辅助治疗相比较，S1辅助治疗组的中位生存期为44.1个月[50]，高于PREP-02/JSAP-05试验中新辅助治疗组的36.7个月。

60.2.7 临界可切除和不可切除的局部进展期胰腺癌的新辅助治疗

目前，关于临界可切除胰腺癌和局部进展期胰腺癌的研究中，尚未涉及新辅助治疗和前期手术之间的比较，而是专注其中一种方案，胰腺炎可切除率为27% ~ 45%（表60.4）[51-55]。大样本的单中心研究是发展新辅助治疗的动力，其中最大的系列研究来自海德堡报告的2001年12月至2015年6月575名局部进展期胰腺癌患者的新辅助治疗[39]。共有292（50.8%）例患者接受手术切除，其中125例患者中有76例（61%）接受FOLFIRINOX方案（亚叶酸、氟尿嘧啶、伊立替康和奥沙利铂）治疗。接受手术切除的322例患者中150例（46%）接受吉西他滨治疗（有或无放疗），接受手术切除的128例患者中66例（52%）接受其他类型的新辅助治疗。51例（17.5%）患者的寡转移性病灶被切除，29例（38.2%）患者使用FOLFIRINOX方案，11例（7.4%）使用吉西他滨治疗，11例（16.7%）使用其他类型的新辅助治疗。FOLFIRINOX方案、吉西他滨治疗和其他方案的中位生存期分别为16.0个月、16.5个月和14.5个月，3年生存率分别为28.1%、23.2%和19.7%。多因素分析表明，改善生存期的独立因素包括病灶可切除、CA19-9低于400 kU/L和使用FOLFIRINOX方案治疗[39]。

来自海德堡大学研究小组的Klaeber等[56]在一项关于初始肿瘤无法切除的胰腺癌患者接受新辅助治疗后成功手术的预后因素研究中，报道了2006年1月至2017年2月在海德堡接受新辅助治疗和手术切除的280例患者，包括临界可切除胰腺癌（$n=18$）、局部进展期胰腺癌（$n=190$）

表 60.4　局部进展期胰腺癌新辅助治疗方案的随机Ⅰ/Ⅱ期试验研究

试验	参考文献	招募日期	治疗方案	患者人数	中位生存期（月）	生存率（%）	注解
Nab–P+GEM							
NEOLAP 试验 NCT02125136，单中心，德国	Kunzmann，et al[51]	—	Nab-P+GEM（两个周期）+ nab-P GEM	64	17.2	—	OS：0.268，可切除性：30.6% *vs*..45%（P=0.135）不良事件≥ 3 级 = 54.7% *vs*. 53.0%
			FOLFIRINOX 方案	66	14.2		
UMIN000012254，单中心，日本	Sueyoshi，et al[52]	2013—2014 年	每周 Nab-P（50，75，100 mg/m^2）+ GEM 600 mg/m^2+RT	14	—	—	2PR，6SD，4PD（招募已完成，没有更多结果）
LAPACT 试验，多中心，欧洲和加拿大	Hammel，et al[53]	2014—2016 年	Nab-P 125 mg/m^2+ GEM 1000 mg/m^2 qw3/4	107	PFS 10.2	—	PR：48SD ≥ 16 周 35SD ≥ 24 周；5PD，16 可切除，7R$_0$，9R$_1$
NCT01730222，单中心，意大利米兰	Reni，et al[54]	2014—2016 年	Nab-P+GEM+ 手术（*n* =）	28	—	—	年龄< 75 岁的患者
			Nab-P+ 顺铂、卡培他滨、GEM（PAXG）+ 手术（*n* =）	14.2	—	—	Karnofsky PS > 70% 28 例中 9 例（32%）切除；18 个月 OS=54%，1 年 PFS=39% 26 例中 8 例（31%）切除；18 个月 OS=69%，1 年 PFS=58%
FOLFIRINOX 方案							
NCT01397019	Pfeiffer，et al[55]	2012—2016 年	FOLFIRINOX+ 放化疗（50.Gy/27F 和卡培他滨）	59BR 和 UR	—	1 年 OS 74%	PS 0-1 接受切除手术的 16 例（27.1%）患者 OS 为 21.1 而未切除患者为 14.1。切除患者未达到中位 OS

注：GEM，吉西他滨；Nab–P，白蛋白紫杉醇；OS，总生存率；PD，疾病进展；PEXG，顺铂、表柔比星、吉西他滨和卡培他滨；PFS，无进展生存期；PR，部分缓解；PS，体能状态评分；RT，放疗；SD，病情稳定；FOLFIRINOX 方案（亚叶酸、氟尿嘧啶、伊立替康和奥沙利铂）。

或寡转移（*n*=72）患者。R$_0$ 切除组患者、R$_1$ 切除≤ 1 mm 组患者和 R$_1$ 直接切除组患者的术后中位总生存期分别为 25.1 个月（*n*=82）、15.3 个月（*n*=99）和 16.1 个月（*n* = 99），3 年总生存率分别为 35.0%、20.7% 和 18.5%。改善生存期的独立因素包括术前 CA19-9 水平、淋巴结情况、转移类型和血管受累与否，而不包括切缘 R 的情况 [56]。

波士顿马萨诸塞州总医院报道的 188 例接受胰腺导管腺癌切除术患者中，40 例局部进展期或临界性 PDAC 患者接受了 FOLFIRINOX 方案，87 例患者未接受新辅助治疗。整个队列的中位总生存期为 34 个月，而接受 FOLFIRINOX 方案治疗的患者生存期更长 [38]。但其未说明生存期是从诊断时间还是手术时间算起。

约翰·霍普金斯大学研究小组报道了 866 例 PDAC 患者，其中 151（17.5%）例病灶可切除的胰腺癌患者接受了新辅助治疗，其中 96 例（63.6%）行手术切除，47 例（31.1%）患者出现病情进展，在病情进展患者中有 12 例尝试手术但无法切除 [57]。自诊断时起，接受手术切除的患者的中位生存期为 28.8 个月，手术但无法切除的患者中位生存期为 14.5 个月，未提供自手术后的生存期，无复发的中位生存期为 13.4 个月 [57]。

约翰·霍普金斯大学研究小组还报道了 415 例局部进展期的 PDAC 患者，其中 116 例在诱导化疗和新辅助放疗后继续尝试手术切除，结果 84 例成功切除（占手术患者的 72.5%，总体患者的 20.2%）。自诊断时起，上述手术患者的中位生存期为 35.3 个月，而 331 例未切除患者的中位数生存期为 16.2 个月，未提供自手术后的生存期，无复发的中位生存期为 11.3 个月 [58]。

马萨诸塞州总医院和约翰·霍普金斯大学研究小组均未报告自手术后的生存期，因此无法与海德堡大学研究小组的研究进行直接比较。

60.2.8 临界可切除和无法切除的局部进展期胰腺癌新辅助治疗后的手术方法

海德堡大学研究小组的研究表明，在新辅助治疗后，当患者具备良好的身体状态，并且共轴成像上无转移证据时，可以进行手术探查。切除包绕的肝门静脉和肠系膜上静脉，切除后再使用假体移植，是胰腺外科公认的技术 [59]。较大的部分静脉切除术可以用游离腹膜补片重建 [60]。动脉包绕十分复杂，以至少有医院有足够的经验切除肿瘤。在海德堡研究小组保留动脉的“三角”手术中，将腹腔动脉和肠系膜上动脉、肝总动脉和肝固有动脉及肝门静脉与肠系膜上静脉之间的所有原发性肿瘤整块切除，并向后延伸至下腔静脉和腹主动脉右侧（图 60.1 和图 60.2，文后彩图 60.2）[61]。若通过自体或合成移植物来进行动脉重建，则需要行全胰切除术。因为若胰腺切除术后存在腺体残余，则术后出血的风险很高 [62]。“动脉优先”的方法用于动脉周围组织的冰冻切片活检，以避免在手术过程中解剖到癌组织 [63]。Appleby 手术更多地用于累及腹腔动脉的大体积肿瘤，其通过保留胰十二指肠前后下动脉来供应肝固有动脉和胃网膜右动脉 [64]。

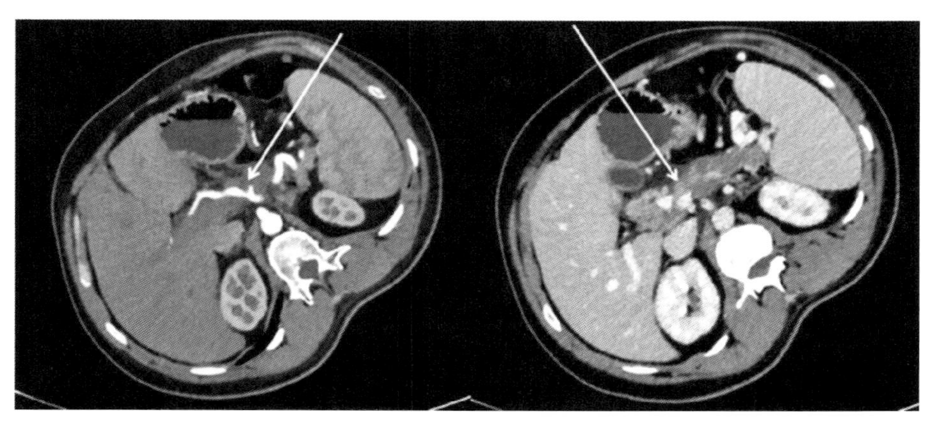

图 60.1 动脉和静脉受累情况
（资料来源：由 Markus W. Buchler 提供）

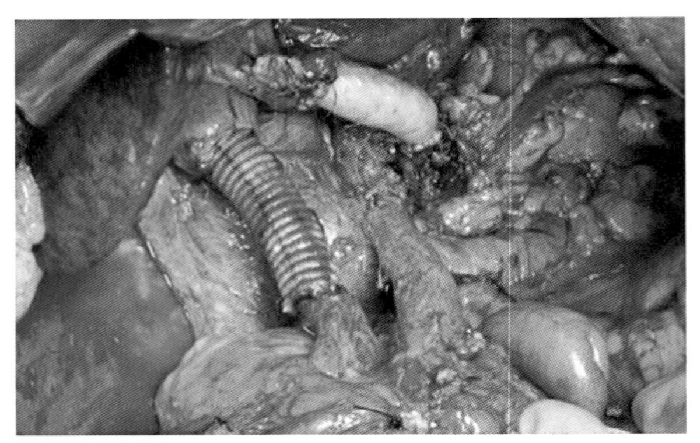

用自体移植物代替肝总动脉，用假体移植代替肝门静脉和肠系膜上静脉。

图 60.2 海德堡三角手术合并全胰腺切除术后的切除术野

（资料来源：由 Markus W. Buchler 提供）

60.3 结论

目前，新辅助疗法治疗可切除胰腺癌、临界可切除胰腺癌和局部进展期不可切除的胰腺癌具有很大潜力。但仍缺乏临床试验之外的理论依据和高质量研究来支持新辅助治疗[10，14，25]。在许多研究中，都过度强调了与改善生存率无关且验证不佳的替代方法。例如，无论是 R_0 切缘还是“局部控制”，均不代表生存期更长[13，56]，且共轴成像降低分期与可切除性无关[38-40]。此外，肿块缩小的组织病理学评估系统主要评估活癌细胞的显微破坏程度和（或）纤维化程度，这种评估系统是不标准且不可靠的[65]。我们需要两个有力终点来评估新辅助治疗的有效性、实际切除率和术后的总生存率。在临界可切除和局部进展期不可切除胰腺癌的多样本中心研究中取得的良好预期成果，需要在前瞻性临床试验中进一步验证[38-39，58]。

（高明译，余维丽审校）

参考文献

第 61 章　胰腺癌的辅助治疗：选择、安全性和效果

Jean-Luc Van Laethem

61.1　引言

PDAC 是最致命且最具侵袭性的恶性肿瘤之一，是工业化国家癌症相关死亡的第四大原因。尽管在该病的分子及遗传基础方面的研究取得了进展，但 5 年生存率仍然很低，通常不超过 5%[1]。这是由于 PDAC 在大多数患者中表现为局部晚期或转移性病灶，只有在 20% ~ 25% 的患者中表现为可切除病灶 [2]。然而有报道称，尽管现代辅助试验的近期数据显示术后辅助化疗后的生存率提高，但即使在可切除患者中，行治愈性 R_0 切除后的 5 年生存率仅为 15% ~ 20%，[2-3]。即使进行治愈性切除，大多数患者（80%）仍会在两年内发生转移（2/3）和（或）局部复发（1/3）[4]。进行切缘阳性切除（R_1 或 R_2）直接影响患者的生存率，并且腹膜后和血管边缘病灶的完全切除仍然是 PDAC 治疗中的最大挑战。基于严格筛选患者以及精心设计的高质量Ⅲ期试验，辅助治疗方法在过去 10 年中取得了实质性进展，并使联合化疗的中位生存期增加了 1 倍 [3]。尽管我们观察到世界不同地区（美国、日本、欧洲）的辅助治疗存在一些差异，但现在强烈推荐（证据级别Ⅰ级）辅助治疗作为所有进行病灶局限的胰腺导管腺癌切除术后的患者的标准治疗，并且无论 pTMN 分期如何，辅助治疗应在术后 3 个月内开始 [5]。然而，这种方法受到一种新兴的新辅助治疗方法的强烈挑战，该方法目前已在临床试验中进行探索，并在第 60 章中进行了介绍。

61.2　辅助治疗的简史和发展

辅助放化疗最初是在美国胃肠道肿瘤研究组（Gastrointestinal Tumor Study Group，GITSG）的一项小型试验的基础上发展起来的。该试验报道称，与观察组相比，使用 5-FU 联合分段放疗（50Gy）后，每周维持使用 5-FU 持续两年或直至肿瘤复发，可提高患者的生存期 [6]。接受治疗患者的中位总生存期（20 个月）与单独观察（11 个月）相比明显延长 [6]。尽管研究具有局限性，但很长一段时间内该研究中的放化疗方案在美国被采用，并作为 PDAC 切除术后的主要辅助治疗。根据 2019 年 NCCN 的指南，通常在化疗给药结束后，仍然推荐放化疗作为辅助治疗的一部分。然而，其疗效的确切证据仍有待证实，预计美国的一项大型试验（RTOG 0848）有望获得生存数据。但事实上，术后放化疗的效果从未在欧洲的试验（EORTC-40891 和 ESPAC-1）中得到证实 [7-8]。

在欧洲，自 2001 年以来，辅助化疗一直是标准治疗方案。随着大型Ⅲ期试验（ESPAC-1、CONKO-001、ESPAC-3）不断发展，辅助化疗的生存率显著提高。若将吉西他滨或 5-FU ＋亚叶酸（与单用吉西他滨等效，但更具毒性）作为标准化疗方案，给药 6 个月的疗效与单独手术相似 [8-10]。其中位生存期从 20 个月增加到 23 个月，5 年生存率从 10% 增加到 20%[8-10]。此外，CONKO-001 试验最近还报道了长期幸存者，其最初纳入的患者中有 10% 在手术＋吉西他滨辅助治疗后存活 10 年 [11]。

最近，报道称几项相关试验取得了不同程度的成功。CONKO-005 和 CONKO-006 随机试验分别评估了厄洛替尼（Ⅲ期）和索拉非尼（Ⅱ期）与吉西他滨的联合应用，但未能证明其在未选择的患者中有任何生存获益[12-13]。相比之下，日本 JASPAC-01 Ⅲ期临床试验将吉西他滨与 S-1（一种口服氟嘧啶前体药物）进行了比较，报告中列举了具有说服力的生存获益数据——中位总生存期从 26 个月上升到 46 个月，5 年生存率从 24% 上升到 44%。尽管这些数据需要得到西方国家的认可，但自本研究后，S-1 已被日本推荐为标准治疗[14]。这些数据列于表 61.1 中。

61.3 近期评估联合化疗的Ⅲ期临床试验

此评估基于转移性胰腺腺癌联合化疗的研究进展。在一项大型Ⅲ期临床试验（ESPAC-4）中评估了吉西他滨和卡培他滨的联合治疗，结果显示，与吉西他滨单药相比，其在生存期有所获益，但毒性增加，中位总生存期从 25.5 个月增加到 28 个月，5 年生存率从 16% 增加到 28%，均显著增加。联合化疗可能将作为辅助治疗的一种新选择[15]。

在两项大型Ⅲ期试验中，分别将吉西他滨和白蛋白–紫杉醇的组合以及 FOLFIRINOX（伊立替康、奥沙利铂、5-FU 和亚叶酸）与吉西他滨单药使用进行比较。试验的优点是选择和纳入标准严格，特别是排除术后 CA19-9 水平升高的患者，并对患者进行高质量的随访，以准确界定无病生存期（disease-free survival，DFS）——这是两项试验的观察终点。这种联合治疗在转移性病灶患者中作用更加显著，目前已成为主要的治疗方案，可使中位总生存期达到 9 ~ 12 个月。

法国–加拿大 PRODIGE-24 Ⅲ期学术试验在法国（主要）和加拿大招募了 490 例患者，依照严格的纳入标准，只纳入能够耐受联合化疗的患者。FOLFIRINOX 方案是合理剂量的伊立替康（150 mg/m^2 替代 180 mg/m^2），不使用 5-FU，并使用粒细胞集落刺激因子（granulocyte colony-stimulating factor，G-CSF）。这项试验的数据在 DFS[终点，风险比（hazard ratio，HR）0.58]、无转移生存期、中位总生存期和 3 年生存率方面都显著改善，并推荐该方案作为手术切除后合适患者的新治疗标准[3]。

相比之下，APACT 研究是由销售白蛋白—紫杉醇的制药公司进行的，其在全球范围内招募患者（*n* =866），但未能达到其首要终点（DFS，*HR* 0.88，作为中心和独立回顾）[16]。尽管显示出良好的耐受性和可能的生存获益（次要终点），但该组合目前还不能作为辅助治疗的标准，并且对于不适合 FOLFIRINOX 的患者的实际获益值得进一步研究。

该试验数据列在表 61.1 中。

表 61.1　辅助治疗随着时间推移的疗效以及化疗方案的疗效

试验	治疗方案（除手术外的实验方案）	中位无病生存期（月）	中位总生存期（月）	5 年生存率（%）	意义
ESPAC-1（2001）	手术[a]	6.9	17	10	参考方案
CONKO-1（2007）	手术[a]	9.4	20	10	参考方案
ESPAC-1（2004）	5-FU/LV	14	21	23	有，5-FU/LV ＞手术
ESPAC-3（2010）	吉西他滨	15	23.6	17.5	有，吉西他滨 =5-FU）/LV
ESPAC-3（2010）	5-FU/LV	14	23	16	有，吉西他滨 =5-FU）/LV

续表

试验	治疗方案（除手术外的实验方案）	中位无病生存期（月）	中位总生存期（月）	5 年生存率（%）	意义
CONKO-001（2007）	吉西他滨	13.4	23	20	有，吉西他滨＞手术
JASPAC-001（2016）	S-1	23	46.5	44	有，S-1 ＞吉西他滨
ESPAC-4（2017）	吉西他滨 / 卡培他滨	13.9	28	28	有，吉西他滨 / 卡培他滨＞吉西他滨
CONKO-005（2017）	吉西他滨 / 埃罗替尼		24.5	25	无
PRODIGE-24（2018）	mFOLFIRINOX	21.6	54.4	无（63% 在第 3 年）	有，mFOLFIRINOX ＞吉西他滨
APACT（2019）	吉西他滨 / 白蛋白 - 紫杉醇	16.6	40.5	无	无

注：5−FU，5− 氟尿嘧啶，LV：亚叶酸。
[a] 手术作为参考方案。

61.4 辅助治疗的当前标准和选择

近期发表的 PRODIGE-24 试验清楚地表明，与吉西他滨单药治疗相比，FOLFIRINOX 方案具有更多益处，尤其是在生存时间的长短方面：DFS 21.6 个月，总生存时间 54.4 个月——这超过了所有已报道的此类数据[17]。基于这一结果，FOLFIRINOX 应成为所有适合并能够维持该方案 6 个月的患者的标准治疗方案，因为完成 6 个月的治疗是一个强有力的预后因素[18]。然而，从 PRODIGE-24 试验研究的纳入标准来看，这些标准相对严格，甚至比转移性癌的 PRODIGE-11 试验纳入标准（PS0-1，年龄＜ 80 岁，无心脏病，无严重的并发症，无炎症性肠病，无术后腹泻，术后恢复良好）更为严格，但并非所有患者都能耐受这种多药化疗方案。即使在某些条件下进行调整和给药，该方案仍然表现出明显的毒性[3, 17]。与之相比，S-1 单药治疗在安全性和有效性方面似乎是一个很好的选择，但它的使用需要西方国家认可日本的研究数据。因此，选择吉西他滨单药治疗具有便利性、良好的耐受性和长期获益（10 年生存期）的优势特点。它的获益似乎随着研究时间的推移而增加，PRODIGE-24 研究的 mOS 为 35 个月，而 APACT 研究中的 mOS 为 36 个月[3, 16]。这一结果可以用复发时使用更积极的化疗来解释，但也可能是由于更高的患者纳入标准（例如手术适应证、切缘评估、CA19-9 术前和术后水平）以及更为合适的化疗方案的使用。总体而言，这证明了在不适合 FOLFIRINOX 的患者中使用吉西他滨的实质性益处，而吉西他滨与白蛋白结合型紫杉醇联合使用在辅助化疗中的疗效仍有待确定。

在老年患者（＞ 70 岁）中，他们不太可能参加临床试验和接受辅助化疗，但其在胰腺癌患者中占很大比例。通过使用吉西他滨或氟嘧啶单药治疗可以维持生存获益，应该鼓励和支持在老年和体弱的患者中使用这种方法[19]。

61.5 未来展望

一些治疗胰腺癌的新药正在评估中，但目

前尚无积极的证据表明可以将其转化为辅助治疗。因此，人们对研究以吉西他滨为基础的疗法或 FOLFIRRNOX 治疗的肿瘤分子谱，以及确定哪种分子亚型受益于哪种组合或药物有很大的兴趣。这种分子谱将有助于对患者预后进行更精确的预测。最近的数据表明，经典亚型和基底样亚型的分子差异超出了临床病理在预后因素上的效用 [20]，且使用这种分类也可以预测对化疗的反应 [21]。最近来自Ⅲ期临床试验的转化数据可能有利于辅助化疗方案的发展。该方法的第一步是将吉西他滨转运蛋白 hENT1 确定为吉西他滨长期获益的生物标志物 [22-23]。

最后，毫无疑问，新辅助治疗在胰腺肿瘤的广泛应用将会在技术方面、肿瘤边缘方面或前期手术切除方面取得迅速的发展。这种模式的改变将促使全世界范围内围手术期管理的调整，并根据最新试验设计来调整化疗方案。

61.6 总结

在过去 10 年中，通过将专业的胰腺外科手术治疗与良好的辅助化疗相结合，PDAC 的治疗在提高生存率方面取得了巨大进步。FOLFIRINOX 化疗方案目前是身体状况良好患者的标准治疗之一，在选定的患者中其 mOS 为 54 个月；而对于身体状况较差、年龄较大或体质虚弱的患者，吉西他滨仍然是一个很好的选择，在最近的Ⅲ期临床试验中，其 mOS 也达到了 35 ～ 36 个月。PDAC 的分子分型可以推动治疗的选择和新辅助策略的实施，在不久的将来可能会促进胰腺癌治疗方法的不断改善。

（高明译，陈虎审校）

参考文献

第 62 章 胰腺癌的疼痛管理：临床常规的算法

J. Enrique Domínguez-Muñoz

62.1 腹痛与胰腺癌的相关性

胰腺癌的预后仍然很差。确诊时通常已是疾病的晚期，只有小部分患者接受治疗后可能被治愈。在这种情况下，姑息性治疗变得非常重要，其目的是缓解症状，改善 QOL，并延长生存期。

黄疸和腹痛是胰腺癌最常见的临床表现 [1]。一半以上的患者在诊断时出现疼痛，几乎每个患者在患病期间的某个时期都会出现腹痛。胰腺癌的疼痛通常位于上腹部和上腹部象限，并经常放射到背部的 T_{10} ~ T_{12} 区域 [2-3]。背部疼痛可能是唯一的症状，而且经常被误认为是椎体或脊柱的原因 [4]。

胰腺癌患者的疼痛因肿瘤位置、范围和分期而异。此外，疼痛还是一个重要的预后因素，常与晚期疾病相关 [5-7]。腹痛、厌食症和体重减轻对胰腺癌患者的 QOL 影响最大，因此医师在考虑对这些患者进行姑息性治疗时，应特别注意疼痛的特点、潜在原因，并给予适当的治疗。胰腺癌疼痛的治疗应该是个体化的，并根据镇痛的有效性和安全性来选择治疗方案。

除了胰腺癌本身引起的厌食，疼痛也限制了食物的摄入。营养不良是胰腺癌的主要后果之一，它导致体重减轻、QOL 差和对化疗耐受性有限 [8]。强烈的阿片类药物会引起胃肠道不良反应，进一步加重厌食。事实上，在不可切除的胰腺癌患者中，阿片类药物的初始剂量高和剂量快速升级与生存期缩短有关 [9]。因此，疼痛是在其他症状和并发症的背景下出现的，应一并考虑，以启动适当的治疗。

62.2 胰腺癌疼痛的管理方法

如前所述，对胰腺癌患者的疼痛管理，首先应结合经常出现的其他生理和心理症状，进行适当的疼痛评估。还应寻找最可能的疼痛原因（原发性癌痛或继发于其他疾病、并发症或治疗的疼痛），并进行适当的治疗。胰腺癌的疼痛治疗主要包括合理使用镇痛剂和介入治疗。此外，癌症治疗、心理支持和营养治疗也是胰腺癌疼痛的主要治疗手段。

62.2.1 疼痛评估

胰腺癌疼痛应在其他身体（厌食、恶心、呕吐、体重减轻）和心理（抑郁、睡眠障碍、疲劳）症状的背景下进行评估 [10-11]。应特别注意，要从患者的角度看疼痛的强度、性质、痛苦以及疼痛所带来的后果 [7，12]。疼痛强度可以通过视觉模拟量表来量化；还应该记录疼痛随时间变化的规律。疼痛和其他症状的评估以及 QOL 的评价应使用健康调查量表 36（Short-Form Health Survey 36，SF-36）和欧洲癌症研究和治疗组织（European Organization for Research and Treatment of Cancer，EORTC）的 QLQ-C30 等工具来完成 [13-14]。

对疼痛、其他生理和心理症状及 QOL 进行适当的评估有助于在疾病过程中优化和评估患者对治疗的反应。

62.2.2 最可能导致疼痛的原因是什么？

胰腺癌的疼痛主要是神经病理性的，这是由于癌细胞的神经周侵袭、炎症细胞浸润继发的神经生长因子的过度表达、癌细胞与神经细胞相互作用后导致的神经重塑、肿瘤新生血管周围的感觉神经及交感神经密度增加、神经炎症、癌细胞与胰腺星状细胞和神经细胞之间的相互作用[15-19]。

然而，疼痛也可能是由原发性癌性疼痛以外的其他原因引起的，这种情况应该得到专门的诊断和治疗。

- 胆道和胃出口阻塞导致内脏疼痛，可通过内镜支架治疗[20]。
- 消化性溃疡和糜烂性十二指肠炎在胰腺癌患者中并不罕见，部分原因是胰腺碳酸氢盐分泌不足导致的十二指肠 pH 偏酸性。这种消化道并发症可以应用质子泵抑制剂得到有效治疗。
- 继发于胰腺外分泌功能不全和细菌过度生长的消化不良在胰腺癌患者（包括不可切除肿瘤和手术切除肿瘤后）中非常常见，并可能导致胃肠道的疼痛和腹部的胀痛[21]。在这些病例中，胰腺酶替代疗法能缓解症状和改善生存率[22-24]。继发于小肠细菌过度生长的症状可以用抗生素（如利福昔明）治疗。
- 阿片类药物引起的痛觉过敏是胰腺癌患者疼痛的常见原因，可能被错认为胰腺癌疼痛。这种疼痛可以通过阿片类药物的轮流使用，甚至降低或减少阿片类药物的用量来治疗[7]（见“胰腺癌的疼痛治疗”相关内容）。
- 手术或内镜治疗后的并发症（吻合口瘘、狭窄、术后粘连、胰腺炎）可能是一些胰腺癌患者疼痛的原因。正确认识和治疗这些并发症是非常重要的。

62.2.3 癌症治疗

有效的肿瘤治疗对疼痛有很积极的影响。对于可切除胰腺癌患者，手术切除肿瘤能够缓解原发性癌症疼痛。有效的化疗还可以缓解新辅助治疗和不可切除肿瘤患者的疼痛[25]。在化疗中，与吉西他滨治疗相比，FOLFIRINOX（奥沙利铂、伊立替康、氟尿嘧啶和亚叶酸）能更明显地缓解疼痛。其原因可能是上述药物控制了肿瘤大小、肿瘤生长和局部神经侵袭。此外，化疗后疼痛缓解可以改善 QOL。

62.2.4 心理支持

胰腺癌患者经常会出现焦虑和抑郁[26]，而且二者也是此类患者的重要合并症。心理健康与 QOL 和预后的明显改善有关[27]。相反，抑郁症与疼痛、不良的 QOL、睡眠障碍、对化疗的耐受性差和生存期缩短有关[28 ~ 31]。因此，心理支持是治疗胰腺癌和疼痛的一个重要基石。

不同的心理学方法，如支持性疗法、应对技能训练和认知行为疗法等，在肿瘤人群中是有效的[32]。然而，这些方法无法掩盖每个治疗胰腺癌的医师在患者心理健康方面发挥的相关作用。

抗抑郁药物对合并焦虑、抑郁的胰腺癌患者是有帮助的。如果患者可以忍受不良反应，且尚未达到最大用药剂量，优化药物剂量是合理的第一步。SSRI 剂量越大，对重度抑郁症的疗效越好，但也会引起耐受性降低，表现在试验中因不良反应而退出的可能性更高[33]。此外，与 100 ~ 200 mg 的剂量相比，每 24 h 高于 200 ~ 250 mg 的丙咪嗪当量的疗效有明显改善，但幅度不大[33]。不同抗抑郁药物的常用剂量见表 62.1。

一般来说，抗抑郁治疗应该从最低的治疗剂量开始，根据耐受性和患者的反应，每隔两周逐渐增加剂量。一线治疗通常是单日剂量的 SSRI。症状通常在两周后开始改善，在治疗 4 ~ 6 周后疗效最好。如果在将剂量增加到常规日剂量的最大值（例如 20 mg 艾司西酞普兰）后几乎没有效果或没有效果，则可以通过交叉减量将药物转换为另一种 SSRI 或 5- 羟色胺 / 去甲肾上腺素再摄取抑制剂。两种抗抑郁药物治疗失败后，最好将患者转诊给精神科医师。

表 62.1　不同抗抑郁药物的常规治疗剂量

类别和示例	常规日剂量	最大日剂量
选择性 5- 羟色胺再摄取抑制剂		
氟西汀	10 ~ 40 mg	80 mg
帕罗西汀	20 ~ 40 mg	50 mg
舍曲林	50 ~ 200 mg	200 mg
西酞普兰	10 ~ 40 mg	40 mg
艾司西酞普兰	10 ~ 20 mg	30 mg
三环类抗抑郁药		
阿米替林	25 ~ 150 mg	300 mg
丙米嗪	25 ~ 150 mg	300 mg
氯米帕明	25 ~ 150 mg	300 mg
去甲替林	25 ~ 150 mg	200 mg
5- 羟色胺 / 去甲肾上腺素再摄取抑制剂		
度洛西汀	30 ~ 90 mg	120 mg
去甲文拉法辛	50 ~ 100 mg	100 mg
奈法唑酮	200 ~ 600 mg	600 mg
文拉法辛	37.5 ~ 225 mg	375 mg
曲唑酮	25 ~ 200 mg	600 mg

资料来源：改编自 Shultz 和 Malone[34]。

62.3　胰腺外分泌功能不全的营养管理和治疗

体重下降、营养不良、肌肉减少和恶病质是胰腺癌的主要临床症状。体重下降和恶病质有明显的负面心理影响。此外，营养不良与对化疗的耐受性差、手术效果差和生存期短有关[21]。微量营养素和抗氧化剂的缺乏也会对疼痛产生负面影响，对于有严重营养不良和恶病质的胰腺癌患者来说，疼痛可能很难得到缓解。

胰腺癌的营养不良和体重减轻是多因素造成的。食欲不振、厌食（主要是肉类）、早饱、恶心、呕吐、腹泻、腹痛、胃出口梗阻、抑郁和炎症反应都与此有关。此外，PEI 继发于主胰管的阻塞和实质萎缩，在胰腺癌患者中很常见[21]。PEI 导致摄入的食物消化不良和吸收不良，与不可切除的胰腺癌患者的生存期缩短独立相关[35]。

PERT 加上营养建议和支持能够促进体重增加、症状缓解，使营养状况得到改善、对化疗的耐受性提高并延长生存期[22-24，36]。PERT 在胰腺癌患者中的疗效与酶的合理使用有关，主要体现在酶的使用剂量和疗程[37]。PERT 患者的体重增加也会造成患者的心理困扰[23]。在治疗胰腺癌患者的 PEI 时，应考虑以下 4 个具体方面。

（1）胰腺癌患者的 PEI 可能很严重，主要出现在胰头的主胰管完全梗阻、胰十二指肠切除术后和全胰腺切除术后的患者中。

（2）由于营养不良以及癌症引起的促炎反应和分解代谢异常状态，胰腺癌患者的营养需求会增加[38]。

（3）因此，通常用于慢性胰腺炎的推荐胰酶起始剂量对胰腺癌患者来说一般是不够的，其最小的起始剂量为约 75 000 单位的脂肪酶随餐食用，50 000 单位随零食食用[39-40]。

（4）肿瘤对主胰管的阻塞不仅阻碍了酶的分泌，也阻碍了碳酸氢盐的分泌，导致十二指肠内 pH 呈酸性。酸性 pH 使分泌的胰腺酶活性降低。因此，质子泵抑制剂（如奥美拉唑 20 mg，每日两次）可以抑制胃酸的分泌，可以使继发于胰腺癌的 PEI 患者获益[39-40]。

62.4 胰腺癌的疼痛治疗

如前所述，癌症治疗、心理治疗及营养支持对胰腺癌疼痛有重要的积极影响。事实上，在抑郁症和恶病质患者中，仅仅通过使用镇痛剂和介入治疗，很难达到缓解疼痛的目的（图 62.1）。胰腺癌疼痛治疗的原则是在最大限度地提高镇痛效果的同时尽量减少药物的不良反应。为了达到这个目的，可以采用药物、介入治疗（神经溶解治疗）和其他疗法。

62.4.1 药物治疗

WHO 的癌症疼痛指南仍然是治疗胰腺癌患者疼痛的最有效方法[7，41]。WHO 提出了一项基于五项重要原则的治疗策略。

（1）能口服的情况下，应尽可能口服止痛药。

（2）镇痛剂应在一天中同一时间给药，目的是避免疼痛复发。对于暴发性疼痛可给予额外的抢救剂量。

（3）镇痛剂的处方应遵循 WHO 的阶梯化镇痛原则，按镇痛效力逐步增加药物，直到疼痛得到缓解[42]。一般建议每组药物中每次只能使用一种。

（4）镇痛药物的剂量应根据耐受性和疗效进行个体化调整。

（5）个人治疗方案应在 1 天内计划好，并写出来给患者、亲属或照料人看。

基于 WHO 的胰腺癌阶梯化药物镇痛治疗包括以下步骤（图 62.1）。

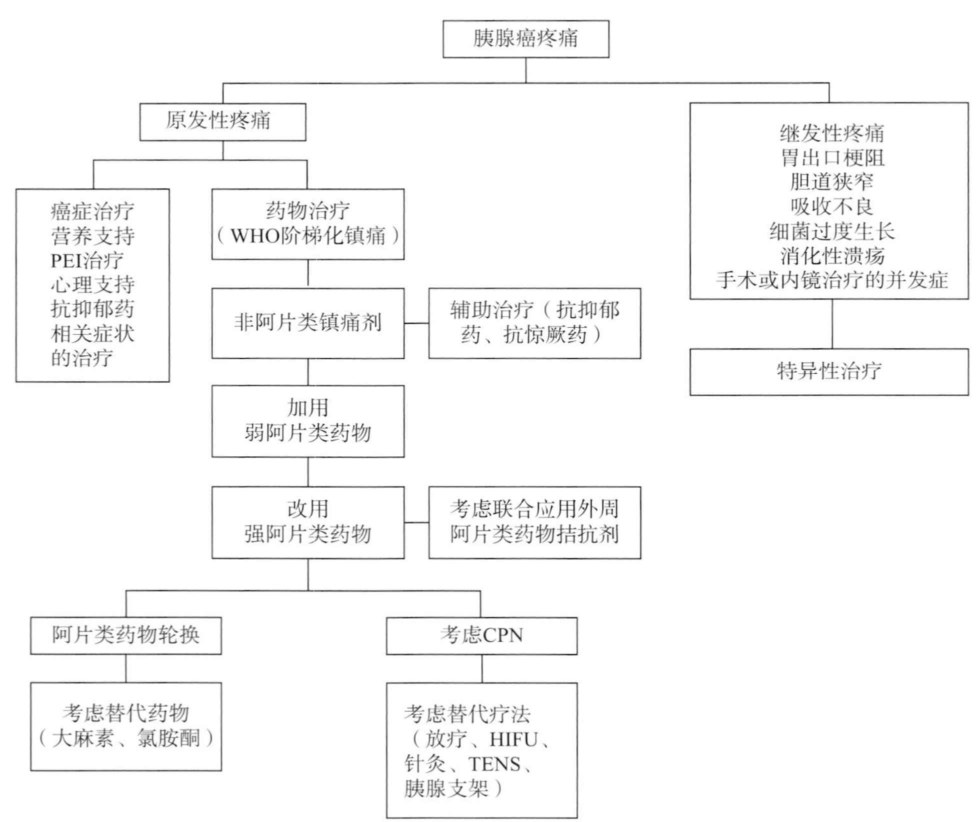

PEI：胰腺外分泌功能不全；CPN：腹腔神经丛毁损术；HIFU：高强度聚焦超声；TENS：经皮神经电刺激。

图 62.1 胰腺癌患者的疼痛治疗

步骤 1：先使用非阿片类药物，如对乙酰氨基酚、NSAID 或安乃近。患者很熟悉这些药物，也易于管理。应考虑并预防潜在的不良反应，如对乙酰氨基酚的肝毒性和 NSAID 的胃肠毒性和肾毒性。

步骤 2：如果仅使用非阿片类药物不能充分控制疼痛，应添加弱阿片类药物，如可待因或曲马多。为了使这一步骤有效，必须达到阿片类药物的天花板效应和非阿片类药品的最大安全剂量。

步骤 3：如果在步骤 2 中疼痛未缓解，则应使用口服强效阿片类药物替代弱阿片类药物，如吗啡、氢吗啡酮、羟考酮或芬太尼（表 62.2）代替弱阿片类物质。阿片类镇痛药是严重胰腺癌疼痛的治疗基石。这类药物的临床应用可能有难度，且经常出现不良反应，最好由专业的临床医师开处方，并遵循临床指南 [43]。美沙酮对某些患者有作用，可以以小剂量加入阿片类药物治疗。一般不建议阿片类药物经皮给药，但对口服药物有困难的患者可以使用。如在步骤 3 中患者出现暴发性疼痛，最好用快速起效的经黏膜或鼻内芬太尼制剂治疗。

阿片类药物治疗常伴有恶心、呕吐和便秘等不良反应，这些不良反应会导致口服药物困难并降低胰腺癌患者的 QOL。通过使用外周阿片类拮抗剂（如甲基纳曲酮、纳洛酮）可以减轻由阿片类药物导致的肠功能障碍。这类拮抗剂能抑制阿片类药物的外周效应，但不抑制其中枢镇痛作用。此外，阿片类药物可以诱发类似胰腺癌疼痛的痛觉过敏。这种情况可以通过阿片类药物轮换使用或减量来治疗。对于阿片类药物的轮换，指南建议以等效镇痛口服剂量表作为参考（10 mg 羟考酮等于 20 mg 吗啡，1 mg 氢吗啡酮等于 5 mg 吗啡），将第二种阿片类药物的等效剂量至少减少 33% ~ 50%，并根据效果逐渐增加剂量 [7, 44]。

在阶梯化药物阵痛治疗的每一步，都可以加入抗抑郁药、抗惊厥药和抗焦虑药的辅助治疗，以达到潜在的附加效果 [7, 41]（图 62.1 和表 62.2）。不同镇痛药物和辅助药物的联合使用一般比大剂量单药更有效、更安全 [45]。

其他药物，如大麻素、氯胺酮、可乐定、苯二氮䓬类、抗精神病药和类固醇，可用于难治病例 [7, 44]（表 62.2）。然而，这些药物的临床证据支持非常有限。除了适度的镇痛作用外，医用大麻和合成大麻素（如纳比隆和屈大麻酚）对缓解恶心、厌食和睡眠困难也有积极作用。氯胺酮可用作止痛药，目的是减少阿片类药物诱导的药物耐受和痛觉过敏。

对应用口服或经皮给镇痛药疼痛控制不佳的患者，在生命末期，可能需要连续硬膜外注射或鞘内注射阿片类药物和局部麻醉剂。

62.4.2　介入性神经溶解术

通过微创技术对内脏神经或腹腔神经丛进行溶解，可有效减轻胰腺癌患者的疼痛和减少阿片类药物的使用 [46]。然而，神经溶解后镇痛效果的持续时间变化很大，从几周到 6 个月不等。因此，指南建议对患有晚期疾病和预期寿命短的患者使用神经溶解术，因为这些患者的疼痛应用药物难以控制，或者出现阿片类药物引起的严重不良事件 [7]。

CPN 是临床实践中最经常使用的神经溶解技术。CPN 是在靠近腹腔神经丛和腹腔神经节的地方注射神经溶解液（通常是无水乙醇）。注射乙醇的针头可以在 CT 引导下经皮放置，或在 EUS 引导下经腹腔内放置。EUS 引导下的 CPN 可实时观察血管，并在腹腔神经节内进行更有针对性的注射，比 CT 引导下的技术更安全、更有效。可以在腹腔动脉两侧（双侧技术）、腹腔干基部（单侧 / 中央技术）或腹腔神经节内注射乙醇。腹腔神经丛的恶性浸润是预测 CPN 后疼痛反应不佳的一个因素 [47]。胰腺癌患者在 CPN 后疼痛缓解的总比例为 80%，一些患者的疼痛得到了很大程度的缓解 [48]。一旦镇痛效果消失，可以重复 CPN，但重复手术的疗效低于第一次 [49]。

CPN 主要适用于不可切除的胰腺癌患者，这些患者表现出药物难以治疗的疼痛或阿片类药物的严重不良反应（见图 62.1）。肿瘤消融联合 EUS 引导的 CPN 似乎比单独的 EUS 引导 CPN 能更有效地缓解疼痛和改善生存状态，这是近期提倡的一种方法 [50]。有关 CPN 的详细讨论，请参见第 63 章。

其他手术，如视频胸腔镜内脏神经切断术，虽然可能比 CPN 缓解疼痛的时间更长，但文献记载较少，也很少使用 [7]。该手术是通过胸腔镜对交感神经链进行手术阻断，可作为日间手术实施。

表 62.2　用于治疗胰腺癌疼痛的常用止痛药

类别和示例	常规日剂量	最大日剂量
非阿片类镇痛剂		
对乙酰氨基酚（对乙酰氨基酚）	每 6 h 1 g	4 g
布洛芬	每 6 ～ 8 h 600 mg	2400 mg
萘普生	每 8 ～ 12 h 500 mg	1500 mg
安乃近	每 6 ～ 8 h 500 mg 至 1 g	6 g
弱阿片类药物		
曲马多	每 6 ～ 8 h 50 ～ 100 mg	400 mg
可待因	每 6 ～ 8 h 30 ～ 60 mg	360 mg
强阿片类药物		
羟考酮	每 12 h 10 ～ 20mg[a]	400 mg[b]
吗啡	每 12 h 15 ～ 30mg[a]	360 mg[b]
美沙酮	每 12 h 2 ～ 4 mg[a]	64 mg[b]
抗惊厥药		
普瑞巴林	每 12 h 75 ～ 300 mg	600 mg
加巴喷丁	每 8 h 300 mg	3600 mg
N– 甲基 –D– 天门冬氨酸抑制剂		
氯胺酮	每 6 ～ 8 h 25 ～ 50 mg	400 mg
大麻类药物		
纳比隆	每 24 h 1 ～ 6 mg	6 mg

[a] 初始剂量。

[b] 阿片类药物的剂量应根据镇痛效果和耐受性逐渐增加剂量。经常需要联合应用阿片类药物（快速起效和缓释制剂）。

62.4.3　其他治疗方法

在一些个案报道中，其他疗法可用于治疗胰腺癌疼痛。以下任何一种方法的科学证据支持都很薄弱，甚至缺乏，但在一些特定的不可切除胰腺癌和严重难治性疼痛的病例中，它们作为辅助治疗可能会有帮助。

- 胰头部不可切除的胰腺癌患者，伴有主胰管上游扩张和严重的上腹部餐后疼痛，持续 1 ～ 3 h（梗阻性疼痛），可以考虑内镜下胰腺支架手术 [51-52]。在手术中，可以插入 7 ～ 10Fr 的塑料胰腺支架，主要用于需要进行胆汁引流的梗阻性黄疸患者。
- 放射治疗可以有效治疗胰腺癌疼痛，但支持这种方法的证据非常有限 [53]。为此，可以使用立体定向放射治疗和 EUS 引导的 ^{125}I 粒子植入术 [53]。大多数中心都有放射治疗设备，该技术是安全的，因此可以考虑将其用于那些严重的难治性胰腺癌疼痛患者，来缓解他们的疼痛。此外，放射治疗是转移性病变继发疼痛的首选治疗方法。
- 高强度超声聚焦疗法（high-intensity focused ultrasound，HIFU）是治疗胰腺癌的一种很有前景的方法。这种技术可以使肿瘤产生局部热损伤和机械损伤，从而缓解疼痛并延长生存期 [54]。在胰腺癌疼痛中使用 HIFU 的科学证据仍然薄弱，需要进行随机对照试验，才能推荐该技术用于临床实践。然而，对于无法切除的胰腺癌和严重的难治性疼痛患者，它也是一种安全的替代方案。

- 针灸和电针可作为胰腺癌疼痛患者的辅助治疗[55]。止痛效果仅持续几天，但该技术没有任何不良反应。

- 经皮神经电刺激疗法（transcutaneous electrical nerve stimulation，TENS）也可缓解疼痛，并可作为胰腺癌患者的附加治疗[56]。然而，仍缺乏该疗法镇痛效果的相关证据。

62.5 胰腺癌疼痛的管理：临床常规的算法

图 62.1 概述了胰腺癌患者的疼痛治疗。腹部和背部疼痛是胰腺癌患者最常见且限制 QOL 的症状之一。疼痛不仅影响 QOL、限制日常生活活动，而且影响食物摄入、营养状况和生存。因此，适当的疼痛治疗对胰腺癌患者来说是非常重要的。

一些引发疼痛的次要病因应该得到正确的诊断和治疗。药物和干预性疼痛治疗只是治疗胰腺癌原发性疼痛所需的多学科方法的一部分。对肿瘤、营养不良、心理困扰和相关症状的具体治疗是缓解疼痛的关键。肿瘤的手术切除可以解决肿瘤引起的疼痛，有效的化疗也有明显的镇痛作用。通过对 PEI 患者进行营养支持和治疗，体重增加和营养改善能够促进生存质量的提高，使肿瘤治疗的耐受性增加，疼痛得到缓解。对抑郁、焦虑和睡眠障碍的心理支持和药物治疗也对 QOL 和疼痛有积极影响。

胰腺癌疼痛治疗的目的是最大限度地镇痛，同时使不良反应降到最低。为了达到这一点，可以使用药物治疗和介入性神经治疗及其他疗法。WHO 阶梯化药物阵痛治疗方法可指导胰腺癌的疼痛治疗。非阿片类镇痛剂、弱阿片类药物和强阿片类药物以阶梯式方式使用。可以加入其他药物以减少阿片类药物的剂量和阿片类药物引起的不良反应。

EUS 引导下的 CPN 可以缓解疼痛和减少阿片类药物的使用，它在大约 3/4 的患者中是有效的。这种技术对于那些对强阿片类药物有严重不良反应的患者尤其有用。针对一些特定患者的胰腺癌疼痛，其他方法包括内镜胰腺支架手术、神经调节、放射治疗和 HIFU。

（付路译，陈虎审校）

参考文献

第 63 章　EUS 引导腹腔神经丛毁损术治疗胰腺癌疼痛：时机和方式？

Jonathan M. Wyse1，Anand V. Sahai

63.1　引言

超过 80% 的胰腺癌（pancreas cancer，PC）患者忍受着疼痛，其中 50% 的患者为了缓解疼痛需要使用麻醉药物。因此，长期以来，多学科都在尝试寻找一种能够解决麻醉药物对 QOL 和生存产生有害影响这一棘手问题的方案。麻醉药物通常会导致耐药性、药物剂量增加以及由此造成的不良反应。

以神经通路为目标，通过物理性地阻断腹腔神经丛，从而阻止 PC 疼痛到达中枢神经系统是一种有效的方法。虽然既往推荐外科内脏切除术，但 CPN 已成为首选策略，即在腹腔神经节周围和（或）腹腔神经节内注射神经溶解剂（如无水乙醇、苯酚），以破坏这些神经网络。CPN 可以在术中、经皮（percutaneously-CPN，PQ-CPN）和 EUS（endoscopic ultrasound-guided CPN，EUS-CPN）引导下完成。目前还没有具体比较 PQ-CPN 和 EUS-CPN 技术的研究[1-3]，EUS 使用实时高分辨率超声近距离定位腹腔动脉内和周围的腹腔神经丛。两项随机对照试验比较了经皮和超声引导下 CPB 治疗慢性胰腺炎疼痛的效果[4-5]，试验中不使用乙醇，而是使用布比卡因和曲安奈德（麻醉剂和类固醇）。两项研究均发现，EUS-CPB 比 PQ-CPB 的镇痛效果更强、更持久。还有一点需要注意的是，在文献中，EUS-CPN（乙醇注射治疗 PC 疼痛）和 EUS-CPB（类固醇注射治疗慢性胰腺炎疼痛）经常被混淆并且错误地在各种研究和综述中被提及。无论如何，近几十年来，随着技术发展，EUS-CPN 已成为 CPN 的主流。下面将重点介绍该技术的应用时机、技术、安全性等目前最突出的、具有争议性的问题。

63.2　何时应考虑EUS-CPN

曾经，EUS-CPN 一直被用作疼痛加重、麻醉药物剂量增加这一恶性循环后的挽救治疗。其疗效的相关数据仅限于无对照组的观察性研究。第一篇针对性研究发表于 1996 年，在排除麻醉药物影响后，45 名患者中有 78% 的患者疼痛有所缓解[3]。随后，一项系统综述发现，在治疗后的第 2 周、第 4 周、第 8 周和第 12 周疼痛明显减轻（使用 10 点视觉模拟量表），疼痛评分的平均差值分别为 –4.26（95%*CI* –5.53 ～ –3.50）、–4.21（95%*CI* –5.29 ～ –3.13）、–4.13（95%*CI* –4.84 ～ –3.43）和 –4.28（95%*CI* –5.63 ～ –2.94）[6]。这与一项荟萃分析结果一致，表明 EUS-CPN 后 80% 的胰腺癌患者疼痛减轻[7]。同样，在多变量分析中，与这些研究中疼痛减轻相一致的是，阿片类药物的总体需求量稳定或略有下降。

目前只有一项关于 EUS-CPN 手术时机的随机假对照试验发表，并且其中专门研究了手术的时机[8]。对经过相同的初始治疗后确认为不能行外科手术的 PC 疼痛患者使用快速现场评估（rapid on-site evaluation，ROSE）技术，对符合标准的患者实施 EUS-CPN。增加的 ROSE 这一步骤只平均耗时 3 ～ 5 min。从那时起，FNB 针尖设计出了反向斜角，与 ROSE 结合可能进一步提高细胞诊断率。然而，即使初始化治疗不同，在正式诊断后不久进行 EUS 也具有类似的生物学合理性。因此，在无法手术的 PC 早期患者中，EUS-CPN 作为一种手段被假设为可以阻止疼痛加重和麻醉药物剂量增加这一恶性循环的发生。相比之下，挽救性治疗在理论上可能效果较差，因为要真正扭转慢性激活的疼痛通路“为时已晚”。

96 例患者被随机分组（每个研究组 48 例患者），分为确诊后立即 EUS-CPN 组与标准镇痛治疗（standard analgesic therapy，SAT）组。EUS-CPN 组在 1 个月时的疼痛缓解程度更大，并且在 3 个月时差异更加明显（1 个月和 3 个月疼痛评分的平均百分比变化差异分别为 –28.9%，95%*CI* –67.0 ~ 2.8，*P*=0.09 和 –60.7%，95%*CI* –86.6 ~ –25.5，*P*=0.01）。1 个月时，两组的吗啡消耗量相似（吗啡消耗量均值变化差值为 –1.0，95%*CI* –47.7 ~ 49.2，*P*=0.99），但在 3 个月时 CPN 组的消耗量趋向较低（吗啡消耗量均值变化差值为 –49.5，95%*CI* –127.5 ~ 7.0，*P*=0.10）。两组对 QOL 和生存情况无影响。然而，1 个月时，每组的吗啡绝对使用量都增加了约 53 mg，但 EUS-CPN 组在 3 个月时趋于平稳，而 SAT 组在 3 个月时的吗啡使用量增加了 1 倍，达到平均 100 mg。

也许更值得注意的是接受辅助化疗和放疗的患者。在早期 EUS-CPN 时，哪些患者将接受这些治疗无法确定。因此，一项经过设计的二次分析评估了放化疗对疼痛和吗啡消耗量的影响。结果证实，EUS-CPN 可改善肿瘤固有治疗效果并能缓解可能存在的直接疼痛（表 63.1）。

在未接受放化疗的 EUS-CPN 组中，疼痛平均百分比变化的相对差异在 1 个月和 3 个月时更为显著，且具有统计学意义。同样，在未接受辅助治疗的患者中，3 个月时 EUS-CPN 组吗啡用量的平均变化值明显较低。在这类人群中早期行 EUS-CPN 似乎具有更重要的潜在作用，因为其疗效不会因另一种疼痛治疗而打折扣。对于因疼痛和麻醉药物的使用 QOL 受到明显影响的患者，虽然 EUS-CPN 理所当然被视为挽救性治疗，但如果更早考虑进行治疗，包括在诊断时，则可能有更多的获益[7]。

表 63.1 早期 EUS-CPN 与全身镇痛疗法的比较：联合或不联合放化疗的疼痛缓解和麻醉消耗

EUS–CPN 与对照组	1 个月后（95%*CI*）	3 个月后（95%*CI*）
疼痛缓解的平均百分比变化差异		
无放化疗	–59.6%（–95.4 ~ –27.6）[a]	–85.8%（–127.6 ~ –51.3）[a]
放化疗	31.0%（–34.3 ~ 106.2）	–45.6%（–72.6 ~ –23.3）[a]
吗啡当量消耗量的平均变化差异		
无放化疗	–2.4 mg（–58.4 ~ 60.8）	–144.5 mg（–291 ~ –30）[a]
放化疗	11.4 mg（–23.7 ~ 39.4）	26.1 mg（–12.2 ~ 56.5）

资料来源：改编自 Ha 等[12]。

注：[a]$P < 0.05$，有统计学意义。

63.3 EUS-CPN的安全性

已经证实 EUS-CPN 有轻微并发症或常见的不良反应，有可能为交感神经阻断后的非对抗性副交感神经亢进。一项专门针对 EUS-CPN 安全性的大型综述收集了 666 例病例，21% 的病例出现了轻微的自限性并发症，通常持续不到 2 天[9]。最值得注意的是，出现短暂性腹泻、短暂性低血压和短暂性疼痛加重的患者分别为 7%、4% 和 4%。这些不良反应在这篇文献中都有描述，但由于样本量的关系，它们的发生率在此研究中可能是最准确的。相比之下，前面提到的综述[6]包含了 6 个病例系列和 1 个病例报告，报告了腹泻发生率为 18%，短暂性低血压为 11% ~ 20%，短暂性腹痛加重为 9%，乙醇中毒症状为 8%。

严重的 EUS-CPN 并发症非常罕见，大多以个案报告的形式发表，很大程度上无法充分反映真实发生率。然而，其并发症代表了严重的发病率和病死率。Alvarez-Sanchez 等 [9] 综述表明，严重并发症发生在 0.2% 的病例中。并发症包括脾、胰腺和胃窦梗死，胃溃疡，肠梗死死亡，腹膜后脓肿或出血，永久性瘫痪截瘫，脑脓肿（不清楚是 CPB 还是 CPN），肺栓塞和双侧膈肌麻痹 [10]。意外将乙醇注射到 Adamkiewicz 动脉导致血管创伤、血栓形成或血管痉挛，从而导致脊髓前动脉梗死，并进展为截瘫或瘫痪。意外注射到腹腔动脉引起血管痉挛或血栓形成，导致多器官缺血或梗死。

63.4 腹腔神经节毁损术

当在 EUS 上可以看到明显的腹腔神经节，直接对其进行靶向注射的技术被称为腹腔神经节毁损术（celiac ganglia neurolysis，CGN）。神经节是神经细胞和胶质体的集合。一些研究人员预测，通过将药物注射到神经节本身，而不是非特异性地注射到神经周的腹腔神经丛间隙，可以提高疗效。早期的两项观察研究发现，神经节可见的病例比例分别为 81% 和 89%[11-12]。图 63.1 展示了我们的两个病例，其腹腔神经节很容易看到，并具备可注射的条件。

最近的一项尸体解剖研究表明，实际上 EUS-CGN 是不可行的，因为乙醇扩散的范围远远超过了目标神经节 [13]。这不足为奇，比如在腹腔干的两侧注射 10 mL 乙醇，而神经节本身的直径只有几毫米。此外，对未经鉴别的腹腔神经节进行大剂量注射效果更好。在 86% 的患者中，EUS 显示的神经节中位数为 2 个（与最初的研究相似），但尸检显示的是每例患者 3 ~ 5 个神经节。这意味着即使对可见的神经节进行了注射，其他神经节也会被遗漏，因此需要将所有神经节浸泡在大量的神经溶解剂中。这项研究还表明，大部分神经节位于腹腔动脉左侧，其中 29.9% 的神经节位于前面，65.7% 位于中央动脉左侧，6% 位于右侧。

在临床研究中，这一信息已经得到了验证。Levy 等 [14] 在十多年前实施了 EUS-CGN，虽然 17 例患者中的 16 例获得了显著的（完全或部分）疼痛缓解。但一项随机对照试验将 EUS-CGN 和 EUS-CPN 进行比较，发现 EUS-CGN 有更大的局部疼痛反应（73.5% *vs.* 45.5%；*P*=0.026）和全

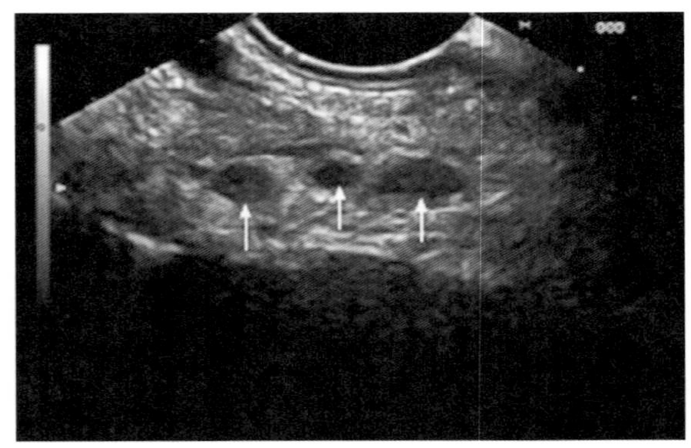

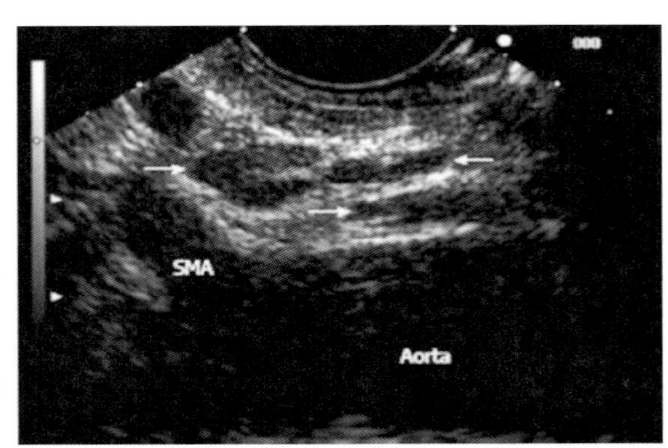

SMA：肠系膜上动脉；Aorta：主动脉。

图 63.1 每张图像显示了 3 个腹腔神经节（箭头）
（资料来源：Anand V.Sahai 提供）

身疼痛反应（50.0% *vs.* 18.2%；*P*=0.010）[15]。然而，重要的是，此时 EUS-CPN 是通过中央入路（而不是在腹腔动脉两侧的双侧入路）实施的，由于大部分神经节位于动脉外侧，因此这一比较方法不够充分。事实上，73.5% 和 45.5% 的结果与一项比较双侧和中心注射的研究的点位估计相符 [（70.4%，95%*CI* 61.0 ～ 80.0）*vs.*（45.9%，95%*CI* 32.7 ～ 57.4）；*P*=0.0016]，这个概念将在下面的章节中讨论[1]。因此，EUS-CPN 指南指出[10]，由于目前缺乏获益的证据，没有必要进行 EUS-CGN。

也许 BUS-CGN 的问题可以得到彻底的解决，Levy 等[16]最近发表的一项随机试验表明，与双侧 CPN 相比，双侧 CPN 联合 CGN 并未缓解疼痛、改善 QOL 或减少不良事件，但却使中位生存期显著缩短（CGN 5.6 个月，CPN 10.5 个月）。因此，虽然双侧 CPN 可以有效缓解疼痛，但似乎并没有增加生存率，而双侧 CPN 联合 CGN 虽然并不比单独双侧 CPN 更有效，但实际上可能会降低生存率。作者无法解释为什么会观察到这种现象。就目前而言，将 CGN 加入 CPN 似乎是禁忌。

63.5 如何注射和预期结果：单侧注射和双侧注射

虽然没有统一的标准化注射流程，但 EUS-CPN 通常先注射总共 10 mL 的麻醉剂（如 0.5% 布比卡因），然后注射 20 mL 神经溶解剂（几乎所有研究均为 100% 乙醇）。虽然注射了麻醉药，但由于我们是在清醒镇静（非深度镇静或全身麻醉）下进行 EUS-CPN，患者在注射乙醇时可能会有不适反应，这可能是神经丛受到损伤或破坏的表现。

接下来的问题就变成了如何最大限度地影响神经传导系统以达到最佳的镇痛效果。有一种技术可能更加简便并且有更高的操作舒适度，更易被术者接受，那就是单侧或中央注射技术。在这里，提前将 FNA 针（我们通常使用 19G）送至距离腹腔动脉与主动脉交界处 5 mm 内，针尖不动，所有的注射都在此处进行。双侧注射技术则要求初步识别腹腔干和 SMA 起点。预压针送至腹腔动脉的底部，然后顺时针扭转 EUS 探头，直到不再看到腹腔动脉和 SMA。随后，针尖沿着腹腔动脉向 SMA 区域推进。回退针尖时同步注射 0.5% 布比卡因 10 mL，以保证麻醉剂从 SMA 区域扩散到腹腔动脉区域。重新推进针尖至原位，同样地，随着回退针尖注射 10 mL 无水乙醇直至针尖完全离开腹腔。乙醇会导致皮肤发红和视觉障碍，但 15 秒后会消退。然后逆时针旋转 EUS，在另一侧（双侧）执行同样的过程。注意，为了确保针尖没有在血管中，在进行所有注射之前都要进行负压抽吸检查有无血液。

关于这个问题，最近 EUS-CPN 指南的声明是："双侧 EUS-CPN 更好，但中央注射的技术可行性和操作者舒适度证明其可作为一种可接受的选择（强烈推荐，质量证据中等）"[10]。最古老（也是质量最差）的观察性研究的第一个 Meta 分析支持双侧技术优于中央技术 [疼痛缓解比例分别为（84.54%，95%*CI* 72.15 ～ 93.77）*vs.*（45.99%，95%*CI* 37.33 ～ 54.78）][7]。一项包含 160 名患者的前瞻性队列研究发现，双侧注射技术的疼痛缓解优于中央注射技术 [（70.4%，95%*CI* 61.0 ～ 80.0）*vs.*（45.9%，95%*CI* 32.7 ～ 57.4）；*P*=0.0016]，唯一预测疼痛减轻超过 50% 的是双侧注射（优势比 3.55，95%*CI* 1.72 ～ 7.34）[1]。一项样本较小（50 例患者）的随机研究发现，二者的疼痛缓解无统计学差异（双侧 81% *vs.* 中央 69%）；然而，其双侧技术只涉及内镜，没有使用 FNA 针来扩散注射，因此并非一项合理的比较[17]。

最近的一项荟萃分析包括了 3 项随机对照试

验、2 项回顾性试验和 1 项前瞻性试验[18]。虽然组间异质性有统计学意义，但在疼痛缓解和治疗反应方面没有发现显著差异。然而，重要的是，双侧注射技术的镇痛药物用量在统计学上显著降低（相对风险 0.66，95%*CI* 0.47 ~ 0.94；*P*=0.02），无异质性。缺乏多变量分析一直是 EUS-CPN 研究的一个难题。如果对于相同程度的疼痛，统计上显示需要更少的麻醉剂，那么纠正这个经典的混杂因素可能会使研究结果呈阳性。此外，还纳入了一项 EUS-CPB 研究，但其中双侧技术也没有被充分应用，可能影响了最终镇痛效果的评估。

文献还介绍了广泛神经丛毁损术（broad plexus neurolysis，BPN）的概念，即在双侧 SMA 水平注射乙醇。当然，这实际上就是我们最初描述的双侧 CPN 技术。这并不奇怪，一项比较 BPN 和“双侧”CPN（同样是内镜，没有 FNA 针，因此实际上只是中央技术的一种变体）的研究发现，BPN 在 7 日和 30 日的疼痛缓解效果更好[19]。这些作者表明，疼痛缓解依赖于乙醇扩散的程度，这一点在患者的 CT 中得到了证实（对比剂与乙醇混合）。

63.6 EUS-CPN的未来是用不同的神经溶解剂吗？

尽管苯酚作为乙醇的替代品已经被纳入了两项小型研究中（共 15 名患者），但不太可能改变乙醇的地位[20-21]。已经有一些试点或探索性研究（利用 EUS 技术进入胰腺肿块）考虑了其他试剂和方式，包括 EUS 引导下 125I 粒子植入（结果显示疼痛缓解和对阿片类药物的需求降低）[22]，以及 EUS-CPN 联合 EUS 引导下将乙醇注射到肿瘤本身[23]。联合手术是安全的，镇痛效果延长，甚至显示了生存获益 [（6.5 个月，95%*CI* 5.1 ~ 8.6）*vs.*（8.3 个月，95%*CI* 6 ~ 11.4）；*P*=0.05]。关于 EUS 下射频消融术（EUS-radiofrequency ablation，RFA）治疗 PC 的研究越来越多[24-25]。2019 年发表的一项研究比较了 14 例 EUS-CPN 患者和 12 例接受 EUS-RFA 的患者[26]。结果显示 EUS-RFA 能更好地缓解疼痛，改善 QOL。

63.7 总结

无法手术的 PC 是一种毁灭性的疾病，其预后极差，该类患者还会经常面临难以控制和无法控制的疼痛。100% 乙醇的 EUS-CPN 是研究最多和最常用的非麻醉性治疗技术，旨在破坏与中枢神经系统连接的痛觉神经。一般来说，至少使用 20 mL 无水乙醇在双侧腹腔干周围注射，使神经溶解剂的扩散最大化，以达到减轻疼痛和减少麻醉药使用的目的。推荐尽早施行该手术，以防止疼痛加重或药物剂量增加这一恶性循环的发生，或者作为挽救疗法打破这一循环。禁止直接行腹腔神经节注射，因为它似乎会降低生存率，没有临床益处。新的 EUS 引导注射技术、直接进入肿瘤的射频技术、放射治疗和（或）化疗药物的临床效果需要更多研究来证实。

（胡秋源译，陈虎审校）

参考文献

第 64 章　内镜在不可切除胰腺癌治疗中的作用

Jaimin P. Amin，Ajaypal Singh，Irving Waxman

64.1　背景

在美国，每年约有 55 000 例胰腺癌确诊，胰腺癌所致死亡占所有癌症相关死亡的 7.5%。而且胰腺癌的发病率呈持续上升趋势，预计到 2030 年将成为癌症相关死亡的第二大原因。胰腺癌患者早期无明显的临床表现，通常直到疾病晚期才出现相关症状。在胰腺癌初诊病例中，29% 存在局部进展，52% 存在远处转移 [1-2]。尽管放化疗能够降低肿瘤分期，但大多数系列研究表明，这些患者中只有 20% ~ 30% 可手术切除，胰腺癌患者的平均 5 年生存率为 9.3%。鉴于疾病的侵袭性和不良预后，胰腺癌的治疗通常是姑息性的 [3]。

胰腺癌姑息性治疗所针对的最常见症状包括恶性胆道梗阻、胃十二指肠出口梗阻、肿瘤相关疼痛和出血。虽然内镜在胰腺癌的诊断和治疗中发挥重要作用，但多学科诊治策略仍不可或缺。胰腺癌的诊断可以首先选择非侵入性影像学检查，如 CT 和 MRI，常还需结合 EUS 或 ERC）。获取胰腺癌组织的传统方法包括 ERCP 和经皮活检，但敏感度低，为 40% ~ 50%，并有潜在的播散风险，因此，EUS 引导下细针穿刺或活检已成为获取胰腺癌病理诊断的主要手段。

在胰腺癌治疗史上，对于不可切除胰腺癌，外科手术是唯一的姑息性治疗手段。当出现恶性胆道梗阻或胃十二指肠出口梗阻时，可分别采用肝总管空肠吻合术和胃空肠吻合术治疗获得缓解。幸运的是，随着放射和内镜介入技术的进步，目前有了成本更低、侵入性更小的治疗手段可供选择，用于改善症状，降低胰腺癌致残率和病死率。随着内镜技术的发展，内镜已成为治疗胆道梗阻、胃十二指肠出口梗阻、肿瘤相关疼痛和出血的首选方法，当内镜治疗失败时，介入放射学和外科手术可作为辅助方法。即使在内镜领域，为实现胆管和肠腔的通畅，EUS 引导下胆管引流术和 EUS 引导下胃肠吻合术也在挑战传统的内镜方法。

胰腺癌的内镜下姑息性治疗领域广阔，并将持续发展（表 64.1）：塑料和自膨式金属支架（self-expanding metal stents，SEMS）可用于胆道梗阻，如十二指肠入口梗阻时；EUS 引导下胆道引流术现已普遍应用；SEMS 还可用于胃十二指肠出口梗阻；采用双蘑菇头支架（lumen - apposing metal stents，LAMS）行 EUS 引导下胃空肠吻合术也应用得越来越广泛；EUS 引导下腹腔神经丛阻滞治疗（celiac plexus neurolysis，CPN）可用于缓解肿瘤疼痛；热疗和止血粉可用于肿瘤出血。本章中我们将重点关注内镜在不可切除，尤其是合并胆道梗阻、胃十二指肠出口梗阻和肿瘤相关出血的胰腺癌治疗中的作用，并进一步讨论未来在胰腺癌治疗中内镜的作用及技术进展。

表 64.1 胰腺癌的内镜下姑息性治疗

恶性胆道梗阻	胃十二指肠流出道梗阻	肿瘤相关疼痛	肿瘤相关消化道出血
塑料支架； 自膨式金属支架； 胆管内射频消融术； EUS 引导下胆道入路 / 引流	内镜下球囊扩张； 自膨式金属支架； EUS 引导下胃空肠吻合术	EUS 引导下腹腔神经丛阻滞； EUS 引导下腹腔神经丛射频消融	热凝治疗； 喷洒止血药； 曲张静脉套扎 / 硬化治疗

64.2 恶性胆道梗阻

约 70% 的胰腺癌位于胰头部，临床表现为梗阻性黄疸。对不可切除胰腺癌患者进行胆道引流多数均为姑息性治疗，但缓解高胆红素血症也有利于进一步实施化疗并改善患者的生活质量。ERCP 下经乳头置入支架是胆道引流的主要方式，在很大程度上取代了外科胆肠引流术和经皮经肝穿刺胆道引流术。研究表明，与外科手术相比，内镜下胆道引流术与之疗效相当，而患者生活质量更高，致残率、病死率及护理成本更低[4]。ERCP 和经皮穿刺胆道引流术进行比较的试验不多。我们认为，在肝门部梗阻患者中，经皮穿刺与内镜下胆道引流的价值相近；而在胰腺癌导致的远端胆道梗阻患者中，内镜下胆道引流应作为首选方式。与经皮穿刺胆道引流相比，内镜下胆道引流可取得相似的疗效和技术成功率，但优点在于无须经皮置入导管。还应注意，尽管我们认为胆道支架置入术为存在恶性胆道梗阻的患者创造了化疗的机会，而且随着化疗的进步患者的生存期也会得到延长，但没有研究表明接受胆道支架置入术的胰腺癌患者存活率有所提高。

ERCP 下放置胆道支架需要适当的镇静或麻醉。在胆道插管成功后，评估狭窄的长度和直径非常重要。如果术前无细胞学或组织学诊断，可在放置胆道支架前进行刷检和（或）活检对狭窄部位取样。目前有多种支架可用于经乳头胆道引流，包括塑料支架和 SEMS（图 64.1）。

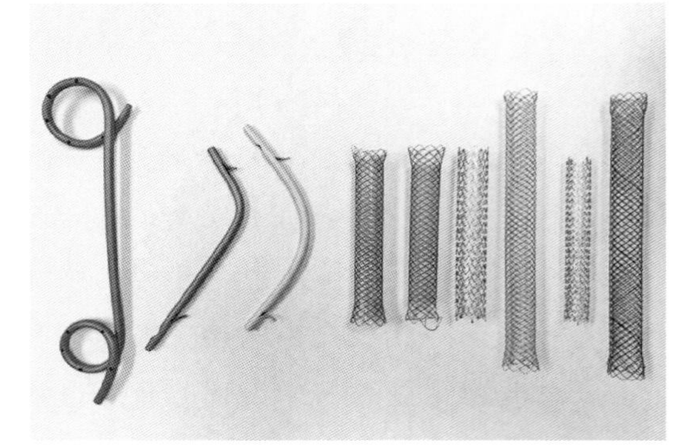

图 64.1 胆道支架，包括塑料支架和用于治疗恶性胆道梗阻的全覆膜、部分覆膜和无覆膜自膨胀金属支架

（资料来源：由 Jaimin Amin、Ajaypal Singh 和 Irving Waxman 提供）

胆道梗阻的经乳头引流术于 1980 年首次报道。最初只有塑料支架可用，这些支架已被证明可有效缓解恶性胆道梗阻，具有简便、微创和低成本的特点，并且不会干扰或妨碍外科手术切除[3, 5]。支架直径 5 ~ 12 Fr，材质为聚乙烯、聚氨酯和聚四氟乙烯等。它们不透 X 射线，部分包含标记，包括猪尾形、侧翼形设计以防止支架堵塞和移位。猪尾支架的一端（单猪尾）或两端（双猪尾）卷起呈环形，上有侧孔。侧翼形支架在一侧（单面）或两侧（双面）侧翼形展开，以最大限度地降低移位风险。塑料支架长度通常需比狭窄处长 2 ~ 3 cm。在导丝充分进入后，通过输送器释放支架（图 64.2）。塑料支架优点是简便、经济，能有效缓解恶性胆道梗阻；而缺点是易堵塞或移位，多达 5% ~ 10% 的病例会发生支架移位，且通常发生在远端而非近端[6]。也有报道塑料支架会导致梗阻或对侧壁穿孔，较为罕见[7]。塑料支架尽管便宜且操作简便，但易堵塞、通畅时间有限。因此，每 3 ~ 4 个月需要重复行 ERCP 更换支架。这一局限性在塑料支架问世十多年后被 SEMS 解决。金属支架平均通畅时间约为 1 年。多项研究表明，SEMS 通畅时间更长，支架堵塞和胆管炎的发生率更低，所需住院时间更短，对于预期生存期超过 3 ~ 6 个月的患者成本效益最高[8]。

与塑料支架相似，有多种金属支架可用于治疗恶性胆道梗阻（见图 64.1）。在置入后 48 ~ 72 h 支架会扩张至其原始形状，对狭窄部位产生径向力，并保持足够的弹性以顺应胆管结构。这是因为金属支架由各种记忆金属合金丝编织构成，如 elgiloy 合金、platinol 合金和镍钛合金，其中以镍钛合金为主，尺寸为 6 ~ 10 mm，长度一般为 4 ~ 10 cm，目前市场也有 12 cm 长的支架。为便于通过内镜和狭窄部位，支架先被放入 6 ~ 8.5 Fr 的外鞘管内，沿导丝插入到达狭窄部位后，缓慢抽出外鞘管，释放支架（图 64.2）。传统意义上说，胆道 SEMS 适用于无法手术的患者；然而研究表明，在不可切除和需要新辅助治疗的边缘可切除胰腺癌患者中，金属支架都优于塑料支架[8-9]。尽管金属支架成本高，但若预期生存期超过 4 ~ 6 个月，由于金属支架具有更长的通畅时间，所以成本效益比更佳。随着新辅助治疗的广泛使用，大多数可切除患者在明确诊断后首先选择行 ERCP 下胆道支架置入，而非手术切除。对这部分患者使用金属支架，最初担心其影响外科手术效果，但研究表明只要支架末端有不少于 2 cm 的未狭窄胆管可用于吻合，金属支架就不会影响 Whipple 切除术中胆总管空肠吻合的效果。在临床实践中使用尽可能短的金属支架和确保有足够长度的非狭窄胆管对于顺利完成胆总管空肠吻合术非常重要。金属支架按是否覆膜可分为全覆膜支架、部分覆膜支架和无覆膜支架。最先使用的是无覆膜支架，肿瘤会通过支架间隙向内生长造成堵塞。为了解决这个问题，进而开发出全覆膜支架，在整个支架上包被一层无孔膜以避免肿瘤组织向内生长，但支架移位的风险增加。部分覆膜支架则是在除远端边缘以外的大部分支架表面包被了无孔膜以防止移位，但在远端边缘仍存在肿瘤组织向内生长的可能。使用覆膜胆道支架存在的另一个问题是会阻塞胆囊管引发胆囊炎，尽管研究表明胆囊炎仅发生在胰腺癌侵及胆囊管的患者中。我们的策略是仅在胆囊管充盈不明显、肿瘤累及胆囊管或既往影像学显

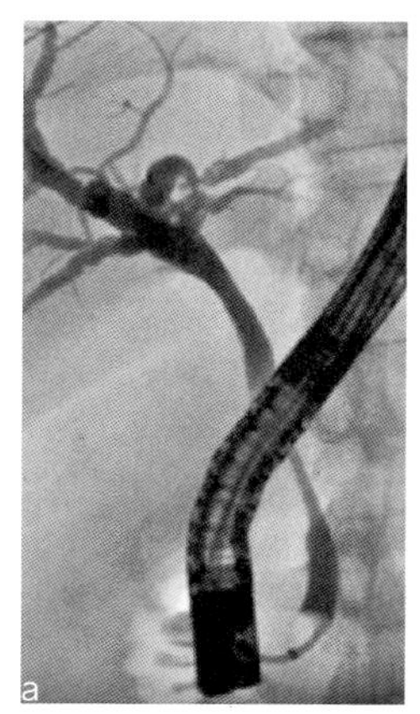

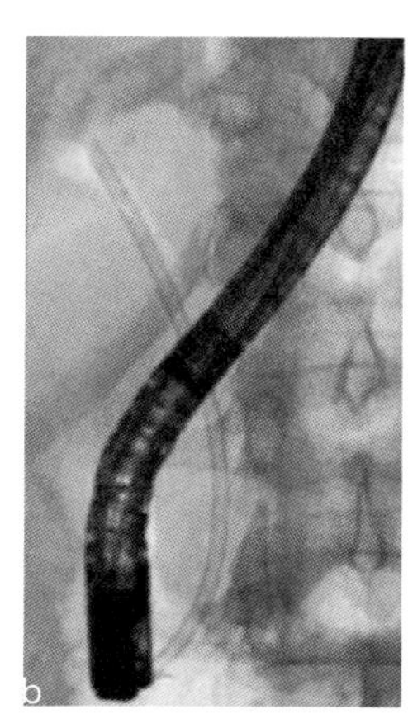

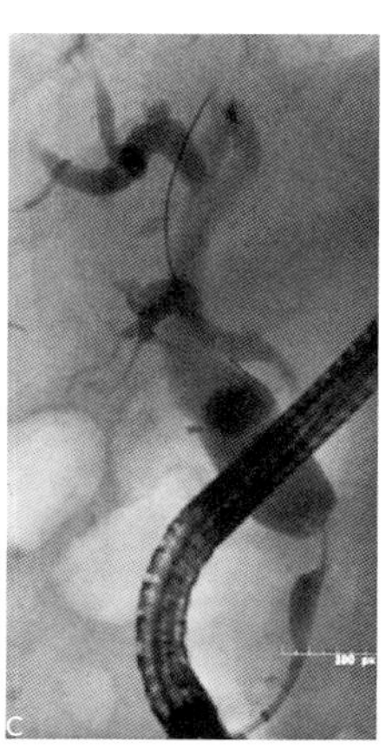

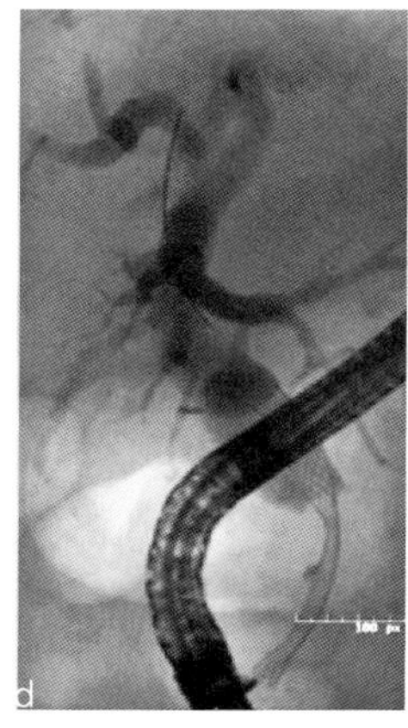

图 64.2 两名胰头恶性肿瘤导致的恶性胆道狭窄患者分别放置了塑料胆道支架（图 a、图 b）和自膨胀金属支架（图 c、图 d），用于缓解不可切除胰腺癌所致的胆道梗阻
（资料来源：由 Jaimin Amin、Ajaypal Singh 和 Irving Waxman 提供）

示胆囊增大伴胆囊结石的患者中使用无覆膜支架。最终如何放置支架取决于诊断、预期存活时间和资源利用。

64.2.1 内镜下姑息性治疗胆道梗阻的新进展

64.2.1.1 胆管内射频消融术

尽管金属支架的平均通畅时间约为 1 年，但由于化疗的进步使得胰腺癌患者的生存期进一步延长，所以肿瘤组织向内生长仍旧可能会堵塞支架。这部分患者通常需要重复 ERCP，在之前放置的金属支架内放置另一个塑料支架或金属支架。内镜下胆管内射频消融术（biliary radiofrequency ablation，RFA）是将带有活性电极的射频消融管经导丝送入狭窄段，通过高频交流电使局部区域发生热损伤和凝固性坏死。直接的组织损伤和局部免疫反应的激活，有助于杀灭肿瘤细胞。

目前有两种美国食品药品监督管理局（Food and Drug Administration，FDA）批准的装置可用于内镜下 RFA，包括 Habib EndoHPB（Boston Scientific，Marlborough，MA，USA）和腔内射频消融（EndoLuminal Radiofrequncy Ablation，ELRA）（Taewoong Medical，South Korea）。Habib EndoHPB 导管是一种 8Fr 双极探头，带有两个相距 8 mm 的环形电极，消融范围为 25 mm。ELRA 导管是一种带有四个电极的 7Fr 双极探头，根据导管尺寸不同，消融范围分为 18 mm 和 33 mm。

在胰腺癌合并胆道梗阻的患者中使用射频消融有三个主要适应证：①改善初始支架的通畅性；②提高存活率；③恢复闭塞胆道支架的通畅性。大多数评估恶性胆道梗阻的前瞻性和回顾性研究队列中均纳入了胆管癌患者，而不仅仅是胰腺癌导致的胆道梗阻，存在局限性；但多项研究表明，与单独支架置入相比，支架置入前联合 RFA 有助于改善支架的通畅性[10]。诸多研究中仅有一项显示接受 RFA 的患者生存率有所提高，但该研究仅纳入了胆管癌患者[11]。因此，没有确切的数据证实使用胆管内 RFA 可以提高胰腺癌患者的生存率。有数项研究评估了胆管内 RFA 在金属支架堵塞中的应用，与单独重复置入支架相比，胆管内 RFA 有助于提高堵塞支架的通畅性。尽管胆管内 RFA 总体而言是安全的，但据报道，不良事件发生率为 6% ~ 33%，包括胰腺炎、胆道出血、胆囊炎和胆管炎。虽然胆管内 RFA 是一个合理安全的选择，研究数据令人鼓舞，但对胰腺癌患者仍需要进一步研究。此外，EUS 引导下胰腺癌 RFA 是一个新兴有趣的领域，我们认为它将在胰腺癌患者的治疗中发挥更重要的作用，而胆管内 RFA 对胆管癌患者则更为有效[12]。目前，胆管内 RFA 的使用应根据可用资源和医师经验来决定。

64.2.2 EUS 引导下胆道入路和引流

内镜下支架置入治疗胆道梗阻依赖于成功的胆道插管。尽管 ERCP 胆道插管成功率高于 90%，但由于肿瘤侵犯（如胃十二指肠梗阻、壶腹梗阻）、解剖结构改变（如十二指肠憩室、Roux-en-Y 胃切除术），甚或是常规 ERCP 的困难插管，使得胆道插管变得复杂。以往这些患者会接受经皮经肝穿刺胆道引流或外科手术；然而，近 10 年 EUS 引导下的胆道入路新方法有所进展[13-14]。EUS 引导下胆道入路包括两种不同的方法。第一种方法称为会师技术（EUS - RV）（图 64.3，文后彩图 64.3），在 EUS 引导下穿刺进入狭窄上方的胆道（经胃或经十二指肠），将导丝以顺行方式经穿刺针道送至壶腹。然后，沿着接入导丝或直接使用接入导丝来完成 ERCP。

第二种方法（EUS-BD），即在内镜直视下放置支架完成 EUS 引导的肝胃吻合术或胆总管十二指肠吻合术。EUS-BD 术根据临床情况和解剖结构不同选择放置 LAMS 或 SEMS。目前

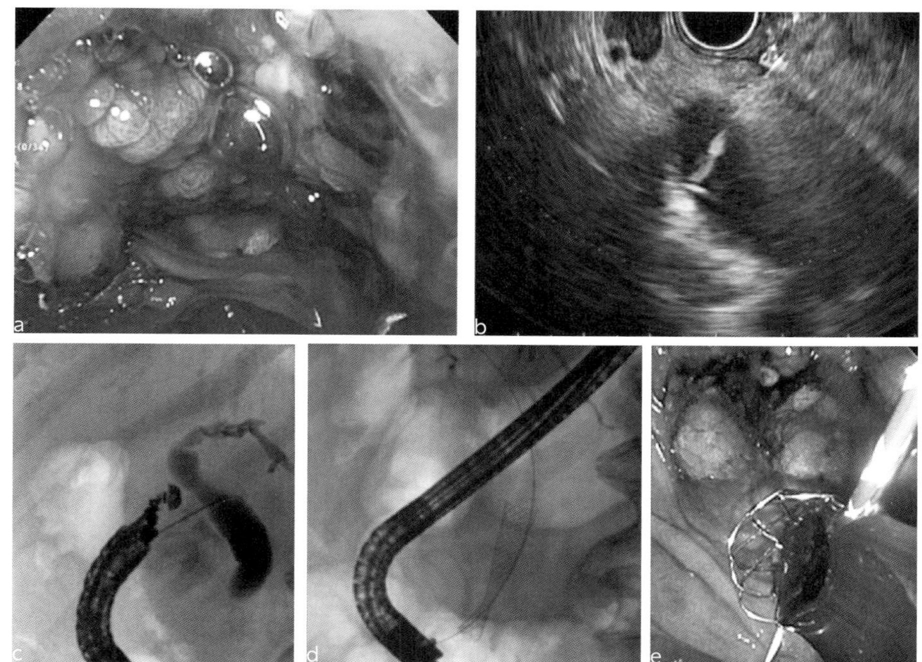

图 64.3　a. 壶腹肿块累及胰腺和胆管导致的恶性胆道狭窄，ERCP 治疗失败。b、c. 行 EUS 引导下会师术，即 EUS 引导下经十二指肠穿刺进入胆总管，注射造影剂，并以顺行方式推进导丝穿过壶腹。d、e. 沿导丝引导行逆行胆道入路，并放置自膨胀金属支架以缓解恶性胆道梗阻
（资料来源：由 Jaimin Amin、Ajaypal Singh 和 Irving Waxman 提供）

尚无研究对 EUS-RV 和 EUS-BD 进行直接比较。因为导丝以顺行方式穿过狭窄区域和壶腹难度较大，所以 EUS-RV 在实施过程中更具挑战性且耗时更长，其优点在于可保留原有解剖结构，发生穿孔、胆漏、腹膜炎的风险降低。EUS 引导的肝胃吻合术或胆总管十二指肠吻合术则完全绕过了梗阻段，发生胰腺炎和支架阻塞的风险降低，但出血、穿孔和胆汁性腹膜炎的风险增加。

EUS-BD 和 ERCP 作为胰腺癌患者胆道引流的主要方式，Paik[15]、Bang[16] 和 Bishay[17] 等将二者加以比较，发现二者的技术成功率和临床疗效相近，不良事件发生率没有任何差异；甚至 EUS-BD 组胰腺炎的发病率还有所降低。虽然 EUS 的支持者依据上述数据认为 EUS-BD 是治疗胆道梗阻的一线治疗方法，但仍需更大规模队列的前瞻性研究进一步证实 [18]。目前，通常是在 ERCP 引流失败后，根据患者具体情况和机构医疗水平选用 EUS-RV 和 EUS-BD。

64.3　胃十二指肠出口梗阻

胰头癌侵犯十二指肠、胰体癌侵犯十二指肠远端（较少见）均会导致管腔梗阻。临床表现为胃出口梗阻症状，包括持续恶心 / 呕吐、腹胀或早饱。对这部分患者，传统选择是外科胃 - 空肠造瘘术或经皮经胃 - 空肠造瘘术。肠道 SEMS 的发展使其成为外科手术以外治疗胃十二指肠出口梗阻的首选。与胆管支架类似，肠道 SEMS 放置后在小肠中膨胀，产生径向力从而解除梗阻。经批准用于肠内放置的金属支架均为无覆膜支架，以防止移位（图 64.4，文后彩图 64.4）。支架由包括 elgiloy 和镍钛合金在内的记忆金属合金丝编织构成，长度有 60 mm、90 mm 和 120 mm，直径多为 22 mm，末端为直径 27 mm 的球头，有助于

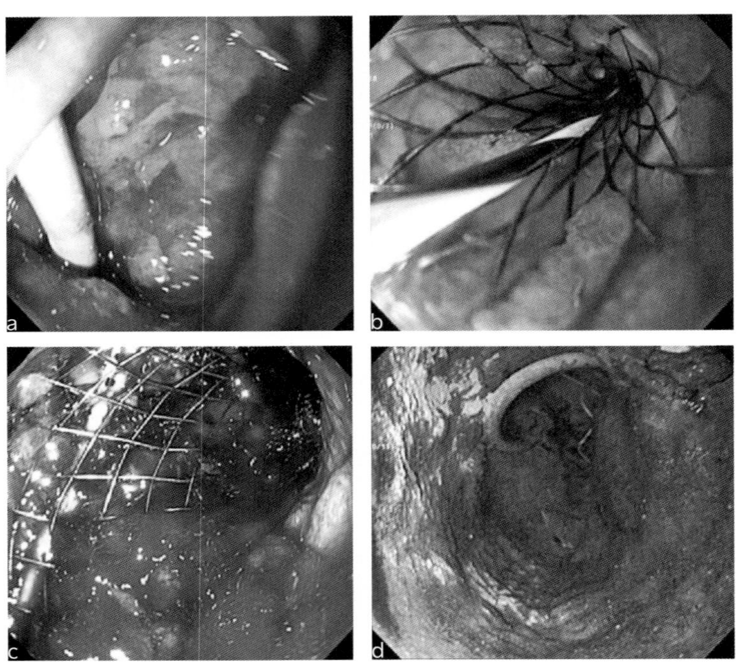

图 64.4 a. 胰腺癌导致十二指肠梗阻伴肿瘤相关出血，留置经皮胆道引流管；b、c. 于十二指肠狭窄处成功放置支架；d. 喷洒止血药后出血停止
（资料来源：由 Jaimin Amin、Ajaypal Singh 和 Irving Waxman 提供）

固定。为便于通过内镜和狭窄部位，支架先被放入 10 Fr 的外鞘管内，在治疗性胃镜或十二指肠镜下放置。导丝通过狭窄段后，选择合适的支架，沿导丝推送到位，并缓慢撤回外鞘管，释放支架。理想情况下，支架应超出狭窄段两侧各 2 cm。

与手术相比，SEMS 的最大优点是操作简单、微创。然而，从推送器中释放后，大多数 SEMS 会缩短，且需要一定时间才能完全膨胀张开。在放置肠道支架前还应评估是否需行胆道支架置入。因为先行置入肠内 SEMS 可能会影响胆道插管，并有壶腹梗阻的风险进而导致胰腺炎和（或）胆管炎。虽然也可通过肠内支架间隙放置胆道支架，但技术难度增加。因此，如有可能，应在肠道支架置入前放置胆道 SEMS（非塑料）支架。与所有无覆膜 SEMS 一样，由于肿瘤向内生长 / 过度生长、食物嵌顿或移位，可能会影响支架疗效。其他不良事件还包括出血、穿孔、腹膜炎和脓毒症。

虽然缺乏前瞻性数据，但有大量单中心和多中心回顾性研究对 SEMS 和胃空肠吻合术进行比较 [19 ~ 22]。就胰腺癌而言，二者在技术和临床成功率（二者均超过 90%）、短期不良事件及总生存率方面没有显著差异。SEMS 组并发症更少，至恢复软食和化疗开始的间隔时间更短。然而，支架阻塞、穿孔和移位等长期并发症更多。最常见的并发症是肿瘤向支架内生长导致支架堵塞，多数情况下可在原支架内再放置一个支架解除梗阻。尽管可能需要重复放置支架，但由于操作简便、微创、能早期进食，可缩短住院时间和提前化疗开始时间，放置肠内 SEMS 应成为胃十二指肠梗阻的首选一线姑息疗法。

64.3.1 EUS 引导下胃空肠吻合术

EUS 引导下放置 LAMS 实现胃-空肠吻合建立胃肠旁路已成为胃十二指肠出口梗阻的另一种微创治疗方法（图 64.5，文后彩图 64.5）。基本

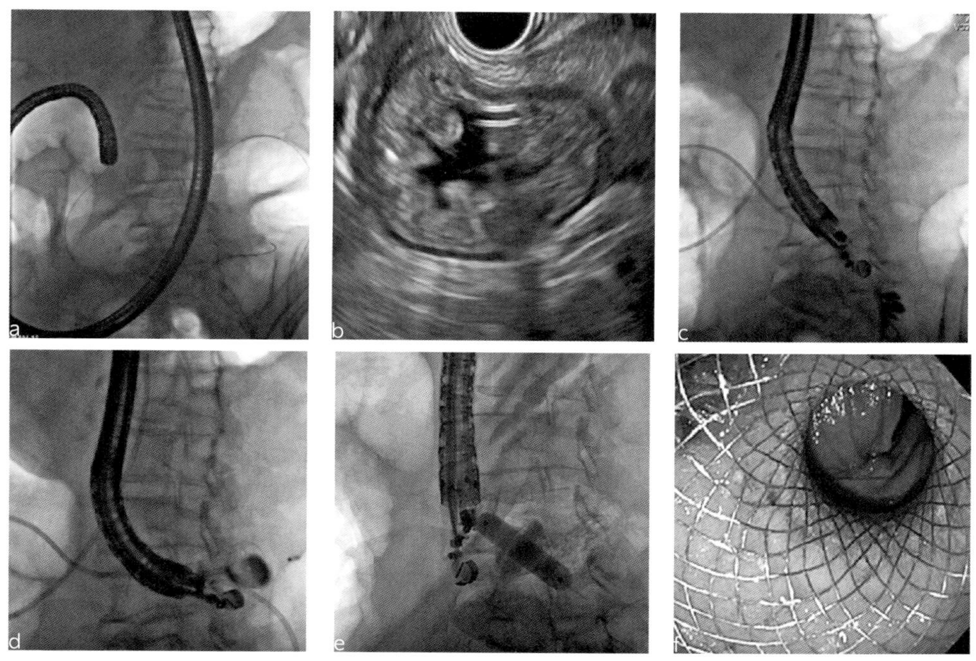

a. 放置导丝穿过十二指肠狭窄处，以便放置鼻十二指肠管（NDT）；b.EUS 下识别目标肠袢和 NDT；c.EUS 引导下经胃壁穿刺进入目标肠袢，注射造影剂以确认位置和入路；d. 徒手推进 15 mm×10mm 前段带电烧灼功能的双蘑菇头支架（LAMS），并打开远端蘑菇头；e. 球囊扩张胃肠吻合口和 LAMS 至 10 mm；f. 从胃腔插入内镜观察十二指肠第四段和开放的胃肠吻合口。

图 64.5　胰腺癌导致十二指肠梗阻，行 EUS 引导下胃肠造口术

（资料来源：由 Jaimin Amin、Ajaypal Singh 和 Irving Waxman 提供）

操作过程包括：在 EUS 下经胃体识别并穿刺充盈的小肠袢，然后置入导丝，建立胃–空肠通道，并释放 LAMS。小肠活动度大使得该技术具有一定挑战性，在开发出更多特殊辅助工具之前，该手术仅可在部分医疗中心进行。据报道，技术操作方法包括 EUS 引导下直接穿刺、球囊辅助和导丝辅助等[23-26]。尽管现有研究报告显示该技术取得了很大的成功，但该技术仍在改进，且存在很高风险，因此这类手术应在有足够外科支持的三级医疗中心进行。

64.4　肿瘤相关出血

胰腺癌一旦出现上消化道出血通常提示预后不佳，3 个月内病死率超过 90%。尽管只有一部分肿瘤相关出血可通过内镜成功治疗，但诊断性内镜检查仍然至关重要。对于严重急性上消化道出血的患者，应考虑是否存在静脉曲张破裂或假性动脉瘤。由于解剖位置邻近，胰头肿瘤通常侵犯门静脉，而胰体 / 胰尾肿瘤往往累及脾静脉，导致静脉栓塞，引起食管胃底静脉曲张或孤立性胃底静脉曲张。静脉曲张破裂出血可在内镜下行曲张静脉套扎术或硬化治疗术，取得暂时的疗效。血管造影栓塞或手术治疗的效果则更为确切。胰腺癌还会侵犯周围动脉形成假性动脉瘤造成胰腺出血，较为罕见，内镜治疗几乎没有效果，需要行血管造影栓塞或外科手术。然而，胰腺癌患者出血最常见的原因还是肿瘤侵犯十二指肠，表现为慢性上消化道出血，可选择内镜下治疗（包括注射肾上腺素、氩离子凝固术和双极电凝术），肠内金属支架的置入会增加内镜下治疗的技术难度。内镜下局部治疗尽管有效，但维持时间很短，据报道 1 个月内再出血率为 55% ~ 60%。最近研究表明，止血化合物 Tc - 325（Cook Medical，Bloomington，IN，USA）对这类出血有一定效果。它是一种无机不可吸收粉末，通过 7 Fr 或 10 Fr 导管喷洒在出血部位，形成稳定的保护屏障，并有助于凝血因子浓缩发挥止血作用（图 64.4）。尽管 30 天内再出血率约为 30%，但其优势在于适用于恶性肿瘤侵犯导致的大面积出血。

64.5 展望

胰腺癌病死率日益增加，在与疾病的斗争中，相关领域的进展不断涌现。除姑息性治疗外，内镜应用还能够改善临床结局，为达此目的必须双管齐下。第一，筛查高风险患者，早期诊断非进展期胰腺癌；第二，发挥内镜在胰腺癌治疗中的作用。鉴于大量胰腺癌患者在手术切除前需进行新辅助化疗，肿瘤基因分型和 EUS 引导下门静脉取样等诊断技术很有前景。二代测序可对低 DNA 浓度的标本进行全基因组测序，获得肿瘤基因型分析数据，从而更好地指导治疗。通过细针抽吸和细针活检获取的组织均可用于基因分型；研究表明，与 FNA 相比，FNB 能获得更充分的组织量，特别是在小于 3 cm 且位于胰腺头 / 颈部的肿瘤中[27]。EUS 引导下的门静脉取样是另一种微创方法，可获得足量循环肿瘤细胞，从而提高转移性疾病的诊断灵敏度并提供准确分期[28-29]。对于大量不可切除胰腺癌患者，EUS 引导下 RFA 已经成为除化疗和（或）立体定向体部放射治疗外的另一种选择。Bhutani 等报道了在化疗期间经 EUS 引导将一种新型放射性硅颗粒植入胰腺肿瘤[30]。上述诊断和治疗性内镜创新技术成为标准治疗方式尚需更多临床数据，但这些创新技术必将对胰腺癌且不仅是胰腺癌产生巨大潜在影响。

64.6 结论

大多数胰腺癌诊断时即为晚期，内镜下姑息性治疗是针对胆道梗阻、胃十二指肠出口梗阻和消化道出血的一线治疗。EUS 引导下行 CPN 在减少麻醉药品使用方面发挥非常重要的作用，我们认为这是一项未被充分利用的技术。尽管经乳头胆道引流和肠内金属支架置入仍然是解除胆道和肠梗阻的主要方式，但 EUS 引导下胆道引流和 EUS 引导下胃−空肠吻合术对这些成熟技术发出了挑战。内镜治疗失败时，外科手术和经皮穿刺是主要的后备手段。EUS 引导下局部治疗为胰腺癌患者带来了很大的希望，我们有望在未来 10 年左右看到更多这方面的研究。在未来，内镜不仅对胰腺癌的诊断和姑息性治疗至关重要，而且可能通过指导胰腺癌的治疗来扭转现状。

（胡祥鹏译，陈虎审校）

参考文献

第 65 章　不可切除胰腺癌的化疗

Raquel Fuentes，Juan José Serrano，Mercedes Rodríguez，Alfredo Carrato2

65.1　引言

胰腺癌是最具侵袭性和最致命的恶性肿瘤之一，在欧盟和北美的癌症死亡原因中位列第三[1]。胰腺癌大多数（85%）是腺癌，主要起源于导管上皮。总体而言，胰腺癌患者 5 年生存率为 8%，约 50% 的患者被诊断时即为晚期，这部分患者 5 年生存率仅为 3%[2]。胰腺癌预后差的主要原因是早期诊断困难，肿瘤可切除率低，对化疗、免疫治疗及靶向治疗反应差。

目前对不可切除的转移性胰腺癌的治疗策略主要是传统的细胞毒化疗。与单药化疗相比，联合化疗在患者总生存期（overall survival，OS）方面有一定的优势，但也带来了治疗相关的不良反应。影响胰腺癌治疗决策的因素包括：治疗目标、患者的抉择、体能状态、症状负荷和社会 - 心理问题（包括患者的支持系统）[3]。因此，多学科协作对制订具体治疗和护理计划显得尤为重要。

由于许多胰腺癌患者出现疼痛、体重减轻、厌食、疲劳和抑郁[4]，近期的临床试验也将 QOL 纳入了研究终点。“临床获益”定义为疼痛、体能状态（performance status，PS）或体重的改善，并且没有其他情况的恶化。此外，人们越来越强调临床效益和生存率是决定疗效的更为准确的因素。

本章将总结转移性胰腺腺癌的治疗现状。

65.2　一线治疗

一般而言，联合方案比单药吉西他滨具有更好的效果。与单药吉西他滨相比，两种及以上化疗方案联合能显著延长胰腺癌患者生存期，即亚叶酸钙（leucovorin，LV）、短程输注 5- 氟尿嘧啶（5-fluorouracil，5-FU）、奥沙利铂、伊立替康的 FOLFIRINOX 方案和吉西他滨 + 白蛋白紫杉醇方案，但联合化疗会带来更多的不良反应。

65.2.1　单药化疗

单药化疗（如 5-FU 和吉西他滨）的客观有效率低，患者中位生存期约为 6 个月。但对于不能耐受高强度一线化疗方案的患者，单药化疗不失为一种治疗选择。

65.2.1.1　吉西他滨

自 20 世纪 50 年代以来，5-FU 一直是胰腺癌最常用的化疗药物。吉西他滨是一种结构与阿糖胞苷相似的核苷类似物，于 1997 年上市并迅速成为胰腺癌的首选化疗药物。

在一项 5-FU 耐药患者的关键Ⅱ期研究中，经吉西他滨治疗后，临床获益的患者比例是肿瘤获得客观缓解的患者比例的近 3 倍（11% *vs.* 27%）[5]。基于该研究，单药吉西他滨获批用于治疗晚期胰腺癌（advanced pancreatic cancer，APC），并将症状控制作为胰腺癌的有效评价终点，改变了胰腺癌疗效评估的范式。

随后，临床益处被用作胰腺癌Ⅲ期试验的主要终点之一。先前未经治疗的 APC 患者被随机分配到 5-FU 组或吉西他滨组[6]，结果表明：相比 5-FU 组，吉西他滨组临床获益更为显著（24% *vs.* 5%）；患者 OS 也有适度改善，吉西他滨组和 5-FU 组 12 个月的 OS 为 18% 和 2%。

上述研究结果支持：如果 APC 患者不适合高强度一线化疗，使用单药吉西他滨治疗是一个合适的选择。

65.2.1.2 口服氟嘧啶类：卡培他滨和 S-1

卡培他滨是一种具有抗肿瘤活性的氟嘧啶氨基甲酸酯。它是一种口服 5′- 脱氧 -5- 氟嘧啶前体药物，在体内三个连续的酶促反应中转化为活性药物。该药血浆峰值浓度低，但氟尿嘧啶暴露时间长。在一项纳入 42 例 APC 的Ⅱ期临床研究中[7]，卡培他滨单药治疗临床受益率为 24%，且治疗耐受性良好。

S-1 是一种口服氟嘧啶类药物，由替加氟和两种 5-FU 活性调节剂（吉美拉西和奥特拉西）组成。在欧盟和美国，S-1 尚无供应。GEST Ⅲ期临床研究表明，S-1 的疗效不逊于吉西他滨[8]。吉西他滨的 3 级和 4 级血液学毒性事件发生率较高，但两组中严重的非血液学毒性事件发生率都较低。

对于不适合高强度化疗且更乐意接受口服药物的 APC 患者，卡培他滨单药也是一种治疗选择。对于这些患者，S-1 也可作为吉西他滨的替代方案。

65.2.2 基于氟尿嘧啶的联合方案

氟尿嘧啶与伊立替康或奥沙利铂联合应用的有效率高于单药方案[9-10]。然而，与单独使用吉西他滨相比，这些方案并不能显著延长生存期。

FOLFIRINOX 优于吉西他滨单药治疗已被 ACCORD 11 Ⅲ期试验所证实。在该研究中，共纳入了 342 名未经治疗的 APC 患者，入组患者被要求美国东部肿瘤协作组（Eastern Cooperative Oncology Group，ECOG）PS 为 0 分或 1 分，血清胆红素低于正常值上限的 1.5 倍，这些患者被随机分配到吉西他滨单药组和 FOLFIRINOX 组[11]。FOLFIRINOX 组的客观缓解率显著优于吉西他滨组（32% *vs*. 9%），中位无进展生存期（progress free survival，PFS）分别为 6.4 个月和 3.3 个月，OS 为 11.1 个月和 6.8 个月。FOLFIRINOX 治疗组 3 级和 4 级中性粒细胞减少症和血小板减少症的发生率较高。尽管毒性较高，但与吉西他滨单独用药相比，FOLFIRINOX 显著改善了总体健康状况[12]。

综上所述，全剂量的 FOLFIRINOX 是一种有效的一线治疗方案，但该方案仅适用于那些体能状况良好（ECOG PS 0 ~ 1 分）的 APC 患者。

65.2.3 以吉西他滨为基础的联合方案

与单药吉西他滨相比，吉西他滨联合 5-FU、顺铂、多西他赛、奥沙利铂或伊立替康并未显示出任何显著的获益，反而毒性更大。

65.2.3.1 吉西他滨联合白蛋白紫杉醇

目前，吉西他滨可以与白蛋白紫杉醇联合使用。白蛋白紫杉醇是一种微管动力学抑制剂，通过促进微管蛋白聚合，促进微管的稳定，诱导细胞周期在 G2/M 期停滞，进而导致细胞死亡。

基于国际多中心Ⅲ期 MPACT 临床研究，FDA 和欧洲药品管理局（European Medicines Agency，EMA）批准白蛋白紫杉醇 + 吉西他滨用于 APC 的治疗。该研究纳入了 861 例未经治疗的 APC[13]，结果表明该方案优于单药吉西他滨，联合化疗显著提高了肿瘤客观缓解率（23% *vs*. 7%），也显著延长了患者的中位 OS（8.5 个月 *vs*. 6.7 个月）和 PFS（5.5 个月 *vs*. 3.7 个月）。联合治疗组神经毒性和骨髓毒性增加。

65.2.3.2 吉西他滨联合卡培他滨或 S-1

早期的一些非对照试验表明，吉西他滨 + 卡培他滨疗效优于吉西他滨 +5-FU。但是随后的两项全球Ⅲ期临床研究中并未证明联合方案优于吉西他滨单药治疗。对这两个Ⅲ期临床研究[14-15]和一个随机Ⅱ期临床研究[16]进行的荟萃分析表明，联合治疗在统计学上具有显著的生存获益。由于该荟萃分析组间的异质性大，美国国家综合癌症网络（National Comprehensive Cancer Network，NCCN）和美国临床肿瘤学会

（American Society of Clinical Oncology，ASCO）发布的临床指南认为，对于体能状态良好的 APC 患者，基于吉西他滨的两药联合方案是 2B 类的合理选择。

根据上述荟萃分析[17]的结果，吉西他滨联合 S-1 被认为是吉西他滨单药化疗的合理替代方案。

65.2.3.3 吉西他滨联合厄洛替尼等分子靶向药物

在胰腺癌中，多种信号通路被异常激活，促进细胞增殖和抑制其凋亡。许多吉西他滨加靶向治疗的研究在Ⅱ期试验中显示出了良好的疗效。但随后的Ⅲ期研究并不支持最初的发现，与吉西他滨单药相比，吉西他滨与厄洛替尼 [一种表皮生长因子受体（epidermal growth factor receptor，EGFR）酪氨酸激酶抑制剂] 联合是唯一在统计学上能改善 APC 患者生存率的方案。

EGFR 的激活会导致细胞增殖、迁移、侵袭、血管生成并抑制凋亡[18]。

Moore 等[19]发起了一项随机Ⅲ期试验，比较了吉西他滨与吉西他滨 + 厄洛替尼治疗 APC 的疗效。统计学上，吉西他滨 + 厄洛替尼改善了 APC 患者生存（中位 OS 分别为 6.2 个月和 5.9 个月，1 年生存率分别为 23% 和 17%）。但绝对数值上，总生存期仅仅提高了 2 周时间是否具有临床意义，以及由此带来的成本是否可以接受，都是值得怀疑的。

尽管临床意义值得商榷，但厄洛替尼在美国仍被 FDA 批准与吉西他滨联合用于治疗局部晚期、不可切除或转移性胰腺癌。

65.3 二线治疗方案

接受二线化疗的 APC 患者的存活率存在相当大的差异，目前还无法预测哪些患者将从二线治疗中获益。Vienot 等[20]开发了一个诺谟图，可以在二线化疗前预测 OS，它可能有助于临床决策。他们分析了 10 年内在一家法国机构中接受治疗的 462 名 APC 患者，在多变量 Cox 分析中发现了 OS 的 9 个独立危险因素：年龄、吸烟状况、肝转移、PS、疼痛、黄疸、腹水、一线治疗持续时间和二线化疗方案类型。文章作者综合这些变量开发了一个预后模型，其有效性在一个外部验证队列中得到证实，得分决定了三组的中位 OS 分别为 11.3 个月、3.6 个月和 1.4 个月。在尚未接受二线治疗的 APC 患者中应用该评分系统，对预后较好的患者，预期化疗获益的幅度更多。随后该模型用于开发诺谟图，用来估计一线化疗进展后 APC 患者的 OS（http：//www.umqvc.org/en/tool/proscop. html）。

我们根据患者的一线治疗方案、胆道功能和临床特征（包括 PS）来选择二线治疗。很少有针对吉西他滨化疗失败的患者的二线治疗的随机试验，也没有普遍接受的标准治疗方案；对于一线接受 5-FU+ 奥沙利铂方案失败的患者，二线治疗的数据则更少。二线治疗取决于一线治疗失败后患者的 PS，对于 ECOG PS 为 0 ～ 2 分的患者，可以进行二线化疗；而对于 ECOG PS 为 3 ～ 4 分或有其他严重合并症的患者，建议仅采用最佳支持治疗（best supportive care，BSC）。

65.3.1 吉西他滨失败后二线治疗

有关吉西他滨失败后二线治疗是否获益的随机研究很少。对于 ECOG PS 为 0 ～ 2 分且肝功能正常的患者，首选方案是伊立替康脂质体 +5-FU。其他方案包括 5-FU 与奥沙利铂或伊立替康的联合，单药化疗包括 5-FU+LV、卡培他滨或 S-1。

65.3.1.1 伊立替康脂质体（MM-398，Onivyde）

伊立替康脂质体是一种纳米脂质体包裹制剂，与伊立替康相比，它可以在血液循环中保持更长时间，肿瘤细胞可以摄取更多药物，并将伊立替康转化为其活性形式 SN-38[21]。伊立替康脂

质体 +5-FU/LV 的疗效在国际Ⅲ期 NAPOLI-1 临床研究中进行了评估。在这项研究中，417 例吉西他滨耐药的局部晚期或转移性胰腺癌患者被随机分成三组：5-FU/LV（对照组）、伊立替康脂质体或伊立替康脂质体 +5-FU/LV[22]。

联合治疗组的中位 OS（该临床研究的主要终点）更长（6.1 个月 *vs.* 4.2 个月，*HR*：0.67，95%*CI*：0.49 ~ 0.92），PFS 也是如此（3.1 个月 *vs.* 1.5 个月）。接受联合化疗的患者在 12 周时的 PFS 为 57%，对照组为 26%；客观缓解率（objective response rate，ORR）为 16% *vs.* 1%。联合化疗中 3 级或更严重的不良事件为中性粒细胞减少症（27%）、疲劳（14%）、腹泻（13%）、呕吐（11%）、恶心（8%）、乏力（8%）和腹痛（7%）。单药伊立替康脂质体并没有显示出比对照组更好的疗效，而且与联合治疗相比，伊立替康脂质体单药毒性更大，这表明该药物应联合使用。

基于上述结果，伊立替康脂质体 +5-FU/LV 联合被批准用于进展或不耐受含吉西他滨方案的转移性胰腺癌患者。

65.3.1.2　伊立替康

伊立替康联合 5-FU/LV（FOLFIRI 方案）显示出一定的疗效。两项Ⅱ期研究共 90 例患者，部分缓解率为 8% ~ 14%，疾病控制率约为 35%[23，24]。二线伊立替康联合 S-1[25] 也证实有类似的疗效[25]。

65.3.1.3　含奥沙利铂的方案

对于单药吉西他滨和联合用药（包括 5-FU/LV、卡培他滨、S-1、吉西他滨、伊立替康或多西他赛等组合）治疗失败的胰腺癌患者，几种以奥沙利铂为基础的方案有效。对吉西他滨治疗失败的患者，奥沙利铂加 5-FU/LV 或加卡培他滨治疗可能有效，并且可能优于 BSC 或 5-FU 单药治疗，尽管如下所示的数据是相互矛盾的。

在 CONKO-003 试验中[26]，奥沙利铂 +5-FU+LV（OFF 方案）与单独 BSC 相比具有更好的疗效。该随机Ⅲ期试验在 46 例患者入组后提前终止，原因是入组人数少（患者不愿意接受 BSC）。尽管未经证实达到肿瘤客观缓解的患者数量多于肿瘤稳定的患者，但 OFF 方案化疗能延长胰腺癌患者的中位 OS（4.8 个月 *vs.* 2.3 个月）。

奥沙利铂的作用在后来的一项试验中得到证实，该试验共纳入了 186 例吉西他滨难治性 APC 患者，在 5-FU/LV 方案基础上加或不加奥沙利铂，奥沙利铂组的中位 OS 明显更好（5.9 个月 *vs.* 3.3 个月）。两组 3 级和 4 级血液学毒性事件的发生率相似，正如预期的那样，OFF 化疗方案的神经不良反应在停药后更为显著。

在 PANCREOX 试验中，奥沙利铂联合 5-FU/LV 较 5-FU/LV 并未给患者带来更多获益。在这项Ⅲ期试验中，108 例先前接受吉西他滨治疗的 APC 患者被随机分配到 5-FU/LV 加或不加奥沙利铂的治疗组。两组患者 PFS 相似，出乎意料的是，奥沙利铂加 5-FU/LV 的中位 OS 实际上更差（6.1 个月 *vs.* 9.9 个月）[27]。

尽管上述的研究结论相互矛盾，2018 年重点更新的 ASCO 指南在治疗转移性胰腺癌上继续支持在一线吉西他滨 + 白蛋白紫杉醇治疗失败后，使用 5-FU+ 奥沙利铂方案，该方案仍然有效；5-FU+ 伊立替康是首选方案[3]，这一问题得到了 5 项试验的荟萃分析的支持，这些试验比较了 5-FU 与 5-FU+ 伊立替康或奥沙利铂的疗效，结果表明，氟嘧啶与伊立替康的组合显著改善了 PFS 和 OS（*HR*：0.7，95% *CI*：0.55 ~ 89），而基于奥沙利铂的联合方案只是略改善 PFS，但没有延长 OS[28]。

65.3.1.4　其他以奥沙利铂为基础的方案

一些Ⅱ期试验将奥沙利铂与卡培他滨、S-1、吉西他滨或伊立替康联合使用，其中奥沙利铂与吉西他滨联合化疗方案 ORR 最好（24%），中位 OS 为 6 ~ 6.4 个月。目前还没有在接受一线吉西他滨治疗的患者中使用 FOLFIRINOX 的前瞻性试验。

65.3.1.5 其他方案

一些Ⅱ期试验评估了不同的药物单独或联合使用的疗效。这些方案包括：单药 S-1、卡培他滨 + 厄洛替尼、雷替曲塞 + 伊立替康、雷替曲塞 + 奥沙利铂、紫杉醇周方案和单药白蛋白紫杉醇。

G-FLIP 方案包含伊立替康、吉西他滨、5-FU、LV 和顺铂，一项回顾性研究分析了该化疗方案在 34 例化疗难治性 APC 患者中的疗效，其中部分缓解率为 24%，疾病稳定率为 21%，中位 OS 为 10.3 个月 [29]。尽管这些结果看起来非常有希望，但该方案尚未在对吉西他滨耐药的患者的前瞻性试验中得到验证。

65.3.2 FOLFIRINOX 化疗失败的后线治疗

对于一线 FOLFIRINOX 失败的患者，二线治疗的数据非常有限，没有随机试验。可能有效的治疗方案包括单药吉西他滨、吉西他滨 + 白蛋白紫杉醇或单药紫杉醇。在一项针对 57 名 APC 患者的前瞻性多中心队列研究中，探讨了一线 FOLFIRINOX 失败后使用吉西他滨 + 白蛋白紫杉醇的疗效和耐受性，这些患者接受了 MPACT 试验中使用的相同方案治疗。结果发现 ORR 为 18%，中位 OS 为 8.8 个月，中位 PFS 为 5.1 个月 [30]。

65.4 基因检测

近 10% 的胰腺癌患者符合家族性胰腺癌（familial pancreatic cancer，FPC）的诊断标准。大多数相关基因尚不清楚，但与遗传癌症相关的基因改变的家族综合征，如波伊茨 - 耶格（Peutz-Jeghers） 综合征 [STK11/LKB1 基因，相对危险度（relative risk，*RR*）=132]、遗传性胰腺炎（hereditary pancreatitis）（*PRSS1* 基因，*RR*=53）、家族性非典型多痣 / 黑色素瘤综合征（*CDKN2A* 基因，*RR*=13 ～ 39）、利 - 弗劳梅尼（Li-Fraumeni） 综合征（*TP53* 基因，*RR*=7，3）、1 个或 2 个一级亲属的家族性胰腺癌（*RR*=4 ～ 9，3）、3 个亲属的家族性胰腺癌（*RR*=32）、共济失调−毛细血管扩张突变（*ATM* 基因，*RR*=3，92）、遗传性乳腺癌和卵巢癌。*BRCA1* 和 *BRCA2* 突变、*RR* 2，26-6，2 和结直肠癌易感性（缺陷错配修复）与胰腺癌易感性相关。NCCN 和 ASCO 指南建议为患者提供参加临床研究和基因检测的机会，寻找可供治疗的分子靶点，如 BRCA 突变或缺陷错配修复对铂化疗和多聚腺苷二磷酸 - 核糖聚合酶（poly-adenosine diphosphate-ribose polymerase，PARP）抑制剂治疗敏感。

65.4.1 错配修复缺陷 / 高度微卫星不稳定

已有报道，错配修复缺陷（deficient mismatch repair，dMMR）或高度微卫星不稳定（high level of microsatellite instability，MSI-H）的多种类型肿瘤（包括胰腺癌）患者，对程序性细胞死亡受体（programmed cell death receptor，PD-L） 抑制剂有客观和持久的反应 [31]。帕博利珠单抗（pembrolizumab）被批准用于 MSI-H 或 dMMR 的实体瘤（包括 APC），这些患者在常规治疗后肿瘤进展且没有满意的替代治疗方案。从这个意义上说，APC 进行 dMMR/MSI-H 检测被认为是合理的。

65.4.2 BRCA 突变携带者

有 5% ～ 7% 的胰腺癌患者存在乳腺癌 1 号基因（breast cancer gene 1，*BRCA1*）或乳腺癌 2 号基因（breast cancer gene 2，*BRCA2*）的胚系突变。携带 *BRCA1* 或 *BRCA2* 突变的细胞在修复 DNA 双链断裂方面存在缺陷。越来越多的证据表明，*BRCA* 携带者对铂类化疗和 PARP 抑制剂治疗敏感。

PARP 抑制剂奥拉帕利（olaparib）（图 65.1，图 65.2）可显著降低 APC 疾病进展的风险，根据最近完成的国际Ⅲ期 POLO 临床试验的结果显示[32]（图 65.3）。该研究筛选了 3315 名患者，在 7.5% 的患者中检测到 BRCA 胚系突变。在接受至少 16 周的铂类化疗后，154 名患者被随机分配接受奥拉帕利或安慰剂作为维持治疗，直到影像学检查提示肿瘤进展。该研究的主要终点是 PFS，奥拉帕利组为 7.4 个月，安慰剂组为 3.8 个月。奥拉帕利耐受性良好，通过治疗患者可以维持良好的生活质量。

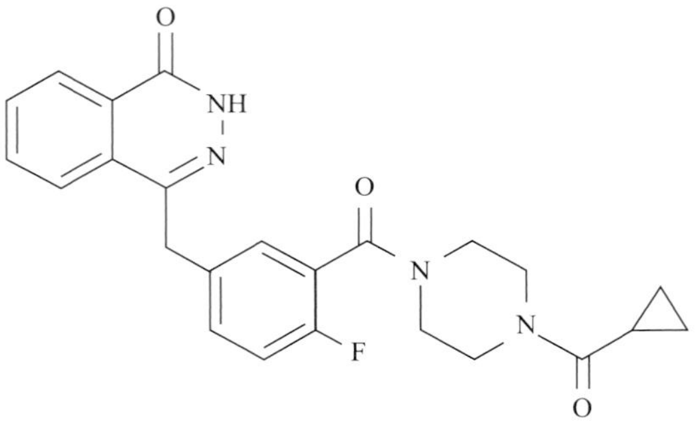

图 65.1　奥拉帕利分子结构

（资料来源：SALINAS B，IRWIN CP，KOSSATZ S，et al.Radioiodinated PARP1 tracers for glioblastoma imaging. EJNMMI Res，2015，5：46.
Reproduced with permission of Springer Nature，under Creative Commons
License 4.0）

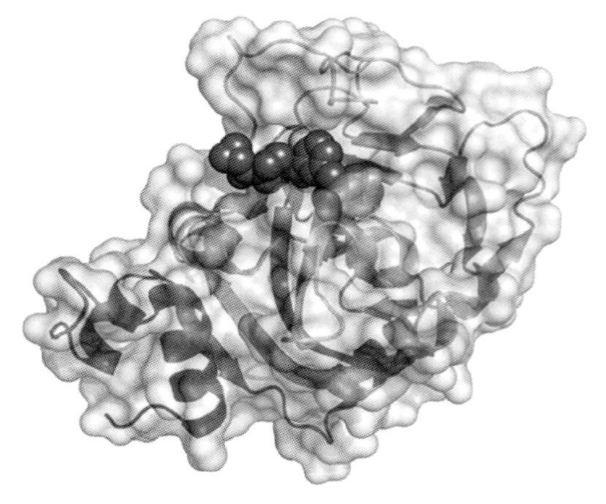

图 65.2　奥拉帕利分子模型

（资料来源：改编自 DAWICKI-MCKENNA J. M.，LANGELIER M.-F.，DENIZIO J. E.，et al.PARP-1 activation requires local unfolding of an autoinhibitory domain[J].Mol Cell，2015，60（5）：755-768）

65.5　结论

对于体能状态良好（ECOG PS 0 ~ 1 分）且胆道功能正常的 APC 患者，FOLFIRINOX、白蛋白紫杉醇及吉西他滨是首选化疗方案。体能状态稍差（ECOG PS 2 分）者，单药治疗（常为吉西他滨）也被认为是合理的一线治疗选择。

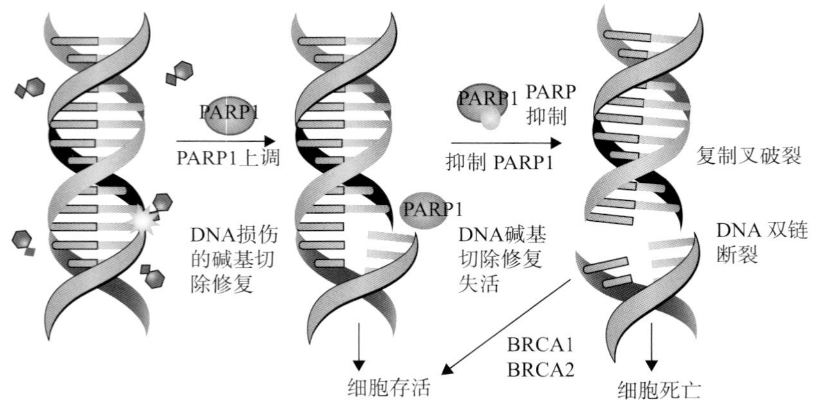

图 65.3　PARP 抑制选择性地杀伤存在同源重组修复缺陷的肿瘤细胞

（资料来源：POWELL MA. Perspectives on PARP inhibitors.Medscape，2019.https://www.medscape.org/viewarticle/830282_2）

根据最近的Ⅲ期POLO试验结果，在BRCA1/BRCA2突变肿瘤的一线含铂方案治疗后用奥拉帕利维持治疗可显著降低疾病进展的风险。

最佳二线方案尚未确立，也无法预测哪些患者将从这些方案中获益。二线治疗应考虑治疗目标和患者的意愿，应因人而异。对于ECOG PS为0 ~ 2分且接受过吉西他滨一线治疗的患者，可选择伊立替康脂质体+5-FU；对于胆道功能不正常的患者，可选择FOLFOX方案。对于ECOG PS为0 ~ 2分且一线接受过FOLFIRINOX或FOLFOX方案治疗的患者，若胆道功能正常，则可选择吉西他滨＋白蛋白紫杉醇；若胆道功能受损，则可考虑吉西他滨单药治疗。对于ECOG PS为3 ~ 4分或有其他严重合并症的患者给予BSC。

对于晚期和转移性胰腺癌患者，现有的治疗远远不能满足患者的需求。新的药物可以识别胰腺癌中丰富的促纤维基质成分，结合靶向信号通路、有代谢特征或增强免疫反应的药物，有望使患者获得更好的疗效。

（王年飞译，陈虎审校）

参考文献

第 66 章　胰腺癌胰腺外分泌功能不全的诊断与治疗

Sarah Powell-Brett，Keith J. Roberts

66.1　胰腺癌胰腺外分泌功能不全的机制

PEI 是胰腺癌患者体重减轻和营养不良的一个重要原因，80% 以上的胰腺癌患者在确诊时体重减轻，超过 1/3 的患者体重减轻大于 10%[1]。胰腺癌的营养不良和 PEI 由多种因素导致，要充分了解这一点，便有必要回顾胰酶释放和酶激活的生理机制。迷走神经刺激介导了消化的头期（由视觉、嗅觉和味觉开始）和胃期（由胃扩张导致的胃胰反射引起），而肠期是胰腺外分泌最强大的诱导剂，由食糜（脂肪酸、氨基酸和胃酸）通过十二指肠引起，主要由十二指肠释放的 CCK 介导。消化酶由胰腺组织腺泡分泌，并作为非活性物质的前体产生。导管内侧上皮细胞分泌富含碳酸氢盐的液体，这种碳酸氢盐和消化酶的混合物必须通过主胰管和副胰管输送到十二指肠。不可切除和可切除的胰腺癌引起 PEI 和营养不良的原因可能有所不同，因此值得单独研究。

66.1.1　不可切除胰腺癌中的 PEI

据报道，PEI 影响 66% ~ 92% 无法手术的胰腺癌患者[2]。胰腺癌营养不良的一个常见原因是癌症本身对腺泡的直接损害和胰管阻塞，尤其是许多发生在胰头的肿瘤，阻止消化酶从胰腺进入十二指肠（图 66.1）。胰管阻塞也会阻止碳酸氢盐流入十二指肠。胰酶的功能依赖于 PH，因此，胰管的物理阻塞导致 PEI 的机制与分泌酶的量无关。在癌症的晚期阶段，Warburg 效应开始发挥作用（由于肿瘤代谢引起能量消耗增加而导致的浪费）[3-4]。CRP 的升高反映了慢性亚临床炎症存在于许多实体瘤中，包括胰腺癌；这种化合物会增加能量消耗和导致食欲不振（CRP 可能与胰腺癌患者的恶病质程度和预后相关）[5-6]。胰腺癌特有的肿瘤衍生的胰岛淀粉样多肽也会引起体重减轻[7]。癌症确诊造成的心理负担会进一步导致食欲不振，从而引发营养不良。

有必要明确 PEI 具有进展性。Sikkens 等[2]报道，确诊后每月胰腺外分泌功能（通过检测粪便弹性蛋白酶 1 水平）降低 10%；在确诊时，约 66% 的患者外分泌不足，而在最后一次随访中，92% 的患者外分泌不足。

PEI 在无法切除的胰腺癌患者中普遍存在且呈进展性，这已非常明确。确诊后，患者需要持续评估胰腺功能是否充足；尤其是确诊时胰腺功能正常的患者，需要持续评估症状和进行 PEI 检测。

66.1.2　可切除胰腺癌中的 PEI

大多数对术前和术后 PEI 进行量化的研究表明，术后 PEI 的发生率会增加。不幸的是，许多报告的数据受限于小型和异质队列（并非全部限于胰腺癌）、PEI 非标准化检测的广泛差异及粪便弹性蛋白酶 -1（fecal elastase-1，FE-1）检测频繁使用（不是诊断的金标准，且具有许多限制性）[8]。2016 年，Tseng 等[9]对壶腹周围癌或胰腺癌患者切除前后的 PEI 进行了系统性综述，评估结果显示，在胰十二指肠切除术前，PEI 的患病率为 44%（范围 42% ~ 47%），术后 6 个月或更长时间，PEI 的患病率为 74%（范围 36% ~ 100%）。该系统综述也受限于小型研究的纳入、随访时间变化及在大多数研究中使用的非标准 FE-1。然而，FE-1 倾向于低估胰腺切除术后的 PEI，因此该统计结果可能只是一个保守估计。随着随访时间的延长，PEI 的发生率可能会继续增加；Nordback 等 [10] 发现 100% 的患者在术后 52 个月的中位时间发生了 PEI。有趣的是，Sato 等 [11] 将胰腺远端切除术（distal pancreatectomy，DP）与保留幽门的胰十二指肠切除术（pylorus-preserving pancreaticoduodenectomy，PPPD）进行比较发现，PPPD 术后患者的 PEI 显著增加，而 DP 术后的患者则没有，得出的结论是，重要的影响因素实际上是横切线处胰管的厚度，术后对氨基苯甲酸（postoperative paraaminobenzoic acid，PABA）排出率（用于评估 PEI）与胰管 - 实质比率之间呈负相关。

术后 PEI 的发生机制与无法切除的癌症患者类似（见前一小节），但胰腺切除通过减少胰腺外分泌量直接导致 PEI 的发生（图 66.1）。此外，手术直接导致的相关生理改变可显著促进 PEI 的发展。如前所述，DP 或胰十二指肠切除术后的 PEI 的发生率有显著差异 [11]。这两种手术都需要去除几乎相同体积的腺体（1/3 ~ 1/2），因此，PEI 发生率的差异不能仅用体积损失来解释，还需要进行生理学评估。在胰十二指肠切除术中，十二指肠切除和胰腺自主神经的分裂（由于胃右动脉和胃十二指肠动脉的分裂）意味着胰腺分泌的正常生理控制机制大部分丧失。此外，负责将胰蛋白酶原转化为胰蛋白酶且随后激活胰腺酶原的肠激酶主要集中在十二指肠。在胰十二指肠切除术中，胰腺重建的机制似乎也很重要。胰胃造口术与酶分泌进入胃随之到更远端的小肠有关。在胰空肠吻合术中，最近端的空肠与胰腺吻合，胃肠吻合术就在空肠吻合术的下游。因此，酶会因为接触酸而受损，而肠激酶的接触较少，因为肠激酶在十二指肠和小肠上部表达最为活跃。Roeyen 等 [12] 证明，接受胰胃造口术的患者（术后 1 年 PEI 的发生率为 75%）或胰空肠造口术的患者（术后 1 年 PEI 的发生率为 45.7%；$P < 0.001$）PEI 的发生率和 PERT 需求具有显著差异。此外，无论胰管是否扩张，PEI 的发生率都较高。这是一个重要的观察结果，因为许多胰管正常的患者在胰腺癌切除术后将产生足够的酶。术后引发 PEI 的其他原因包括淋巴结去除后导致的去神经支配及胰腺分泌和胃排空之间的不同步，最终导致严重的消化不良 [13-14]。除了手术切除后出现 PEI 外，术前可能存在继发于恶性肿瘤本身的恶病质和食欲不振，因此，等待切除手术的患者可能已经产生了严重的营养不良。

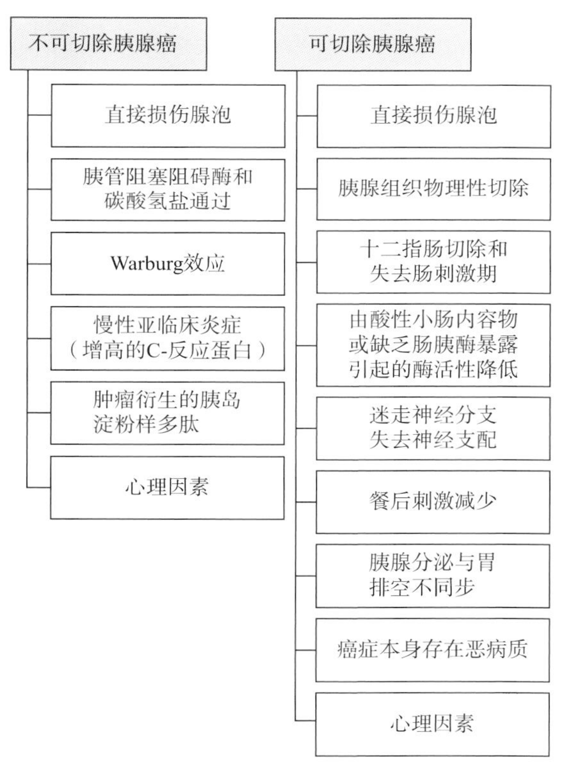

图 66.1 可切除和不可切除胰腺癌中引起 PEI 和营养不良的因素

这个讨论的异常之处在于，研究表明对壶腹癌单独切除后 PEI 实际上有改善，可能的假设是这些患者的PEI继发于通过切除术缓解的胰管完全梗阻[15-16]。Roberts等[17]在一项针对接受胰十二指肠切除术的壶腹周围癌患者的研究中证实，接受PERT治疗的患者生存率有所改善。这种影响不仅限于胰腺癌患者，还包括胆管癌和壶腹癌患者。然而，对导管未扩张的患者没有改善，因此，可能需要较长时间的阻塞才能永久降低外分泌功能。

根据定义，全胰腺切除术会导致消化酶几乎完全丧失。由于术后结果非常糟糕，早期倾向于采取该手术来治疗胰腺癌的方案已经被放弃。人们认为这些不良反应是由于未能治疗癌症，且与大手术并发症有关。然而，在早期研究中，PERT不是常规的，并且在后来的研究中，酶制剂在使用过程中没有包被，从而导致被胃酸灭活。PEI的治疗不足可能对这些患者的不良生存率有着显著影响。事实上，1991年Dresler等[18]报道了全胰腺切除术的代谢结果，尽管使用了包被的酶制剂，但长期幸存者仍普遍存在脂肪泻、骨质减少、维生素缺乏和肝脏脂肪浸润。后来证实这些不良反应与长期存在PEI之间具有密切联系。即使使用高剂量包被的PERT，很大一部分接受过全胰腺切除术的患者仍然患有脂肪泻和吸收不良[19]。2010年的一项系统回顾和荟萃分析报告称，尽管97%～100%的患者接受了PERT[20]，但仍有18%的患者出现腹泻这一严重问题。

也有新的证据表明，未经治疗的PEI与病死率增加之间存在密切联系（在PERT治疗PEI一节中有讨论）。

66.2 PEI的症状

为了让PEI患者出现可识别的症状，必须摄入超过胰腺外分泌酶促能力的食物。由于症状造成的不适，PEI患者通常会避免或减少摄入加重症状的食物。这加大了根据出现的症状准确诊断PEI的难度。由于脂肪泻是一种晚期症状，仅与严重的PEI相关，如果临床医师仅以脂肪泻作为PEI的特征，那么许多患者可能会被漏诊[21-22]。其他症状更为轻微，包括腹泻、体重减轻、维生素缺乏、腹胀和胀气[23]。腹部不适和体重减轻常常与潜在癌症的影响相混淆，导致误诊和治疗不足。此外，许多治疗胰腺癌患者的临床医师并不处理其他胰腺疾病，容易造成PEI的细微表征被忽视。

在开发患者报告结果（patient-reported outcome，PRO）仪器的过程中，为了确定与PEI相关的概念，Johnson等[23]进行了详细的文献回顾，并开展专家医师主导患者的访谈，以进一步剖析关键症状和对生活质量的影响。他们确定了明确定义的关键症状、“影响因素的概念”和应对策略（表66.1）。为了得出“症状概念”及其频率，他们对同一组已知患有PEI的成年人进行了一系列访谈。确定了六个主要概念：疼痛、腹胀症状、排便/大便症状、恶心/呕吐、进食和疲倦。从这些访谈中，他们确定了一个概念框架，并在这些概念和子概念中归纳得出症状报告，报告的症状频率见表66.2[23]。在完成这项工作后，Johnson等继续开发和验证了一种26项PEI专用的PRO仪器PEI-Q[24]。

表66.1　从定性的文献综述引出的胰腺外分泌不足概念

概念	子概念描述
症状	胃肠疼痛、其他胃肠不适、肠内气体积压、大便外观改变、排便改变、与进食有关的症状
影响因素	心理、家庭、职业及饮食相关的影响；疲劳/疲倦/精力不足；体力损失；和PEI治疗相关的影响
应对策略	改变酶的服用方法、否认、与了解病情的人交流、依靠他人的支持、平衡利益和风险、调整饮食、进行积极平和的活动

表 66.2　胰腺外分泌不足：从患者访谈中确定的概念和子概念的频率

概念		子概念描述	
疼痛	80%	腹部的	84%
		非腹部的	16%
胀气	64%	胃胀气	82%
		肠胃胀气	33%
		肠内气体积压	15%
排便和大便性状		便秘	48%
		频率增加	18%
		紧急	33%
		腹泻	75%
		脂性粪便	49%
		大便颜色改变	48%
恶心和呕吐	64%	仅恶心	44%
		仅呕吐	21%
		恶心和呕吐	21%
饮食相关症状		体重减轻	67%
		食欲不振	33%
疲劳	41%		

除了生活质量降低和上述症状外，PEI 的主要后果是营养不良和体重减轻，造成各种蛋白质（如前白蛋白、载脂蛋白、转铁蛋白和脂蛋白）的缺乏[25]。长期脂肪吸收不良导致脂溶性维生素（维生素 A、维生素 D、维生素 E 和维生素 K）的缺乏及钙、镁、锌、硫胺素和叶酸的缺乏[22]。这些缺乏的影响是普遍的；已有研究证明 PEI 会增加得骨质疏松症（及相关骨折[26]）、心血管事件和肌肉减少症的风险（即使是那些维持皮下脂肪和内脏脂肪的人群）[27-28]。PEI 已被证明是与慢性胰腺炎患者的高病死率相关的独立因素[28-29]。对于胰腺癌患者，PEI 是体重减轻和营养不良的主要原因，并且与生存期缩短和生活质量变差相关。在胰腺切除术后，PEI 与花费增加、术后并发症增多及住院时间延长有关[30-33]。PEI 对生存的影响将在胰腺癌的 PERT 部分进一步探讨。

胰腺癌患者普遍存在营养不良、PEI 和肌肉减少症，但值得注意的是，目前尚缺乏肌肉减少症与 PEI 相关的数据。一项未发表的系统性综述（由两名独立研究人员于 2019 年 5 月开展）发现仅有一项研究报道了在来自韩国的患者中，PEI 与肌肉减少症密切相关[27]。在可切除和不可切除的胰腺癌患者中，肌肉减少症与围手术期病死率增加和生存率降低有关[34-36]。

66.3　PEI在胰腺癌中的诊断

PEI 的诊断已在第 38 章中讨论，因此以下内容仅涉及胰腺癌中 PEI 的诊断。为了防止吸收不良 / 营养不良和相关并发症，并使患者能够在适当的情况下接受化疗和（或）手术，诊断和量化胰腺癌 PEI 的有效机制对于评估 PERT 需求、正确剂量和疗效至关重要。

值得注意的是，许多关于不同诊断方法的特异性和敏感度的研究都是在慢性胰腺炎和囊性 纤维化患者中进行的，很少有人专门研究胰腺癌中 PEI 的诊断。由于可能发生的解剖和生理变化，术后结果很可能无法逆转，特别是在十二指肠相关切除术后。这一结论在 FE-1 的评估中得到了证实，FE-1 是广泛使用的 PEI 诊断测试，它相对容易执行且可以最低的成本实施。然而，术后的生理和解剖学变化（对 PEI 有显著影响）使得仅通过胰腺分泌物诊断 PEI 的准确性大大降低。例如，由于酸性小肠内容物的存在，酶可能无法被激活[37]。Benini 等[38]得出结论，FE-1 不能用于鉴定具有吸收不良风险的手术患者。因此，从理论上讲，胰腺癌中 PEI 的理想测试应该是测量酶功能，而不仅仅是分泌物，如 ^{13}C 混合 TG（^{13}C-mixed triglyceride，MTG）呼气试验。

66.4 使用PERT治疗PEI

PEI 的治疗围绕着利用 PERT 对所需酶进行外源性替代。由于蛋白质和碳水化合物吸收具有其他机制，因此脂肪吸收是关注的重点。其目标是通过在正确的时间将足够量的活性脂肪酶输送到正确的位置来恢复正常的脂肪吸收。

66.4.1 治疗剂量

与脂肪充分吸收消化（非正常）相关的酶的量是正常脂肪酶的 10%（与临床上表现为胰腺功能丧失超过 90% 的 PEI 一致）[21]。在非疾病状态下，只要吃一顿饭胰腺就会产生超过 900 000 USP 的脂肪酶[39]。因此，PERT 的目标是在每吃一顿饭时提供至少 90 000 USP。酶制剂单位在市售产品中可能会形成混淆：酶活性是按照国际药典联合会（Federation International Pharmaceutique，FIP）、欧洲药典（European Pharmacopoeia，PhEur）或美国药典（United States Pharmacopeia，USP）的规程显示的。庆幸的是，脂肪酶的 FIP、PhEur 和 USP 是等效的（1 FIP = 1 PhEur = 1 USP），因此可以直接对脂肪酶制剂进行比较。值得注意的是，由于存在少量的胃脂肪酶分泌，患者可能会保留一定程度的基线胰腺功能，因此可能并不需要 90 000 USP。因此，建议正餐的起始剂量为 40 000 ~ 50 000 USP，零食的起始剂量为 20 000 ~ 25 000 USP。该推荐剂量适用于良性疾病和正常胃肠道转运（如慢性胰腺炎患者）[40]。然而，对于可切除和不可切除的胰腺癌患者，要求可能要高得多。这暗示了营养需求的增加，同时也反映了胃肠道解剖学和生理学的改变（之前讨论过）。Seiler 等研究表明[41]，在胰腺手术后，每餐 75 000 USP 的剂量显著提升了脂肪消化，但该剂量下的平均脂肪吸收系数（coefficient of fat absorption，CFA）仍远低于正常值，因此他们建议开展进一步研究以优化治疗剂量。

66.4.2 胃屏障：pH 和胃排空

由于胃的酸性环境会使胰酶失活，因此将活性脂肪酶在正确的时间送到正确的位置极具挑战。脂肪酶在 pH 值为 4 或更低时会失活，而胰蛋白酶和其他酶对酸则更稳定，但在酸性环境中会被胃蛋白酶破坏。因此，大多数制剂都是肠溶包衣的；如果不是，则需要抑酸保护。在胰腺癌中，碳酸氢盐分泌减少引起胰酶分泌减少，就会导致这个问题。因此，即使给予肠溶 PERT，可能也需要考虑使用抗酸剂或抗分泌剂。研究表明，当抗酸剂和抗分泌剂与 PERT 同时作用时，可以改善脂肪消化；然而，除了那些由于胃酸分泌过多对 PERT 反应不佳的患者外，很少有研究表明使用肠溶包衣制剂时添加这些药物具有明显的益处[40，42-43]。

酶不仅需要克服酸性胃环境，还必须能够不受阻碍地进入十二指肠，以便在正确的时间与营养物质混合。大多数营养物质会形成悬浮在液体层中小于 1 mm 的颗粒再进入十二指肠。如果酶微球过大，它们将与大部分营养物质分离并在随后排空，从而会阻碍它们发挥作用[40-47]。近期 Cochrane 的一项研究表明，与肠溶片相比，肠溶微球在治疗 CPPEI 方面具有更高的疗效[40]。此外，研究表明，尽管微球可以达到令人满意的效果，但与微球（直径 1.8 ~ 2.0 mm）相比，微型微球（直径 1.0 ~ 1.2 mm）可与膳食同时排空，具有更高的功效[40]。鉴于以上结果，所用制剂应选择尺寸小于 2 mm 的肠溶包衣微型微球。还有许多其他制剂可用，但目前仍缺乏临床对比性试验。给予胰酶的最佳时间往往难以确定，理想的时间应该是胃排空和胰酶进入十二指肠的时间。一种关于长期脂肪吸收不良的说法是，大量摄入的脂肪会在餐后第一个小时内被排空，尽管酶微球往往会在这段时间内保留在近端胃中[47-48]。PERT 有效性的前提是基于酶和食糜充分混合。因此，酶制剂应当随餐服用。为了优化给药方案，Domínguez-Muñoz 等[49]开展了一项随机三向交叉研究，并建议 PERT 应在餐后或随餐服用而不是在餐前给药；此外，研究结果表明，无论给药方案如何，肠溶包衣微球在改善脂肪消化不良方面都非常有效。国际胰腺外科研究小组发表的声明建议，支持患者尝试在用餐过程中服用胶囊[50]。

66.4.3 胰腺癌中的 PERT

如前所述，PEI 是导致大多数可切除和不可切除胰腺癌患者营养不良的关键因素。越来越多的证据表明，PEI 与胰腺癌患者的生存率降低有关。首个证明 PEI 与生存率降低之间存在联系的证据来自非胰腺癌患者，人们的研究在近期才聚焦到胰腺癌上。确诊胰腺癌后患者的生存期通常很短，即使接受潜在治愈性治疗也是如此，因此人们一直致力于改善抗癌疗法，为更多患者提供手术治疗并减少这些治疗引起的并发症，这也从一定程度上解释了缺乏研究数据的可能原因。然而，这种方法基本上完全忽视了正常消化与维持健康、抵抗疾病和耐受治疗的能力之间的联系。

发表于 1988 年的一项针对 1033 名囊性纤维化患者的观察性队列研究，报告了在两个高度专业化中心接受治疗的患者的生存率。据观察，在多伦多接受治疗的患者的中位生存年龄为 30 岁，而在波士顿接受治疗的患者为 21 岁。两个单位对呼吸系统疾病的治疗方案相似，但管理 PEI 的方法不同：在多伦多，采用高剂量 PERT 并提倡高脂肪 / 高热量饮食；而在波士顿，患者很少使用 PERT，并建议低脂肪 / 低热量饮食。波士顿的受试者也比多伦多的受试者更矮更轻[51]。这项开创性研究的重要之处在于，它改变了全世界对囊性纤维化患者治疗的认知，但至今仍有许多其他疾病引发的 PEI 患者未被诊断或治疗不足[52-53]。近期，未接受 PERT 治疗的慢性胰腺炎患者生存率降低和心脏事件的报道变得更为频繁[29, 54]。

PERT 已被证明可以显著改善不可切除和可切除胰腺癌患者的症状和整体生活质量。

66.4.3.1 PERT 在不可切除胰腺癌中的应用

对于不可切除的癌症，已有强有力的证据表明 PEI 与术后更差的预后相关；然而，这与使用 PERT 是相互矛盾的。在不可切除胰腺癌的体重减轻患者中，8 周内体重保持稳定与生存期延长有关。这表明胰腺癌患者的存活时间至少部分与营养不良有关。Partelli 等[30]开展了一项研究，根据患者的 FE-1 水平对总生存期进行划分；与其他患者相比，严重 PEI（FE-1 ＜ 20 μg/g）患者的生存期显著降低，而 FE-1 降低是生存期降低相关的独立因素。

在一项不可切除胰腺癌患者的随机对照试验中，Bruno 等[44]证明了接受 PERT 治疗的患者体重增加，而接受安慰剂治疗的对照组患者随着时间推移体重减轻。PERT 能够促进脂肪吸收，并与每日摄入的总能量增加有关。在一项单中心研究中，Domínguez-Muñoz 等[55]发现来自同一组织的两个不同治疗团队的不可切除胰腺癌患者的总生存率明显不同。两组间姑息性化疗和其他病理变量的比率相当，但常规开展 PERT 组具有较高的存活率，PERT 是与提高生存率相关的独立因素。然而，Woo 等[56]于 2016 年进行的一项更新的随机对照试验表明，PERT 对无法切除的胰腺癌患者 8 周时的体重减轻没有显著影响，生存率也没有显著变化。导致这些互相矛盾的结果的潜在原因可能是缺乏对 PEI 的诊断（仅根据不可切除的胰腺癌诊断纳入患者）及禁止使用抗酸剂或抗分泌剂。作者的建议是，为了全面评估 PERT 在不可切除胰腺癌中的有效性，需要进行更大规模的随机对照试验。

66.4.3.2 PERT 在可切除胰腺癌中的应用

对于可切除的胰腺癌，PERT 的证据更为明确。2013 年开展的一项随机对照试验比较了 PERT 与安慰剂对胰腺手术后 PEI 的疗效，结果显示在治疗 1 年后，接受 PERT 的患者体重、BMI、排便频率和 CFA 有显著改善[41]。在较早的一项小型、非对照研究中，胰腺手术后的患者接受了为期 2.5 年的 PERT，随访期间观察到体重显著增加和粪便脂肪排泄减少[57]。日本的一项研究报道了手术前后 PEI 的存在[11]。约 46% 和 75% 的患者在手术前后患有 PEI；然而，在长期随访中，只有 33% 的患者患有 PEI。PEI 不会随着时间的推移而恢复，因此导致近期和长期随访之间 PEI 差异的一种可能原因是生存偏差，即那些未经治疗的 PEI 患者更有可能死亡。

一项对 469 名因壶腹周围癌接受胰十二指肠切除术的患者进行的观察性队列研究表明，其中 43% 的患者接受了 PERT。未接受和接受 PERT 患者的中位生存期分别为 26.7 个月和 33.1 个月，接受 PERT 治疗的患者生存期延长了 6.4 个月。当进行倾向匹配模型时，PERT 对生存的益处变得更加明显。虽然大多数患者缺乏 FE-1 结果，但所有患者都测量了胰管宽度。胰管宽度在 3 mm 及以下且使用 PERT 的患者，中位生存期没有差异。然而，在胰管宽度超过 3 mm 且接受 PERT 的患者中，中位生存期是前者的两倍（18 个月 *vs*. 36 个月；$P < 0.001$）[17]。

66.4.3.3 PERT 在胰腺癌中的总生存率和生活质量效益

Landers 等[58] 开展的一般和胰腺癌特异性生活质量问卷调查结果表明，PERT 与症状改善在统计学上具有显著相关性。在他们的研究中，腹泻评分及胰腺和肝脏疼痛在接受 PERT 后 1 周内降低，3 周后胰腺疼痛和腹胀 / 胀气症状明显改善。

Roberts 等[59] 利用从国家数据中心获取的癌症患者及其人口统计和治疗数据，开展了一项基于人口调查的胰腺癌患者的 PERT 分析。这项研究将大约 7 000 000 名患者的数据集进行了交叉引用，其中包括可用的药物史（临床实践研究数据库）。该研究表明，2001—2014 年，手术、化疗、PERT 处方和 1 年生存率逐渐增加。PERT 使用率从 8.9% 上升为 34%。约有 1614 名患者在 6 个关键变量上符合匹配，得到 807 对患者。整个队列（807 对患者，274 天 *vs*. 140 天）、无法切除胰腺癌的患者（683 对患者，238 天 *vs*. 119 天）、接受姑息性化疗的患者（275 对患者，328 天 *vs*. 226 天），或未接受治疗的患者（408 对患者，171 天 *vs*. 71 天）在接受 PERT 的队列中均较高。此外，对生存风险因素的调整分析表明，PERT（生存时间比 2.62，95%*CI*：2.27 ~ 3.02）与手术或化疗的生存获益相似（图 66.2，图 66.3，文后彩图 66.3）。

66.4.3.4 对 PEI 的处理不足

尽管 PEI 的患病率很高，并且有证据表明 PERT 治疗有可能改善症状、生活质量、营养指标，甚至生存率，但仍有许多胰腺癌患者并未接受 PERT 治疗。Landers 等[52] 发现，转诊到澳大利亚某个专科单位的 129 名转移性胰腺癌患者中，尽管超过 70% 的患者都出现了由于吸收不良导致的症状，但只有 21% 的患者接受了

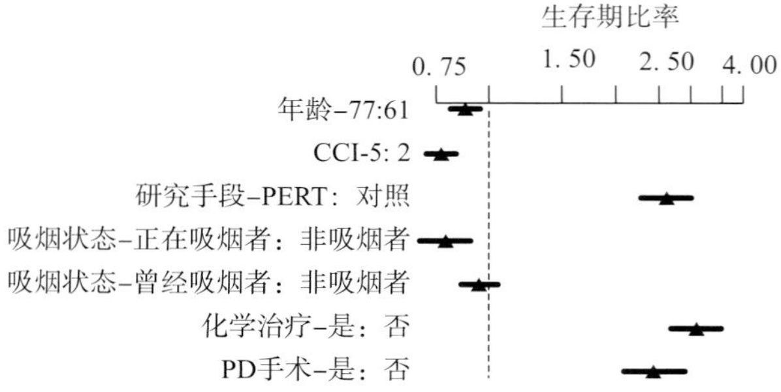

调整后的分析结果表明，酶治疗（PERT *vs*. 对照）的生存益处与已确立的癌症治疗 [即化疗和 PD（胰十二指肠切除）手术] 相似。

图 66.2　基于人口的倾向匹配分析结果

（资料来源：Roberts 等[59]，经 Elsevier 许可转载）

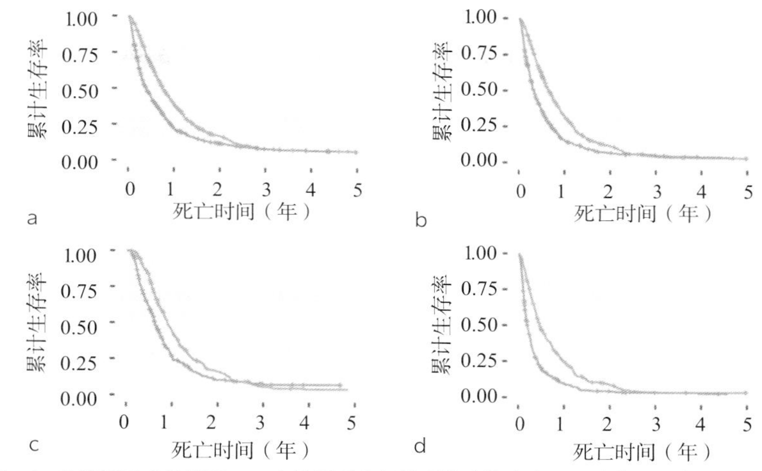

a. 总体；b. 未接受手术的患者；c. 未接受手术但接受化疗的患者；d. 未接受手术和化疗的患者。

图 66.3 比较 PERT 治疗的胰腺癌患者（红线）与其匹配的非 PERT 治疗对照组（绿线）的 Kaplan-Meier 曲线

（资料来源：Roberts 等 [59]，经 Elsevier 许可转载）

PERT 治疗。Subramaniam 等 [53] 对伦敦一家大型医院多学科团队的胰腺癌患者进行了研究，发现 61.5% 的患者具有 PEI 症状，但只有 19.5% 的患者正在接受 PERT 治疗；此外，许多进行 PERT 治疗的患者存在剂量不足的问题。北欧的一项大型调查发现，大多数胰腺手术后患有 PEI 的患者都没有得到充分的治疗 [60]。2018 年胰腺癌前瞻性英国国家审计（RICOCHET）尚未公布的数据证实，英国大多数胰腺癌患者未接受 PERT（K.Roberts，个人通讯）。导致治疗不足的原因目前尚不明确，但一定程度上与缺乏准确且易于执行的诊断方法有关，其他可能的原因与缺乏临床意识有关。正如前面所述，PEI 的症状、体重减轻和腹部不适容易与潜在的癌症表征相混淆。脂肪泻是严重 PEI 的一个特征，患者通常会调整他们的饮食来阻止脂肪泻的发生。

66.5 关键建议

PEI 在胰腺癌患者中很普遍，并且是进展性的。

因此，长期开展 PERT 是必要的。当无法开展 PERT 时，患者应当定期进行临床监测以观察相关症状并进行 FE-1。

术后 FE-1 的准确性较低。“正常”FE-1 结果不能排除 PEI，具有相关症状的患者应当接受 PERT。

PERT 具有明确的证据支持，包括体重维持、症状减轻、生活质量和生存期改善。

需要更好地定义 PERT 障碍，并制定克服治疗不足的策略。

（陈熙译，陈虎审校）

参考文献

第 67 章 营养与胰腺癌

Mary Phillips，*Oonagh Griffin*

67.1 引言

原因不明的体重减轻是胰腺癌的突出表现。研究表明，80% 以上的胰腺癌患者在确诊时出现体重减轻，其中，1/3 以上的患者体重减轻的程度超过初始体重的 10%[1]。胰腺癌患者出现营养不良主要由以下原因引起（表 67.1），包括癌症恶病质、胰腺外分泌功能障碍、阻塞性黄疸及胃排出道梗阻。对于许多患者而言，治疗相关的（无论是手术、化疗，还是放疗）不良反应会加重营养不良的发生。

表 67.1 胰腺癌出现营养不良的原因

营养摄入不足	消化不良 / 吸收障碍	营养利用障碍
神经性厌食症	胰腺外分泌功能不全	癌症恶病质
疼痛	胆道梗阻	3c 型 / 胰源性 / 继发性糖尿病
早饱、恶心和呕吐	手术后的解剖和生理变化	维生素和矿物质缺乏
心理困扰和焦虑		
治疗相关并发症		
营养需求增加，如脓毒症等		
再喂养综合征		

67.2 胰腺导管腺癌对营养代谢的影响

正常情况下，碳水化合物、氨基酸和脂类是细胞所需营养物质的主要形式，用于维持能量平衡、协助排毒和支持生物合成。然而，在 90% 的胰腺癌患者中，胰腺癌细胞却改变了这些正常的中间代谢途径，以满足异常的能量和生物合成需求[2]。研究表明，在胰腺癌细胞中出现的这种代谢重编程现象，主要由癌基因 *KRAS* 的突变引起[3]。癌基因 *KRAS* 的表达，通过上调葡萄糖转运（glucose transport，GLUT-1）和己糖激酶（hexokinase，HK）通路，从而提高了细胞对细胞外葡萄糖的亲和力及摄取能力[4]。在正常细胞中，葡萄糖是主要的营养素，在线粒体中被完全氧化为二氧化碳并生成 ATP。与正常细胞不同，癌细胞却主要利用葡萄糖衍生碳以合成核糖、糖基化前体、氨基酸和脂质[5]。在 HK 通路下游，突变的 *KRAS* 也能够激活糖酵解酶的表达。磷酸戊糖途径是增殖细胞为合成 DNA 和 RNA 而产生核糖 -5- 磷酸酯的主要路径，癌基因 *KRAS* 与葡萄糖衍生碳参与磷酸戊糖途径密切相关[2]。

胰腺导管腺癌（pancreatic ductal adenocarcinoma，PDAC）的肿瘤环境是引起强烈物理和氧化应激的来源之一，应激的结果会导致血管塌陷和肿瘤低灌注，这也是干扰化疗药物成功进入胰腺肿瘤的关键因素。为了应对低灌注和营养缺乏的微环境[6]，PDAC 细胞做出一系列适应性反应，包括：通过增加自噬，激活细胞内营养物质的再循环途径；通过 RAS 介导的大胞饮体形成，从细胞外间隙摄取非传统类营养物质；与肿瘤微环境中的非肿瘤细胞间的代谢串扰等（是一种经进化演变出的交叉喂养机制，其中一个群体的代谢物可为另一个群体生长提供能量）[6-8]。

67.3 胰腺外分泌不足

PEI 是一种功能性的胰酶分泌障碍[9]，是 PDAC 的常见并发症之一，导致患者出现吸收障碍和营养不良。80% ~ 90% 的患者会出现这种并发症。肿瘤靠近十二指肠导致行胰腺手术的患者术后发生 PEI 的风险较高；此外，85% 的胰头病变患者出现主胰管阻塞，因此胰头病变也增加 PEI 的风险。研究表明，PEI 对胰腺癌患者的生活质量产生不良影响[10]，并与低生存率相关[11]。大型肝胆胰治疗中心以外的很多临床医师对 PEI 的认识不足[12]，患者的症状常常被忽视，或者被当成一种不可避免的治疗相关不良反应。PERT 治疗失败会对 PEI 患者的营养状况[13]和生活质量[14]造成有害影响（见第 66 章）。

67.4 恶病质与PDAC

癌症恶病质是由多种因素引起的临床综合征，其特征表现为骨骼肌组织持续性丢失（伴或不伴有脂肪丢失），常规的营养支持治疗无法完全逆转，并产生进行性的功能障碍[15]。恶病质在胰腺癌患者中普遍存在，肌肉丢失或肌肉减少症是其主要特征。

对于 PDAC 患者，无论明确诊断时疾病的分期如何，恶病质都会降低患者的存活率[16-17]。尽管 PDAC 相关性恶病质有很高的患病率和潜在的病死率，仅有少数患者得到正确的诊断和治疗[18]，并且目前仍没有确定的治疗方法[19]。国际共识在关于癌症恶病质的定义中引入了“癌症恶病质谱系”的概念，并推荐未来的研究方向应围绕着恶病质前期和恶病质展开[15]。肌少性肥胖在 PDAC 患者中也很常见，它是指骨骼肌减少和脂肪组织增多同时存在的一种异常情况，是导致患者不良预后的因素之一[17]。肌少性肥胖也常被掩盖，为了及时发现，应把人体组成评定作为病情评估的常规内容之一[12]。国际共识小组也推荐将人体组成评定作为癌症恶病质的评估项目之一。

由于身体成分测定方法的差异和由此产生的异质性，文献报道的肌少症的发生率存在很大差异，从 15% 到 74% 不等[20]。肌少症通常被描述为与年龄相关的肌肉质量减少和功能减退[21]，营养摄入不足、吸收障碍、疾病相关的炎症反应和活动减少可能会使其进一步加重[22]。

67.5 胰腺癌营养不良的治疗策略

所有的胰腺癌患者都应该接受专业营养治疗师的治疗[18]。研究表明，对胰腺癌患者进行饮食干预措施可以使患者的体重增加[23]，并提高生活质量[24]和生存率[23]。对于患者和（或）已经失去亲人的家属而言，饮食指导的延迟给予或缺乏问题凸显，导致患者的营养支持治疗难以达标[14]。近期，欧洲临床营养和代谢学会针对癌症患者提出的营养共识指南推荐：对于癌症患者而言，每日能量摄入量应为 25 ~ 30 kcal/kg，每天蛋白质的摄入量至少为 1 g/kg，理想的目标是 1.5 g/kg[25]。在营养摄入和（或）吸收存在多重障碍的背景下，要达成以上目标，应该对患者进行个性化的咨询，咨询内容包括就餐频率、食物选择及营养补充剂的分配和使用等。

67.5.1 局部晚期胰腺癌和（或）转移性胰腺癌

所有晚期胰腺癌患者都应该接受个体化的营养评估和指导。胰腺癌患者在晚期有多种严重症状，为了减轻不必要的痛苦，需要对其进行常规的评估和监测，以识别并处理可逆性的疾病或治疗相关性症状，以及一些营养相关性症状。多项非随机研究表明，PERT 可以提高不能手术切除的胰腺癌患者的总生存率[26-27]。此外，一些研究强调，PERT 有利于控制症状和提高生活质量[13]。

目前，有学者提出应用多种抗炎底物克服癌症恶病质患者因炎症引发的高分解代谢，但是胰腺癌患者的营养不良往往是多种因素共同作用的结果，因此人们越来越意识到采用多模式方法应对的必要性[28-29]。MENAC 是一项正在进行的国际多中心随机研究，主要针对已不能切除的、正在接受姑息性化疗的癌症患者，对这类患者进行为期 6 周的干预治疗，主要措施包括：接受患者的营养咨询，应用二十碳五烯酸强化营养补充剂、NSAID 和制定相应的锻炼目标等。初步的结果显示了治疗方法的可行性和患者的接受程度较好[30]。

67.5.2 可以手术切除的胰腺癌

67.5.2.1 术前注意事项

胰腺癌手术的集中化管理降低了胰腺癌患者的病死率，但术后发病率仍然很高，占比高达 50%。研究表明，对于胰腺十二指肠切除术后出现严重并发症的患者，肌少性肥胖症会增加治疗失败的风险[31]。对于所有患者，都应该使用有效的筛查工具进行营养筛查，并将其作为术前评估的重要组成部分。营养不良患者往往需要在术前接受一段时间的人工喂养，因此会延迟患者的手术时机。如果为了改善营养状况而推迟手术，那么医师应考虑在手术期间为患者放置肠内营养管，以利于术后营养支持。在术前或辅助化疗期间可以对患者进行预康复训练 [包括营养咨询和（或）个性化运动建议]，有多项研究正在对其效果进行评判（NCT03688867、NCT03466593、NCT03244683、NCT03706963、NCT02295956）。

67.5.2.2 术后营养支持

尽管许多患者在胰腺切除后恢复良好，但相关并发症的发生率仍然较高。这些并发症既可能直接影响患者的营养状况，也可能会改变患者的营养治疗方案。虽然人们现已普遍认同术前的营养不良与术后的不良预后相关[32]，但是关于胰腺十二指肠切除术后营养不良的危害的直接研究却很少，并且因为缺少确定术后营养不良的相关标准，这些研究也受到一定程度的限制。以 Probst 等[33]的研究为例，他们采用前瞻性研究方法，应用 11 种不同的营养筛查工具来确定 279 例择期行胰腺切除术患者术后的营养不良状况，根据这些筛查工具的定义，患者营养不良的发生率差异却很大，为 1.1% ~ 79.6%，并且经过多变量回归分析发现，没有哪一种营养筛查风险工具可以准确预测患者的预后。

近年来的研究聚焦于肌少性肥胖症对患者的影响。研究表明肌少性肥胖症是预测患者出现术后并发症[34]及发生严重并发症后存活率的重要影响因素[31]。由于所有的营养风险评分都将体重和体重减轻两者混为一谈，且合并作为评分中的同一项内容，因此这些评分标准的预测价值目前存在争议。

目前认为，术后早期给予肠内营养（enteral nutrition，EN）优于肠外途径。然而，随着快速康复理念的实践和发展，相对于肠内营养，口服饮食更受到越来越多的关注[35]。尽管目前尚无研究支持经口进食能够为术后患者提供充足的营养物质，也缺乏数据支持其对术后康复的益处，但是对于没有术后并发症的患者而言，经口进食应该是足够的。

术后早期口服营养的证据主要来自结直肠和骨科手术，目前也被应用于许多接受胰腺切除手术的患者。研究数据也表明患者对口服营养具有一定的耐受性[36-37]。但是，一些人仍然认为，在术前和术后给予补充性肠内营养可以使患者受益。ERAS 路径的实施，改变了患者的管理模式，也导致术中肠内营养管的使用大大减少[38]。目前，不推荐常规使用肠外营养

（parenteral nutrition，PN）[39]，但是在患者术中没有插入营养管，特别是胃排空延迟（delayed gastric emptying，DGE）的情况下，PN 的使用会增加。目前仍不能确定给予 EN 的途径不同是否会影响患者的预后，现有的研究不仅样本量较小（最低 12 名患者），而且缺乏前瞻性研究 [40]。因此，需要更多的研究以明确术后营养支持的效果，特别需要考虑到辅助化疗的连续性及患者的耐受性。

近期，更多的文献建议，在原有营养不良或营养不良高风险的患者中，将支持术后 EN 的 ERAS 原则进行整合 [41]。因此，在很多治疗中心采用了一种改良的治疗方案，包括早期口服营养、目标导向的液体治疗、早期活动、术前营养咨询等 [37]，将这种营养治疗方案应用于从术前到术后营养支持（包括术中插入肠内营养管）的全过程中。

胰瘘是胰十二指肠切除术后最严重的并发症，有出血和死亡的风险。胰瘘的发生率似乎不受术前营养不良的影响 [42]，但是肌少性肥胖症却是发生胰瘘的预测因子之一 [43]。术后接受 EN 的患者发生胰瘘的概率较低，可能是由于肠系膜血流灌注得到了改善 [44]。此外，引流液中的高淀粉酶水平、柔软的胰腺腺体、狭窄的胰腺导管、性别、术前支架置入、手术技巧和 PDAC 仍然是发生胰瘘最可靠的预测因子 [45-46]。

关于胰瘘的营养治疗存在不同的看法。理论上来说，如果选择持续远端空肠喂养或肠外营养的方式，需要给予生长抑素类似物，用以阻止对胰腺的持续性刺激 [47]。此外，胰瘘经常会引起腹部症状，如肠梗阻，在这种情况下就需要给予 PN 治疗。

经空肠途径的 EN 治疗，可以使 DGE 的患者获益最大。DGE 是常见的并发症，目前认为它由迷走神经损伤导致 [48]，由于研究者采用的 DGE 的定义不同，文献报道的发生率从 2.2%[48]、4.8%[49]、16%[50]、24.6%[51] 到 37% 不等 [48]。在使用鼻胃管进行胃液引流时，仍然允许我们经空肠营养管给予患者全肠内营养。当胃的排空功能改善而不再需要胃液引流时，患者仍然可以在门诊接受空肠喂养，直至完全恢复经口进食。也有一项小样本研究（包括 30 例 EN 患者）显示，EN 会延长 DGE 的持续时间 [50]。在这项研究中，发现 DGE 的发生率为 57%，远高于其他研究；究其原因，可能由于在以往的其他研究中，并未对常规 EN 患者进行仔细评估 [50]。

给予以中链 TG 为基础的肠内营养喂养，对乳糜漏的治疗有益 [52]。但是有研究者在 105 例胰十二指肠切除术后患者中发现了 7 例乳糜漏，因此，对早期 EN 在乳糜漏发生发展中的作用提出质疑。尽管该研究结论认为接受早期 EN 的患者可能存在发生乳糜漏的潜在高风险，但在 7 例乳糜漏患者中也只有 4 例接受了早期 EN 治疗（占比 57%，差异并不显著）；反而，1 例没有给予早期 EN 的患者，却也出现了持续 2 周以上的乳糜漏症状 [53]。目前认为，术中淋巴结清扫的程度仍然是发生乳糜漏最可能的预测因子 [52]。

67.5.2.3 出院后营养支持

研究表明，胰十二指肠切除术后患者再入院的最常见原因是营养不良和脱水 [54]，但目前仍缺乏患者出院后长期营养状况的相关数据。

十二指肠切除后，近端空肠形成盲袢，就会影响小肠的吸收功能，尤其是对微量营养素的吸收明显降低。一些病例研究发现了术后患者的这种营养缺乏 [55-56]。一项观察性研究也发现，一些患者在胰腺切除术后 6 个月出现了铁、硒、维生素 D 和维生素 E 的缺乏 [57]。由于这些患者长期生存率较低，所以目前相关的研究数据仍较有限，即便如此，很多治疗机构都会有意识地给这类患者补充微量营养素。

67.5.2.4 生存情况

由于相关的临床研究较少，胰腺癌切除术后

患者的长期营养治疗仍然主要基于控制症状和经验疗法。肌少症是患者远期存活率的预测因子之一，研究发现，术后 12 个月内出现骨骼肌丢失的患者生存率更低 [58]。

与胰腺切除术后的患者类似，慢性胰腺炎和接受过减肥手术的患者也会出现长期营养并发症，许多治疗单位从这些队列研究中外推出相关数据，并应用于胰腺癌术后患者的观察研究。

术后患者的生活质量主要受其腹部症状的影响 [59]。98% 的胰十二指肠切除术后患者及至少 20% 的胰远端切除术后患者会受到 PEI 的影响 [60]。指南推荐对胰腺癌患者应常规给予胰酶制剂 [61]（PEI 的处理详见第 38 章）。此外，导致患者术后出现长期肠道症状的原因还包括小肠细菌过度生长和胆汁酸性腹泻 [60]。

表 67.2 总结了患者的长期监测方法。对于疾病复发的患者，需要采取实用的监测方法，包括简易的内分泌功能评估。

表 67.2　胰腺切除术的长期营养并发症

并发症	筛查工具
营养不良	体重，体重变化百分比，握力，三头肌皮褶厚度，上臂中段肌围
骨量减少 / 骨质疏松	每 2 ~ 5 年进行一次双能 X 线吸收骨密度扫描
脂溶性维生素缺乏症	血清维生素 A、维生素 D、维生素 E、维生素 K 和凝血功能
矿物质缺乏	血清硒、锌、铜、镁
缺铁性贫血	铁测定，铁蛋白和 CRP
3c 型糖尿病（胰源性糖尿病）	糖化血红蛋白和随机血糖水平
胆汁酸性腹泻	如有症状：SehCAT 研究，胆汁酸螯合剂试验

续表

并发症	筛查工具
细菌过度生长	如有症状：呼吸试验，十二指肠抽吸物检测，抗生素治疗试验

资料来源：改编自 Phillips[59]。

67.6　结论

胰腺癌的营养管理非常复杂。营养在疾病的各个阶段都发挥着不容低估的重要作用，早期的营养指导，以及由经验丰富的营养师参与的专业营养服务对于优化治疗是必需的。体重减轻不应再被认为是术前营养不良的唯一指标，未来的研究应聚焦于对营养状况的更精确的量化评估方法，以及对肌少症（尤其是肥胖人群中的肌少症）的识别和治疗方法。预康复的作用有益于改善患者的营养状况和生存率，是临床实践中的重要进展。

（邓晰明译，陈虎审校）

参考文献

第 68 章 不能切除的胰腺癌局部治疗的现状和未来

Sabrina Gloria Giulia Testoni，Gemma Rossi，Livia Archibugi，Paolo Giorgio Arcidiacono

68.1 引言

超声内镜（endoscopic ultrasound，EUS）引导的介入手术最令人兴奋的应用之一是将抗肿瘤药物和消融能量直接输送到靶区肿瘤，其优点是在实时成像下到达位置尴尬的器官，如胰腺，利用彩色多普勒插入针头以避免血管损伤，并允许进行手术监测。

近年来，EUS 引导下的局部治疗（local therapy，LT）被认为是胰腺癌（pancreatic cancer，PC）的一种替代治疗方法[1]。它可以通过直接或间接的方法来执行。直接方法是基于热能或电能的传递，导致局部组织损伤。EUS 引导的消融技术包括射频消融（radiofrequency ablation，RFA）、不可逆电穿孔、激光消融、光动力治疗、高强度聚焦超声（high-intensity focused ultrasound，HIFU）和低温消融。间接方法是基于免疫治疗因子、化疗药物、基准标记物和放射性粒子的释放，并诱导产生二次抗肿瘤效应[2]。

EUS-LT 在不能切除的局部晚期、非转移性和进展缓慢的 PC 患者中的应用找到了它的理论基础，在这些患者中，新的多元放化疗方案的开发只取得了很小的临床获益。在这些情况下，EUS-LT 可以获得局部控制并减少转移扩散，潜在地增加无进展生存率（progression-free survival，PFS）和总生存期（overall survival，OS）[1-2]。边缘可切除疾病的患者可能会从这些治疗中受益，目的是降低癌症的分期。

在这种临床背景下，EUS-LT 的应用也得到了最近出现的假说的支持，该假说认为，通过改变肿瘤微环境和细胞表型，导致肿瘤内药物摄取和肿瘤细胞对放射的敏感度增加，以及可能的诱导免疫调节，主要是在消融治疗中，隔离的癌症抗原可以从消融中释放出来[3-4]。在不能切除的胰腺癌患者中，RFA 和 HIFU 后适应性抗肿瘤免疫反应被激活[5]。EUS-LT 的一个令人兴奋的分支是实施与免疫治疗相结合的方法的可能性，从而产生协同效应[6]，如同时给予抗 CTLA-4 或抗 PD-1 抗体与局部冷冻治疗[6]或给予同种异体自然杀伤细胞与射频消融[4]。

本章回顾了不能切除的胰腺癌的 EUS-LT 技术发展过程中的不同应用。

68.2 直接抗肿瘤治疗

68.2.1 EUS 引导射频消融

射频消融在局部高温 60 ~ 100℃下起作用，可诱导高温不可逆的细胞损伤、细胞凋亡和凝固性坏死[7]。射频消融后，消融区的特点是中央凝固性坏死，周围有亚致死性损伤的周围区，以及健康的邻接区。

射频电流可应用于单极或双极模式：主要区别在于需要使用接地垫（单极模式）或不使用接地垫（双极模式）。一般来说，对于单极 RFA，可以选择两种不同的策略：选择适合病变大小的功率（在 EUS 引导下首选），以及定义温度阈值和治疗时间（在经皮 / 外科途径中首选）。

尽管胰腺 RFA 在不同的环境中有许多应用，但由于担心发生不良事件（胰腺炎、穿孔、腹膜炎、邻近结构损伤），临床医师一直不愿意接受它。EUS-RFA 提供了实时成像的可能性，并能够到达无法触及的解剖区域。市场上有两种 EUS-RFA 单极系统。

EUS-RFA 系统（STARmed，Koyang，South Korea）（图 68.1）包括一个长 140cm 的 18 G 或 19 G 针（EUSRA），远端有一个单极电极，可根据病变大小选择不同的长度（5 mm、10 mm、15 mm、20 mm、25 mm 和 30 mm）。能量由与探头相连的射频发生器（VIVA，STARmed，Koyang，South Korea）传递。可在发生器上设置消融功率和持续时间，并持续监测组织阻抗、电流和温度。如果组织阻抗迅速增加，系统可以在消融过程中自动调节和降低功率；如果阻抗（和温度）超过安全阈值（阻抗 500Ω；温度＞100℃），系统可以最终停止。探头通过蠕动泵输送的循环冷却（0℃）盐水溶液进行冷却和内部灌流，以避免组织烧焦（“电阻加热”效应），从而最大限度地提高消融量。在消融功率（和持续时间）方面的特定 RFA 设置不适用于该系统来治疗胰腺癌。以前的经验（在胰腺癌和神经内分泌肿瘤中）显示消融环境（功率和持续时间）和结果的异质性，没有程序标准化。该设备仅用于可变功率（20 ~ 50W）的胰腺癌的病例系列，导致不明确和标准化的“热诱导”损伤[8-9]。一项临床前动物研究在 50W 的设置下进行了 5 min，在 10 头猪中有 3 头出现了腹膜后纤维化或粘连[10]。

Habib™ EUS-RFA（EMcision Ltd，London，UK）是一种 1Fr 导线（0.33 mm，0.013 英寸），工作长度为 190cm。射频电源施加到位于导线远端的单极电极上，Habib 探头可以通过 19 G 或 22 G 的 EUS 针使用。射频能量通常在 RITA® 电外科射频发生器（RITA Medical Systems，Mountain View，CA，USA）的既定电源设置下应用 90 ~ 120 s 或 360 s，该发生器可以释放能

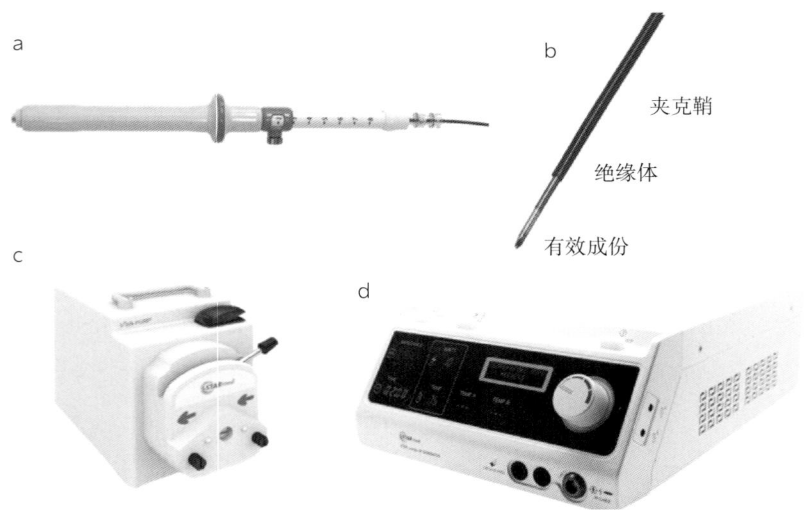

a. EUSRA（STARmed，Koyang，South Korea）针（尺寸为 18 G 或 19G）；b. EUSRA 针尖：“有效部分”（电极），有不同尺寸（5 mm、10 mm、15 mm、20 mm、25 mm 或 30 mm）；c. 连接到针头的蠕动泵（通过循环的冷盐水溶液进行冷却和内部灌流，以避免组织烧焦）；d. VIVA 射频发生器（STARmed，Seoul，South Korea）。

图 68.1　EUS-RFA 射频系统

（资料来源：Taewoong Medical Co.，Ltd. 提供）

量并实时监控温度。远程脚踏板可用于免提设备激活。根据以前的动物和体外实验，一些作者描述了使用该系统的病例系列，并发现通常比以前的系统使用更低的功率。经过体内动物实验，Habib EUS-RFA 探头已用于一系列局部晚期胰腺导管腺癌（pancreatic ductal adenocarcinoma，PDAC）患者，提供 10 ~ 15W 的电流 120 秒，肿瘤质量平均减少 14%，CA19-9 平均减少 46%，无并发症[11]。其他作者也报道了一些轶事案例，在这些案例中，实体病变获得了中等反应，没有并发症。

68.2.2 EUS 引导下的不可逆电穿孔

不可逆电穿孔（irreversible electroporation，IRE）是一种非加热技术，它施加低能量的高压直流电脉冲，通过产生“纳米孔”导致细胞膜通透性发生不可逆的变化。在细胞外基质、邻近血管和胆管保持完好的同时，细胞发生了凋亡[12-13]。因此，这项技术在局部晚期肿瘤的治疗中似乎是有用的。

EUS-IRE 程序是使用针形电极进行的，到目前为止只在猪模型上进行了研究，结果令人振奋[14]。该装置由远端相距 1 cm 的两个电极和一个长而柔韧的本体组成。该针头连接到 ECM 830 方波电穿孔系统（BTX/Genetronics，San Diego，CA，USA）。使用具有 5 个脉冲的 10 个序列的脉冲波来执行 EUS-IRE，其中 5 个脉冲的持续时间为 100 μs，幅度为 2000V，并且重复频率为 1 Hz，在 5 个脉冲序列之间具有 2 秒的停顿。在手术过程中，该装置在 EUS 上很容易看到一条高回声线。EUS-IRE 已被证明在技术和临床上是成功的，没有严重的并发症。可以看到，在手术过程中会发生短期肌肉收缩。24 h 组织病理学评估显示穿刺点中心有边界清楚的圆形病灶（10 ~ 15 mm），周围有坏死灶，而周围消融区可见胰腺实质固缩和核碎裂，细胞外基质、导管、血管和正常腺泡细胞未被破坏[14]。

68.2.3 EUS 引导下的 Nd：YAG 激光烧蚀

钇铝石榴石晶体（Nd：YAG）激光器是目前正在研究的一种热消融技术，目前正在研究其在超声心动图引导手术中的应用。它是基于光和组织之间的相互作用，通过光的穿透和组织的吸收并将光转化为热。激光发射波长为 1064 nm[15]；激光通过由光纤制成的接触式敷贴器传输，提供低功率能量（1 ~ 10 W）。

光纤（EchoLaser，Elesta s.r.l.，Firenze，Italy）（图 68.2，文后彩图 68.2）通过 22 G 针插入肿瘤内，该设备最近由 Di Matteo 等在临床 EUS-LT 中进行了测试[16]，未记录重大不良事件。热能可以安全地施加在距离胆道支架至少 1cm 的地方，以避免热量通过金属网分布。24 h CT 显示明显的凝固性坏死，消融面积为 0.4 ~ 6.4 cm2，30 天 CT 显示消融区域的退化达 44% ~ 85%[16]。其不良事件通常被认为比其他热疗技术更少见，对于 EUS 引导的应用，没有记录重大不良事件。

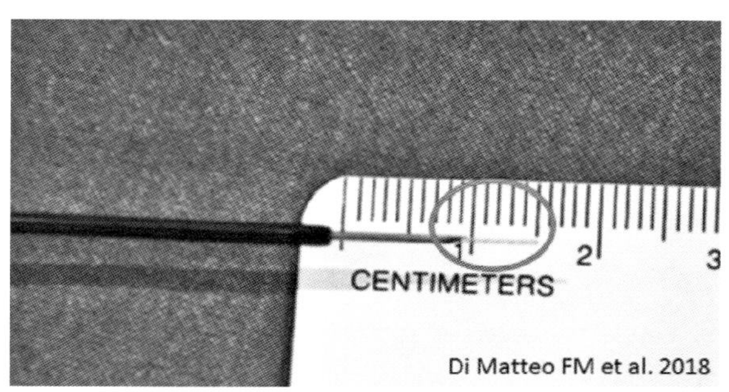

图 68.2 钇铝石榴石晶体（Nd：YAG）激光探头（EchoLaser，Elesta s.r.l.，Firenze，Italy）（资料来源：Di Matteo 等[16]，在 Elsevier 的许可下复制）

68.2.4 EUS 引导下的光动力疗法

光动力疗法（photodynamic therapy，PDT）包括全身给药一种光敏剂，这种光敏剂被肿瘤细胞选择性地吸收，并通过应用适当波长的光来激活。该光敏剂经激光激发后，能将能量传递给氧分子，释放出活性氧（reactive oxygen species，ROS）和单线态氧，对癌细胞和新生血管细胞均有抗肿瘤作用。不同代的光敏剂已经发布，最新的光敏剂，如氯的衍生物，表现出更深的有效渗透、更快的排泄速度和更高的蓄积率。通过这种方式，可以防止对健康组织的损害，并降低皮肤的光敏性。其他较罕见的局部并发症是出血或十二指肠 / 胃 / 胆管穿孔[17-19]。

PDT 的特点是热损伤风险低，对靶细胞具有特殊的选择性，因为光敏剂只被癌细胞吸收。只有两项研究报道了这项技术在胰腺恶性肿瘤中的应用。这些手术使用了带有 1.0cm 圆柱形光漫射器的小直径石英光纤（Pioneer Optics，Bloomfield，CT，USA）（图 68.3，文后彩图 68.3），预装在 19 G 针头中，患者在术前约 45 h 接受聚甲氧基甲醚钠治疗（Photofrin，Concordia Laboratories Inc.，Barbados），并用 630 nm 光照射（Diomed Inc.，Andover，MA，USA）。在疗效方面，在第 18 天，约 50% 的患者出现部分肿瘤坏死。在这些研究中出现的并发症很少，都是1级和2级，包括大部分因阳光照射而晒伤的手、皮肤色素沉着、疲劳和恶心[20]。

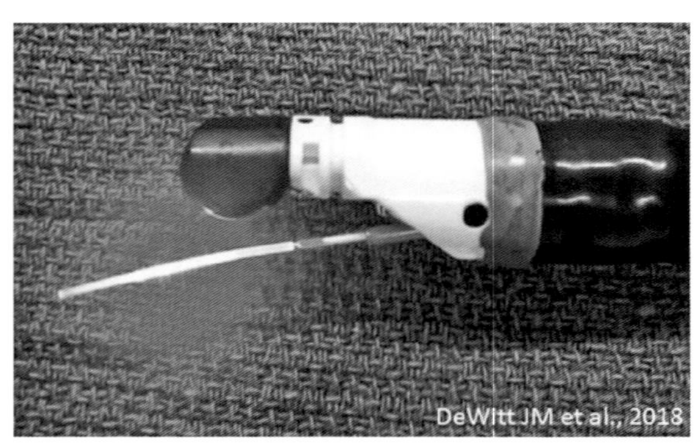

一种小直径石英光纤，带有一个 1.0cm 的圆柱形光漫射器（Pioneer Optics，Bloomfield，CT，USA），预加载在一个 19 G 针头内，并用 630 nm 的光照射（Diomed Inc.，Andover，MA，USA）。

图 68.3　光动力治疗装置

（资料来源：DeWitt 等[20]，经 Elsevier 许可复制）

68.2.5　EUS 引导的高强度聚焦超声

EUS 引导的高强度聚焦超声（EUS-guided High-intensity Focused Ultrasound，EUS-HIFU）是一种创新技术，利用聚焦在肿瘤内部的高幅度超声波，将多个超声光束会聚到焦点区域。这导致了不同的效应：组织吸收波并将其转化为热，而机械波产生空化、辐射力和声波流动等效应，导致热消融和组织机械破坏。肿瘤会发生坏死，对周围组织没有损害。此外，据推测，HIFU 的机械效应可以增强药物向肿瘤的输送，也可以刺激抗肿瘤免疫反应。

自 2015 年以来，EUS-HIFU 一直在接受测试[21]，首先是在猪模型中使用定制的球面曲面 HIFU 换能器（SU121，Sonic Concepts，Bothell，WA，USA），工作频率为 3.73 MHz，集成了 10 MHz EUS 成像探头（BF-Y0044，Olympus Medical System Corp.，Tokyo，Japan）。HIFU 换能器连接到一个函数发生器（AFG 3022B，Tektronix，Beverton，OR，USA）和一个 400 W 功率的放大器（ENI 400B，ENI，New York，USA）。该技术在组织学上导致了一个明确的凝固性坏死区，在治疗区域有完整的细胞结构和肉芽组织的边缘区域，炎细胞的渗透增加，随后在治疗后 10 ~ 14 天被纤维组织取代。然而，在处理的猪中发现了胃黏膜的热损伤。目前还没有将这项技术应用于人类的可能性。

68.2.6　EUS 引导下氩化热消融

一个新兴而有趣的话题是联合消融技术在胰腺病变治疗中的应用。最近，Arcidiacono 等[22]研究了一种新的灵活的 EUS 混合探头在治疗 22 例不能切除的局部晚期PDAC患者中的应用。这种设备名为 HybriTherm 探头或 HTP（Erbe Elektromedizin GmbH，Tübingen，Germany）（图 68.4，文后彩图 68.4），由二氧化碳内部冷却，利用双极 RFA 和低温冷却技术之间的协同作用，克服了单极 RFA 系统周围结构热损坏和双极 RFA 系统烧蚀效率较低的缺点。与 RFA 系统相比，低温气体的冷却效应增加了 RFA 诱导的组织间质失活，但功率输入更低。HTP 由 14 G EUS-FNA“针型”装置组成，末端有一个电活性尖端（长度 26 mm，直径 2.2 mm），直接在胰腺病变内提供 RFA 能量和二氧化碳冷却效果。由于受限于 HTP 活性部分的尺寸，其应用仅限于最小直径为 28 mm 的病变。在猪肝脾和人胰腺移植瘤的体外研究中，确定了 CO2 压力、能量设置和 HTP 持续时间 [23-24]。在对 14 头猪进行的活体研究中 [25]，EUS-HTP 是可行和安全的，主要和轻微并发症的发生率分别只有 7% 和 43%，这些都是剂量依赖的。2 周后组织学检查可见清楚的凝固性坏死区，周围可见肉芽组织，内含新生血管、成纤维细胞反应、中性粒细胞和淋巴细胞 [22]。在人体研究中，EUS-HTP 在 16 例患者中是可行的（72.8%）。在 6 名患者（27.3%）中，胃十二指肠壁僵硬或肿瘤硬度阻碍了 HTP 植入胰腺病变。当 RFA 功率为 18 W 时，HTP 的平均应用时间为（107 ± 86）s，这取决于肿瘤的大小。无重大并发症发生，早期和晚期分别有 43.7% 的患者和 4 例患者出现轻微并发症，但主要与肿瘤进展有关。在平均（14.6 ± 15.8）天后进行了放射学肿瘤反应的评估，但只有 6 例患者可以测量坏死区。在长达 78 天的时间里，没有肿瘤生长的

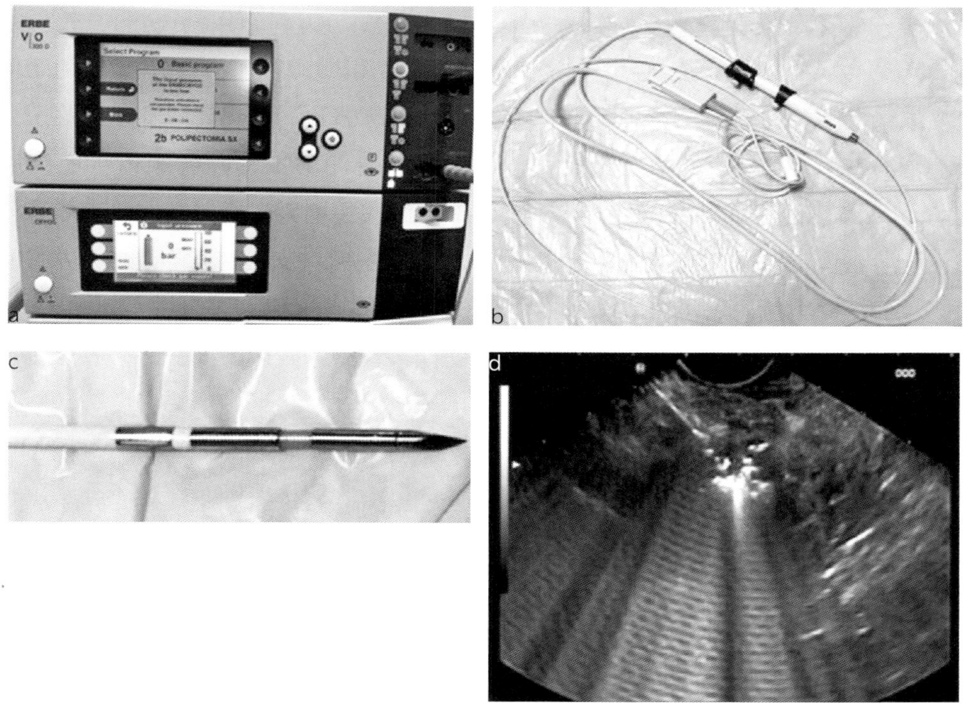

a. 射频能量由发生器 VIO 300D 射频手术系统提供，冷却效果由 ERBECRYO2 系统（Erbe Elektromedizin GmbH，Tübingen，Germany） 提 供。b.HybridTherm 探 头（Erbe Elektromedizin GmbH，Tübingen，Germany）：14G EUS-FNA“针型”装置，长度 1.4 m，直径 3.2 mm。Erbe 公司的 HybridTherm 产品尚未上市。c.HybridTherm 探针，电活性部件：直径 2.2 mm，长度 26 mm。Erbe 公司的 HybridTherms 产品未上市。d. 在能量输送过程中，在 HTP 远端周围的实时 EUS 中可以看到具有低回声边缘的高回声椭圆形区域。

图 68.4　低温热消融系统

（资料来源：a ~ c 由 Erbe Elektromedizin GmbH，T ü bingen，Germany 提供；d 由 Carrara 等 [25] 提供；经 Elsevier 许可转载）

证据。EUS-HTP 的中位 OS 为 6 个月。

68.3 间接抗肿瘤治疗

68.3.1 EUS 引导的基准放置

基准是插入目标病变附近或内部的不透射线标记，以允许实时跟踪肿瘤，以便进行精确的高剂量图像引导放射治疗。放射治疗跟踪中使用的成像技术的特点是对软组织的灵敏度非常低，而基准克服了这一限制。

EUS 目前是胰腺癌病例中放置基准的首选方法。基准首先使用非专用针进行定位，每次将基准释放到病变中时，这些针都会用基准反向加载[26-27]。

最新发布的针头之一是回声尖端超基准针，其特点是有 4 个金色预装基准和 1 个卷曲的护套，这些特点减少了基准放置所需的时间、降低了将基准回装到针中相关的受伤风险，以及污染风险，这些都是以前手术的主要问题。此外，卷曲的护套使 22 G 针具有高度的灵活性，使得基准可以毫无困难地放置在下行十二指肠中。

基准定位是一种低风险的手术，并发症主要与基准的移位有关，或者对于反向加载针的情况，则与医务人员受伤的风险或患者的感染风险有关[28]。

68.3.2 EUS 引导下近距离放射治疗

EUS 引导的近距离治疗（brachytherapy，BT）涉及使用实时 EUS 引导将放射性粒子直接插入肿瘤中以进行局部破坏。用于 BT 的放射性粒子包括碘 -125、铱 -192 和钯 -103[29]。其中，胰腺癌最常用的放射性粒子是碘 -125，其半衰期长（59.7 天），被认为更适合治疗快速生长的肿瘤，如胰腺癌。

传统的做法是放射性粒子在开腹手术或影像引导下植入，但随着介入性 EUS 的发展，EUS-BT 已得到越来越多的应用。它的优点是辐射在肿瘤本身的精确定位，并将对周围正常组织的损害降至最低。

在植入之前，使用特定的软件计算所需的肿瘤体积和植入物数量。然后绘制分布平面图，确定各靶点距胰腺肿瘤中心的距离和方向。通常可以使用标准的 EUS 19 G 针头在病变部位植入粒子。在将针插入胰腺肿瘤后，去除管芯，并将放射性粒子插入针腔。可以通过推进管芯来展开粒子，并且可以将多个粒子定位到 BT 的病变中。可以选择在 EUS-BT 的基础上增加化疗。

EUS 引导下植入放射性粒子在不能切除的胰腺癌患者的试点研究和病例系列中已有报道，显示出不同程度的病变反应（与全身化疗相关或不相关），但没有显著的生存益处[30-31]。还描述了疼痛控制方面的改进。总体而言，EUS-BT 产生了中等的肿瘤反应性，在不能切除的胰腺癌的管理中是一种耐受性良好的治疗方法。

68.3.3 EUS 引导下细针抗肿瘤注射

EUS 引导下细针注射（fine-needle injection，FNI）是一种同种异体混合淋巴细胞培养，在一项涉及 8 例无法切除的胰腺癌患者的 I 期试验中进行了评估，目的是通过细胞因子的产生和免疫效应细胞的激活来诱导肿瘤消退[32]。观察到 2 例部分缓解和 1 例轻微缓解（分别以肿瘤缩小＞50% 和＜ 50% 为标准），中位 OS 为 13.2 个月，无不良反应。然后进行了一项Ⅱ / Ⅲ期试验，比较细胞植入注射和静脉注射吉西他滨的疗效，但由于吉西他滨组的反应明显更大而停止。

具有细胞病变作用的溶瘤病毒的 EUS-FNI（如腺病毒 Onyx-015，溶瘤病毒 HF10，以及 TNFerade Biologic），由于其在肿瘤细胞中的选择性复制和对此类恶性细胞的杀伤作用，最近已被评估用于治疗不能切除的胰腺癌。第一种是一种带有 E1B-55 kD 基因缺失的改良腺病毒，在

Ⅰ/Ⅱ期试验中对21名患者进行了治疗，在8周内进行了8次治疗，最后4次与吉西他滨同时服用[33]。仅当同时使用吉西他滨时，才观察到4种部分反应或轻微反应。4名患者出现严重并发症（脓毒症和十二指肠穿孔），另有11名患者出现病情进展或治疗毒性，阻碍了继续治疗。单纯疱疹病毒1型自发突变的溶瘤病毒HF10与厄洛替尼和吉西他滨联合应用，在Ⅰ期试验中，3例部分缓解，4例稳定，2例进展，中位PFS和OS分别为6.3个月和15.5个月[34]。2例行R0切除。2名患者出现严重并发症（十二指肠穿孔和肝功能不全），5名患者出现Ⅲ级骨髓抑制，但不被认为与HF10相关。HF10缺乏*UL43*、*UL49.5*、*UL55*和*UL56*基因表达，*UL53*和*UL54*基因过表达，具有较高的肿瘤选择性和较强的抗肿瘤作用[35]。对50例局部晚期胰腺癌（Ⅰ/Ⅱ期研究）进行了放化疗和TNFerade Biology的联合治疗（Ⅰ/Ⅱ期研究），其中27例接受了4次注射（0.5 mL EUS-α）[36]。完全缓解1例，部分缓解3例，稳定12例，中位生存期为297天。7名患者接受了手术。在2个病例中观察到与剂量相关毒性有关的胰腺炎。然而，在一项涉及304名患者的随机Ⅲ期研究中，没有观察到联合肿瘤内注射TNFerade Biology注射和放化疗比化疗更有利于生存[37]。

基于H19转录因子在胰腺肿瘤细胞上的过表达，在一项Ⅰ/Ⅱ期研究中（6例患者），有人提出在H19启动子（BC-819）控制下携带白喉毒素A基因的双链DNA质粒瘤内EUS-FNI治疗不能切除的胰腺癌，从而触发白喉毒素A链的表达，选择性杀伤肿瘤细胞。每周注射2次，持续2周，无并发症发生。33%的病例观察到部分缓解，2例患者接受了手术[38]。

EUS引导的局部免疫疗法在两项先导性研究（12名患者）中进行了评估，应用了多种未成熟树突状细胞的FNI，目的是在对吉西他滨无效的Ⅳ期或晚期胰腺癌患者中诱导肿瘤特异性T细胞反应。在其中一项试验中[39-40]，进行了全身吉西他滨的联合治疗，在6个月的时间里（5名患者中）获得了1次部分缓解和2次病情稳定。在另一项研究中（7例），观察到1例完全缓解和3例部分缓解，中位OS为9.9个月。没有与手术相关的不良事件的报道。

基于药物吉西他滨的EUS-FNI也在一项涉及36名不能切除或转移性胰腺癌患者的研究中进行了评估[41]。用药剂量为38 mg/mL，覆盖肿瘤全区。随后，22例患者接受放化疗，10例患者接受单纯化疗。在一个病例中，其他疗法都不可行。中位OS为10.4个月，分别有78%和44%的患者在6个月和12个月存活。4例行R0切除。

针对肿瘤微环境的两项研究提出了评估过氧化氢（H_2O_2）和寡核苷酸STNM01的EUS-FNI。H_2O_2是一种著名的辐射增敏剂，能够诱导肿瘤环境从低氧转变为高氧，并降低抗氧化酶水平。在猪模型中[42]，使用2.5 mL 1%透明质酸钠和0.5mL 3% H_2O_2的混合物，研究了H_2O_2的EUS-FNI。技术可行性为100%，没有不良事件记录。组织学上，注射部位可见不同程度的炎症改变，周围可见局部可见的实验性急性胰腺炎。STNM01是一种双链RNA寡核苷酸，它选择性地抑制碳水化合物磺基转移酶15（CHST15），并通过调节p21CIP/WAP1通路和血管内皮生长因子信号参与肿瘤细胞的增殖。在6例无法切除的胰腺癌患者中，STNM01的多重EUS-FNI也是可行的，并且没有不良事件。术后4周，肿瘤平均直径由30.7 mm缩小至29.3 mm，66.6%的患者活检标本可见肿瘤坏死。在后者中，有3名患者的CHST15局部表达与基线相比显著降低。中位OS为5.8个月[43]。

68.4　未来方向

用于 EUS 引导的局部抗肿瘤治疗的新设备和试剂的开发增加了胰腺癌中的潜在应用范围。由于 EUS-LT 可以对胰腺肿瘤进行有控制的选择性靶向治疗和多种治疗，因此与其他可用的方法相比，EUS-LT 可能提供更安全和更有效的能量或抗肿瘤因子输送。此外，与全身化疗相比，靶点插入的 EUS-LT 可以将抗肿瘤作用限制在局部水平，从而减少药物相关毒性。最近，晚期胰腺癌的治疗方法有了很大的进步，即使只有 25% ~ 30% 的患者可以切除，经过 2 个月或 4 个月的化疗后病情稳定[44]。EUS-LT 可用于不能切除的胰腺癌患者，作为研究方案下多学科治疗策略的一部分，在诱导肿瘤微环境中的组织和生物变化后，可能对转移的肿瘤扩散具有细胞减少和控制作用，提高术前或伴随的放化疗的疗效。然而，大多数报告的数据来自临床前研究和较小的研究人群，而且只涉及技术可行性和安全性。缺乏关于 OS、生活质量和局部治疗后复发或转移风险的长期随访数据。因此，在精心设计的大型、多中心和前瞻性随机研究中，更有效地证明了抗肿瘤疗法的有效性，以证明它们对不能切除的胰腺癌患者的预后有重要的临床影响，并在临床实践中被接受。

（周大臣译，陈虎审校）

参考文献

第 69 章　胰腺癌的药物治疗新方法：隧道尽头的光？

Vineet K.Gupta，Sulagna Banerjee，Ashok K.Saluja

69.1　引言

胰腺癌是世界上最具侵略性的恶性肿瘤之一，其 5 年生存率仅为 9%[1-2]。最新的癌症统计数据预计，在 2020 年将有约 56 770 名美国人被诊断出胰腺癌，预计将有 45 750 人死于该疾病。胰腺癌仍然是美国癌症相关性死亡的第三大原因，死亡人数超过乳腺癌。这一令人沮丧的病死率正在迅速上升，预计到 2030 年，胰腺癌将成为所有恶性肿瘤中第二大常见的肿瘤。目前对胰腺癌的治疗是一种多学科的疗法，根据疾病的不同分期来选择使用化疗、手术、放射治疗和姑息性治疗。这种疾病在早期是没有症状的，因此大多数患者（90%）到医院时都已局部晚期或远处转移，不适合进行手术切除。过去 20 年来，吉西他滨一直是治疗胰腺癌的标准疗法和一线疗法，中位总生存期（overall survival，OS）为 6.8 个月 [3]。最近完成的 PRODIGE 和 MPACT 临床试验显示，FOLFIRINOX 方案（由奥沙利铂、亚叶酸钙、依立替康和氟尿嘧啶组成）和吉西他滨 / 白蛋白结合型紫杉醇联合治疗方案的反应略好，中位 OS 分别为 11.1 个月和 8.5 个月 [4-5]。目前，由于没有其他更好的选择，FOLFIRINOX 方案和吉西他滨 / 白蛋白结合型紫杉醇的联合治疗方案是晚期胰腺癌一线标准治疗方案。这两种治疗方案也是临界可切除胰腺癌患者新辅助治疗的选择。目前的化疗药物，即使是联合使用，对 OS 的改善也很有限，因此迫切需要更有效的治疗方法。在本章中，我们首先讨论与这种致命疾病相关的各种挑战。之后，我们将回顾所有目前正在评估的胰腺癌新疗法，以克服这些挑战，并开发出一种有效的疗法。图 69.1 概述了胰腺导管腺癌（pancreatic ductal adenocarcinoma，PDAC）所要面临的挑战和目前为克服这些挑战而采取的策略。

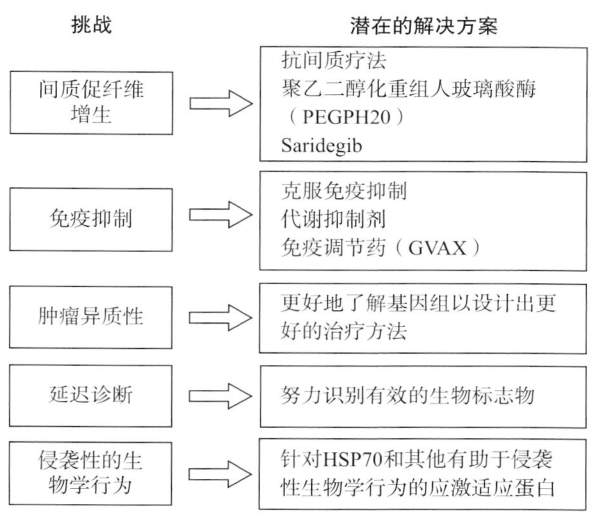

图 69.1　克服胰腺癌的挑战

69.2　胰腺癌：该领域的挑战

69.2.1　肿瘤的异质性

面对这种致命的疾病，主要挑战之一是患者在症状、基因突变、肿瘤演变、对治疗的敏感度和早期转移的倾向方面的异质性。异质性可以在肿瘤发展的多个阶段发生，从第一个导致肿瘤的基因突变开始，到肿瘤与周围微环境的相互作用，再到克隆扩增和选择压力的结果 [6-7]。各种转录组学和基因组学研究都强调了高度的肿瘤异质性，不仅表现在不同的肿瘤患者中（瘤间异质性），而且表现在同一胰腺肿瘤内（瘤内异质性）[6-7]。

PDAC 是迄今为止最常见的胰腺原发性恶性肿瘤类型。WHO 根据组织学特征将 PDAC 分为几种亚型，其中导管腺癌是最常见的（85%），以导管或微小导管的存在为特征 [8]。一些 PDAC 的异变型也有导管单位，细胞显示出丰富的泡沫状微泡细胞质。胰腺腺鳞癌（adenosquamous carcinoma of the pancreas，ASCAP）是一种罕见的胰腺癌组织学亚型，占所有胰腺外分泌恶性肿瘤的 5% ~ 10%[8]。在组织学上，ASCAP 已被定义为表现出腺样和鳞状分化的混合物，其中至少有 30% 的恶性鳞状成分。其他不太常见的 PDAC 亚型包括胶质（黏液性非囊性）癌（2% ~ 5%），以及胰腺肝样癌、印戒癌、髓质癌、未分化癌、破骨细胞样巨细胞未分化癌（所有＜ 1%）[8]。其他伴有腺泡分化的外分泌胰腺癌包括腺泡细胞癌、胰母细胞瘤和混合组织学癌。这些癌常与预后不良相关，并且可通过腺泡细胞蛋白标志物如胰蛋白酶组织病理学染色来鉴别。最近的研究已经确定了许多 PDAC 的分子亚型。基因组测序有助于根据关键信号通路的突变对肿瘤进行分类，包括 KRAS 基因、炎症细胞因子、染色质重塑、DNA 损伤修复等 [9-11]。一些研究使用转录组学检测了基因表达，并确定了不同胰腺肿瘤的不同 RNA 特征。对胰腺癌样本的基因组分析显示了复杂的突变情况，在众所周知的癌症基因（*KRAS*、*TP53*、*SMAD4* 和 *CDKN2A*）中，有 4 种常见的致癌事件，其中许多基因的突变率很低 [9-11]。因此，了解肿瘤异质性的机制对于选择更好的个性化治疗方法非常重要。

69.2.2　肿瘤的结缔组织增生

粘连增生是胰腺肿瘤的主要特征之一，是导致这种肿瘤患者生存率低的原因 [12]。胰腺肿瘤中细胞外基质（extracellular matrix，ECM）的广泛沉积是该疾病的特征之一，但以前一直被忽视。最近的研究强调了促结缔组织增生基质在肿瘤发展和临床结果中的重要性 [12-14]。它有细胞成分和非细胞成分。细胞成分包括癌症相关的成纤维细胞，主要是活化的胰腺星状细胞（pancreatic stellate cells，PSCs），它们负责分泌非细胞成分，即 ECM[12-14]。其他细胞，如肌成纤维细胞、肿瘤相关的巨噬细胞、中性粒细胞和调节性 T 细胞（regulatory T cells，T-regs），也是基质的一部分。非细胞成分由胶原蛋白（纤维状蛋白质）、透明质酸、纤维粘连蛋白、饰胶蛋白聚糖和层粘连蛋白组成。

研究表明，PDAC 介导的转化生长因子 -β（transforming growth factor-β，TGF-β）/Smad 信号通路在 ECM 分泌和纤维形成中起着至关重要的作用 [15]。癌细胞还分泌结缔组织生长因子（connective tissue growth factor，CTGF）、血小板源性生长因子（platelet-derived growth factor，PDGF）、碱性成纤维细胞生长因子（fibroblastgrowth factor，FGF2）和白细胞介素 -1β（IL-1β），这些因子驱动胰腺肿瘤的 ECM 合成 [16]。ECM 的沉积不仅创造了物理屏障，还扭曲了肿瘤血管，从而阻止药物渗透到肿瘤的核心部位 [17]。当临床使用药物吉西他滨治疗时，在 PDAC 的小鼠模型中可以观察到这种现象。基因工程的 KPC 小鼠肿瘤富含基质，并显示出无法检测到的 2′，2′- 二氟脱氧胞苷三磷酸（2′，2′-difluorodeoxycytidine triphosphate，dFdCTP），而这是吉西他滨的一种活性细胞内代谢物 [18]。另外，基质缺失的原位异种移植肿瘤表现出大量的 dFdCTP，表明药物输注的有效性，并表现出对吉西他滨化疗有更好的反应 [18]。因此，由于促结缔组织基质导致的药物给药效率低下，这对研究者来说是一个独特的挑战，需要加以解决以获得更好的临床结果。

69.2.3 疾病的晚期检测

另一个与胰腺癌相关的挑战是早期发现。胰腺肿瘤很难被早期发现：胰腺位于身体深处，医疗服务提供者在常规检查中很难看到和感觉到早期肿瘤。直到肿瘤变大或转移到其他器官，患者才会出现症状。目前，大多数胰腺癌患者被诊断时已为晚期（Ⅲ期或Ⅳ期），治疗方案有限[19]。世界各地的研究人员正在努力开发一种检测方法，以便在早期阶段就可以发现胰腺癌。疾病在早期阶段被诊断出来的患者显示出更好的临床效果[19]。发现高危人群也是发现早期胰腺癌患者的另一种策略。目前，新发糖尿病患者被认为是胰腺癌的高危人群。最近的研究表明，大约25%的胰腺癌患者会出现糖尿病，随后检测出胰腺癌[20]。Gullo等[21]报道了一项有趣的研究，在意大利对305名胰腺癌患者进行了研究，以寻找胰腺癌的早期症状。结果显示，约50%的患者在诊断前仅表现出不适；35%的患者在诊断前6个月内有疼痛或黄疸，而只有14%的患者出现症状超过6个月。这表明在发现早期症状方面存在困难，需要开发良好的生物标志物进行早期检测。

目前，路易斯寡糖A（sialyl Lewis A）或CA19-9是美国食品和药品监督管理局（Food and Drug Administration，FDA）批准的唯一生物标志物，用于监测对胰腺癌的治疗反应[22-23]。CA19-9在早期检测中的敏感度和特异性一般，有时会出现假阴性结果，导致错误的诊断[24]。其他碳水化合物抗原如CA242、CEA、CA195和CA50作为生物标志物已被广泛研究，但发现其敏感度低于CA19-9[24-25]。Glypican-1、PAM4和巨噬细胞抑制性细胞因子（MIC）-1[26-28]已显示出令人鼓舞的结果，需要在临床应用中加以验证。因此，通过非侵入性操作找到有效的生物标志物对胰腺癌的早期检测和随后的患者生存至关重要。

69.2.4 外科手术的挑战

手术切除肿瘤仍然是胰腺癌患者的最佳治疗方法。然而，并不是所有的患者都适合手术，只有局部肿瘤和非转移性疾病，以及没有累及邻近血管的患者才能接受手术切除[29]。因此，一般只有15% ~ 20%的胰腺癌患者符合手术条件[29]。单纯的手术是不够的，在没有辅助治疗的情况下，大约80%的患者仍然会因为术后局部复发或远处转移而死亡[30-31]。因此，在过去的20年中，人们对各种辅助化疗策略进行了评估，以提高术后患者的生存率。最近，一种新出现的新辅助治疗或围手术期治疗也正在进行Ⅲ期临床试验，用于临界可切除肿瘤。即使对于那些存活下来的患者，对生活质量和长期生存的影响仍然是值得怀疑的。

69.3 克服挑战：胰腺癌的治疗

69.3.1 把EGF作为目标

了解胰腺癌的发病机制揭示了开发有效治疗方法的各种潜在靶点。其中一个倍受关注的分子是表皮生长因子受体（epidermal growth factor receptor，EGFR），这是一种ERB-B家族的受体酪氨酸激酶，已知其可调节细胞增殖、迁移、分化、凋亡和血管生成[32-33]。EGFR在各种上皮性癌症中被异常激活，包括胰腺癌。一项关于术后患者EGFR表达的回顾性研究显示，胰腺癌患者中EGFR的表达率为45.4%[34-35]。多种治疗方法，包括EGFR特异性酪氨酸激酶抑制剂（厄洛替尼和吉非替尼）和抗体（帕尼单抗、西妥昔单抗、ABX-EGFR），已被开发为针对EGFR的靶向治疗方法[33]。一项使用EGFR抑制剂厄洛替尼联合吉西他滨的随机Ⅲ期临床试验显示，与单独使用吉西他滨相比，联合治疗可使晚期胰腺癌患者的生存期略有改善（中位生存期从 5.9 个月增加到 6.4 个月）[36]。基于这项试验，FDA 批准了 EGFR 抑制剂厄洛替尼与吉西他滨联合治疗局部晚期、不可切除的或转移性的胰腺癌。同样，另一项使用抗 EGFR 抗体西妥昔单抗联合吉西他滨的大型试验表明，与吉西他滨单药（中位生存期为 5.9 个月）治疗相比，中位生存期改善至 6.3 个月，但观察到的差异没有统计学意义[37]。最近的一项Ⅱ期研究表明，与接受吉西他滨和厄洛替尼治疗的患者（中位 OS 为 4.2 个月）相比，用厄洛替尼和帕尼单抗联合吉西他滨的双重 EGFR 靶向治疗进一步提高了中位 OS 至 8.3 个月[38]。需要进一步的研究和临床试验来寻找更适合 EGFR 治疗的潜在患者群体。

69.3.2 以热休克蛋白为目标

热休克反应是细胞在严酷条件下的一种生存机制。各种热休克蛋白（heat-shock proteins，HSPs）在不利的条件下促进这种反应，保护细胞免于死亡。最初，HSPs 被认为是保护细胞免受热刺激或热应激。然而，随后的研究表明，除了热暴露外，HSPs 还对一系列不同的细胞刺激做出反应，包括在炎症、缺氧、营养应激、缺血、紫外线照射和酸中毒时保护细胞。进一步的研究表明，这些 HSPs 不仅作为伴侣蛋白起作用，而且在细胞信号传导中也起着关键作用。Aghdassi 等[39]研究表明，与正常的胰腺导管细胞相比，胰腺癌细胞表现出 HSP70 的高表达。同样，与附近的正常边缘组织相比，人类胰腺癌组织显示出 HSP70 的高表达。这种 HSP70 的高表达可保护细胞不被杀死，通过 siRNA 抑制 HSP70 的表达可促进癌细胞凋亡[39]。这些研究表明，HSP70 是胰腺癌治疗策略的一个潜在靶点。

雷公藤甲素——一种双萜三环氧化物，从中草药雷公藤中提取，是一种有效的 HSP70 抑制剂。雷公藤甲素在体外可抑制 HSP70 的表达，并诱导胰腺癌细胞死亡[40]。此外，在胰腺癌的小鼠模型中，雷公藤甲素体内给药后，显示肿瘤负荷明显降低[40]。然而，雷公藤甲素不溶于水，限制了其临床应用。为了克服这个问题，我们通过向雷公藤甲素添加一个磷酸盐基团，使其具有水溶性，从而产生了一种名为 Minnelide 的水溶性原药物。在血液和所有组织腔室中普遍存在的磷酸酶的作用下，Minnelide 迅速转化为其活性形式雷公藤甲素。Minnelide 在多种胰腺癌动物模型中的临床前评估显示，肿瘤生长延缓，生存率提高[41]。除了局部的肿瘤减少外，Minnelide 治疗还能阻止局部肿瘤转移[41]。特异性蛋白 1（specificity protein 1，Sp1）是一种锌指转录因子，与许多启动子的富 GC 基因序列结合，激活有利于生存的基因转录，如 HSP70。我们的研究表明，雷公藤甲素通过抑制糖基转移酶（O-GlcNAc transferase，OGT）而减少 Sp1 的糖基化[42]。这种糖基化的减少，通过抑制其核易位，阻止 Sp1 与启动子位点的结合，从而导致胰腺癌细胞中 HSP70 的下调，进而导致细胞死亡[42]。我们的研究小组已经评估了 Minnelide 与标准化疗药物的联合使用。Minnelide 与标准治疗药物如奥沙利铂、吉西他滨和紫杉醇在各种胰腺癌小鼠模型中显示出显著的协同作用，抑制肿瘤的生长[43]。基于这些临床前研究，Minnelide 目前正在胃肠道癌症患者中进行临床试验。

69.3.3 抗间质疗法

致密的纤维化间质约占胰腺肿瘤的 90%，主要由 ECM 和间质细胞组成。与其他实体肿瘤相比，已知胰腺肿瘤含有最多的间质。这对肿瘤中的药物输送形成了一个屏障。因此，与单独使用化疗药物相比，使用抗间质疗法联合其他化疗药物应产生更好的效果。基于这一目标，Sherman 等[44]用钙泊三醇（calcipotriol）（一种维生素 D 类似物）抑制 PSCs，观察到 α-SMA 表达的减少和脂质液滴形成的增加。此外，钙泊三醇和吉西他滨联合治疗抑制了胰腺癌 KPC 小鼠模型的胰腺肿瘤生长，并延长了生存期[44]。同样，Minnelide 治疗也通过解除对 TGF-β 信号通路的调控而使癌症相关的成纤维细胞失活[45]。因此，Minnelide 治疗的 KPC 小鼠在胰腺肿瘤中的透明质酸和胶原蛋白沉积减少，并显示药物向肿瘤的输送增加[46]。Jaster 等[47]报道，使用全反式维甲酸（all-transretinoic acid，ATRA）对 PSCs 进行重新编程，可以阻碍其激活和胶原蛋白的合成。ATRA 目前正处于Ⅰ期临床试验阶段，与吉西他滨/白蛋白结合型紫杉醇联合治疗局部晚期或转移性胰腺癌患者。

胰腺癌细胞分泌音猬因子（sonic hedgehog，SHH）配体，随后可以通过典型的音猬因子信号通路激活 PSCs[48]。这导致了 PSC 的增殖和 ECM 的分泌。因此，通过注射单克隆抗体 5E1（一种针对 SHH 的阻断抗体）来靶向 SHH 信号传导，可明显减少小鼠模型中的结缔组织增生[48]。Olive 等[18]进行了一项临床前研究，他们将平滑肌拮抗剂 IPI926（saridegib）与吉西他滨共同用于胰腺癌的小鼠模型。正如预期的那样，结果显示了间质的减少，改善了吉西他滨对肿瘤的输送，延缓了肿瘤的生长。透明质酸——一种由 d-葡萄糖醛酸和 N-乙酰葡糖胺的重复单位组成的非硫酸化糖胺聚糖，是 ECM 的另一个重要组成部分。Jacobetz 等[49]使用聚乙二醇化的人类重组透明质酸酶 PH20（PEGylatedhuman recombinant hyaluronidase PH20，PEGPH20）对基因工程的胰腺癌小鼠模型中的透明质酸进行了酶促降解。此外，PEGPH20 联合吉西他滨对胰腺癌小鼠模型的胰腺肿瘤生长有显著抑制作用[49]。基于这些结果，Hingorani 等[50]进行了一项随机的Ⅱ期研究，使用 PEGPH20 与白蛋白结合型紫杉醇和吉西他滨联合治疗Ⅳ期未经治疗的胰腺癌患者。这项临床试验的结果显示，仅在透明质酸高选择性的患者中，无进展生存期有显著改善[50]。在另一项研究中，Kozono 等[51]表明抗纤维化剂吡非尼酮可以抑制结缔组织增生，对胰腺癌发挥抗肿瘤作用。在裸鼠模型中，吡非尼酮与吉西他滨联合使用，与吡非尼酮或吉西他滨单独使用相比，可明显抑制肿瘤生长[51]。

69.3.4 免疫疗法

胰腺肿瘤的异质性（先前讨论过）为胰腺肿瘤的免疫敏感度提供了相当大的启发。全基因组和全外显子组测序将胰腺肿瘤分为免疫原性和非免疫原性两类。据观察，免疫原性 PDAC 表达的基因包括 TLR、抗原呈递分子及与浸润的 T 细胞和 B 细胞相关的基因。这些肿瘤还显示 CTLA-4 和 PD-1 的上调，表明该亚型对免疫治疗敏感。然而，该亚型仅占患者人数的 2%[9]。大多数的胰腺癌患者对免疫治疗有耐药性。胰腺肿瘤存在免疫抑制性微环境，大部分 T-regs、巨噬细胞和髓源性抑制细胞（myeloid-derived suppressor cells，MDSCs），可以阻断效应因子 CD4+ 和 CD8+ T 细胞的抗肿瘤活性[52-54]。肿瘤中负性 T 细胞刺激分子的上调进一步促成了免疫抑制[55]。此外，PDAC 患者中 PD-L1 和 PD-L2 的过度表达与肿瘤浸润白细胞的减少和预后不良相关[56-57]。

由于这些多重因素导致了胰腺癌的免疫抑制，所以免疫治疗在很大程度上是不成功的。早期的临床试验发现，单独使用抗 CTLA-4 或抗 PD-1/抗 PD-L1 的单药治疗效果不佳[58-60]。在一项使用伊诺莫单抗的Ⅱ期研究中，晚期胰腺癌患者没有出现良好的反应[60]。类似的情况，BMS-936559是一种抗PD-L1的单克隆抗体，在一项Ⅰ期研究中作为单药使用时，对14名晚期胰腺癌患者没有显示任何活性[58]。因此，将“冷”免疫的胰腺肿瘤转化为“热”的尝试，已成为最突出的研究领域之一。

为了使胰腺肿瘤对免疫治疗敏感，已经实施了一些策略。在这些治疗中，增强肿瘤抗原呈递以帮助T细胞启动/激活的疗法已变得越来越重要。对胰腺癌的一线化疗药物吉西他滨与抗CTLA-4/抗PD-1/抗PD-L1联合使用进行了评估。这些方案在临床前和临床研究中都显示出良好的效果[56]。为了增强T细胞的活化，癌症疫苗GVAX已被广泛使用。GVAX使用经过基因工程处理的异基因胰腺肿瘤细胞以分泌粒细胞巨噬细胞集落刺激因子（granulocyte macrophage-colony stimulating factor，GM-CSF）。GM-CSF可刺激树突状细胞的激活和T细胞的启动。在一项Ⅱ期研究中，作为PDAC辅助治疗的一部分，GVAX可诱导CD8+ T细胞扩增[61-63]。在一些研究中，GVAX和抗PD-1/抗PD-L1的组合已被成功应用[62-63]。放射治疗也被观察到可使胰腺肿瘤对免疫治疗敏感，使其成为使“冷”肿瘤转变为“热”肿瘤的有吸引力的选择[64-65]。

在免疫抑制的背景下，已经对调节肿瘤微环境的疗法进行了评估。在胰腺癌的动物模型中，已经观察到阻断免疫抑制性MDSCs可以促进抗肿瘤T细胞反应，并阻断促肿瘤巨噬细胞反应[66-68]。因此，阻断肿瘤微环境中这些免疫抑制性细胞的药物是使胰腺癌患者对免疫检查点疗法敏感化的有吸引力的策略。

69.3.5 代谢抑制剂

代谢抑制剂或抗代谢物被用于癌症治疗已有50多年的历史。癌细胞由于其增殖速度加快，代谢需求增加。因此，针对核苷酸生物合成和DNA复制的化合物是一些关键的抗癌药物。吉西他滨和5-氟尿嘧啶（5-FU）都属于这一类针对DNA复制和合成的药物[69]。为了开发抗癌疗法，癌细胞的新陈代谢改变已经引起了人们的极大关注。其中，针对癌症中瓦尔堡效应的抑制剂被研究得最多。在胰腺肿瘤中，观察到一种乳酸脱氢酶（lactate dehydrogenase，LDH-A）的小分子抑制剂的疗效取决于肿瘤的p53状态。具有野生型p53的患者来源的小鼠异种移植对该抑制剂有耐药性，而那些带有突变型p53的患者则对该抑制剂敏感[70]。临床前研究表明，在PDAC中，丙酮酸激酶M2（pyruvatekinase isoenzyme M2，PKM2）使吉西他滨发生耐药，敲除PKM2后则使肿瘤对吉西他滨敏感[71]。一项全面的临床前研究使用了6 ~ 13个患者来源的异种移植，评估了一种有效的胰腺肿瘤代谢抑制剂。这项研究表明，一种双胍类药物苯乙双胍是最有效的化合物之一。它显著减少了PDAC肿瘤的进展，并延长了肿瘤的增殖时间[72]。由于胰腺肿瘤对谷氨酰胺有依赖性[73]，谷氨酰胺利用酶的抑制剂已被评估为可能的代谢抑制剂，可被开发为胰腺癌的治疗方法[74]。其中，谷氨酰胺酶抑制剂CB839（替拉格司他）正在进行实体肿瘤的Ⅰb/Ⅱ期研究评估（NCT03875313）。

虽然这些代谢抑制剂的临床前研究已经取得了成功，但这些癌症代谢途径的靶向抑制剂能否转化为可行的治疗方法还有待观察。代谢途径的抑制剂很可能成为开发联合疗法的理想候选药物。我们实验室的研究表明，用普通的他汀类药物针对甲羟戊酸途径可以使胰腺肿瘤对紫杉醇化疗敏感[75]。临床数据显示，服用他汀类药物的胰腺癌患者通常比不服用他汀类药物的患者有更好的预后[76]。这些研究使人们相信，代谢抑制剂可成功用于胰腺癌患者，以获得更好的疗效。

69.4 结论

胰腺癌被认为是对患者的死刑判决。虽然生存率的统计数字仍然令人沮丧，只有个位数，但新的治疗方法及其与现有治疗方案的结合正在不断得到评估。在过去的 10 年中，胰腺癌的生存率有所提高，从 5% 提高到 8%。虽然这看起来并不显著，但绝对是朝着正确的方向前进。

69.5 鸣谢

作者要感谢美国国立卫生研究院的 R01-CA184274（ 致 S.B.）、R01-CA170946 和 R01-CA124723（致 A.K.S.）的资助；佛罗里达州卫生部的 James Esther 和 King Grant（致 A.K.S.）；Minneamrita 治疗有限责任公司（致 A.K.S.），以及西尔威斯特癌症中心（S.B.）的支持。

69.6 公开性原则

明尼苏达大学拥有 Minnelide 的专利，该专利已被授权给 Minneamrita 治疗有限责任公司。A.K.S. 是该公司的联合创始人兼首席科学官。S.B. 是 Minneamrita 治疗有限责任公司的顾问，属于迈阿密大学管理。其余作者声明没有利益冲突。

（朱熙译，黎命娟审校）

参考文献

第六部分

胰腺囊性肿瘤

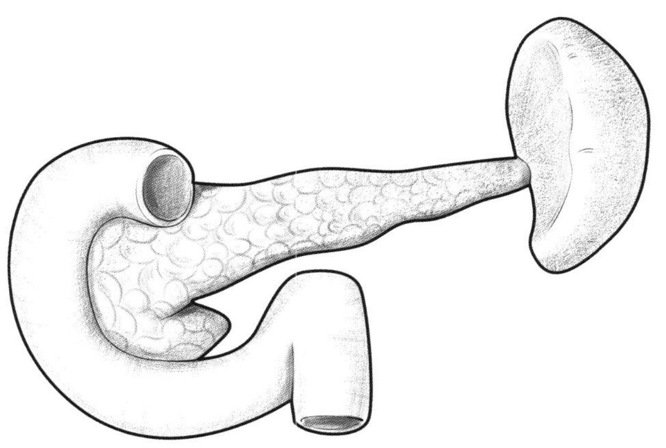

第 70 章　胰腺囊性肿瘤组织学分类

Giuseppe Zamboni，Anna Pesci

70.1　引言

胰腺囊肿包括各种各样的病变，包括先天性、炎症性和肿瘤性囊肿。越来越多的胰腺囊性肿瘤（pancreatic cystic neoplasms，PCNs）在检查时偶然被发现，其发病率为 2.6% ~ 13.5%，随着年龄的增长，发病率也在增加[1]。只有 5% ~ 15% 的胰腺囊肿是 PCNs[2]。PCNs 的临床表现从良性到恶性疾病不等。包括浆液性囊性瘤（serous cystic neoplasms，SCNs）、黏液性囊性瘤（mucinous cystic neoplasms，MCNs）和 IPMN。PCNs 根据其恶性潜能可以分为良性、癌前病变和恶性。IPMNs 和 MCNs 被认为是胰腺导管腺癌（pancreatic ductal adenocarcinoma，PDAC）3 种可识别的癌前病变中的 2 种，代表了在临床上很难被发现和检测到的胰腺上皮细胞内瘤（pancreatic intraepithelial neoplasia，PanIN）。因此识别这 2 种胰腺囊性肿瘤给预防和早期发现胰腺癌提供了潜在可能[3]。而更进一步的挑战是发现少数会进展成为侵袭性胰腺癌的 IPMNs 和 MCNs 患者[4]。在这一章节我们主要讨论最具临床相关性的 PCNs 的组织病理学特征。

70.2　浆液性囊性瘤

SCNs 几乎都是良性和惰性的，它是由上皮细胞排列成无数个小囊组成，这些上皮细胞有清晰的细胞质和圆形均质的细胞核；SCNs 占 PCNs 的 10% ~ 16%[5]。SCNs 患者以女性居多，诊断 SCNs 时平均年龄为 60 岁[6-8]。大约 40% 的 SCNs 是通过影像学检查时偶然被发现的。SCNs 可以发生在胰腺各个部位，常见部位还是胰体、尾部，并且常常是孤立病灶。15% 的 SCNs 与 Von Hippel-Lindau（VHL）综合征有关，50% 的病例可检查到体细胞 VHL 基因突变[9]。

肉眼观，SCNs 多表现为多腔，边界包膜清楚，与胰腺导管无交通，内含浆液性水样液体。根据囊肿的大小可以分为以下几种类型。

（1）微囊型：最常见，横切面上表现为特征性的海绵状外观，里面有无数小囊腔，其直径一般不超过 2 cm，常伴有钙化和中央瘢痕（图 70.1a，文后彩图 70.1a）。

（2）大囊型（寡囊型）：边界不清，中央瘢痕少，其特征为单腔的、可数的囊肿，一般其直径超过 2 cm，与 MCNs 和 IPMNs 的鉴别诊断很重要。

（3）混合型：微囊型和大囊型混合的类型。

（4）实性型：病变边界清楚，常与分化良好的神经内分泌肿瘤和转移性肾透明细胞癌难以鉴别。

（5）弥漫型：胰腺广泛受累，有无数个小囊肿，与 VHL 密切相关。

（6）浆液性囊腺癌：目前没有形态学标准，只有通过出现远处转移才能确诊。

从组织学上看，所有 SCNs 亚型的浆液性上皮都和微囊型 SCN 上皮细胞一样，其特征为单层均匀立方体型且富含糖原的浆液细胞（图 70.1b，文后彩图 70.1b），高碘酸希夫（periodic acid–Schiff，PAS）染色阳性而高碘酸希夫-淀粉酶（PAS-diastase，PASD）染色阴性。尽管这些细胞表现出中度核多态性，但无异型性

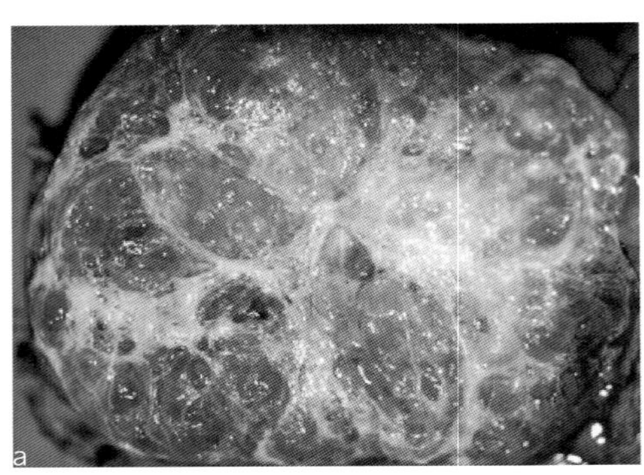
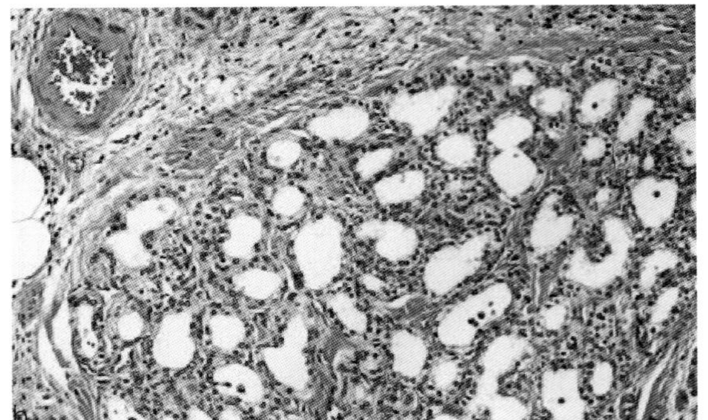

图 70.1　a. 浆液性囊性瘤边界清楚，海绵样，伴有中央瘢痕；b. 囊肿为扁平立方体上皮，内含透明细胞质

（资料来源：由 Giuseppe Zamboni 和 Anna Pesci 提供）

和有丝分裂。免疫组化上看，这些上皮细胞表达细胞角蛋白 CK7、CK19、EMA、MUC6、抑制素 α 和 Glut1[2, 6]。

浆液性囊腺瘤患者的预后是很好的，基本上没有因为 SCN 转移导致的死亡。

70.3　黏液性囊性瘤

MCNs 几乎只发生在女性身上，是一个单独的肿块，男女发病比例为 1：（10 ~ 20）。其中 90% 以上病例病灶是在胰腺体部和尾部，几乎不或者极少与胰腺导管连通[10]。平均诊断年龄为 45 岁左右。胰腺 MCNs 与来源于肝脏[11]和腹膜后[12]的黏液性囊性瘤具有相同的临床和病理特征，这让一些学者认为其发病机制可能来自于卵巢基质细胞[13]。

在 50% ~ 60% 病例中发现 KRAS 的密码子 12 的点突变，这种突变从低级别病变开始，在进展期病例中出现更加频繁[14]。中度不典型增生 MCNs 发现 p16/CNKN2A 和 RNF43 功能缺失[15]。p53 的变化常出现在 MCN 瘤变后期，如高级别不典型增生、侵袭性癌[16]。SMAD4（DPC4）基因变化在侵袭性癌基因组件中增多[16]。

肉眼观，MCNs 呈现为表面光整、不同厚度纤维性假性包膜的圆形包块，内常常含有钙化灶。断面观，瘤体呈单腔或多腔囊性瘤，内含黏液、水样液体或出血灶 / 坏死灶（图 70.2a，文后彩图 70.2a）。乳头状突起和（或）壁结节和多腔型的存在与恶性肿瘤有显著相关性[13, 17-18]。

镜下，MCNs 有两种特征表现：瘤性黏液性柱状上皮和特征性卵巢型间质（ovarian-type stroma，OS）（图 70.2b，文后彩图 70.2b）。“产黏液”上皮层常与具有导管样或扁平样上皮细胞特征的“非黏液上皮”有关[19-20]。有意思的是，在黏液性上皮和非黏液上皮都可检测到多 KRAS 突变，提示非分泌黏液为主的 MCNs 与传统黏液上皮 MCNs 是同一疾病体[21]。

卵巢型间质由纺锤细胞组成，具有圆形或细长的细胞核和稀疏细胞质，常类似黄体化细胞的成簇样上皮细胞。目前诊断 MCN 要求 OS 的存在，但在一些病例中，随着发病时间的增加，出现高压力相关萎缩，OS 会被透明样基质取代[13]，这时就很难确认 OS。

免疫组化上，MCN 上皮细胞显示出上皮细胞免疫活性标志物，包括 EMA、CEA、细胞角蛋白和 MUC5AC，而 MUC2 只表达于杯状细胞，MUC1 通常表达于高级别 MCN 和侵袭性癌，同时缺乏 DPC4 表达[16]。OS 对波形蛋白、平滑肌肌动蛋白、ER、PR 有免疫反应性，在黄体化上皮细胞中对酪氨酸羟化酶、钙蛋白、α- 抑制素

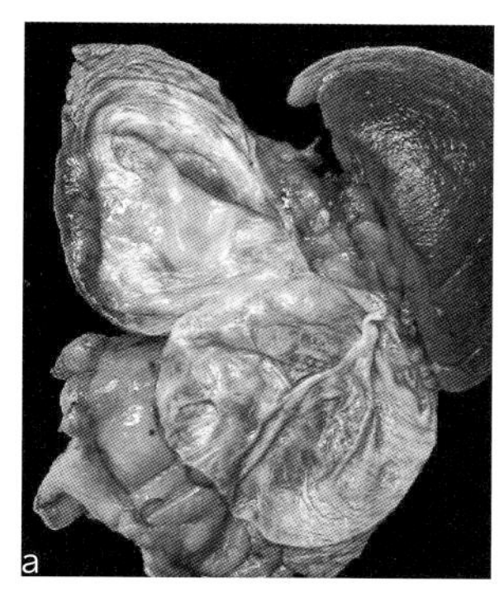
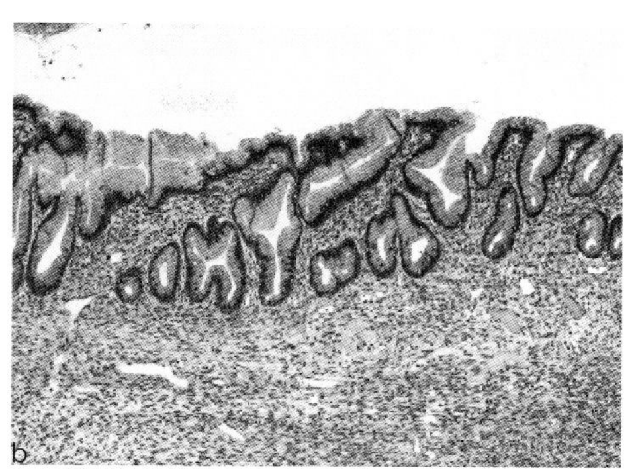

图 70.2 a. 黏液囊性肿瘤：胰腺尾部与脾脏相邻的大囊性病变。b. 黏液瘤上皮伴低级别发育不良和上皮下卵巢型间质
（资料来源：由 Giuseppe Zamboni 和 Anna Pesci 提供）

和类固醇生成急性调节（STAR）蛋白有免疫反应性 [13，22]。

MCNs 分为侵袭性和非侵袭性。根据不典型增生的最高程度，将非侵袭性的 MCNs 分为低级别（包括以前的低级别和中级别不典型增生）和高级别不典型增生 [3]。多达 1/3 的 MCNs 伴有侵袭性癌，表现与常见的胰腺导管腺癌类似。其他类型的癌少见，如未分化的破骨细胞样巨细胞癌 [18，23] 和胶质癌 [24]。一些病理学特征常常提示 MCNs 为侵袭性癌，例如，囊肿直径超过 4cm，分隔增厚，以及囊内有实性占位。

MCNs 伴浸润性癌的分期应该根据 Tanaka 等 [25] 最新提出的方案和维罗纳会议中关于 IPMNs 的共识推荐来确定 [26]。侵袭性的生存率报道差异很大，可以长期生存，也有 5 年生存率为 53% ~ 63% 的报道 [27-28]。Jang 等 [18] 采用 UJCC/TNM 分期，报道了侵袭性 MCNs 的临床病程，3 年和 5 年生存率分别是 44% 和 25%，pT2 比 pT1 侵袭性肿瘤预后更差。

70.4　导管内乳头状黏液性囊性瘤

IPMNs 在影像学上和肉眼观上异质性很大，它是来源于胰腺导管的分化的上皮肿瘤，多数生长在导管内，而且可以发展为侵袭性癌。瘤体直径是否大于 1 cm 有助于区分 IPMNs 和 PanIN[25]。IPMNs 目前占切除的胰腺囊肿的 50%[29-30]，多发生于胰头和钩突部（55%），30% ~ 40% 是多发病灶 [31]。

因为来源于胰腺导管，IPMNs 分为 3 型：主胰管型、分支胰管型和混合型。主胰管型 IPMNs 通常发生于胰头部，伴胰管全程或部分扩张。分支胰管型 IPMNs 累及分支胰管。混合型累及主胰管和分支胰管。

尽管 IPMNs 分子学变化与 PDAC 很相似，例如 *KRAS2*，*p16/CDKN2A*，*SMAD4* 和 *TP53* 基因，但发生频率要低得多 [32-33]。RNF43 在约 50% 的 IPMNs 中发生突变 [33-35]。其他突变如 *PIK3CA* 和 *BRAF* 基因只是在一小部分 IPMNs 中发现。96% 的 IPMNs 有 *GNAS* 或 *KRAS* 突变，一半以上的 IPMNs 有这两种突变 [15]。*GNAS* 突变多发生于肠型 IPMN，*KRAS* 突变则更多发生于胰胆管型。多个 *KRAS* 和 *GNAS* 突变的存在具有临床意义，特别是对于那些接受过部分切除的患者 [36]。*GNAS* 和 *KRAS* 突变有助于诊断 IPMNs，如果在胰液发现 *TP53* 突变基因提示患者处于 IPMNs 进展期。有报道称，在 IPMNs 中可见包括 *p16/CDKN2A*，*CDKN1C* 和 *ppENK* 等抑癌基因高甲基化所导致的表达缺失 [37]。

在家族性胰腺癌患者中检测到 IPMNs 的频率为 10% ~ 18%[38]。最常见的种系突变包括遗传性乳腺和卵巢癌基因（*BRCA1* 和 *BRCA2*），遗传性非息肉性结直肠癌（*HNPCC*）基因，Peutz-Jeghers 综合征相关的 *STK11* 基因，家族性腺瘤性息肉病（*FAP*）基因及 McCune-Albright 综合征[39-40]。

对切除的标本进行宏观检查的作用是记录导管内瘤体生长情况。在主胰管型 IPMNs 中，主胰管内充满黏液，导致弥漫和部分主胰管扩张，同时可发现管腔内乳头状突起和壁结节（图 70.3a，文后彩图 70.3a）。分支胰管型 IPMNs 多起源于胰头、颈，并常累及胰腺钩突部，多表现为“葡萄”样外观并且让外层的胰腺实质更为突出。这样的表现同样会发生在胰尾部，也会表现为多部位病灶[41]。根据定义，主胰管型一般不会涉及钩突部。当主胰管和分支胰管都受累时，肿瘤诊断为混合型 IPMNs。

显微镜下，产黏液高柱状细胞替代了上皮成分，但缺乏在 MCNs 中看到的 OS。IPMNs 分为非侵袭性和侵袭性肿瘤。非侵袭性 IPMNs 根据最高程度不典型增生分为低级别不典型增生和高级别不典型增生[26]。定义上皮分化亚型具有临床意义，因为恶性转化的风险与不同的组织学类型相关。根据细胞谱系、乳头状突起的形态、免疫表型[42-43]将 IPMNs 分类如下。

（1）胃型（约占 70%）：是分支胰管型的特征性类型，其镜下特点为类似胃小泡细胞的柱状细胞，既有扁平也有短乳头样突起物，与幽门样腺体有关（图 70.3b，文后彩图 70.3b）。它们 MUC5AC 和 MUC6 表达阳性，而 MUC1、MUC2 和 CDX2 表达阴性。鉴别胃型 IPMNs 与 PanIN-1 是基于瘤体大小与囊肿扩张程度。事实上二者均可能有小叶纤维化病灶和 MUC5AC 的表达。尽管大多数病例都是低级别病灶，但它们还是有可能与其他更具侵袭性亚型混合存在。

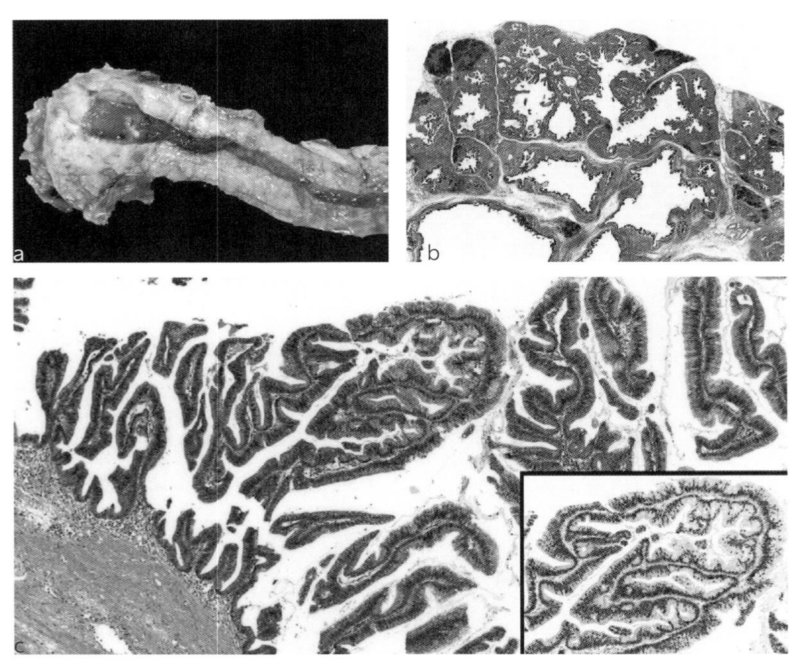

图 70.3　a. 导管内乳头状黏液瘤：弥漫型，主胰管扩张，内充满黏液。b. 导管内乳头状黏液瘤：分支型伴胃凹型上皮，伴低级别不典型增生。c. 导管内乳头状黏液瘤：弥漫型伴肠型乳头，伴低级别不典型增生（插图：CDX2 的细胞核标记）

（资料来源：由 Giuseppe Zamboni 和 Anna Pesci 提供）

（2）肠型（约占 20%）：其特征为绒毛样突起，类似结肠绒毛样腺瘤，经常表现为高级别不典型增生。MUC2、CDX2、MUC5AC 表达阳性，而 MUC1 和 MUC6 表达阴性 [26]。

（3）胰胆管型（占 5% ~ 10%）：主要累及主胰管，成分复杂，稀疏的乳头样突起排列于高度不典型细胞。MUC1、MUC5AC 表达阳性，而 MUC2、MUC6 和 CDX2 表达阴性 [42，44]。

尽管 IPMNs 通常被认为是慢生长肿瘤，但它们也可以变得具有侵袭性和转移性。主胰管型和分支胰管型 IPMNs 之间侵袭性癌的发生是有明显差异的 [42，45-46]。现在已确定胶质样和管状腺癌预后是不同的，胶质癌相较于管状癌预后更佳，而后者生物学行为更像传统的 PDAC[26，43]。

约 10% 的 IPMNs 与普通侵袭性 PDAC 同时存在。当没有证据能证明 IPMN 直接发展成侵袭性 PDAC（在形态上与 IPMN 不同）时，就会考虑共生癌 [47]。尽管确定共生癌有生物学上和预后上的意义（预后较差），然而很多时候是很难确诊的。

IPMN 侵袭性癌的分期类似于 MCNs，分期是预后的重要参考因素，建议参照 Tanaka 标准 [25] 和维罗纳会议推荐 [26] 来确定。UICC/AJCC 分期标准推荐将 pT1 按直径大小分为 pT1a 期（＜ 0.5cm），pT1b 期（0.5 ~ 1cm）和 pT1c 期（＞ 1cm）。

70.5 导管内嗜酸细胞乳头状肿瘤

1996 年，IOPN 第一次被确定为单独一种导管内瘤 [48]，之前被归为 IPMN[6]。现在越来越多的证据证实 IOPN 是区别于 IPMN 的不同类型的肿瘤，其在形态学和分子水平上均有特有的特征 [49]。

肉眼观或低倍镜下，IOPN 产生微小黏液物质，特别是可见包含囊性和实质性成分的复合体。IOPNs 常类似腺泡细胞癌或胰腺神经内分泌肿瘤。

组织学上，它们表现为复杂的树突样乳头样突起，这些突起是大量嗜酸粒细胞（富含线粒体）混合部分高杯细胞和含黏液细胞组成的假复层细胞，这些细胞形成胞质内腔（图 70.4，文后彩图 70.4）。体外培养实验中多数病灶显示出高级别增生 / 原位癌 [48]。免疫组化结果显示，细胞广泛表达 MUC6、MUC5AC，局灶性表达 MUC1、MUC3 和 CDX2[44]。

侵袭性成分通常尺寸小，以嗜酸细胞组成的管状形态为特征，少见胶体癌或腺细胞癌样成分 [50]。手术切除的 IOPNs 显示相对惰性的生物学行为 [51]。

IOPNs 从基因层面区分于其他亚型 IPMNs，因为它们显示 *ARHGAP26*、*ASXL1*、EPHA48 和 *ERBB4* 基因突变，而不是 *KRAS* 和 *GNAS* 的突变 [52]。

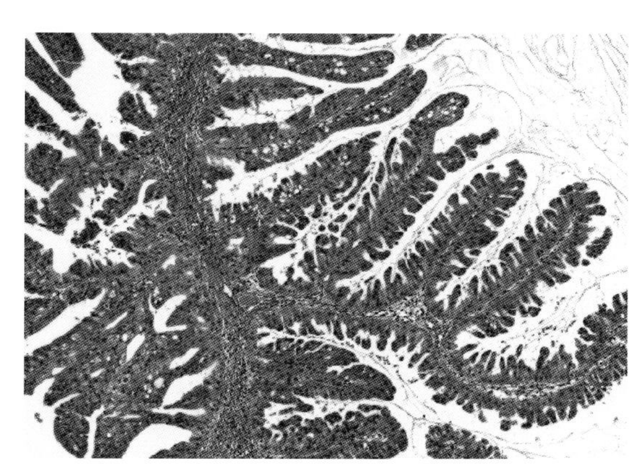

图 70.4　导管内嗜酸细胞乳头状肿瘤，树突状乳头由嗜酸性细胞质细胞排列，胞浆内腔，圆核，核仁突出

（资料来源：由 Giuseppe Zamboni 和 AnnaPesci 提供）

70.6 导管内管状乳头状瘤

导管内管状乳头状瘤（intraductal tubulopapillary neoplams，ITPNs）是最新确定的新的导管内瘤的一种 [53-54]。区分 ITPN 和其他类型的 IPMN 的特征有：①肉眼观、内镜下及显微镜下均很难看到黏液；②实质性生长模式，呈边界清晰多瘤结节并伴有明显的坏死；③以管状或

筛状结构为主，而只有局灶性或少有乳头状成分（图 70.5，文后彩图 70.5）。

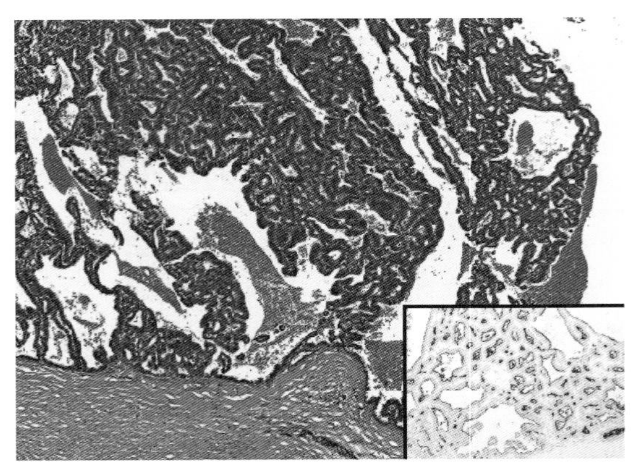

图 70.5　导管内管状乳头状肿瘤，主要为管状和筛状结构（插图：MUC6 免疫染色）
（资料来源：由 Giuseppe Zamboni 和 Anna Pesci 提供）

ITPNs 形成的实质性结节使管腔消失，有时很难确认它是导管内肿瘤。ITPN 表现为高级别不典型增生，2/3 的病例表现出侵袭性癌，并且没有像 IPMNs 从低级别到高级别逐级增高的进展。

免疫组化结果显示，细胞 MUC6 阳性表达，MUC1 局灶性阳性表达，而 MUC2、MUC5AC 和 CDX2 表达阴性。ITPNs 最重要的鉴别诊断是与导管内腺泡细胞癌相鉴别，缺乏嗜酸性 PAS 阳性颗粒和胰腺外分泌标志物胰蛋白酶的免疫组化标记有助于鉴别[55]。

ITPNs 的分子异常与导管腺癌或 IPMNs 的分子异常不同。ITPNs 缺乏 *KRAS*、*BRAF* 和 *GNAS* 的突变[56]。ITPNs 表达染色质重塑基因（*MLL1*、*MLL2*、*MLL3*、*BAP1*）和一些潜在靶向治疗目标激酶（*PIK3CA* 和 *FGFR2*）[57]。

70.7　实性假乳头状瘤

实性假乳头状肿瘤（solidPseudopapillary Neoplasm of the Pancreas，SPNs）是一类低级别上皮肿瘤，由松散的上皮细胞形成实性假乳头状结构，缺乏特异胰腺上皮分化[6]。多发生于青少年女性和年轻妇女中，男性很少发生。SPNs 也可发生在胰腺外，如腹膜后、卵巢和睾丸[2，58-60]。

肉眼观下，SPNs 是单发的，呈较大的圆形，边界清楚局限，肿瘤内部有多种实性和囊性区域成分，充满血性液体和坏死性碎片（图 70.6a，文后彩图 70.6a）。在肉眼观下能见最大范围，一些病例只表现为实性病灶（一般是小一些的病灶），而其他病例（通常是更大的一些肿瘤）可能是完全囊性病变。

组织学下，SPNs 是由实性和囊性区域混合组成，通常周围有一层纤维化包膜。肿瘤细胞聚集在实性区域或假乳头处呈单体形，其细胞核呈圆

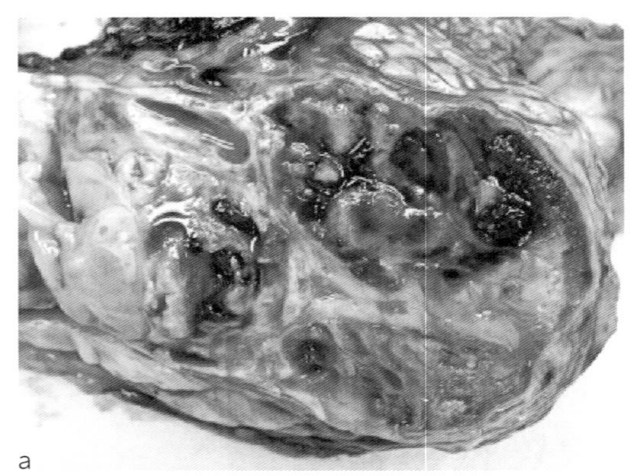

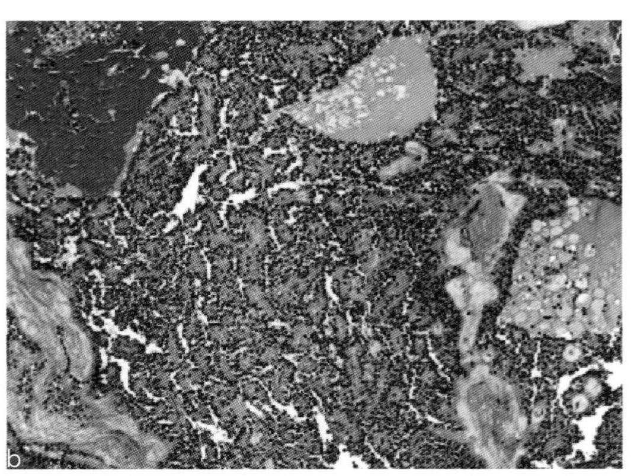

图 70.6　a. 实性假乳头状肿瘤，伴有明显的囊性改变；b. 实性区有假性乳头形成，伴有出血、血管周围黏液样间质和泡沫细胞。其细胞呈单体型，细胞核呈圆白色
（资料来源：由 Giuseppe Zamboni 和 Anna Pesci 提供）

形或椭圆形，细胞质内有嗜酸性颗粒（图 70.6b，文后彩图 70.6b）。SPNs 的特征性表现有：PAS 染色阳性小球，血管周围黏液样间质和坏死样改变，混以泡沫样细胞和出血[2]。SPNs 的组织发生还不清楚。胰腺和胰腺外 SPNs 可能起源于共同的生殖脊的前体[61]。显著的性别、年龄分布和孕激素受体阳性都提示了激素因素在 SPNs 发生的作用[62]。

SPNs 肿瘤细胞的 CD10、CD117、PR、CD56、NSE、CD99 阳性，偶有突触素阳性，但嗜铬粒蛋白和腺泡细胞、导管标志物始终是阴性。30% ~ 70% 的病例可检出细胞角蛋白。诊断上最常用的发现是 β - 连环蛋白的异常核免疫表达，这反映了 β - 连环素基因外显子 3 的体细胞点突变，而这导致了肿瘤细胞松散[63]。SPNs 表达谱区别于导管腺癌或神经内分泌瘤，现已证明 SPNs 参与了 WNT/β - 连环蛋白和 Notch 信号通路[64]。

从形态学上不能预测 SPNs 的转移性行为，但所有 SPNs 都应该被认为是低度恶性肿瘤。然而，即使在 10% ~ 15% 的转移性 SPN 中，患者也能存活多年，只有少数患者死于转移性肿瘤[65-66]。最近通过对 10 个转移灶和原发灶 SPNs 的全外显子组测序和拷贝数变异分析，除了 *CTNNB1* 基因激活突变，表观遗传调节因子（*KDM6A*、*TET1*、*BAP1*）突变出现失活[67]。原发灶和转移性病灶都出现了这些变化，提示在病灶播散转移之前便已经发生了上述基因的变化。在原发灶和转移灶的 SPNs 中 *KDM6A* 基因突变或表达下降与 HIF1α 调节蛋白 GLUT1 表达升高有关，提示了 *BAP1* 和 *KMD6A* 在肿瘤转移的一个亚群中起屏障作用，这也为治疗这种疾病开辟了新的途径。

（黄帆译，付路审校）

参考文献

第 71 章　超声内镜及其相关技术在胰腺囊性肿瘤诊断和鉴别诊断中的作用

María-Victoria Alvarez-Sánchez，Bertrand Napoléon

71.1　引言

在无症状的胰腺疾病患者中，能够通过检查诊断胰腺囊肿的发生率仅为 8%[1]。除良性假性囊肿外，胰腺囊肿又被称为胰腺囊性肿瘤（pancreatic cystic tumors，PCTs），是一类具有不同生物学活性的实体肿块，包括良性、癌前病变和恶性肿瘤。准确诊断恶性潜能是做出正确临床决策的关键，对低风险病变进行长期监测和随访，避免对良性肿瘤进行非必要的手术，对高风险和恶性肿瘤及时进行手术治疗。然而，根据目前的诊疗技术，临床医师很难对 PCTs 做出明确诊断及风险分层，这也使临床医师对 PCTs 的诊断和治疗陷入了困境。虽然 MRI 是检查 PCTs 的首选成像方式，但是其准确性低至 40% ~ 50%[2]。自问世以来，EUS 已成为一种诊断 PCTs 的重要检查方法，不仅是因为其高质量和高分辨率的成像，而且它还可以在 FNA 时对囊肿液体和组织进行采样活检。另外，EUS 目前还采用了新的辅助穿刺技术和生物标志物评估方法，进一步提高了对 PCTs 诊断的准确性。

71.2　EUS显像

尽管 EUS 已证明在描述 PCTs 的囊性性质方面与 MRI 相当（准确率为 88% *vs*. 90% ~ 98%；$P > 0.05$），但在形态学特征方面，EUS 检测多灶性病变的准确率比 MRI 更高（58% *vs*. 34%；$P < 0.0002$）[3-4]。此外，在胰腺分支胰管型导管内乳头状黏液瘤（branch-duct intraductal papillary mucinous neoplasm，BD-IPMN）中，EUS 在描述与主胰管的连通方面已被证实与 MRI 等效（敏感度 89% *vs*. 100%；$P > 0.05$）[3]。

除了囊肿的检测和定性，一些报道显示，与 CT 和 MRI 相比，EUS 是检测壁层结节最敏感的方式，检出 IPMN 恶性的 *OR* 值为 9.3[5-6]。然而，EUS 在区分良性和具有恶性病变可能的非恶性 PCTs 方面还不够准确（图 71.1，文后彩图 71.1）。实际上，EUS 成像在区分黏液性和非黏液性 PCTs 方面的准确率仅为 51%[7]。此外，不同的内镜医师对胰腺囊肿的 EUS 形态诊断的准确率在 40% ~ 93%，这表明 EUS 是依赖内镜医师的技术，在鉴别 PCTs 方面观察者间的一致性较低（$k = 0.24$）[8]。

为了提高 EUS 的诊断性能，在 EUS 中采用了超声造影剂。超声造影（contrast harmonic EUS，CH-EUS）在鉴别假性囊肿和肿瘤性囊肿的准确性很高，假性囊肿基本不表现为囊壁血管化（6% 增强 *vs*. 100% 增强）[9]。而良性浆液性囊腺瘤（serous cystadenomas，SCAs）作为一种最常见的非黏液性囊肿，其与 MCNs 在 CH-EUS 上无特征性表现，因此，CH-EUS 不能用于肿瘤性囊肿的鉴别诊断 [10]。CH-EUS 的最大贡献在于区分壁层结节和黏液凝块。在 CH-EUS 检查

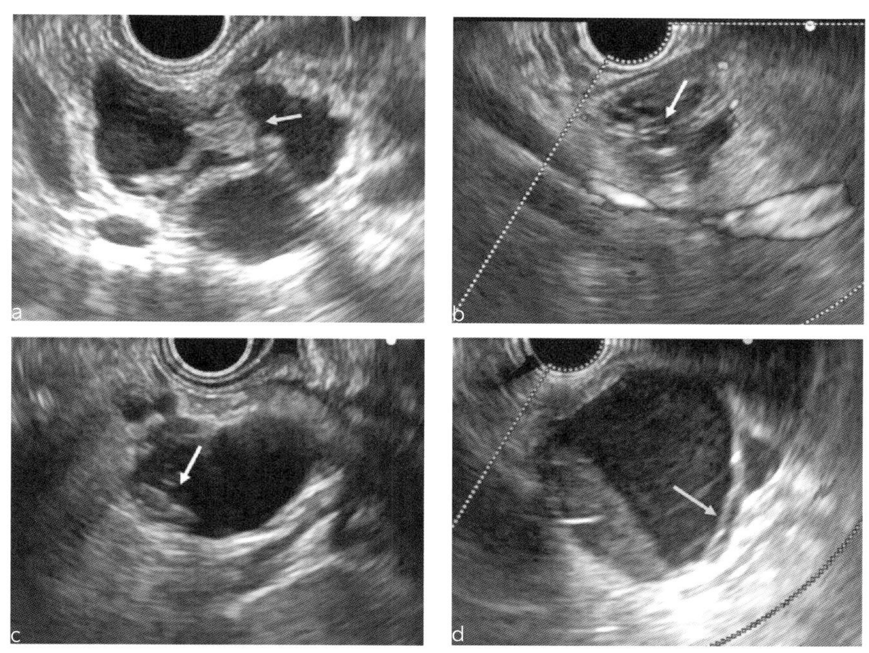

a. 壁厚伴壁层结节（箭头）：既可能是 IPMN，也可能是胰腺黏液性囊性肿瘤（mucinous cystic neoplasm，MCA）或胰腺神经内分泌肿瘤（pancreatic neuroendocrine tumor，PNET）。b. 微囊成分（箭头）：可能是胰腺浆液性囊腺瘤，但也可能是 IPMN 等潜在恶性囊肿。c. 大囊肿伴壁层结节（箭头）：可能是一种伴有黏液凝块的 IPMN，但也可能是另一种潜在的恶性病变（如囊性 PNET 等）。d. 不规则壁厚（箭头）和回声厚的内容物，可能是 MCA、IPMN、假性囊肿等。

图 71.1　EUS 检查胰腺囊性肿瘤的弊端

（资料来源：由 Mar í a-Victoria Alvarez-S á nchez 和 Bertrand Napol é on 提供）

过程中，实体成分增强鉴别壁层结节与未增强的黏液凝块或碎片的敏感度为 100%，特异性为 80%，PPV 为 92%，NPV 为 100%，准确性为 94%[11]。在壁层结节中，定性 CH-EUS 难以区分适合定期监测的良性腺瘤和需要手术治疗的恶性腺瘤。然而，在 CH-EUS 期间定量分析回声强度变化低 / 中度异型增生和高 / 重度异型增生 / 浸润性癌 [12] 的鉴别准确率为 93%。这些结果仍有待于进一步验证。

71.3　EUS下的细针穿刺活检

EUS 最主要的优势是实时引导下的 FNA。同时为了提高 EUS 对胰腺囊性肿瘤的诊断率，囊肿抽吸液可以用于细胞学分析或一系列生化和分子检测。EUS-FNA 通常被推荐用于治疗大于 15 mm 的囊肿，其主要的限制是胰腺囊肿的囊液量不足。尽管这是一个低风险的手术，但其并发症发生率略高于实性肿块的 EUS-FNA（2.75% *vs.* 0.82%），胰腺炎是其最常见的并发症，其次是出血和感染 [13]。而这些并发症通常是轻微的或自限性的，保守治疗即可。

71.3.1　细胞学

细胞学是区分癌前 PCTs 和恶性 PCTs 最准确的方法之一，虽然目前所有的研究都显示细胞学诊断胰腺囊性肿瘤的特异性都接近 100%[14-16]。但是，细胞学的敏感度并不令人满意（＜ 50%），主要是由于囊液中的细胞含量较低，限制了其诊断作用 [17]。据报道，在小囊肿进行抽液后对囊壁进行细针活检可将诊断率提高 29%，但这些结果还有待大型前瞻性研究所证实[18]。最近，有人用细胞刷来改善传统 FNA 的结果，其诊断率提高了 38%，但高并发症发生率（18%，其中 8% 为严重并发症）的代价反而阻碍了其在常规实践中的普遍应用[19]。

71.3.2 胰腺囊肿液分析

传统上，高淀粉酶水平被认为是胰腺导管渗漏的证据。但是，淀粉酶水平升高并不能有效区分黏液性 PCTs 和非黏液性 PCTs，而且在 IPMNs 中淀粉酶的水平也可能非常低[20-21]。当淀粉酶水平低于 250 IU/L 对排除假性囊肿具有高度的特异性（98%）[22]。近年来，葡萄糖水平低于 50 mg/dL 作为一种新的标志物出现，对黏液囊肿的敏感度为 88% ~ 92%，但特异性不足，为 78% ~ 87%[23-24]。String 测试是一种简单评估液体黏度的方法，通过放置在拇指和食指之间的黏液滴的最大拉伸长度来确定，当结果超过 1cm 时，对黏液囊肿的特异性高达 95%[25]，然而其敏感度仍然很低（41% ~ 58%），而且与淀粉酶和葡萄糖水平一样，在评估胰腺囊性肿瘤恶性程度方面没有价值，是区分浆液性囊肿和黏液性囊肿的较差的预测因素。

测量胰腺囊肿液中的肿瘤标志物可以提高预测黏液性囊肿的准确性，癌胚抗原（CEA）被认为是预测黏液性囊肿最准确的肿瘤标志物。据报道，鉴定黏液性 PCTs 的最佳 CEA 水平有不同的阈值（192 ng/mL、400 ng/mL 和 800 ng/mL），较高的阈值可以提高特异性，但降低了检测的敏感度[7，26-27]。最佳阈值仍有争议，但普遍认为 192ng/mL 是最合适的，其敏感度和特异性分别为 73% 和 84%。此外，5 ng/mL 以下的 CEA 水平被认为对非黏液囊肿具有 95% 的特异性[7，21]。然而，根据这些文献，我们发现超过 90% 的 PNETs 和 5% ~ 10% 的 IPMNs 或 MCNs 的 CEA 水平可能低于 5 ng/mL[28]。因此，这个分界线对排除癌前囊肿的特异性肯定较低。虽然一些作者提出了不同的意见，但前瞻性研究和荟萃分析已经证明，CEA 水平不能用于区分恶性和良性的黏液性 PCTs[7，20，29]。将胰腺囊肿液的 CEA 水平和 EUS 影像结果相结合，是目前的标准做法，可获得 91% 的高敏感度，但特异性下降至 31%[7]。

71.3.3 分子生物标志物

从正常细胞发展到异型增生和癌症的特点是基因改变的积累。基于这一认知，尽管还有许多其他标记正在研究中，如 microRNA 和蛋白质标记，但是越来越多的研究者开始着力于胰腺囊肿的 DNA 分析。大规模平行测序（也称为二代测序）的新技术使胰腺囊肿液的全外显子组测序成为可能，可识别常见突变并确定主要 PCTs 的独特突变谱[30]。分子生物标志物的一个重要优势是只需要 1 ~ 2 滴胰腺囊肿液，这使得对胰腺小囊肿的评估成为可能，而在常规分析和细胞学检查中通常难以获得大量囊液。

KRAS 突变常见于 IPMNs 和 MCNs，在一项包含 6 项研究的荟萃分析中，*KRAS* 突变被证实有助于黏液囊肿的诊断，其特异性和敏感度分别接近 100% 和 50%[31]。IPMNs 和 MCNs 均可能存在 RNF43 基因突变，但突变频率较低。相比之下，虽然迄今为止从未在 MCNs 中发现 *GNAS* 突变，也很少在其他上皮肿瘤中观察到，但在多达 66% 的 IPMNs 中存在，这为区分 IPMNs 与 MCNs 提供了一种有效的方法[32]。根据异型增生过程中基因突变的累积特性，基因突变的组合被认为是更准确的。因此，*KRAS* 和 *GNAS* 突变组合被证实对黏液性 PCTs 具有 89% 的敏感度和 100% 的特异度[33]。此外，将 *RNF43*、*KRAS* 和 *GNAS* 结合起来有可能进一步提高检测的准确性。几乎所有的胰腺实性假乳头状瘤都含有 *CTNNB1* 基因的体细胞突变，70% 的 SCAs 含有 *VHL* 基因（von Hippel-Lindau 基因）的基因

突变（体细胞突变、杂合性丢失或非整倍性突变），但特异性不足，因为囊性 PNETs 也可能存在 *VHL* 突变 [32-33]。

由于发现低级别异型增生的黏液囊肿与高级别异型增生或浸润性癌症的黏液性囊肿之间存在基因差异，研究者们对基因检测的兴趣进一步增加。因此，*KRAS* 和 *GNAS* 突变，以及 *TP53*、*PIK3CA* 和 *PTEN* 的改变，对晚期瘤变的黏液性 PCTs 具有 79% 的敏感度和 96% 的特异度，对晚期瘤变的 IPMNs 具有 88% 的敏感度和 96% 的特异度 [33]。

二代测序，对人员的专业知识及储存和数据处理的基础设施要求很高，另外成本很高，其整合将主要取决于成本效益研究，因此这也限制了它被纳入临床实践。

71.4 EUS引导下的穿刺成像

由于囊肿壁上的组织学改变分布不均匀，因此评估更大范围的囊壁可能会增加诊断的成功率。目前的技术进步可以制造可通过 19 号 EUS 针插入的小探针，使穿刺针成像的新概念成为可能。目前已经开发了两种不同的方式：囊腔内镜检查和针基激光共聚焦显微内镜检查。

71.4.1 囊腔内镜检查

经穿刺针囊腔内镜检查是通过直径为 0.77mm、可提供 70° 视野的胆道镜光纤探头（SpyGlass®，Boston Scientific，Natick，MA，USA）直接评估胰腺囊肿内容及囊肿内壁 [10]。

两个观察性研究已经发表 [34-35]。这两个研究主要分析囊肿的大体特征、有无指状或乳头状突起及囊壁的血管形态。虽然指状或乳头状结构最常见于 IPMNs，浑浊的囊内容物与黏液瘤相关，而突出的血管结构与 SCA 相关，但在这些研究中，唯一可观察到的显著相关性是膀胱镜上的黏液蛋白与黏液囊肿之间存在明显关联（$P = 0.0004$），其敏感度为 90%，特异度为 100%，PPV 为 100%，NPV 为 100%，准确性为 94%[34]。尽管乳头或指状突起的准确性远高于 CEA 水平（阈值为 192 ng/mL），但它并不优于 String 实验的性能，并且其他评估的特征不足以用于 PCTs 的鉴别诊断 [35]。初步研究已经表明，囊肿内镜检查在胰腺囊肿的诊断中作用很小。

71.4.2 探针式激光共聚焦显微内镜检查

激光共聚焦显微内镜（confocal laser endomicroscopy，CLE）是一种激光辅助的显微成像系统，可对目标组织进行实时光学活检。将 CLE 技术整合到 0.85mm 的微型探针中，通过 19 号 EUS 针插入微型探针，可以对 PCT 进行 CLE 评估。该探针的视野为 3.25 μm，横向分辨率为 3.5 μm，共焦深度为 40 ～ 70 μm。其需要静脉注射荧光素作为造影剂，以突出血管和组织结构 [10]。

在 2011 年首次证实了 PCT 中探针式 CLE（needle-based CLE，nCLE）的可行性之后，随后的研究致力于描述可视化的结构及其组织学相关性（图 71.2）[36]。乳头状或绒毛状结构的存在与黏液性 PCTs 明显相关，特异性几乎为 100%[36-37]。血管网被一致认为是诊断 SCA 的金标准（特异性为 100%）[38]。另外，还描述了三个 nCLE 标准，包括 MCNs 的粗灰线或上皮边界，假性囊肿的明亮颗粒，以及囊性 PNETs 的黑色肿瘤簇与白色纤维区 [39]。有回顾性研究表明，上述所有 nCLE 标准的准确率均为 94%，其中 74% 的 PCTs 实现了确诊。黏液性和非黏液性 PCTs 的鉴别有很高的特异度，但当黏液性 PCTs 被进一步分类为 IPMN 或 MCA 时，可能都存在乳头或上皮边界的特异性表现。

一项多中心的前瞻性研究证实了一些最初

的结果[40]。实验共有 206 名胰腺单发囊肿患者入选，其中 78 人通过手术组织学或囊液的细胞病理学分析获得病理诊断。nCLE 的总体诊断率为 85%，对良性 SCA 和黏液性病变的特异性为 100%，敏感度为 95% 左右。浅表的血管网是 SCA 所独有的，从而使 SCA 的诊断具有很高的可信度。然而，这种血管网的敏感度虽然很高，但并不完美，在一些少囊性 SCAs 中观察到上皮剥落，这可能使得某些病例中没观察到血管网。nCLE 对黏液性 PCTs 的敏感度不高，对 MCAs 的敏感度也低于 70%。这可能是由于偶尔在一些 MCAs 中会看到炎症引起的上皮变化，以及由于乳头或上皮细胞的边界在整个上皮中的不均匀分布所导致的。除了对 MCA 的敏感度不理想外，还观察到 nCLE 的另外两个局限性。一个是 nCLE 标准对囊性 PNETs 尽管敏感度高，但特异性低。之前描述囊性 PNETs 的模式也存在于其他癌前病变中，如胰腺实性假乳头状瘤。另一个是假性囊肿缺乏特异性特征。不仅假性囊肿中会出现明亮、灰色和黑色颗粒区域，其他囊性肿瘤感染或出血后的炎症变化也可能有上述表现。尽管有这些局限性，但是在区分黏液性和非黏液性囊肿的准确性方面，nCLE 的连续变化趋势明显高于患者血清 CEA 水平的变化趋势（$P < 0.01$），在区分癌前和良性 PCLs 的准确性方面，EUS 的形态也明显高于 CEA（$P < 0.05$）。由专家组的 5 位成员对 206 例患者的诊断和治疗效果进行了评估[40]。当 nCLE 的结果与临床病史、EUS 结果和囊液分析（CEA 水平和细胞学）的结果相结合时，对最终诊断和治疗的影响是显著的。27% 的病例诊断被修改或完善，28% 的病例治疗方案有明显不同（$P < 0.001$）。此外，一项国际性的随机调查研究显示，六位内镜超声专家中对于黏液性 PCTs 和 SCAs 的诊断几乎完全一致，观察者内部可重复性高于 80%[41]。

与 nCLE 相关的主要问题是有发生急性胰腺炎的风险，据报道平均有 2.6% 的患者会发生急性胰腺炎（规模最大的研究中为 1.3%）。如果采取一些预防措施，其胰腺炎的发生率并不超过 EUS-FNA[42]。建议操作者在探针和囊壁之间进行连续定位，而不是刷洗囊壁。此外，一旦符合 nCLE 标准，应立即停止探索，如果没有发现特异性的指标，则应在 6 min 后停止探索。目前没有研究表明注射荧光素会引起相关并发症，仅在一个病例汇报中报道了 3 例轻微的自限性出血[10]。

总的来说，nCLE 可以快速（不超过 6 min）安全地实现诊断，具有高灵敏度和特异性，提供即时结果，但探针的高成本限制了 nCLE 技术在

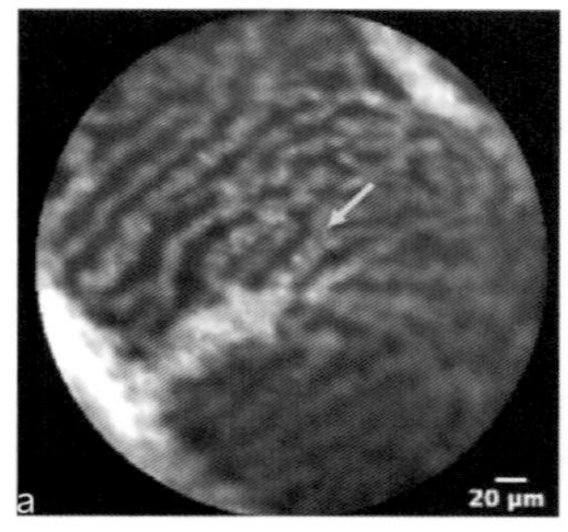

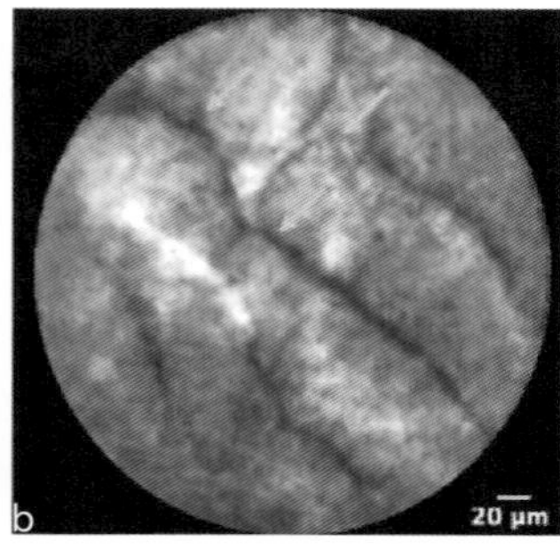

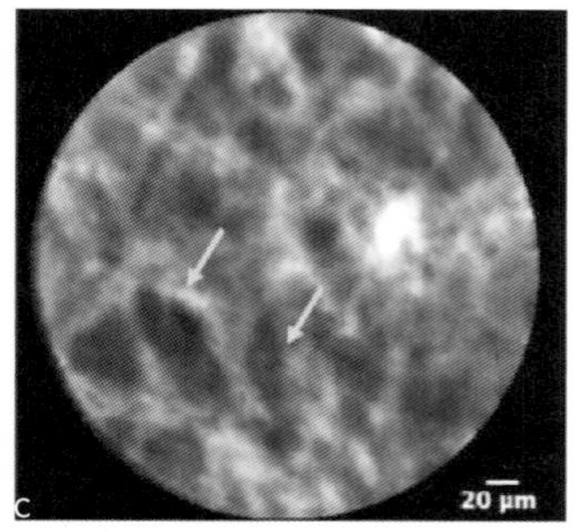

a. 浆液性囊腺瘤：白色的浅血管网（箭头）充满了荧光素；血管内的黑色颗粒对应红细胞。b. 导管内乳头状黏液性瘤：多为乳头状（箭头），上皮边界为深灰色。c. 囊性胰腺神经内分泌肿瘤：不规则的肿瘤细胞簇（箭头）。

图 71.2　胰腺囊性肿瘤的针基激光共聚焦显微内镜检查的常见模式

（资料来源：由 Mar í a-Victoria Alvarez-Sánchez 和 Bertrand Napol é on 提供）

临床中的应用。实质上，法国的一项卫生经济评估表明，nCLE 使手术干预减少了 23%，这意味着公共部门的临床费用减少了 13%，私营部门减少了 14%[43]。

71.5 EUS引导下的穿刺活检术

为克服 EUS-FNA 细胞学的低敏感度，2010 年首次通过 19 号针头对两名胰腺囊肿患者使用了微型钳子。随后，设计了一款专用的微型钳设备（Moray 微钳，US 内镜，Mentor，OH，USA），具有锯齿状钳口（直径 4.3 mm）和直径为 0.8 mm 的弹簧鞘 [10]。

2018 年发表的回顾性研究证实了 EUS 引导经穿刺针活检钳活检（through-the-needle biopsy，TTNB）的技术可行性，成功率为 86% ~ 100%，大多数失败的原因是十二指肠入路上有胰头囊肿 [44-48]。虽然有 85% ~ 93% 的组织获取率，明显高于 EUS-FNA，但只有 62% ~ 89% 的患者可明确诊断，有高达 38% 的患者无法确诊。不良事件的发生率为 0 ~ 16%，其中包括 9 例囊内出血和 3 例急性胰腺炎。

最近，在 2019 年，发表了第一个也是迄今为止唯一的前瞻性研究 [49]。在纳入的 114 名患者中，有 23 人接受了手术治疗。97% 的病例治疗成功，只有 3 例治疗失败。对于 TTNB，每次通过 2 ~ 3 次取材（每位患者 3 次），有 83% 的患者获得了足够的组织学评估标本，而 EUS-FNA 的组织获取率只有 38%（$P < 0.001$）。与 65% 未被 EUS-FNA 诊断的患者相比，只有 21% 的患者在 TTNB 后仍未被诊断（$P < 0.001$）。此外，TTNB 在 CEA 水平不明确的 50% 的患者中诊断出黏液囊肿，并正确识别出 80% 的黏液囊肿有晚期肿瘤（高级别异性增生或腺癌）。相比之下，EUS-FNA 没有发现晚期肿瘤的病例。在诊断时，TTNB 与手术标本的组织学分析 100% 吻合，然而，其并发症发生率仍高于预期（12%）。不良事件主要包括 7 次自限性囊肿内出血和 6 例急性胰腺炎。

现有研究结果突出了 TTNB 的两个显著优势。第一个优势是 TTNB 不仅能够取样上皮细胞内膜而且能够取样基质，从而评估组织结构。第二个优势是有机会对异型增生进行分级，从而能够区分适合监测的低风险 PCTs 和需要手术的晚期肿瘤。但是，TTNB 也必须考虑两个重要的缺点。首先，由于上皮剥落和组织学变化的不均匀分布导致的阴性取样的风险，其非诊断性操作风险高达 38%。即使增加活检数量也很难克服这一限制，因为几种 PCTs（MCNs、IPMNs、囊性神经内分泌肿瘤）可能存在这种不均匀的分布。其次，在已发表的最大的前瞻性研究中，TTNB 的严重不良事件发生率是不可接受的。因此，建议在常规应用 TTNB 之前，等待进一步的前瞻性研究结果，并研究减少活检数量是否可以在保留性能特征的同时改善安全性。

71.6 总结

目前对于 PCTs 的诊断和风险分层仍然是一个难题。没有一种足够准确的技术可以保证对每个胰腺囊肿的诊断，多模式的方法是最大限度提高诊断准确性的策略。除了成像技术外，EUS-FNA 在 PCTs 的诊断中也具有核心作用，因为它可以进行囊液抽吸、组织取样，以及使用新的辅助针穿刺技术。结合影像学、囊液分析（化学和 CEA）和细胞学的标准做法远不能令人满意。在新的辅助技术中，很少有证据表明囊腔内镜检查的作用很小，而且人们对 TTNB 潜在的严重并发症的高发生率感到担忧。nCLE 已被证明可以安全地提高术前诊断并影响患者管理。最近，几种 DNA 标志物的组合已经成为一种特异性和敏感度的工具，不仅用于诊断，也用于 PCTs 的风险分层。目前已经有足够的科学证据支持临床使用经探针式激光共聚焦显微内镜检查和特定的分子生物标志物来诊断 PCTs，但经济问题限制了其在常规实践中的应用。未来的研究必须解决这些新技术的成本效益问题，以及如何和何时将其有效地整合到 PCTs 的诊断流程图中。同时，基于现有的证据，我们提出了一种将两者纳入 PCTs 的诊断工作流程（图 71.3）。

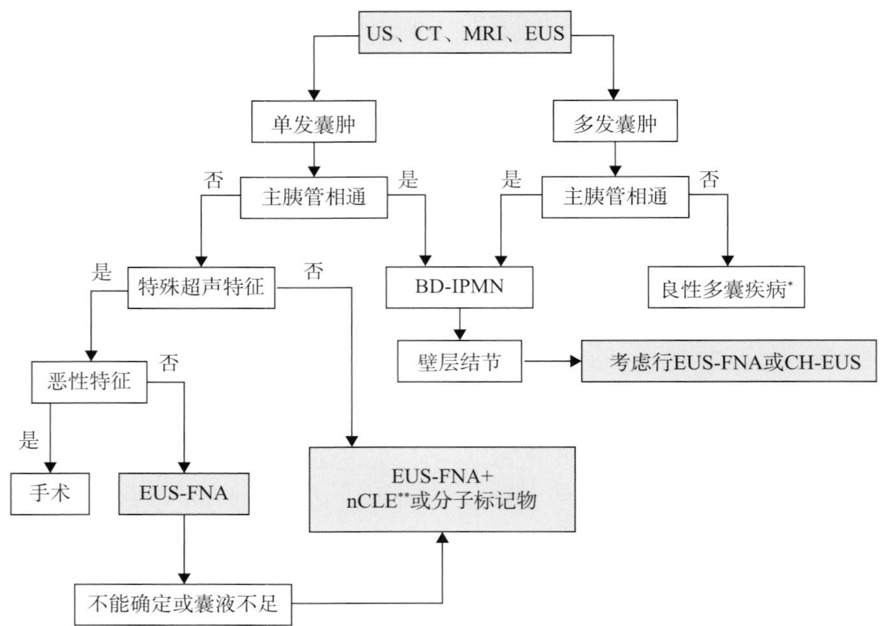

* 在排除了遗传综合征（VHL 综合征和神经纤维瘤病）之后。** 如果 TTNB 的安全性和高诊断率在未来的研究中得到证明，nCLE 或 TTNB 都是可能的。BD：胰腺导管；CH-EUS，超声造影；CT：计算机断层扫描；EUS：EUS；FNA：细针穿刺；IPMN：乳头状黏液瘤；MPD：主胰管；MRI：磁共振成像；nCLE：针基激光共聚焦显微内镜检查；US：超声。

图 71.3　胰腺囊性肿瘤的诊断程序

（汪先凯译，付路审校）

参考文献

第 72 章　多层螺旋 CT、MRI 和 MRCP 在胰腺囊性肿瘤的诊断和鉴别诊断中的作用

Megan H. Lee，Elliot K. Fishman

72.1　引言

影像学检查对于胰腺囊性病变的检出和表现非常重要，其中包括 IPMN、SCA 和 MCN。CT 和包含 MRCP 的 MRI 是评估囊性胰腺病变的主要方法，并提供辅助诊断信息。根据影像学特征和病变的位置，进行鉴别诊断和评估肿瘤恶性的风险。

72.2　CT技术

评估胰腺病变的标准 CT 扫描方案是多期 CECT，包括动脉期和门静脉期。通过肘部前静脉注射静脉对比剂（100 ~ 120 mL），注射速度为 5 mL/s。动脉期在注射对比剂延迟 30 s 后扫描获得，门静脉期在延迟 60 ~ 70 s 后扫描获得。患者被要求在检查前 20 min 内饮用 750 mL 清水以充盈胃和小肠。这有助于发现壶腹周围的肿块，并避免对胃或十二指肠病变的误诊。中性对比剂，如清水比阳性对比剂更好，因为它有利于血管的后处理和三维重组技术[1]。

图像后处理多平面重建（multiplanar reconstruction，MPR）方法非常有用，特别是在术前用于观察周围结构。三维重组技术，如容积再现和最大密度投影（maximum intensity projection，MIP）的也作用如上。目前最好的胰腺 CT 技术包括对横轴位、MPR 和三维重组图像的多方位观察。

72.3　MRI技术

MRI 也是评估胰腺囊性病变的优选检查方法，相对于 CT，MRI 的软组织对比度更高。但其缺点是费用较高，扫描时间较长，且容易受到运动伪影的影响。MRI 提供了不同序列信息，这对囊性病变显示有优势。囊性病变在 T_2 加权序列上表现高信号，脂肪抑制技术用于消除背景脂肪信号。T_1 加权序列可以鉴别病灶内是否存在黏蛋白或出血。同反相位序列可以检测体素内混合脂质的存在。此外，在动脉期、门静脉期和延迟期扫描获得动态增强图像，通过不同的强化特征来评估鉴别不同病变。最后，MRCP 序列（应用水成像原理的冠状位厚层的三维图像）评估胰管、胆道系统，以及囊性病变与主胰管的沟通[1]。

72.4　胰腺囊性肿块

大的胰腺囊性肿块临床表现为轻微的腹部症状，或是偶然发现。小的囊性肿块，如侧支 IPMN，经常是在成像中偶然被发现。胰腺囊性肿块主要的三大类是 IPMN、SCA 和 MCN。这些病变与胰腺假性囊肿的不同之处在于它们有真正的上皮内衬。而假性囊肿是胰腺炎或创伤的后遗症发展而来，囊性成分是由于胰腺实质破坏导致的胰腺分泌物渗漏形成，没有上皮内衬。

72.4.1 黏液性囊性肿瘤

MCN 包括一系列恶性潜能的病变，从较常见的良性黏液囊腺瘤到较不常见的恶性黏液囊腺癌。最常见于 40 ~ 60 岁的女性。常发生于胰腺体尾部，不与胰管相通。MCN 病灶由多个大囊组成一个更大的囊性腺瘤，可伴乳头状突起和钙化区域[1-3]。一项研究发现病变的大小和体积是高级别异型性和肿瘤恶变的最佳预测指标[4]。有实性成分的存在通常需要进一步的组织活检。

在 CT 上，MCN 是低密度肿块，由于体积较大，通常可以显示出囊性结构。MRI 上 MCN 也有明显影像学表现，因为与所有囊性病变一样，液体在 T_2 序列明显高信号的优势，MRI 可以显示病变的结构。有的时候 MCN 中的囊性成分内可因出血而出现 T_1 高信号。在 CT 和 MRI 图像上仔细评估肿块的强化表现对其恶变的可能性判读很重要（图 72.1）[1-3]。

72.4.2 浆液性囊腺瘤

SCA 多见于 60 岁以上的女性，通常位于胰头。这些病变几乎是良性的，但不能通过影像学来确诊。SCA 可能与冯 · 希佩尔–林道（Von Hippel-Lindau，VHL）病等综合征有关。最常见的表现是微囊性，即病灶中有许多微小的囊性灶组成。少见的表现包括少囊、大囊和实性。由于大量的小囊性灶，病变通常表现为“蜂窝”或“海绵”外观。SCA 中央常有一个强化的纤维性瘢痕。

在 CT 上，SCA 表现为低密度胰腺肿块。因病变中纤维间质存在，小囊灶难以发现。中央钙化并不少见，SCA 常牵拉邻近的动脉结构，如肝动脉和脾动脉。囊性灶在 MRI 上表现为 T_2 高信号，也可因病灶内出血表现为 T_1 高信号。MRI 在显示囊性结构方面有优势，但若囊变区非常小则难以显示[1-3, 5]。若有中央瘢痕可在门静脉期和延迟期强化。SCA 不与主胰管相通（图 72.2，图 72.3）[1, 5]。

72.4.3 导管内乳头状黏液瘤

IPMN 常见于老年患者，是一种生长缓慢的乳头状肿瘤，约占胰腺所有囊性病变的 1/3[1]。分支型 IPMN 最常见，表现为小的纯囊性病变。IPMN 分为主胰管型、分支胰管型和混合型。这些病变分泌黏蛋白阻塞导管，在 CT 或 MRI 上

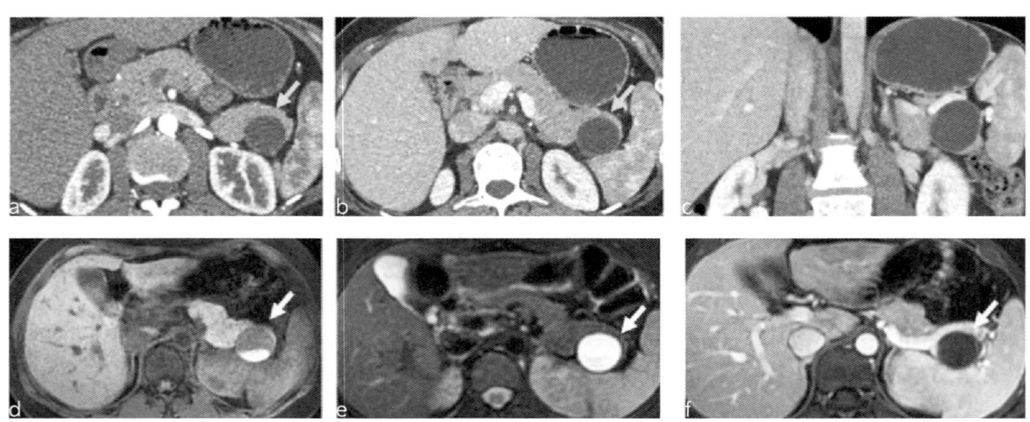

a. 动脉期横轴位图像：胰尾部大小为 3.2 cm×3.3 cm 的低密度病变（箭头）；b. 门静脉期横轴位图像；c. 门静脉期冠状 CT 图像；d. MRI 显示囊肿在 T_1 上有分层高信号；e.MRI 显示囊肿在 T_2 上有高信号；f. 门静脉期增强 T_1 图像病变无强化。

图 72.1 女性，35 岁，胰尾部黏液性囊性肿瘤

（资料来源：由 Megan H. Lee 和 Elliot K.Fishman 提供）

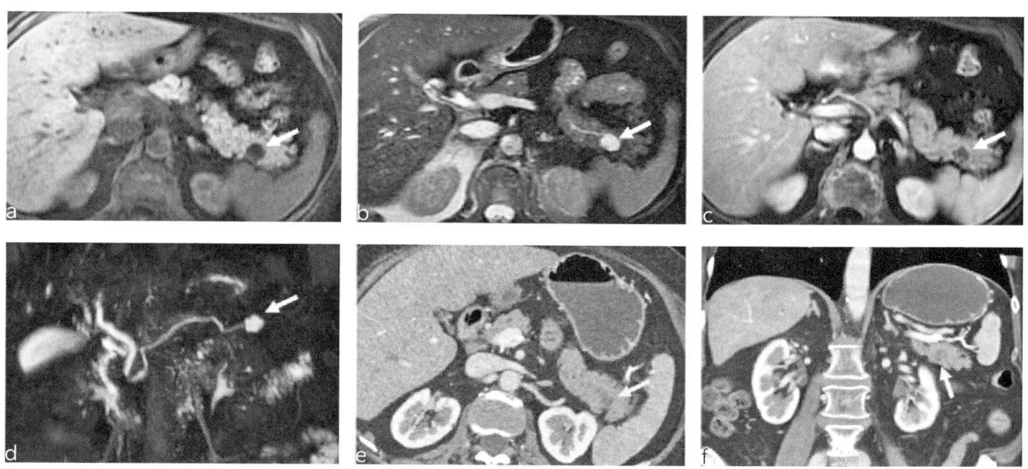

a.MRI T_1 加权图像；b.MRI T_2 加权脂肪抑制图像；c. 门静脉期增强 T_1 加权图像；d.MRCP 图像，CT 上的病变显示不明显；e. 横轴位门静脉期图像；f. 冠状门静脉期图像。

图 72.2　女性，72 岁，偶然发现胰腺浆液性囊腺瘤，大小为 1.3 cm×1.6cm（箭头）
（资料来源：由 Megan H. Lee 和 Elliot K.Fishman 提供）

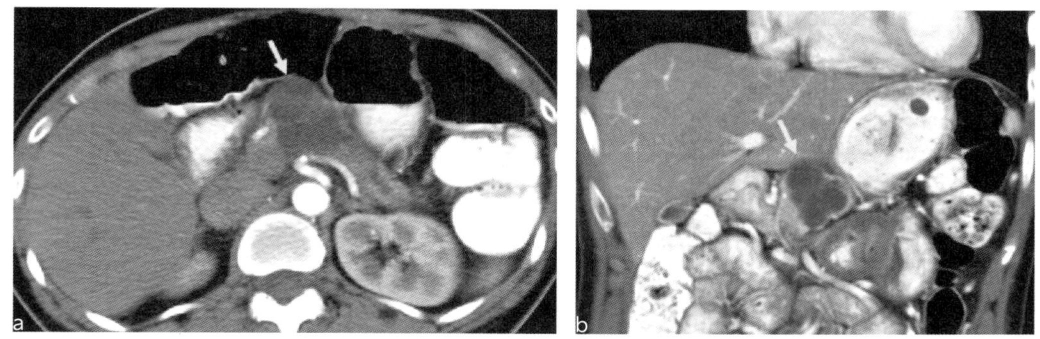

胰颈部 3.2 cm×3.1 cm 多房囊性病变（箭头）。a. 在横轴位图像，病变内可见细线分隔；b. 冠状位 CECT 图像，表现为一个浆液性囊腺瘤。

图 72.3　女性，44 岁，因腹痛行 CT 检查，偶然发现胰腺囊性病变
（资料来源：由 Megan H. Lee 和 Elliot K.Fishman 提供）

可见相应征象。

分支胰管型 IPMN 表现为单房或多房囊性肿块（图 72.4，图 72.5）。最常见的外观是小的单纯性囊肿，没有任何分隔。有时可出现分叶和分隔。分支胰管型 IPMN 与胰管的相通可能难以在图像上看到 [1]。这些病变通常是偶然发现，在没有可疑恶变特征的情况下，可以进行动态随访，观察影像学的变化 [2-3，6]。

因为这些病变大多是偶发的、无症状的，且体积小，最近的美国放射学会指南建议随访至 9 年，但是最佳的影像学随访策略和随访时间仍有争议 [6-9]。

主胰管型 IPMN 表现为主胰管扩张（图 72.6）。与慢性胰腺炎狭窄引起的主胰管扩张相比，向正常管径胰管的过渡更平稳 [1]。可能伴有胰实质萎缩。疑诊为恶性肿瘤的特征包括生长到大于 3 cm，实性结节形成，厚壁伴壁强化，粗钙化，主胰管扩张到大于 6 mm。

混合型 IPMN 是一组异质性的囊性病变，与主胰管相通，并伴有主胰管扩张。细胞结构的异型性程度在病理上与主胰管受累的程度相对应 [1，10]。

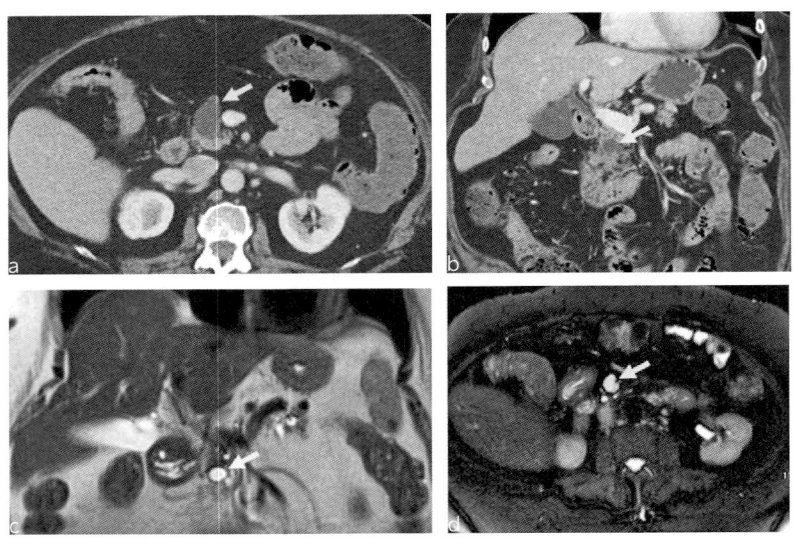

a. 横轴位门静脉 CT 图像；b. 冠状位门静脉 CT 图像；c. 冠状位 T_2 加权图像；d. 横轴位 T_2 脂肪抑制 MRI 图像。胰头区低密度病变（图 a、图 b）对应于 MRI 的 T_2 高信号病变（图 c、图 d）。

图 72.4　女性，67 岁，导管内乳头状黏液瘤（箭头）
（资料来源：由 Megan H. Lee 和 Elliot K. Fishman 提供）

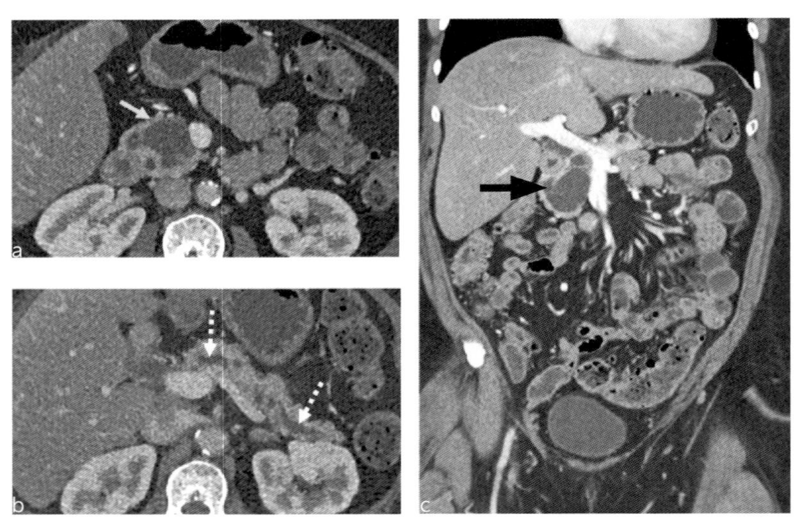

a、b. 横轴位门静脉期 CT 图像；c. 冠状位门静脉期 CT 图像。胰腺钩突见一 3.1 cm × 2.5 cm 的囊性病变（箭头）。胰管上游扩张至 5 mm。病理表现为广泛的分支管受累，细胞结构在中等异型的基础上局灶性重度异型，但无浸润性癌。

图 72.5　男性，69 岁，导管内乳头状黏液瘤伴高度胰管扩张（箭头）
（资料来源：由 Megan H. Lee 和 Elliot K.Fishman 提供）

72.5　其他胰腺囊性病变

72.5.1　实性假乳头状瘤

实体假乳头状瘤是一种少见病变，多发性于年轻女性。病变大多数是良性的，小部分是恶性的。影像学表现为多种成分，包括囊性成分、出血和实性成分。尽管病变内部多样化，实性假乳头状瘤有周围的纤维囊，通常界限清楚。

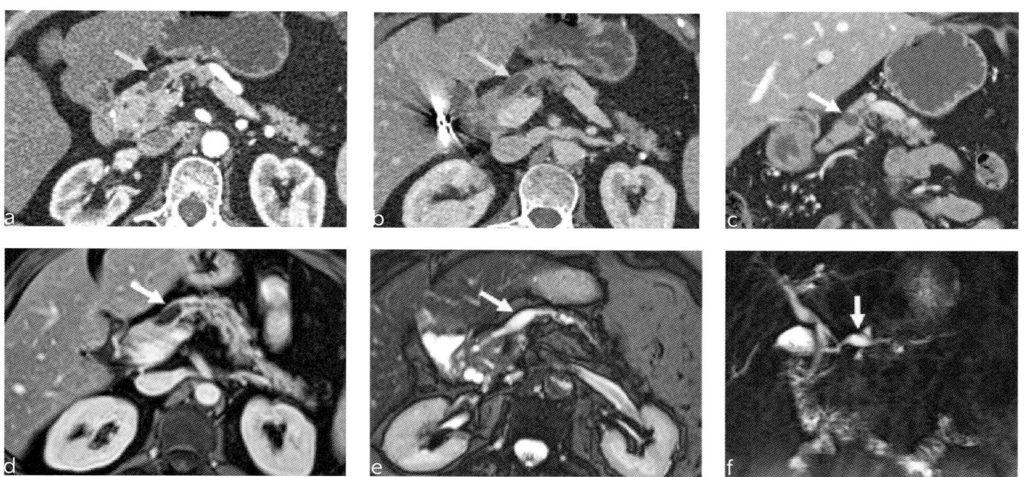

a. 横轴位动脉期；b. 横轴位门静脉期；c. 冠状位门静脉期 CT 图像；d.T_1 加权像；e.MRI T_2 加权伴脂肪抑制图像；f.MRCP。

图 72.6 女性，71 岁，主导管内乳头状黏液瘤。主胰管累及节段为 1.9 cm，管径扩张至 1.1 cm（箭头）

（资料来源：由 Megan H. Lee 和 Elliot K.Fishman 提供）

72.5.2 淋巴上皮囊肿

胰腺的单纯性囊肿有上皮内衬通常不与主胰管相通，在无病灶出血的情况下，出现单纯性囊肿，CT 上显示病灶水样密度，MRI 显示 T_2 高信号、T_1 低信号。最常见的是位于胰体尾部圆形和外生性肿块，病灶常位于胰腺边缘，外观类似于肠系膜囊肿或重复囊肿。胰腺的单纯性囊肿都是良性病变，没有恶变潜能，但仅通过影像学检查，不能与其他囊性病变如分支型 IPMN 进行区分 [1, 11-12]。

72.5.3 神经内分泌肿瘤

神经内分泌肿瘤与某些遗传性疾病有关，如冯 · 希佩尔-林道（VHL）病、多内分泌腺瘤病 1 型和结节性硬化症，大多数是散发性的。与胰腺腺癌相比，发病年龄较轻。神经内分泌肿瘤的典型表现为动脉期明显强化、界限清晰的圆形肿块。有一小部分神经内分泌肿瘤（20%）是囊性的，这些病变要与胰腺的其他囊性病变相区分。囊性神经内分泌肿瘤是无功能性的，多发生在胰腺体尾部。减影图像通常有助于评估病灶内实性或结节性实性成分 [13]。

72.6 结语

影像学在胰腺囊性病变的检测、诊断和随访中起着至关重要的作用，包括 MCN、SCA 和 IPMN。少见的病变包括实性假乳头状瘤、囊性神经内分泌肿瘤和淋巴上皮囊肿。CT 和 MRI 都是很好的成像方法，可以提供互补的信息。

（赵红译，付路审校）

参考文献

第73章 导管内乳头状黏液肿瘤：何时观察，何时手术，以及最佳手术方式

Zhi Ven Fong，*Carlos Fernandez-del Castillo*

73.1 引言

导管内乳头状黏液瘤是胰腺囊性肿瘤最常见的一种。它可累及主胰管和分支胰管，其特征表现为胰管系统囊性扩张，其内衬由黏液上皮细胞排列组成，这些上皮而缺乏像其他黏液性囊性瘤一样的卵巢基质。随着CT和MRI普遍推广应用，偶然发现的IPMNs在逐渐增加[1～3]。在临床上，IPMNs代表一种疾病，从良性病变到恶性病变都涵盖[4-5]。早期发现IPMNs代表有机会在其进展到PDAC前进行干预。然而，外科切除常常伴随一定的手术并发症、病死率，以及对生活质量的影响[6～8]。因此临床工作者们经常不得不在手术风险和错失切除癌症的机会之间做出平衡。然而，这些病变的真实自然病史现在仍不清楚，而大多数已发布的指南提供了相互矛盾的建议。这种临床困境给患者和医疗服务提供者都带来了焦虑和不确定性。

在这一章节，我们的目标是为读者提供一个清晰的临床框架去处理IPMNs患者，不仅可以让胃肠外科医师，还可以让初级保健医师、住院医师、胃肠病学家等首先发现这些病灶的一线医务工作者可以正确地处理。此外，我们还会解决各种指南中不同的建议，希望澄清谁会从手术切除中获益，以及同样重要的，谁并不会从中受益。

73.2 临床注意事项

当面对IPMN患者，是否决定手术取决于IPMN是否存在高级别上皮瘤变（以前称为原位癌）或侵袭性疾病的可能性。指导决策的有用信息包括患者人口学特征、临床病史、影像学形态的特征，以及囊内液体分析。因此，所有目前已发布关于IPMNs的处理指南都很大程度上基于这些指标恶性肿瘤预期价值。

73.2.1 临床病史

绝大部分的IPMNs患者是无症状的，多数是因为其他原因行影像学检查偶然被发现诊断的。在有症状的患者中，最常见的症状是腹痛（41%），伴体重下降（43%）、黄疸（27%）和急性胰腺炎（18%）[9]。IPMNs，尤其是那些累及主胰管的病例，会分泌稠厚黏液。这些稠厚的黏液导致胰管梗阻，继而导致相应的临床症状，如黄疸和胰腺炎。胰管梗阻也会导致新发的糖尿病。回顾性分析我们中心454例经过手术的IPMNs患者，34%的患者患有糖尿病，他们发生高级别上皮瘤变或侵袭性癌风险是其他患者的2倍。此外，如果糖尿病在手术切除5年内发生，患者发生侵袭性癌的风险增加6.9倍。最后，在我们治疗组中324例经历过手术切除的IPMNs患者中，14%有胰腺癌家族史。虽然这并不会带来侵袭性疾病的风险，但它与并发PDAC（11.1% *vs.*

无家族史患者的 2.9%；*P* = 0.02）和胰外恶性肿瘤（35.6% *vs*. 20.1%；*P* = 0.03）的发病率增加有关[11]，这需要对该队列患者进行进一步的监测和适龄的癌症筛查。

73.2.2　影像学特征

恶性肿瘤最重要的预测因子是基于受累胰管部位对 IPMN 进行形态学区分，例如主胰管型（main duct，MD）和分支胰管型（branch duct，BD）IPMN[12]。通常采用具有一定精度的横断面成像进行评估，如 CT 或 MRI[13]。文献中 MD-IPMN 罹患恶性肿瘤的风险高达 57% ~ 92%，而 BD-IPMN 恶性肿瘤发病率要低得多，从 6% 到 46% 不等[9，14-17]，这也导致多数指南把 MD-IPMN 列入手术切除指征。值得注意的是，这些风险可能是被高估的，因为数据是来自接受切除的患者，而绝大多数病变，特别是 BD-IPMNS，是采用非手术治疗的。

另一个重要的影像学预示恶性肿瘤是病变内存在壁结节。然而，壁结节类似黏蛋白球，很容易误认。EUS 已被证明是最准确的诊断方式，不仅可以可靠地评估大小，还可以区分壁结节和黏蛋白球，后者无血流信号，而且可自由移动（图 73.1，文后彩图 73.1）[18-19]。在一项预测 IPMN 患者恶性肿瘤的影像学表现的荟萃分析中，壁结节是最强的预测指标，其合并敏感度达 83%，其后预测指标是大于 3cm 的囊肿和胰管扩张，合并敏感度为 60% ~ 67%[20]。囊肿大小作为预测恶性肿瘤的指标一直存在争议，虽然囊肿增大与恶性肿瘤的风险增高有关，但究竟多大的囊肿作为预测恶性肿瘤的指标可以被普遍接受，目前还没有确定下来[21-22]。囊肿大小在决定是否需要手术切除方面的作用将在后面的现有指南下进一步讨论。同样值得一提的是，与病理学家测量的真实标本尺寸相比，横断面成像已被证明高估了 15% 的尺寸[23]。

73.2.3　胰腺囊肿液分析

对患者进行 EUS 检查的另一个好处是在检查时能够吸取少量囊肿液进行蛋白质和细胞学分析。CEA 是最常见的囊肿液蛋白之一。虽然囊肿液 CEA 可以很容易地区分 IPMNs 与其他非黏液性病变，但它不能区分良性囊肿与高级别不典型增生或恶性囊肿病变。CEA 囊肿液最常用的诊断阈值是 192 ng/mL，这是基于 AUC 为 0.79[24] 的研究得出的。然而，最近一项来自我们机构的 IPMN 患者队列更大的研究显示，CEA 的阈值为 110 ng/mL 时诊断更准确，其 AUC 为 0.93[25]。

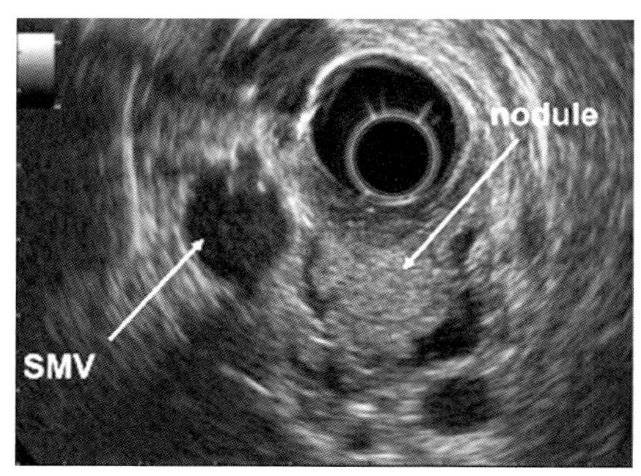

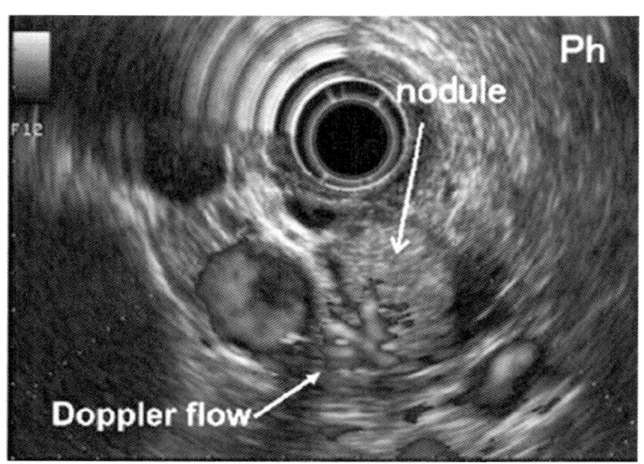

SMV：肠系膜上静脉；nodule：结节；Dopplerflow：多普勒血流。

图 73.1　内镜超声下出现壁结节，可见多普勒血流，表明结节内存在血流

（资料来源：Tanaka 等[35]。经 Elsevier 许可转载）

胰腺囊肿液的细胞学分析在诊断上更加重要且复杂。细胞学分析可以检测黏液成分中高级别异型性或恶性细胞，其准确率为80% ~ 85%，增加了 EUS 的特异性和阳性预测价值，从而选择更适合的、可以从手术获益的患者。然而，EUS 下吸取的样本量往往不足以进行有意义的分析。由于标本偶尔被胃壁或十二指肠壁的细胞污染，导致囊肿液细胞学结果往往不确定。因此，我们认为胰腺囊肿积液分析应留给那些诊断仍不明确的患者，并且需要专门部门来完成这种操作并解释分析其结果。

73.3 IPMN指南

73.3.1 国际胰腺病协会仙台指南

仙台指南作为最著名的指南之一，诞生于 2006 年日本仙台举行的一次 IAP 会议，该会议旨在统一 IPMN 处理方式。仙台指南建议所有 MD-IPMNs 都应手术切除，对于 BD-IPMNs，具有以下特征的才考虑手术：①有症状的囊肿；②超过 3 cm 的无症状囊肿；③主胰管大于 6 mm 的囊肿；④存在壁面结节[28]。该指南安全性高，验证性研究显示有较高的阴性预测值，但阳性预测值较低[23，29-31]。换句话说，即很少漏诊恶性肿瘤。然而，仙台指南特异性不高，导致了大量不必要的手术，这也引发了随后对该指南的修订，即福冈指南。

2012 年发布的福冈指南是仙台指南的修订版，自发布以来一直是 IAP 的诊治 IPMN 的主要指南[32]。它最引人注目的修改是放宽了切除的大小阈值和引入了两个新的因素：“不良特征（worrisome features）” 和 “高危征象（high-risk stigmata）”。前者指应通过 EUS 进一步研究的发现，包括囊肿大小在 3 cm 或以上，囊肿壁增厚或增强，主胰管 5 ~ 9 mm，无增强的壁结节和胰管突然变细伴远端胰腺萎缩。后者是指临床上需要手术切除的发现，包括梗阻性黄疸、囊肿内实体成分强化和主胰管大于 6 mm。评估在按照修订后的指南进行的 553 例 BD-IPMN 患者诊治中，发现高级别不典型增生的漏诊率翻了 1 倍，其中 1 例浸润性癌症可能被漏诊[33]。另一项验证性研究同样表明，修订后的指南提高了敏感度（64% ~ 72%），但特异性略有降低（82% ~ 78%）[34]。因此临床医师对指南建议应谨慎，特别是对于年轻的、一生中恶性转化风险较高的患者。

4 年后，IAP 在仙台再次召集成员，对他们的指南进行了小改进[35]。具体来说，他们增加了血清 CA19-9 水平大于 37 U/mL 作为“不良特征”，因为发现其与高级别不典型增生和侵袭性癌相关，即使其特异性并不高[36-38]。此外，对比增强 EUS 作为区分壁结节和黏蛋白球的最准确的检测手段（图 73.2）[18-19，40]，如果将壁结节的阈值设为 5 mm 用来预测高级别不典型增生和浸润性癌有一定合理的敏感度和特异性[39]。

73.3.2 美国胃肠病学协会指南

2015 年，基于对 IPMNs 的过度治疗，美国胃肠病学协会指南（American Gastroenterological Association，AGA）制定了他们的指南[41]。AGA 临床实践指南委员会审查了 1500 多篇关于该主题的文章，并提出了 10 条建议。引发争议的主要推荐有：①无症状患者的囊肿只有当囊肿具有三种不良特征中的两种（有壁结节，囊肿＞3 cm 或胰管扩张），并且 EUS 提示恶性时，才应考虑手术；②无论囊肿的大小，监测复查间隔时间为两年；③如果无明显变化或囊肿切除后，则在 5 年后停止监测复查。这些建议是基于他们的研究结果，即黏液性 PDAC 的发病率极低（在监测、流行病学和最终结果项目登记的估计 350 万个胰腺囊肿中，只有 1137 例为 PDAC）。然而，他们研究的根本缺陷是，BD-IPMN 的恶

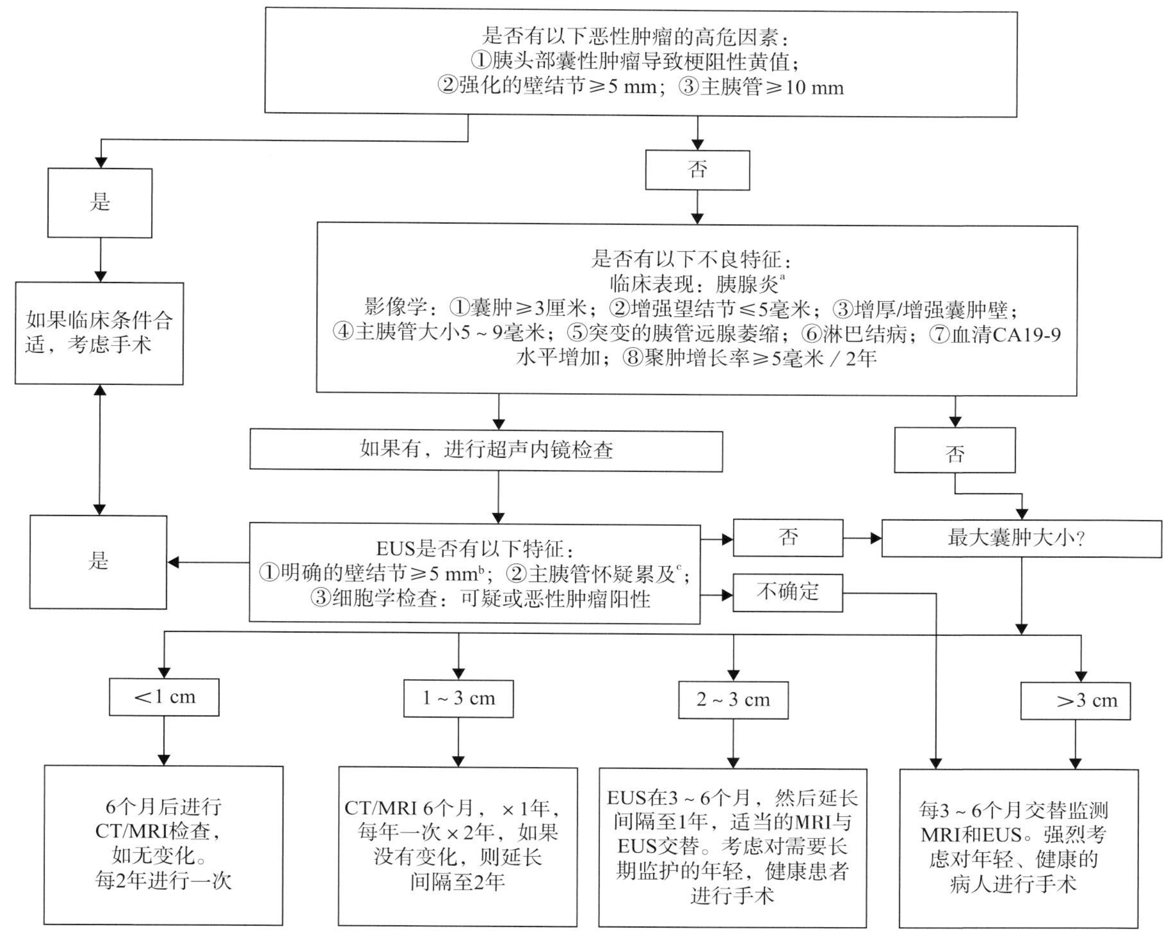

a 胰腺炎可能是手术指征，用于缓解症状；b 鉴别诊断包括囊肿附壁黏蛋白，黏蛋白可随着患者体位的改变而移动，在囊肿灌洗时可能会移位，且没有多普勒血流，真正的肿瘤结节的特征包括缺乏活动性、存在多普勒血流和细针穿刺结节显示肿瘤组织；c 任何一个壁增厚、导管内黏蛋白或壁结节提示主导管受累，在没有以上情况下，主导管是否受累是不确定的。

图 73.2　福冈更新指南对 BD-IPMN 的治疗流程

（资料来源：Tanaka 等[35]。经 Elsevier 许可转载）

性转化，即管状癌，与传统的 PDAC 难以区分，并没有被他们纳入研究。综上所述，AGA 指南更趋于保守，并引起了对日益扩大的群体中恶性肿瘤漏诊风险（约 12%）的担忧[32、42-43]。

73.3.3　欧洲循证指南

最近，欧洲研究小组召集并进行了广泛的文献检索，以更新 2013 年欧洲关于胰腺囊性肿瘤管理的早期指南[44]。虽然该指南宣称是“循证”的，但其建议是通过协商投票提出的。与之前提到的所有指南一样，不幸的现实是，针对 IPMN 处理每个方面的回顾性和不受控制的数据，医师只能依赖于专家们的临床判断和直觉。该指南将手术干预划分为“相对指征”和“绝对指征”两种不同的类型。“相对指征”包括生长速度≥ 5 mm/ 年、CA19-9 水平≥ 37 U/mL、主胰管扩张 5 ～ 9.9 mm、囊肿直径≥ 40 mm、新发糖尿病、急性胰腺炎、强化壁结节＜ 5 mm。“绝对指征”包括恶性肿瘤或重度不典型增生细胞学阳性、实性肿块、黄疸、强化壁结节＞ 5 mm 和主胰管直径＞ 10 mm。相比之下，欧洲标准比 IAP 指南推荐手术干预的标准略宽松，与 AGA 指南相反（表 73.1）。

表 73.1　IAP、AGA 和欧洲 IPMN 患者治疗指南之间的一致和分歧

	IAG	AGA	欧洲
一致			
主胰管型 IPMNs	手术	如有继发性征象，手术	手术
分支型 IPMNs			
黄疸	手术	手术	手术
强化结节	手术	手术	手术
快速生长	手术	手术	手术
细胞学阳性	手术	手术	手术
分歧			
分支型 IPMNs			
囊肿大小	＞ 3 cm	≥ 3 cm 如果有继发性征象	＞ 4 cm
胰管直径	＞ 10 mm	＞ 5 mm 如果有继发性征象	＞ 5 mm
随访监控	终身	稳定 5 年后不再随访	终身

73.4　协调差异

综上所述，上述指南都是在平衡敏感度（为避免遗漏癌症而进行了不必要的手术）和特异性（为避免不必要的手术而冒着遗漏癌症的风险）。欧洲指南最为敏感，其次是 IAP 的仙台和福冈指南，其中特异性最高的是 AGA 指南（图 73.3）。在对切除手术的 IPMN 队列中的三个指南进行直接比较时，如果按照 AGA 的指南可避免 28% 的手术，而 IAP 和欧洲的指南将分别避免 11% 和 9% 的手术。然而，AGA 指南将遗漏 12% 的高级别不典型增生和癌症，而 IAP 和欧洲指南则没有遗漏 [42]。

考虑到来自不同指南的不同建议，普通医师在面对 IPMN 患者时如何做出决定？虽然我们小组主要使用 IAP 指南（图 73.2），但我们认为这应该是一个医师和患者之间的共同决策过程，并选择符合他们共同理念的最佳方法。重要的是要认识到，没有一个指南涉及以患者为中心的策略，如长期受益和生活质量。手术切除可能导致长期使用胰岛素和胰酶，影响患者的社会功能 [8]，但长期观察和监测也带给患者焦虑和抑郁等心理负担 [45]。一些患者更倾向于选择避免手术的治疗，另外一些则选择手术而避免对囊肿和恶性肿瘤担忧产生的焦虑情绪。因此治疗策略的制定一定要根据每个患者个体化地制定。此外，医务人员还要考虑患者自身存在合并症，权衡患者预期寿命和非 IPMN 死亡风险与胰腺切除手术并发症之间的获益。一些研究表明年龄校正查尔森合并症指数可以可靠地识别那些不太可能从手术切除中获益的患者 [46-47]。

我们目前缺乏关于 IPMN 自然病程的高质量数据和用于鉴别 IPMN 特异性分子生物标志物来更好地识别哪些患者将从手术干预中获益。指南将伴随这些领域进步而产生变革，我们有理由乐观地相信这些领域的进步即将到来 [48-49]。在此之前，医务工作者应该在咨询患者的考虑时扮演一个积极的角色，允许他们根据自身需求参与决策的制定。

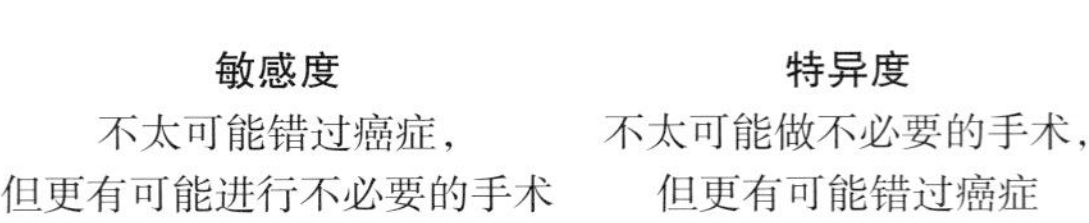

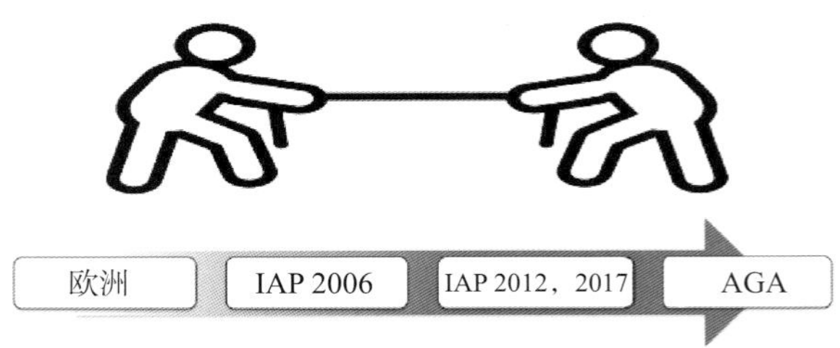

IAP：国际胰腺学协会；AGA：美国胃肠病学协会。

图 73.3　不同指南在预测 IPMNs 患者中存在浸润性癌症的敏感度和特异性之间的妥协

73.5 不符合切除标准的IPMN监控策略

就恶性肿瘤先兆而言，大多数考虑 IPMNs 的患者并没有“不良特征”或“高危征兆”，却仍然有需要手术的可能。然而，长期随访中发现这些患者中高达 6% 最终进展至高级别不典型增生或侵袭性癌 [50]。相对于 CT 更推荐 MRI 用于监控 IPMNs 患者，不仅能提供足够的精度还可以避免频繁检查接受的辐射。在我们中心，考虑到新发糖尿病和 CA19-9 水平与侵袭病变有关，我们会常规监测 HbA1c 和 CA199。考虑到囊肿生长速度与高级别不典型增生和侵袭性肿瘤有关，建议患者进行短间隔随访（3 ~ 6 个月）以确定其稳定性。一旦确定肿瘤相对稳定，随访频率根据 IAP 关于囊肿大小推荐进行（见图 73.2）。具体来说，较小的病变（＜ 1 cm）可以在 6 个月内进行监测，如果 MRI 评估没有变化则每两年进行一次监测。相反，当囊肿超过 3cm（或有任何其他不良特征）的患者应每 3 ~ 6 个月进行一次 MRI 和 EUS 交替监测。还应该注意的是，5 年内发生合并 PDAC 的风险在 2% ~ 9%，因此不仅要关注所随访的病变，还要关注整个胰腺 [51-52]。

73.6 最佳手术方式

当需要手术干预时，标准的手术入路是根据疾病的部位和程度选择（胰十二指肠切除术、胰中段或中央切除术、胰远端胰切除术或全胰切除术），并进行淋巴结清扫。近年来，限制性非解剖性切除和实质保留的方法已被推荐，如挖除术。然而我们团队反对这种方式，有两个主要原因。第一，一般只有考虑到恶性肿瘤的可能时才进行手术干预，因此根治性手术切除是必须的。第二，非解剖性切除相对于解剖性切除术后胰瘘风险更高 [53 ~ 55]，以及少见但是可能出现的黏蛋白渗漏引起腹膜假性黏液瘤 [56]。手术切除术中应获得胰腺切缘冰冻切片，如存在低至中度不典型增生，则无须进一步切除。如果切缘提示高级别不典型增生和侵袭性癌，即需要进一步手术切除。研究显示，MD-IPMNs 切除后切缘阳性是生存的最重要的预测因素之一（*RR* 2.6，*P* = 0.046）[57]，这是外科普遍接受的重要原则 [58-59]。

多灶性 IPMNs 治疗与胰腺多灶性实性肿瘤治疗方式一致。应根据病灶部位选择节段性解剖性胰腺切除术。然而有时多灶性 IPMNs 如不进行全胰切除术很难完全切除病灶。即使在这种情况下，对恶性风险最高的病灶进行解剖性切除并对残留胰腺内其他肿瘤进行密切随访也是合理的。然而，如果患者有 PDAC 家族史，考虑到前述的带有高度不典型增生或伴发 PDAC 的风险，应更强烈地考虑全胰腺切除术 [11，60]。

73.7 外科手术后的长期随访

IPMNs 患者在手术切除后发现为侵袭性肿瘤术后随访模式应与 PDAC 患者术后随访一样，即术后 2 年内每 3 ~ 6 个月随访一次，2 年后每 6 ~ 12 个月随访一次。对于高级别不典型增生的患者在前 2 年应每 6 个月随访一次，以后改为每年随访一次。对于低级别不典型增生患者只要适合手术治疗，仍应每年进行随访，因为不仅在切除术部位，在胰腺其他部位也有复发的风险。这是因为 IPMN 本身是“区域性缺陷”相关疾病，其特征疾病可遍及整个胰腺导管上皮，表现为多灶性 IPMN 疾病或同时发生的 PDAC[61]。与未切除 IPMN 的随访类似，最好采用 MRI 监测，并监测 CA19-9 和 HbA1c 水平。EUS 通常用来监控在残余胰腺中有不良特征的囊肿。

AGA 指南中最具争议的建议之一是在手术切除时停止监测没有高级别不典型增生或恶性肿瘤的胰腺囊肿，这与 IAP 和欧洲指南 [32，41，44]

的建议不一致。然而，目前的证据表明，这种建议将使患者漏诊恶性肿瘤。在约翰霍普金斯大学的一项研究中，首次手术后发生新 IPMN 的 1 年、5 年和 10 年的风险分别为 4%、25% 和 63%，需要手术的风险分别为 1.6%、14% 和 18%[62]。在对我们中心治疗患者的分析中，无侵袭性 IPMN 复发的中位时间为 4 年[57]。其他研究小组也有一致结论，即使是良性的 IPMN，也不仅存在局部复发的风险，还存在远处转移的风险[50，63-65]。因此，我们不同意 AGA 的上述建议，即患者应该进行终身监测，直到他们因年龄、合并症或功能状态而被认为不适合手术治疗。

73.8 结论

总之，IPMNs 是 PDAC 唯一可在放射学上检测到的癌前病变，且距离癌症进展有很长一段时间，意味着它有独特时间窗口来早期诊断和及时干预，以努力提高 PDAC 患者的生存率。然而，手术指征宽松也会导致不必要的并发症发生和长期生活质量下降。虽然指南为适合的患者选择手术切除提供了一个框架，但手术治疗方案决定应该由医患双方共同做出。目前的研究主要集中在开发血清或囊肿液分子生物标志物，可以更好地在术前检查中区分良、恶性病变，从而彻底改变我们治疗 IPMNs 患者的方式。

（黄帆译，付路审校）

参考文献

第 74 章　导管内乳头状黏液瘤以外的囊性肿瘤：何时观察、何时手术以及最佳手术方法

John W. Kunstman，James J. Farrell

74.1　引言

胰腺囊性病变的处理是胰腺专家面临的最棘手的临床问题之一。肿瘤性囊性病变占胰腺疾病的很大一部分；然而，病理学的广度，加上在没有手术切除的情况下难以确定最终诊断，突出了解决这一问题面临的挑战。此外，这些病变的自然病程可以从完全良性到明显恶性不等，这进一步增加了医师和患者的担忧。本章的目的是解决这些难题，并提出成功治疗这些肿瘤性囊性病变的框架。

最常见的胰腺癌前囊性病变是 IPMN，其治疗方法在“第 73 章”中有详细描述。本章重点介绍除 IPMN 以外的胰腺囊性肿瘤，如 MCN、SCN、囊性胰腺内分泌瘤（cystic pancreatic endocrine neoplasms，CPENs）、SPN，以及其他不常见的病变。虽然对每种疾病的病理特征进行全面回顾超出了本章的范围，但我们对与治疗相关的发现进行了回顾，并详述了包括手术在内的监测或干预策略。

74.2　胰腺囊性肿瘤的范畴

胰腺囊性疾病的真实患病率尚不清楚，估计值因评估方式和时代而异。根据 SEER 数据库对胰腺黏液腺癌进行的分析表明，在美国，囊肿的总体患病率为 2.5%[1]。这一评估基于两项利用腹部 CT 和 MRI 筛查偶发囊肿患病率的高质量研究[2-3]。然而，在尸检中，超过 24% 的患者可以发现胰腺囊肿，80 岁以上的患者中，每 3 名就有 1 名出现病变[4]。此外，随着影像技术的提高，偶然观察到的囊性病变的发病率持续增加，一个现代系列报道在 8.7% 的 CT 和 13.5% ~ 27.5% 的 MRI 扫描中发现了囊肿[5-6]。一个更相关的指标是临床上重要的囊性病变的发生率，即，如果偶然发现，也能够立即启动诊断或治疗干预。据估计，这一比例为 1%[6]，但也因患者年龄而异。

当代研究表明，超过 70% 的胰腺囊性疾病是偶然发现的，这可能是由于如今腹部影像检查的应用增加[7]。这与既往报道不同，既往报道中 60% ~ 80% 的患者出现症状，并且通常予以手术切除[8-9]。在无症状囊性病变的患者中，超过一半在手术切除时发现有癌前病变、原位癌或浸润性癌[8]。在回顾性和前瞻性研究中，偶发性囊性病变是罹患胰腺癌的独立风险因素，可使患病风险增加 4 ~ 6 倍，其中较大的囊肿最令人担忧[10-11]。总的来说，这些数据强调了对所有囊性病变进行谨慎处理的必要性，即使是偶发性或无症状的。

胰腺囊性病变通常由上皮衍生而来，但也有不同的肿瘤潜力（表 74.1）[12]。最常见的非上皮性病变是在胰腺炎背景下发生的假性囊肿，尽管也存在其他罕见的非上皮病变，如淋巴管瘤。而

最常见的上皮病变则是 IPMN（“第 73 章”中讨论）、SCN、MCN 和 SPN（也称为 Frantz 或 Hamoudi 肿瘤）。还有典型的胰腺实体瘤的囊性变异体，如神经内分泌肿瘤（如囊性胰腺内分泌肿瘤 CPENs）和导管腺癌（如胰腺导管腺癌 PDAC），以及其他罕见的非肿瘤性上皮病变，如淋巴上皮囊肿或潴留性囊肿。纵向队列数据显示，只有少数囊性病变最终接受手术治疗。该队列针对临床上令人担忧或有症状的囊肿患者进行了充分的研究，值得注意的是，只有在病理学检查后才能明确诊断。在那些接受切除手术的患者中，IPMN 是最常见的适应证。在非 IPMN 囊性病变中，手术切除后发现 16% ~ 23% 为 SCN，11% ~ 23% 为 MCN，2% ~ 3.4% 为 SPN，8.1% ~ 21% 为实体瘤囊性变异体[13-14]。这些病变的处理将在以下章节中详细介绍。

表 74.1 胰腺囊性肿瘤的分类（包括类似病变）[a]

上皮性肿瘤	非上皮性的	类似于胰腺囊性肿瘤的病变
浆液性囊腺瘤	淋巴血管瘤	假性囊肿
黏液性囊肿（MCN）和 MCN 相关的癌变	胰腺内的表皮囊肿	淋巴上皮细胞囊肿（表皮细胞囊肿）
导管内乳头状黏液瘤（IPMN）和 IPMN 相关癌	胰腺囊性错构瘤	黏液性非肿瘤性囊肿
实性假性乳头状瘤	间皮囊肿	肠内重复囊肿
胰腺导管腺癌伴囊性变性		子宫内膜囊肿
囊性胰腺内分泌肿瘤		包虫囊肿
囊腺瘤和囊腺癌		潴留性肿
蝶形囊肿（囊性畸胎瘤）		副脾囊肿
腺泡细胞癌导管内乳头状变异		囊性嗜铬细胞瘤
导管内管状乳头状肿瘤		囊性胃肠间质瘤

[a] 临床上常见和重要的疾病用斜体字表示。

74.2.1 黏液囊性瘤

MCNs 是两种常见的含黏蛋白的胰腺病变之一，另一种是 IPMN。Compagno 和 Oertal 于 1978 年首次对定义了 MCN，他们将 MCN 与浆液囊性病变进行了对比[15]。过去在能够诊断时，典型的 MCN 大小都已超过 8 ~ 10 cm，并出现局部症状，如疼痛、可触及的包块、早饱感或复发性胰腺炎[16 ~ 19]。如今，MCN 的典型表现则是影像学上的偶然发现，诊断时的平均大小为 5 ~ 6.5 cm（图 74.1a、图 74.1b，文后彩图 74.1）[20 ~ 22]。处理新诊断的胰腺囊肿的一个关键步骤是明确它们是否为黏液性的，因为实际上所有囊性肿瘤恶变的风险都发生在黏液性病变中。这通常需经 EUS 引导下的囊液分析来明确。有多种分析方法以区分黏液性病变和浆液性病变，包括多种生化标志物、细胞学、流变学、突变分析等多种方法[17, 23–28]。Brugge 等[29]在一篇开创性的论文中指出，CEA 大于 192 ng/mL 是确定病变是否为黏液性病变的唯一最准确的检测方法，临床应用该界值的时候，可以有一定的波动区间。有几个对比鲜明的特点将 MCN 和 IPMN 区分开来。IPMN 可以发生在任何性别，且发病率与年龄增长相关，而 MCN 几乎只发生在 45 ~ 55 岁的女性[8, 13-14, 30-31]。根据定义，IPMN 与胰腺导管系统沟通，而 MCNs 则不相通。显微镜检查显示 MCNs 具有一种类似卵巢型基质的上皮下组分结构，这被认为是 MCN 的一种特有病理学特征（图 74.1c，文后彩图 74.1）[15-16, 19]。在所有疑似胰腺囊性肿瘤的病例中，都应进行高质量的轴位成像[17, 31-32]。MRI 和 CT 都是很好的选择；无论出现哪种情况，都应进行适当的静脉造影。一般应行标准的多时相成像，并且最好是薄层。MCNs 通常是单腔大囊性病变，90% 位于胰腺体或尾部。也可呈多房或微囊病变，多房分隔也可形成“囊内囊肿”的外观，但并不常见。

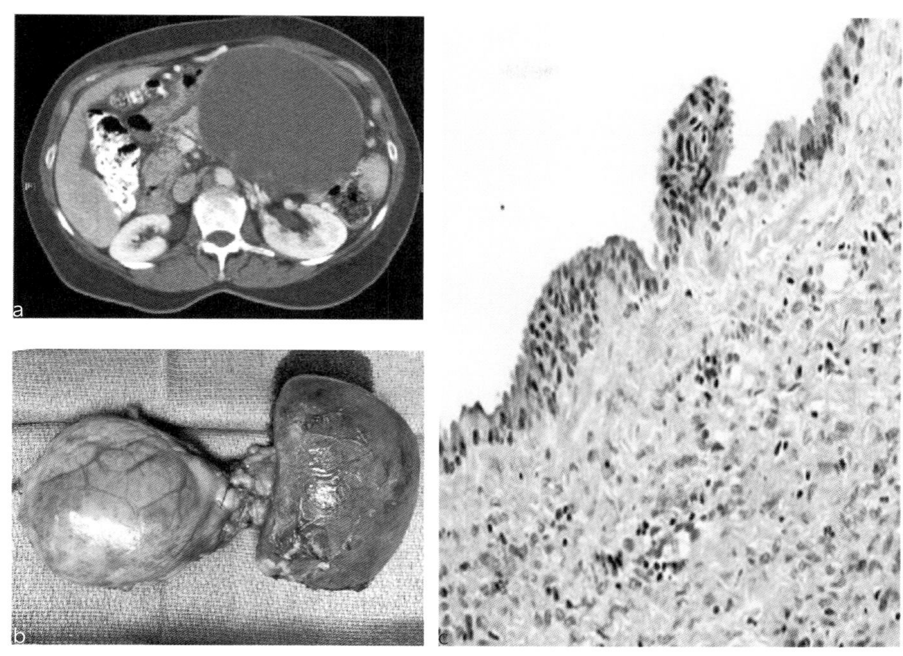

a.CT 显示 7 cm 的单腔囊肿，包膜清晰，偏心壁结节；b. 远端胰切除术和脾切除术；c. 手术病理显示黏液性囊腺瘤（低级别不典型增生），也存在特征性卵巢间质。

图 74.1　女性，50 岁，7 cm 的较大胰尾囊肿

（资料来源：James J.Farrell 提供）

诊断时，15% 的病例有外周“薄壁壳体”钙化，而更容易在 CT 上发现 [33-34]。相反，MRI 通常更容易观察到囊壁赘生物、固体成分和分隔 [10，35]。

74.2.1.1　手术适应证

近期无胰腺炎病史的中年女性，若出现胰腺体或尾部的单腔囊肿，建议即可诊断为 MCN。内镜取样可以确认囊肿是否为黏液性的，结合 MRI 或 CT 也有助于风险分层。当然，任何有症状的疑似 MCN 都应该进行切除 [32，36]。对于其他适合进行胰腺切除的患者，根据恶性肿瘤的风险及患者耐受手术或遵从监视的能力，决定是否继续切除偶发性 MCN。此前有报道称，高达 30% ~ 40% 的疑似 MCN 含有浸润性成分 [16 ~ 18]，但事实上，在现代系列研究中，通过卵巢型基质的存在来确认诊断的 MCN，只有 5% ~ 15% 存在腺癌 [20 ~ 22]。肿瘤大小与浸润性病变的风险密切相关。多项研究证实，小于 4 cm 的 MCN 极不可能存在恶性肿瘤。Postlewait 等的一项对 349 名切除 MCN 的患者进行的多中心研究 [37] 发现，12.6% 有腺癌，并且除了病变大小以外，男性、胰管扩张、肿瘤位于胰头 / 颈部及术前影像学上存在实体成分 / 囊壁结节，都与浸润性癌症的风险独立相关。

一般而言，大小超过 4 cm 的可疑 MCNs 都应手术切除 [31-32，36]。所有有症状或表现出上述任何一个腺癌危险因素（壁结节等）的病变都应同样进行切除。值得注意的是，这包括所有男性和所有位于胰头 / 颈部的病变 [38]。对于小于 3 cm 的病变，很难准确区分 MCN 和分支胰管型 IPMN。如果没有符合 IPMN 手术切除指征的那些的令人担忧的因素或高风险特征，则可以仅进行监测 [20-21]。Allen 等 [39] 在纪念斯隆-凯特琳癌症中心进行的一项大型纵向研究对 369 名囊肿小于 3 cm、无固体成分的患者进行了平均为期两年的随访。尽管其中许多可能是分支胰管型 IPMNs，但值得注意的是，仅有 11 名患者（3%）

发生了恶变，且所有恶变都发生于囊肿增大到 3 cm 以上的病例。对于疑似 MCNs 的 3 ~ 4 cm 病变，应平衡经验性切除的风险和其有进展为浸润性疾病的低可能性，并需要长期监测。因此，此类患者的管理应个体化。由于 MCN 生长的自然病程尚不清楚，因此遵循监测方案至关重要；监测时间可能会相当长，因为诊断通常在 40 岁或 50 岁后才能确立。监测方案的一个重要例外是临近分娩的女性患者。据报道，妊娠期的阈值增长会导致肿瘤破裂，应在此类患者中选择切除疑似的 MCNs[40 ~ 42]。

74.2.1.2 治疗方法

由于 MCNs 几乎总是在胰腺的体部或尾部发现，如果进行手术，通常会选择远端胰腺切除并脾切除术。长期以来，开放术式一直是胰腺切除的金标准，但如果有适当的专业能力，大多数患者如今都可以微创方式进行切除。术中外科医师进行超声检查能够确定囊性病变的边界，以指导手术方法。通过冰冻切片分析的病理评估可以确认诊断并评估肿瘤边界，但不应视为癌变与否的确定性诊断。由于浸润性囊腺癌的范围可能非常有限，因此对整个 MCN 上皮层进行病理学分析至关重要。同时进行的脾切除术能够在 10 号和 11 号站提供足够的淋巴结清扫；如果需要，可以将解剖范围延伸至腹腔干和门静脉，以清扫 8 号和 9 号站的淋巴结。手术后，有必要接种包膜生物疫苗以减轻无脾的影响。与患者的初级保健医师保持良好的沟通至关重要，以便在随访期间继续进行疫苗接种。尽管 MCN 尺寸可能相当大，但其坚固的包膜使得即使是很大的病变也可以这种方式切除，而不需要进行更多的根治性胰腺切除术。对于恶性肿瘤可能性低的患者（女性，无令人忧虑的影像学或内镜检查结果），保留脾脏的方法是合适的。同样，在这种情况下，保留实质的胰腺切除术（中央胰腺切除术、剜除术）也是一种合理的选择，但由于大多数 MCNs 在手术时已经长到 4 ~ 6 cm 或更大，因此该术式并不常见。与所有囊性肿瘤的情况一样，MCN 患者施行胰腺切除术，术后胰漏或瘘管的发生率比 PDAC 患者略高。这是由于在这些病例中遇到的胰管较小，胰腺实质也较软[43]。

切除后，在没有黏液性囊腺癌的情况下，由于 MCN 复发的风险极低，不需要直接监测。对于侵袭性囊腺癌，我们建议采用与 PDAC 相同的方式进行监测，并在术后 3 个月进行初次监测扫描。在观察到的疑似 MCN 中，我们采用与分支胰管 IPMN 相同的监测方案，每 6 个月进行轴向成像，直到疾病的发展速度明确。如果初步发现令人放心，每年监测一次就足够了。需要时可重复使用 EUS 内镜检查。

74.2.2 浆液性囊腺瘤

SCNs 是一组形态各异的胰腺囊性病变，其特征是具有富含糖原的立方上皮细胞，因此 PAS 呈阳性，并对淀粉酶敏感[44]。与 MCN 一样，SCN 与主胰管系统没有交通。大体上，SCNs 界限分明，最初于 1978 年从 MCN 区分出来。历史上，SCNs 占手术切除胰腺囊性病变的 25% ~ 31%[45-46]；但在更现代的系列研究中有所下降[13-14]。George 等[47]首次报道了一例具有恶性特征的 SCN，称为“浆液性囊腺癌”，但随后的 30 年证明这种病变极其罕见[48]。因此，在几乎所有病例中，SCNs 都应被视为良性病变。

典型的 SCN 是一种微囊病变，内有无数充满透明液体的蜂窝状腺瘤。这些囊肿的大小可以从 1 cm 至 1 mm 或更小，并且通常越向病变中心越小。间隔呈蜂窝状排列，在用 T2 加权 MRI 和 EUS 做诊断性扫描时经常可见，这两者都是最敏感的技术。此外，高达 30% 的病变会有钙化的中央疤痕，这在 CT 上最为明显（图 74.2a，文后彩图 74.2a）。但 SCN 也存在多种不同的形态，如 Lewandrowski 等[49]在 1992 年首次描述，7% ~ 10% 的 SCN 具有少囊性结构。因此，WHO 将良性 SCN 分为浆液性微囊腺瘤或浆液性少囊腺瘤[30]。少囊性 SCN 在不常见的情况下可呈现大囊性甚至单囊性表现[50-51]。此外，曾报道过一种非囊性实性浆液性腺瘤变异体，但这似乎是一种罕见的实体[52]。

SCNs 在 60 岁后出现最为常见，女性居多（75% 的病例）[12, 44]。最常见的表现是无症状患者被偶然诊断，占所有病例的 47% ~ 61%[48, 51, 53]。当出现症状时，腹部不适或饱胀感是最常见的主诉，发生在 20% ~ 35% 的患者中。较少见的是由于新发糖尿病或胰胆管症状（如黄疸）而获诊断。检查包括高分辨率轴向扫描，如果 CT 或 MRI 发现特征性表现，则高度提示为 SCN。EUS 结合囊液细针 FNA 通常很有帮助，因为 EUS 对确定囊肿形态非常敏感。细胞学清楚地显示，不到一半的病例中出现含糖原的立方细胞（图 74.2b，文后彩图 74.2b）[54]，但如前所述，囊液的详细分析至关重要。SCN 患者 CEA 通常非常低，常低于 5 ng/mL。这在少囊性病变的患者中尤为重要，因为囊液分析是区分此类病例与 IPMN 或 MCN 的最有效方法。手术前通常不可能诊断浸润性浆液性囊腺癌，除非有明显的恶性迹象，如转移。

大多数 SCN 有 VHL 基因功能缺失[55]；据推测，VHL 失活导致这些肿瘤富含透明细胞和血管的表现及下游血管内皮生长因子（vascular endothelial growth factors，VEGFs）的过度表达，而且在 SCN 囊液中可以检测到 VHL 基因突变[56-57]。VHL 病与 SCN 形成有关，外显率中等[58-59]。SCN 若与嗜铬细胞瘤、肾细胞癌或神经系统血管瘤病同时存在，应怀疑 VHL 综合征的可能。VHL 相关 SCNs 在形态学上与非综合征的 SCNs 相似，但更可能是多灶性的，并且可能发生于 SCN/ 神经内分泌的混合变异体中[12]。

74.2.2.1 手术适应证

一直以来，不同机构对 SCNs 的管理存在很大差异。一个极受关注的问题是，在 SCN 的囊腺癌变异后，隐匿性恶性肿瘤的诊断是不足的，因为报道出的浸润性癌症的发病报告率高达 3%[60]，并且难以将 SCN 与黏液性病变区分开来。因此，一些作者建议对几乎所有 SCN 病例进行切除[46, 61]。但是随后的数据表明，浆液性囊腺癌是一种极为罕见的疾病，实际风险非常低，因此在确定 SCN 手术适应证方面，其重要性微乎其微。除了明显的浸润或转移外，没有可

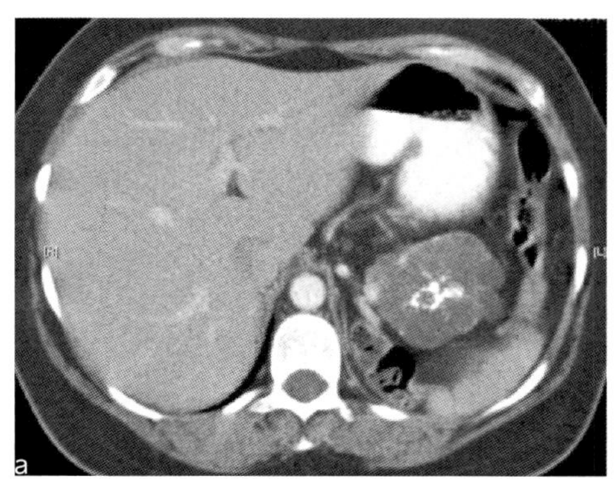

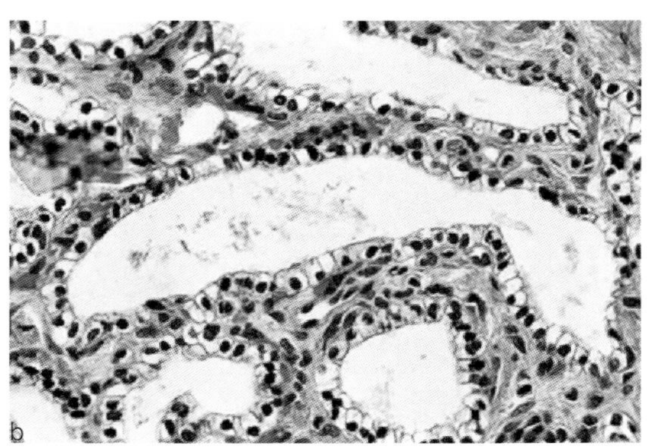

a.CT 显示一 3 cm 的多囊胰腺尾部病变，伴有中心星状钙化；b. 浆液性囊腺瘤的组织切片显示立方细胞糖原染色阳性。

图 74.2 男性，60 岁，3 cm 的无症状胰尾微囊病变，伴有中心星状钙化，提示为典型的微囊浆液性囊腺瘤

（资料来源：James J.Farrell 提供）

靠的影像学表现可以区分良性浆液性囊腺瘤和囊腺癌。相反，SCN 干预的主要标准是病变的大小、诊断的不确定性和存在症状。

SCN 的大小与症状存在与否密切相关。小于 4 cm 的肿瘤一般都是被偶然发现，而大于 6 cm 的大多数有症状。大部分症状的加重是由于肿块的作用，最常见的是腹痛、早期饱腹感和胃流出道梗阻。胆胰症状（如黄疸）的出现与位置而非大小有关；SCNs 可发生在整个胰腺。SCN 的自然病程是随着时间的推移缓慢增长的，平均每年 2 ~ 6 mm[51，63-64]。然而，较大的病变比较小的病变长得更快。EL-Hayek 等[64]发现，接受监测的 194 个 SCNs 的倍增时间为 12 年（范围为 7.8 ~ 21.5 年），但随着时间的推移，增长速度呈稳定状态。Tseng 等[51]指出，小于 4 cm 的病变每年仅增长 1.2 mm，而大于 4 cm 的病灶每年增长 19.8 mm。即使是良性 SCNs 也可能有局部浸润，病变包裹并压迫包括血管在内的重要结构。因此，大小和解剖位置是选择切除适应证的关键决定因素。

疑似 SCN 且出现明显由于囊性病变所导致的症状的患者应请外科会诊，如果适应证良好，则应行胰腺切除。偶然发现的无症状或轻微症状的 SCNs 在考虑手术时需要采取个体化方案。内镜取样对于确定 SCN 的诊断非常重要，这在某些情况下颇具挑战性，少囊性 SCNs 尤其如此，常难以从黏液性病变中区分开来[53]。无法排除癌前病变是手术的一个重要指征。Jais 等[48]在一项有 2622 例 SCN 例多国回顾性研究中发现，诊断模糊是 60% 的患者最终接受切除手术的原因之一。对于有把握诊断为 SCN 的无症状患者，有人建议将大小（＞4 cm）和生长速度作为是否手术的参考标准[51，64-65]，而其他人（包括共识小组）则倾向于对大多数患者进行观察[32，45，48]。

在笔者单位，拟诊 SCNs 的患者接受包括有胃肠、外科、放射科和病理科的多学科团队协作下的诊治。那些有症状的，或诊断不确定的、担心有隐匿性非 SCN 疾病或恶性肿瘤的患者，如果有手术指征，通常会被转诊进行手术切除。对于小于 4 cm 的无症状病变，通常无须手术。对于较大的病变，要综合考虑年龄、总体健康状况、病变位置、大小、与重要结构的毗邻关系及计划的手术方式。如果患者尚年轻，一个年轻的患者，如果有一个大的病变，预计之后会增长，而且已经与门静脉或其他有意义的解剖结构相邻，即使没有症状，也应被视为具有手术指征；相反，如果老年患者胰体或胰尾部存在病变，则可暂予观察。有些病例即使看起来有手术必要，我们通常也倾向于再观察一段时间，以评估真实的生长速度。最后，如前所述，多灶性 SCNs 或 SCNs 伴有嗜铬细胞瘤、肾脏病变或中枢神经系统血管瘤，应考虑可能为 VHL 病。仅当这些患者有症状时，才拟定手术切除。

74.2.2.2 治疗方法

已明确或疑似 SCN 的患者若接受手术，术式的选择取决于病变的位置。由于拟行手术的患者通常有症状，且病变范围较大，因此选择保留胰腺实质术式的机会并不多，胰头或颈部的 SCN 通常需行胰十二指肠切除术，而胰体或胰尾部的 SCN 则需行远端胰切除术。由于 SCNs 一般认为是良性病变，所以保留幽门的胰十二指肠切除术或保留脾脏的胰腺远端胰切除术可以安全进行。在具有相关专业能力的中心，对于某些相对合适的患者，应考虑采用微创方案，尤其是如前所述的远端胰腺切除术[66]。对于非常靠周边或较小的病变，可以考虑保留实质的胰腺切除术，如中央胰腺切除术或剜除术（SCNs 不与主胰管相通），但保留实质的获益应与有时观察到的这些手术较高的前期并发症发病率相权衡[67-69]。如前所述，由于胰腺实质更软，胰管尺寸更小，胰腺囊性肿瘤手术通常较传统胰腺癌手术有更高的术后胰瘘发生率。

虽然内镜取样和 EUS 对 SCN 的诊断至关重要，但对于有症状但不能手术的患者，内镜能起的缓解作用很小。SCN 的内镜下囊肿胃吻合术已有报道[70]。然而，由于 SCN 中的微囊腔没有相互交通，有效缓解的可能性尚不清楚。此外，由于 SCN 诊断可能并不确定，因此应谨慎使用该方法。如果遇到罕见的浆液性囊腺癌病例，与传统胰腺癌相比，切除后的效果似乎更好[71]。除 VHL 综合征外，切除的 SCNs 不会复发。因此，SCN 手术成功后无须监测。如果无症状患者的影像学和内镜取样结果一致，可确认 SCN 的诊断，否则停止监测就是一个诱人的选择，尤其是对于不太可能发生实质性生长的小于 4 cm 的病变。对于较大或有疑问的 SCN，我们建议在诊断后 1 ~ 2 年至少进行一次随访，以评估生长速度，并在结束监测前确认诊断[32，72]。在这种情况下，应就体征或症状对患者进行彻底的指导，促使他们复诊以便进行后续检查。

74.2.3 实性假乳头状瘤

胰腺 SPN 是一种非常罕见的病变，具有潜在的肿瘤特征，在切除的胰腺囊性肿瘤中占比不到 4%。在 1996 年被纳入世界卫生组织分类之前，它有多种不同的名称，包括胰腺乳头状上皮瘤、胰腺实性囊性肿瘤、儿童胰腺腺癌、乳头状囊性肿瘤、实性乳头状上皮瘤，以及 Frantz 或 Hamoudi 肿瘤[73]。尽管不常见，但几项荟萃分析已整理了所有已发表的相关文献（约 2800 篇）[74-75]。它主要影响女性（几乎 90%），中位年龄在 30 ~ 38 岁，尽管有 20% ~ 25% 的病例发现于儿科人群，且儿童最常见的位置在胰腺头部[76-78]。

总体而言，SPNs 可以位于胰腺的任何位置，尽管近 60% 位于胰体或尾部。虽然它可能是偶然发现的（约 25%），但它也可能伴随多种症状，包括腹痛、胰腺炎、黄疸或可触及的肿块。由于生长缓慢，SPNs 通常保持无症状，直到肿瘤明显增大。较早的系列研究里（截至 2010 年）平均尺寸约为 90 mm，但最近的系列研究显示平均尺寸较小（40 mm），可能是无症状病例诊断增加的缘故。它在影像学上表现为界限清楚的异质性肿块，可以是固体（15%）、囊性（25%）或混合性（60%），其中 15% ~ 20% 的病例外周包膜钙化（图 74.3a，文后彩图 74.3a）。大多数 SPN 表现为良性行为，即使是有血管或周围神经侵犯、淋巴结受累或肝转移（＜ 20%）的患者，其病程也非常缓慢[76-78]。罕见的情况包括胰腺和胰腺外多发肿瘤，如结肠系膜、腹膜后、网膜、肝脏和十二指肠，这可能是由于同步扩散导致的。

这种肿瘤的发病机制尚不清楚。关于 SPN 起源有两种基本理论：一种认为它们来自胰腺多能干细胞，另一种认为是女性生殖芽起源[79]。年轻女性 SPN 发病率的增加总伴随着雌激素受体（有时是孕激素受体）的显著增加，强烈提示女性性激素与肿瘤发生之间存在关联。SPN 在遗传上与 PDAC 不同，其特征是 β- 连环蛋白通路的激活，在高达 90% 的 SPN 中检测到 β- 连环蛋白突变、Wnt 信号通路的改变和 E- 钙黏附蛋白的紊乱[80-83]。细胞周期蛋白 D1 是 β- 连环蛋白的下游转录靶点，在大多数情况下过度表达[84-85]。Hedgehog、Notch 和雄激素受体信号通路在 SPN 病理生理学中也很重要。

尽管人们对 SPN 进程的临床和影像学表现的认识有所提高，但在手术切除前，诊断往往未能明确。然而，由于胰腺切除手术的公认风险，应尽最大努力在术前明确诊断[86]。无论是手术切除还是 EUS 引导下的 FNA 或活检，组织切片都显示均匀的细胞形成微腺体结构，呈分支状、乳头状团簇在纤细的纤维血管轴心周围（图 74.3b，文后彩图 74.3b）。免疫组化分析可用于确认诊断[87]。一些 SPNs 表现出与 S-100

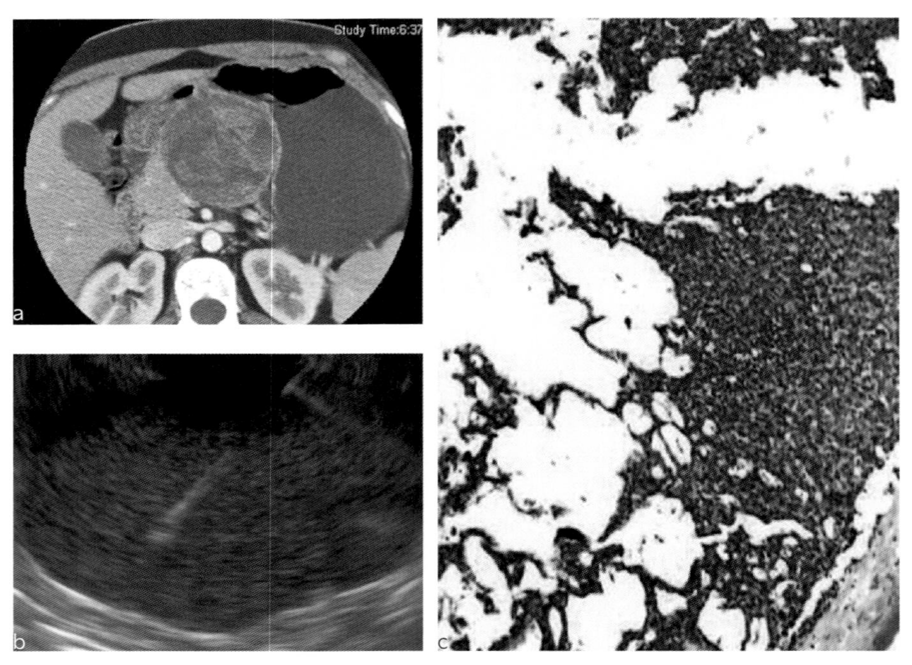

a.CT 显示一 4 cm 边界清楚的异质性胰腺肿块；b.EUS 引导的穿刺活检证实为 SPN；c. 组织切片显示，细胞垂直于薄薄的血管核心，细胞核朝向不规则组织缝隙的管腔方向排列，与假乳头相一致。黏蛋白 PAS 阴性。

图 74.3　女性，13 岁，腹痛，实性假乳头状肿瘤

（资料来源：James J.Farrell 提供）

蛋白有反应性，而与上皮标记物如 AE1/AE3 和 CAM 5.2（CK8）仅有弱反应性。孕酮受体阳性与细胞核和细胞质 β- 连环蛋白表达异常也很常见，后者在诊断中最有用也最重要。在这些具有细胞质或细胞核 β- 连环蛋白免疫反应性的患者中，90% 是由于体细胞 CTNNB1 基因第 3 外显子突变所致，而其余 10% 的原因尚不清楚。因此，胰腺囊肿液的 DNA 突变分析可作为诊断策略的一部分。从细胞学角度来看，诊断最大的挑战是神经内分泌肿瘤。神经内分泌标志物，如突触蛋白（synaptophysin），在 SPN 中表现出局灶性反应。半乳糖凝集素 -3 和 CD 10 的升高也可用于区分 SPN 和内分泌肿瘤 [88]。总体而言，SPN 增殖指数（Ki-67）较低（＜ 5%），与肿瘤生长缓慢相吻合。有研究发现，EUS-FNA 联合 CT 可以显著提高胰腺 SPN 的诊断准确性 [89]。至少有两个大型系列研究（105 名和 78 名患者）证明了 EUS-FNA 在明确 SPN 诊断方面的有效性（总体敏感度为 81%）和安全性，最近的一项研究表明，术后 SPN 的低复发率与术前 EUS-FNA 并不相关 [86, 90]。然而，FNB 的规格和类型对肿瘤复发的影响尚不清楚。大多数 EUS-FNA 使用标准的 25G 或 22G FNA 针，使用专用 FNB 芯针占比很少（约 20%）。尽管 EUS-FNA 的使用在统计学上与复发没有关联，但有趣的是，在一个系列研究中，三次复发都与使用较大的 19G EUS-FNA 针有关，其原因可能是更大的针会增加创伤和出血风险，从而增加复发风险。与 EUS、CT 或两者联合相比，EUS-FNA 对胰腺 SPN 诊断的额外益处已被研究。分别有 23.8%、41.2% 和 52.9% 的 SPN 通过 CT、EUS 和 CT 与 EUS 联合得以正确诊断，而 CT 和 EUS-FNA 联合获得正确诊断的病例为 82.4%[86]。有趣的是，腹腔镜引导活检确实与复发率和播散增加有关，因此应予以劝阻。

74.2.3.1 手术适应证

由于存在转移行为和局部复发的可能性，SPN 的治疗首选手术切除。对于 SPN 的外科治疗，微创手术方案（包括腹腔镜和机器人左侧胰脏切除术）的相对安全性的数据正在不断增加[91-92]。尽管进行微创手术切除的 SPN 较小，且与术中失血量少、输血需求少、恢复进食时间短和住院时间短相关，但手术时间、切缘阳性率、术后并发症发生率和术后胰瘘发生率无显著性差异[91]。扩大淋巴结清扫术似乎不是胰腺 SPN 外科治疗的重要组成部分，因为淋巴结转移的风险很低（0 ~ 0.3%），然而这也是有争议的[93]。尽管保留脾脏的远端胰腺切除术是可行的，但由于肿瘤播散的高风险和较高的复发率，应尽可能避免肿瘤剜除术和不完全切除。切缘阴性的手术在大多数患者中是有效的，术后患者的 10 年生存率接近 94%。胰周组织浸润、淋巴管侵犯和邻近器官受累等侵袭性特征应通过对受累器官进行根治性整体切除来解决。罕见直接由肿瘤引起死亡，有报道即使存在无症状的肿瘤播散，也可长期存活。转移可能在诊断时或手术后数年出现。最常见的转移部位是肝脏和腹膜。无论转移瘤是否被切除，转移瘤患者仍有望有较长的生存期。虽然手术在转移性疾病患者中的作用还没有确定，但大多数人主张若有可能则切除转移性病变。根据肿瘤的生物学行为，最近的研究表明，肝转移切除术中 1 cm 的边缘是足够的[79]。恶性疾病患者仍有望长期存活，但也提倡积极的手术方式。

74.2.3.2 治疗方法

胰腺 SPN 与胰腺癌的主要区别在于胰腺 SPN 手术切除后复发率非常低，为 4% ~ 5%。有几个因素可用于预测肿瘤复发，包括年龄、性别、EUS 活检和 Ki-67 状态[90]。尽管有一项研究表明，高龄与局部复发显著相关，但其他研究则倾向于将低龄作为局部复发的风险因素，尽管并不显著[94]。EUS-FNA 导致 SPN 肿瘤种植播散的理论风险仍然存在，尽管对于接受胰十二指肠切除术的患者，经十二指肠活检风险较小，但对于接受胰体和尾部病变经胃活检的患者来说，仍存在肿瘤种植的风险。尽管有 SPN 肿瘤种植播散的病例报告，但没有临床证据表明 EUS-FNA 与肿瘤复发风险增加相关[90]。也有文献认为，男性患者的病程可能会有更具侵犯性和快速致命性，尽管这没有得到其他研究的支持[90]。与复发和全身转移相关的病理特征包括肿瘤尺寸大于 8 cm 以及显微镜下的恶性特征，包括细胞异型性、包膜侵犯、淋巴管侵犯、神经周围侵犯和周围组织的深度浸润[95]。尽管 Ki-67 增殖指数被认为是潜在的恶性指标，但尚未建立明确的恶性标准[87]。

辅助治疗、新辅助治疗或转移性治疗中的化疗或放疗在该疾病的治疗中没有明确的作用[96]。例如，有人注意到原发性肿瘤在放疗 6 周后可消退，而新辅助化疗在无法切除的临床病例中也有助于缓解 SPN。已有报道利用选择性内部放疗，以获得血供丰富的肝转移灶的长期缓解，以及使用腹腔热灌注化疗和肝移植来治疗转移瘤[97]。考虑到迟发转移的可能性和早期转移对总体生存率的负面影响，应为每个患者制定长期监测计划[97]。

74.2.4 囊性胰腺内分泌瘤

CPENs 约占切除的胰腺囊性肿瘤的 8%[13] 和 PNETs 的 10% ~ 17%[98 ~ 100]。大多数 CPENs 是偶然发现的（45%），且无功能的（85%），但有少数有功能[101]。在功能性肿瘤中，胰岛素瘤最常见。CPENs 更容易发生于多发性内分泌瘤（multiple endocrine neoplasia，MEN）Ⅰ型患者，也有报道发生于 VHL 和 Werner 综合征[100，102]。虽然一般以单病灶为主，但也有少数报道呈多病灶[103]。没有性别偏倚，平均得以诊断的年龄在

60 ~ 70 岁[103-106]。

CPENs 影像学表现为囊性病变，边缘一般有丰富的血管，偶尔有分隔或内部有实性成分（图 74.4a，文后彩图 74.4a）[98]。微囊变性可能会发生于大的实体胰腺内分泌肿瘤，但也可能发生在薄壁囊肿，该囊肿在形态学上与 MCNs 无法区分，并含有不同程度的局灶性或同心性壁增厚[107]。许多 CPENs 术前 CT 或 MRI 上与其他胰腺囊性肿瘤无法区分[103]。但与其他胰腺囊性肿瘤相比，EUS 抽吸的液体的 CEA 水平非常低，FNA 细胞学检查的检出率也较高（73% *vs*.20%）（图 74.4b，文后彩图 74.4b）[104，108]。与实体 PNETs 相似，细胞学标本上的 Ki-67 指数与肿瘤侵袭性相关。

与实体肿瘤相比，CPENs 不太可能出现肿瘤坏死、周围神经浸润、血管侵犯、局部淋巴结转移和同步远处转移[103]。然而，多个系列研究证实 CPENs 具有恶性潜能[109-111]。与所有胰腺内分泌肿瘤一样，仅根据活检（细胞学或穿刺活检），甚至根据手术时切除的肿瘤检查，都难以断定恶性程度。根据欧洲神经内分泌肿瘤学会的分期，87.8% 的 CPENs 仅限于胰腺（Ⅰ ~ Ⅱ b），12.2% 为晚期（Ⅲ ~ Ⅳ）。Ⅰ ~ Ⅲ a 期和Ⅲ b ~ Ⅳ期的 5 年无病生存率分别为 91.5% 和 54.2%，功能性肿瘤的 5 年生存率显著降低（P = 0.0001）。在 MEN 患者中，功能性肿瘤（62.5%）和多灶性肿瘤（28.1%）的发病率较高，5 年和 10 年的生存率均为 60%[101]。

74.2.4.1 手术适应证

目前，所有患者都建议手术切除，包括胰腺部分切除，偶尔也行剜除术，长期生存率极佳（＞ 85%）[98 ~ 100]。与实体性 PNETs 的治疗类似，也建议行扩大淋巴结清扫术。尽管某些 CPENs 手术系列研究显示 5 年内没有复发的报告，但其他研究报告，即使病理学显示为良性疾病，完全切除后的复发率仍有 12%[112]。复发时间从 7 个到 41 个月不等。这表明需要对手术切除后的 CPENs 患者进行长期监测。

74.2.4.2 治疗方法

不断有数据支持对小的（＜ 2 cm）且无功能的 PNETs 可安全地观察[113-114]，但手术组数据相反，即使在小的 PNETs，也有低淋巴结阳性率[115-116]。然而，目前的国际指南支持对小的（＜ 2 cm）无功能的实体 PNETs 进行监测[117-118]。这是否也适用于 CPENs 尚不清楚，但对于手术条件较差或高龄患者，确实可以考虑观

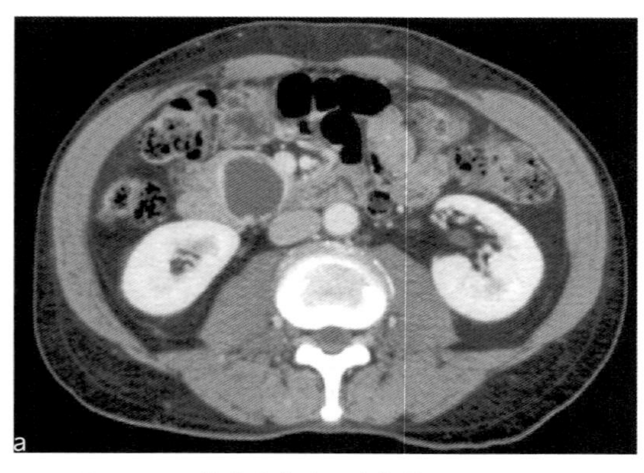

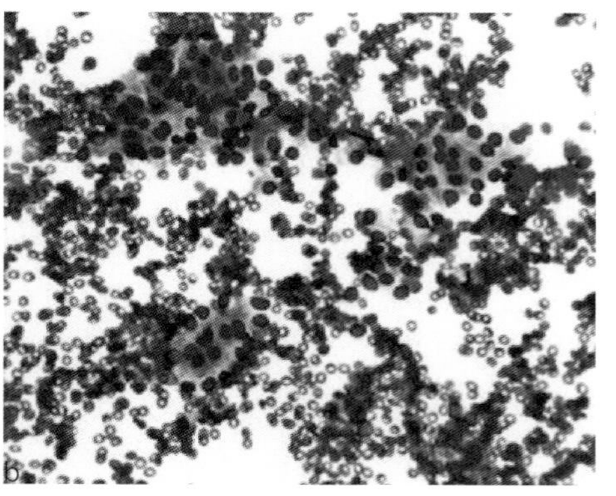

a.CT 显示 2 cm 的胰头囊肿，边缘增强；b.EUS-FNA 细胞学显示均匀的深染细胞与胰腺内分泌肿瘤一致。

图 74.4 男性，52 岁，偶发边缘强化的胰头囊肿，直径 2 cm，进行 EUS-FNA 证实含有胰腺内分泌细胞，手术时发现是囊性胰腺内分泌肿瘤

（资料来源：James J.Farrell 提供）

察。在一组 12 名无症状囊性 PNETs 患者中，由于肿瘤大小较小，或由于高龄或合并症，他们通过临床和影像学随访进行保守治疗，在平均 12.5 个月（范围 1.2 ~ 61.9 个月）的随访期间，10 名（83.3%）患者 CT/EUS 上的临床 / 肿瘤负荷稳定。

74.2.5 其他罕见囊性肿瘤

74.2.5.1 淋巴上皮囊肿

胰腺淋巴上皮囊肿（lymphoepithelial cysts，LECs）是发生于中年男性的罕见病变，占所有胰腺囊肿的 0.5%。文献中仅报道了约 200 例[119]。发现时的平均大小为 6 cm（范围从 1 cm 到 15 cm 以上），可以出现在胰腺的任何地方。这些囊肿大多为多房或单房伴分隔，通常含有局灶性钙化，一般累及胰尾部[120]。LECs 被认为是真正的囊肿，因为它们由复层鳞状上皮细胞内衬，周围有成熟的淋巴细胞或充满角质化物质的淋巴滤泡。关于 LECs 的起源存在多种假说，包括阻塞的胰管鳞状化生，随后突入胰周淋巴结；从胰周淋巴结的异位胰腺组织发展而来；或错位的鳃裂囊肿。这些囊肿在术前很难与其他胰腺囊肿区分，例如真囊性肿瘤和假性囊肿，因此无法获得外科诊断。在 CT 和 MRI 上，与其他胰腺囊肿相比，LECs 更常被视为胰腺外囊肿。在 CT 研究中，LECs 有多种表现，如低密度囊性病变，内含小的固体成分，或乳头状突起、壁钙化和薄壁强化。在大多数病例中，LECs 表现为多囊性肿块或有薄分隔的囊肿。在 MRI 上，病变的囊性特征可以通过 T_1 相低信号和 T_2 相高信号清楚识别。在 EUS 和 EUS 引导下的 FNA 中，LECs 一般表现为单腔或多腔低回声囊性病变，很少可见囊内高回声碎片。EUS-FNA 抽吸物若呈奶油状或乳白色，并且有富含淋巴细胞的鳞状上皮物质，都强烈支持 LEC 的诊断[121]。与 MCNs 相似，LECs 的囊液 CEA 水平可能升高（$>$ 192 ng/mL），这使得囊液分析无法区分 LECs 和黏液囊肿癌前病变。尽管有这些影像学和活检特征，但仍经常需要行手术切除和病理检查来明确诊断，因为 LECs 经常被误认为是黏液囊肿。如果排除了其他大囊性肿瘤，在较小且分界清晰的病变中，可采用囊肿摘除术和引流术。然而，当明确诊断并排除癌前或恶性囊性肿瘤时，保守的非手术治疗也是合适的。

74.2.5.2 囊性淋巴管瘤

胰腺囊性淋巴管瘤（cystic lymphangioma）是一种罕见的良性肿瘤，通常在无症状个体中偶然被发现，多见于女性。它也可以由于囊肿增大而出现症状，如果有并发症，如囊肿出血或感染，也可以表现为急腹症[122]。囊性淋巴管瘤起源于淋巴管的良性病变，最常见于儿童。通常是先天性的，但也可能由于淋巴管纤维化而来[122]。虽然它们可以发生在全身任何部位，但只有 1% 的淋巴管瘤发生在胰腺。在胰腺中只报道了囊性和海绵状类型。组织切片显示，胰腺囊性淋巴管瘤由扩张的囊腔和相互交通的囊肿组成，囊腔由膈膜分隔，内衬扁平内皮细胞，并含有浆液、血清样或乳糜样液体[123]。囊腔内衬上皮细胞可以显示血管细胞标记物的特异性染色，如 CD31 和 CD34。

它们可以发生在胰腺的任何部位，最典型的是胰体和胰尾，平均大小为（9.5 ± 5.5）cm。大多数为多发性的，也有部分呈单发。在 MRI 上，病变在 T_1 相表现为低信号，在 T_2 上表现为高信号[124]。CT 或 MRI 可见厚或薄的间隔或外壁。

胰腺囊性淋巴管瘤的 EUS 图像与胰腺黏液性病变相似，但如果穿刺抽吸的液体外观呈乳糜状且 TG 水平升高，则可诊断为胰腺囊性淋巴管瘤。当诊断为良性疾病时，保守治疗并随访是合理的。如果抽吸的液体是浆液性的，且 TG 水平仅轻度升高，则难以和其他胰腺囊性肿瘤区分，并且由于诊断的不确定性通常需要手术切除，以防可能为更常见的癌前囊肿[125-126]。尽管淋巴管瘤是良性肿瘤，但一些研究表明，淋巴管瘤可以侵犯毗邻器官并生长到巨大的尺寸，并且可能需要切除这些被侵犯的器官[127]。已有多种手术方法用于治疗这些囊肿，包括囊肿楔形切除术、胰头切除术和远端胰腺切除术（伴或不伴脾切除术）。所有手术治疗的病例均未见复发[124]。

74.2.5.3 实体瘤的囊性变性

实体胰腺肿瘤可能出现囊性变性（cystic degeneration of solid tumors）。PDAC 很少发生囊性变性，有研究报道可达 1.6%。PDAC 在由于肿瘤组织出血或坏死而囊性变之前，可以生长到很大的尺寸（平均 7 cm）[128]。PDAC 的退行性囊腔通常以大的单发性瘤内囊性病变为特征，边缘不规则，肿瘤位于中央，往往有较高的增殖率，常有中度分化或低分化的病变。具有退行性囊性改变的 PDAC 应与具有瘤内囊性变性的其他胰腺肿瘤（如 SPN 和囊性神经内分泌肿瘤）区分开来。PDAC 阻塞胰管可能导致潴留性囊肿的形成。通常情况下，这些潴留性囊肿位于肿瘤外围，而不是肿瘤内部，由正常的扁平导管上皮内衬，没有异型性，通常为单腔且尺寸较小（0.5 ~ 1.5 cm），但也可以大到 10 cm。

（郭丰译，付路审校）

参考文献

第 75 章　胰腺囊性肿瘤：局部治疗有何作用？

Julio Iglesias-Garcia

75.1　引言

过去几年，由于包括 EUS 在内的影像学方法的普及与应用，胰腺肿瘤（包括实体瘤和囊性肿瘤）的发病率和流行率都有所增加。在胰腺病变中，相当多的病例为胰腺囊性病变（cystic pancreatic lesions，CPLs）[1]。事实上，CPLs 极为常见，在接受腹部影像检查的患者中约有 10% 被偶然诊断出来，另有数据显示，普通人群中的发病率为 2% ~ 4%[2]。众所周知，EUS 已与 MRI 和 MRCP 一起成为诊治此类病变的最重要工具之一。它能够评估瘤体的形态特征，从而对其中令人担忧的特征进行进一步诊断和检测 [3]。在所有 CPLs 中，胰腺黏液囊性病变的上皮，如 IPMN 和 MCN，可发生良性、交界性或恶性的增生异常变化 [4-5]。另外，如 SCA 等 CPLs 几乎没有恶性潜质，仅在出现症状时才需要手术。由于许多被诊断为 CPLs 的是老年人和（或）不适合手术的患者，因此，在过去几年中，人们对微创内镜引导下治疗此类病变的兴趣显著增加 [6]。

事实上，EUS 不仅是一种优秀的诊断工具，也是一种很好的治疗工具，例如用于引流技术和引导不同类型胰腺囊性肿瘤的局部治疗 [7-8]。这个概念是，如果可以将针插入胰腺病变处，也就可以输送治疗药物或插入探针做组织消融。实际上，多年来的许多研究都已经使用猪模型来评估 EUS 引导的胰腺消融治疗和输送抗肿瘤药物的可行性、有效性和安全性。目前已经测试了许多不同的选择，从抗肿瘤药物，如 TNFerade[9]、ONYX-15[10]、带或不带细胞植入物的局部免疫治疗 [11]、修饰病毒和酒精疗法，到物理制剂，如单极或双极射频探针、低温探针和 Nd ：YAG 激光。在这种情况下，EUS 引导的 CPL 消融已成为治疗这些类型病变的一种创新且有前途的微创方法 [12-14]。然而，临床应用的长期数据很少，因此需要在这方面进行进一步的临床研究。本章中，我们对 EUS 引导下治疗 CPLs 患者的技术和潜在作用的现有数据进行了综述。

75.2　EUS引导消融治疗的适应证

为了实现最大的治疗获益并避免非必要治疗，应明确说明和界定 EUS 引导消融治疗的适应证 [12]。对于 CPLs，应根据 CPL 的类型和预期的自然过程确定适应证。对于符合公认切除标准的 CPL 患者，手术切除被视为标准治疗方案，因此应根据患者的特点考虑该选项。对于那些不适合手术切除的患者，EUS 引导的消融治疗可以作为一种替代方案。另一个潜在的适应证是患者希望接受创伤较小的治疗而不愿意行手术切除。

胰腺囊性肿瘤

在分析 CPL 的特征时，小尺寸（1.5 ~ 5 cm）单腔囊肿可能是 EUS 引导治疗的最佳适应证 [12，14]（图 75.1）。这组患者需准确诊断 CPL 的类型，因为了解恶性潜质是确定治疗适应证的关键。然而，确定正确的最终诊断颇具挑战，因而在确定治疗适应证之前进行严格的诊断工作非常重要[4-5]。因此，必须开发可靠的生物标志物和新的内镜技术，以提高 CPL 潜在恶变的诊断和预后的准确性。至于 CPL 的类型，黏液性病变的恶变可能性高于浆液性病变[15]。由于黏液性 CPLs 通常是单发性病变，并逐渐增大，因此理论上，它们是 EUS 引导消融治疗的理想目标。最常见的黏液性 CPL 是 IPMN，它与胰管相通。然而，这种与主胰管的交通，理论上增加了并发症的风险，如急性胰腺炎。在这方面，尽管尚无数据支持其疗效，仍可考虑术前预防性放置胰管支架，以降低手术相关胰腺炎的风险。

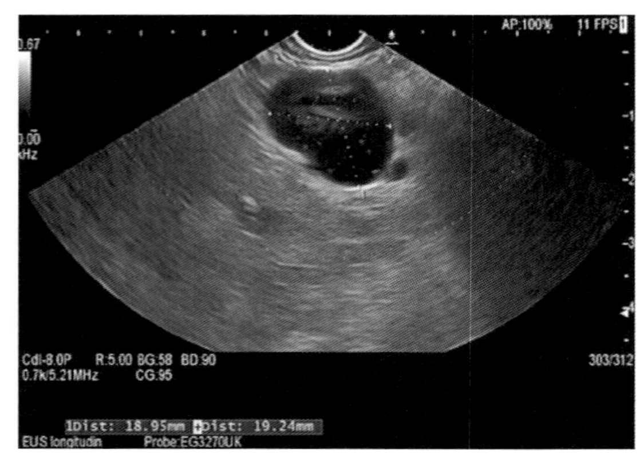

图 75.1 符合 EUS 引导下消融治疗的形态学标准的分支型 IPMN 对应的 19 mm 单腔囊肿
（资料来源：Julio Iglesias Garcia 提供）

综上所述，EUS 引导下的 CPL 消融术适用于先前确定的直径为 1.5 ~ 5 cm 的胰腺囊肿患者，这些囊肿符合黏液型 CPLs，其中也包括未定性的囊肿。我们认为以下情况是 CPL 消融术的绝对禁忌证：怀孕、预期寿命短于 3 ~ 5 年、有恶性肿瘤迹象或细胞学怀疑为恶性肿瘤，以及通过最佳诊断工作符合良性囊肿的病灶[16]。CPL 消融术的相对禁忌证包括：主胰管扩张超过 5 mm，上皮细胞型壁层结节，病理上的厚壁或有分隔，细胞学显示高级别发育不良，胆管或胰管阻塞的迹象，固体肿块存在于 CPL 内部或与之相关，发现肿大的病理性淋巴结，与胰尾部萎缩相关的胰管狭窄，以及凝血功能障碍。

75.3 EUS引导下的治疗方法

已经测试了两种主要的 EUS 引导下的 CPL 治疗方法，即射频消融和输送不同的化学药物。

75.3.1 射频消融

射频消融（RFA）是一种产生局部高温的技术，旨在诱导组织的不可逆细胞损伤、细胞凋亡和凝固性坏死[17]。与手术切除相比，这种治疗的预期优势是理论上并发症率较低，周围组织保护良好，住院时间更短，总体费用更低。此外，有证据支持 RFA 可能有免疫调节作用和综合抗癌效果[18]。射频通过传递高能量导致高温损伤，最终导致肿瘤微环境的破坏、细胞膜的损伤和亚细胞结构损伤。该方法基于这样的知识，即与正常组织相比，癌细胞通常对热更敏感，这可能与癌细胞具有更高的代谢压力和更低的热导率有关[19]。在消融区域内，可以很容易地识别出三个区域：与探头直接接触的凝血性坏死区域、亚致死性损伤的周围组织区域，以及与周围组织相比显示总体轻微消融的区域。

RFA 已用于许多不同的肿瘤环境，主要局部控制可能从低级别发育不良演变为高级别发育不良或癌（如 Barrett 食管）的病变[20]。另一个广泛的适应证是治疗肝细胞癌（hepatocellular carcinoma，HCC）。事实上，HCC 管理的临床实践指南支持使用 RFA 进行局部消融作为巴塞罗那临床肝癌 0 期不适合手术患者的标准治疗方案[21]。其他已证实的适应证包括肺和骨转移、乳腺癌和肾上腺癌、头颈部病变和胆管癌，几乎所有这些病例都有姑息性治疗的意图。

在胰腺疾病领域，由于可能的并发症和许多相关的技术问题，RFA 一直不受欢迎。这些问题与胰腺的特性有关，动物模型研究表明，胰腺是一个高度热敏的器官，对医源性损伤具有潜在易感性，可导致胰腺炎、胰周积液、胃或肠穿孔和腹膜炎[22]。

EUS 和 EUS 引导下治疗的发展正在发生概念性的改变，因为该技术具有显著的优势，如手术过程中的实时成像、监测治疗区域病变演变，以及到达复杂解剖区域的能力。然而，仍存在一些与潜在并发症相关的问题。动物模型的初步临床研究显示病死率偏高（25%）。重要的是，所有这些初步研究都是通过应用 90 ℃以上的温度和治疗大型肿瘤进行的。从手术经验中学习，可以通过预防措施来控制医源性损伤，如降低消融温度（＜ 90 ℃）、维持大血管或十二指肠的安全距离（也可以用冷盐水冲洗），以及对大尺寸病变采用渐进式方法[23]。在动物模型中应用这些预防措施显示了较好的结果，没有死亡，胰腺炎发生率为 25%，无其他主要并发症[24]。

关于 RFA 在 CPL 患者中的作用，目前还缺乏数据。最近有研究描述了 RFA 在 CPLs 治疗中的初步应用。Pai 等[25]进行了一项多中心试点安全性和可行性研究，描述了 8 名患者的射频消融，包括 6 名 CPL 患者（4 名黏液囊肿、1 名 IPMN 和 1 名微囊腺瘤）和 2 名胰头神经内分泌肿瘤患者。EUS 引导的 RFA 在所有病例中均获得成功，6 名 CPLs 患者中有两名患者病灶完全消退，另 3 名患者病灶缩小了 50%。PNETs 在 EUS 引导下的 RFA 后也出现了血管变化，表现为中心坏死。未发生重大并发症，两名患者出现轻度自限性腹痛[25]。最近，Barthet 等发表了一项关于 RFA 在胰腺疾病适应证的前瞻性多中心研究[26]。作者纳入了 12 例患者（有 14 例次 PNETs，平均尺寸 13.1 mm，范围 10 ～ 20 mm）和 17 例 CPL 患者（16 例 IPMNs，1 例黏液性囊腺瘤；平均尺寸 28 mm，范围 9 ～ 60 mm）。均使用 18G RFA 冷却针在 EUS 引下进行 RFA。总的来说，发生了三起不良事件（10%），其中两起发生在最初两名患者中（1 例胰腺炎，1 例小肠穿孔）。在这些初始患者之后，对方案进行了修改使并发症得以减少（3.5%），其中一名患者发生了胰腺导管狭窄。在 1 年的随访里，在 14 例次 PNETs 中，有 12 例完全消失（86% 的肿瘤消退），其中 3 例患者反应有延迟。在 17 例 CPLs 中，12 个月时有 11 例肿瘤完全消失，另有 1 例肿瘤直径减少了 50% 以上（显著反应率 71%）。所有 12 例壁层结节均完全消失。作者得出结论，EUS 引导下的射频消融术是一种安全的手术，并发症发生率仅为 10%，对治疗的病变有较高的反应率，并且仍有改进的空间[26]。

75.3.2 酒精和（或）化学消融

CPL 消融的初始研究都是使用乙醇，因为乙醇的黏度低且成本效益高，能够引起凝固性坏死和随后的纤维化、小血管血栓形成和肉芽组织形成。乙醇也很容易通过小口径针头注射。事实上，经皮穿刺乙醇注射治疗已用于消融许多实体和囊性病变[27]。基于这些背景知识，乙醇才成为最常见的囊肿消融硬化材料。超声引导下的乙醇注射是一种相对无创、安全、有效的方法，并发症发生率低（并发症可能从轻度发热、局部疼痛到全身反应，如休克和中毒）。乙醇也已经用于肾囊肿的硬化和肝囊肿的经皮消融。

EUS 引导的细针注射被认为是一种安全的微创治疗技术，能够将抗肿瘤药物输送到目标病灶。其用于治疗 CPL 的初始研究也是基于乙醇的给药。迄今为止，几乎所有使用 EUS 引导的胰腺囊肿消融术的研究都在 EUS 引导下使用 22 号针头抽吸囊液，然后将等体积的乙醇通过针头注射到塌陷的囊肿中，囊腔内可以每间隔 5 min 交替填充和排空[12，14]。

Gan 等[28]报道的初步数据显示 EUS 引导下的乙醇注射用于 CPL 消融是可行和安全的。他们通过注射 80% 的酒精治疗了 25 例 CPL 患者（13 例 MCNs、4 例 IPMNs、3 例 SCAs、3 例假性囊肿和 2 例不明原因的患者），在随访期间

（6 ～ 12 个月）有 35% 的患者囊肿消退。5 名患者（33%）接受了手术切除，病理标本上描述了不同程度的上皮消融。该研究之后，前瞻性随机试验 EPIC 表明，乙醇灌洗后囊肿完全消融率为 33%，严重不良事件率为 4% ～ 5%(胰腺炎)[29]。在这些初步研究之后，数项试验研究了 EUS 引导下使用乙醇进行 CPL 消融的准确性和安全性（表 75.1）。DeWitt 等 [30] 进行了一项随机双盲试验，对 42 名患者进行了乙醇与生理盐水灌洗的比较。研究显示，与生理盐水相比，EUS 引导下的乙醇灌洗能更有效地减小 CPL 尺寸。在接受手术的 4 名患者中，上皮消融率从 0（注射生理盐水）到 50% 或 100%（分别使用一次或两次乙醇灌洗）不等。DiMaio 等 [31] 回顾性地分析了多次 EUS 引导下的乙醇灌洗的疗效，并得出结论认为 38% 的病例可实现囊肿的完全消退。尽管乙醇消融是可行的，但单独使用酒精进行 CPL 消融的结果令人失望。Gómez 等 [32] 发现单用乙醇的完全消融率令人沮丧，仅 9%，并且有 4% 的胰腺炎风险。看来，仅使用乙醇进行 CPL 消融的临床价值并不理想，并且会出现诸多不良反应，因此单用乙醇消融颇受质疑。

表 75.1　EUS 引导的 CPL 化学消融研究总结

文献	病例数	治疗类型	完全缓解（CR）或部分缓解（PR）	重大不良反应数
Gan 等（2005）[28]	25	乙醇	35%CR 7%PR	0
Dewitt 等（2009）[30]	25	乙醇	33%CR	24
	17	生理盐水	0%CR	
DiMaio 等（2011）[31]	13	乙醇	38%CR	8
Caillol 等（2012）[29]	13	乙醇	85%CR	0
Gomez 等（2016）[32]	23	80% 乙醇	9%CR 44%PR	8
Oh 等（2008）[33]	14	乙醇 + 紫杉醇	79%CP 14%PR	21
Oh 等（2009）[34]	10	乙醇 + 紫杉醇	60%CR 20%PR	10
Oh 等（2011）[35]	47	乙醇 + 紫杉醇	62%CR 13%PR	4
DeWitt 等（2014）[39]	22	乙醇 + 紫杉醇	50%CP 25%PR	23
Moyer 等（2017）[37]	18	乙醇 + 紫杉醇 + 吉西他滨	61%CR	28
	21	乙醇 + 紫杉醇 + 吉西他滨	67%CR	0

Oh 等 [33] 做了进一步的创新，他们在乙醇灌洗后将紫杉醇注入胰腺囊肿中。紫杉醇是一种化疗药物（具有黏性和疏水性），通过抑制细胞微管的组装来干扰 G2 有丝分裂期的细胞复制。他们对 14 名 CPL 患者进行了初步研究，其中 11 名患者随访时间超过 6 个月并获得了完全缓解。有一名患者出现了轻微的并发症（包括高淀粉酶血症和腹痛）。该小组还报告了 10 例分隔型 CPL 患

者的结果[34]，其中60%患者的囊肿在影像学上完全缓解，从而也证明了分隔的存在不是EUS引导下治疗的禁忌证。这些作者在他们最大的研究中也证实了同样的结果，该研究报告了52例患者中有62%获得了完全缓解，并且没有任何严重并发症[35]。添加紫杉醇注入后，乙醇灌洗的疗效明显提高，使得这种综合疗法成为CPL消融的首选方法。然而，酒精消融加或不加紫杉醇的一个重要限制是相关的严重不良事件，如有0 ~ 10%的患者出现胰腺炎、腹膜炎和静脉血栓形成。重要的是，这些报道的并发症的机制被认为是次要的，主要是乙醇对周围胰腺实质和（或）邻近血管的炎症和毒性作用[7, 36]。在这种情况下，Moyer等[37]最近发表了一项前瞻性的随机双盲试验，39名患者被随机分配到生理盐水组或传统的乙醇组中，两组都用吉西他滨和紫杉醇的化疗组合治疗。在治疗后1年的随访中，乙醇组有61%的患者实现了完全消融，而非乙醇组有67%。这些结果表明，在使用针对胰腺肿瘤的化疗组合时，囊肿消融不需使用乙醇。至关重要的是，非乙醇组的不良事件发生率明显较低（$P = 0.01$），因为所有轻微和严重的不良事件都发生在乙醇组。根据这些数据，CPL消融不使用乙醇似乎可以显著降低不良事件发生率。

最近测试的另一种选择是注射聚桂醇（也称为聚多卡醇）。一项研究报告了29例接受了36次治疗的患者。完全缓解率为37.9%，不良事件发生率为10%。与化疗药物相比，这些结果没有显示出更多获益[38]。

消融方法的一个重要优点是治疗效果的持久性，即长期效应。两项研究试图评估CPL消融的长期效果。DeWitt等[39]证实CPL消融在两年内都是有效的。大多数消融有效的患者也能消除KRAS突变的表达。在第二项研究中，Choi等[40]最终证明了EUS引导下联合使用乙醇和紫杉醇的CPL消融的长期效果。这项研究包括164名单腔或少腔囊肿患者，或需要在EUS下行组织活检的临床上不确定的囊肿患者。有71例MCNs、16例浆液性囊性肿瘤、11例IPMNs、3例假性囊肿和63例不确定囊肿患者；16例患者（9.8%）发生不良事件。完全缓解114例（72.2%），部分缓解31例（19.6%），持续性囊肿13例（8.2%）。其中13例持续性囊肿患者中，12例接受了手术。在114例囊肿完全消退患者的临床和影像学随访中（中位72个月，四分位范围50 ~ 85个月），只有两例患者（1.7%）出现囊肿复发。基于多变量分析，无分隔[*OR* 7.12，95% *CI* 2.72 ~ 18.67]和囊肿小于35 mm（*OR* 2.39，95% *CI* 1.11 ~ 5.16）可预测完全缓解。总体而言，在获得完全缓解的CPL患者中，98.3%的患者在6年随访中仍处于缓解状态。

最后，最近发表了一篇关于EUS引导下乙醇灌洗或紫杉醇为主的CPL消融研究的系统回顾。数据来自6项EUS引导的乙醇消融研究（n =207例患者）和8项EUS引导的基于紫杉醇的消融研究（n =347例患者）。EUS引导下乙醇灌洗消融的207例患者中有68例（32.8%）完全缓解，而EUS引导的紫杉醇消融的347例患者有221例（63.6%）完全缓解。EUS引导下乙醇消融的不良事件报告为207例中的44例（21.7%），而EUS引导的紫杉醇消融方案的不良事件为347例中的52例（15%）。总之，EUS引导下使用这些药物进行囊肿消融似乎是有效和安全的[41]。

75.4 结论

EUS引导下的干预治疗在全球范围内变得越来越重要。实际上，亚洲EUS小组（Asian EUS group，AEG）最近的一份文件旨在规范CPL中EUS引导治疗的方法[12]。众所周知，CPL（主要是黏液性病变）的治疗仍有争议。治疗原则是预防CPL来源的恶性肿瘤相关的死亡。

为 CPL 推荐任何治疗（手术或内镜）的主要困难在于通常难以准确诊断和进行风险分层。值得注意的是，在过去几年中，CPL 消融的报道越来越多，而并发症却在减少。需要进一步的研究来证实这些结果并解决重要问题，如消融剂对囊肿上皮的精确效果，以及是否可以通过大规模的囊肿消融试验可靠地预防恶性肿瘤。然而 EUS 引导的 CPL 消融在临床的常规应用目前还不应成为标准方案。关键是即使实施了消融手术，胰腺癌仍可能在胰腺的其他部位发展，因此仍需要对患有 IPMN 并伴有高风险因素的患者进行持续的长期监测[42]。

（郭丰译，黎命娟审校）

参考文献

识别二维码查阅

第七部分

胰腺的神经内分泌和其他肿瘤

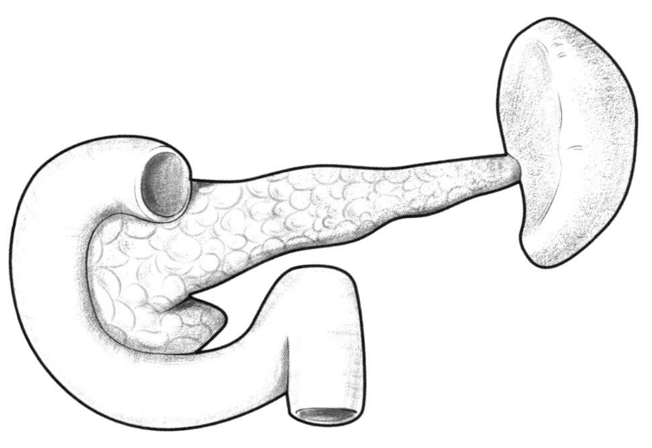

第 76 章　胰腺神经内分泌肿瘤的诊断与治疗：临床实践中如何处理？

Francesca Muffatti, Stefano Partelli, Valentina Andreasi, Massimo Falconi

76.1　引言

PanNENs 是一种罕见的起源于胰腺的内分泌细胞的异质性疾病。历史上，PanNENs 一直被认为是极其罕见的肿瘤，占所有胰腺肿瘤的 1% ~ 2%，尽管其诊断率在过去几十年有所增加，2012 年估计发病率为 0.8/100 000[1]。然而，据报道，在尸检和手术中，小的无症状的 PanNENs 的发病率在 0.1% ~ 4%[2-3]，这表明这些肿瘤的真实发病率远高于报道。PanNENs 在任何年龄都可以被发现，好发于 40 ~ 60 岁。大多数 PanNENs 是散发的，但在近 10% 的诊断中，它们可能与遗传综合征有关，包括 1 型多发性内分泌瘤（multiple endocrine neoplasia type 1，MEN1）、VHL、Ⅰ型神经纤维瘤（neurofibromatosis type 1，NF1）和结节性硬化症。

76.2　临床表现

过度产生各种激素并与特定临床综合征相关的 PanNENs 被归类为功能性 PanNENs（F-PanNENs）。由于存在综合征相关症状，F-PanNENs 通常比无功能形式更早被发现，其临床表现主要由产生的激素类型决定（表 76.1）

胰岛素瘤是最常见的 F-PanNEN（约占所有 F-PanNENs 的 35% ~ 40%），其特征是胰岛素分泌过多，进而导致典型的 Whipple 三联征。

- 禁食或运动后出现低血糖症状（思维混乱、视力障碍、心悸、震颤）；
- 出现症状时血糖水平低（葡萄糖< 55 mg/dL）；
- 恢复血糖水平后症状缓解。

胰岛素瘤通常是孤立的小肿瘤（大小< 2 cm），仅见于胰腺组织。这些病变通常是无痛的，尽管在极少数情况下（< 10%）可以有恶性行为并出现远处转移。

胃泌素瘤是 F-PanNENs 中第二常见的肿瘤。胃泌素瘤与胃泌素分泌过多有关，可导致卓 - 艾综合征，其典型特征为慢性腹泻、胃食管反流、胃肠道出血和多发性难愈性消化性溃疡。

另外，近 70% 的 PanNENs 患者为无功能型（NF-PanNENs）。NF-PanNENs 患者经常无症状，大多数病例是偶然被诊断的。由于这些原因，NF-PanNENs 往往比功能性肿瘤发现得晚，此时患者已经发生转移性或局部晚期疾病。然而，在过去的几十年里，偶然发现的小型无症状 PanNENs 的数量一直在稳步增加，这主要是因为其他原因而广泛使用高质量的成像手段所致[4]。

在巨大的 NF-PanNENs 案例中，患者偶尔会表现出与局部压迫相关的症状，如腹痛、恶心 / 呕吐、体重减轻、黄疸或胰腺炎。

表 76.1　功能性胰腺神经内分泌肿瘤（F-PanNEN）的流行病学及主要临床特征

综合征	肽	发生率[a]	位置	临床表现
胰岛素瘤	胰岛素	1 ~ 3	胰腺（> 99%）	低血糖症状 血浆血糖水平< 55 mg/dL 恢复血糖水平后症状缓解（Whipple 三联征）
卓-艾综合征	胃泌激素	0.5 ~ 2	胃泌素瘤三角形	GERD，腹痛，腹泻，十二指肠溃疡，PUD
血管活性肠肽瘤	血管活性肠肽	0.05 ~ 0.2	胰腺（90%，成人）其他（10%：神经、肾上腺、副神经节瘤）	腹泻，低钾血症，脱水
胰高血糖素瘤	胰高血糖素	0.01 ~ 0.1	胰腺（100%）	皮疹，糖耐量异常，坏死性迁移性红斑，体重减轻
生长抑素瘤	生长抑素	< 0.01	胰腺（55%） 十二指肠/空肠（44%）	糖尿病，胆石症，腹泻
促肾上腺皮质激素瘤	ACTH	< 0.01	胰腺	库欣综合征
引起类癌综合征的胰腺 NET	血清素（血管收缩素）	< 0.01	胰腺	面色潮红、腹泻
甲状旁腺激素相关蛋白瘤（血钙过多）	甲状旁腺激素相关蛋白，其他未知	< 0.01	胰腺	继发于高钙血症的症状、原发性甲状旁腺功能亢进

注：PUD，消化性溃疡；GERD，胃食管反流病；NET，神经内分泌肿瘤。
[a] 每年每 10 万人口新增病例数。

76.3　诊断

76.3.1　实验室指标

嗜铬粒蛋白 A（Chromogranin A，CgA）是临床上经典的、应用最广泛的神经内分泌肿瘤生化标志物[5 ~ 7]。然而，许多不同的情况，如内分泌疾病、其他肿瘤、肾衰竭和使用质子泵抑制剂或类固醇，可增加血浆 CgA 水平，从而限制了 CgA 诊断 PanNENs 的准确性[5, 7-9]。其他生物标志物，如胰腺多肽和神经元特异性烯醇化酶，已被提倡作为 PanNENs 诊断的可能生物标志物，但没有明确的证据证明其在临床实践中的常规使用的价值。

其他一些有前景的生物标志物目前正在评估中。这些新的生物标志物包括 microRNAs、长非编码 RNA、循环肿瘤细胞或转录本（NEtest）和 DNA 甲基化模式[10]。另外，见表 76.1，F-PanNENs 通常是用更特异性和可靠的血浆生物标志物来识别的。

76.3.2　影像学指标

诊断 PanNENs 的影像学技术包括形态检查，即 CT、MRI 和 EUS，以及功能检查，即正电子发射断层扫描（PET）。

76.3.2.1 形态学成像

CECT 是诊断 PanNENs 使用最广泛的影像学检查手段。欧洲神经内分泌肿瘤学会（European Neuroendocrine Tumor Society，ENETS）护理标准报道的螺旋多相对比 CT 对原发性胰腺病变[10]的敏感度和特异性分别为 82% 和 96%。CT 检测肝转移瘤[10]的敏感度为 84%，特异性为 92%。一般情况下，PanNENs

在动脉期表现为边界清晰的具有高血管化的轮廓实性肿块。在某些情况下，较大的肿瘤可出现低强化，并有侵犯其他器官或结构的倾向和伴有钙化。

腹部 MRI 已经得到广泛应用。该技术在原发性 PanNENs 诊断中具有良好的敏感度（79%）和特异性（100%）。与 CT 相比，MRI 的优势主要是使用肝细胞特异性增强技术检测肝转移的准确性更高（敏感度 75%，特异性 98%）[10]。PanNENs 在 MRI 上多表现为低 T_1 信号或中等 T2 信号的高血管病变，而较大的坏死肿瘤可表现为信号分布不均。EUS 也经常用于 PanNENs 的诊断。在原发性肿瘤的检测中，灵敏度可从 80% 到 100% 不等。EUS 的额外价值在于能够通过细针穿刺对胰腺肿块和淋巴结进行取样，以获得细胞学诊断，甚至是病变的显微活检。

76.3.2.2 功能成像

功能性成像在 PanNENs 的诊断工作中起着至关重要的作用。生长抑素受体（特别是 2 型生长抑素受体）在 NF-PanNENs 和近 60% 的胰岛素瘤 [11] 中广泛表达，使这些受体成为诊断的适当的靶点。

在过去几年，^{111}In 标记的五肽（OctreoScan）被认为是生长抑素受体（SSTR）成像领域的标准。目前，因具有更高的敏感度（92%）和特异性（83%）[10]，带有 ^{68}Ga 标记的生长抑素类似物（^{68}Ga-PET）的 PET（图 76.1，文后彩图 76.1）取代了 OctreoScan 用于诊断。SSTR 的成像优点不仅在于分期，而且可预测 PanNENs[12] 中生长抑素类似物和肽受体放射性核素治疗（peptide receptor radionuclide therapy，PRRT）的可行性和反应。在高级别或转移性 PanNENs 患者中，除了 68Ga-PET 外，^{18}F- 氟脱氧葡萄糖（FDG）-PET 可用于更精确地确定疾病负担。在高分化或低分化 PanNENs 患者中，已证 ^{18}F-FDG-PET 比 ^{68}Ga-PET[10] 更准确。

76.4 分期系统

WHO 对 PanNENs 的分类在过去几年中发生了很大变化。根据 Ki-67 增殖指数和有丝分裂计数，WHO 最新分类将 PanNEN 分为以下几类：高分化 PanNENs（1、2、3 级或 G1 ~ G3）、低分化胰腺神经内分泌癌（PanNEC）和混合神经内分泌 / 非神经内分泌瘤变 [13]（表 76.2）。

适当的分类和分级系统对于选择最合适的治疗方法非常重要，特别是在晚期或侵袭性疾病患者中。ENETS[14] 和 AJCC/UICC[15] 的分期系统见表 76.3。

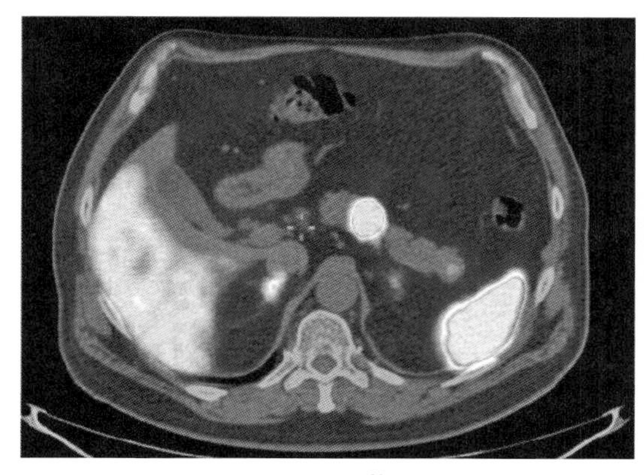

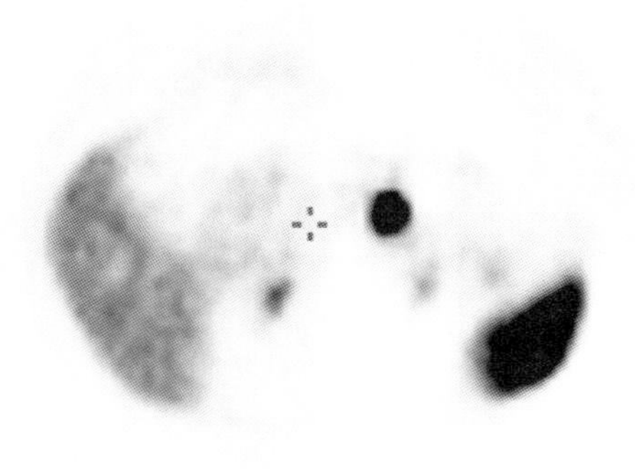

图 76.1 ^{68}Ga-PET：NF-PanNEN 患者胰腺体摄取 ^{68}Ga 示踪剂
（资料来源：Francesca Muffatti，Stefano Partelli，Valentina Andreasi 和 Massimo Falconi 提供）

表 76.2　2017 年 WHO 胰腺神经内分泌肿瘤（PanNENs）分类

	ki-67 指数	有丝分裂计数
高分化 PanNENs：胰腺神经内分泌肿瘤		
PanNET 低级别 G1	＞3%	＞2
PanNET 中级别 G2	3% ~ 20%	2 ~ 20
PanNET 高级别 G3	＞20%	＞20
低分化型 PanNENs：胰腺神经内分泌癌		
PanNEC（G3）	＞20%	＞20
小细胞型		
大细胞型		
混合神经内分泌 / 非神经内分泌肿瘤		

注：Ki-67 增殖指数是基于对核标记较高地区（所谓热点地区）的 500 个细胞的评估。有丝分裂指数是基于对高密度地区 50 个高倍视野（每个 0.2 mm^2）有丝分裂的评估，并表示为每 10 个高倍视野（2.0 mm^2）有丝分裂。最终的分级是基于将肿瘤置于最高分级的任何指标（Ki-67 或有丝分裂）。对于评估 Ki-67，不建议随意的视觉估计（目测）；提倡使用打印图像进行人工计数 [14]。
资料来源：Lloyd 等 [13]。

表 76.3　ENETS 和 AJCC/UICC 分期分级

	ENETS 分期系统	AJCC/UICC 分期系统
T_1	肿瘤局限于胰腺＜2 cm	局限于胰腺，最大小于 2 cm
T_2	肿瘤局限于胰腺 2＞4 cm	肿瘤局限于胰腺 2＞4 cm
T_3	肿瘤局限于胰腺＞4 cm，或侵犯十二指肠或胆总管	肿瘤局限于胰腺，最大尺寸为＞4 cm 或肿瘤侵入十二指肠或胆管
T_4	肿瘤侵袭邻近组织	肿瘤穿透内脏腹膜（浆膜）或侵入其他器官或邻近结构
N_0	无区域淋巴结转移	无区域淋巴结转移
N_1	区域淋巴结转移	区域淋巴结转移
M_0	无远处转移	无远处转移
M_1	远处转移	远处转移 M1a 仅肝内转移 M1b 仅肝外转移 M1c 肝内和肝外转移

分期	T	N	M
AJCC/UICC I	T_1	N_0	M_0
II	T_2 ~ T_3	N_0	M_0
III	T_4 任意 T	N_0 N_1	M_0 M_0
IV	任意 T	任意 N	M_1
ENETS I	T_1	N_0	M_0
IIA	T_2	N_0	M_0
IB	T_3	N_0	M_0
III A	T_4	N_0	M_0
III B	任意 T	N_1	M_0
IV	任意 T	任意 N	M_1

注：M，远处转移；N，淋巴结；T，原发性肿瘤大小。
资料来源：Klöppel 等 [14] 和 Brierley 等 [15]。

76.5　治疗

PanNENs 的治疗取决于许多因素，但最重要的三个因素是功能、分级和疾病的分期。由于疾病表现的异质性和其预后的多变性，每个指征都应在多学科小组中讨论，并在专门的中心进行治疗。

76.5.1　F-PanNENs

由于激素综合征的存在，F-PanNENs 通常在肿瘤局限且适合手术切除的早期被诊断出来。

胰岛素瘤通常是很小的病变，可以通过摘除术或保留实质的手术治疗，在某些情况下可以使用腹腔镜手术。在计划手术干预时，考虑结节的位置和病变与主胰管的距离是非常重要的，以避免主胰管的意外破裂。基于这个考虑，如果与主胰管的距离超过 3 mm[17]，摘除术通常被认为是安全的。对于散发性胰岛素瘤，标准的手术治疗应包括术中胰腺触诊探查和术中超声 [18]。术前血糖水平可通过少餐、静脉给糖或药物治疗（二氮嗪）来控制。对于有症状但不适合手术的患者，可考虑采用射频消融（经皮或内窥镜）等局部治疗来控制症状。在罕见的晚期恶性胰岛素瘤病例中，采用适当的治疗顺序应用 PRRT 及 mTOR 抑制剂（依维莫司）或化疗等的治疗[19]。如果结节已完全切除，散发性胰岛素瘤的预后通常是良好的，复发是例外。此外，在几乎所有病例中，功能状态都与分化良好的形态有关。

对于胃泌素瘤患者，可通过给予大剂量质子泵抑制剂（奥美拉唑 60 mg/d，埃索美拉唑 120 mg/d，兰索拉唑 45 mg/d，雷贝拉唑 60 mg/d，或泮托拉唑 120 mg/d）来控制高胃酸分泌；尽管如此，手术切除仍然是治疗局限性肿瘤的唯一方法。90% 以上的胃泌素瘤位于所谓的“胃泌素瘤三角”或帕萨罗三角，该区域由三个点确定：胆囊管和胆总管的交汇处为上点，十二指肠第二、三部分接合部为下点，胰腺颈体接合部为中点所围成的三角形区域。由于这一解剖学原因和淋巴结转移增长的趋势，对于局限性胃泌素瘤[18]，Whipple 胰十二指肠切除术和适当的淋巴结切除术是首选的干预措施。

76.5.2 无功能 PanNENs

76.5.2.1 局限性病灶

在回顾性研究中，积极监测和定期放射检查对小的（直径＜ 2 mm）无症状 NF-PanNENs 患者来说是可行的和安全的。在一项包括 327 名患者的荟萃分析中，只有 14% 的患者有肿瘤生长并需要进行胰腺切除术，无疾病相关死亡报告[20]。对于小的（直径＜ 2 cm）、分化良好（Ki-67 指数＜ 3%）、无功能的、无局部侵袭征象的无功能肿瘤（主胰管或胆管扩张、胰腺萎缩、黄疸、血管或淋巴结累及）患者，可考虑保守治疗。相比之下，对于大于 2 mm 的局限性 PanNENs，若患者适合手术干预，手术是唯一的治疗方法。手术入路和手术切除方式的选择取决于许多因素，如肿瘤的大小和位置。常规推荐标准的胰腺切除术合并充分的淋巴结清扫术[21]，而只有在直径小于 2 cm 的 PanNENs 的特定病例中，才考虑摘除术或胰腺中段切除术[22]。ENETS 指南建议，只有在保守治疗禁忌的情况下，小型胰岛素瘤或受小型 PanNENs 影响的特定患者才应接受保留实质的胰腺切除术。对于位于胰腺体或尾部的 PanNENs，与开放手术相比，微创（腹腔镜或机器人）入路与更低的失血量、更低的总并发症率和更短的住院时间相关。然而，目前还没有长期肿瘤预后的可靠数据[23]。边缘可切除的特定 PanNEN 患者或伴有 G1/G2 的局部进展的 PanNEN 患者，只有在能够实现根治性切除的情况下，才能受益于胰腺切除合并血管重建和多内脏切除。另外，由于疾病的侵袭性，早期复发的风险很高，故而不建议对低分化 PanNEC 进行前期手术。

76.5.2.2 转移性病灶

晚期 PanNENs 患者的治疗目的是控制肿瘤生长和缓解临床症状，并改善患者的生存结局。目前，有几种可用的治疗方法，其疗效和不良反应多样。治疗方案需要在多学科会诊为每个患者量身定制。目前的指南建议在选择治疗时考虑特定的标准。这些标准包括疾病负担、肿瘤分级、患者的病情和临床症状。

生长抑素类似物 功能成像呈 NF-PanNENs 阳性（G1/G2 和 Ki-67 ＜ 10%）的患者可使用长效生长抑素类似物（somatostatin analogs，SSAs）治疗，如奥曲肽和兰瑞肽。这些药物已被证明在转移患者中可有效地控制肿瘤生长和提高无进展生存期（PFS）[24-25]。在临床实践中，SSAs 用于疾病负荷对较低的患者的一线治疗，但也可以作为二线治疗，通常与其他治疗方法联合使用，如分子靶向治疗、PRRT 或化疗。SSAs 治疗通常耐受性良好，但也会发生一些不良事件，包括腹痛、胃肠功能紊乱、脂肪泻和胆结石进展。

靶向治疗 分子靶向治疗（依维莫司和舒尼替尼）已被证明可以改善 SSAs 或化疗一线治疗失败后发生进展的 PanNENs 患者的 PFS[26-27]。连续治疗方案为：依维莫司 10 mg/d，舒尼替尼 37.5 mg/d[28]。但是，如果在给药过程中发生不良事件，可以减少剂量。依维莫司的不良反应包括口炎、皮疹、腹泻、非传染性肺炎、骨髓毒性和感染，舒尼替尼的不良反应包括中性粒细胞减少、高血压、腹泻、乏力、恶心、呕吐和疲劳[29]。

化疗 化疗是高疾病负荷或疾病快速进展的患者及 PanNEC G3 患者的首选治疗方法。已经提出了几个方案，包括链霉素和 5- 氟尿嘧啶，最近提出可选择替莫唑胺加或不加卡培他滨化疗方案。或者可以考虑以奥沙利铂为基础的化疗加 5- 氟尿嘧啶或卡培他滨[28]。在低分化 PanNEC 患者中，依托泊苷加顺铂是首选治疗方案。

肽受体放射性核素疗法 PRRT 是一种分子靶向治疗形式，涉及使用小分子肽（一种类似奥曲肽的 SSA）与放射性核素释放的 β 射线（镥 -177 或钇 -90）耦合。近年来，PRRT 在转移性 NF-PanNEN 的治疗中受到了广泛的欢迎，因为它能延长患者的总生存期和 PFS，同时毒副反应少；然而，何时开始 PRRT 的决定是复杂的，需要多学科团队会诊。虽然一项大型随机试验证明 PRRT 仅对晚期小肠 NENs[30] 患者有效，但其适应证已扩展到 PanNENs。

手术肝脏是最常见的转移部位，当不存在其他转移部位时，手术可以是一种治疗方法。从 PanNENs 中准确选择可能受益于手术的肝转移患者至关重要。在此评估中应考虑几个因素：疾病的程度和生物学行为，患者的临床症状及患者相关因素（年龄和共病）。对于高级别 PanNENs、状态不佳或有大体积肝病的患者，手术通常是禁忌的。肝脏疾病的分布可分为三类：1 型，任何大小的单一转移；2 型，孤立的转移性肿块伴较小的沉积物，常累及双肝叶；3 型，双肝叶播散性转移[31]。根治性切除只能在 1 型转移患者中实现，与仅接受药物治疗的患者[22] 相比，根治性切除具有良好的预后和明显更好的生存率。2 型肝转移患者的手术方法更有争议。在这些情况下，可在选定的病例中考虑两步肝切除术[22]。原发性 PanNEN 病灶的切除在肝转移灶无法切除的患者中的作用仍存在争议。回顾性研究显示，在特定的 G1 或 G2 肿瘤位于胰体尾的患者中，不可切除的肝病患者的生存率较好[32-33]。然而，在存在 3 型肝转移的情况下，选择姑息性胰腺切除术需要考虑肿瘤的位置（胰腺头部与体 / 尾）、患者共病、肿瘤分级和疾病的自然史。

最后，肝移植很少用于Ⅳ期 PanNEN 患者。这种手术干预只能在符合严格临床和病理标准的高选择性患者（< 1%）[28] 中提出。

76.6 声明

Francesca Muffatti 的研究经费和 Valentina Andreasi 的经费由 Gioja Bianca Costanza 遗产捐赠支持。

（刘梅译，黎命娟审校）

参考文献

第 77 章　其他罕见胰腺肿瘤：应该知道的临床特征、诊断和治疗

Rossana Percario, Paolo Panaccio, Fabio F. di Mola, Pierluigi Di Sebastiano, Tommaso Grottola

77.1　胰腺腺泡细胞癌

77.1.1　定义和流行病学

胰腺腺泡细胞癌是上皮性肿瘤大家族的一员，其特征是其形态与腺泡细胞相似，并产生胰腺外分泌酶 [1]。可根据其行为功能进行分类。

- 恶性实体肿瘤 - 腺泡细胞癌（ACC）。
- 良性囊性肿瘤 - 腺泡细胞囊腺瘤。
- 恶性囊性肿瘤 - 腺泡细胞囊腺癌。
- 混合性癌：腺泡 - 神经内分泌肿瘤；腺泡–神经内分泌–导管肿瘤；腺泡导管肿瘤。

胰腺腺泡细胞癌没有明确好发的解剖位置，但文献中讨论的大多数病变位于胰头。目前尚不清楚组织学癌前病变或危险因素。在成人中，胰腺外分泌病变的发病率为 1% ~ 2%，并在 60 岁左右达到峰值，但在 8 ~ 15 岁的年轻患者中发病率增加至 6%。无论是成年人还是年轻人，在没有种族倾向的情况下，男女比例都是 3.6∶1。无转移且为局部病灶的患者中位生存期为 38 个月，如果存在转移性病灶则减少至 14 个月。总体 5 年的生存率不到 10%。首次诊断时，一半患者有转移性病灶，另一半患者在术后大多数会发生转移。转移细胞扩散到区域淋巴结和肝脏，但在文献中有一些肺转移的病例。一般来说，青少年病例比成人病例侵袭性减低 [2-3]。最重要的预后因素是首次诊断时的分期。预后差与肿瘤转移明显相关，高脂血症与预后差之间存在对应关系 [4]。

77.1.2　临床症状

有两种临床症状：非特异性症状，如体重减轻（52%）、腹痛（32%）、恶心和呕吐（20%）、黑便（12%）、虚弱，以及病灶的肿块效应和肿瘤外分泌功能引起的特定症状。只有 12% 的患者出现胆管梗阻的体征和症状，因为肿瘤浸润总胆管的胰腺内道的倾向较低。10% ~ 15% 的患者在首次出现或治疗后复发时因脂肪酶分泌过多而发展为特定的副肿瘤综合征；血中脂肪酶水平可超过 10 000 U/L（正常为 140 ~ 200 U/L）。这种高分泌的临床特征包括皮下脂肪坏死灶和多关节痛（骨内脂肪坏死）。转移性疾病是非常罕见的，主要发生在肝脏，与原发病变同时发现 [5-6]。

77.1.3　诊断

77.1.3.1　实验室指标

除了在副肿瘤综合征患者中存在高脂血症外，没有特异性血液标志物。在某些情况下，血清甲胎蛋白也会升高，但这个指标并不能证实诊断 [7]。

77.1.3.2　影像

ACCs 通常是大的圆形病灶（直径 2 ~ 10 cm），病灶在基础 CT 成像上呈等密度信号，动脉期和门脉期低增强或正常增强，中心区域为坏死或囊性变性。在磁共振成像（MRI）上，ACC 与正常胰腺相比，表现为 T_1 低信号和 T_2 高信号。病灶可转移到其他器官，表现为周围器官浸润的征象 [8]。

77.1.3.3 细针抽吸活检

标本的特征是显示腺泡细胞的不同分化阶段。在显微镜下，细胞核是偏心的，有时细胞壁会随着细胞核的渗漏而破裂。免疫组化显示出糜胰蛋白酶、胰蛋白酶和脂肪酶的免疫标记，部分细胞由于局灶性内分泌分化也表达嗜铬粒蛋白和突触素[9-10]。

77.1.4 治疗

即使存在转移病灶或确诊时病灶太大（在这种情况下，唯一的策略是化疗与新辅助/姑息性治疗），手术仍是胰腺肿瘤治疗的“金标准”，并且72%的患者术后会复发。一些化疗方案被提出用于治疗肿瘤，如单独使用5-FU或5-FU联合伊立替康和多西他赛，但其效果尚未得到证实[11-14]。

77.2 胰腺肝样癌

肝样癌是一种罕见的发生于肝外部位的恶性肿瘤，如胃、胰腺、肺、胆囊、卵巢和结肠[15]。它有很高的转移倾向，主要转移到肝脏和区域淋巴结。它可以在胰腺实质中作为单一病变被发现，也可以与其他胰腺病理相关，如腺泡腺癌、导管腺癌或神经内分泌肿瘤[16]。关于这种肿瘤的组织学起源有很多争论——它是从原生细胞进化而来的还是从异位肝组织进化而来的——但这一争论的解决不会改变治疗方案。无论肿瘤来源如何，许多患者表现出甲胎蛋白升高；虽然此肿瘤标志物不能用作诊断工具，但在随访期间是有用的[17]。胰腺肝样癌发病位置在胰腺没有明显的位置偏好。该病变多见于50～60岁的男性患者（男女比例2：1）[18]。没有已知的危险因素、易感条件或临床特征可引起人们怀疑胰腺肝样癌的诊断。临床可无症状或表现为胃痛、黄疸、恶心、呕吐、体重减轻（频率由高到低）[15]。由于肿瘤的罕见性和缺乏有效的治疗方案，预后较差。因为其转移潜力高[16，18]，手术与辅助化疗联合治疗可产生最好的治疗效果。最坏的预后与肿瘤大小（病例报告范围为2～11cm）、淋巴结侵犯、转移、单一病变与其他胰腺肿瘤相关的病变有关；一般预后较原位肝癌[19]差。随着基因测序和突变鉴定的出现，一个新的治疗前沿已经打开，这可能有助于寻找特定的辅助或新辅助治疗方案[15]。

77.3 胰腺神经鞘瘤

胰腺很少发生神经鞘瘤，这是一种良性的施万细胞肿瘤，起源于迷走神经[20]的交感神经或副交感神经分支。包括囊肿、钙化、出血、透明化和黄色瘤浸润[21]的退行性改变也有报道。患者一般为成年人，无性别差异。好发于胰头，其次是胰体、胰尾和钩突。症状无特异性（消化不良、上腹部疼痛、恶心），与肿瘤大小有关。没有有效的实验室检测指标[22]。CT显示为实性或囊性病变，CT对评估其与周围组织的解剖关系很重要。MRI显示[23]无特殊特征。此外，FNA显示假阴性结果的比率很高。正常情况下，胰腺神经鞘瘤是包膜良好的病变；在显微镜下，AntoniA区表现为高细胞成分，细胞质贫乏；AntoniB区表现为低细胞成分，黏液基质疏松。Antoni B区很少发生恶性演变。免疫组化显示S100、波形蛋白、CD56阳性[24]。手术切除病灶是最好的治疗方法。在恶变[25]的病例中观察肿瘤边缘是很重要的；在这种情况下，开始化疗（多柔比星）或放疗方案是有用的，即使它们的效用尚未得到证实[26]。

77.4 胰腺血管周围上皮样细胞肿瘤

胰腺血管周围上皮样细胞瘤（perivascular

epithelial cell tumor，PEComa）属于由组织学和免疫组化特征明显的血管周围上皮样细胞组成的间质肿瘤家族，包括血管平滑肌脂肪瘤、淋巴管瘤和透明细胞（糖）瘤[27]。胰腺很少发生PEComa，一旦出现，常累及胰头，其次为钩突和胰体。它可以发生在任何年龄，女性发病率高，病灶直径可达 10 cm[28]。通常情况下是良性病变，预后良好，但与腺泡细胞癌、导管癌、假乳头状肿瘤和转移性肾癌[29]的鉴别诊断很重要。PEComa 可无症状或表现为非特异性的临床症状，如疼痛、腹泻、黑便和发烧[28]。没有特异的实验室指标提示 PEComa 的可能。然而，放射学检查可能表现出令人担忧的特征，如大病灶和浸润性生长，病理学可显示高核和有丝分裂活跃；后两种特征的出现提示恶性 PEComa[27]。

77.5 胰腺血液学恶性肿瘤

胰腺可能是血液系统恶性肿瘤的一个部位，包括非霍奇金胰腺淋巴瘤、移植后淋巴增生性疾病、骨外多发性骨髓瘤、髓样肉瘤和Castleman病。

77.5.1 胰腺非霍奇金淋巴瘤

非霍奇金淋巴瘤（non-Hodgkin lymphoma，NHL）在所有胰腺肿瘤中的占比不到 2%，但在尸检时发现超过 30% 的 NHL 患者。大多数胰腺 NHLs 起源于 B 细胞，但也有来自 T 细胞的病变[30]。然而，来源 B 细胞或 T 细胞、原发性或继发性胰腺受累的分类对于治疗来说没有必要[31]。临床特征无特异性，包括腹痛、恶心、呕吐、体重减轻、白细胞计数正常、骨髓活检[32]正常。也有报道过患者可出现胆管狭窄。CT 上的一些影像学特征可以对 NHL 与腺癌、神经内分泌肿瘤和肾癌转移进行鉴别诊断：大肿块（直径可达 5 cm）、造影期正常实质均匀强化、局部淋巴结病、无主胰管扩张的胰管闭塞、肠系膜血管包膜、囊肿或坏死部位的残余实质萎缩或钙化。弥漫性 NHL 在 CT[33] 上可表现为侵犯胃、脾脏和肾脏。由于 NHL 存在 FDG 摄取倾向，PET 对疾病的诊断或分期具有特异性[34]。另一项基本技术是超声或 CT 引导下的 FNA，它允许通过标本分析进行组织病理学诊断。新的生物制剂如利妥昔单抗的引入和蒽环类药物的使用显著改善了 NHL[35] 患者的治疗反应，因此 5 年生存率高达 45%[36]。手术现在是二线治疗。

77.5.2 移植后淋巴增生性疾病

在 85% 的病例中，移植后淋巴细胞增生障碍（post-transplantation lymphoproliferative disorder，PTLD）是由免疫治疗引起的 EB 病毒（Epstein-Barr virus，EBV）转化的 B 淋巴细胞的重新激活引起的；其余 15% 的病例是由 T 细胞、自然杀伤细胞（NK 细胞）或浆细胞的激活引起的。病理范围从良性病变到高级别 B 细胞 NHL 的增殖。该疾病有许多分类，最近的分类是唯一一种具有预后价值的分类，并考虑了 EBV 的克隆性、EBV 受体状态和肿瘤大小。由于缺乏 EBV 抗体，PTLD 在儿童移植患者中更为常见，并且在所有病例中都发生在移植后的前 5 年[37-38]。在某种程度上，PTLD 的发生率取决于移植的器官（实体器官更常见，主要是小肠）、受体年龄和免疫抑制等级[39]。PTLD 具有较高的淋巴结侵袭和转移倾向（主要是肝脏、小肠和肾脏）[40]。通常，PTLD 在 CT 上表现为与正常实质等密度的大型肿块，MRI 上 T2 加权表现为高信号，与 PET[41] 上的胰腺 NHL 表现相同。与 NHL 不同，PTLD 倾向于包住血管，而不是侵入血管。PTLD 的治疗不需要手术，只需降低免疫抑制[40]。

77.5.3 粒细胞肉瘤

粒细胞肉瘤（granulocytic sarcoma，GS）是一种罕见的未成熟骨髓细胞增生。它发生在 3% ~ 5% 的急性髓系白血病（acute myeloid leukemia，AML）患者中，是治疗后复发的标志。通常情况下，GS 累及骨骼、淋巴结、软组织、皮肤和乳房，很少累及胰腺[42]。CT 表现为均匀低强化肿块。MRI 上 T_1 和 T2 加权图像分别为等信号和轻度高信号[43]。FDG-PET/CT 可用于诊断，也可用于监测治疗效果[44]。GS 的治疗主要是化疗 / 放疗。预后比 AML 差，中位生存期约 12 个月[45]。

77.5.4 多发性骨髓瘤和孤立性浆细胞瘤

骨外部位多发性骨髓瘤（multiple myeloma，MM）在 10% ~ 15% 的年轻患者中可见，他们受到最具侵袭性的骨髓瘤亚型（非分泌性骨髓瘤和 IgD 型骨髓瘤）的影响。该病通常发生在淋巴结、胸膜和肝[46]；胰腺受累罕见，当受累时，胰腺表现为局灶性或弥漫性腺体[31]浸润。胰腺 MM 呈等密度，周围有实质。几乎一半的患者为男性，CT 显示受累常见为胰头，其次是胰体和胰尾。在 MRI 上，胰腺病变在 T_1 和 T_2 加权图像上表现为高信号，而 FDG-PET/CT 显示中至高密度的胰头病变。由于放射学特征的特异性，有必要在手术中或通过 FNA 进行胰腺活检[47，48-49]。

孤立性浆细胞瘤是一种在没有系统性骨髓瘤的情况下浆细胞的髓外恶性增生，需与骨髓瘤相鉴别。预后优于 MM。MM 和孤立性浆细胞瘤不需要手术，但需要化疗 / 放疗和生物制剂治疗，必要时行骨髓移植[50]。

77.5.5 Castleman 病

Castleman 病是一种非克隆性淋巴细胞增殖性疾病，通常与白细胞介素 -6 的产生失调有关。一般情况，它好发于肺、喉、腮腺、胰腺、脑膜和肌肉[51]（按发病率递减排列）。病变类型有两种：透明血管型和浆细胞型。透明血管型为单部位病变，预后较好；浆细胞型为多中心[52]病变。在免疫缺陷患者中，部分病例与人类疱疹病毒 -8（human herpesvirus-8，HHV-8）相关，预后较差。在 CT 上，透明血管型病变表现为清晰的高强化信号，而浆细胞型表现为浸润性低强化病变。MRI 呈像显示病灶信号不均匀。PET/CT[51]上显示 FDG 的较高摄取。单壁病变建议手术治疗，多灶性病变建议使用生物制剂，HHV-8 相关 Castleman 病[53]建议使用抗病毒药物。

77.6 胰腺原发性平滑肌瘤

平滑肌瘤是一种起源于平滑肌细胞的良性肿瘤。根据这一定义，平滑肌瘤可以在所有含有肌肉层的器官中检测到，如胃肠道和子宫[54]。胰腺实质中，导管或血管壁包含平滑肌细胞。病变在影像学显示富血管性病变，无坏死和出血迹象；这些影像特征与无功能的胰岛细胞瘤和乳头状囊性肿瘤重叠，因此行 FNA 病理诊断是必要的。肿瘤细胞波形蛋白和平滑肌抗体[55]阳性。

77.7 胰腺原发性平滑肌肉瘤

胰腺原发性平滑肌肉瘤（primary leiomyosarcoma，PLMS）占所有胰腺恶性肿瘤的比例不到 0.1%，可被认为是胰腺平滑肌瘤的一种演变。患病率没有性别差异，诊断时的中位年龄为 53 岁。症状与病变的肿块效应有关，尽管有些病例没有表现出明显的临床症状。病变中位大小为 11 cm；具有囊性转变的大病灶可能是高度侵袭性病理和血液转移的标志。没有淋巴转移的相关病例，这是与其他恶性肿瘤重要的鉴别点。PLMS[56]发病位置在胰腺上无差异。CT 显示不均匀的富血管肿块，部分区域有出血、坏死或囊性转变。大的 PLMS 伴囊性转变应与假性囊肿鉴别；若存在转移性病变考虑是由囊性病变[57]发生恶化。通过 FNA 获取细胞标本对诊断可能是有用的：PLMS 肿瘤细胞是多形性的，有丝分裂活跃，肌动蛋白和结蛋白阳性，S100 阴性。患者的中位生存期为 48 个月，1 年、3 年、5 年和 10 年总生存期分别为 66.6%、51.2%、43.9% 和 29.3%。年龄大于 55 岁、转移或周围器官侵犯、未行根治性手术是预后差的重要因素，而肿瘤大小与预后无关。R0 手术切除是唯一能延长生存时间的治疗方法[58]。

77.8 胰腺脂肪瘤

脂肪瘤是一种良性的脂肪细胞团块。胰腺脂肪瘤的发生率为 0.08%，是偶发瘤[59]。目前尚无公认的胰腺脂肪瘤的治疗方案；共识认为每 6 ~ 12 个月进行一次腹部超声检查，每 2 ~ 5 年进行一次 CT 检查，并进行随访，但不是普遍的方案[60]。脂肪瘤与脂肪肉瘤的鉴别诊断非常重要，两者具有一定的共同特征，大多为分化良好的脂肪肉瘤。影像学随访很重要，因为脂肪瘤（低生长速率）和脂肪肉瘤（高生长速率）之间的生长速率差异是明显的[59]。CT 上，脂肪瘤为壁状肿块，无血管化。FNA 并不常规用于诊断[61]。在 MRI 上，重要的是确定病灶中的脂肪量；100% 脂肪量为脂肪瘤，低于 75% 为脂肪肉瘤。手术适用于引起肿块效应症状的大脂肪瘤[62]。

77.8.1 胰腺脂肪肉瘤

脂肪肉瘤极少发生于胰腺，最常发生在腹膜后、躯干软组织和下肢。文献中很少有相关病例报道，因此不可能确定其自然史、发生率和生物学行为。临床表现为肿块效应引起的疼痛、腹胀和体重减轻。目前 R0 切除手术是延长生存期的唯一选择，由于肿瘤局部复发频繁，需要严格随访[62]。

77.9 胰腺囊性淋巴管瘤

囊性淋巴管瘤是一种良性病变，很少累及胰腺。在囊性、毛细性和海绵状三种类型的淋巴管瘤中，只有前两种与胰腺有关，临床可表现为单一或混合类型。发病无性别差异，发病时中位年龄为 40.3 岁；然而，让人感到奇怪的是胰腺囊性淋巴管瘤主要发生于亚洲人群。症状具有很强的非特异性：疼痛和肿块效应引起的临床症状与病变的大小和位置有关。主要通过 CT（囊性肿块，内有分隔，薄壁，碘造影剂高增强）和 MRI 进行诊断。组织学上，囊腔内的细胞与胰腺细胞混合。根治性手术是唯一可以治愈并避免复发的治疗方法（图 77.1，文后彩图 77.1）[63-64]。

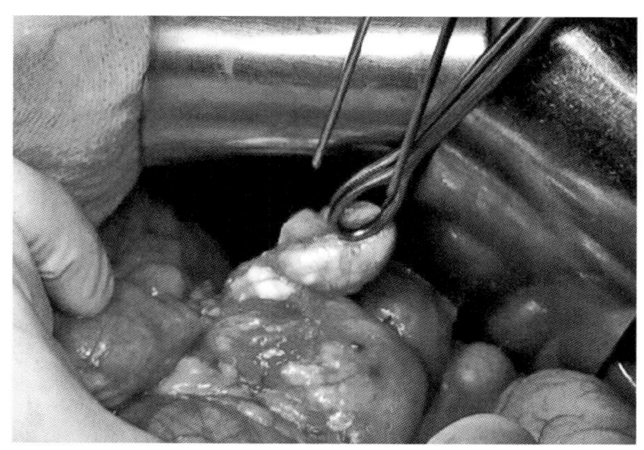

图 77.1 胰腺囊性淋巴管瘤术中
（资料来源：Rossana Percario，Paolo Panaccio，Fabio F. di Mola，Pierluigi di Sebastiano 提供）

77.10 胰腺鳞状上皮囊肿

胰腺鳞状上皮囊肿（squamous-lined cysts of pancreas，SLCP）被认为是真正的胰腺囊性病变的一小部分，而后者又是囊性病变伴假性囊肿和囊性肿瘤大家族的成员。SLCP 包括淋巴上皮囊肿、表皮样囊肿和皮样囊肿。囊性肿瘤包括 MCN、浆液性囊腺瘤、IPMN、实性假乳头状肿瘤、囊性神经内分泌肿瘤和广泛的坏死性腺癌。以下分别描述淋巴上皮性、表皮样、皮样囊肿和实性乳头状肿瘤等。

77.10.1 淋巴上皮囊肿

淋巴上皮囊肿几乎占胰腺所有囊性病变的 0.5%。多发于中年男性（50 岁，男女比例为 4∶1），病变可发生于整个胰腺，以疼痛、体重减轻、恶心等非特异性症状为特征 [65]。它可能来源于胰周淋巴结间的异位胰腺病灶或 Wirsung 管的鳞状化生。从形态学上看，淋巴上皮囊肿为周围有壁的单房或多房囊肿 [66]。在许多病例中，发现 CEA 和 CA19-9 水平升高。关注到其与 HIV 感染的相关性 [67]。超声表现为有内隔的包壁囊肿，CT 表现为外生性肿块，MRI 表现与正常胰腺组织相比 T_1 为等 / 低信号，T_2 为高信号。淋巴上皮囊肿应与胰腺假性囊肿和黏液性囊肿鉴别诊断 [68]。

77.10.2 表皮样囊肿

表皮样囊肿是一种罕见的、良性的、单房 / 多房性病变，由外层鳞状上皮（与脾脏具有相同的胚胎起源）和内层液体组成。简单来说，表皮样囊肿是胰腺尾部异位脾脏组织的一个病灶，中年男女患者均有发生。尽管有时 CA19-9 升高，但不存在恶性行为，但症状无特异性或完全不存在 [69]。CT 表现为包裹良好的囊性病变，在造影期与脾脏的强化程度相同 [70]。磁共振 T_1 加权像上，表皮样囊肿呈高信号。使用超顺磁氧化铁（superparamagnetic iron oxide，SPIO）增强 MRI 或 HDRBC（^{99}mTc- 标记的热损伤红细胞）显像与 MCN、IPMN 和特别是囊性神经内分泌肿瘤鉴别诊断，该显像可特异性地检测异位脾组织 [71-72]。

77.10.3 皮样囊肿或成熟囊性畸胎瘤

与表皮样囊肿一样，皮样囊肿是一种罕见的、良性的、单房 / 多房病变，外层由鳞状上皮组成，内层由皮脂腺和角蛋白物质混合组成。通常含有毛发或呼吸道黏膜 [73]。在超声上，它表现为具有内部高回声 / 低回声 / 等回声信号的壁状病变，这取决于它所含物质的类型。CT 表现为包围良好的病变，由于成分不同，内层信号发生变化。MRI 表现为 T_1 和 T_2 高信号 [74]。

77.11 实性乳头状瘤

实性乳头状肿瘤（SPN）是一种罕见的胰腺交界性肿瘤（占所有胰腺肿瘤的 1% ~ 3%），多见于年轻女性。根据文献资料，38.4% 的病例为胰腺头部偶发瘤。没有症状或无特异性症状，如疼痛、恶心 [75]。在 CT 上，它表现为纤维壁的病变，含有出血和（或）坏死成分的液体 [66]。在 MRI 上，内层在 T_1 和 T_2 加权图像上分别为高信号和低信号，而外部纤维层在每个采集期均为低信号。CEA 和 CA19-9 对于诊断无帮助 [76]。恶化的病例没有不良预后的指标，由于 SPN 的罕见性，也没有有效的化疗 / 放疗方案。一些作者使用 5-FU 或吉西他滨治疗患者 [75]，另一些作者使用放疗，但结果不确定且好坏参半。手术似乎是最好的治疗方案，即使存在转移或淋巴结累及或切除边缘阳性的情况，也有极好的生存率 [77]。

77.12 成人胰腺母细胞瘤

成人胰腺母细胞瘤占所有恶性胰腺外分泌肿瘤的 0.5%。与所有的母细胞瘤一样，它在儿科年龄组很常见，但也有成人胰腺母细胞瘤的病例。男性和女性（30 ~ 40 岁）发病率相同，以胰腺头部为主，其次是尾部、胰体和壶腹。症状包括疼痛、体重减轻和黄疸（频率由高到低）。肿瘤标志物对于疾病的诊断没用。病变在 CT 上表现为一个大的、有壁的、不均匀的内层肿块。由于抽样问题，FNA 通常会给出错误的结果。成人胰腺母细胞瘤作为一种母细胞瘤，有可能从所有三种胚源性薄片中找到细胞；特别是腺泡细胞中可能存在胰蛋白酶、凝乳蛋白酶或脂肪酶，神经内分泌细胞中可能存在嗜铬粒蛋白或突触素。由于其侵袭性强，常表现为周围器官（胃、十二指肠、结肠、脾脏、肠系膜和门脉血管）转移或局部侵犯，或淋巴结受累或切除术后复发。手术加或不加辅助治疗可确保更长的总生存期（15 个月或单独姑息性治疗 5 个月）。对于化疗方案（5-FU/ 阿霉素 / 卡铂或顺铂 / 左旋咪唑 /5-FU/ 依托泊苷）尚无共识。放射治疗可用于姑息性治疗 [78]。

77.13 胰腺转移肿瘤

胰腺很少作为其他肿瘤的转移部位；经证实 2% ~ 5% 的肿瘤患者可能有胰腺转移。这些病变的发现通常是因为随访，而影像学特征通常是非特异性的，并且会根据不同的组织病理学类型而变化。可以发现两种不同的转移模式：孤立的肿块（最罕见）或弥漫性病灶（最常见）。最常见发生转移的肿瘤来自上皮细胞，如小细胞肺癌，其次是肾脏肿瘤（透明细胞癌、乳头状癌和肉瘤样癌，频率由高到低），以及胃肠道肿瘤。由于临床病例罕见，不可能制定共同的治疗指南；手术似乎能获得最好的结果，但仅适用于少数特定的患者 [79]。

77.13.1 肾癌转移

肾癌胰腺转移可发生在肾脏切除长时间无病生存后；有病例报道在肾切除术后 10 ~ 32 年复发。据推测，血管扩散的发生与肿瘤大小等预后因素无关。症状无特异性，主要表现为腹痛。CT 表现与神经内分泌肿瘤无差异。研究表明，即使这些病灶对化疗、免疫治疗或放疗无反应，转移性病灶切除后的 5 年生存率也高于原发性胰腺肿瘤 [80]。

77.13.2 结直肠癌转移

此类转移可获得的数据很少。众所周知，结直肠癌胰腺转移患者是无症状的。手术被认为是姑息性治疗，但化疗的效果尚不清楚 [81]。

77.13.3 黑色素瘤转移

黑色素瘤转移似乎是所有胰腺转移癌中预后最差的。在这些病例中，原发性黑色素瘤的部位通常是皮肤，其次是眼睛，但也有不小的数量来源于未知的原发性部位。在可能的情况下，即使是出于姑息性目的，手术仍是最好的治疗策略。目前没有研究比较手术和化疗治疗的差异 [82]。

77.13.4 乳腺癌转移

乳腺癌胰腺转移潜伏期很长，患者通常无症状。在单一病变的情况下，即使没有单独化疗的病例对照研究，也建议手术。术后必须进行化疗和激素治疗 [79]。

77.13.5 肺癌转移

一般来说，胰腺常受累于小细胞肺癌的非同时性病变。由于原发病灶扩散，预后较差。即使是行胰腺切除术，预后仍然不佳，因为手术仅具有姑息性目的[79]。

77.13.6 肉瘤转移

由于肉瘤转移导致胰腺受累的情况很少，因此数据很少。但建议标准手术切除以避免复发，复发最常见于楔形切除术后[81]。

（刘梅译，黎命娟审校）

参考文献

第八部分

其他临床情况下胰腺功能的改变

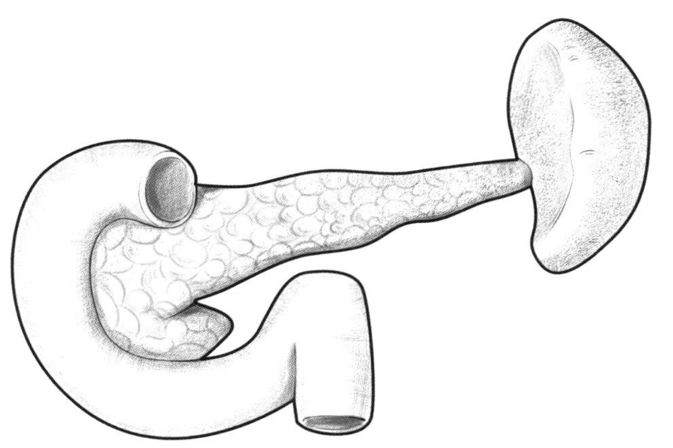

第 78 章　胃和胰手术后胰腺外分泌功能不全的诊断和治疗

Raffaele Pezzilli

78.1　引言

所有涉及胃和胰腺的手术，胰腺外分泌功能不全（exocrine pancreatic insufficiency，EPI）是其术后常见的并发症之一。胰腺外分泌功能不全是各种涉及胃和胰腺的任何类型良性和恶性疾病手术后的常见并发症。事实上，胃切除加充分的淋巴结清扫是胃癌患者唯一的根治方法 [1]。据报道，90% 以上的患者在胃切除术后会出现各种胃肠道症状和并发症，这些术后并发症的原因仍不清楚 [2-3]。

关于胰腺切除术，其术后并发症消化不良的程度取决于外科手术的类型、胰腺切除的范围和解剖重建的类型 [4]。尽管有大量关于一般术后并发症的研究，但仍缺乏对 EPI 精心设计的研究，这导致在手术后 EPI 的发生频率、确诊的最佳方法，以及何时发生和发生后如何治疗等方面存在一定程度的困惑 [4]。

在评估胃切除和胰腺切除患者的胰腺外分泌功能的同时，也应该特别关注手术患者的健康状况和 QOL [5]。

在本研究中，回顾了目前有关胰腺消化不良的原因、如何诊断及如何治疗胃和胰腺手术后的 EPI 患者的知识。还提取了目前有关胰腺提取物治疗后这些患者的健康状况的数据，以及评价它们对这类患者健康状况的疗效。

78.2　胃切除术

78.2.1　EPI 的病理生理学

胃切除术可引起以腹泻、胀气、厌食、体重减轻和脂肪泻等为特点的消化不良综合征，与胃切除术的类型无关 [6-7]。胃切除术的主要类型见图 78.1。EPI 是胃术后消化不良的可能机制之一，同时还与食物摄入量减少、胃储量丧失、小肠细菌过度生长（small intestinal bacterial overgrowth，SIBO）和小肠快速转运等有关 [8-10]。表 78.1 总结了胃手术后 EPI 的发生机制。胃-胰-十二指肠解剖结构的完整性对于正常消化食物至关重要。胰腺分泌是一个由神经和内分泌控制的复杂过程。它被分为头期、胃期和肠期。在胃期，当食物进入胃时，胃底松弛会刺激迷走神经反射（神经介导的餐后胰腺外分泌刺激），导致胰腺酶的分泌 [12]。由于胃窦部营养物质的存在而引起的胃底松弛（胃窦前反射）与十二指肠腔内营养物质的存在而引起的胃窦运动抑制（十二指肠胃反射）共同调节胃排空。此外，小颗粒的营养物质以一种缓慢和渐进的方式到达十二指肠。胃食糜进入十二指肠刺激肠期，肠期占胰腺分泌的 70% ~ 80%，主要受促胰液素和胆囊收缩素（CCK）释放的调节 [14]。胃切除术后消化不良的主要原因是解剖学上的改变造成的胰酶和食物颗粒的输送不同步 [15]。事实上，术后保留十二指

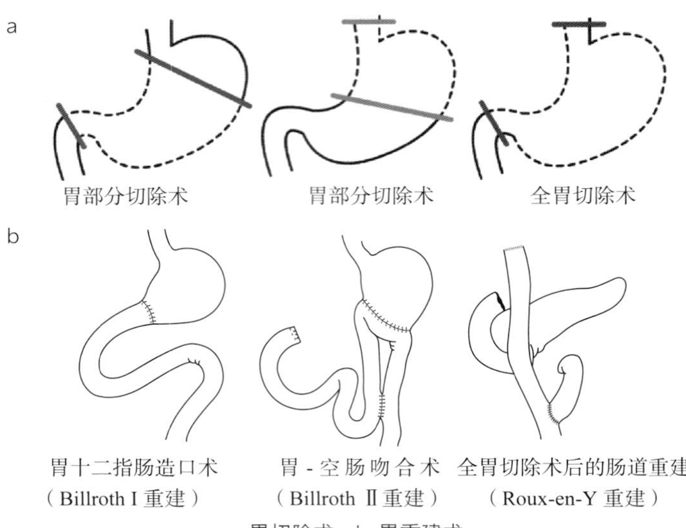

a. 胃切除术；b. 胃重建术。

图 78.1 三种不同类型的胃切除术和重建术

（资料来源：Raffaele Pezzilli 提供）

肠通道的患者，如 Billroth I 重建术，在吸收中链 TG 方面显示出更好的效果。此外，他们还改善了营养参数并具有更好的整体上的生理状态 [13，16-17]。胃切除术后消化不良的另一个可能的因素是胃脂肪酶的缺乏，成年患者胃肠道内发生的三酰甘油水解的 10% ～ 30% 是由胃脂肪酶完成的 [18]。

表 78.1　胃手术后影响胰腺外分泌功能的可能机制

假设机制	参考文献
由于缺乏神经性胃反射而导致的胃松弛的改变	DominguezMunoz[11]
胃底松弛不足引起的负责胰腺分泌的神经胃刺激的缺乏	DominguezMunoz[12]
由于各种类型的重建，快速的胃排空和胃排空与胆胰分泌之间的不同步	Leth 等 [13]
小肠细菌过度生长	Iivonen 等 [9]
淋巴结清扫和迷走神经干切断引起的胰腺广泛去神经支配	MacGregor 等 [10]

78.2.2　如何评估胃切除术后患者的胰腺功能

目前的主要问题是如何去评估胃切除术后患者的胰腺功能。在全胃和部分胃切除术中都有脂肪消化不良的报道。Gullo 等 [19] 使用促胰液素放射免疫试验调查了 12 名全胃切除术后的患者，发现与 14 名对照组相比，碳酸氢盐、脂肪酶和糜蛋白酶的分泌量明显减少。此外，2/3 的手术患者（12 人中的 8 人）有脂肪泻。在 Friess 等 [20] 进行的一项前瞻性研究中，对 15 名因胃癌而接受全胃切除术的患者进行了术前和术后 3 个月的内分泌和外分泌胰腺功能分析。进行促胰液素放射免疫试验来研究胰腺外分泌功能，并给予标准试验餐来测量血液中的葡萄糖、胰岛素、胰高血糖素、胃泌素、胰多肽和 CCK 水平。结果发现所有 CCK 水平升高、胃泌素水平降低和餐后晚期血液中胰腺多肽水平升高的患者均发生 EPI。Büchler 等 [21] 使用泛氯月桂醇试验评估了 45 名胃切除术后的患者（34 名 Billroth Ⅱ重建，11 名 Billroth I 重建）。结果表明，Billroth Ⅱ和 Billroth I 切除术后，分别有 69.7% 和 63.6% 的患者存在继发性胰腺功能不全。因此作者建议对胃切除术后有营养不良迹象的患者进行间接胰腺功能检测 [21]。

促胰液素放射免疫试验、对氨基苯甲酸（PABA）试验、胰荧光素双月桂酸酯试验和粪胰凝乳蛋白酶试验都不在常规临床实践中使用[15]。粪便脂肪含量检测可以检查出脂肪吸收不良，但这种检查对患者和实验室人员来说都是不愉快的，而且不是专门针对胰腺来源吸收不良原因的功能检测。粪便弹性蛋白酶是评估胰腺外分泌功能的一种简单、廉价、无创的标志物。它对重度 EPI 患者的敏感度很高（70% ~ 100%），但对轻度的胰腺功能减退患者的敏感度很低（0 ~ 50%）[22]。在最近的一项研究中，使用粪便弹性蛋白酶 -1 对接受食道癌和胃癌手术的患者进行测定，研究发现，26.8% 的患者在 6 个月时被确诊为 EPI，44% 的患者在 18 ~ 24 个月时被确诊。该研究中的一小部分患者（15.6%）在术前就有 EPI 的现象[23]。但是，粪便弹性蛋白酶是衡量胰腺分泌功能的指标，而不是消化功能的指标。Benini 等[24]表明，粪便弹性蛋白酶 -1 在胰腺切除术后没有用处，这可能是因为胃排空和胰腺分泌之间的不同步也在术后消化不良中起着关键作用。因此，对于胃切除术后胃十二指肠解剖结构改变的患者，粪便弹性蛋白酶 -1 并不能预测 EPI 的发生[24]。

78.2.3　胃切除术后胰酶替代治疗

口服 PERT 是治疗 EPI 的主要方式[25]。用于 PERT 的外源性胰腺酶产品是从猪胰腺中提取的。尽管它们都含有胰酶（主要成分是淀粉酶、蛋白酶和脂肪酶），但在治疗中起最重要作用的是脂肪酶。治疗目的是复制生理过程，使十二指肠中有足够浓度的活性胰酶及营养物质的存在[26]。当足够的胰酶被输送到十二指肠腔内时，脂肪的吸收就会增强。因此，胰腺提取物应该在进食时摄入[26]。同时为了避免胰腺提取物在胃部失活，成功将其输送到脂肪消化的十二指肠，已经开发了各种含有胰酶的配方[27]。目前所有主要的欧洲国家共识指南都认为胶囊肠溶微球和具有 pH 敏感涂层的微球是胰酶治疗的首选[28-30]。口服脂肪酶替代剂的正确用量应根据膳食脂肪含量、EPI 严重程度、体重、临床症状和粪便脂肪含量进行调整，每餐不应少于 40 000 ~ 50 000 Eur.Ph.U 的脂肪酶[31]。两次调整剂量之间应该间隔几天，以便给酶足够时间来发挥作用[32]。胃癌手术后的主要并发症之一是消化不良导致的营养不良[33]。其治疗效果不仅与使用胰酶的时间和剂量有关，也与饮食改变有关[31]。在胃切除术后，应鼓励患者少食多餐，特别是对于那些已经存在消化不良的患者。并提倡个性化饮食，高碳水、正常脂肪和中链 TG 类食物是不错的选择[34]。严重 EPI 患者会缺乏脂溶性维生素（维生素 A、维生素 D、维生素 E 和维生素 K），因此应经常补充脂溶性维生素[31]。此外，还应考虑维生素 B_{12} 的缺乏，因为胃切除术后会缺乏内因子和胃酸，这将导致维生素 B_{12} 的吸收减少。并且食物摄入的减少和 SIBO 也可能导致维生素的缺乏[31]。有人主张，在胰腺提取物的基础上，使用 PPI 可以显著改善接受非胶囊型胰酶制剂的 EPI 患者和对酶替代疗法有耐药性的患者的脂肪消化[35]。然而，对纳入 EPI 患者的临床试验数据的分析表明，同时使用 PPI 或组胺 H_2 受体拮抗剂不会影响胰脂肪酶或胰酶的疗效，这是由脂肪吸收系数（coefficient of fat absorption，CFA）的治疗结束值决定的，因此治疗指南建议在使用 PERT 的同时不常规要求抑酸[36]。所有胃切除术后患者都可能发生 SIBO，其原因可能是胃酸分泌障碍和蠕动障碍，因此，应该评估利福昔明是否能够在这种环境中重塑微生物多样性[9, 37]。

截至目前，很少有研究涉及胃癌手术后的 PERT。在 17 名以前接受过 Billroth Ⅱ 重建的胃切除术的患者和 34 名发生严重 EPI 的患者中，评估检测了在进食含有和不含有不同制剂的胰腺提取物的两类膳食时，患者胃肠道中胰酶的含量[38]。在这项研究中，胃切除术后患者粪便中脂肪排泄量明显减少，这可能是由于患者胰腺酶替代治疗后胃肠道内的胰酶含量升高，从而诱发了淀粉酶、脂肪酶和胰蛋白酶的分泌[38]。另外，文献中仅有两项随机对照试验系统评估了胃切除术后患者使用胰酶替代物的有效性和安全性[39-40]。在一项双盲交叉研究中，对15名因癌症接受全胃切除术并出现不同程度的脂肪泻的患者进行了PERT与安慰剂的比较，胰酶替代物并没有减少患者的粪便脂肪排泄，但是，在已经存在大量脂肪泻的患者中可观测到粪便的黏稠度较前明显改善[39]。在这项研究中，胰酶制剂与膳食一起给予，制剂剂量为3.6g/d（脂肪酶120 000Eur.Ph.U，淀粉酶120 000Eur.Ph.U，蛋白酶7800 Eur.Ph.U），其内为肠溶颗粒，外裹明胶胶囊。患者的腹部症状（如恶心、呕吐、腹痛、腹胀和腹泻）及排便时间和次数在统计学上没有变化[39]。对52名因癌症进行全胃切除术后患有严重脂肪泻（粪便脂肪量为14g/d）的住院患者进行了研究[40]。所有患者每天都接受9袋胰酶制剂（脂肪酶324 000 Eur.Ph.U，淀粉酶243 000 Eur.Ph.U，蛋白酶21 600 Eur.Ph.U）。在这项前瞻性双盲随机试验中，接受了14天的胰酶制剂的患者，其肠道习惯、身体质量指数（BMI）或脂肪吸收不良等方面较安慰剂组无显著差异。然而，即使没有发现特定症状的改善，接受胰酶疗法患者的预后也显著较好。因此，全胃切除术后的PERT对症状和脂肪泻的疗效很小[40]。

78.2.4　胃切除术合并消化不良患者的健康状况

一项涉及66名接受食道癌和胃癌根治性切除术患者的观察性研究报告称，吸收不良和营养不良在这类患者中很普遍[23]。在使用胃肠道症状评分量表对患者生活质量进行评估后发现，通过使用健康有效的跨学科方法后，胃肠道和胰腺功能不全都是可逆的。

最后，在一项涉及43名接受胃癌切除术患者的对照试验中，21人被随机分配到正常饮食中，22人被分配到胰酶补充饮食中，分别对他们进行为期12个月的随访，并使用BMI、即时营养评估等级、血清前白蛋白和胃肠道生活质量指数（the Gastro-Intestinal Quality of Life Index，GIQLI）来评估营养状况和QOL[41]。研究发现患者BMI并没有受到饮食类型的显著影响，而即时营养评估等级状态在PERT组中得到了显著改善，特别是在胃切除术后的前3个月。两组患者血清前白蛋白水平在术后6个月时均升高，其中PERT组患者在术后12个月时前白蛋白水平显著提高。在整个随访期间，GIQLI没有受到饮食类型的显著影响。

在大约60%的胃切除术后患者中发现了SIBO，但没有发现其与任何营养不良参数的相关性，而且利福昔明和甲硝唑对根除SIBO基本无效。当治疗有效时，利福昔明和甲硝唑对营养不良的影响是微不足道的，这可能与其他因素相关[42]。然而，在改善脂肪泻和营养状况方面，尚未探讨肠道净化和PERT的关联。

78.2.5　未来展望

（1）消化不良是全胃和部分胃切除术后的常见临床问题，即使导致这些患者消化不良的因素还需要更好的界定，消化不良仍可导致术后体下降。

（2）肠道净化和PERT在改善脂肪泻和营养状况方面的关系还没有被探讨，因此仍需要进一步的证据和临床研究。

（3）这些患者的QOL不受饮食类型的影响，但这一点有很大争议，应该更好地界定。

78.3 胰腺切除术

78.3.1 EPI 的病理生理学

胰腺切除术后发生 EPI 是由于胃肠道解剖结构的改变、潜在的胰腺疾病引起的功能改变、胰腺组织切除程度、餐后刺激减少，以及胃排空与胰酶分泌不同步等因素导致的胰酶分泌量不足以维持正常消化[4]。

胃全切或部分切除（联合或不联合十二指肠切除），以及胰腺部分切除，都与胃窦反射和胃底反射消失引起胃底松弛障碍从而导致神经刺激的胰腺分泌减少有关。首先，十二指肠切除术后，CCK 介导的神经冲动对胰腺分泌的刺激减少；其次，胃部分切除术后，空肠腔内存在大的、难以消化的营养物质；最后，由于解剖学重建，胃排空营养物质和胆胰分泌消化酶之间不同步[12]。因此，在高达 80% 的因胃或胰腺疾病而接受手术的患者中可以观察到消化不良的情况[20，43-44]。此外，由于涉及这一问题的研究在设计和人群方面存在明显的异质性，因此急性胰腺炎行坏死物清除术后出现 EPI 的概率也不尽相同。而因为胰腺功能往往会随着时间的推移而改善，所以推迟行胰腺坏死物清除术，其术后发生 EPI 的频率也会降低。有文献报道，约 1/4 的急性坏死性胰腺炎患者在胰腺坏死切除术后发生 EPI[4]。

胰腺手术后的 EPI 可能是亚临床的，或与肠腔内存在的未消化食物继发的症状相关（脂肪性腹泻、胀气和消化不良症状），或与营养不良有关的症状相关（体重减轻、脂溶性维生素缺乏）。中央和远端胰腺切除术通常是保守性切除术，其术后 EPI 发生率低[15]。

78.3.2 如何评估胰腺切除术后患者的胰腺功能

虽然胰腺切除术后 EPI 的发病率很高，但是进行胰腺功能检查的评估工作开展难度大，而且预测准确性不高，因此临床价值有限。在需要 EPI 客观证据的情况下，粪便弹性蛋白酶因其简单便行被认为是金标准。尽管粪便弹性蛋白酶在检测脂肪泻方面有很高的敏感度，但是其特异性较低[4]。13C- 混合 TG 检测可能是一种替代方法，但还需要进一步的研究，而且尚未广泛使用[15]。使用患者没有脂肪泻的临床症状去排除 EPI 是不准确的，但是，当出现脂肪泻的临床症状时，这可能预示着我们更应该去检测粪便弹性蛋白酶[45]。该检查表是以脂肪泻的临床症状为基础，旨在临床上识别以下几类发生严重 EPI 的患者（在对每种疾病做出确切诊断后）：慢性胰腺炎患者、近期诊断的乳糜泻患者或无麸质饮食后症状持续的患者、需要胰岛素治疗的糖尿病患者、非手术治疗的胰腺肿瘤患者，以及那些接受过胰腺切除术的患者。该检查表是基于以下几点。

患者主诉：每日排便次数增加，粪便脂肪过多，便秘（并不总是日常症状），在脂质含量正常的饮食中，每天有 2 ~ 3 次饭后腹泻，体重下降。

体格检查：体重减轻 10%（根据患者身高的变化，出现颞部扇形、骨间消瘦），皮下脂肪缺乏，指甲白斑，脂肪性大便中出现脂溶性维生素。

检查大便：脂肪性大便[45]。

78.3.3 胰腺切除术后胰酶替代治疗

有报道称，在因胰腺肿瘤而接受保留幽门的胰十二指肠切除术的患者中，胃保护微球的效果不如接受经典 Whipple 手术的患者，这可能是因为微球被保留在胃中[46]。一项探究胰腺提取物对控制吸收不良疗效的研究是在一组接受纵行胰腺空肠造口术的慢性胰腺炎患者身上进行的，其结果显示胰腺提取物治疗后不仅改善了氮平衡，还改善了脂肪和蛋白质吸收[47]。另一项随机对照双盲交叉研究探讨了两种不同剂量的胃保护微球的胰岛素制剂对患有慢性胰腺炎的胰腺切除患者的疗效比较[48]。所有患者在入组研究前都用标准剂量的胰岛素稳定了病情。在此稳定期过后，56%的患者每天粪便脂肪排泄量仍然大于7g，38%的患者大于15g。结果表明，粪便脂肪排泄量、粪便量和排便频率之间存在显著关系，但粪便脂肪排泄量与腹痛或吸收不良之间没有关系。标准剂量和高剂量的胰蛋白酶都显示出相同的疗效，但在胰腺切除的患者中，高剂量胰腺提取物显著减少了每天所需胶囊的数量，对替代治疗有更好的依从性。

Seiler等[49]进行了一项涉及58名胰腺切除术后受试者（32人使用胰酶，26人使用安慰剂）的随机研究。胰酶组的最小二乘法平均值CFA变化明显大于安慰剂：21.4% *vs*.4.2%。CFA从基线的（53.6 ± 20.6）%（平均值 ± SD）明显增加到研究结束时的（78.4 ± 20.7）%。在双盲治疗期间，37.5%的胰酶组患者和26.9%的安慰剂组患者发生了治疗相关的不良事件，其中腹胀最常见（胰酶组12.5%，安慰剂组7.7%），而只有2名患者因治疗引发的不良事件而退出。

基于对患者的实际临床评估，在临床工作中对胰腺切除术后患者应常规加用PERT治疗[15，50]。因任何类型的胰腺疾病（良性和恶性）而进行胰腺切除术后出现EPI的患者胰腺提取物的用量应不低于每餐

40 000 ～ 50 000 Eur.Ph.U的脂肪酶和每份零食不少于25 000 Eur.Ph.U的脂肪酶[15]。该算法建议在表78.2中描述。

表78.2　诊断、评估和治疗疑似胰腺功能不全患者的算法

阶段	胰腺功能测试	描述	治疗方法
1	FE-1 ＞ 200μg/g	胰腺功能正常，无吸收不良症状	纵向观察，控制慢性胰腺炎的危险因素
2a	100 ＜ FE-1 ＜ 200μg/g	胰腺功能减退，无临床吸收不良症状	纵向观察，控制慢性胰腺炎的危险因素
2b	FE-1 ＞ 200μg/g伴胰头切除	临床吸收不良症状和脂溶性维生素水平受损	胰腺提取物管理和纠正脂溶性维生素缺乏症
2c	100 ＜ FE-1 ＜ 200μg/g伴胰头切除	胰腺功能减退，临床吸收不良症状，脂溶性维生素的水平可能受损	胰腺提取物管理和纠正脂溶性维生素缺乏症
3	FE-1 ＜ 100μg/g	胰腺功能减退，没有明显的临床吸收不良和微量元素吸收减少的迹象	补充微量营养素
4	FE-1 ＜ 100μg/g 伴脂肪泻的临床证据	胰腺功能减退，出现吸收不良的临床症状，脂溶性维生素水平降低	胰腺提取物的管理和纠正维生素脂溶性缺乏症

78.3.4　胰腺切除术后消化不良患者的健康状况

关于行手术治疗患者的健康状况，应区分因胰腺肿瘤而手术切除的患者和因慢性胰腺炎而手术的患者，同时还应考虑手术和重建的类型。

78.3.5　胰腺肿瘤

众所周知，胰腺癌患者的QOL较差[51-52]。Farnell等[53]使用37个项目组成的胰腺癌症治疗功能评价系统问卷（Functional Assessment of Cancer Therapy-Pancreas，FACT-P）对35名患者进行调查研究，并统计他们在胰腺切除术前和4个月后的QOL。其中10名患者接受了Whipple手术，25名患者接受了Whipple手术 + 扩大的淋巴结清扫。结果显示这两种手术类型在QOL评估之间没有任何差异。Schniewind等[54]使用欧洲癌症研究与治疗组织（European

Organization for Research and Treatment of Cancer，EORTC）的 QLQ-C30 问卷，研究了 91 名因胰腺癌而行手术治疗的患者在术前、出院时及术后 3 个月、6 个月、12 个月和 24 个月的情况。在出院时，包括腹泻在内的所有功能评分都下降到基线以下。在术后 3 个月和 6 个月时，由于 PERT 的影响，评分与术前得分相当。同时与术前相比，患者术后 12 个月和 24 个月的 QOL 略有改善，唯一的例外是量表角色功能，其与出院时的数值相比，24 个月时有改善，但没有达到术前水平。接受扩大淋巴结清扫的患者在 EORTC 的 QLQ-C30 功能量表上报告了更好的 QOL，但与接受区域淋巴结清扫的患者相比，症状量表更差。

78.3.6 慢性胰腺炎

一项研究表明，与对照组相比，慢性胰腺炎手术患者的 QOL 更差 [55]。考虑到同时接受药物和手术治疗混合组患者的健康状况，那些接受各种手术治疗的慢性胰腺炎患者的 QOL 与单独使用药物治疗的患者相似 [56]。手术治疗可能确实能够短暂地改善患者的 QOL，但此后，慢性胰腺炎这一疾病本身往往会影响这些患者的健康状况。

78.3.7 手术和重建的类型

在一项纳入 197 名患者的前瞻性观察研究中，164 人（83.2%）患有恶性疾病，33 人患有良性疾病（16.8%），胰腺良性疾病主要为慢性胰腺炎。根据肿瘤需要或外科医师的偏好，采用保留幽门或标准 Whipple 手术进行胰十二指肠切除术 [57]。在 197 名胰腺患者中，术后腹泻明显减少，从术前的基础观察（9.3% ± 19.9%）到研究结束的 24 个月（3.9% ± 12.7%），并且因恶性疾病手术的患者和因良性疾病切除的患者腹泻情况没有差异。手术类型和重建类型（胰空肠端侧吻合术或胰管黏膜吻合合并胰管支架或胰胃吻合术）都不影响这些结果，这很大程度上是因为正确使用了 PERT[58]。

78.4 未来展望

（1）众所周知，PERT 在正常的生理构造上能最大限度地发挥作用 [59]。而手术治疗后的患者，其生理构造发生改变，胆汁和胰腺分泌物不能像健康人那样混合 [15]；此外，SIBO 有可能会影响被给予胰腺提取物的患者的健康 [60]。

（2）有必要研究在常规的胰腺提取物给药中加入熊去氧胆酸的可能性，以使胰腺提取物发挥更好的作用。

（3）还必须检验通过周期性肠道净化疗法预防 SIBO 或改变肠道微生物群的可能性 [60]。

（4）为了评估正确的 PERT，最近提出了一份专门的调查问卷，该问卷应在更大的人群中进行测试，并用于接受过手术的 EPI 患者 [61]。

（汪先凯译，黎命娟审校）

参考文献

第 79 章　1 型和 2 型糖尿病患者的胰腺外分泌不足：胰腺科医师给糖尿病学家的建议

Philip D.Hardt

79.1　胰腺疾病与糖尿病的历史沿革[1-2]

早在公元前 1500 年，Ebers Papyrus 就描述了糖尿病的典型临床症状。巴比伦祭司根据胰腺的解剖结构，将其称为“肝脏的手指”。然而在古代，人们并不知道胰腺的功能，认为它只是大血管的保护结构。Pan kreas 这个名字被归功于 Ephesus 的 Rufus（公元 80—100 年）。大约在同一时间，Celsus 非常准确地报道了糖尿病这一临床综合征但未命名。这一时期另一位著名的希腊医师 Aretaeus 在他的著作中使用了“diabetes（糖尿病）”一词。由于宗教的制约，之后的几个世纪医学没有取得相关进展。从文艺复兴时期开始，Vesal、Wirsung、Vater 和 Santurini 对胰腺的解剖结构进行了详细报告。Sylvius、De Graaf 和其他人对胰腺消化功能的假说进行了研究。在 19 世纪，通过 Kühne 和 Bernard 的工作，胰腺对消化的生理作用变得更加明确。

1788 年，英国医师 Thomas Cawley 发表了一份关于一名男子死于重症胰腺炎的病例报告。该患者之前患有糖尿病。Cawley 考虑到了糖尿病可能是胰腺疾病的后果[3]。1890 年，von Mering 和 Minkowski 在狗身上证明，胰腺切除术可以诱发糖尿病，而自体器官移植可以治愈由此而来的糖尿病[4]。此前数年 Paul Langerhans 描述了外分泌组织内的胰岛，并且 1900 年 Opie 报道了患有胰腺慢性炎症的糖尿病患者，其胰岛的炎性变化。他推测胰岛参与了葡萄糖代谢的调节，胰腺炎症可能会诱发糖尿病[5]。20 世纪 20 年代，Banting 和 Best 报道了从胰岛组织中分离出胰岛素[6]，之后不久，这种激素就被用于治疗糖尿病。在 20 世纪早期，最常见的糖尿病是我们今天所说的 1 型糖尿病。其中许多患者不仅血糖水平升高，还表现出营养不良和消化不良的症状。因此，功能测试技术一经可用，学者们即对糖尿病患者的胰腺外分泌功能进行了研究。Pollard[7] 和 Vacca[8] 研究组使用直接功能测试报道了糖尿病患者中胰腺外分泌功能不全的发生率为 62% ~ 77%。1880 年，Lanceraux[9] 建议将 maigre 糖尿病与 gras 糖尿病区分开来，Falta[10] 和 Himsworth[11] 在 20 世纪 30 年代使用了“胰岛素敏感糖尿病”和“胰岛素不敏感糖尿病”这两个术语。在临床糖尿病学中，术语“胰岛素依赖型糖尿病”（insulin-dependent diabetes mellitus，IDDM）和“非胰岛素依赖性糖尿病”也开始被频繁使用，并且作为“代谢综合征”一部分的 NIDDM 患病率持续上升。1965 年，Gepts[12] 提出了“青少年糖尿病”可能是由自身免疫（异常）导致的这一概念，Bottazzo 等[13] 描述的胰岛细胞抗体，也证实了这一概念。在美国糖尿病协会（the American Diabetic Association，ADA）于 1998 年提出四种不同类型和几种亚型糖尿病的分类系统之前，1 型糖尿病（T1DM、青少年、IDDM）和 2 型糖尿病（T2DM、成人、NIDDM）的术语使用了几十年[14]（表 79.1）。

表 79.1 糖尿病的分类

1 型糖尿病（β 细胞破坏，胰岛素缺乏）
a）免疫学
b）特发性疾病
2 型糖尿病（胰岛素抵抗和缺乏）
第 3 种类型：其他特殊类型
a）β 细胞功能的遗传缺陷
b）胰岛素作用的遗传缺陷
c）胰腺外分泌疾病：胰腺炎、创伤 / 胰腺切除术、肿瘤、囊性纤维化、血色素沉着症等
d）内分泌疾病：肢端肥大症、库欣综合征、胰高血糖素瘤、嗜铬细胞瘤、甲状腺功能亢进、生长抑素瘤、醛固酮瘤等
e）药物或化学诱导：灭鼠优、戊脒、烟酸、糖皮质激素、甲状腺激素、重氮氧化物、β - 肾上腺素能激动剂、噻嗪类、苯妥英钠、α - 干扰素等
f）感染：先天性风疹、巨细胞病毒、其他
g）罕见的免疫介导糖尿病
h）与糖尿病相关的其他遗传综合征：唐氏综合征、克林费尔特综合征、特纳综合征、沃尔夫拉姆综合征、弗里德里希共济失调、亨廷顿舞蹈症、劳伦斯-穆恩-贝德尔综合征、强直性肌营养不良、卟啉症、普拉德-威利综合征等
第 4 种类型：妊娠期糖尿病

资料来源：糖尿病诊断和分类专家委员会[14]，©1998 美国糖尿病协会，经美国糖尿病协会许可复制。

然而，关于胰腺外分泌和内分泌相互作用的信息仍然很少。即使在 20 世纪，当人们对胰腺生理学有了更深入的了解时，在临床实践中仍然很难获得关于胰腺形态和功能的信息。直接功能测试自 20 世纪 40 年代开始使用，但仅限于科学研究，在日常临床实践中难以广泛应用。只有在 20 世纪七八十年代引入 ERCP、超声和 EUS 时，胰腺成像才成为常规方法。

79.2 糖尿病患者的胰腺外分泌功能

当有足够可用的胰腺外分泌功能间接测试时，研究人员可以研究更大的患者群体。根据 Pollard 和 Vacca 的报告，Giessen 小组研究了几种糖尿病人群的粪便弹性蛋白酶 1 浓度（fecal elastase 1 concentrations，FEC）。在对 30 名 1 型糖尿病（T1DM）患者和 83 名 2 型糖尿病（T2DM）患者进行的首次单中心研究中，外分泌功能不全的患者分别为 56.7% 和 35%，而对照组为 18.1%。在这项研究中，外分泌功能不全与糖尿病持续时间或治疗方案无关[15]。在涉及德国 10 个糖尿病中心的第二阶段研究中，纳入了 323 名 T1DM 患者和 697 名 T2DM 患者。糖尿病平均持续时间为 11 年，平均发病年龄为 39 岁。52% T1DM 患者和 35.9% T2DM 患者的 FEC 低于 200μg/g。在这项多中心研究中，糖尿病发病年龄与低 FEC 值呈弱相关，与糖尿病持续时间呈负相关[16]。

为了解 FEC 降低与脂肪消化不良的相关性，随后调查了 101 名 FEC 低于 100μg/g 患者的脂肪消化情况。患者接受为期 5 天的标准化脂肪饮食，并根据金标准方法（Van de Kamer）在最后 3 天内进行完整的粪便收集，以量化脂肪排泄。在这项研究中，只有 39.6% 的患者粪便中脂肪排泄正常，而 60.4% 的患者有脂肪性腹泻[17]。Cavalot 等[18]和 Hahn 等[19]对糖尿病患者脂肪消化能力的其他研究报告了类似的结果（28.8% 和 66.7%）。

在此期间，还陆续发表了其他几项关于间接和直接检测胰腺外分泌功能的研究。最近的一项综述汇集了 17 项 FEC 研究的数据，包括 3662 名糖尿病患者和 940 名对照者。结果显示，59% 的 T1DM 患者和 42% 的 T2DM 患者有异常结果，而对照组为 16%[20]。

综上可得出结论，糖尿病患者发生胰腺外分泌不足比年龄相匹配的对照组更常见，这些患者的粪便脂肪消化程度也发生了改变。但目前尚不清楚这些发现是否与糖尿病持续时间、C 肽水平或糖尿病发病年龄相关。

79.3 糖尿病患者的胰腺形态学

部分尸检研究报告了糖尿病患者胰腺外分泌组织的形态学变化。然而，只有两人将这些变化与未患糖尿病的病例进行了对照比较。这两项研究都发现在间叶和小叶间纤维化和腺泡萎缩方面两组间有显著差异，糖尿病患者的发生率约为未患糖尿病者的两倍[21-22]。

随着超声、MRI 和 CT 的引入，胰腺形态学评估变得更加容易，并且可以应用于更大的研究人群。2017 年的一篇综述囊括了 17 项研究，涉及 284 名 T1DM 患者、1139 名 T2DM 患者和 1980 名对照者。荟萃分析发现糖尿病患者的胰腺体积减小。T1DM 患者的变化更显著，而 T2DM 患者的脂肪含量高于对照组[23]。

EUS 也被用于研究糖尿病患者的胰腺形态学。最近一项涉及 86 名 T1DM 患者的研究发现，53 名患者在 EUS 时至少出现了一种胰腺异常，其中 28 名患者存在 3 项或更多符合慢性胰腺炎标准的变化[24]。

79.4 1型和2型糖尿病患者胰腺外分泌组织形态和功能改变的病理生理学概念

胰腺外分泌和内分泌疾病共存的原因通常有三种：①胰腺外分泌改变可能是糖尿病的后果；②外分泌和内分泌疾病可由一个疾病过程引起；③糖尿病可能是潜在胰腺疾病的后果。

第三种原因很可能是临床实践中最重要的，将在第 81 章中讨论。

79.4.1 糖尿病导致胰腺外分泌异常的病理机制

79.4.1.1 1 型糖尿病的外分泌变化

在 T1DM 中，炎症过程会导致 β 细胞破坏及继之的胰岛素输出受损。在大多数情况下，这是由具有针对胰岛细胞、胰岛素或其他抗原的特征性自身抗体的免疫疾病引起。在一些被称为“特发性”的病例中，在缺乏典型自身免疫抗体的情况下观察到了非常类似的胰岛炎症。在这两种形式中，胰岛素分泌能力的快速丧失容易导致胰岛素完全缺乏。30 年前，Lohr 和 Klopepe[22] 观察到相关腺泡组织萎缩，尤其是 T1DM 患者胰岛附近的腺泡组织。他们认为，缺乏局部胰岛素营养作用可能会导致外分泌细胞萎缩。然而，他们无法证明腺泡变化与残余胰岛素活性之间的关系，因为病理改变与糖尿病持续时间或微血管病存在与否没有相关性。血管病变和神经病变都被认为是糖尿病的长期并发症，可能导致腺泡损伤。血管病变可能导致血流量减少和营养因子相对缺乏。神经病变也可能通过改变外分泌组织的调节刺激而引起腺泡萎缩。然而，在目前发表的大多数临床研究中，糖尿病的持续时间与胰腺外分泌损伤与否或严重程度之间没有明确的相关性。Giessen 小组最近的一项研究未能显示自主神经病变与外分泌功能不全之间的相关性，尽管周围神经病变与之是相关的[25]。关于缺乏局部营养性胰岛素活性导致腺泡萎缩的可能性，重要的是要认识到所有 T1DM 患者都存在胰岛素缺乏。然而并不是所有患者的外分泌组织都发生了变化，如果局部胰岛素缺乏是一个重要原因，那么这应该在意料之中。

79.4.1.2 2 型糖尿病的外分泌变化

T2DM 的机制被定义为胰岛素抵抗。它可以在肥胖患者和一些特定的遗传综合征中观察到（年轻人中较多的是成熟期糖尿病）。由于这些患者的胰腺中没有局部胰岛素缺乏——至少在疾病开始时是如此，因此不应出现胰腺腺泡萎缩。事实上，在大多数 CT 和 MRI 研究中，T2DM 胰腺的形态学变化不如 T1DM 明显。然而与健康对照组相比仍有不同，表现为外分泌组织中存在某种萎缩和脂肪沉积。胰腺外分泌功能不全的潜在原因（也比 T1DM 患者少）包括神经病变和血管病变的长期并发症。然而，围绕 T2DM 的研究并未显示糖尿病持续时间与外分泌变化之间的明确相关性。

79.4.2 一种潜在疾病过程引起外分泌和内分泌异常的病理机制

Campbell-Thompson 及其同事们 [26] 提出了几种可能导致外分泌和内分泌损伤的外分泌–内分泌途径。他们讨论了打击（如遗传、环境）可能以三种不同的方式对内分泌和外分泌组织造成损害。

（1）可能导致腺泡损伤，导致炎性反应，其中外分泌组织和 β 细胞丢失；

（2）可能导致 β 细胞损伤，导致局部胰岛素浓度不足，随后外分泌组织萎缩；

（3）可能导致胰腺炎症，吸引免疫细胞，导致外分泌和内分泌细胞受损。

已有一些发表的证据支持这些假设。Raeder 等 [27] 在一个基因中发现了导致胰腺萎缩的单一突变，包括外分泌和内分泌组织。糖尿病通常首先在受影响的个体中被诊断，而严重的外分泌不足仅在临床检查中被发现。这一遗传综合征表明，一个突变原则上可以导致外分泌和内分泌不足。然而，到目前为止，仅在挪威发现了少数受影响的家庭 [27]。主要来自日本的几项研究也支持了外界对胰腺外分泌的影响可能会诱导自身免疫损伤胰岛细胞的假设。Kobayashi 及其同事报导了自身免疫现象和外分泌参与所谓的“进展缓慢的胰岛素依赖型（1 型）糖尿病”[28]。在早期的研究中，这些作者和其他人描述了胰岛素依赖型糖尿病患者外分泌结构抗体的存在 [29]。在德国 T1DM 人群中也发现了针对外分泌组织的明显免疫损伤现象 [30]。图 79.1 说明了胰腺外分泌和内分泌组织的可能相互作用。

79.5 外分泌疾病对1型和2型糖尿病的临床影响

胰腺外分泌疾病和糖尿病的可能共存对相关患者的临床治疗产生影响。

由于糖尿病患者的外分泌功能不足和胰腺形态变化比较常见，因此在对任何新诊断的糖尿病患者进行检查时，都应仔细评估胰腺的外分泌功能和形态。这对做出正确的疾病分类、了解和治

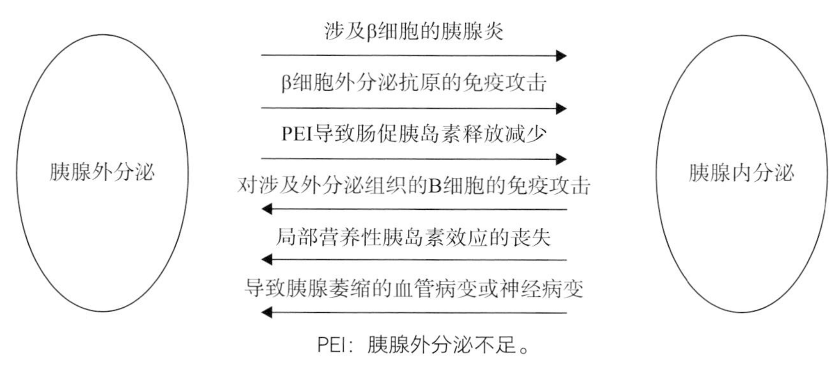

PEI：胰腺外分泌不足。

图 79.1　胰腺外分泌和内分泌之间的相互作用

疗外分泌疾病引起的病况，以及更好地评估胰腺癌风险等，都十分必要。

在迄今为止发表的大多数研究中，糖尿病患者的腹部症状往往相当轻微。然而，如果仔细进行临床检查，就可以发现大便黏稠度变化和腹痛。几乎 60% 的糖尿病和外分泌功能不全患者（FEC 低）患有脂肪性腹泻，必须预设他们也患有可被定性和（或）定量的营养不良。

胰腺外分泌不足对葡萄糖调节也有相当直接的影响：肠促胰岛素释放及其对胰岛素分泌的影响取决于脂肪和蛋白质的正常消化。已清晰证明，胰腺外分泌功能不全患者的肠促胰岛素释放发生改变，或者如果在测试餐中使用脂肪酶抑制剂，肠促胰岛素和胰岛素分泌可以通过胰腺酶替代疗法而正常化[31-32]。

79.6 结论

糖尿病患者胰腺外分泌功能和形态的病理改变比较常见，高达 50% 的 T1DM 患者和约 35% 的 T2DM 患者受到影响。胰腺外分泌组织的形态变化也有类似的发生率。一些假说试图将胰腺外分泌的变化解释为神经病变或血管病变引发的糖尿病并发症。腺泡萎缩也可以解释为缺乏局部胰岛素营养作用，至少在一些 T1DM 患者中是如此。然而，在大多数情况下，糖尿病更可能是由胰腺外分泌的某些潜在疾病引起，甚至可能无法确诊。

胰腺外分泌功能不全对这些患者有重大影响，因为它可能会导致临床症状和营养不良。更相关的是，肠促胰岛素的释放受到脂肪和蛋白质消化不良的影响，导致胰岛素分泌的刺激减少。这些问题可以通过胰腺酶替代疗法来解决。

建议在任何新发糖尿病病例中，在初始临床标准检查方案中都应纳入对胰腺外分泌功能的评估。

（王楠译，胡祥鹏审校）

参考文献

第 80 章　与胰腺外分泌疾病相关的糖尿病（胰源性糖尿病）：诊断和治疗

David A. Bradley，Phil A. Hart

80.1　引言

胰源性糖尿病（3c 型 DM）是指继发于胰腺外分泌疾病的糖尿病[1]。这种糖尿病类型已逐渐被人们认识到，但由于缺乏有效的诊断标准，该类型通常被错误地归类为 2 型糖尿病。但胰源性糖尿病的基本病理生理学与 2 型糖尿病有所不同，这对治疗有重要意义。此外，胰腺癌引起的胰源性糖尿病，即胰腺导管腺癌（pancreatic ductal adenocarcinoma，PDAC）的准确诊断也尤为关键，因为早期诊断可以为早期发现癌症提供机会。本文介绍了胰源性 DM 的流行病学及诊断和治疗方法。

80.2　流行病学

由于各种因素，胰源性糖尿病的患病率很难准确估计，其中最主要的原因是其糖尿病亚型经常被错误地分类。在一项关于 1868 名糖尿病受试者的大型研究中，约有 48.8% 的胰源性糖尿病患者被错误地归类为 2 型糖尿病[2]。在缺乏准确且便捷的诊断生物标志物的情况下，频繁的错误分类并不奇怪。尽管如此，研究人员仍在试图估计糖尿病受试者队列中的这一疾病的总体患病率。在上述回顾性队列研究中，9.2% 的糖尿病患者最终被归类为胰源性糖尿病，其中慢性胰腺炎是最常见的病因（图 80.1）[2]。由于这一研究采用粪性弹性蛋白酶 -1（fecal elastase-1，FE-1）水平进行分类，估计的患病率可能被夸大。重要的是，在 1 型和 2 型糖尿病患者中，约 25% 的受试者 FE-1 水平较低，因此研究者推测可能是由于糖尿病外分泌胰腺病变所致[3]。最近，在一项基于人群的大规模研究中，报告的由急性胰腺炎或慢性胰腺炎引起的胰源性糖尿病患者在成人发病的糖尿病患者中仅占 1.8%[4]。这项研究仅评估了继发于急性或慢性胰腺炎的糖尿病的存在，因此它低估了所有原因引起的胰源性糖尿病的患病率。根据现有的证据，胰源性糖尿病在所有糖尿病患者中的真实患病率可能为 2% ~ 10%。

需要承认的是，目前用于胰源性糖尿病的命名并不完整。“3c 型糖尿病”这一术语一直被间断使用，这一命名最初是源于美国糖尿病协会的分类标准。然而，3c 型糖尿病用于胰源性糖尿病从未被美国糖尿病协会认可，也没有被广泛采用。因此，我们倾向于使用更具描述性的短语“胰源性糖尿病”来指代继发于任何胰腺外分泌疾病的糖尿病。但这一术语也有局限性，因为“胰源性糖尿病”本身并不代表一种单一的疾病，而且根据潜在胰腺疾病的不同，糖尿病的病理生理学存在明显的差异。表 80.1 描述了胰源性糖尿病的亚分类，这些分类是根据基础疾病发病机制的相似性而提出的[1]。

表 80.1　根据潜在机制提出的胰源性糖尿病亚分类

先天性或获得性胰岛完全缺失
胰腺发育不全 胰腺切除术（全部）
获得性胰岛功能部分缺失
慢性胰腺炎[a] 胰腺切除术（部分） 重症急性胰腺炎 囊性纤维化 血色素沉着症
副肿瘤性
胰腺导管腺癌
其他
急性胰腺炎的短暂性[b]高血糖

[a] 包括热带胰腺炎。
[b] 继发于急性胰腺炎的高血糖可能持续数周。
资料来源：Hart 等 2016 Elsevier. 经 Elsevier 许可转载。

胰源性糖尿病的每一种亚型的病因尚未完全确定，但已对大多数亚型进行了初步的观察。胰腺癌相关糖尿病（胰腺导管腺癌 -DM）这一亚型有一些独特的观察结果，包括与癌症诊断的时间关系及与高血糖并发体重下降的关系，这些内容已在第 51 章中详细介绍[5]。

80.2.1　慢性胰腺炎相关糖尿病

在所有亚型中，慢性胰腺炎相关性糖尿病（CP-DM）的流行病学是最为清楚的。慢性胰腺炎患者中糖尿病的高患病率是其中一个原因，且慢性胰腺炎也是胰源性糖尿病最常见的病因（图 80.1）。一项横断面研究数据表明，在患有慢性胰腺炎的受试者中，糖尿病的患病率约为 40%。最近关于慢性胰腺炎患者的一项大规模横断面研究（n =1171）表明，老年、肥胖、男性、黑种人或有糖尿病家族史的患者更容易发生糖尿病[6]。

其他与糖尿病有关的疾病相关因素包括：胰腺钙化、胰腺外分泌功能不全或胰腺手术史。且肥胖和胰腺外分泌不足均是糖尿病独立危险因素。目前正在进行后续研究，以证实这些观察结果。与慢性胰腺炎相关性糖尿病有关的其他因素包括慢性胰腺炎持续时间、有无疼痛、吸烟[7]和内脏脂肪组织增加[8]。

虽然慢性胰腺炎相关性糖尿病的主要发病机制被认为是继发于胰岛纤维化后的胰岛素缺乏，但胰岛素抵抗可能在早期即有所发展[9]。在一定程度上肝脏胰岛素抵抗（肝内源性葡萄糖生成抑制减少）是胰腺多肽缺乏的结果，而全身和局部炎性介质释放进一步促进了这一进程[10]。需要进行更多的研究来确定这些不同机制在病程中的作用，从而为慢性胰腺炎相关性糖尿病的预防和治疗提供思路。

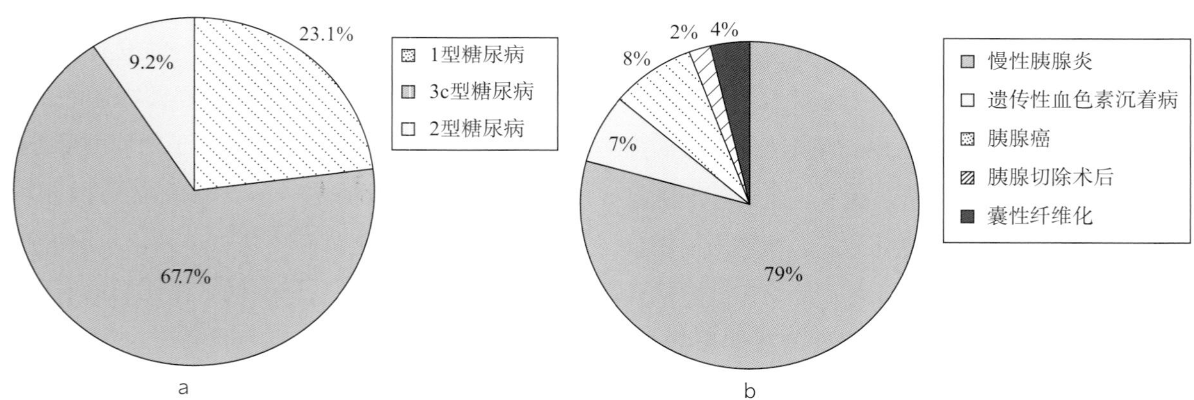

a. 在 1868 名糖尿病患者的队列中，胰源性（3c 型）糖尿病的患病率；b. 胰源性糖尿病患者的不同病因所占比例（n=117）。

图 80.1　胰源性糖尿病的患病率和病因

（资料来源：Ewald 等[2]. © 2012 John Wiley & Sons. 经 John Wiley & Sons 许可转载）

80.2.2 胰腺切除术后糖尿病

胰腺切除术后糖尿病，顾名思义即全胰腺切除术、胰腺十二指肠切除术（Whipple 手术）或胰腺远端切除术后的糖尿病。

手术的类型、位置和范围均可影响糖尿病的发病率。例如，胰腺十二指肠切除术后的糖尿病患病率为 15% ~ 25%[11-13]，而远端胰腺切除术后糖尿病的患病率为 30% ~ 50%[11，13-16]。尽管切除范围较小，但远端胰腺切除术后糖尿病的患病率高于胰腺十二指肠切除术后的糖尿病患病率，这可能是由于产生胰岛素的胰岛在胰体尾中的分布密度较高。胰十二指肠切除术和远端胰腺切除术后糖尿病的预测因素还包括年龄、体重指数（BMI）、切除胰腺的范围（远端胰腺切除术）、切除胰腺的体积和残余胰腺的完整性。全胰腺切除是一种特殊类型，由于获得性胰岛完全丧失，必然会合并糖尿病。但术中同时进行胰岛自体移植时例外，即全胰腺切除加自体胰岛移植术（total pancreatectomy with islet autotransplantation，TPIAT），这种手术类型通常见于早期慢性胰腺炎。在术后一年的随访中，约 1/3 的患者的 TPIAT 与胰岛素独立性有关 [17]。TPIAT 后胰岛素非依赖性的预测因素包括高胰岛产量（＞ 5000 IEQ/kg）、较短的胰腺炎病程和非酒精病因 [17]。

80.2.3 急性胰腺炎相关性糖尿病

目前，糖尿病正逐步被公认为急性胰腺炎的并发症之一。一项包括了 1000 多名既往无糖尿病病史的受试者的荟萃分析报告称，首次急性胰腺炎发作后，新发糖尿病的患病率约为 23%[95% *CI* 16% ~ 31%][18]。另有 16%（95% *CI* 9% ~ 24%）的受试者出现了糖尿病前期症状。糖尿病发病最大危险因素是胰腺疾病的严重程度，特别是胰腺坏死，这可能与胰岛的破坏有关 [19-20]。有趣的是，临床上在急性胰腺炎的轻症患者中，也有一部分会发展成糖尿病，这意味着发病机制中可能存在更为复杂的病理生理过程 [20]。初步研究表明，与慢性胰腺炎相反，急性胰腺炎中胰岛素敏感度降低，但胰多肽对混合餐的反应两者并无差异 [21]；然而，需要进一步研究才能更全面地描述急性胰腺炎相关性糖尿病的代谢变化。

80.2.4 囊性纤维化相关性糖尿病

胰源性糖尿病的另一种亚型是囊性纤维化，即囊性纤维化相关糖尿病（cystic fibrosis-related diabetes，CFRD）。糖尿病在囊性纤维化患者中的发病率与病程相关，20 岁时的发病率约为 20%，终身患病率则超过 80%[22]。由于 CFRD 的高发病率，建议患者从 10 岁开始每年均进行一次为期 2 h 的口服葡萄糖耐量试验进行年度筛查。

在这一患者人群中，不建议将 HbA1c 水平作为筛查标准，因为近 2/3 的 CFRD 患者不会出现空腹高血糖 [23]。在这些患者中，最初是由于胰管分泌缺陷（*CFTR* 通道的突变）导致胰腺实质内的外分泌和内分泌胰体的破坏，最终导致严重的胰岛素缺乏 [22]。有一部分人认为，在这种情况下，胃肠动力的改变及肝脏疾病可能进一步导致高血糖。

80.3 诊断

准确区分胰源性糖尿病与其他糖尿病亚型很重要，其意义包括：①胰腺癌继发胰源性糖尿病，这一诊断可以为早期发现癌症提供机会（见第 51 章）；②这可能会揭示其他未诊断的胰腺疾病，这种情况患者需要接受额外的治疗；③可以预测患者对糖尿病治疗的反应（例如，预测某一亚型在治疗中引起低血糖的可能性更高）；④如果确定了胰源性糖尿病亚型的定制疗法，则可能会指导治疗方案；⑤有助于完善胰源性糖尿病和潜在胰腺疾病的流行病学。

由于对胰源性糖尿病和其他糖尿病亚型之间的病理生理学差异缺乏更详细的了解，目前准确诊断和分类仍然具有挑战性。尽管现在对胰源性糖尿病的定义认为，高血糖只是胰腺外分泌疾病的结果，但情况可能并不总是如此。例如，在肥胖、有2型糖尿病家族史和慢性胰腺炎的患者中发生的糖尿病与慢性胰腺炎相关性糖尿病具有一致性，但也可能有一部分是与2型糖尿病相关的外周胰岛素抵抗的结果。由于这一差距，研究人员正致力于提出并验证基于亚型的胰源性糖尿病诊断标准。

2012年，一个多学科专家小组初步讨论了慢性胰腺炎相关性糖尿病的诊断标准[24]。由于慢性胰腺炎患者的糖尿病患病率较高，因此该小组建议每年对这些患者进行糖尿病筛查。基于现有数据，他们建议将混合餐刺激后胰腺多肽反应迟钝作为慢性胰腺炎相关性糖尿病的诊断试验，以便将其与2型糖尿病区分开来。为验证改变的胰腺多肽对混合餐的反应作为诊断标准的可行性，目前正在招募患有继发于慢性胰腺炎、胰腺癌和2型糖尿病的新发糖尿病患者作为受试者，进行一项多中心实验（NCT03460769）[25]。

最近，Ewald 和 Hardt[26] 提出了一系列胰源性糖尿病的主要和次要诊断标准。其中，主要标准包括存在胰腺外分泌功能不全（由低 FE-1 水平或异常的直接胰腺功能测试支持）、存在病理胰腺影像学特征及不存在与1型糖尿病相关的自身免疫标志物。次要标准包括缺乏胰腺多肽分泌（如在促胰泌素或混合膳食刺激后）、胰升糖素分泌受损、缺乏过度的胰岛素抵抗、β 细胞功能受损和脂溶性维生素缺乏。验证这些标准的研究还在筹备中，但可能会有一些挑战。具体地说，使用 FE-1 试验作为支持胰源性糖尿病诊断的主要标准可能是有问题的。因为已有报道称，在12% ~ 20%的2型糖尿病患者和26% ~ 44%的1型糖尿病患者中，FE-1水平较低[27]。这些标准似乎提供了更全面的检测胰源性糖尿病的方法；然而，一个重要的注意事项是，由于胰源性糖尿病的不同亚型在潜在的病理生理学方面可能存在差异，因此所有亚型应用通用的标准诊断是行不通的。然而，这些内容是开发、验证临床相关的胰源性糖尿病及其亚型诊断标准的必要步骤。目前，在缺乏有效标准的情况下，建议当患者在外分泌胰腺的相关疾病背景下，出现了糖尿病且不具有明显的1型糖尿病特征时，即可诊断为胰源性糖尿病。

80.4 治疗

糖尿病发生在代谢状态失调的情况下，最终导致慢性全身性高血糖。任何损伤胰腺的疾病都可能导致糖尿病，但不同情况下糖尿病进展的速度是可变的。虽然糖尿病发病的两个主要原因是胰岛 β 细胞功能不足和胰岛素抵抗，但这些因素对个体患者的高血糖的影响不同，并可能是由于胰腺外分泌的潜在疾病所致。在缺乏检验胰源性糖尿病各亚型治疗的良好对照研究的情况下，可通过权衡不同选择的潜在利弊来做出决定（表80.2）。

表 80.2　糖尿病药物类别在胰源性糖尿病各亚型中的优缺点

胰源性糖尿病亚型	重大病理生理缺陷	一线治疗方案[a]	优点及缺点	
慢性胰腺炎相关性糖尿病（CP-DM）	主要：胰岛素分泌	胰岛素	优点	解决主要的病理生理缺陷 合成代谢效应
			缺点	低血糖风险增加 患者负担更重 胰腺导管腺癌的潜在风险增加[53]

续表

胰源性糖尿病亚型	重大病理生理缺陷	一线治疗方案[a]	优点及缺点
慢性胰腺炎相关性糖尿病（CP-DM）	次要：胰岛素抵抗、促炎介质	二甲双胍优势	优点 低血糖风险低 解决继发性病理生理缺陷 成本低
			缺点 没有根本解决问题 伴有 CKD、CHF 和肝病的乳酸性酸中毒风险
急性胰腺炎相关性糖尿病（AP-DM）	主要：胰岛素分泌	胰岛素	优点 解决主要的病理生理缺陷
			缺点 低血糖风险增加 患者负担更重
胰腺导管腺癌相关性糖尿病（PDAC-DM）	主要：胰岛素分泌	二甲双胍	优点 理论上的抗肿瘤作用，尽管人体数据并不令人信服 低血糖风险低 成本低
			缺点 没有解决根本问题 伴有 CKD、CHF 和肝病的乳酸性酸中毒风险
	次要：胰岛素抵抗	胰岛素	优点 解决主要的病理生理缺陷
			缺点 低血糖风险增加 患者负担更重
囊性纤维化相关性糖尿病（CFRD）	主要：胰岛素分泌	胰岛素	优点 解决主要的病理生理缺陷 改善肺功能和营养状况[73-75]
			缺点 患者负担更重 低血糖风险增加
	次要：PPARγ 缺乏[82]	噻唑烷二酮类药物（吡格列酮、罗格酮）	优点 解决继发性病理生理缺陷 可减轻痰液炎症[83]
			缺点 不解决根本问题 导致骨质流失[84]

[a] 由于这些胰源性DM亚型的不良反应特征，通常应避免的治疗包括GLP-1受体激动剂（艾塞那肽、艾塞那肽XR、利拉鲁肽、阿比鲁肽、度拉糖肽、semaglutide）和DPP-4抑制剂（西他列汀、利那列汀、阿路利普汀、萨格列平）。
注：CHF，充血性心力衰竭；CKD，慢性肾脏疾病。

80.5 慢性胰腺炎相关性糖尿病

慢性胰腺炎是胰源性糖尿病最常见的原因[28-31]。虽然胰岛素分泌的独立缺陷仍然是主要的发病机制，但新的证据表明，胰岛素抵抗和身体成分异常可能在慢性胰腺炎相关性糖尿病中起额外作用。

慢性胰腺炎相关性糖尿病的主要缺陷是胰岛素分泌不足，因此治疗决策应遵循这一潜在的病理生理学机制。在没有糖尿病的慢性胰腺炎患者中，即使没有明显的胰岛素抵抗，胰岛素分泌也会减少[32]。最近的一项研究对25名无糖尿病病史的成年慢性胰腺炎患者和25名年龄、性别和BMI匹配的健康对照组进行了多次采样静脉葡萄糖耐量试验（frequently sampled intravenous glucose tolerance testing，FSIVGTT）和混合餐耐量试验（mixed meal tolerance testing，MMTT）。结果显示，MMTT 30 min后刺激的C肽减少，而且慢性胰腺炎组的倾向指数（FSIVGTT期间根据胰岛素敏感度调整的胰岛素分泌）降低[33]。慢性胰腺炎患者的空腹和餐后血糖水平较高，但胰岛素分泌没有代偿性增加，这表明在没有显著胰岛素抵抗的情况下，早期胰岛功能存在轻微障碍[33]。这种β细胞分泌缺陷在慢性胰腺炎相关性糖尿病中更加明显[32]，可能是由于缺乏β细胞分泌刺激引起胰腺体积和β细胞质量减少所致[34-35]。

糖耐量异常和胰岛素抵抗在慢性胰腺炎中也普遍并存。在一项对30名慢性胰腺炎患者的研究中，使用钳夹试验观察到近75%的患者存在胰岛素抵抗[36]。虽然BMI与胰岛素敏感度呈弱负相关，但与腰围却没有相关性，表明传统代谢综合征的危险因素与慢性胰腺炎的胰岛素抵抗可能不相关。

目前，针对现有抗糖尿病治疗方案在CP-DM患者中应用的安全性和有效性研究比较有限。缺乏试验数据支持对正确治疗决策而言是一个重大挑战。因此，现阶段的治疗策略在很大程度上是基于对CP-DM病理生理学的认识，已达到降低其他与疾病相关并发症发生率的目的。考虑到CP-DM患者存在胰岛素缺乏，共识指南建议将胰岛素治疗作为大多数患者的主要治疗选择[24]。队列研究的数据表明，至少75%的CP-DM患者接受了胰岛素治疗[15，37]。然而，这一治疗会给患者带来很大的负担和低血糖的风险[38]。因此，在轻度高血糖（HbA1c＜8%）患者和CP-DM病程早期，单独应用二甲双胍也被认为是一线治疗方案[24]。这种方法的优点包括减少患者负担、降低成本、降低低血糖风险。此外，先前研究表明，二甲双胍可以降低2型糖尿病患者患胰腺癌的风险[39]。然而，对于与2型糖尿病有根本病理生理差异的CP-DM患者来说，这一推断应谨慎。

其他抗糖尿病药物在CP-DM中的作用尚不清楚。基于胰岛素的治疗，包括胰升糖素样肽（GLP）-1受体类似物和二肽基肽酶（DPP）-4抑制剂，在CP-DM中没有得到很好的研究。因为这些治疗的药物很可能与急性胰腺炎和胰腺导管腺癌风险增加相关[40]。而包括吡格列酮和罗格列酮在内的噻唑烷二酮类药物可以解决已知的肝脏和外周胰岛素敏感度缺乏问题，但增加了骨质流失和骨质疏松的风险。尽管钠葡萄糖共转运体-2（SGLT-2）抑制剂在增加啮齿动物模型中的β细胞质量方面有希望[41]，但还没有研究评估它们在慢性胰腺炎相关性糖尿病治疗中的有效性和安全性。由于胰岛素缺乏是许多慢性胰腺炎相关性糖尿病患者的主要病理生理机制，SGLT-2抑制剂增加的糖尿病酮症酸中毒[42]风险也可能限制其在该患者群体中的使用。

80.5.1 急性胰腺炎相关性糖尿病

有趣的是，在诊断为T2DM的患者中，胰岛素的使用降低了发生急性胰腺炎的风险（调整优势比为0.35，95% *CI* 为0.20 ~ 0.61），应用二甲双胍的T2DM患者中也是如此[43]。相反，在高BMI指数的T2DM患者中，应用磺脲类药物可能导致急性胰腺炎的发病风险增高[44]。与此同时，基于胰岛素的治疗（如DPP-4抑制剂和GLP-1受体激动剂）的使用也被认为会导致急性胰腺炎的发病风险增加，因此这类药物的使用遭到质疑也是合理的，但最近的荟萃分析表明，这一认识可能是错误的[45-46]。由于目前还没有关于急性胰腺炎相关性糖尿病最佳治疗方法的研究，治疗应该针对潜在的病理生理缺陷，通常指β细胞分泌不足。由于缺乏证据，我们认为在这种情况下使用胰岛素作为一线治疗是合理的，并考虑到急性胰腺炎和磺脲类药物存在相关性，因此应限制这些药物在急性胰腺炎患者中的使用。

80.5.2 胰腺导管腺癌相关性糖尿病

胰腺导管腺癌相关性糖尿病（Pancreatic Ductal Adenocarcinoma-related Diabetes Mellitus，PDAC-related DM）主要由β细胞功能障碍介导，但也与胰岛素抵抗有关。但对于高血糖的程度及抗糖尿病药物对胰腺导管腺癌病程的影响，目前并没有定论。

尽管有建议认为二甲双胍可以降低T2DM

患者患胰腺癌的风险[39，47-49]。例如，二甲双胍治疗可以减缓现有的胰腺导管腺癌病程的进展或提高患者的存活率。但关于这一结论的研究证据仍然有限[50]。

与其他形式的胰源性糖尿病类似，缺乏直接的研究来指导胰腺导管腺癌相关性糖尿病的决策。由于预期寿命缩短，与预防短期代谢并发症相比，预防糖尿病的长期并发症在这一人群中的相关性较低，而短期代谢并发症可能导致发病率和延迟癌症的相关治疗。尽管最近的荟萃分析结论不一致，但有证据表明，选择二甲双胍治疗 T2DM 能够将胰腺导管腺癌的风险降低 60% 以上。这表明二甲双胍在这类患者中可能是一种合理的治疗选择。然而，在转移性胰腺导管腺癌患者的 2 期试验中，在标准化疗基础上加入二甲双胍并没有改变患者的生存率[51-52]。目前关于胰腺导管腺癌相关性糖尿病其他治疗方式的数据有限，特别是考虑到基于胰岛素和肠促胰岛素的治疗（GLP-1 受体类似物和口服 DPP-4 抑制剂）可能会导致发生胰腺导管腺癌相关性糖尿病的风险增加[53]。

鉴于缺乏其他相关数据，二甲双胍被认为是治疗轻度高血糖的一线药物，但额外的治疗数据无法提供。由于高血糖可通过手术或药物治疗改善[54-55]，因此，重要的是需要密切监测这些患者是否发生低血糖和（或）是否需要滴定或终止应用糖尿病药物。

80.5.3 囊性纤维化相关性糖尿病

囊性纤维化相关性糖尿病（cystic fibrosis-related diabetes，CFRD）有许多不利影响，包括意外的体重减轻、营养状况不佳、肺功能下降[56-57]和病死率增加[23]。在选择治疗方案时必须考虑到这些并发症。由于胰岛素激素具有合成代谢作用，因此伴随 CFRD 的胰岛素不足导致 BMI 下降，这在开始胰岛素治疗时是可逆的[58]。在 CFRD 中，用力呼气量（FEV1）和用力肺活量（FVC）的减少与糖耐量受损和胰岛素分泌减少的程度直接相关[57]。肺功能降低的一个潜在机制是全身高血糖对气道表面的有害影响，包括促进细菌生长[59]、抑制中性粒细胞的募集[60]，以及影响跨上皮细胞和上皮细胞的修复[61]。

CFRD 与 T1DM 和 T2DM 之间存在明显差异。与 T1DM 相比，CFRD 典型表现为病情较严重但不缺乏胰岛素分泌，缺乏胰岛自身抗体，以及缺乏人类白细胞抗原（HLA）区域易感性遗传多态性[62-63]。与 T2DM 相似，CFRD 最常发生在胰岛素抵抗时，但很少引起糖尿病酮症酸中毒。此外，有 T2DM 家族史的患者发生 CFRD 的风险更高[64]。虽然微血管并发症（神经病变、视网膜病变和肾病）在 CFRD 中很常见[65-67]，但与 T2DM 相关的大血管并发症却很少见，在选择方案时也需考虑到这些差异。

目前对 CFRD 的非药理学管理的建议包括每季度由一个具有糖尿病和 CF 专业知识的多学科专业小组进行随访，以及符合质量标准的糖尿病自我管理教育[68]。每周至少 150 min 的适度有氧运动可能有助于维持患者的健康状态[68]。在 CFRD 中缺乏数据支持的试验结果，因此 CFRD 的药物治疗主要是依据经验性建议，针对疾病过程中可能存在的生理缺陷。由于最突出的致病因素涉及进行性的胰岛素缺乏和餐后高血糖[69-71]，因此目前指南推荐胰岛素作为一线治疗方式[68，72]。如前所述，胰岛素也被证明能改善肺功能和营养状态[73-75]。对于糖耐量受损的患者，即使在没有 CFRD 的情况下，如果肺功能或营养状况出现急性下降，也可以考虑胰岛素治疗，尽管这种做法仅基于小型观察性研究[76-78]。早期使用基础胰岛素作为单一疗法已被证明可减少 50% 的肺部感染、增加 FEV1[79]、增加 BMI[77-78]。据报道，胰岛素治疗剂量为平均起始剂量低于 T1DM，从 0.1 U/（kg · d）开始，滴定到青少年平均 0.38 U/（kg · d），成人 0.46 U/（kg · d），肺移植后成人 0.58 U/（kg · d）[79-80]。

非胰岛素注射和口服降糖药治疗 CFRD 的

试验大多不成功。瑞格列奈作为胰岛素促分泌剂，能够早期改善 CFRD 糖耐量受损，但作用短暂[58]。目前正在进行一项更大的研究，以更好地评估其疗效[81]。CF 患者表现出过氧化物酶体增殖物激活 γ 受体（PPARγ）缺乏，导致炎症反应增强[82]。然而，一项研究表明，吡格列酮作为噻唑烷二酮 PPARγ 激动剂，对少数 CF 受试者痰中的炎症介质没有明显的影响（n=25）[83]。此外，由于囊性纤维化患者已经处于较高的骨质疏松风险[85]中，这些药物的治疗效用可能受到噻唑烷二酮相关骨丢失不良反应的限制[84]。无论是否合并 CFRD，与对照组相比，CF 患者的 GLP-1 水平也有所降低[86]。然而，对 GLP-1 受体激动剂和 DPP-4 抑制剂的进一步研究可能并不实际，因为先前的报告可能这些药物会增加急性胰腺炎的风险，即使后续尚无研究证实这些观察结果[87]。虽然在糖尿病小鼠中，达格列齐已被证明能减少铜绿假单胞菌的肺部生长，但目前还没有发表关于 SGLT-2 抑制剂在 CFRD 中的应用的研究[88]。

80.6　不足

正如本综述所述，如何正确诊断和治疗胰源性糖尿病，目前仍有许多未知之处。从病理生理学的观点来看，重要的是需要更透彻地理解对胰岛素不足 / 缺乏相对于胰岛素抵抗的作用。为了正确评估治疗干预的安全性和有效性，需要对不同治疗方案进行良好的随机对照试验和比较。这一决策还应考虑到治疗对自我管理的负担、短期和长期并发症的风险，以及患者的预期生存率。最后，对新的抗糖尿病药物在胰源性糖尿病中的作用还有待更好的理解。

80.7　结论

胰源性糖尿病的患病率和病理生理学因潜在的胰腺疾病而异。糖尿病在慢性胰腺炎或囊性纤维化疾病患者中非常普遍，但也存在于急性胰腺炎或胰腺手术后的患者亚群中。目前需要进一步的研究来更清楚地描述胰源性 DM、T1DM 和 T2DM 之间的异同。考虑到胰源性糖尿病的患病率相对较低，这将有助于完善这些患者的治疗方法。在等待进一步研究的同时，胰源性糖尿病的治疗通常是基于权衡不同类别糖尿病药物的潜在利弊（见表 80.2）。一般说来，胰岛素治疗是首选，但也有例外，包括慢性胰腺炎相关性糖尿病和胰腺导管腺癌相关性糖尿病中的轻度高血糖患者。随着我们对胰源性糖尿病改变不同原因的潜在病理生理机制的了解，我们期待出现新的更加完善的治疗方案。

80.8　感谢

本出版物中报道的研究由国家癌症研究所和国家糖尿病、消化和肾脏疾病研究所（NIDDK）资助，基金号为 U01DK108327（D.B. 和 P.H.）。内容完全由作者负责，不一定代表美国国立卫生研究院的官方观点。

（郑云译，黎命娟审校）

参考文献

彩 插

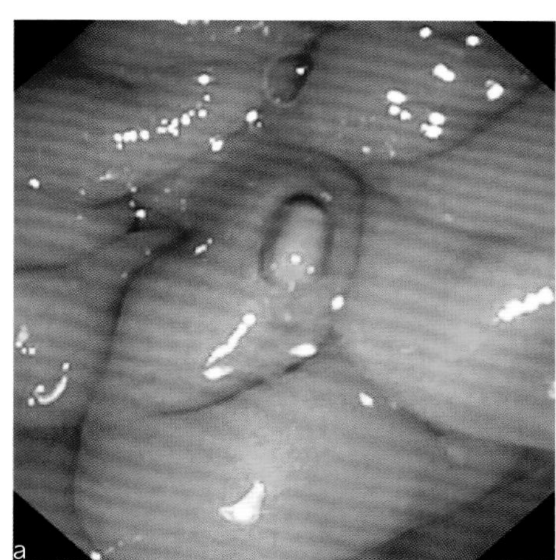

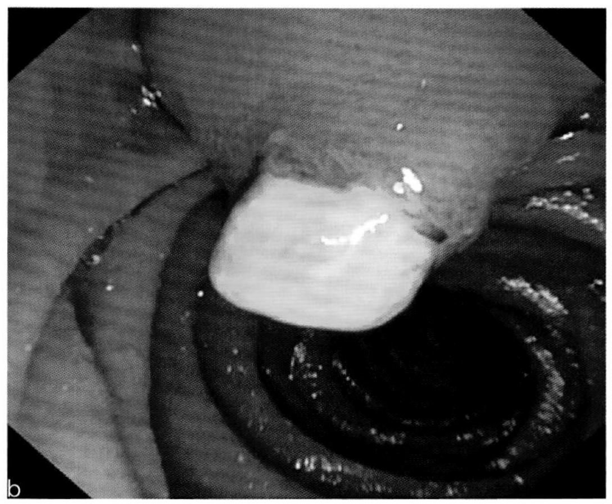

图 13.1 乳头水平处嵌石

（资料来源：Guido Costamagna 提供）

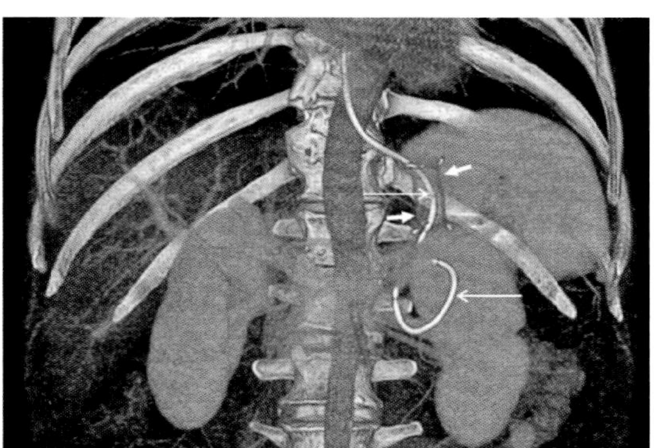

图 14.2 感染包裹性坏死患者经胃腔植入金属支架（短箭头）和 7 Fr 管深入进行局部抗生素输注（长箭头）后 CT 扫描

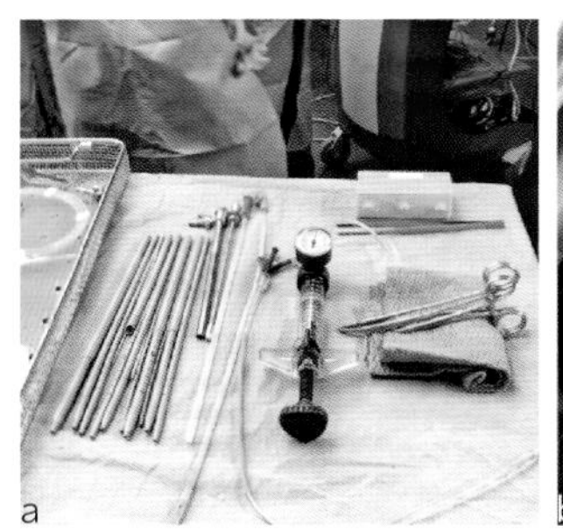

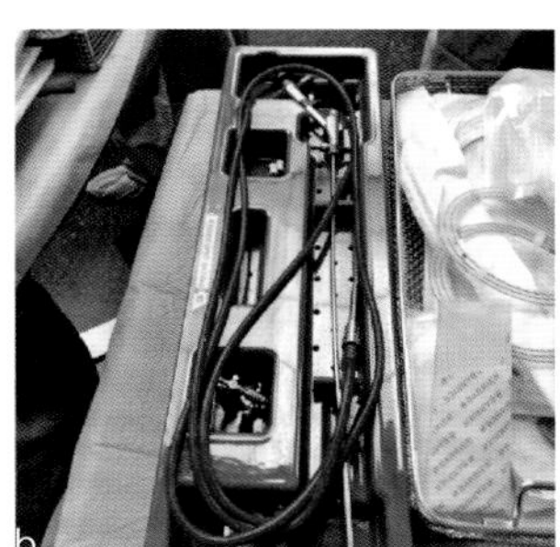

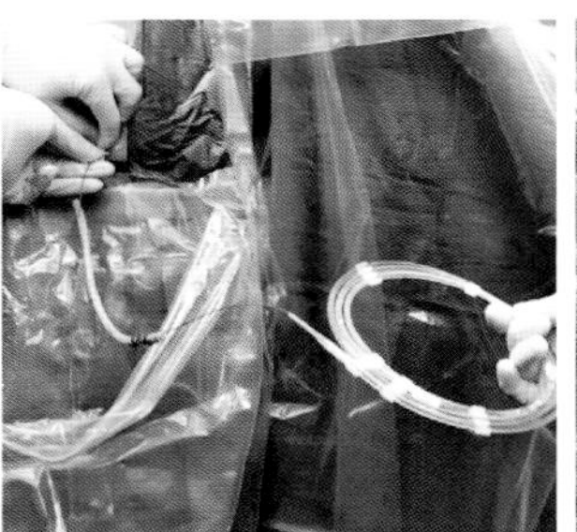

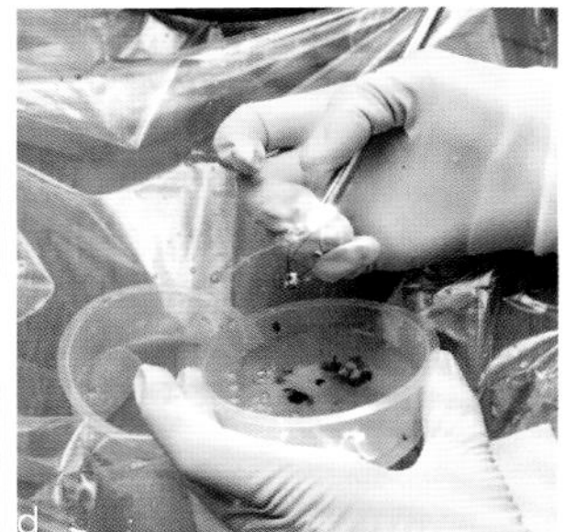

a、b. 使用 Amplatz 扩张器和鞘管扩张原引流管窦道，以便肾镜插入；c. 在 X 光引导下沿原引流管插入导丝；d. 在视频引导下运用取石网篮直接取出坏死组织和碎屑。

图 15.1 经窦道内镜治疗

（资料来源：Patricia Sánchez-Velázquez 提供）

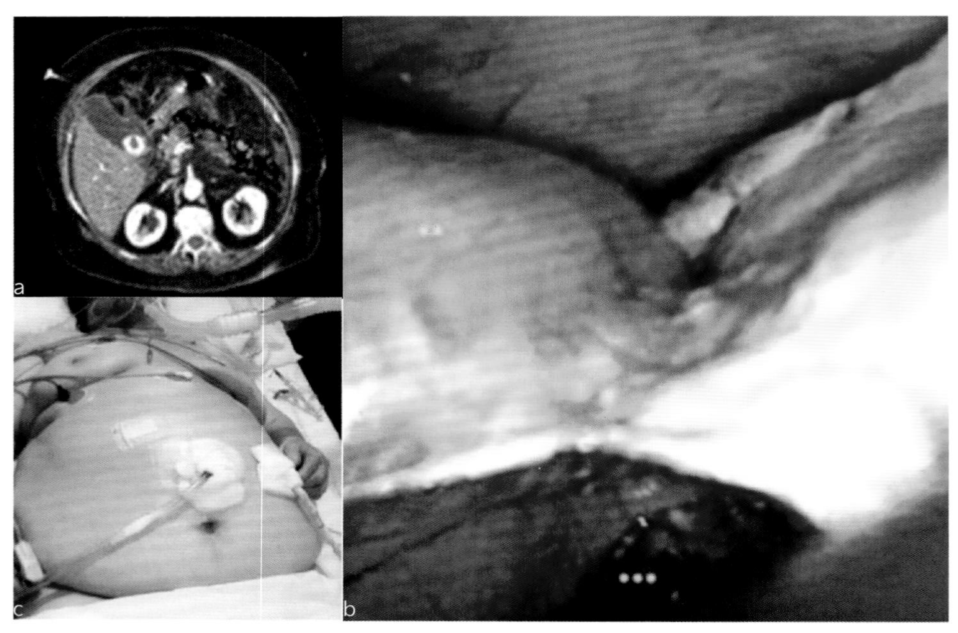

a. 通过 CT 扫描定位胰腺坏死位置；b. 经胃结肠韧带和大网膜到达坏死区；c. 如图所示放置引流管于“胰周腹膜后”“胃大弯”“胰腺坏死组织积聚”处。

图 15.3　腹腔镜下经腹腔入路

（资料来源：Patricia S á nchez–Vel á zquez 提供）

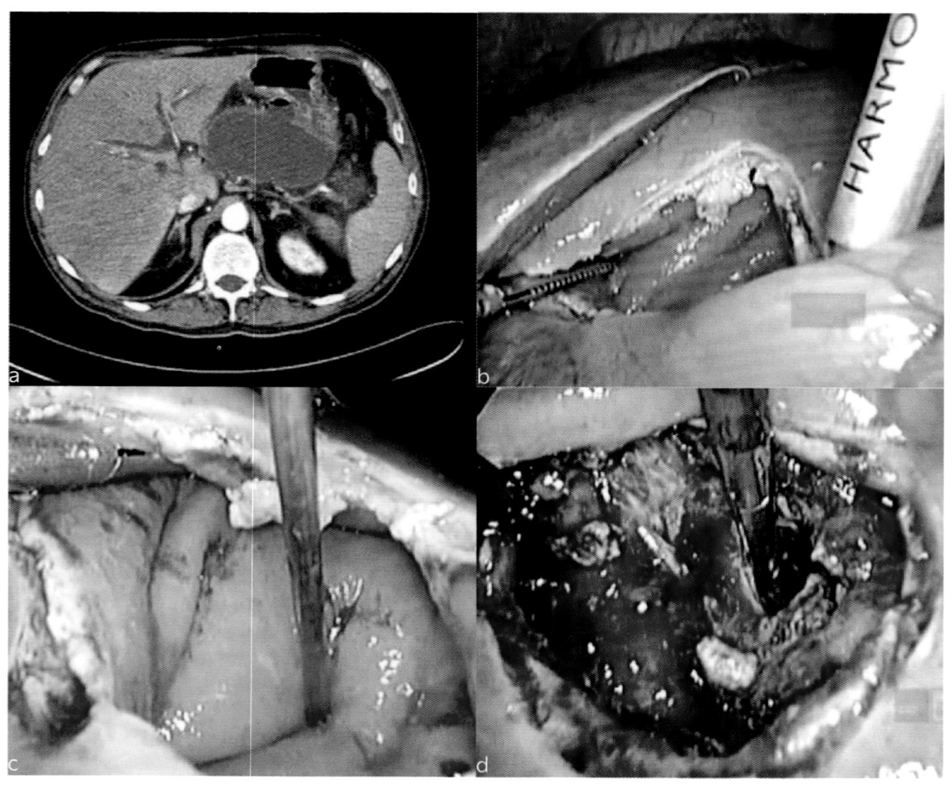

a.CT 扫描确定包裹性坏死位于胃后；b. 用超声刀切开胃；c. 穿刺定位坏死物位置；d. 经胃后壁引流坏死物。

图 15.4　腹腔镜下经胃坏死组织清除术

（资料来源：Patricia S á nchez–Vel á zquez 提供）

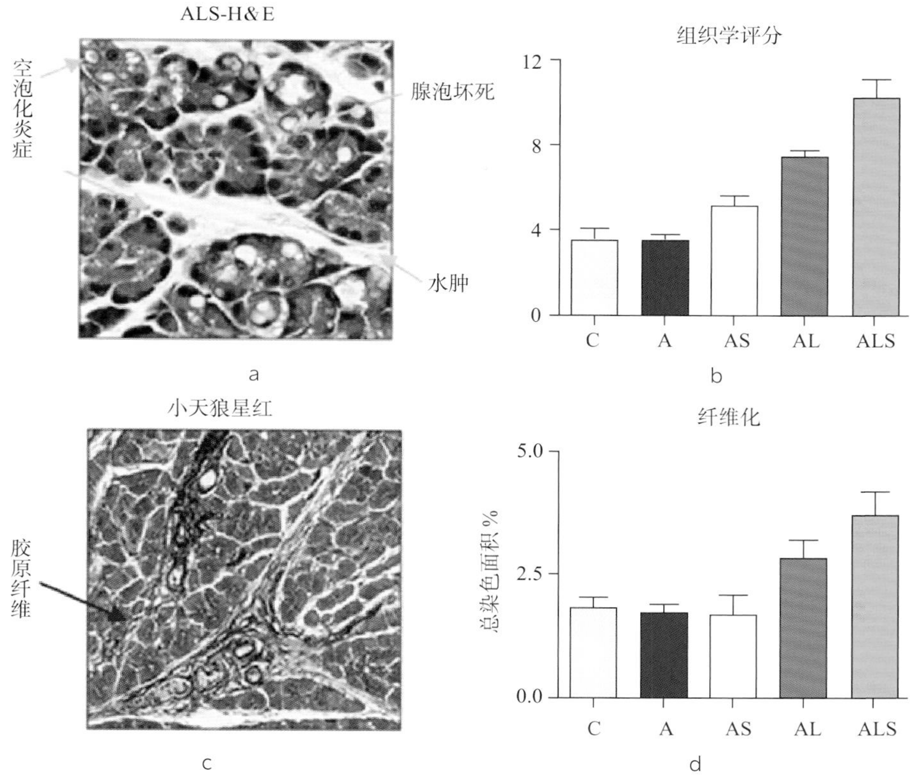

雄性 Sprague-Dawley 大鼠饲喂含酒精和不含酒精的液体饲料。静脉注射内毒素刺激酒精喂养的大鼠，诱发部分大鼠的显性胰腺炎。a、c. 显示典型的以下几组数据。C：控制饮食；A：酒精饮食；AS：酒精饮食 + 烟雾暴露；AL：酒精饮食 + 脂多糖；ALS：酒精饮食 + 脂多糖 + 烟雾暴露。典型的 ALS 组胰腺损伤和纤维化（c. 箭头表示胶原红色染色）的显微照片。b、d. 显示胰腺损伤（*，$P < 0.05$ *vs*.A、AS；#，$P < 0.05$ *vs*.C、A、AS、AL）和天狼星红染色（*，$P < 0.05$ *vs*.A；#，$P < 0.05$ *vs*. C、A、AS、AL）的定量分析（均数 ±SEM，n=3）。

图 25.2　吸烟加重酒精和脂多糖诱发的酒精性胰腺炎

（资料来源：Lugea，et al [44]. Reproduced with permission of Elsevier）

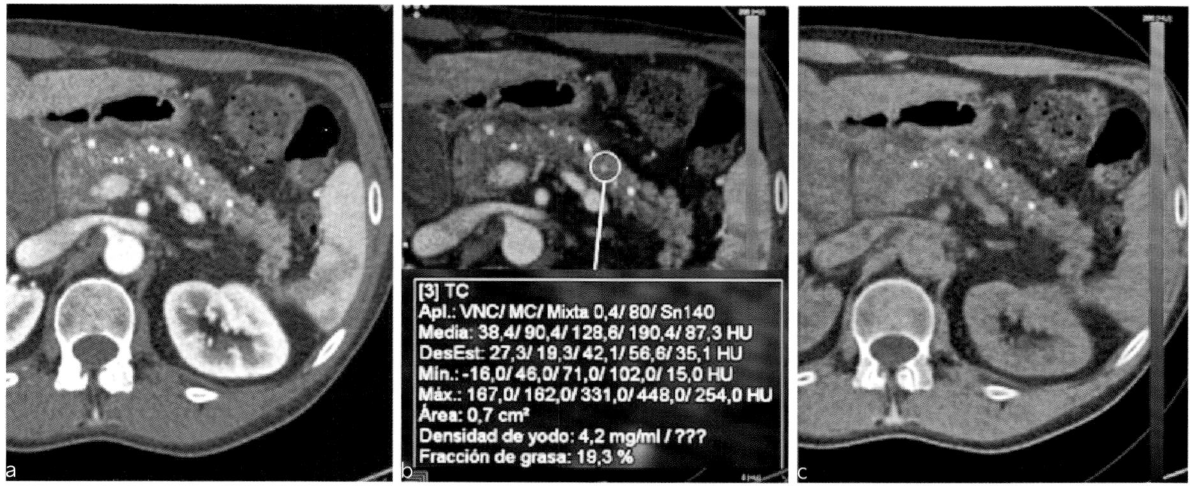

a. 胰管造影期两球管的混合图像相当于常规 CT，显示出胰腺实质的多发钙化和主胰管的不规则；b. 碘图通过测量碘密度用于定性、定量分析造影剂在组织中的摄取情况，本例为 4.2 mg/mL；c. 虚拟平扫是一种后处理技术，通过去除增强扫描中的碘生成平扫图像，这一方案可以在减少辐射剂量的情况下获取胰腺基础图像，本研究的总有效剂量为 3.38 mSv。

图 29.3　1 例 46 岁慢性胰腺炎患者的腹部双能量 CT（80 kV 和 140 kV）

（资料来源：Roberto Garcia-Figueiras、Sandra Baleato-Gonzalez and Gonzalo T ardaguila de la Fuente）

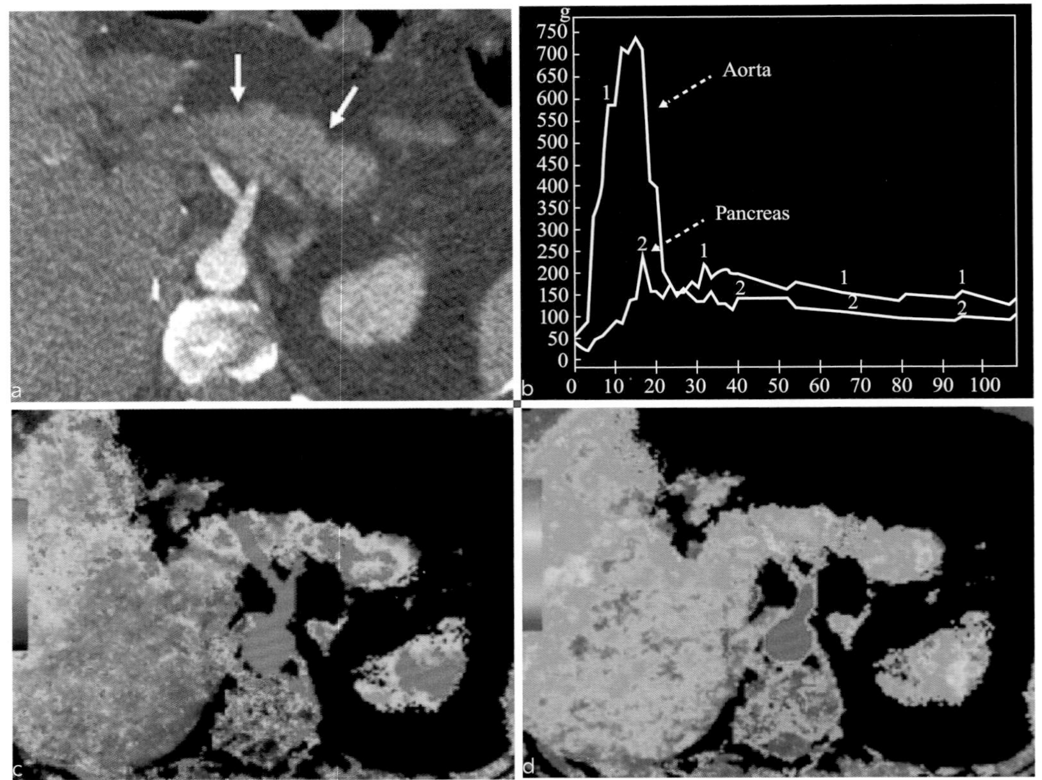

a. 常规 CT 动脉期图像；b. 胰尾相关区域的时间 - 密度曲线显示为强烈的流入时，相对应的主动脉曲线则显示为早期流出；c. 血容量；d. 使用反褶积分析计算得出，胰腺实质容量分别为每分钟 120 mL/100 g 和 22 mL/100 g 左右。c、d 为血流量彩图。

图 29.4　1 例 53 岁健康患者的胰腺 CT 灌注成像

[资料来源：（a、c、d）courtesy of Roberto Garcia-Figueiras，Sandra Baleato-Gonzalez and Gonzalo T ardaguila de la Fuente]

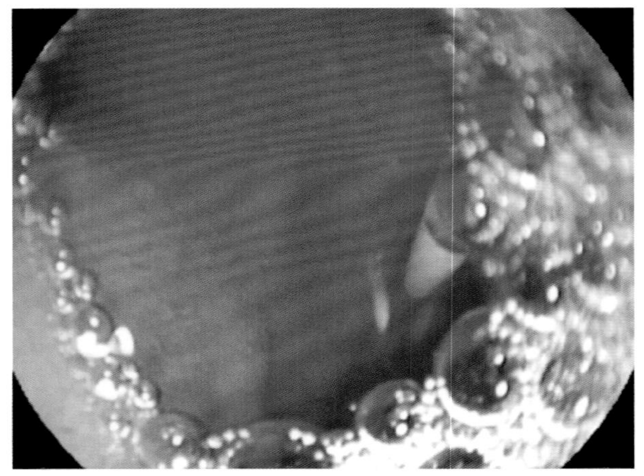

图 31.3　注射促胰泌素后收集十二指肠腔内的胰腺分泌物

（资料来源：Julio Iglesias-Garcia）

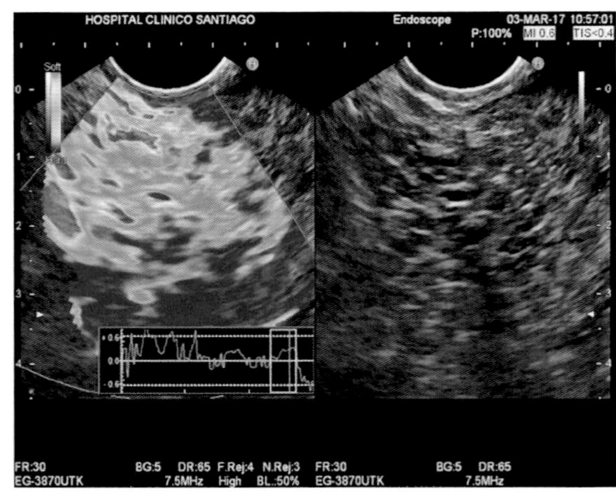

图 31.4　EUS 引导下的弹性成像显示以非均匀绿色为主的图案，提示慢性胰腺炎纤维化

（资料来源：Julio Iglesias-Garcia）

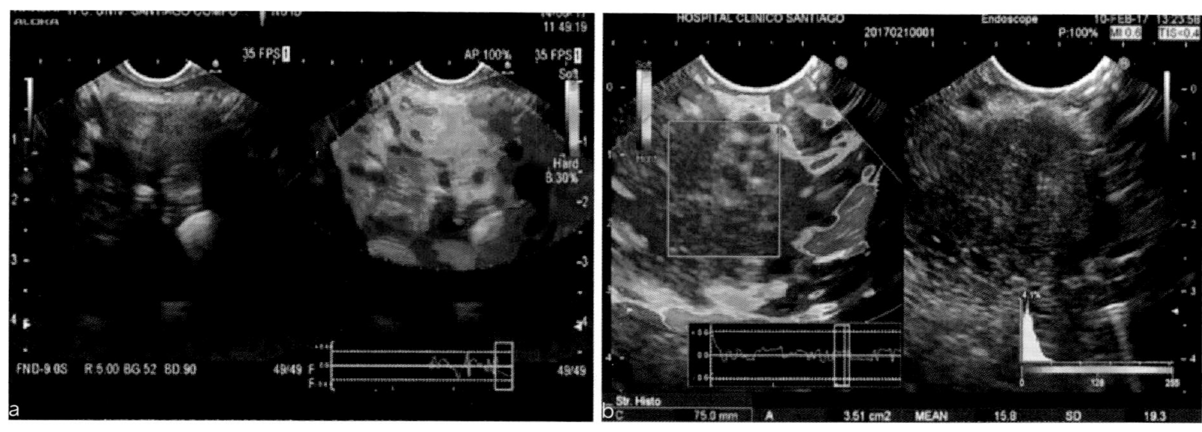

a. 肿块型慢性胰腺炎；b. 胰腺癌。

图 31.5　运用 EUS 和高级技术对胰腺实体肿块进行评估

（资料来源：Julio Iglesias-Garcia）

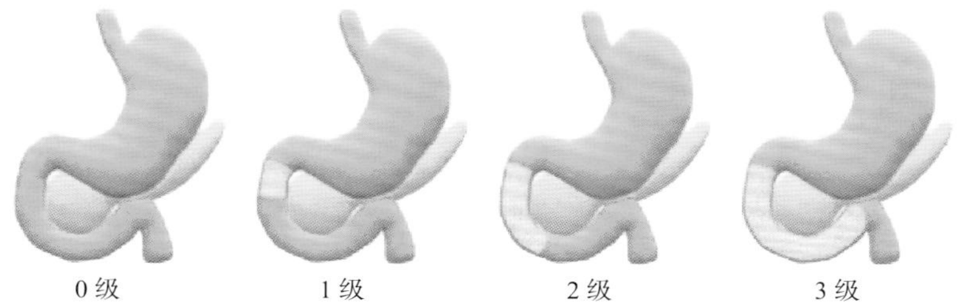

静脉注射促胰泌素刺激胰腺分泌后 10 min 评估十二指肠充盈情况。3 级为正常，2 级、1 级和 0 级分别对应胰腺分泌功能的轻度、中度和重度受损。

图 33.1　利用 SMRCP 对胰腺分泌功能定量的示意

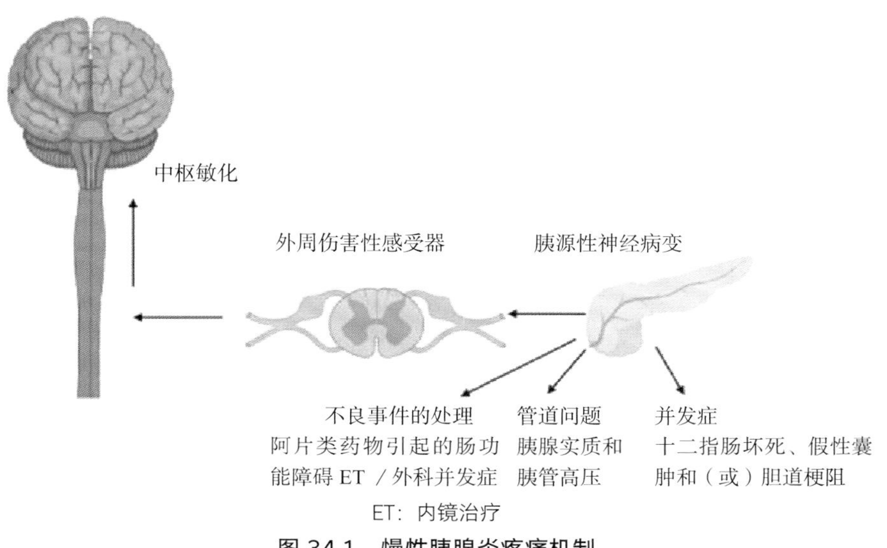

图 34.1　慢性胰腺炎疼痛机制

（资料来源：Antonio Mendoza-Ladd、Luis F. Lara 和 Darwin L. Conwell 提供）

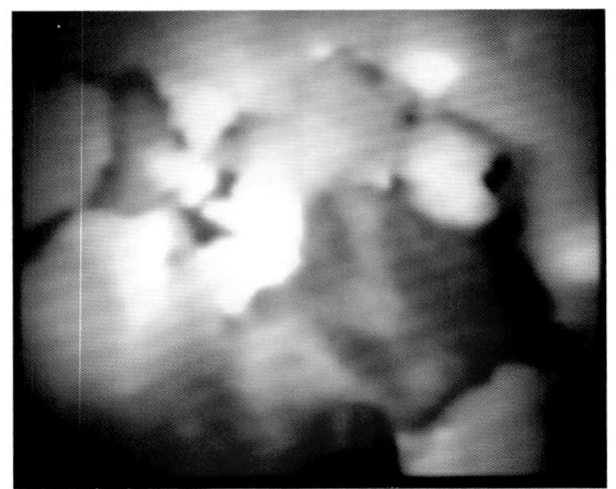

图 37.1　使用 EHL 对胰管内结石进行破碎

（资料来源：P.M.C.Stassen、P.J.F.de Jonge、J.W.Poley、D.L.Cahen 和 M.J.Bruno 提供）

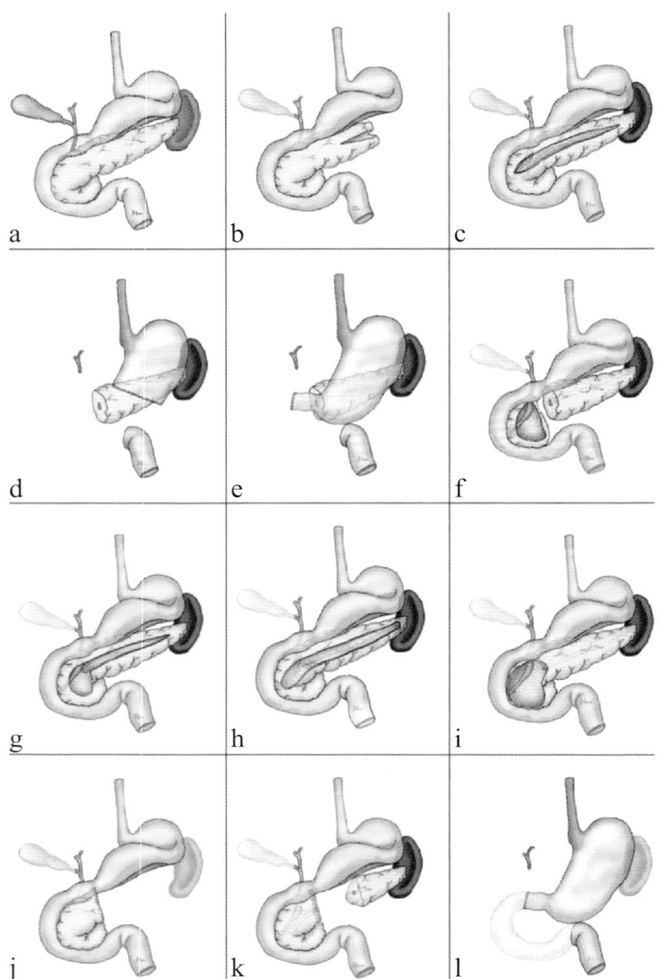

a. 正常胰腺；b.Puestow 式胰空肠吻合术切除范围；c.Partington-Rochelle 式纵向切开胰空肠吻合术；d.Whipple 式部分胰十二指肠切除术（经典）；e. 部分胰十二指肠切除术（保留幽门）；f.Beger 式 DPHHR；g.Frey 式 DPHHR；h.Izbicki 式 V 形切除；i.Berne 式 DPHHR；j. 胰远端腺切除术；k. 节段或中央胰腺切除术；l. 全胰腺切除术。DPHHR：保留十二指肠的胰头切除术。

图 39.1　慢性胰腺炎手术的示意

（资料来源：Kleef 等 [79]。经 Deutscher ä rzte-Verlag 许可）

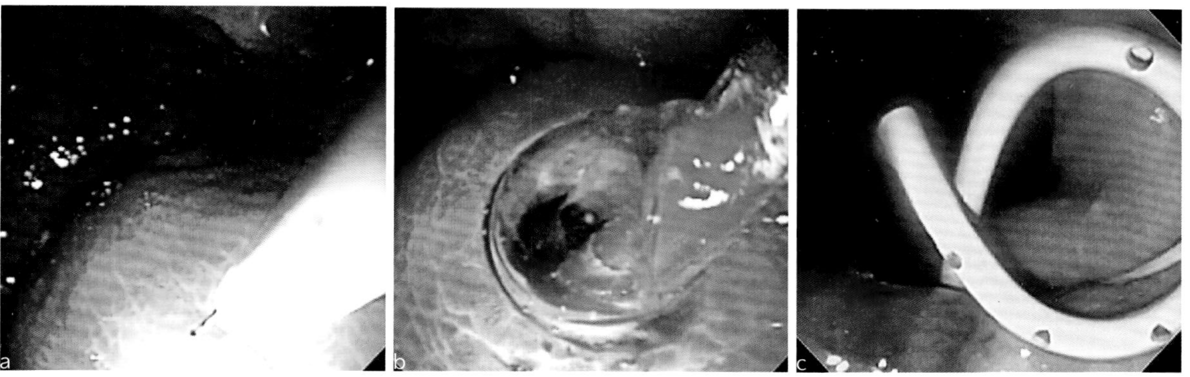

图 40.2　通过针刀烧灼术（图 a）、透壁扩张术（图 b）和塑料支架植入术（图 c）对胰腺假性囊肿进行常规透壁引流

（资料来源：Shyam Varadarajulu 提供）

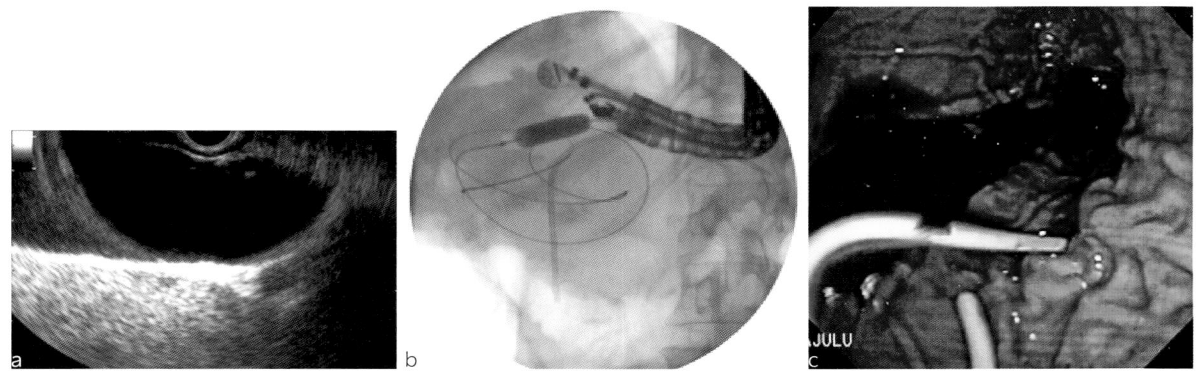

图 40.3　EUS 引导下胰腺假性囊肿引流（图 a），无絮状物，然后通过导丝和透壁球囊扩张（图 b），放置第 1 个 7Fr 双猪尾塑料支架（图 c）

（资料来源：Shyam Varadarajulu 提供）

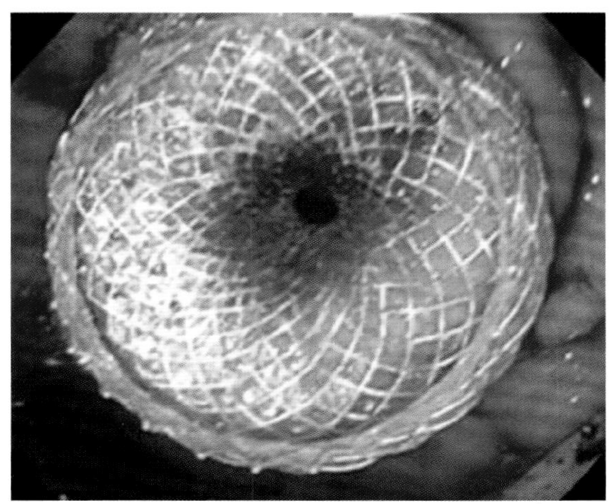

图 40.4　对 LAMS 经胃进行假性囊肿引流时的内镜视图

（资料来源：Shyam Varadarajulu 提供）

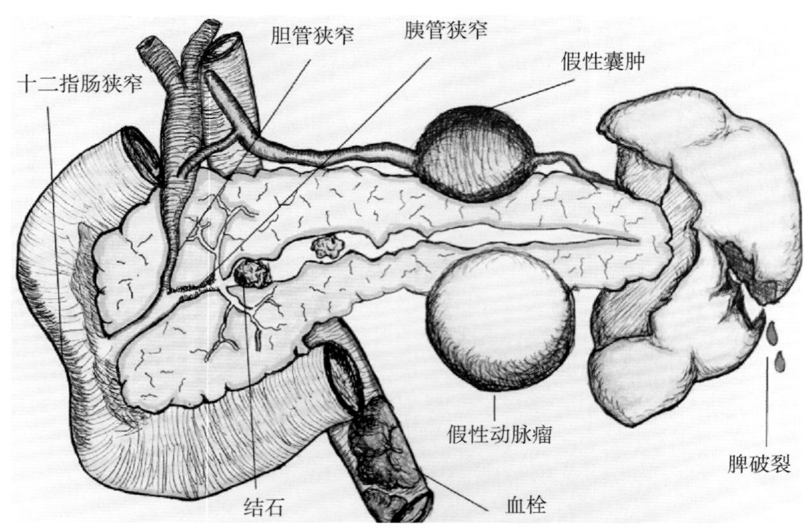

图 42.1　慢性胰腺炎的局部并发症

（资料来源：Ricardo Arvizu Castillo、Elena Muñoz-Forner 和 Luis Sabater 提供）

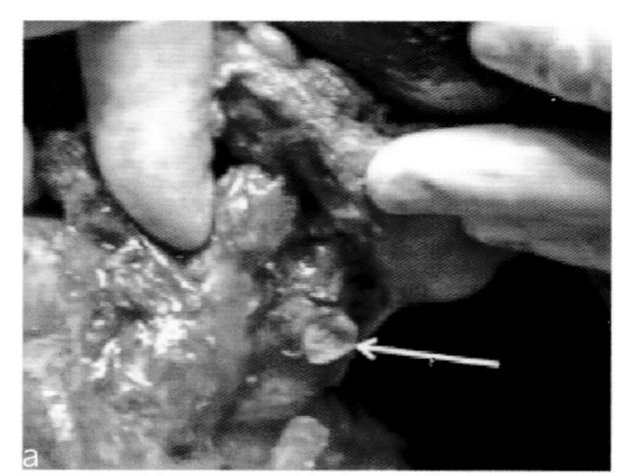

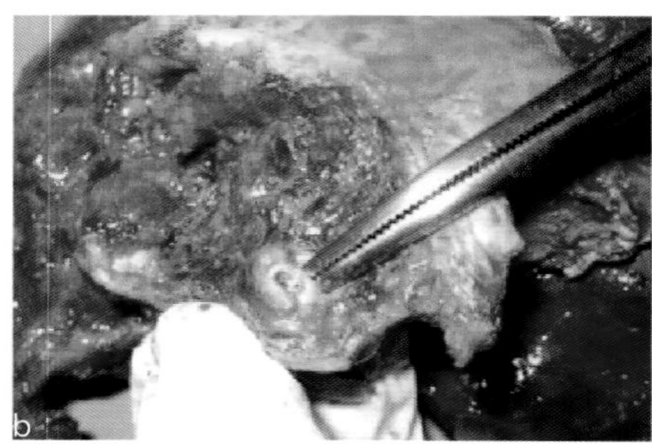

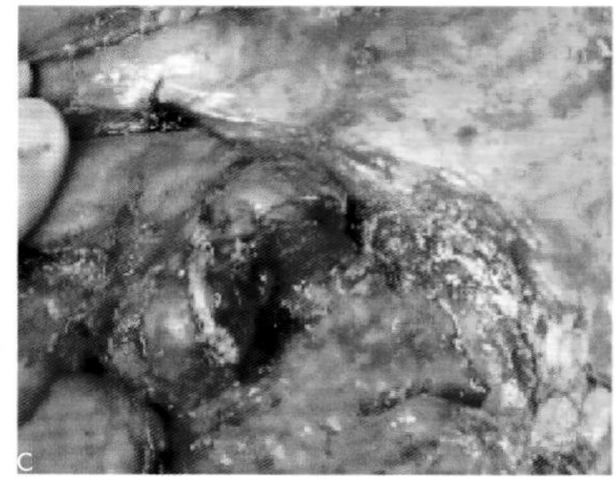

假性动脉瘤破裂是一种危及生命的并发症，本病例通过紧急剖腹探查和远端胰腺切除术治疗。a. 夹紧主动脉后，发现并解决破裂的动脉（箭头）；b. 手术标本显示被侵蚀的血管与假性囊肿壁之间相连；c. 远端胰腺切除术后的手术视野。

图 42.2　假性囊肿内假性动脉瘤破裂

（资料来源：Ricardo Arvizu Castillo、Elena Muñoz−Forner 和 Luis Sabater 提供）

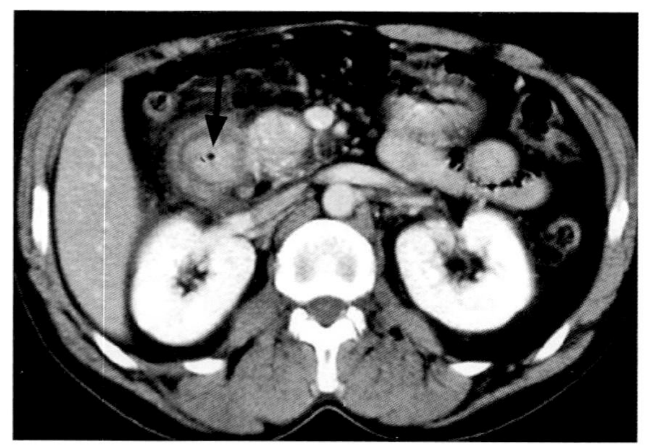

黑箭头显示几乎完全梗阻的十二指肠中仅有狭小的腔可通过，患者需做胃空肠吻合术。

图 42.4　慢性胰腺炎患者发生十二指肠梗阻

（资料来源：Ricardo Arvizu Castillo、Elena Muñoz−Forner 和 Luis Sabater 提供）

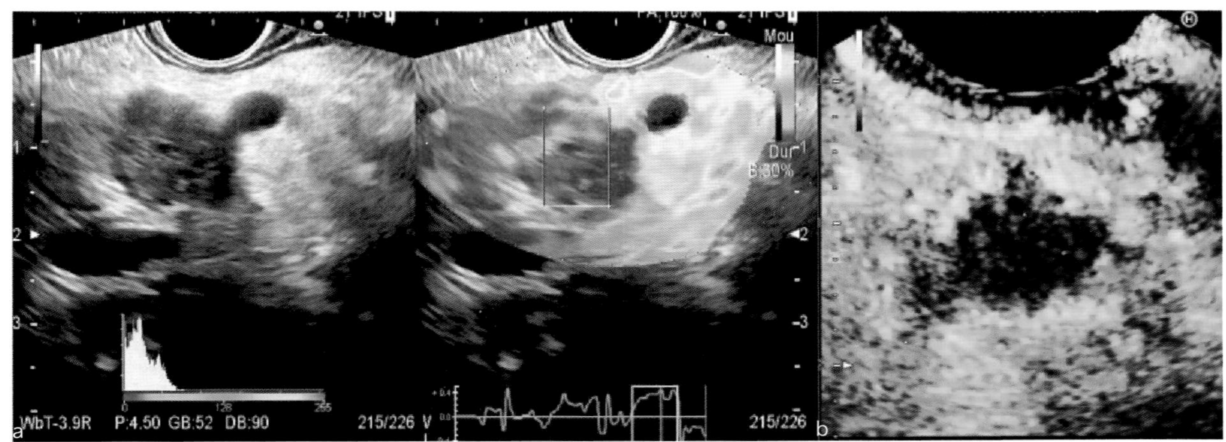

图 56.1　a.EUS 弹性成像显示硬性病变；b.CE-EUS 无增强

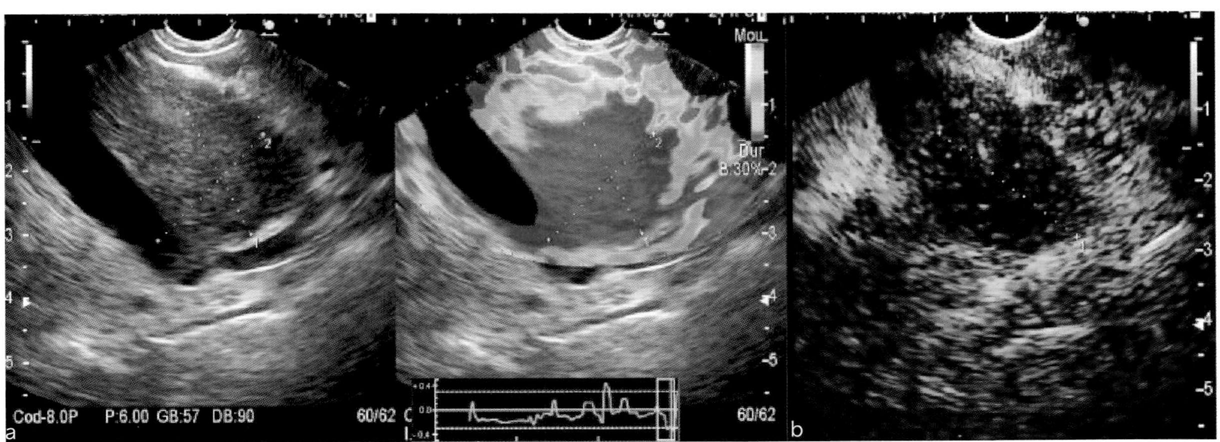

图 56.2　a.EUS 弹性成像显示硬灶边缘不规则；b. CE-EUS 无增强

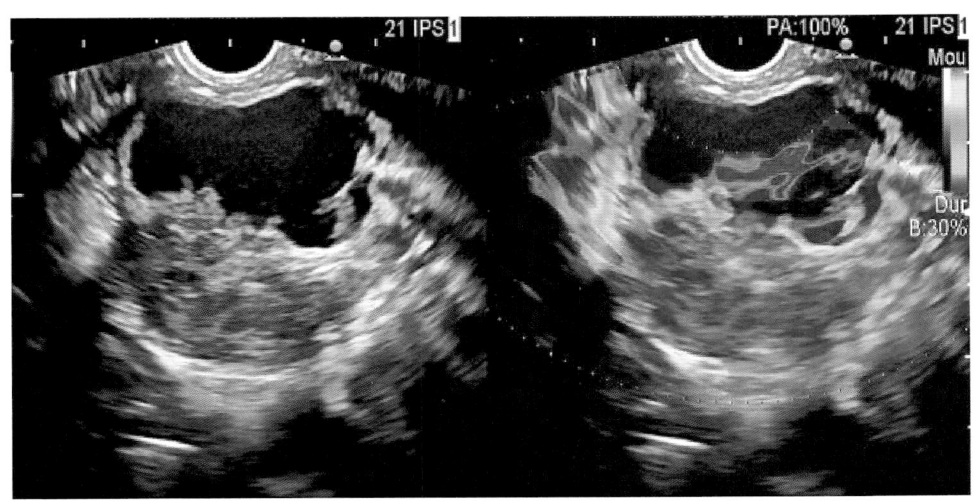

实体部分看起来很僵硬，证实了恶性病变的诊断。

图 56.3　囊腺癌

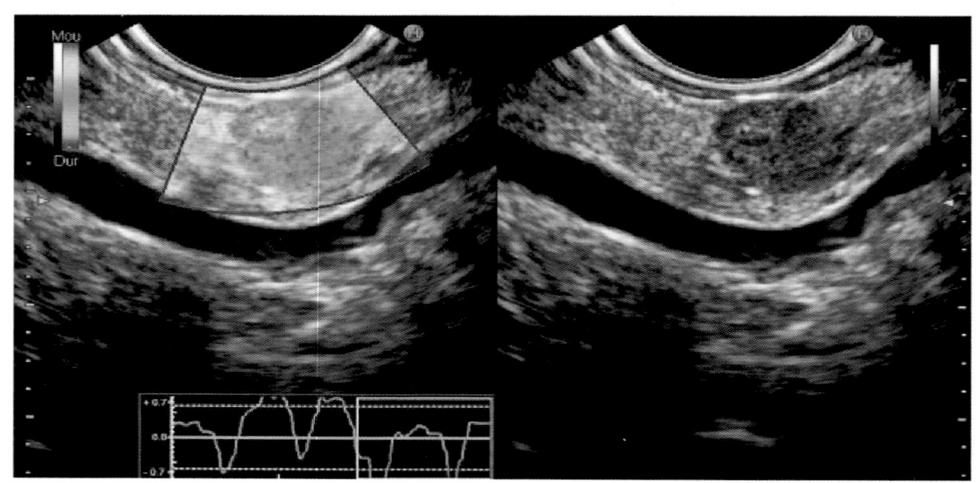

图 56.4　弹性成像显示软性病变（绿色），比正常胰腺实质更软

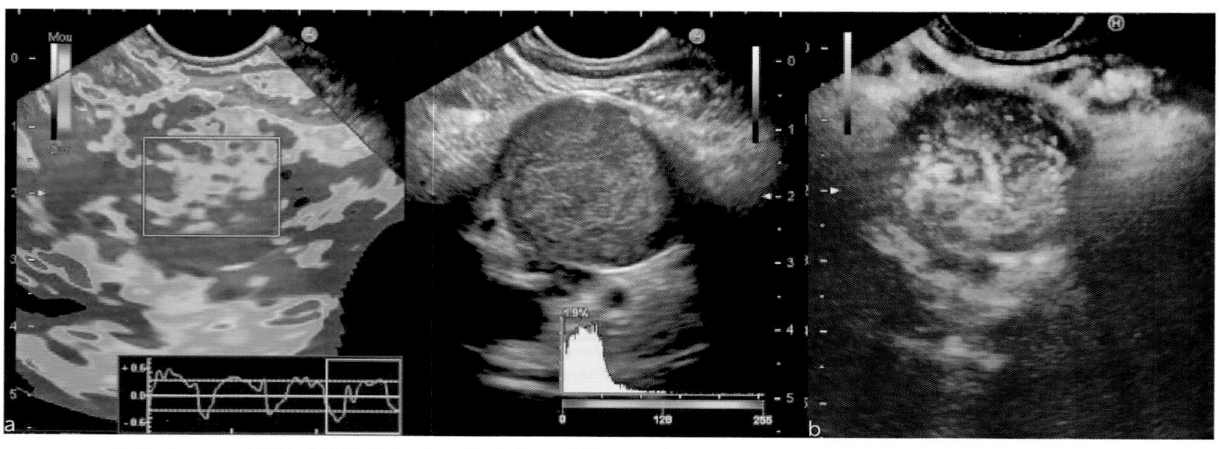

图 56.5　a. 弹性成像显示轻度硬性病变，弹性与正常胰腺实质相同；b.CE-EUS 增强快速洗脱

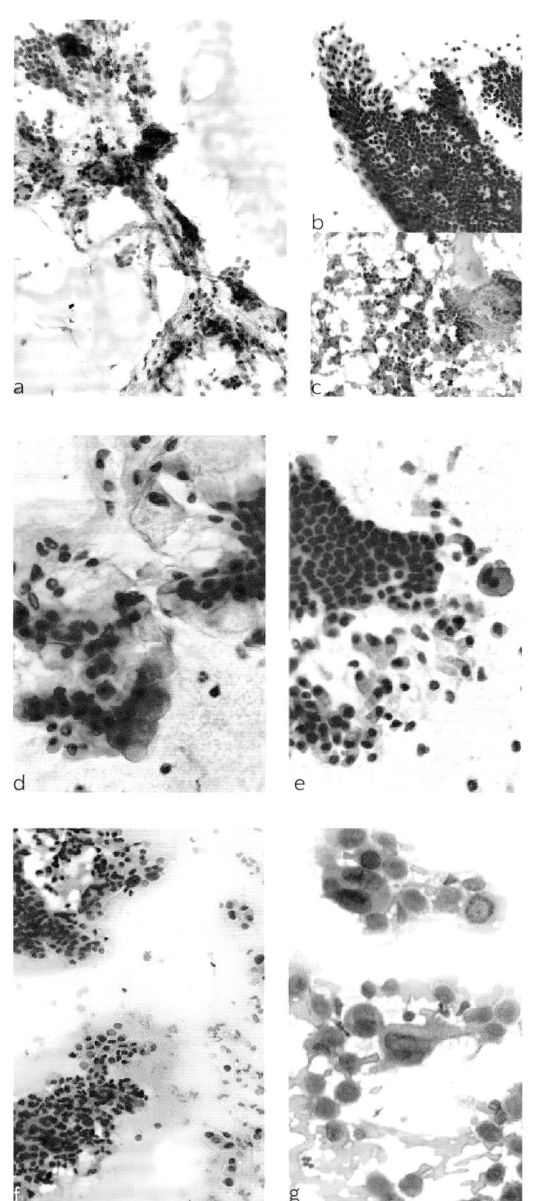

a. 正常腺泡结构，中间有少量粒细胞，与正常标本一致；b. 单层十二指肠黏膜，带有散在的腺泡细胞，提示十二指肠壁细胞污染；c. 一小片胃小凹上皮和壁细胞，拥有颗粒状细胞质和规则的细胞核，提示胃壁细胞污染；d. 上皮细胞聚集，伴有细胞核轻度多形性，核膜不规则，细胞质丰富，有多形性的倾向，提示恶性肿瘤；e. 导管上皮细胞周围有粘连，细胞核呈轻度多形性改变，划为不典型；f. 细胞核大小不一与细胞黏附力下降的三维团簇图形，与恶性肿瘤表现一致；g. 高倍视图显示低分化腺癌。

图 57.2　胰腺实性病变的 EUS-FNA 细胞学涂片

（资料来源：Adele Fornelli 博士提供）

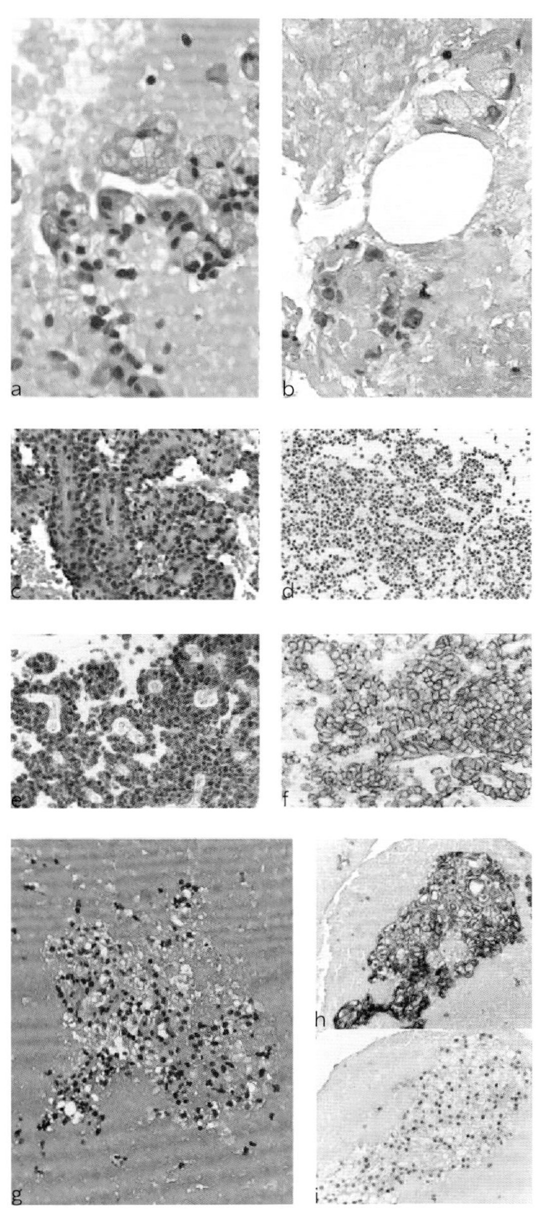

a. 细胞块显示为胰腺导管腺癌细胞，有大量细胞质黏蛋白，核质比低；细胞核形状不规则。b. 标本材料为小腺体聚集的腺癌细胞，表现为多形核，核仁突出，细胞质呈细微空泡状。c. 细胞块由小毛细血管包绕的单形细胞组成，提示为胰腺实性假乳头状瘤。d. 免疫组化显示孕激素抗体染色呈现弥漫性核阳性。e.β-catenin 抗体染色呈现细胞核、细胞质阳性。f.CD56 免疫染色黏附于细胞膜上。g. 小组织碎片由中度核多形性和透明细胞质的上皮细胞组成，诊断为肾细胞癌转移灶。h.CD10 抗体染色在细胞膜上获得良好修饰。i.PAX8 抗体染色显示弱核阳性。

图 57.3　胰腺实性病变细胞块的 EUS-FNA 涂片

（资料来源：Adele Fornelli 博士提供）

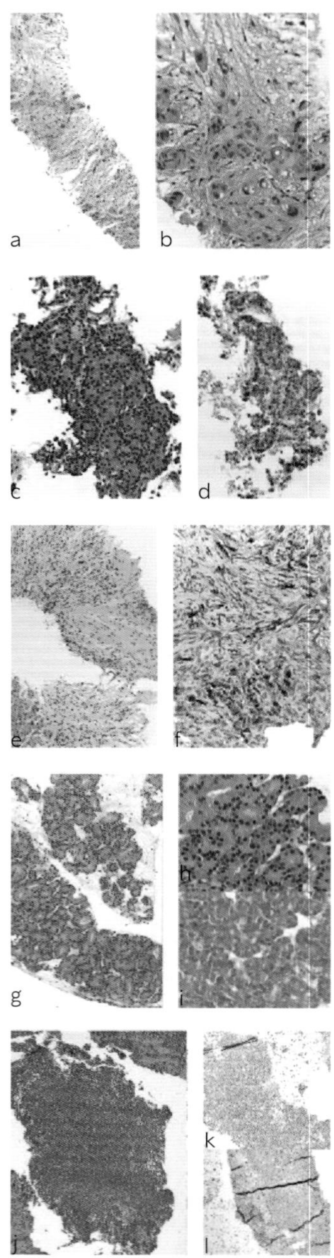

a. 浸润性导管腺癌的纤维组织组成的组织核心细胞；b. 高倍镜显示明显的核多形性和胞浆内空泡；c. 分化良好的神经内分泌肿瘤由上皮样细胞；d. 细胞核规则，呈玫瑰花结状，弥漫性嗜铬粒蛋白抗体强阳性；e. 胰腺核心薄壁组织有少量腺泡和密集的炎性浸润；f. 提示自身免疫性胰腺炎，IgG4 免疫染色阳性大多数浆细胞；g. 高分化腺泡细胞癌由上皮细胞呈腺泡生长模式；h. 其中在高倍镜下的细胞质呈嗜酸性，颗粒状，充满酶原颗粒；i.PAS 染色在肿瘤细胞的细胞质中呈阳性；j. 小到中等淋巴细胞；k.cyclinD1 阳性；l.CD5 阳性与套细胞淋巴瘤。

图 57.4　胰腺实性病变 EUS-FNB 组织学标本

（资料来源：Adele Fornelli 博士提供）

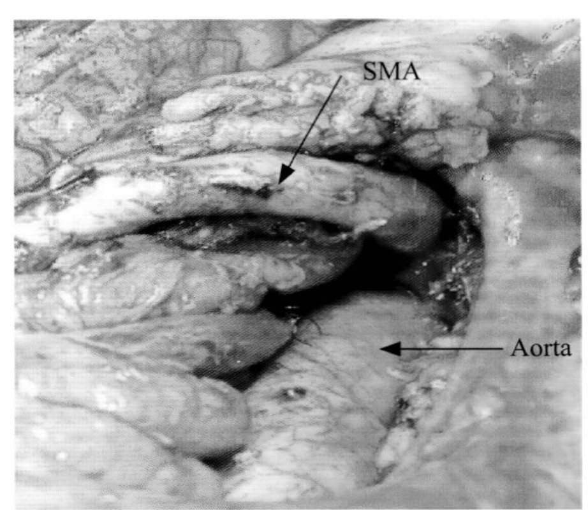

该入路可在手术早期排除肿瘤浸润 SMA。SMA 暴露在左侧十二指肠肠弯曲，并沿着肠系膜根部的组织从软组织中剥离；SMA：肠子膜上动脉；Aorta：主动脉。

图 58.1　动脉优先入路

（资料来源：©Jens Werner。经作者许可转载）

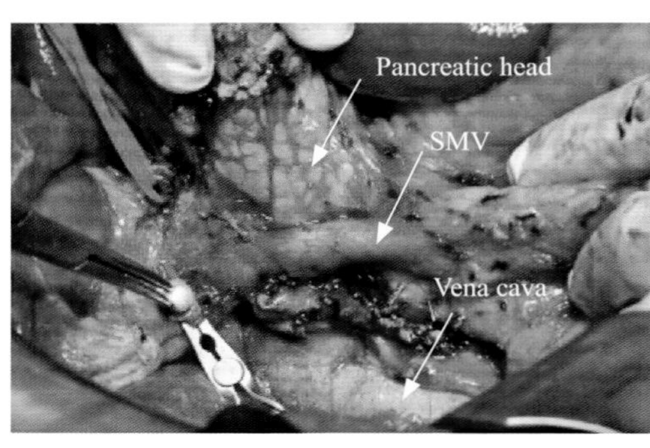

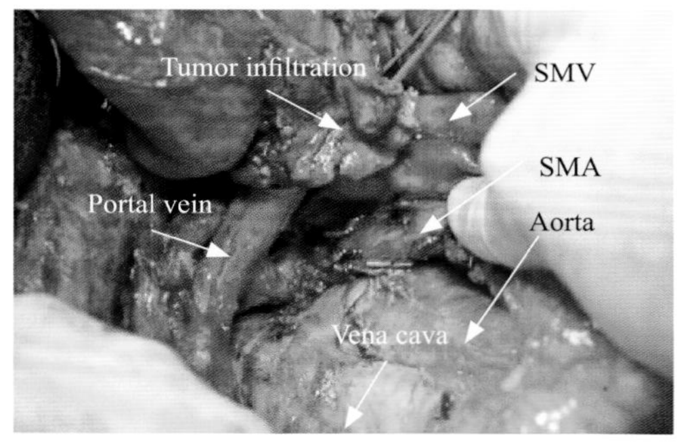

在该入路中，无须事先剥离胰颈，从右侧移动整个胰头。在这种情况下，胰头的肿瘤可以安全地从 SMA 和 SMV/ 门静脉中游离出来，胰腺的分离是切除阶段的最后一步。如下图所示，该入路在 SMV/ 门静脉肿瘤浸润的情况下尤其有效。

图 58.2　钩突前入路

（资料来源：改编自 Hackert 等 [7]。经 Springer Nature 许可转载）

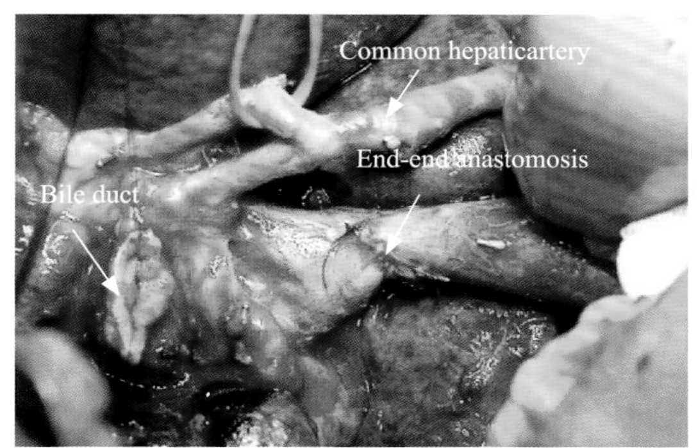

在大多数情况下肠系膜上静脉的肿瘤浸润几乎可以安全切除。如图所示，可以进行端 - 端吻合重建。

图 58.3　静脉切除后的端 - 端吻合

（资料来源：©Jens Werner。经作者许可转载）

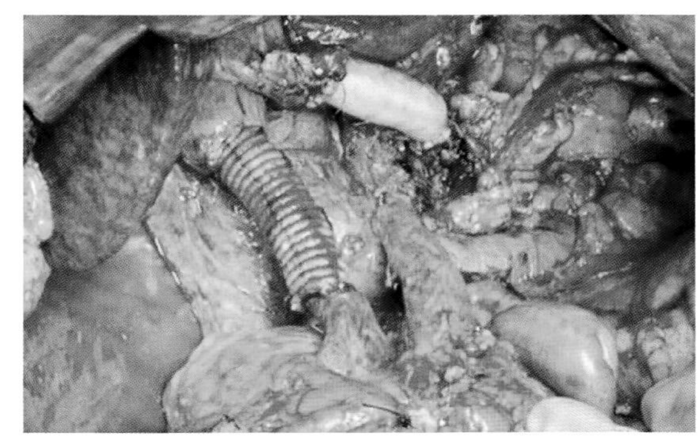

用自体移植物代替肝总动脉，用假体移植代替肝门静脉和肠系膜上静脉。

图 60.2　海德堡三角手术合并全胰腺切除术后的切除术野

（资料来源：由 Markus W. Buchler 提供）

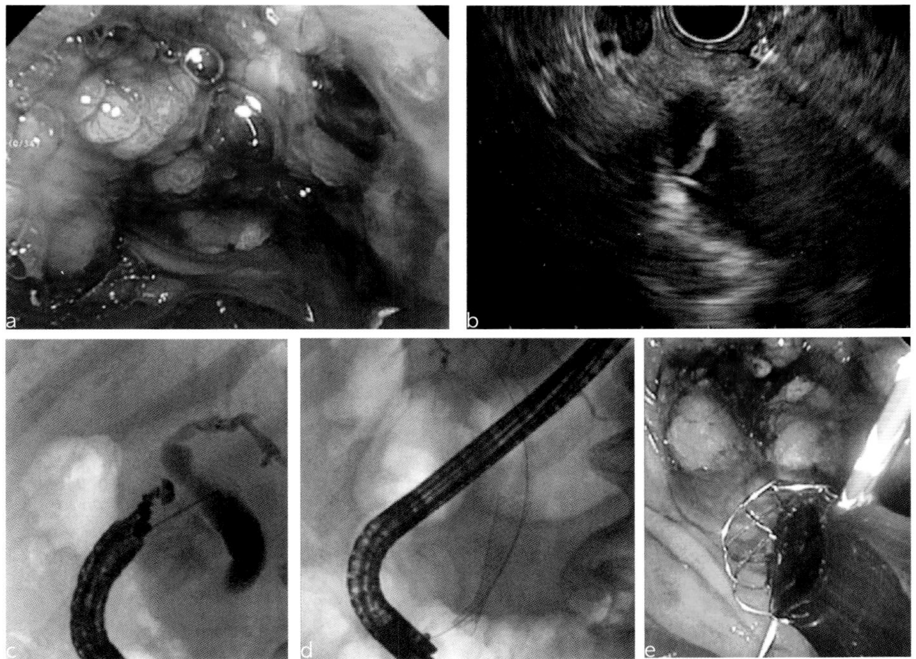

图 64.3　a. 壶腹肿块累及胰腺和胆管导致的恶性胆道狭窄，ERCP 治疗失败。b、c. 行 EUS 引导下会师术，即 EUS 引导下经十二指肠穿刺进入胆总管，注射造影剂，并以顺行方式推进导丝穿过壶腹。d、e. 沿导丝引导行逆行胆道入路，并放置自膨胀金属支架以缓解恶性胆道梗阻

（资料来源：由 Jaimin Amin、Ajaypal Singh 和 Irving Waxman 提供）

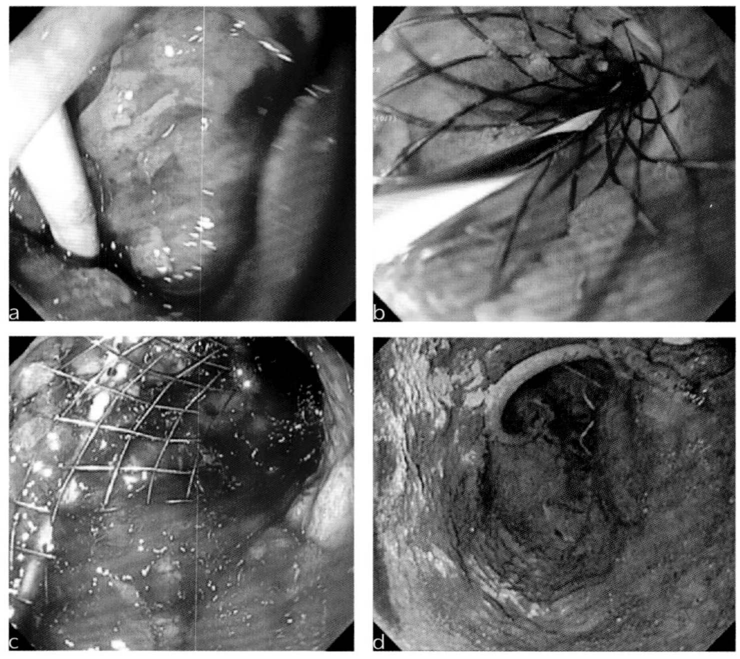

图 64.4　a. 胰腺癌导致十二指肠梗阻伴肿瘤相关出血，留置经皮胆道引流管；b、c. 于十二指肠狭窄处成功放置支架；d. 喷洒止血药后出血停止

（资料来源：由 Jaimin Amin、Ajaypal Singh 和 Irving Waxman 提供）

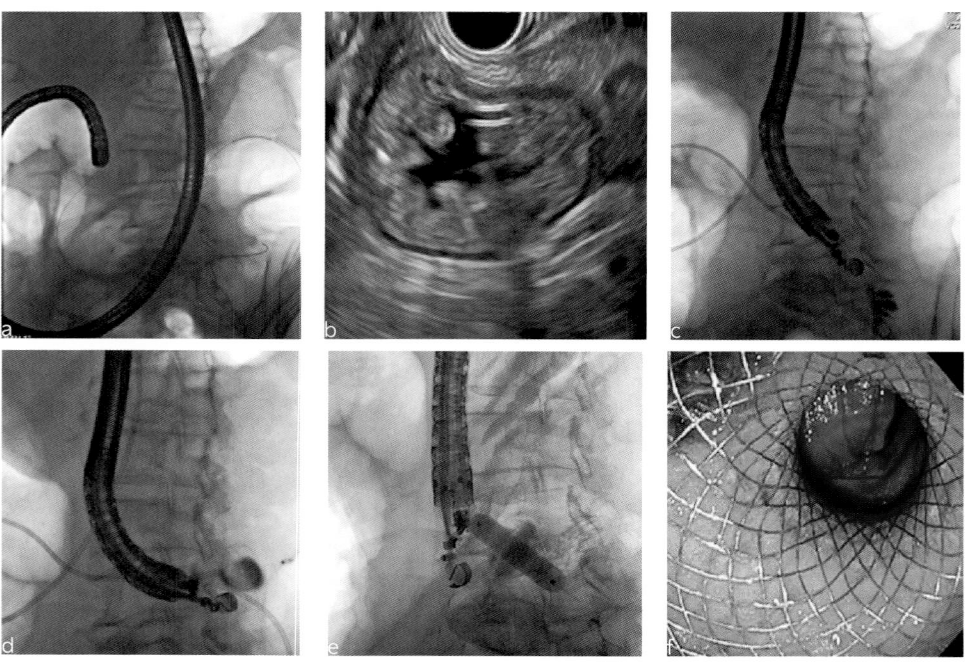

a. 放置导丝穿过十二指肠狭窄处，以便放置鼻十二指肠管（NDT）；b.EUS 下识别目标肠袢和 NDT；c.EUS 引导下经胃壁穿刺进入目标肠袢，注射造影剂以确认位置和入路；d. 徒手推进 15 mm×10mm 前段带电烧灼功能的双蘑菇头支架（LAMS），并打开远端蘑菇头；e. 球囊扩张胃肠吻合口和 LAMS 至 10 mm；f. 从胃腔插入内镜观察十二指肠第四段和开放的胃肠吻合口。

图 64.5　胰腺癌导致十二指肠梗阻，行 EUS 引导下胃肠造口术

（资料来源：由 Jaimin Amin、Ajaypal Singh 和 Irving Waxman 提供）

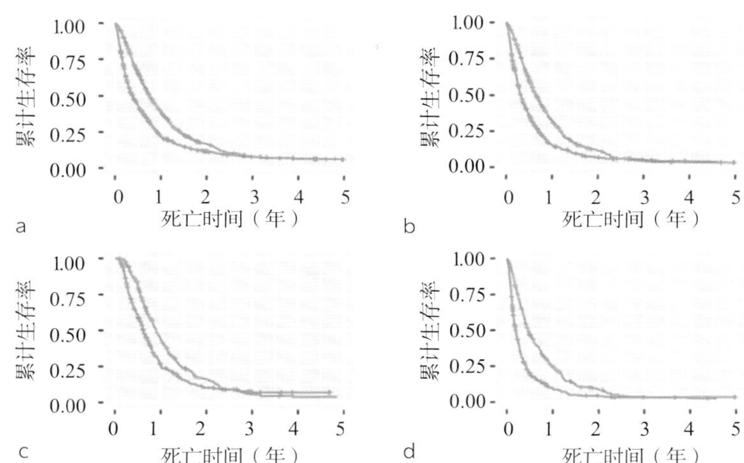

a. 总体；b. 未接受手术的患者；c. 未接受手术但接受化疗的患者；d. 未接受手术和化疗的患者。

图 66.3　比较 PERT 治疗的胰腺癌患者（红线）与其匹配的非 PERT 治疗对照组（绿线）的 Kaplan-Meier 曲线

（资料来源：Roberts 等 [59]，经 Elsevier 许可转载）

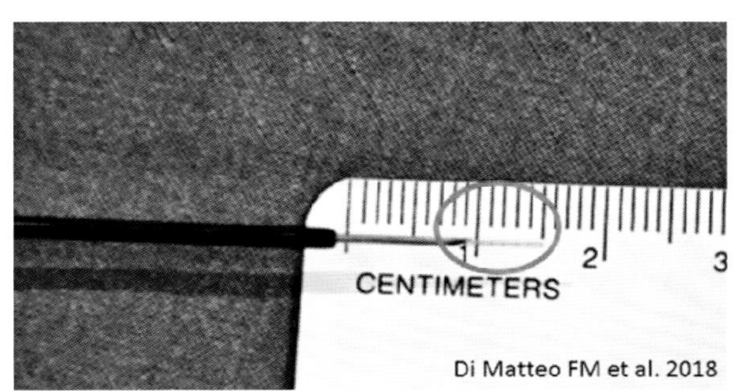

图 68.2　钇铝石榴石晶体（Nd：YAG）激光探头（EchoLaser，Elesta s.r.l.，Firenze，Italy）

（资料来源：Di Matteo 等 [16]，在 Elsevier 的许可下复制）

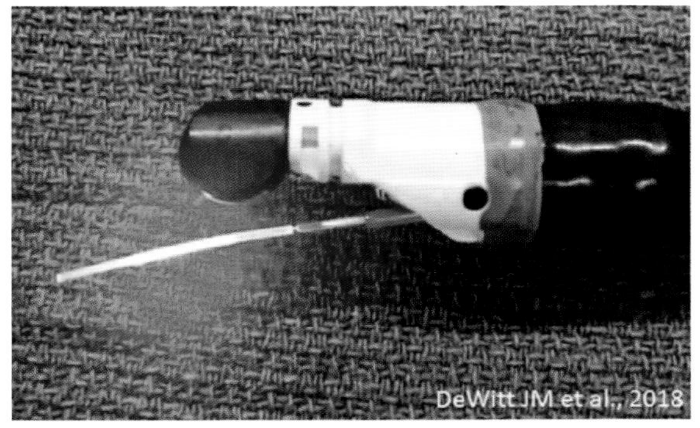

一种小直径石英光纤，带有一个 1.0cm 的圆柱形光漫射器（Pioneer Optics，Bloomfield，CT，USA），预加载在一个 19 G 针头内，并用 630 nm 的光照射（Diomed Inc.，Andover，MA，USA）。

图 68.3　光动力治疗装置

（资料来源：DeWitt 等 [20]，经 Elsevier 许可复制）

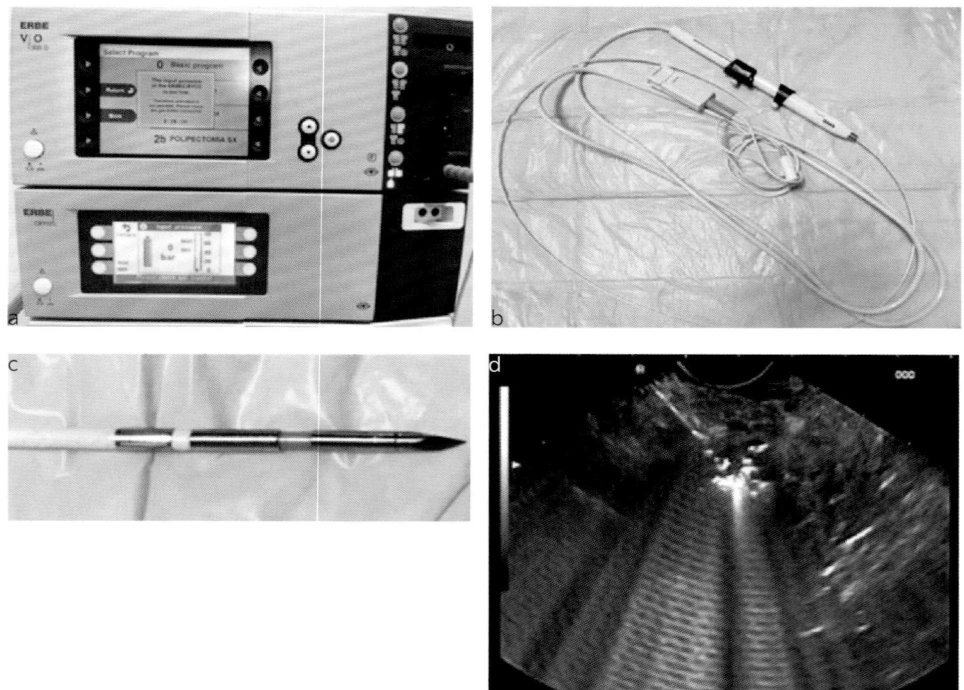

a. 射频能量由发生器 VIO 300D 射频手术系统提供，冷却效果由 ERBECRYO2 系统（Erbe Elektromedizin GmbH，Tübingen，Germany）提供。b.HybridTherm 探头（Erbe Elektromedizin GmbH，Tübingen，Germany）：14G EUS-FNA“针型”装置，长度 1.4 m，直径 3.2 mm。Erbe 公司的 HybridTherm 产品尚未上市。c.HybridTherm 探针，电活性部件：直径 2.2 mm，长度 26 mm。Erbe 公司的 HybridTherms 产品未上市。d. 在能量输送过程中，在 HTP 远端周围的实时 EUS 中可以看到具有低回声边缘的高回声椭圆形区域。

图 68.4 低温热消融系统

（资料来源：a ~ c 由 Erbe Elektromedizin GmbH，T ü bingen，Germany 提供；d 由 Carrara 等 [25] 提供；经 Elsevier 许可转载）

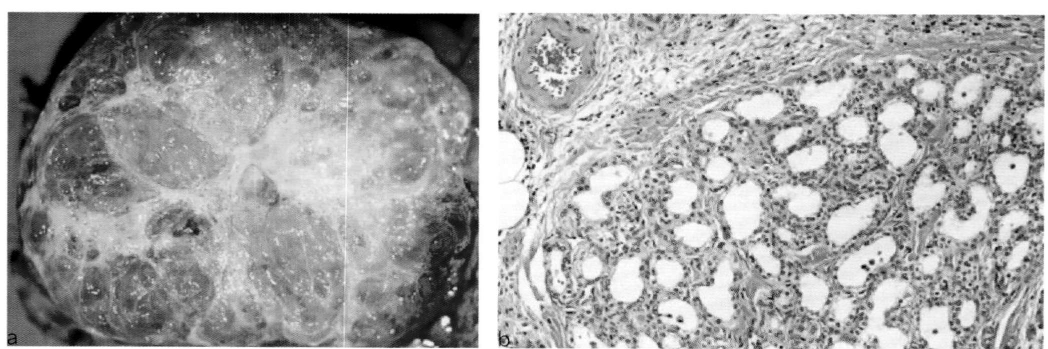

图 70.1 a. 浆液性囊性瘤边界清楚，海绵样，伴有中央瘢痕；b. 囊肿为扁平立方体上皮，内含透明细胞质

（资料来源：由 Giuseppe Zamboni 和 Anna Pesci 提供）

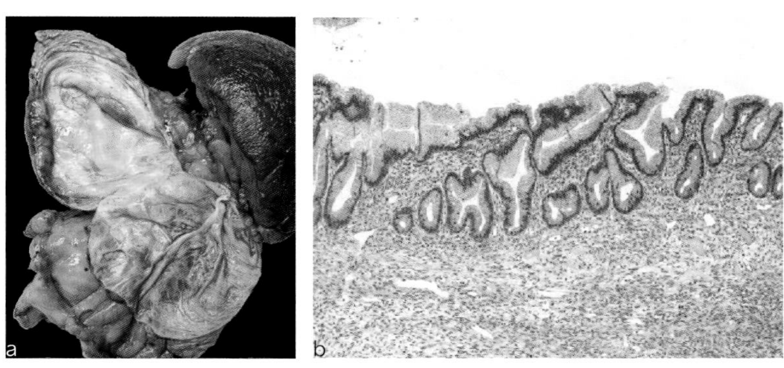

图 70.2　a. 黏液囊性肿瘤：胰腺尾部与脾脏相邻的大囊性病变。b. 黏液瘤上皮伴低级别发育不良和上皮下卵巢型间质

（资料来源：由 Giuseppe Zamboni 和 Anna Pesci 提供）

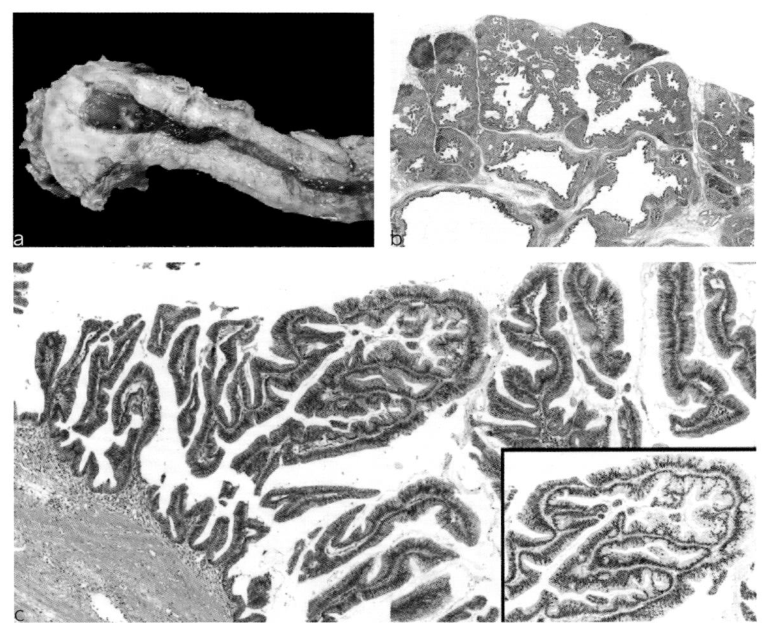

图 70.3　a. 导管内乳头状黏液瘤：弥漫型，主胰管扩张，内充满黏液。b. 导管内乳头状黏液瘤：分支型伴胃凹型上皮，伴低级别不典型增生。c. 导管内乳头状黏液瘤：弥漫型伴肠型乳头，伴低级别不典型增生（插图：CDX2 的细胞核标记）

（资料来源：由 Giuseppe Zamboni 和 Anna Pesci 提供）

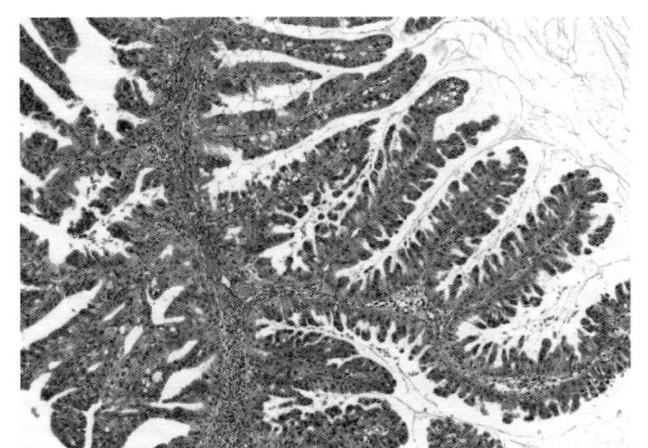

图 70.4　导管内嗜酸细胞乳头状肿瘤，树突状乳头由嗜酸性细胞质细胞排列，胞浆内腔，圆核，核仁突出

（资料来源：由 Giuseppe Zamboni 和 AnnaPesci 提供）

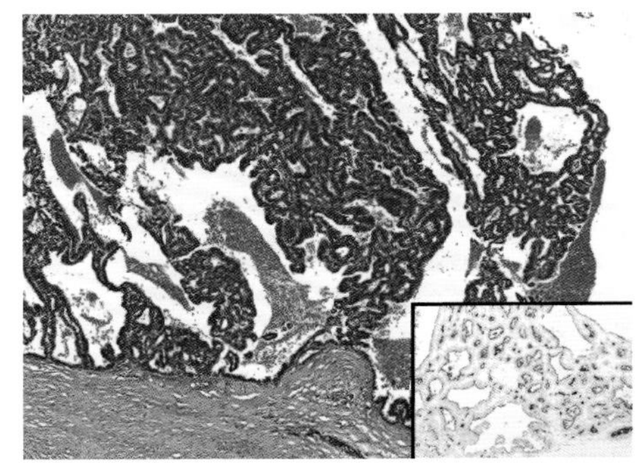

图 70.5　导管内管状乳头状肿瘤，主要为管状和筛状结构（插图：MUC6 免疫染色）

（资料来源：由 Giuseppe Zamboni 和 Anna Pesci 提供）

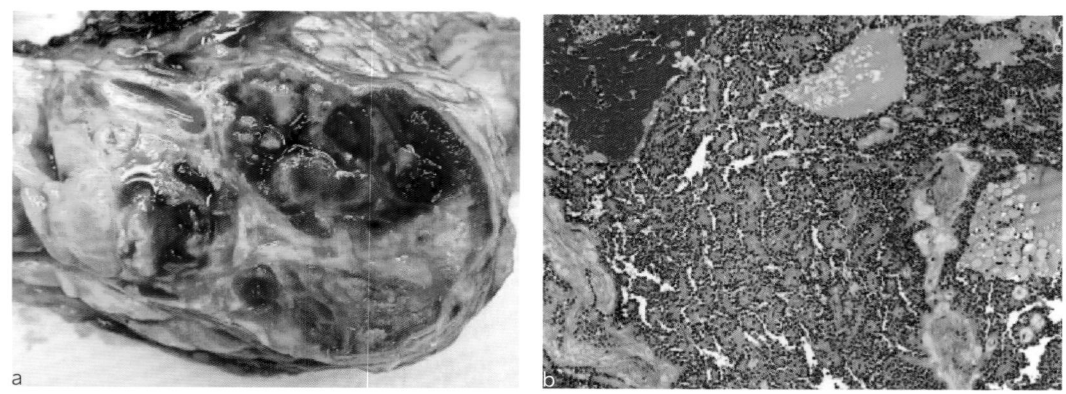

图 70.6　a. 实性假乳头状肿瘤，伴有明显的囊性改变；b. 实性区有假性乳头形成，伴有出血、血管周围黏液样间质和泡沫细胞。其细胞呈单体型，细胞核呈圆白色

（资料来源：由 Giuseppe Zamboni 和 Anna Pesci 提供）

a. 壁厚伴壁层结节（箭头）：既可能是胰 IPMN，也可能是胰腺黏液性囊性肿瘤（mucinous cystic neoplasm，MCA）或胰腺神经内分泌肿瘤（pancreatic neuroendocrine tumor，PNET）。b. 微囊成分（箭头）：可能是胰腺浆液性囊腺瘤，但也可能是 IPMN 等潜在恶性囊肿。c. 大囊肿伴壁层结节（箭头）：可能是一种伴有黏液凝块的 IPMN，但也可能是另一种潜在的恶性病变（如囊性 PNET 等）。d. 不规则壁厚（箭头）和回声厚的内容物，可能是 MCA、IPMN、假性囊肿等。

图 71.1　EUS 检查胰腺囊性肿瘤的弊端

（资料来源：由 María-Victoria Alvarez-Sánchez 和 Bertrand Napoléon 提供）

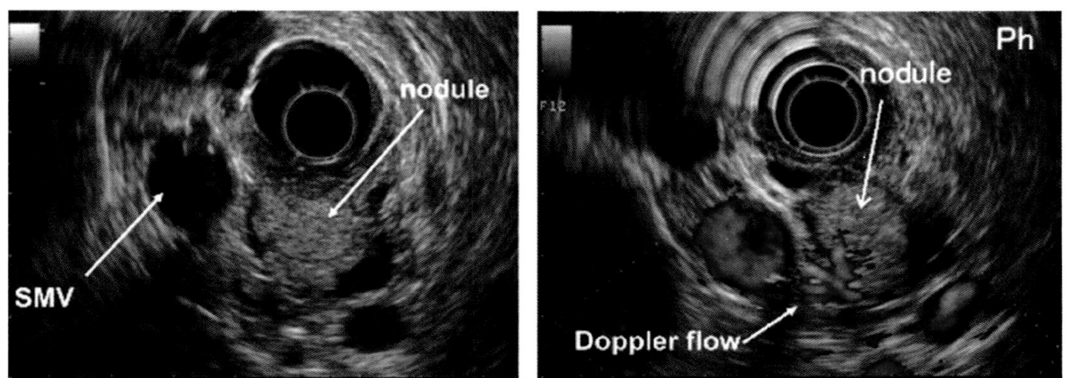

SMV：肠系膜上静脉；nodule：结节；Dopplerflow：多普勒血流。

图 73.1　内镜超声下出现壁结节，可见多普勒血流，表明结节内存在血流

（资料来源：Tanaka 等 [35]。经 Elsevier 许可转载）

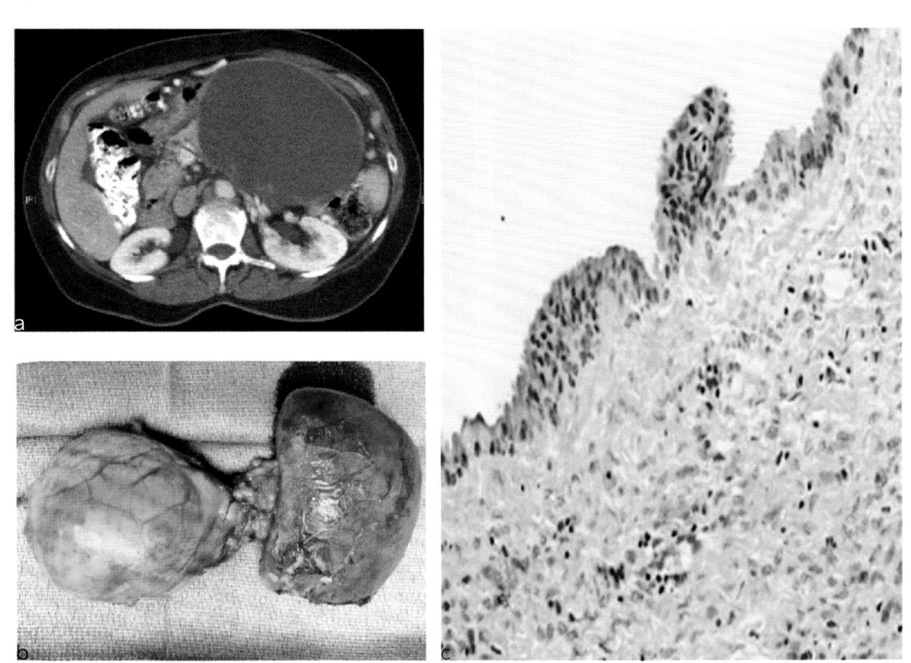

a.CT 显示 7 cm 的单腔囊肿，包膜清晰，偏心壁结节；b. 远端胰切除术和脾切除术；c. 手术病理显示黏液性囊腺瘤（低级别不典型增生），也存在特征性卵巢间质。

图 74.1　女性，50 岁，7 cm 的较大胰尾囊肿

（资料来源：James J.Farrell 提供）

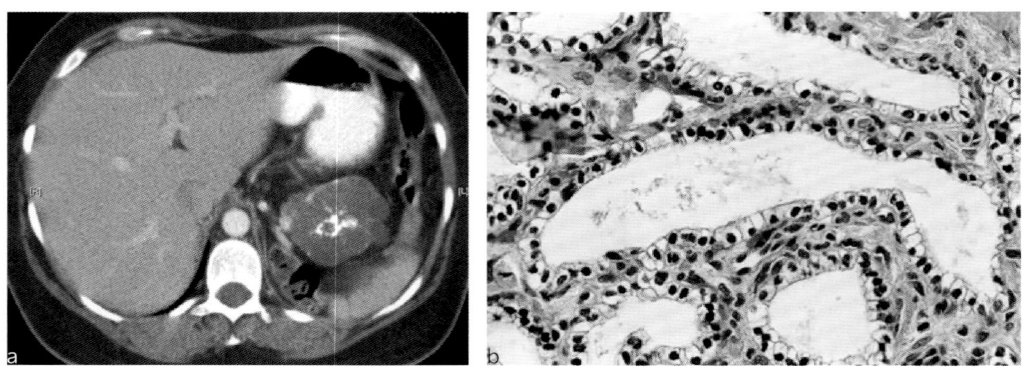

a.CT 显示一 3 cm 的多囊胰腺尾部病变，伴有中心星状钙化；b. 浆液性囊腺瘤的组织切片显示立方细胞糖原染色阳性。

图 74.2　男性，60 岁，3 cm 的无症状胰尾微囊病变，伴有中心星状钙化，提示为典型的微囊浆液性囊腺瘤

（资料来源：James J.Farrell 提供）

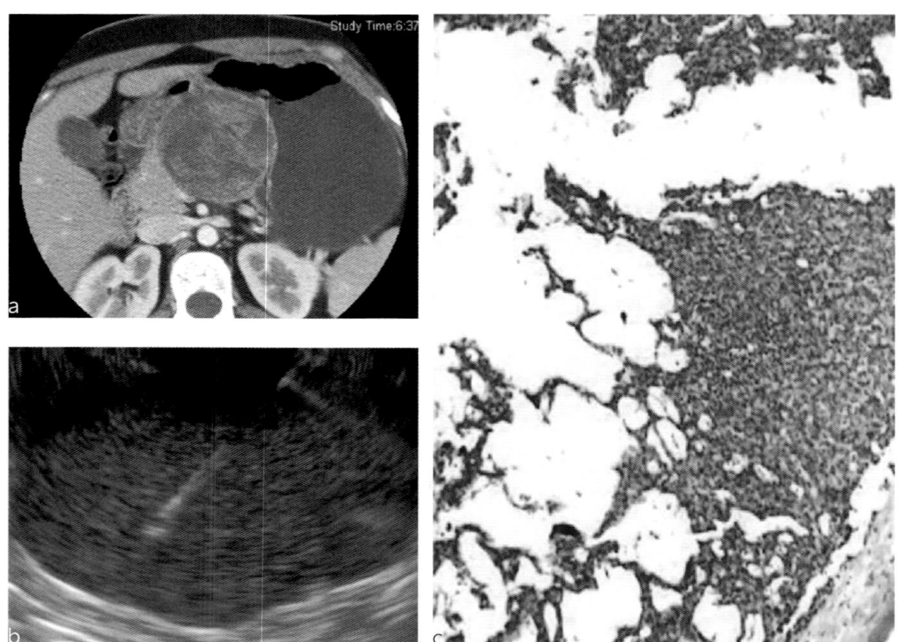

a.CT 显示一 4 cm 边界清楚的异质性胰腺肿块；b.EUS 引导的穿刺活检证实为 SPN；c. 组织切片显示，细胞垂直于薄薄的血管核心，细胞核朝向不规则组织缝隙的管腔方向排列，与假乳头相一致。黏蛋白 PAS 阴性。

图 74.3　女性，13 岁，腹痛，实性假乳头状肿瘤

（资料来源：James J.Farrell 提供）

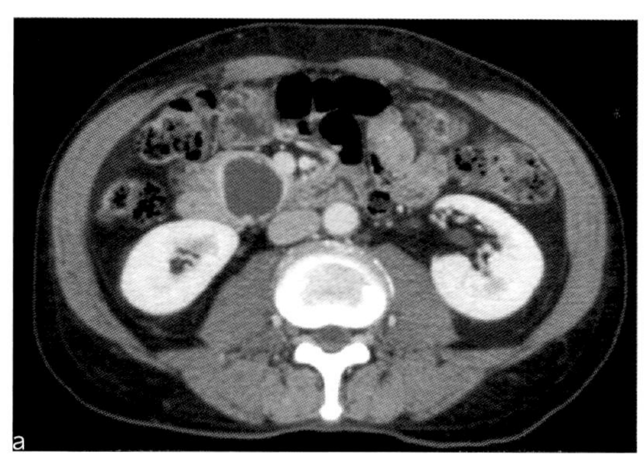

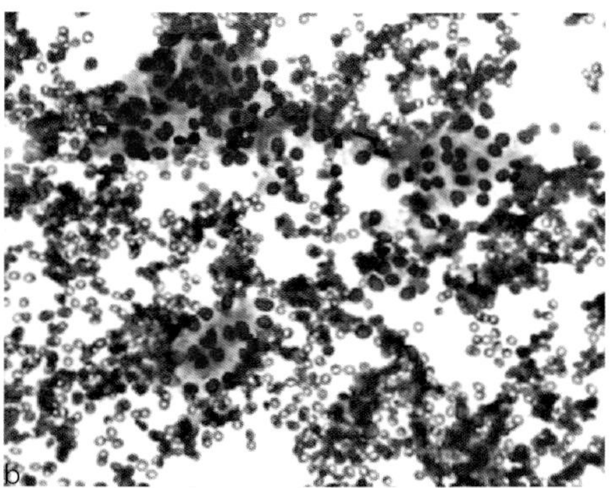

a.CT 显示 2 cm 的胰头囊肿，边缘增强；b.EUS-FNA 细胞学显示均匀的深染细胞与胰腺内分泌肿瘤一致。

图 74.4 男性，52 岁，偶发边缘强化的胰头囊肿，直径 2 cm，进行 EUS-FNA 证实含有胰腺内分泌细胞，手术时发现是囊性胰腺内分泌肿瘤

（资料来源：James J.Farrell 提供）

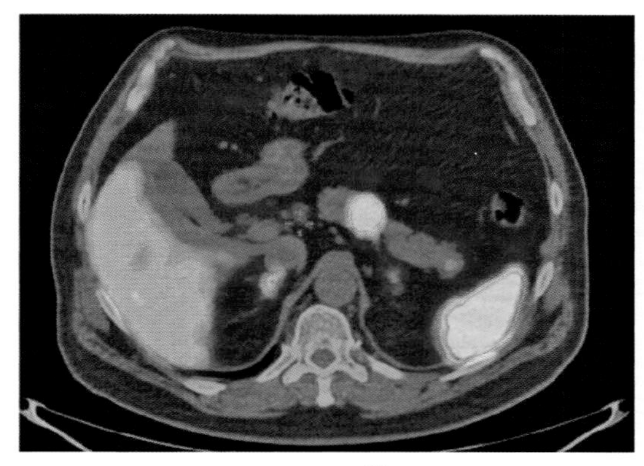

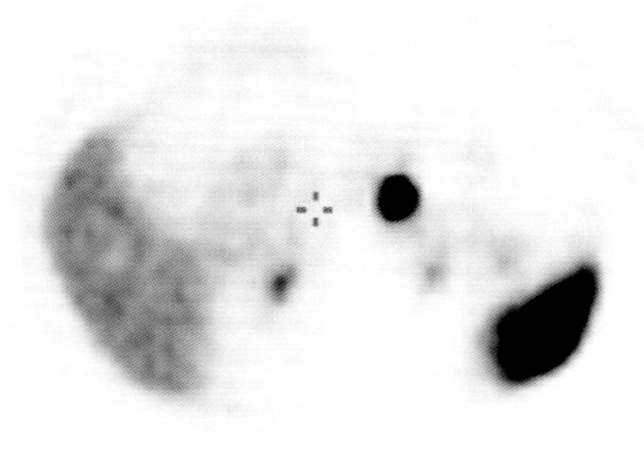

图 76.1 ^{68}Ga-PET：NF-PanNEN 患者胰腺体摄取 ^{68}Ga 示踪剂

（资料来源：Francesca Muffatti，Stefano Partelli，Valentina Andreasi 和 Massimo Falconi 提供）

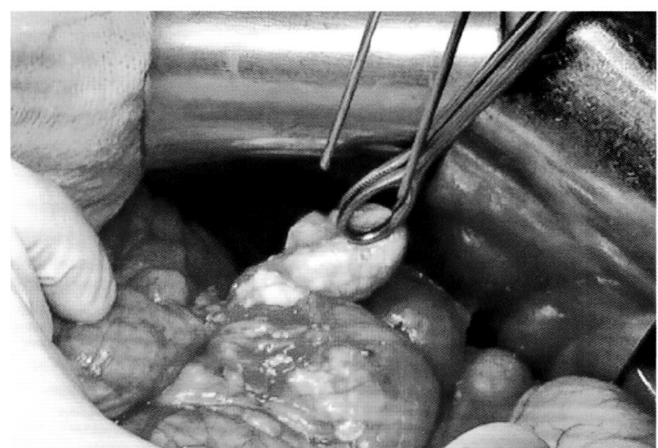

图 77.1 胰腺囊性淋巴管瘤术中

（资料来源：Rossana Percario，Paolo Panaccio，Fabio F. di Mola，Pierluigi di Sebastiano 提供）